Regionale Therapie maligner Tumoren

Karl Reinhard Aigner

Frederick O. Stephens

Thomas J. Vogl

Winfried Padberg (Hrsg.)

Regionale Therapie maligner Tumoren

Mit 139 Abbildungen in 264 Einzeldarstellungen und 49 Tabellen

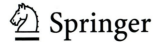 Springer

Herausgeber
Prof. Dr. Karl Reinhard Aigner
Medias Klinikum Burghausen

Prof. Frederick O. Stephens
University of Sydney, Australia

Prof. Dr. Thomas J. Vogl
Universitätsklinikum Frankfurt

Prof. Dr. Winfried Padberg
Universitätsklinikum Gießen

ISBN-13 978-3-642-35013-9   ISBN 978-3-642-35014-6 (eBook)
DOI 10.1007/978-3-642-35014-6

Die Deutsche Nationalbibliothek verzeichnet diese Publikation in der Deutschen Nationalbibliografie;
detaillierte bibliografische Daten sind im Internet über http://dnb.d-nb.de abrufbar.

Springer Medizin
© Springer-Verlag Berlin Heidelberg 2013

Planung: Dr. Sabine Höschele, Heidelberg
Projektmanagement: Hiltrud Wilbertz, Heidelberg
Lektorat: Volker Drüke, Münster
Projektkoordination: Heidemarie Wolter, Heidelberg
Umschlaggestaltung: deblik Berlin
Fotonachweis Umschlag: © Prof. Dr. K.R. Aigner, Medias Klinikum Burghausen
Satz: Fotosatz-Service Köhler GmbH – Reinhold Schöberl, Würzburg

Gedruckt auf säurefreiem und chlorfrei gebleichtem Papier

Springer Medizin ist Teil der Fachverlagsgruppe Springer Science+Business Media
www.springer.com

Vorwort

Das Prinzip der regionalen Chemotherapie – »eine gesteigerte Exposition führt zu gesteigerter Wirkung« – ist im Grunde ganz logisch und einleuchtend. Trotzdem hat sich diese Therapieform seit ihren Anfängen in den 1950er Jahren nicht durchgesetzt. Nachdem H. R. Biermann (San Francisco) und C. T. Klopp (Washington DC) 1950 über die ersten intraarteriellen Infusionen berichteten und die Gruppe um O. Creech und E. T. Krementz an der Tulane Medical School in New Orleans die erste isolierte Perfusion einer Extremität durchgeführt hatten, wuchs das Interesse an diesem neuen Konzept. Weltweit arbeiteten Forschergruppen isoliert und unabhängig voneinander an verschiedenen Applikationstechniken und Indikationen zur regionalen Chemotherapie. Die 1982 inaugurierte Kongressreihe ICRCT brachte erstmals alle weltweit arbeitenden Gruppen zusammen und führte 1985 zur Gründung der International Society for Regional Cancer Therapy unter dem ersten Präsidenten F. O. Stephens (Sydney).

Regionale Verfahren wie die Chemoembolisation oder Laser- und Radiofrequenzablation von Lebermetastasen, und auch die hypertherme intracavitäre Chemotherapie sind mittlerweile weitgehend anerkannt. Randomisierte Studien, vornehmlich bei colorektalen Lebermetastasen, zeigten zwar hohe Remissionsraten, und vor allem nur geringe Nebenwirkungen, eine Verlängerung der Überlebenszeit konnte jedoch gegenüber herkömmlicher systemischer Chemotherapie nicht dargestellt werden. Dies lag zum einen an unterschiedlichen Dosierungs- und Applikationsformen, zum anderen am nicht repräsentativen Studienmodell mit bekanntermaßen häufig schlecht vaskularisierten colorektalen Tumoren und Metastasen. Trotz alledem ist der Vorteil der besseren Lebensqualität unter regionaler Chemotherapie, wie auch eine Studie in diesem Buch zeigt, für die betroffenen Patienten von wesentlicher Bedeutung.

Wie hier aufgeführt, wurden in den letzten beiden Jahrzehnten international von verschiedenen Arbeitsgruppen Fortschritte erzielt. Bei manchen Tumoren wie dem Pankreaskarzinom brachten randomisierte Studien einen eindeutigen Überlebensvorteil. In Studien an systemisch austherapierten Patienten, bei denen unter anschließender regionaler Chemotherapie der Patient als seine eigene Kontrolle diente, wurden eindrucksvolle erneute Remissionen mit Lebensverlängerung erzielt. Dass bislang nur wenige randomisierte Studien vorliegen, mag in erster Linie daran liegen, dass die regionale Chemotherapie vorwiegend nur bei anderweitig stark vortherapierten Patienten eingesetzt wurde. Ein ganz wesentlicher Gesichtspunkt zur Akzeptanz der regionalen Chemotherapie mag sein, dass sie initial technisch sehr aufwendig erscheint und keine einheitlichen Indikationen und Dosierungsschemata vorliegen. In diesem Buch fassen die Herausgeber den aktuellen Stand der regionalen Tumortherapie auf internationalem Standard zusammen. Es ist die überarbeitete und erweitere Auflage von »Induction Chemotherapy« (Springer Verlag, 2011).

Prof. Dr. med. Karl R. Aigner
Burghausen, Februar 2013

Inhaltsverzeichnis

Autorenverzeichnis

Aigner, Karl Reinhard, Prof. Dr.
Abteilung für Onkologische Chirurgie
Medias Klinikum GmbH & Co. KG
Krankenhausstraße 14a
84489 Burghausen
Deutschland

Aliberti, Camillo, MD
Department of Radiology
Istituto Oncologico Veneto-IRCCS
Padova
Italien

Arai, Yasuaki, MD
Division of Diagnostic Radiology
National Cancer Center
5-1-1, tshukiji, Chuo-ku
Tokyo, 104-0045
Japan

Baldelli, Anna Maria, MD
Department of Oncology-Hematology
Azienda Ospedaliera Ospedale Riuniti
Marche Nord
via Cesare Lombroso 1
61122 Pesaro
Italien

Ben-Ari, Gur, Prof. Dr.
Head of the Department of Surgical
Oncology (Emeritus)
Sheba Medical Center Ramat-Gan
Tel-Aviv University, Medical School
Tel-Aviv
Israel

Cantore, Maurizio, MD
Department of Oncology
Carrara City Hospital
Piazza Sacco e Vanzetti 1
54033 Carrara
Italien

Casadei, Virginia, MD
Department of Oncology-Hematology
Azienda Ospedaliera Ospedale Riuniti
Marche Nord
via Cesare Lombroso 1
61122 Pesaro
Italien

Chiominto, Alessandro, MD
Department of Pathology
S. Salvatore Hospital
Via dei Medici
67100 L'Aquila
Italien

Christinat, Alexandre, MD
Institute of Oncology
of Southern Switzerland
Ospedale Regionale Bellinzona e Valli
6500 Bellinzona
Schweiz

Coschiera, Paolo, MD
Department of Radiology
Azienda Ospedaliera Ospedale Riuniti
Marche Nord
via Cesare Lombroso 1
61122 Pesaro
Italien

D'Alessandro, Michelina, MD
Department of Internal Medicine
Oncology Unit
General Hospital San Giuseppe
via Giovanni Boccaccio 16
50053 Empoli (Florence)
Italien

Delgado, François-Michel, MD, PhD
Service d'Oncologie Médicale
Groupe Hospitalier Pitié Salpêtrière
47 Boulevard de l'Hôpital
75013 Paris
Frankreich

Den Hengst, Willem, MD
Department of Thoracic and Vascular Surgery
UZA / Antwerp University Hospital
Wilrijkstraat 10
2650 Edegem (Antwerp)
Belgien

Eichler, Katrin, Dr.
Institut für Diagnostische und
Interventionelle Radiologie
Klinikum der Johann Wolfgang Goethe-
Universität
Theodor-Stern-Kai 7
60590 Frankfurt am Main
Deutschland

Fiorentini, Giammaria, Prof. Dr.
Department of Oncology-Hematology
Azienda Ospedaliera Ospedale Riuniti
Marche Nord
via Cesare Lombroso 1
61122 Pesaro
Italien

Fukumoto, Takumi, MD, PhD
Department of Surgery
Division of Hepato-Biliary-Pancreatic Surgery
Kobe University Graduate School of Medicine
7-5-1 Kusunoki-cho, Chuo-ku
Kobe 650-0017
Japan

Gailhofer, Sabine, Dr.
Abteilung für Onkologische Chirurgie
Medias Klinikum GmbH & Co. KG
Krankenhausstraße 14a
84489 Burghausen
Deutschland

Gay, Beatrice, MD
Service d'Oncologie médicale
Centre Hospitalier Universitaire Vaudois
(CHUV)
Rue du Bugnon 46
1011 Lausanne
Schweiz

Gil-Delgado, Maria Angeles, MD
Service d'Oncologie Médicale
Groupe Hospitalier Pitié Salpêtrière
47 Boulevard de l'Hôpital
75013 Paris
Frankreich

Guadagni, Stefano, Prof. Dr.
Department of Surgery
S. Salvatore Hospital
Via dei Medici
67100 L'Aquila
Italien

Guadagni, Veronica, Msc
Department Psychology
University of Calgary
2500 University Drive, NW
Calgary, AB T2N1N4
Canada

Habib, Miriam R., MD
Department of Surgery
St George Hospital
The University of New South Wales
Pitney Building Level 3
Kogarah, NSW 2217
Australien

Hecker, Andreas, Dr.
Klinik für Allgemein-, Viszeral-, Thorax-,
Transplantations- u. Kinderchirurgie
Universitätsklinikum Gießen
Rudolf-Buchheim-Straße 7
35385 Gießen
Deutschland

Hendriks, Jeroen Maria, MD, PhD
Department of Thoracic and Vascular Surgery
UZA / Antwerp University Hospital
Wilrijkstraat 10
2650 Edegem (Antwerp)
Belgien

Hirschburger, Markus, PD Dr.
Klinik für Allgemein-, Viszeral- und Thorax-
chirurgie
Klinikum Worms
Gabriel-von-Seidl-Straße 81
67550 Worms
Deutschland

Hoekstra, Harald J., MD, PhD
Division of Surgical Oncology
University Medical Center Groningen
University of Groningen
Hanzeplein 1
9713 GZ Groningen
Niederlande

Huismans, Anna M., MD
Melanoma Institute Australia
40 Rocklands Road
North Sydney
New South Wales 2060
Australien

Jansa, Josef, Dr.
Abteilung für Onkologische Chirurgie
Medias Klinikum GmbH & Co KG,
Krankenhausstraße 14a
84489 Burghausen
Deutschland

Kam, Peter C.A., Prof.
Sydney Medical School
The University of Sydney
Sydney
New South Wales
Australien

Kanavos, Evangelos, MD, PhD
General Surgery
Iaso Thessalias Hospital
Mandilara 40
Larissa, 41222
Griechenland

Khayat, David, Prof.
Service d'Oncologie Médicale
Groupe Hospitalier Pitié Salpêtrière
47 Boulevard de l'Hôpital
75013 Paris
Frankreich

Klaase, Joost Maria, MD, PhD
Department of Surgery
Medisch Spectrum Twente
Haaksbergenstraat 55
7500 KA Enschede
Niederlande

Knapp, Nina
Abteilung für Onkologische Chirurgie
Medias Klinikum GmbH & Co. KG
Krankenhausstraße 14a
84489 Burghausen
Deutschland

Kovács, Adorján F., Prof. Dr. Dr. Dr.
Privatpraxis
Waldstraße 61
64569 Nauheim
Deutschland

Kroon, Bin Bjintze Roelof, MD, PhD, FRCS
Department of Surgery
The Netherlands Cancer Institute –
Antoni van Leeuwenhoek Hospital
Plesmanlaan 121
1066 CX Amsterdam
Niederlande

Kroon, Hidde M., MD,PhD
Melanoma Institute Australia
40 Rocklands Road, North Sydney
New South Wales 2060
Australien
Department of Surgery
Leiden University Medical Center
Albinusdreef 2
2333 ZA Leiden
Niederlande

Ku, Yonson, MD, PhD
Department of Surgery
Division of Hepato-Biliary-Pancreatic Surgery
Kobe University Graduate School of Medicine
7-5-1 Kusunoki-cho, Chuo-ku
Kobe 650-0017
Japan

Leyvraz, Serge, Prof., MD
Service d'Oncologie médicale
Centre Hospitalier Universitaire Vaudois
(CHUV),
Rue du Bugnon 46
1011 Lausanne
Schweiz

Mambrini, Andrea, MD
Department of Oncology
Carara City Hospital
Piazza Sacco e Vanzetti 1
54033 Carrara
Italien

Markman, Maurie, MD
Clinical Professor of Medicine
Drexel University College of Medicine,
Philadelphia, PA
Cancer Treatment Centers of America
Eastern Regional Medical Center
1331 East Wyoming Avenue
Philadelphia, PA 19124
USA

Matter, Maurice, MD
Service de Chirurgie Viscérale
Centre Hospitalier Universitaire Vaudois
(CHUV)
Rue du Bugnon 46
1011 Lausanne
Schweiz

Montagnani, Francesco, MD
Oncology Unit
Department of Medicine
Biella City Hospital
via Rodolfo Caraccio 1
13900 Biella
Italien

Morris, David L., Prof.
Department of Surgery
St George Hospital
The University of New South Wales
Pitney Building Level 3
Kogarah, NSW 2217
Australien

Muchmore, James H., Prof.
Department of Surgery
Tulane University School of Medicine
1430 Tulane Avenue
New Orleans, LA 70112
USA

Mulazzani, Luca, MD
Department of Radiology
Azienda Ospedaliera Ospedale Riuniti
Marche Nord
Piazzale Cinelli 1
61122 Pesaro
Italien

Nieweg, Omgo Eddo, MD, PhD
Department of Surgery
The Netherlands Cancer Institute –
Antoni van Leeuwenhoek Hospital
Plesmanlaan 121
1066 CX Amsterdam
Niederlande

Noorda, Eva Magdaleen, MD, PhD
Department of Surgery
The Netherlands Cancer Institute –
Antoni van Leeuwenhoek Hospital
Plesmanlaan 121
1066 CX Amsterdam
Niederlande

Padberg, Winfried, Prof. Dr.
Klinik für Allgemein-, Viszeral-, Thorax-,
Transplantations- u. Kinderchirurgie
Universitätsklinikum Gießen
Rudolf-Buchheim-Straße 7
35385 Gießen
Deutschland

Rossi, David, MD
Department of Oncology-Hematology
Azienda Ospedaliera Ospedale Riuniti
Marche Nord
via Cesare Lombroso 1
61122 Pesaro
Italien

Schwandner, Thilo, PD Dr.
Klinik für Allgemein-, Viszeral-, Thorax-,
Transplantations- u. Kinderchirurgie
Universitätsklinikum Gießen
Rudolf-Buchheim-Straße 7
35385 Gießen
Deutschland

Seinen, Jojanneke M., MD
Division of Surgical Oncology
University Medical Center Groningen
University of Groningen
Hanzeplein 1
9713 GZ Groningen
Niederlande

Selak, Emir, MD
Abteilung für Onkologische Chirurgie
Medias Klinikum GmbH & Co. KG
Krankenhausstraße 14a
84489 Burghausen
Deutschland

Sheen, Maw-Chang, Prof. Dr.
Division of Surgical Oncology
Department of Surgery
Kaohsiung Medical University Hospital
Faculty of Medicine, College of Medicine
Kaohsiung Medical University
100 Tz You 1st Road, Kaohsiung 807
Taiwan

**Stephens, Frederick Oscar, MB, BS, MD
(Sydney), MS, (Sydney) FRCS (Edinburgh),
FACS, FRACS**
Emeritus Professor of Surgery and Surgical
Oncology
University of Sydney
Inkerman Street 16
2088 Mosman, Sydney, NSW
Australien

Sugarbaker, Paul H., MD, FACS, FRCS
Program in Peritoneal Surface Malignancy
Washington Hospital Center
106 Irving St., N.W, POB 3900
Washington, DC 20010
USA

Taguchi, Tetsuo, MD
Emeritus Professor of Osaka University
Chairman of Japan Society for Cancer
Chemotherapy
1-18-35-505, Edobori, Nishi-ku
OSAKA, 550-0002
Japan

Thompson, John F., Prof.
Melanoma Institute Australia
40 Rocklands Road
North Sydney
New South Wales 2060
Australien

Van Schil, Paul, MD, PhD
Department of Thoracic and Vascular
Surgery
UZA / Antwerp University Hospital
Wilrijkstraat 10
2650 Edegem (Antwerp)
Belgien

Van Slooten, Gooike Witte, MSc
Department of Surgery
The Netherlands Cancer Institute –
Antoni van Leeuwenhoek Hospital
Plesmanlaan 121
1066 CX Amsterdam
Niederlande

Vogl, Thomas J, Prof. Dr.
Institut für Diagnostische und
Interventionelle Radiologie
Universitätsklinikum Frankfurt
Theodor-Stern-Kai 7
60590 Frankfurt
Deutschland

Vrouenraets, Bart Cornelius, MD, PhD
Department of Surgery
Sint Lucas Andreas Hospital
J. Tooropstraat 164
1061 AE Amsterdam
Niederlande

Yonemura, Yutaka, MD
Peritoneal Surface Malignancy Program
Kasatsu General Hospital
I-26 Haruki-Motomachi, Kishiwada
Osaka
Japan

Zangos, Stephan, Dr.
Institut für Diagnostische und
Interventionelle Radiologie
Klinikum der Johann Wolfgang Goethe-
Universität
Theodor-Stern-Kai 7
60590 Frankfurt am Main
Deutschland

Zavattieri, Giuseppe
Abteilung für Onkologische Chirurgie
Medias Klinikum GmbH & Co. KG
Krankenhausstraße 14a
84489 Burghausen
Deutschland

Zouhair, Abderrahim, MD
Institut de radio-oncologie Clinique de La
Source
Avenue de Vinet
1004 Lausanne
Schweiz

Einleitung

Übersicht, Geschichte, Terminologie und frühe klinische Erfahrungen

Frederick O. Stephens

1

1.1   Geschichte der modernen Krebsbehandlung

Die Geschichte der Suche nach effektiven Krebsbehandlungen ist wahrscheinlich so alt wie die Geschichte jeder anderen formellen medizinischen Praktik. Abgesehen von der radikalen Amputationschirurgie ohne Vollnarkose konnte die moderne operative Chirurgie, wie wir sie kennen, erst mit der Entdeckung der Allgemeinanästhesie Mitte des 19. Jahrhunderts entwickelt werden. So entwickelte sich die sichere und schmerzfreie operative Chirurgie als erster wesentlicher Fortschritt in der Krebsbehandlung. Die ersten chirurgischen Eingriffe unter Vollnarkose wurden im Allgemeinen durch eine sehr hohe Wundinfektionsrate erschwert. Das Problem der Wundinfektionen wurde jedoch gelöst und durch die Entdeckung aggressiver Mikroorganismen durch hervorragende Pioniere wie Semmelweis aus Ungarn, Pasteur aus Frankreich und Koch aus Deutschland sowie dem in England arbeitenden Schotten Lister weitgehend eingedämmt [1].

Etwa 50 Jahre später, zu Beginn des 20. Jahrhunderts, wurde mit der Entdeckung der Wirkung von Gammastrahlen auf menschliches Gewebe durch Röntgen in Deutschland und die Curies in Frankreich ein weiterer großer Fortschritt in der Krebsbehandlung erzielt. Die Strahlentherapie entwickelte sich so zur zweiten effektiven Krebsbehandlungsmethode. Der dritte große Fortschritt in der Krebstherapie bestand Mitte des 20. Jahrhunderts in der Entdeckung von Hormonen und chemischen Wirkstoffen, die entweder die Produktion von Krebszellen kontrollieren oder eindämmen oder Krebszellen zerstören konnten.

Bis zur Mitte des 20. Jahrhunderts lagen die meisten Krebsbehandlungen in den Händen der Chirurgen oder Strahlentherapeuten. Die erste effektive Hormonbehandlung wurde von Dr. George Beatson in Schottland in Verbindung mit Brustkrebs und anschließend von den Medizinern Huggins und Hodges in Amerika in Verbindung mit Prostatakrebs entdeckt. Kurz nachdem nachgewiesen wurde, dass Hormonmanipulationen die Größe und Aggressivität einiger Krebsarten reduzieren können, wurden die ersten chemischen Wirkstoffe gegen Krebs entdeckt.

Eine zufällige Entdeckung im Zweiten Weltkrieg zeigte, dass Kampfgase, Stickstoff-Lost und die zugehörigen Verbindungen sich auf teilende Zellen auswirkten. Die Anwendung dieser Beobachtungen durch Hämatologen zeigte, dass einige hämatologische Tumore, Leukämien und Lymphome auf diese Wirkstoffe ansprachen. Dies war der Beginn der modernen Chemotherapie in der Krebsbehandlung. Historisch gesehen nutzten also Hämatologen erstmals moderne krebshemmende Wirkstoffe in medizinischen Anwendungen.

Nach Stickstoff-Lost wurden auch eine Reihe weiterer krebshemmender Medikamente verfügbar, einschließlich Hydroxyharnstoff und Methotrexat. Schon bald wurden weitere krebshemmende Wirkstoffe entdeckt und entsprechend ihren unterschiedlichen chemischen Inhaltsstoffen und verschiedenen biologischen Wirkungen auf Krebszellen klassifiziert. Die ersten gegen Krebs wirksamen chemischen Stoffe waren Alkylanzien. Darauf folgten verschiedene Kategorien effektiver krebshemmender Wirkstoffe, und zwar Antimetaboliten, Antimitotika, Antibiotika und seit kurzem biologische Wirkstoffe wie etwa monoklonale Antikörper einschließlich Herceptin [1].

Nach den Hämatologen als erste Spezialisten, welche die neuen Antikrebs-Wirkstoffe nutzten, verwendeten Chirurgen und Strahlentherapeuten die neuen chemischen krebshemmenden Wirkstoffe aus dem einfachen Grund, weil diese Fachärzte traditionell für Patienten mit nicht-hämatologischen Krebserkrankungen zuständig waren.

Chirurgen und Strahlentherapeuten begannen, die neuen krebshemmenden Stoffe zur Behandlung von nach einer Primärbehandlung durch Operation oder Strahlentherapie erneut auftretenden Krebserkrankungen zu verwenden. Als systemische Behandlung für Lokalrezidive nach einem gescheiterten chirurgischen Eingriff oder einer Strahlentherapie erzielten diese neuen krebshemmenden Wirkstoffe enttäuschende Ergebnisse. Bei einer Verabreichung in Dosen, die keine inakzeptable systemische Toxizität verursachten, war das Ansprechen lokal rezidivierender Tumore auf die damals verfügbaren Wirkstoffe minimal [2, 3].

Einige Chirurgen erwogen die Möglichkeit, dass, wenn die neuen krebshemmenden Wirkstoffe direkt in die das Krebsgeschwür mit Blut versorgenden Arterien injiziert würden, dies die lokale Konzentration der Wirkstoffe erhöhen und somit die Wirkung auf die lokalen Krebszellen deutlich verstärken könne – ohne hierbei das gleiche Maß an systemischer Toxizität zu riskieren [4, 5, 6]. Die meisten Krebsgeschwüre im Kopf- und Halsbereich wurden durch die externe Halsschlagader versorgt, sodass die ersten Versuche einer intraarteriellen Chemotherapie bei lokal fortgeschrittenen Krebserkrankungen im Kopf- und Halsbereich durchgeführt wurden [2, 3, 7].

Obwohl die Methode theoretisch logisch erschien, schlugen die ersten intraarteriellen Chemotherapien bei lokal fortgeschrittenen Krebserkrankungen im Kopf- und Halsbereich fehl. Die meisten Chirurgen verloren daher das Interesse an den »neuen« krebshemmenden Wirkstoffen, da diese sich bei der Behandlung ihrer Fehlschläge, d.h. lokaler wiederauftretender Primärtumore, als nicht wirksam erwiesen hatten.

Gleichzeitig erkannten zunächst Hämatologen und später auch Allgemeinmediziner den Wert der systemischen Chemotherapie für die Behandlung nicht nur hämatologischer, sondern auch metastasierter Krebserkrankungen, sodass die Anwendung dieser Wirkstoffe weitgehend Ärzten vorbehalten war, die systemische Krebserkrankungen behandelten. Auf diese Weise entwickelte sich die Onkologie als neues medizinisches Fachgebiet.

1.2 Ursprung der Induktionschemotherapie

Zwischenzeitlich wurde einigen Chirurgen klar, dass die meisten der ersten, von Chirurgen mit regionaler Chemotherapie behandelten Krebserkrankungen rezidivierende Krebsgeschwüre nach vorherigen fehlgeschlagenen chirurgischen Eingriffen bzw. Strahlentherapien waren. Die Krebserkrankungen traten in aufgrund des vorherigen chirurgischen Eingriffs oder strahlungsbedingter Schädigungen der Blutgefäße vernarbtem oder schlecht durchblutetem Gewebe wieder auf. Da die Chemotherapie den Krebszellen über den Blutkreislauf zugeführt wurde, erreichten die Wirkstoffe die Zellen durch schlecht durchblutetes Gewebe in geringerer Dosis und Konzentration als durch gut durchblutetes Gewebe.

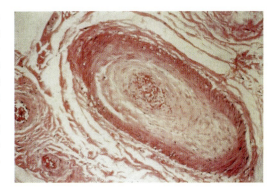

Abb. 1.1 Mikroskop-Fotografie, die eine zuvor bestrahlte kleine Arterie zeigt

Während eines chirurgischen Eingriffs werden Blutgefäße abgebunden und reduzieren daher die Blutzufuhr zu den Krebsgeschwüren, die in chirurgischen Wunden oder in deren Nähe erneut auftreten. Auch die Strahlentherapie schädigt Blutgefäße. Einige Chirurgen erkannten den potenziellen Wert krebshemmender Medikamente, die einen wesentlichen Einfluss auf regional fortgeschrittene Krebserkrankungen haben können, sofern die Blutzufuhr nicht durch vorherige Operationen oder Strahlenbehandlungen beeinträchtigt wurde. Sie stellten darüber hinaus die Hypothese auf, dass die Chemotherapie eine größere Wirkung erzielten könnte, wenn sie die Krebszellen durch direkte intraarterielle Infusion in einer höheren Konzentration erreicht. Bei einigen Chirurgen erwachte erneutes Interesse an der Nutzung der Chemotherapie durch direkte intraarterielle Infusion als Erstbehandlung lokal fortgeschrittener Tumore die von einer oder zwei Arterien, die eine sichere Kanülierung und Infusion ermöglichten, versorgt werden [7, 8, 9].

Auch wenn die Chemotherapie allein nur selten lokal fortgeschrittene Krebserkrankungen heilte, erwachte erneutes Interesse an der Reduzierung fortgeschrittener und nur schwer resektierbarer Primärtumore durch die vorherige Behandlung mit einer Chemotherapie und anschließende Operation und/oder Strahlenbehandlung zur Entfernung des Resttumors.

Abb. 1.1 ist eine Mikroskop-Fotografie, die eine zuvor bestrahlte kleine Arterie zeigt, welche größtenteils blockiert ist, sodass nur eine kleine Öffnung in der Mitte für den Blutdurchfluss bleibt.

1

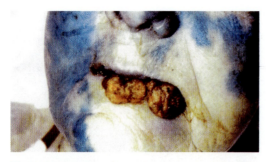

Abb. 1.2 Auswirkung der vorherigen Strahlentherapie auf den Blutfluss

In diesem Fall könnte nur ein geringer Teil der Zytostatika durch die Arterie fließen, um auf den Tumor zu wirken.

Die Auswirkung der vorherigen Strahlentherapie auf den Blutfluss wird in ◘ Abb. 1.2 – einem Foto des Gesichts einer Frau, die zwei Jahre zuvor mit einer Strahlentherapie wegen eines Krebsgeschwürs an der Unterlippe behandelt wurde – dargestellt. Der in beide externen Halsschlagadern injizierte Farbstoff Patentblau zeigt, dass die blaue Flüssigkeit in die Gesichtshaut mit Ausnahme des zuvor bestrahlten Gesichtsbereichs geflossen ist.

Zahlreiche Studien haben seitdem bestätigt, dass die Größe und Aggressivität einiger lokal fortgeschrittener Primärtumore reduziert werden kann, indem der Patient zunächst einer Chemotherapie unterzogen wird. Als Erstbehandlung vor der Schädigung der den Tumor mit Blut versorgenden Blutgefäße durch lokale chirurgische Eingriffe oder Bestrahlungen hätte die Chemotherapie das Tumorgewebe effektiver durchdrungen und die Größe, Ausdehnung und Aggressivität des Tumors reduziert. Der Tumor könnte so in vielen Fällen auf eine durch nachfolgende Strahlentherapie und/oder einen chirurgischen Eingriff behandelbare Größe reduziert werden. Professor Joseph und seine Kollegen am Medical College in Vellore, Indien, berichteten bereits 1968, dass eine auf den Primärtumor angewendete Chemotherapie wirksamer ist, wenn sie vor der Strahlentherapie oder der Operation eingesetzt wird [10].

1.3 Terminologie

Für die initiale Chemotherapie als Erstbehandlung zur Reduzierung des Tumors, die Veränderungen auslöst, welche die Heilungschancen durch chirurgische Eingriffe und/oder eine Strahlenbehandlung verbessern, existieren viele Bezeichnungen. Die Behandlungsmethode wurde als *reduzierende, primäre, initiale, Induktions-, neoadjuvante* oder *basale Chemotherapie* bezeichnet.

Bezüglich des am häufigsten verwendeten Begriffs »*neoadjuvant*« werden sich Griechisch- und Lateinschüler über die Zusammensetzung aus der griechischen Vorsilbe »neo« und dem lateinischen Adjektiv »adjuvant« wundern. Wenn eine Kombination aus Griechisch und Latein akzeptabel ist, wäre die griechische Vorsilbe »*protos*«, d.h. »anfänglich« oder »Vorläufer«, und somit wäre »*proto-adjuvant*« passender. Die griechische Vorsilbe »neo« bedeutet »neu« und erweckt den Eindruck, es handelte sich hierbei um eine neue Form der adjuvanten Chemotherapie, was nicht der Wahrheit entspricht. Der Begriff »*neo-adjuvant*« passt nicht ganz zu Chirurgen, die diese Wirkstoffe zunächst als »präoperative« Therapie genutzt haben, bevor der Begriff der »adjuvanten« Chemotherapie überhaupt entstand. Die »neue adjuvante« Chemotherapie war kein neuer Ansatz nach der Einführung des Begriffs »adjuvante Chemotherapie«, sondern ein von einer neuen Gruppe von Onkologen wiederentdeckter alter Ansatz.

Der Begriff »*Induktionschemotherapie*« beschreibt die Chemotherapie wahrscheinlich am besten, da sie verabreicht wird, um Veränderungen auszulösen, welche die Erfolgsaussichten der anschließenden Operation und/oder Strahlentherapie verbessern [10, 11].

1.4 Frühe Erfahrungen mit der intraarteriellen Induktionschemotherapie

Die folgenden Abbildungen zeigen einige fotografische Beispiele für die erfolgreiche Anwendung der intraarteriellen Induktionschemotherapie der Sidney Surgical Oncology Unit ab den frühen 70er Jahren.

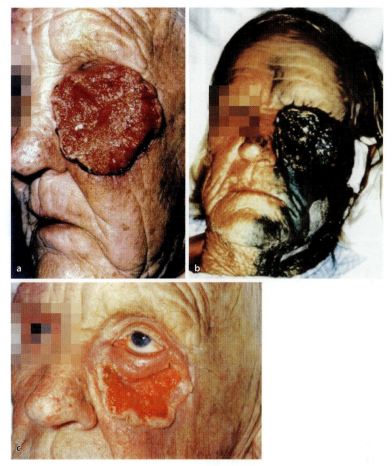

Abb. 1.3 (**a**) Foto eines zuvor unbehandelten SCC, das über dem linken Auge einer 90-jährigen Frau wächst. (**b**) Nach der Injektion von Disulfinblau in die externe Halsschlagader entstandenes Foto. (**c**) Nach vier Wochen kontinuierlicher intraarterieller Chemotherapie (mit Methotrexat und Bleomycin) war der Tumor stark verkleinert, und die Patientin konnte wieder sehen

Abb. 1.3a zeigt ein zuvor unbehandeltes Plattenepithelkarzinom (SCC) über dem linken Auge bei einer 90-jährigen Frau. Abb. 1.3b ist ein nach der Injektion von Disulfinblau in die externe Halsschlagader aufgenommenes Foto. Das Foto bestätigt, dass die Chemotherapie bei Injektion in diese Arterie dem Tumor in einer höheren Konzentration zugeführt würde. Nach vier Wochen kontinuierlicher intraarterieller Chemotherapie (mit Methotrexat und Bleomycin) war der Tumor stark verkleinert, und die Patientin konnte wieder sehen, wie in Abb. 1.3c zu erkennen ist. Sie war mit dem Ergebnis zufrieden, da sie wieder sehen konnte, lehnte aber angesichts ihres Alters von 90 Jahren jede weitere Behandlung ab (■ Abb. 1.3).

■ Abb. 1.4 zeigt zunächst ein Foto eines Mannes, der einen Tumor (Plattenepithelkarzinom, SCC), der seine Nase zerstört hat, vernachlässigt hat (a). Nach fünf Wochen intraarterieller Chemotherapie durch langsame Infusion in beide externe Halsschlagadern hatte sich der Tumor erheblich zurückgebildet, sodass sich die anschließende Strahlentherapie als sehr effektiv erwies, wie in Abb. 1.4b zu erkennen ist. Nach Abschluss der Strahlentherapie war kein Restgeschwür mehr nachweisbar. In Abb. 1.4c ist jedoch eine erhebliche Deformation der Nase zu erkennen.

Nach zwei Jahren und ohne dass der Krebs wieder aufgetreten war, wurde die Nase des Patienten durch plastische Chirurgie wiederhergestellt. Bei der letzten Untersuchung fünf Jahre später ging es

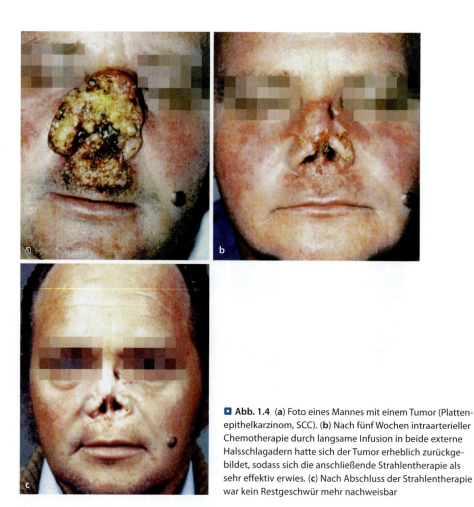

Abb. 1.4 (**a**) Foto eines Mannes mit einem Tumor (Plattenepithelkarzinom, SCC). (**b**) Nach fünf Wochen intraarterieller Chemotherapie durch langsame Infusion in beide externe Halsschlagadern hatte sich der Tumor erheblich zurückgebildet, sodass sich die anschließende Strahlentherapie als sehr effektiv erwies. (**c**) Nach Abschluss der Strahlentherapie war kein Restgeschwür mehr nachweisbar

ihm gut, und es konnte keine Krebserkrankung nachgewiesen werden.

Der in ◘ Abb. 1.5 fotografierte Mann erschien 1974 mit einem zuvor unbehandelten großen Krebsgeschwür an der Unterlippe zur Untersuchung (Abb. 1.5a). In Abb. 1.5b ist zu erkennen, dass der Tumor sich über die gesamte Unterlippe und Lymphknoten auf der rechten Halsseite ausgedehnt hat. Nach fünf Wochen intraarterieller Chemotherapie durch langsame Infusion in beide externe Halsschlagadern hatte sich der Lippenkrebs erheblich zurückgebildet, wie in Abb. 1.5c zu erkennen ist. Die vergrößerten Lymphknoten am Hals waren ebenfalls kleiner. Nach einer Pause von drei Wochen wurde die Unterlippe des Patienten schließlich mit Bestrahlungen behandelt. Das Endergebnis in Abb. 1.5d zeigt keinen Hinweis auf ein Krebsgeschwür an

der Lippe. Die Lymphknoten auf der rechten Halsseite waren kleiner, aber immer noch vergrößert. Die Knoten wurden in einer vollständigen Lymphknotenausräumung (en bloc) entfernt. In zwei der resezierten Lymphknoten wurde ein kleiner Krebszellenherd entdeckt. Abb. 1.5e zeigt die Narben am Hals des Patienten nach sechs Monaten. Es wurden keine weiteren Tumorformationen mehr nachgewiesen. Wie viele andere Patienten, die sehr lange bis zur ersten Behandlung gewartet hatten, hielt auch dieser Patient seine Nachsorgetermine nicht ein. Der Chirurg traf den Mann jedoch zwölf Jahre später bei einem Pferderennen. Dem Patienten ging es gut, und das Bild 1-5f wurde aufgenommen.

Die Dame in Abb. 1.6a wurde im August 1981 zum Zweck der Behandlung eines großflächigen Basalzellenkarzinoms in ihrem Gesicht überwiesen

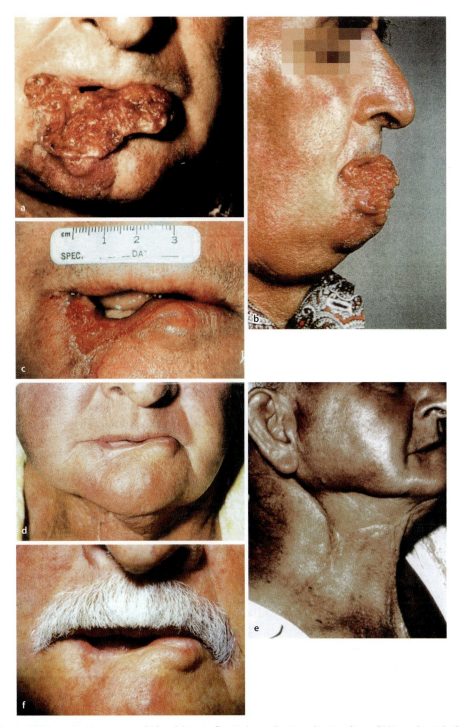

▣ **Abb. 1.5** (**a**) Mann mit einem zuvor unbehandelten großen Krebsgeschwür an der Unterlippe. (**b**) Tumor hat sich über die gesamte Unterlippe und Lymphknoten auf der rechten Halsseite ausgedehnt. (**c**) Lippenkrebs hat sich erheblich zurückgebildet. (**d**) Lippe ist frei von Krebsgeschwüren. (**e**) Narben am Hals des Patienten. (**f**) Dem Patienten geht es zwölf Jahre später gut

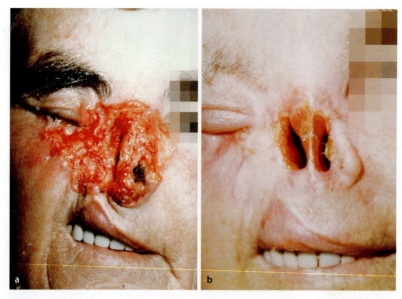

▣ Abb. 1.6 (**a**) Frau mit großflächigem Basalzellenkarzinom in ihrem Gesicht. (**b**) Zustand zwei Wochen nach Abschluss der intraarteriellen Chemotherapie

(▣ Abb. 1.6). Die Patientin hatte über viele Jahre wie ein Einsiedler, also in fast völliger Isolation gelebt. Das große Karzinom, welches ihre Nase zerstört hatte und über das rechte Auge und die rechte Oberlippe wucherte, war zuvor niemals behandelt worden. Sie bat um eine Behandlung, da sie Probleme hatte, ihr rechtes Auge zu öffnen, und ihr das Essen Schwierigkeiten bereitete. Sie hatte Angst vor einer Operation, stimmte jedoch versuchsweise einer Chemotherapie zu. Die Kanülen wurden in beide externen Halsschlagadern eingeführt und eine kontinuierliche intraarterielle Chemotherapie mit Methotrexat, Bleomycin, Vincristin und Actinomycin D täglich wechselnd für vier Wochen durchgeführt.

Das Basalzellenkarzinom löste sich auf, und Abb. 1.6b zeigt eine Fotografie, die zwei Wochen nach Abschluss der intraarteriellen Chemotherapie aufgenommen wurde. Da die Patientin wieder besser sehen und essen konnte, war sie mit dem Ergebnis zufrieden und lehnte eine weitere Behandlung ab.

1976 sprach eine 56 Jahre alte Frau mit einem zuvor unbehandelten Tumor in der rechten Brust vor, wie in Abb. 1.7a zu sehen ist. Da ein Tumor dieser Größe höchstwahrscheinlich nicht durch eine Operation oder Strahlentherapie hätte behan-

delt werden können, wurde entschieden, die Patientin zunächst mit einer intraarteriellen Chemotherapie durch dauerhafte langsame Infusionen zu behandeln. Nachdem eine Kanüle über die A. subclavia vor den Abgang der A. mammaria interna platziert worden war, wurde durch diese blauer Farbstoff injiziert. Hierdurch wurde bestätigt, dass der Blutfluss den Tumor und die Knoten in der Achsel wie in Abb. 1.7b gezeigt umfasste.

Die verabreichte Zytostatikakombination bestand aus Adriamycin, Vincristin und Methotrexat sowie intramuskulärer Folinsäure. Nach einem Monat kontinuierlicher Chemotherapie über die Kanüle hatte sich der Tumor erheblich zurückgebildet, wie in Abb. 1.7c zu sehen ist. Nach Abschluss der drei Wochen nach dem Ende der Chemotherapie folgenden Strahlentherapie war der Tumor vollständig verschwunden. Es blieb eine Narbe zurück; ein Residualtumor wurde jedoch nicht nachgewiesen, wie in Abb. 1.7d zu erkennen ist. Die Patientin fühlte sich fünf Jahre lang wohl, bevor Sekundärtumore in der Leber entdeckt wurden.

Um das Risiko späterer Rezidive in der Brust oder die Bildung von Metastasen bei sichtbarem Brustkrebs Stadium III zu verringern, haben wir seit jeher die Amputation der Brust und eine post-

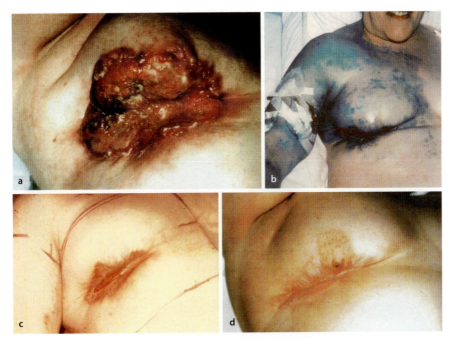

■ **Abb. 1.7** (**a**) Tumor in der rechten Brust. (**b**) Blutfluss-Darstellung. (**c**) Zurückgebildeter Tumor. (**d**) Tumor ist vollständig verschwunden. Was bleibt, ist eine Narbe

operative systemische »adjuvante« Chemotherapie als Routine empfohlen.

1979 wurde die in Abb. 1.8a gezeigte Frau mit einem großen, blutenden und riechenden Brusttumor von der Ambulanz in das Sydney Hospital eingeliefert. Sie war Alkoholikerin und hatte nie zuvor einen Arzt aufgesucht (■ Abb. 1.8). Eine Kanüle wurde in die linke A. subclavia vor den Abgang der A. mammaria interna gelegt und die Frau mit einer intraarteriellen Chemotherapie behandelt. Die verabreichte Zytostatikakombination umfasste Adriamycin, Vincristin und Methotrexat sowie intramuskuläre Folinsäure. Nach einem Monat kontinuierlicher intraarterieller Infusionschemotherapie hatte sich der Tumor erheblich zurückgebildet, wie in Abb. 1.8b zu sehen ist. Nach einer Pause von drei Wochen wurde diese Dame anschließend Bestrahlungen der Brust und der Achsel unterzogen. Abb. 1.8c zeigt das Ergebnis. Nach Abschluss der Behandlung wurde kein Resttumor in ihrer Brust nachgewiesen. Bei der Einweisung wurden jedoch zwei kleine Lebermetastasen festgestellt, die aber keine Symptome ausgelöst hatten. Die Symptome der Brustschmerzen, der Blu-

tungen und des Unwohlseins wurden durch die gewährte Behandlung gelindert. Dennoch starb die Patientin zwei Jahre später an den Lebermetastasen. Bei ihrem Tod wurde kein Tumorrezidiv in ihrer Brust festgestellt.

1982 wurde eine 48 Jahre alte Frau mit einem sieben Zentimeter großen inflammatorischen medullären Karzinom überwiesen, das sich fast über die gesamte linke Brust ausdehnte (Abb. 1.9a). Der Tumor haftete an der darüber liegenden geröteten Haut, war in die tieferen Gewebeschichten infiltriert und wurde mit einer vergleichbaren Kombinationschemotherapie wie bei der in Abb. 1.7 gezeigten Patientin behandelt.

Die Masse reduzierte sich nach einem Monat intraarterieller Chemotherapie und löste sich nach der Strahlentherapie weiter auf. In der Region des ehemaligen Tumors blieb jedoch verdicktes Gewebe zurück, das an der Haut haftete. Dieses Gewebe wurde weitgehend reseziert und der daraus resultierende Defekt durch eine M. latissimus Schwenklappenplastik gedeckt. In dem resezierten fibrösen Gewebe wurden keine lebensfähigen Krebszellen festgestellt. Die Patientin wurde anschließend vier

1

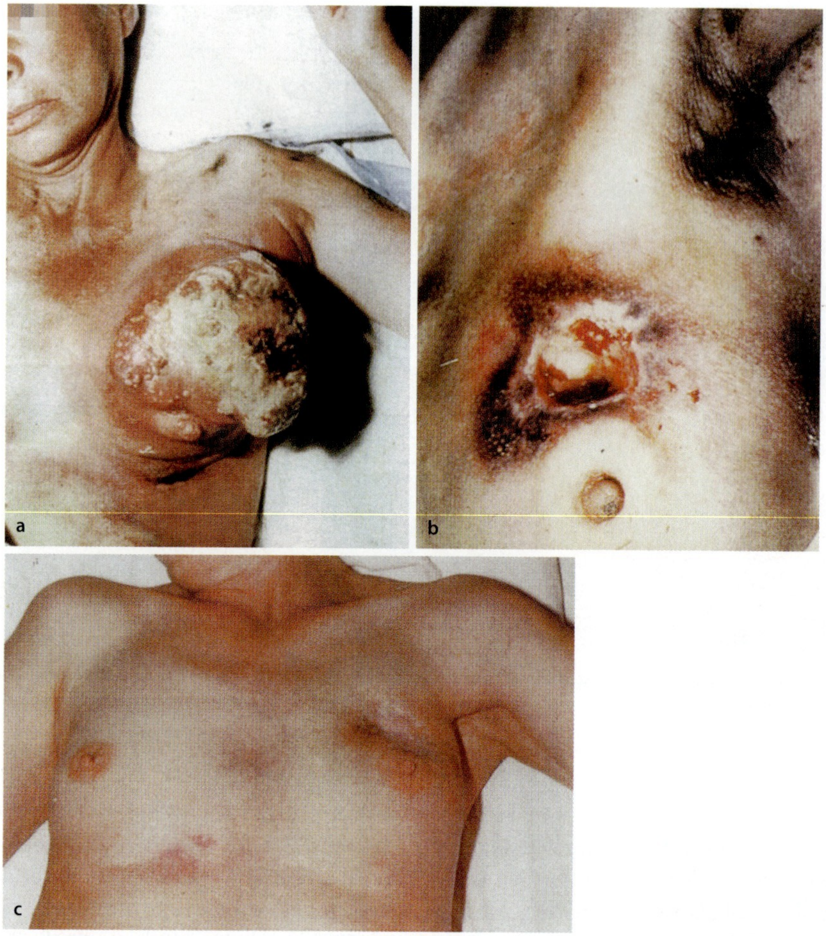

Abb. 1.8 (**a**) Großer Brusttumor. (**b**) Starke Tumorrückbildung nach intraarterieller Infusionschemotherapie. (**c**) Kein Resttumor nach der Behandlung

Monate mit einer systemischen Chemotherapie behandelt. Das Foto in Abb. 1.9b zeigt das Endergebnis. Die Patientin ist zum Zeitpunkt der Verfassung dieses Dokuments – 28 Jahre nach ihrer Behandlung – weiterhin gesund und tumorfrei (Abb. 1.9).

1973 wurde ein 60 Jahre alter Austernzüchter mit einem zuvor unbehandelten Plattenephitelkarzinom, das den gesamten rechten Unterarm umschloss, wie in Abb. 1.10a zu sehen, an unsere Sydney Hospital Clinic überwiesen. Die Unterarm-Masse war fixiert und in der rechten Achsel wurden vergrößerte harte Lymphknoten festgestellt. Ein Chirurg hatte dem Patienten die Amputation des Arms samt Schultergürtel empfohlen, aber der Patient hatte dies abgelehnt. Eine kleine Kanüle wurde chirurgisch in die rechte A. subclavia eingeführt. Nach der Injektion des Farbstoffs Patentblau stellten sich die Achsel, der Oberarm und der Unterarm als Infusionsfeld heraus.

Nach sechs Wochen langsamer kontinuierlicher Infusionschemotherapie hatte sich der Krebs zurückgebildet und ließ lediglich ein kleines, aber bewegliches flaches Geschwür zurück, wie in Abb. 1.10b zu erkennen ist. Die Biopsie bestätigte, dass in der Wunde noch einige Plattenephitelkarzinomzellen vorhanden waren. (Die verabreichte Zytostatikakombination bestand aus: Bleomycin 15 mg und Methotrexat 50 mg täglich wechselnd für eine Woche und dann täglich Methotrexat mit systemischer Folinsäure.) Nach der Resektion des Restgeschwürs,

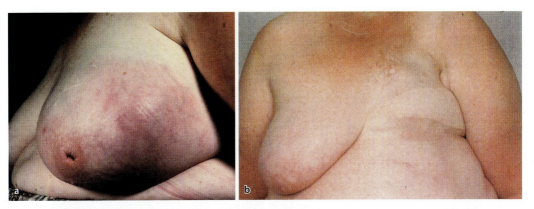

◘ **Abb. 1.9** (**a**) Großes inflammatorisches medulläres Karzinom. (**b**) Tumorfreier Zustand nach intraarterieller Chemotherapie

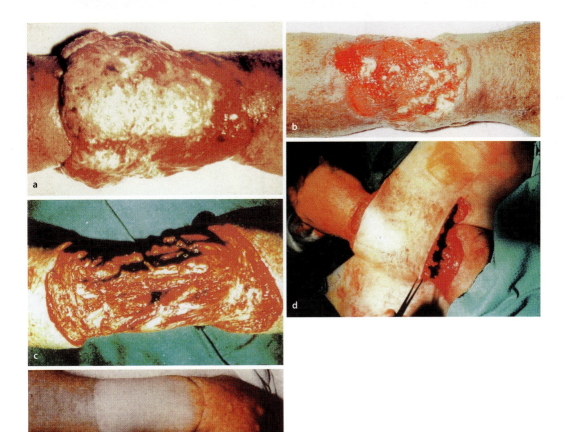

◘ **Abb. 1.10** (**a**) Plattenepithelkarzinom. (**b**) Kleines Geschwür nach sechswöchiger Infusionschemotherapie. Krebs hatte sich zurückgebildet. (**c**) Freiliegende Sehnen und Knochen nach der Restgeschwür-Resektion. (**d**) Wiederherstellung einer Hautfettschicht. (**e**) Endergebnis nach einem Jahr

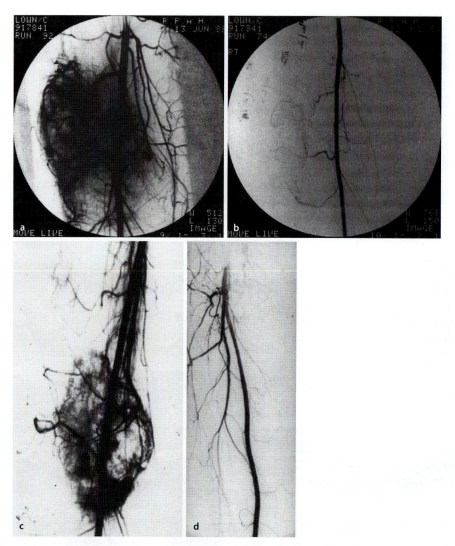

Abb. 1.11 (**a**) und (**b**) Vaskularität eines Synovialsarkoms vor bzw. nach vier Wochen intraarterieller Infusionschemotherapie. (**c**) und (**d**) Tumorblush vor bzw. nach drei Wochen intraarterieller Infusionschemotherapie

das immer noch einige Krebszellen enthielt, lagen
die Sehnen und Knochen in der offenen Wunde frei,
wie in Abb. 1.10c zu sehen ist. Um den freiliegenden
Arm wieder mit einer vollständigen schützenden
Hautfettschicht zu bedecken, wurde er unter einer
Brücke aus Unterbauchhaut fixiert, wie in Abb.
1.10d gezeigt.

Die Wunde an der Abdominalwand, aus der der
Vollhautlappen und das subkutane Gewebe entnommen worden waren, wurde mit einem Spalthauttransplantat gedeckt. Nach vier Wochen war

der Bauchwandlappen gut durchblutet und wuchs
über die Wunde am Unterarm, um anschließend
vom Abdomen des Patienten abgelöst zu werden.

Die Lymphknoten in der Achsel waren zurückgegangen, aber immer noch vergrößert. Aus diesem
Grund wurde eine Dissektion der Achselhöhle
durchgeführt. In zwei der resektierten Lymphknoten wurden Krebszellen gefunden. Abb. 1.10e zeigt
das Endergebnis nach einem Jahr (Abb. 1.10).

Dieser Mann brachte über zwölf Jahre bei jeder
Nachsorgeuntersuchung immer einen Eimer Aus-

tern mit. Er erklärte, wir hätten diese Austern nicht nur für die Rettung seines Arms, sondern auch aus einem anderen persönlichen Grund verdient. Jedes Mal, wenn er seine Dorfkneipe aufsuchte, gab es jemanden, der seinen von der Bauchhaut bedeckten Arm und seinen Bauch mit dem Spalthauttransplantat sehen wollte, und man gab ihm jedes Mal Bier aus. Leider mussten wir erfahren, dass dieser angenehme Mensch 15 Jahre nach seiner Operation an einem Herzinfarkt verstarb. Es wurde jedoch kein Resttumor festgestellt.

Die Angiogramme in ◘ Abb. 1.11 zeigen nur zwei der verschiedenen in der Abteilung in Sydney zunächst durch intraarterielle Induktionschemotherapie behandelten Sarkome an Gliedmaßen. Hier wurde in zunehmendem Maße interdisziplinäre Teamarbeit entwickelt. Immer wenn ein Knochen resektiert oder ein Knochen oder Gelenk ausgetauscht werden musste, wurde dieser Eingriff von unserem orthopädischen Chirurgen (dem verstorbenen Kollegen Professor William Marsden) durchgeführt.

Nach einigen Jahren, in denen die intraarteriellen Katheter chirurgisch eingeführt wurden, wurde von unserem Vaskulär-Radiologen (Dr. Richard Waugh) eine radiologische Methode der Kathetereinführung entwickelt. Darüber hinaus haben wir die Zusammenarbeit mit unserem Pathologen (Professor Stan McCarthy) intensiviert, der erste Hinweise auf die Art des Tumors oder Sarkoms und dessen Reaktion auf die Chemotherapie lieferte.

Abb. 1.11a und 1.11b zeigen die Vaskularität eines großen Synovialsarkoms der Kniekehle vor und nach vier Wochen dauerhafter langsamer intraarterieller Infusionschemotherapie in die Oberschenkelarterie. Abb. 1.11c und 1.11d zeigen einen ähnlichen Tumorblush vor und nach drei Wochen intraarterieller Infusionschemotherapie als Induktionsbehandlung dieses malignen fibrösen Histiozytoms. Die reduzierten Tumore wurden anschließend problemlos ohne die ursprünglich empfohlene Amputation reseziert. Beide Patienten blieben auch in den zehn Jahren der Nachsorge gesund und krebsfrei.

In einigen Fällen lässt sich ein anderes Anzeichen für eine Tumorreaktion auf die regionale Chemotherapie erkennen, indem man in wöchentlichen Intervallen Linien um die palpable Tumorperipherie zieht, wie in ◘ Abb. 1.12 gezeigt. Die

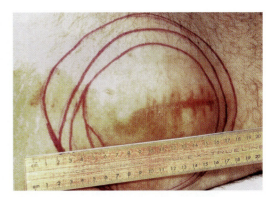

◘ **Abb. 1.12** Gezogene Linien um die palpable Tumorperipherie

Kreise um dieses Liposarkom wurden in wöchentlichen Abständen nach dem Beginn der intraarteriellen Chemotherapie gezogen. Drei Wochen nach Abschluss der dauerhaften intraarteriellen Chemotherapie wurde die kleine nekrotische Restmasse entfernt. Der Patient wurde über einen Zeitraum von zehn Jahren überwacht, ohne dass Anzeichen eines Resttumors festgestellt wurden.

Die folgende Zytostatikakombination wurde verabreicht: Adriamycin 20 mgm, Actinomycin D 0,5 mg und Vincristin 0,5 mg, täglich abwechselnd mit oralem Hydroxyharnstoff 1G und Cyclophosphamid 50 mg am 4. Tag. Postoperativ wurde eine systemische adjuvante Chemotherapie über einen Zeitraum von sechs Monaten angewendet.

In manchen Fällen bieten Computertomographien ebenfalls einen guten Überblick über das Ansprechen der Tumore auf die Chemotherapie. Die CTs in ◘ Abb. 1.13 zeigen ein malignes fibröses Histiozytom (Sarkom) in einem Oberschenkel vor Beginn der intraarteriellen Chemotherapie (Abb. 13a) und drei Wochen nach der kontinuierlichen Chemotherapie mit einer deutlichen Massereduzierung (Abb. 13b).

1.5 Grundsätze und Anwendung der Induktionschemotherapie

Zusammenfassend kann festgestellt werden, dass die Chemotherapie allein höchstwahrscheinlich nicht in der Lage ist, maligne Zellen in einer großen oder aggressiven Tumormasse vollständig auszu-

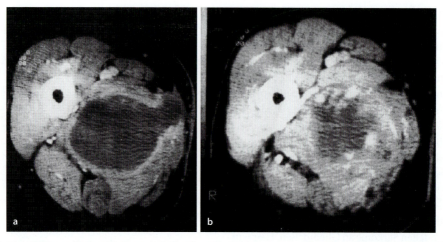

⯈ Abb. 1.13 (**a**) Malignes fibröses Histiozytom (Sarkom) vor Beginn der intraarteriellen Chemotherapie und (**b**) drei Wochen nach der Therapie

merzen. In dem meisten Fällen löst eine anfängliche *Induktionschemotherapie* jedoch Änderungen der Tumorgröße und der aggressiven Eigenschaften vor einer anschließenden Behandlung aus. Der restliche teilweise oder vollständig beschädigte oder nekrotische Primärtumor kann dann oftmals durch einen operativen Eingriff oder eine Strahlentherapie oder eine Kombination aus Strahlentherapie und operativem Eingriff entfernt werden. Dies liegt daran, dass der Tumor bei der Vorstellung des Patienten über eine nicht durch eine vorherige Strahlentherapie oder Operation beeinträchtigte gute Blutversorgung verfügt, sodass die dem Tumor über das Blut zugeführte Chemotherapie ein höheres therapeutisches Potential für die anfängliche Behandlung solcher lokal fortgeschrittenen Tumore bietet. Die Erfolgsaussichten einer Chemotherapie sind bei einem Tumor mit durch eine vorherige Operation oder strahlungsinduzierte Schäden der Blutgefäße beeinträchtigter Blutversorgung deutlich geringer [2].

Die Induktionschemotherapie ist daher per Definition die als erste Modalität eines integrierten Behandlungsprogramms genutzte Chemotherapie. Die einfachste und am schnellsten verfügbare Methode der Verabreichung einer Induktionschemotherapie besteht in der systemischen Zufuhr. In einigen Fällen kann die Wirkung der Chemotherapie jedoch erhöht werden, indem eine konzentriertere Dosis effektiver krebshemmender Wirk-

stoffe direkt in die Region, in welcher der Krebs sich angesiedelt hat, zugeführt wird. Diese regionale Chemotherapie sollte vorzugsweise durch die direkte Zuleitung über die arterielle Blutzufuhr des Tumors angewendet werden. In einigen Situationen kann jedoch eine intrathorakale, intraperitoneale oder intrathekale Zufuhr die bessere Lösung sein.

Um einen Vorteil durch die intraarterielle Zufuhr zu erzielen, muss der Tumor vollständig von Gewebe umgeben sein, das durch eine oder mehrere Arterien versorgt wird, die effektiv kanüliert und infundiert werden können. Der Tumor muss darüber hinaus besser auf konzentrierte Dosen krebshemmender Wirkstoffe über einen begrenzten Zeitraum von möglicherweise 4–5 Wochen ansprechen, und die am besten geeigneten Substanzen müssen in dem verwendeten Zustand effektiv sein. Einige Wirkstoffe sind in dem Zustand, indem sie zugeführt werden, nicht aktiv und werden erst durch den Durchgang durch andere Gewebe aktiv, insbesondere die Leber. Die Vorteile der intraarteriellen Zufuhr müssen darüber hinaus die Risiken der regionalen Toxizität überwiegen. Eine wirksame regionale Zufuhr kann nur von erfahrenen Klinikärzten mit entsprechender geeigneter Spezialausstattung sicher kontrolliert werden. Hierdurch wird das mit diesen präziseren Methoden der Zufuhr verbundene Fehlerrisiko verringert. Vergleichbare Ergebnisse können auch mit einer systemischen Chemotherapie erzielt werden. Die hierfür erforderlichen Dosen würden aber unweigerlich eine erheblich höhere systemische Toxizität verursachen.

Die Induktionschemotherapie durch systemische Zufuhr ist besonders geeignet für die Behandlung von Tumoren ohne eine einzelne Versorgungsarterie oder mit begrenzten Versorgungsarterien. Sie kommt auch zum Einsatz, wenn die Tumore nicht auf eine einzelne Körperhöhle begrenzt sind. Die systemische Zufuhr eignet sich besser,

- wenn die bevorzugten Wirkstoffe erst bei Modifizierung durch das Körpergewebe aktiviert werden (wie etwa Cyclophosphamid oder DTIC),
- wenn eine zufriedenstellende Reaktion leichter durch die systemische Zufuhr erreicht werden kann,
- wenn die notwendige Erfahrung, die technischen Fähigkeiten und Geräte für eine regionale Zufuhr nicht zur Verfügung stehen oder
- wenn der allgemeine Gesundheitszustand des Patienten, schlechte Kooperation oder eine langfristig schlechte Prognose die zusätzliche Komplexität der regionalen Therapie ausschließen.

Die intraarterielle Infusion bietet das aussichtsreichste Potential bei der Behandlung lokal fortgeschrittener Tumore in Regionen, die von einer oder vielleicht zwei Arterien, die problemlos kanüliert werden können, versorgt werden. Hierzu zählen der Kopf und der Hals sowie die Gliedmaßen, einige invasive Magentumore und einige Brusttumore. Primäre Lebertumore und einige Lebermetastasen sowie einige Becken- und Bauchspeicheldrüsentumore können auch positiv auf eine erste direkte Chemotherapie-Infusion reagieren. Diese Möglichkeiten werden derzeit im Rahmen mehrerer Studien untersucht.

Die komplexeren Verfahren der isolierten Perfusion, Stop-Flow-Infusion, Closed-Circuit-Perfusion, Chemofiltrations-Infusion und Closed-Circuit-Infusion [12, 13, 14, 15, 16], dienen dazu, die lokalisierten Anfangsgewebekonzentrationen der Chemotherapie im Vergleich zur einfachen intraarteriellen Infusion noch weiter zu erhöhen. Diese komplexeren Methoden werden in diesem Buch

beschrieben, sollten aber weiterhin Gegenstand laufender Studien in hochspezialisierten Einheiten bleiben.

Bösartige Tumore wie etwa Melanome, einige Sarkome oder Pankreastumore sprechen im Allgemeinen nur wenig auf die sicheren Standardkonzentrationen der Chemotherapie durch die übliche systemische oder intraarterielle Zufuhr an, können aber durch komplexere Zufuhrmethoden, durch welche die Zytostatika den Tumor kurzzeitig in höheren Konzentrationen und Dosierungen erreichen, dazu gebracht werden, stärker auf die Behandlung anzusprechen.

Die Begrenzung der Dosis und der Konzentration einer sicheren Chemotherapie in systemischer Anwendung richtet sich üblicherweise nach dem Risiko systemischer Nebenwirkungen und insbesondere der Knochenmarksdepression. Um eine intraarterielle Chemotherapie zu rechtfertigen, müssen jedoch bestimmte Bedingungen erfüllt werden, wie etwa:

a. Der Primärtumor muss von Blutgefäßen versorgt werden (üblicherweise ein oder zwei), die sicher kanüliert werden können, um die größtmögliche Dosis- und Konzentrationswirkung der Chemotherapie durch direkte Infusion in die Arterie oder Versorgungsarterien zu gewährleisten. Nur wenn die gesamte Tumorperipherie effektiv infundiert wird, kann die gewünschte Wirkung auf die komplette Tumormasse erzielt werden.

b. Nur Wirkstoffe, die in dem Zustand, in dem sie verabreicht werden, gegen den Tumor wirksam sind, können bei regionaler Zufuhr einen erhöhten tumorzerstörenden Effekt haben. *Cyclophosphamid* wird beispielsweise erst nach dem Durchgang durch die Leber aktiv. Wird der Wirkstoff vor der Aktivierung durch den Durchgang durch die Leber in eine periphere Arterie infundiert, wird keine zusätzliche Wirkung erzielt [17].

c. Bei einigen Chemotherapeutika zur Behandlung von Tumoren (zum Beispiel Methotrexat zur Behandlung von Osteosarkomen bei jungen Menschen) kann eine effektive und geeignete tumorzerstörende Dosis auch sicher und auf einfachere Weise intravenös verabreicht werden. Die Zufuhr einer solch hohen Dosie-

1

rung durch das komplexere intraarterielle Zufuhrsystem wäre nicht erforderlich [18].

d. Um ein ausreichendes Ansprechen des Tumors
zu erzielen, wäre bei einigen Tumorarten eine
sehr viel höhere Dosis/Konzentration erforderlich, als sie durch die systemische oder intraarterielle Infusion möglich ist. Für diese Tumore
bietet ein noch höher konzentriertes regionales
Zufuhrsystem das größte Potential. Melanome
sind ein Beispiel hierfür. Melanome sind selbst
gegen höhere Dosen, als durch die intraarterielle Infusion verabreicht werden kann, resistent. Um eine Zellzerstörung in einem Melanom zu erreichen, ist eine Chemotherapie in
einer sehr viel höheren Konzentration erforderlich. Um eine solche Konzentration der
Chemotherapie zu erreichen, ist eine Closed-
Circuit-Perfusion oder eine Closed-Circuit-Infusion erforderlich. Die Closed-Circuit-Perfusion oder -Infusion ermöglicht den Schutz des
gesamten Körpergewebes bei einer erheblich
erhöhten Konzentration der regionalen Chemotherapie. Bei einer Closed-Circuit-Perfusion oder -Infusion muss die Belastungszeit begrenzt werden, doch der Rest des Körpers ist
vor der hohen Konzentration und den hohen
Dosen der infundierten Wirkstoffe geschützt
[12, 14]. Natürlich sind regionale Nebenwirkungen in den infundierten Gewebebereichen
bei einer höher konzentrierten Chemotherapie
unvermeidlich.

e. Die Verabreichung einer regionalen Chemotherapie erfordert Zeit, Aufwand, Kosten, besondere Fähigkeiten und eine spezielle Ausrüstung.
Darüber hinaus erfordert die Therapie in der
Regel einen längeren Krankenhausaufenthalt
des Patienten. Auch wenn die systemische Toxizität hierbei geringer ist, tritt in der behandelten Region eine höhere lokale Toxizität auf. Bei
der Entscheidung muss abgewogen werden, ob
die wahrscheinlich langfristige Überlebenswahrscheinlichkeit des Patienten dieses kom-
pliziertere, kostenintensive und zeitaufwändige
Verfahren rechtfertigt, selbst wenn der lokale
regionale Tumor beseitigt werden kann.

Die Abbildungen 1.14 und 1.15 zeigen die verschiedenen Auswirkungen der intraarteriellen Zufuhr

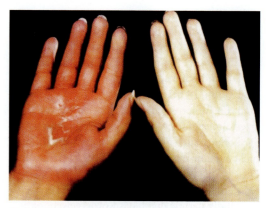

◼ **Abb. 1.14** Nach einer versehentlichen Injektion in die A.
brachialis sind Rötung und Reaktion an der linken Hand stärker als jene an der rechten Hand

auf das lokale Gewebe. Wie vor vielen Jahren erstmals festgestellt und von Klopp [4] und Bierman [5]
berichtet, entsteht eine stärkere Reaktion in einem
Gewebe, das von einer Arterie mit Blut versorgt
wird und versehentlich bei einer Chemotherapie
infundiert wurde, als bei der Infundierung derselben Dosis des Medikaments in eine Vene. Die
Rötung und Reaktion an der linken Hand der Patientin (◼ Abb. 1.14) nach einer versehentlichen Injektion in die Arteria brachialis ist stärker als jene an
der rechten Hand.

Bei der Behandlung eines Tumors in der rechten
Gesichtshälfte des Mannes in ◼ Abb. 1.15 durch intraarterielle Chemotherapie führte die Infusion in
die Arterie, welche die rechte Gesichtshälfte mit
Blut versorgt, zu Haarausfall auf dieser Kopfseite.
Darüber hinaus zeigte sich eine Rötung der Schleimhaut auf der rechten Seite des Mundes und der Zunge. Dies bestätigt, dass die Chemotherapie in dem
durch die infundierte Arterie versorgten Gewebe
effektiver war.

Die Schleimhautreaktion geht kurz nach Abschluss der Chemotherapie zurück, und das durch
diese ausgefallene Haar wächst nach einigen
Wochen wieder nach, sofern der Bereich nicht einer
anschließenden Strahlentherapie unterzogen wird.

Bei der Behandlung eines Tumors in der rechten
Gesichtshälfte dieses Mannes durch intraarterielle
Chemotherapie führte die Infusion in die Arterie,
welche die rechte Gesichtshälfte mit Blut versorgt,
zu Haarausfall auf dieser Kopfseite. Darüber hinaus

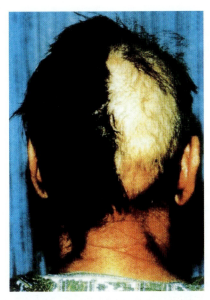

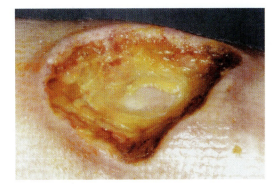

◘ **Abb. 1.16** Ernsthafter Gewebeschaden, entstanden durch den nicht bemerkten Fluss der Chemotherapie in eine Abzweigung der Arterie. Ohne die Hilfe gut ausgebildeter und erfahrener Krankenschwestern, die permanent auf solche Fehler achten, kann die intraarterielle Infusion im Rahmen einer Chemotherapie zu solchen Problemen führen

◘ **Abb. 1.15** Haarausfall auf der rechten Kopfseite nach der Tumorbehandlung durch Infusion in die Arterie, welche die rechte Gesichtshälfte mit Blut versorgt. Das Haar wächst nach einigen Wochen nach, wenn der Bereich nicht einer Strahlentherapie ausgesetzt wird

zeigte sich eine Rötung der Schleimhaut auf der rechten Seite des Mundes und der Zunge. Dies bestätigt, dass die Chemotherapie in dem durch die infundierte Arterie versorgten Gewebe effektiver war.

1.6 Vorsichtsmaßnahmen bei der Anwendung der regionalen Chemotherapie

Einige Mediziner haben die intraarterielle Chemotherapie angewendet, ohne zu wissen, wie wichtig es ist, sie sorgfältig zu überwachen, um sicherzustellen, dass die Kanüle in der korrekten Position bleibt und nicht in eine andere Arterie strömt oder rutscht, die ihrerseits ein anderes Gewebe, das keinen Tumor enthält, versorgt.

Wie wichtig es ist, die Therapie genau und sorgfältig zu überwachen, um Fehler zu vermeiden, zeigt sich in ◘ Abb. 1.16. Der dem normalen Gewebe am Oberschenkel des Patienten zugefügte Schaden entstand, weil nicht bemerkt wurde, dass die Chemotherapie in eine Abzweigung der Arterie

floss, in der die Kanüle zuvor platziert worden war. Die Bedeutung der Hautrötung am Oberschenkel des Patienten wurde nicht erkannt. Die Farbstoffe Disulfinblau oder Patentblau hätten bei einer frühzeitigen Injektion in die Infusionskanüle erkennen lassen, dass die Kanülenposition hätte korrigiert werden müssen, um ernsthaften Gewebeschaden zu vermeiden.

Ohne die Hilfe gut ausgebildeter und erfahrener Krankenschwestern, die permanent auf solche Fehler achten, kann die intraarterielle Infusion im Rahmen einer Chemotherapie zu solchen Problemen führen. Dies ist ein Beispiel dafür, warum die intraarterielle Chemotherapie in einigen Krebskliniken, denen diese Leistungen und Möglichkeiten fehlen, nicht praktiziert wird.

1.7 Kritik an der intraarteriellen Chemotherapie: Richtig und Falsch [19]

■ **Richtig**

1. Die Verabreichung jeglicher Form der regionalen Chemotherapie ist technisch anspruchsvoller als die der systemischen Chemotherapie. Um Fehler zu verhindern, werden erfahrene und qualifizierte Chirurgie- oder Gefäßradiologie-Mitarbeiter sowie qualifiziertes und erfahrenes Pflegepersonal zwingend benötigt.

1

Die Verabreichung und Flussrate der Zytostatika erfordern eine kontinuierliche Überwachung, um sicherzustellen, dass diese dem richtigen Bereich zugeführt werden, und um frühe Anzeichen schädlicher Nebenwirkungen oder Komplikationen durch die Infusion zu erkennen.

2. Die Auswahl der am besten geeigneten Zytostatika und Zytostatikakombinationen in einem integrierten Behandlungsplan sowie der zeitliche Ablauf und die Strömungsrate für jeden Wirkstoff erfordern spezielle Kenntnisse und Erfahrung [20].

3. Die Kanülierung der Arterien an beliebigen Stellen des Körpers – insbesondere bei Patienten mit Arteriosklerose oder bei älteren Patienten – birgt das Risiko einer Beschädigung der Arterien. Das Ablösen von Ablagerungen, Thrombosen, Aneurysmen, Blutungen und Infektionen zählen zu den Risiken, die einer kontinuierlichen Überwachung bedürfen.

4. Die Dislokation des Katheters oder der Abfluss des Zytostatikums in eine Seitenarterie, das sogenannte Strömungsphänomen, sind Risikofaktoren, die permanent und sorgfältig überwacht und bei Bedarf korrigiert werden müssen.

5. Die Gesamtkosten der Behandlung werden durch spezialisierte Fachkräfte und den verlängerten Krankenhausaufenthalt des Patienten erhöht.

6. Die Auswahl der Patienten, die am besten auf eine intraarterielle Infusion der Chemotherapie ansprechen, erfordert Erfahrung und ein gutes Urteilsvermögen.

7. Die geeignete Nachsorge und deren zeitliche Planung – egal, ob Strahlentherapie, operativer Eingriff oder eine adjuvante Chemotherapie oder eine Kombination daraus – erfordern Erfahrung und ein gutes Urteilsvermögen.

8. Randomisierte Studien sind aufgrund der relativen Seltenheit der verschiedenen Tumorarten und Umstände solcher Patienten sowie der Anforderungen für jeden Patienten schwierig zu organisieren.

■ **Falsch**

1. Bei der Behandlung lokal fortgeschrittener Tumore, die eventuell auch systemische Läsionen haben können, wie beispielsweise Brustkrebs, wurde kritisiert, dass die Chemotherapie durch den gesamten Körper zirkulieren muss. Natürlich muss eine systemische Zirkulation erfolgen. Nach dem ersten Durchgang der konzentrierten Chemotherapie durch die primäre Läsion wird der Fluss systemisch. Vorher wurde jedoch durch die hohe Anfangskonzentration (erster Durchgang) eine höhere Wirkung der Chemotherapie auf die primäre Läsion erzielt. Eine zusätzliche systemische Chemotherapie kann jedoch ebenfalls erforderlich sein.

2. Einige Wirkstoffe – insbesondere Adriamycin – galten als zu giftig für eine regionale Infusion. Dies ist ganz einfach eine Frage der richtigen Dosierung bei dieser höher konzentrierten Infusion.

3. Kritiker behaupten, dass randomisierte Studien keinen Vorteil der intraarteriellen Chemotherapie bei fortgeschrittenen Primärtumoren nachgewiesen haben. Aus den vorgenannten Gründen wurden bisher nur wenige wirklich vergleichbare randomisierte Studien durchgeführt, und die Mehrheit der unternommenen Studien hat den Vorteil der Anwendung der regionalen Infusion als Induktionschemotherapie nachgewiesen [19].

Nach anfänglicher Skepsis wurde der zusätzliche Vorteil der Zufuhr der Induktionschemotherapie durch intraarterielle Infusion jetzt von den meisten Krebsbehandlungszentren anerkannt. Das Verfahren wird nun in medizinischen, chirurgischen, radiologischen, orthopädischen, gynäkologischen, urologischen, gastro-intestinalen und neurologischen Kliniken in vielen Ländern angewendet, wie in den nachfolgenden Kapiteln beschrieben wird. Wie bereits bei früheren Gelegenheiten empfohlen, sollte ein Team aus einem medizinischen Onkologen, einem Radioonkologen, einem chirurgischen Onkologen, qualifizierten Systemspezialisten und anderen erfahrenen Pflegekräften oder Heilhilfskräften die Behandlungsergebnisse für Patienten mit fortgeschrittenen lokalen Tumoren verbessern [20, 21].

Literatur

1. Stephens FO, Aigner KR. Basics of Oncology. Springer 2009, Berlin Heidelberg.
2. Helman P, Sealy R, Malkerbe E and Anderson J. The treatment of locally advanced cancer of the head and neck. Lancet 1965: 1: 128.
3. Stephens FO. Intra-arterial perfusion of the chemotherapeutic agents methotrexate and Epodyl in patients with advanced localised carcinomata recurrent after radiotherapy. Aust. N.Z. J. Surg. 1970; 39: 371–379.
4. Klopp CT, Alford TC, Bateman G et al et al. Fractionated intra-arterial chemotherapy with methyl bis amine hydrochloride: a preliminary report. Ann. Surg. 1950, 132; 811–832.
5. Bierman HR, Byron RL and Miller ER et al. Effects of intra-arterial administration of nitrogen mustard. Am J Med 1950: 8; 535.
6. Lundberg WG. In: Cancer 5 – A comprehensive Treatise: Chemotherapy, Frederick F Becker (Ed) Plenum Press, New York and London.
7. Stephens FO. CRAB chemotherapy Med. Journal. Aust. 1976; 2: 41–46.
8. Jussawalla JD and Shetty PA. Experiences with Intra-arterial Chemotherapy for Head and Neck Cancer. Journal of Surgical Oncology, 1978; 10: 33–37.
9. Helman P and Bennet MB. Intra-arterial cytotoxic chemotherapy and x-ray therapy for cancer of the breast Br. J. Surg. 1968: 55: 419–423.
10. Von Essen CF, Joseph LBM, Simin GT, Singh AD and Singh SP. Sequential chemotherapy and radiation therapy of buccal mucosa in South India: Methods and preliminary results. AJR 1968; 102:530–540.
11. Stephens FO. The case for a name change from neoadjuvant chemotherapy to induction chemotherapy. Cancer. 1989 Apr 1; 63(7): 1245–6.
12. Creech O, Krementz ET, Ryan RT and Winblad JM. Chemotherapy of cancer: regional perfusion utilizing an extracorporeal circuit. Ann. Surg. 1958; 148: 616.
13. Aigner KR, Gailhofer S. High dose MMC – aortic stop-flow infusion (ASI) with versus without chemo-filtration – a comparison of toxic side effects. Reg. Ca. Treat, 1993 Suppl. 1: 3–4.
14. Aigner KR. Intra-arterial infusion: Overview and Novel Approaches Seminars in Surgical Oncology 1998; 14 (3): 248–253.
15. Aigner KR, Muller H, Walther H, Link KH. Drug filtration in high-dose chemotherapy. Contrib. Oncol. 1988; 29:261–280.6.
16. Thompson JC, Gianotsos M. Isolated limb perfusion form: effectiveness and toxicity of cisplatinum compared with that of melphalan and other drugs. World J Surg 1992; 227–223.
17. Harker G, Stephens FO. A report on the efficacy of cyclophosphamide administered intra-arterially in sheep bearing epidermal squamous carcinoma. Reg. Ca. Treat. 1992; 4:170–174.
18. Jaffe N. Comparison of intra-arterial cis-diamminedichloroplatinum II with high-dose methotrexate and citrovorum factor rescue in the treatment of primary osteosarcoma. Journ. Clin. Oncol. 1985; 3: 1102–1104.
19. Stephens FO. Intra-arterial Induction Chemotherapy, Objections and Difficulties, True and False. Oncology Reports 1996; 3: 409–412.
20. Stephens FO. The Place of Chemotherapy in the Treatment of Advanced Squamous Carcinoma in the Head and Neck and Other Situations. Med. J. Aust. 1974; 2: 587–592.
21. Stephens FO. Developments in Surgical Oncology: Induction (Neoadjuvant) Chemotherapy – The State of the Art. Clinical Oncology, 1990; 2: 168–172.

Das Dosis-Wirkung-Prinzip in Verbindung mit der Zufuhr von Antineoplastika

Maurie Markman

Die Bedeutung und Relevanz der Dosis bei der Therapie mit Zytostatika ist allgemein anerkannt [1]. Präklinische Modelle sowohl hämatologischer als auch solider Tumore lassen eine verstärkte Abtötung von Tumorzellen erkennen, wenn maligne Zellpopulationen zytotoxischen Wirkstoffen in höheren Konzentrationen ausgesetzt werden [2].

Diese Studien belegen jedoch auch die Toxizität dieser Wirkstoffe in Bezug auf normales Gewebe (»Nichtzielgewebe«); dies ist der Hauptgrund, warum Klinikärzte die Dosis der zugeführten Wirkstoffe nicht auf den anhand von Modellsystemen errechneten Wert erhöhen können, um den bestimmten Wirkstoffen zugeschriebenen Grad der Abtötung von Tumorzellen zu optimieren. Für eine wirksame Nutzung des Konzepts der Dosisintensität in Verbindung mit der Verabreichung von Antineoplastika ist eine Reihe zusätzlicher Faktoren zu berücksichtigen.

2.1 Wirkstoffexposition während der aktiven Zyklusphase maligner Zellen

Man kann berechtigterweise davon ausgehen, dass aktiv zyklierende Zellen (sowohl maligner als auch normaler Zellpopulationen) am stärksten auf zytotoxische Chemotherapeutika ansprechen. Daher überrascht es nicht, dass akute Leukämien und hochmaligne Lymphome im Vergleich zu sich langsamer teilenden und weniger stark zyklierenden soliden Tumoren (zum Beispiel Dickdarm-, Lungen-, Brusttumore) besonders gut auf diese Wirkstoffe ansprechen. Dieses Phänomen erklärt auch die Sensitivität von Knochenmarkelementen sowie der Magen- und Darmschleimhaut gegenüber diesen Wirkstoffen im Vergleich zu beispielsweise Muskel- oder Fettzellen.

Faktoren, die sich auf die Relevanz der Dosisintensität bei der Zufuhr von Antineoplastika auswirken, sind:

1. Zyklusspezifität der Wirkstoffe,
2. Zellzykluszeiten bestimmter Krebsarten,
3. ausreichender kapillarer Blutfluss (und Wirkstoffzufuhr) in die von Krebs betroffene(n) Körperpartie(n),

4. Vorhandensein schlecht durchbluteter großer Tumormasse,
5. relative Bedeutung der höchsten Wirkstoffkonzentration gegenüber der tatsächlich erreichten Konzentration (»Area under the Curve« [AUC]-Fläche unter der Konzentrations-Zeit-Kurve) für die Optimierung der therapeutischen sowie die Steigerung der toxischen Wirkung der Substanz,
6. relative Bedeutung der Dosis gegenüber dem Applikationszeitplan der einzelnen Wirkstoffe ebenso wie der Kombinationstherapieschemata für die Erzielung einer sowohl therapeutischen als auch toxischen Wirkung,
7. kurz- und langfristige Nebenwirkungen dosisintensiver Therapieschemata,
8. Verfügbarkeit medikamentöser Supportivtherapien zur Verhinderung oder Minderung der Toxizität (zum Beispiel in Form von Erbrechen, Knochenmarkdepression) dosisintensiver Therapieschemata,
9. Möglichkeit einer regionalen Dosisintensivierung (um systemische Nebenwirkungen bei einer lokalen maximalen Wirkstoffexposition so gering wie möglich zu halten).

2.2 Ausreichende Wirkstoffzufuhr durch kapillaren Blutfluss

Ein weiterer wichtiger Grundsatz in diesem klinischen Bereich ist die *entscheidende Rolle der Durchblutung* für die Bestimmung der Dosiswirkung. Große, schlecht durchblutete Tumormasse oder zuvor bestrahlte maligne Läsionen werden dem Wirkstoff mit hoher Wahrscheinlichkeit größtenteils in einer wesentlich geringeren Konzentration ausgesetzt als ausreichend durchblutete Krebstumore. Bei einer unzureichenden Nährstoffversorgung lässt außerdem die aktive Teilung maligner Zellpopulationen nach, sodass diese weniger auf zytotoxische Antineoplastika ansprechen.

Die Bedeutung einer ausreichenden Blutzufuhr für die Beeinflussung des Ausgangs maligner Erkrankungen lässt sich anhand umfangreicher retrospektiver Studien mit Frauen, die an Eierstockkrebs im fortgeschrittenen Stadium leiden, entsprechend belegen [3]. Diese nicht randomisierten Studien dokumentieren die Vorteile einer primären chirurgischen Resektion fortgeschrittener epithelialer Ovarialkarzinome, wobei die Patientinnen mit der geringsten Resttumormasse zu Beginn der primären zytotoxischen Chemotherapie die größte Chance hatten, eine sowohl klinisch als auch chirurgisch definierte komplette Reaktion zu erreichen.

Anmerkung: In der Vergangenheit erfolgte eine erneute Beurteilung des Operationserfolges bei Ovarialkarzinomen in der Regel während einer Second-look-Operation nach Abschluss der primären Chemotherapie ohne klinische Anzeichen einer persistierenden Krebserkrankung. Dieser operative Eingriff wird derzeit nicht routinemäßig durchgeführt, weil keine Daten vorliegen, die eine positive Auswirkung der mithilfe dieses invasiven Verfahrens gewonnenen Informationen auf den Ausgang der malignen Erkrankung belegen.

Ein wesentliches Argument ist, dass die Resttumorzellen nach der Entfernung großer (oder auch kleiner) makroskopischer Tumore zytotoxischen Chemotherapeutika in adäquaten Konzentrationen ausgesetzt werden können, die durch kapillaren Blutfluss zugeführt werden, um einen maximalen klinischen Nutzen zu erreichen.

2.3 Wirkstoffzufuhr und Induktions-chemotherapie (»neoadjuvante Chemotherapie«)

Neuere Studien diverser Tumorarten, einschließlich Mamma- und Ovarialkarzinome, legen einen alternativen Ansatz nahe, bei dem zunächst eine Chemotherapie durchgeführt wird, um eine Zytoreduktion großer Tumormassen zu erreichen (Induktionschemotherapie oder »neoadjuvante« Chemotherapie), gefolgt von einer operativen Resektion makroskopischer Restläsionen mit anschließender Fortsetzung der Chemotherapie [4, 5]. Vor diesem Hintergrund ist das primäre Ziel der Chemotherapie die Größenreduzierung maligner Tumormassen, um eine bessere operative Resektion zu ermöglichen.

Das oberste Ziel dieser Strategie liegt erneut darin, eine möglichst optimale Exposition des Tumors gegenüber Antineoplastika in einer wirksamen Konzentration zu erreichen. In diesem Zusammenhang ist erwähnenswert, dass neuere, im Rahmen von Phase-III-Studien gewonnene Daten eine grundlegende Übereinstimmung der Krankheitsausgänge nach einer primären operativen Zytoreduktion im Vergleich zum Ansatz der Induktionschemotherapie bei großen, epithelialen Ovarialkarzinomen erkennen lassen [6].

2.4 Evaluation der Wirkung dosisintensiver zytotoxischer Chemotherapien

Forscher haben eine Reihe von Strategien getestet, um die Wirkung von Dosis und Dosisintensität in Bezug auf eine positive Beeinflussung des Ausgangs maligner Erkrankungen zu messen. Ein Ansatz besteht darin, die Gesamtkonzentration des zugeführten Wirkstoffes innerhalb eines definierten Zeitraums (zum Beispiel $mg/m^2/Woche$) als Maß für die Wirkung der Dosisintensität zu verwenden [7, 8]. Während in einigen klinischen Untersuchungen eine retrospektive Evaluation nicht randomisierter Studien bessere Behandlungsergebnisse in Verbindung mit einer höheren Dosisintensität nahelegt, konnten anschließend durchgeführte Phase-III-Studien die positive Wirkung dieser Strategien nur selten belegen [9, 10].

Ein Problem bei der Analyse nicht randomisierter Studien ist, dass Patientinnen, die den dosisintensivsten Therapien unterzogen werden können, mit höchster Wahrscheinlichkeit vorneweg den besten Performance-Status hatten, ein klinischer Faktor, der bekanntermaßen per se mit positiveren Ergebnissen assoziiert wird.

Ein weiteres Problem in Verbindung mit diesen Maßen für die Dosisintensität liegt darin, dass in den dafür verwendeten mathematischen Berechnungen angenommen wird, dass alle Substanzen gleich wirksam sind und dass die Wirkung der Dosisintensität bei den verschiedenen Wirkstoffen, die im Rahmen eines bestimmten Therapieschemas eingesetzt werden, identisch ist. In der Tat liegen leider meist nur wenige empirische Daten (wenn überhaupt) vor, um diese Schlussfolgerung zu untermauern, was sich negativ auf die Relevanz dieser Analysen auswirken könnte.

2.5   Hochdosis-Chemotherapie

Hochdosis-Chemotherapien in Verbindung mit einer Knochenmark- oder peripheren Stammzelltransplantation spielen nachweislich eine wichtige Rolle bei der Behandlung hämatologischer Malignome, einschließlich akuter Leukämien sowie von Hodgkin- und Non-Hodgkin-Lymphomen.

Nicht randomisierte Studien legen außerdem die positive Wirkung einer Reihe von Hochdosis-Chemotherapien bei diversen soliden Tumoren, einschließlich Mamma- und Ovarialkarzinome, nahe. Doch mit Ausnahme von Keimzellentumoren gibt es zurzeit keine stichhaltigen Belege für die positive Wirkung hochdosierter Chemotherapien zur Behandlung solider Tumore [11, 12].

Es können mehrere Gründe dafür angeführt werden, dass in diesen Fällen mit Hochdosis-Chemotherapien keine Verbesserung des Ergebnisses erreicht werden kann, ebenso wie für die (bereits erwähnte) möglicherweise unzureichende Wirkstoffzufuhr bei Vorhandensein großer Tumormasse sowie (was möglicherweise am wichtigsten ist) für die erheblich eingeschränkte Möglichkeit, die Dosis systemisch zugeführter Antineoplastika tatsächlich zu *intensivieren*, ohne dass sich eine unzumutbare Toxizität entwickelt.

In der Tat konnte durch die meisten »Hochdosis-Chemotherapien« lediglich eine deutliche Steigerung der Konzentrationen zytotoxischer Wirkstoffe erreicht werden, die mit einer Knochenmarkdepression als dosisbeschränkende Nebenwirkung verbunden sind (wie zum Beispiel Alkylanzien, Etoposide, Carboplatin). Wenn hingegen andere Nebenwirkungen überwiegen (wie zum Beispiel Neuropathien, kardiale Toxizität, Nierentoxizität), ist eine wirksame Dosisintensivierung problematisch. Doch selbst wenn die Dosis des zugeführten Antineoplastikums erhöht werden kann, ist diese Steigerung im Allgemeinen auf ein Vielfaches der ursprünglichen Konzentration beschränkt, da bei einer Dosisintensivierung über diese moderate Erhöhung hinaus neben einer Knochenmarksdepression üblicherweise weitere schwerwiegende Nebenwirkungen auftreten.

Zum Abschluss dieses Abschnittes ist die wahrscheinliche Erklärung für die häufigen positiven Berichte über Hochdosis-Chemotherapien in nicht randomisierten Phase-II-Studien oder retrospektiven Analysen individueller klinischer Studien hervorzuheben. Wie bereits in Verbindung mit Hochdosis-Therapieschemata erwähnt, bei denen keine Knochenmarktransplantation notwendig ist, haben Patienten, die einer Hochdosis-Chemotherapie unterzogen werden, mit ziemlicher Sicherheit einen besseren Performance-Status und lassen eine geringere Komorbidität erkennen als diejenigen, die *nicht* für eine derartige Hochdosis-Behandlungsstrategie ausgewählt werden [13].

Aus diesem Grund könnte ein beobachtetes positives Ergebnis, das scheinbar aus einem bestimmten Behandlungsschema resultiert, tatsächlich vollständig (oder teilweise) auf eine Verzerrung der Auswahl von Patienten für das Therapieschema zurückzuführen sein. Mit seltenen Ausnahmen ist nur anhand von Daten, die im Rahmen sorgfältig strukturierter, randomisierter Studien gewonnen wurden, eine Unterscheidung zwischen einem echten klinischen Nutzen und einer Auswahlverzerrung der Patientenpopulation, die einem bestimmten Behandlungsschema unterzogen werden soll, möglich. Dabei ist ebenso anzumerken, dass die »Auswahlverzerrung« im Rahmen einer Dokumentation zur Überlegenheit der Hochdosis-Behandlungsstrategien im Zusammenhang mit der Erbringung medizinischer Leistungen durch eine »einwandfreie klinische Beurteilung« angemessen berücksichtigt wird.

2.6   Optimale Dosiszufuhr

Das Grundkonzept der Zufuhr von Antineoplastika in einer biologisch wirksamen Konzentration wurde bereits in Verbindung mit der Diskussion über eine ausreichende Blutzufuhr maligner Zellpopulationen behandelt. Ein verwandtes Konzept ist die Verabreichung der in einem bestimmten Fall *optimalen Dosis*. Doch ähnlich wie bei der Festlegung der notwendigen Dosis und Konzentration zur Erzielung einer gewünschten zytotoxischen Wirkung ist es leider normalerweise relativ schwierig, die optimale Dosis für einen individuellen Patienten oder eine Population mit einer bestimmten malignen Erkrankung genau festzulegen.

Als optimale Dosis eines Antineoplastikums kann die Dosis betrachtet werden, mit der eine maximale positive klinische Wirkung erzielt wird, während sich die Toxizität in vertretbaren Grenzen hält. Man könnte zwar meinen, dass die optimale Dosis einfach der höchsten Dosis entspricht, die mit tolerierbaren Nebenwirkungen verabreicht werden kann, doch in einer begrenzten Anzahl von Fällen konnte stattdessen ein klinisch manifestes Wirkungsplateau in Bezug auf den Grad der Abtötung von Tumorzellen nachgewiesen werden, der bei Zufuhr eines individuellen Antineoplastikums in bestimmten Fällen erreicht wird, während bei höheren Konzentrationen keine weiteren Tumorzellen abgetötet werden, sondern stattdessen eine stärkere Toxizität ausgelöst wird.

So lassen zum Beispiel retrospektive Daten in Bezug auf rezidivierende Ovarialkarzinome bei Durchführung einer Carboplatin-Monotherapie in der Zweitlinientherapie einen Anstieg der objektiven Ansprechrate mit einer zunehmenden Konzentration bis zu einer errechneten Carboplatin-AUC (Fläche unter der Konzentrations-Zeit-Kurve) von 4 oder 5 erkennen [14]. Oberhalb dieser AUC nimmt die Ansprechrate der Patienten nicht zu, die hämatologischen Nebenwirkungen können jedoch ein schwerwiegendes Ausmaß annehmen. Leider liegen nur wenige solcher Daten in Bezug auf individuelle Wirkstoffe bei bestimmten Krebserkrankungen vor. Diese Studien belegen allerdings die potentielle Relevanz dieses Faktors für ein routinemäßiges Krankheitsmanagement.

Es ist ebenfalls auf die Komplexität hinzuweisen, die mit der Bestimmung der optimalen Dosis für einzelne Wirkstoffe in einer Kombinationschemotherapie verbunden ist, insbesondere wenn die Wirkstoffe überlappende Toxizitäten hervorrufen. Wenn die Dosis eines Wirkstoffes reduziert wird, damit ein zweiter Wirkstoff zugeführt werden kann, werden durch den ersten Wirkstoff eventuell weniger Tumorzellen abgetötet, möglicherweise sogar deutlich weniger.

2.7 Regionale Chemotherapie: Dosisintensivierung bei einer reduzierten systemischen Exposition

Nach einer systemischen Wirkstoffzufuhr kann man berechtigterweise annehmen, dass der Grad der Exposition von Tumorgewebe oder normalem Gewebe in erster Linie durch den Grad der Durchblutung bzw. des kapillaren Blutflusses in diesen Bereichen und Geweben bestimmt wird. Bei einer regionalen Wirkstoffzufuhr (zum Beispiel über die Harnblase, Zerebrospinalflüssigkeit, Peritonealhöhle, durch isolierte Extremitätenperfusion) besteht jedoch die Möglichkeit, die Konzentration des Wirkstoffes zu erhöhen, der mit der malignen Zellpopulation innerhalb eines bestimmten Körperkompartimentes in Kontakt kommt, während der Grad der Exposition von Bereichen außerhalb des Kompartimentes reduziert und das Risiko einer schwerwiegenden Toxizität potentiell minimiert wird.

In verschiedenen Fällen (zum Beispiel intrathekale Zufuhr von Methotrexat zur Behandlung einer Meningeosis leucaemica; intraperitoneale Zufuhr von Cisplatin zur Behandlung kleiner, fortgeschrittener Ovarialkarzinome; intravesikale Zufuhr diverser Antineoplastika zur Behandlung oberflächlicher Blasenkarzinome) hat sich gezeigt, dass durch eine sehr hohe lokale Konzentration dieser Wirkstoffe eine positive klinische Wirkung erzielt werden kann, wobei sich die lokale und systemische Toxizität in vertretbaren Grenzen halten [15, 16]. Dabei ist der Hinweis angebracht, dass in allen diesen Fällen innerhalb der Körperkompartimente deutlich höhere Wirkstoffkonzentrationen erzielt werden können, als dies bei einer systemischen Wirkstoffzufuhr gefahrlos möglich wäre.

Literatur

1. Frei III E, Canellos GP. Dose: a critical factor in cancer che-motherapy. Am J Med. 1980;69:585–94.
2. Schabel Jr FM, Griswold Jr DP, Corbett TH, Laster Jr WR. Increasing therapeutic response rates to anticancer drugs by applying the basic principles of pharmacology. Pharmacol Ther. 1983;20:283–305.
3. Hennessy BT, Coleman RL, Markman M. Ovarian cancer. Lancet. 2009;374:1371–82.
4. Tan MC, Al MF, Gao F, et al. Predictors of complete patho-logical response after neoadjuvant systemic therapy for breast cancer. Am J Surg. 2009;198:520–5.
5. Kuhn W, Rutke S, Spathe K, et al. Neoadjuvant chemo-therapy followed by tumor debulking prolongs survival for patients with poor prognosis in International Federa-tion of Gynecology and Obstetrics Stage IIIC ovarian car-cinoma. Cancer. 2001;92:2585–91.
6. Bessette AR, Benedetti-Panici PL, Boman K, et al. Ran-domised trial comparing primary debulking surgery (PDS) with neoadjuvant chemotherapy (NACT) followed by interval debulking (IDS) in stage IIIC-IV ovarian, fallo-pian tube and peritoneal cancer. IGCS 12th biennial meeting proceedings, Bangkok; 25–28 Oct 2008.
7. Hryniuk W, Levine MN. Analysis of dose intensity for adju-vant chemotherapy trials in stage II breast cancer. J Clin Oncol. 1986;4:1162–70.
8. Hryniuk W. Will increases in dose intensity improve out-come: pro. Am J Med. 1995; 99:69S–70.
9. McGuire WP, Hoskins WJ, Brady MF, et al. Assessment of dose-intensive therapy in suboptimally debulked ovarian cancer: a Gynecologic Oncology Group study. J Clin On-col. 1995;13:1589–99.
10. Gore M, Mainwaring P, A'Hern R, et al. Randomized trial of dose-intensity with single-agent carboplatin in patients with epithelial ovarian cancer. London Gynaecological Oncology Group. J Clin Oncol. 1998;16:2426–34.
11. Tallman MS, Gray R, Robert NJ, et al. Conventional adju-vant chemotherapy with or without high-dose chemo-therapy and autologous stem-cell transplantation in high-risk breast cancer. N Engl J Med. 2003;349:17–26.
12. Grenman S, Wiklund T, Jalkanen J, et al. A randomised phase III study comparing high-dose chemotherapy to conventionally dosed chemotherapy for stage III ovarian cancer: the Finnish Ovarian Cancer (FINOVA) study. Eur J Cancer. 2006;42:2196–9.
13. Berry DA, Broadwater G, Klein JP, et al. High-dose versus standard chemotherapy in metastatic breast cancer: comparison of Cancer and Leukemia Group B trials with data from the Autologous Blood and Marrow Transplant Registry. J Clin Oncol. 2002;20:743–50.
14. Jodrell DI, Egorin MJ, Canetta RM, et al. Relationships be-tween carboplatin exposure and tumor response and toxicity in patients with ovarian cancer. J Clin Oncol. 1992;10:520–8.
15. Markman M. Regional antineoplastic drug delivery in the management of malignant disease. Baltimore: The Johns Hopkins University Press; 1991.
16. Markman M, Walker JL. Intraperitoneal chemotherapy of ovarian cancer: a review, with a focus on practical aspects of treatment. J Clin Oncol. 2006;24:988–94.

Wirkstoffeliminationssysteme und Induktionschemotherapie

James H. Muchmore

3.1   Einleitung

Seit Beginn der chemotherapeutischen Behandlung von Krebs Anfang der 1940er Jahre [1–3] wurden zahlreiche Wirkstoffe, Vorrichtungen und Methoden zur Behandlung fortgeschrittener solider Tumore entwickelt. Diese hatten eine Verbesserung der Wirkstoffzufuhr zum Ziel, wobei gleichzeitig sowohl die lokale/regionale als auch die systemische Toxizität in vertretbaren Grenzen gehalten werden sollte. Die Toxizität als dosisbeschränkender Faktor bei den meisten Chemotherapeutika ist nicht das einzige Hindernis für bessere Tumoransprechraten und klinische Ergebnisse. Die Wirkstoffzufuhr in die Tumorzellen stellt jedoch weiterhin einen der Hauptfaktoren dar, der eine komplette Remission bei fortgeschrittenen malignen Erkrankungen verhindert.

Fortgeschrittene Leber-, Pankreas- und Beckentumore bilden den Hauptanwendungsbereich der intraarteriellen (IA) Induktionschemotherapie mit einer raschen Wirkstoffelimination. Doch nur 4% der Patienten mit einem kolorektalen Karzinom mit Lebermetastasen erreichen überhaupt nach einer präoperativen Chemotherapie eine vollständige Remission (complete response = CR) [4]. Allerdings sind bei dieser kleinen Patientenkohorte außergewöhnlich hohe langfristige Überlebensraten zu verzeichnen. Patienten mit Leberzelltumoren, die im Rahmen einer regionalen Chemotherapie eine komplette Remission erzielen, können ebenso ein langfristiges Überleben erreichen [5]. Eine Verbesserung der CR-Rate intraabdominaler Leber-, Pankreas- und Beckentumore bei Anwendung der Induktionstherapie ist das primäre Ziel dieser Behandlungsstrategie.

In den 1950er Jahren wurden regionale Chemotherapieverfahren entwickelt, mit deren Hilfe eine deutliche Verbesserung der lokalen/regionalen Tumoransprechrate erzielt werden konnte [6, 7]. Bei Kopf- und Halstumoren sowie metastatischem Leberkrebs wurde die Induktionschemotherapie erstmalig von Sullivan et al. von der Lehay Clinic Foundation eingesetzt [8, 9]. Seine Arbeit war für die Entwicklung von Frühbehandlungsverfahren zur regionalen Krebsbehandlung mittels intraarterieller Zufuhr von Antimetaboliten von großer Bedeutung [10].

Dadurch wurde bei einigen Kopf- und Halskrebsarten eine Komplettremission möglich, diese war jedoch in den meisten Fällen nicht vollständig bzw. anhaltend [11–13]. Darüber hinaus konnte bei zahlreichen Tumorarten wie Melanomen, Weichteilsarkomen, Pankreaskarzinomen oder Kolonkarzinomen mit Lebermetastasen nur selten eine vollständige Rückbildung erzielt werden, während die systemische Toxizität weiterhin einen dosisbeschränkenden Faktor darstellte.

Die ebenfalls in den 1950er Jahren entwickelte isolierte regionale Perfusion wurde ein klassisches Beispiel für die Induktionschemotherapie und ermöglichte die Lösung einiger Probleme in puncto Zytostatikadosierung und Toxizität [14, 15]. Durch die regionale Perfusion kann die Dosis des in die tumortragende Region applizierten Wirkstoffs gegenüber der systemischen Chemotherapie um das 6- bis 10-Fache gesteigert werden [16]. Bei einigen Kopf- und Halstumoren, Melanomen an Gliedmaßen sowie Sarkomen konnten komplette Remissionen verzeichnet werden. Somit konnte das Überleben der Patienten nun mittels Induktionschemotherapie in Verbindung mit einer chirurgischen Resektion gesteigert werden [12, 16–19]. Die Perfusionstechnik war jedoch mit einer OP-Belegung von 4–5 Stunden verbunden, und die dadurch entstehenden Kosten sind für die meisten Gesundheitssysteme immer noch untragbar.

Die regionale Chemotherapie in Kombination mit einer raschen Wirkstoffelimination ist ein weniger komplexes regionales Chemotherapieverfahren [20–22]. Es benötigt weniger Behandlungszeit und ist kosteneffizienter. Eine Steigerung der Effektivität der Behandlung wird erreicht, indem eine definitiv tumortoxische Zytostatikakonzentration in die Tumorzellen appliziert werden kann, während die systemische Toxizität durch eine rasche Elimination der überschüssigen, zirkulierenden Substanz in Grenzen gehalten wird.

Es gibt drei Hauptverfahren zur Wirkstoffelimination – Hämodialyse, Hämoperfusion und Hämofiltration –, die in Verbindung mit einer regionalen Chemotherapie verwendet werden können. Diese neueren, in Kombination mit Entgiftung durch Chemofiltration angewandten Methoden lassen erkennen, dass die regionale Induktionstherapie in Verbindung mit einer operativen Behandlung zur

Verbesserung der Patientenergebnisse von Vorteil sein kann.

3.2 Regionale Therapieverfahren in Verbindung mit extrakorporalen Wirkstoffeliminationssystemen

Die im Rahmen der intraarteriellen Chemotherapie zugeführte Wirkstoffdosis entspricht normalerweise dem 2- bis 4-Fachen der systemischen Dosis. Eckman et al. haben 1974 ein Modell entwickelt, in dem der mit einer intraarteriellen Infusion verbundene potentielle Wirkstoffvorteil beschrieben wird. Dieser regionale Vorteil, der durch die intraarterielle Wirkstoffzufuhr im Vergleich zur systemischen Chemotherapie erzielt wird, ist mit der Integralgleichung von Konzentration, multipliziert mit Zeit ($C \times T$) gleichzusetzen. Der regionale Vorteil R_d ist somit als die Fläche unter der Wirkstoffkonzentrations-Zeit-Kurve (»Area under the Curve« – AUC) definiert und ist weiter abhängig von: (1) der Freisetzungsrate des Wirkstoffs, (2) der regionalen Durchblutung und (3) der Gesamtkörperclearance Cl_{TB} [23]. Daher steigt der therapeutische Vorteil in der tumortragenden Region, die den infundierten Wirkstoff metabolisiert und eliminiert (d. h. in der Leber), proportional zur regionalen Wirkstoffclearance. Der regionale Vorteil R_d hängt außerdem vom Anteil des Wirkstoffs E ab, der während eines einzigen Durchgangs durch das Zielgewebe extrahiert wird:

$$R_d = Cl_{TB}/Q\,(1-E) + 1$$

Doch für die Region, die den infundierten Wirkstoff nicht eliminieren kann, bleibt der regionale Vorteil R_d eine Funktion aus der regionalen Durchblutung (Q_i) und überwiegend der Gesamtkörperclearance Cl_{TB}:

$$R_d = Cl_{TB}/Q_i + 1$$

Die Verbindung der regionalen intraarteriellen Chemotherapie mit extrakorporaler Hämoperfusion oder Hämofiltration wurde entwickelt, um die Gesamtkörperclearance Cl_{TB} zu beschleunigen und somit eine Erhöhung der regionalen Wirkstoffdosis zu ermöglichen. Oldfield et al. haben diese Methode erstmals in den 1980er Jahren zur Behandlung primärer Hirntumore vorgeschlagen [20, 24].

Seit Hande et al. in den 1970er Jahren erstmals über den Einsatz der Hämodialyse berichtet hatten, um Patienten vor der Toxizität der Chemotherapie zu bewahren, wurde die Hämodialyse durch andere Methoden der extrakorporalen Wirkstoffelimination abgelöst [25, 26].

Schreiner und Winchester, beide von der Georgetown University, zitierten getrennt voneinander Studien in den 1970er und 1980er Jahren über die extrakorporale Elimination von Pflanzengiften und Antikrebs-Wirkstoffen, in deren Rahmen ein Vergleich zwischen der Hämodialyse mit Aktivkohle und der Hämoperfusion mit Kunstharzen erfolgt [27, 28]. Man erkannte schon früh, dass Pflanzengifte und krebshemmende Substanzen deutlich schneller und effektiver mittels Hämoperfusion eliminiert werden können [26].

Diese Methoden der extrakorporalen Wirkstoffelimination waren mit einer Reihe von Problemen behaftet. Anfänglich konnten diese Geräte aufgrund von Problemen mit Blutgerinnungsstörungen und der Zerstörung von Thrombozyten durch Hämoperfusionssysteme mit Aktivkohle nur eingeschränkt eingesetzt werden [26, 27]. Das Problem des Thrombozytenverbrauchs konnte jedoch durch die Verwendung von Hämoperfusionssystemen mit wirkstoffspezifischen Austauscherharzen oder beschichteter Aktivkohle gelöst werden, die eine höhere Biokompatibilität aufweisen [26–28].

Die Nutzbarkeit des Wirkstoffs für die Elimination und dessen Proteinbindung stellen weiterhin die beiden wichtigsten Einschränkungen für den Einsatz von Wirkstoffeliminationsverfahren für Chemotherapeutika dar. Nur die Substanzen, welche im zentralen Gefäß-/Plasmakompartiment verbleiben, können ohne Weiteres mittels Hämodialyse, Hämoperfusion oder Hämofiltration eliminiert werden. Doch im Laufe der Zeit diffundieren die Substanzen in verschiedene Gewebekompartimente, und ihre Lösung sowie Rückführung aus diesen Kompartimenten hängt von zahlreichen Faktoren ab [26, 28]. Die Leistungsfähigkeit von Wirkstoffeliminationssystemen in Bezug auf die Clearance bestimmter Wirkstoffe ist außerdem durch die Erythrozyten- und Proteinbindung eingeschränkt.

Daher können nur Chemotherapeutika mit einem begrenzten Verteilungsvolumen, einer Ein-Kompartiment-Kinetik, einer niedrigen endogenen Clearance (< 4 ml/min/kg), einem Molekulargewicht von < 500 Da im zentralen Gefäßkompartiment eliminiert werden. Außerdem müssen sie in wässrigen Lösungen löslich und nicht stark proteingebunden sein. Dadurch ist die Gruppe der Wirkstoffe, bei denen eine verstärkte Elimination mittels Hämodialyse möglich ist, leider stark eingeschränkt.

Die regionale Wirkstoffelimination nimmt im Vergleich zur systemischen Variante einige Defizite in Bezug auf eine verstärkte Elimination mittels Hämodialyse in Angriff. Wenn die Katheter in die aus einer tumortragenden Region abgehende Vene platziert werden, kann ein deutlich höherer Wirkstoffanteil eliminiert werden. Daher ist bei regional begrenzten Tumoren wie Lebertumore und Pankreaskarzinome, primäre Hirntumore, Beckentumore und Tumore an Gliedmaßen eine intraarterielle Chemotherapie in Verbindung mit einer Hämoperfusion oder Hämofiltration möglich.

Die Größe des Tumors im Vergleich zur Gewebemasse stellt einen weiteren Aspekt des Problems der Wirkstoffverteilung im Gewebe dar, das bei der Zielanreicherung eines kleinen Tumors innerhalb einer großen Region auftritt, wie zum Beispiel Beckentumore und Tumore an Gliedmaßen. Große Gewebemassen schränken außerdem die Leistungsfähigkeit der verschiedenen Wirkstoffeliminationssysteme in Bezug auf eine ausreichende Entgiftung des venösen Abflusses ein.

3.3   Wirkstoffeliminationssysteme

Hämodialysefilter und Hämofiltrationsfilter sind zwar relativ ähnlich konstruiert, die Beseitigung der Gifte bzw. Wirkstoffe im Blut erfolgt jedoch auf völlig unterschiedliche Art und Weise. Bei einem extrakorporalen Hohlfaser-Hämodialysator wird Blut auf einer Seite einer semipermeablen Membran entlanggepumpt, während auf der anderen Seite der Membran eine kristalloide Lösung im Gegenstrom entlanggeführt wird.

Hohlfaser-Dialysatoren bestehen aus unterschiedlichen synthetischen Membranmaterialien. Diese Materialen werden verwendet, um die Art der gelösten Substanz variieren zu können, welche die semipermeable Membran durchdringen soll [29, 30].

Wenn die Konzentration der zu extrahierenden Substanz im Dialysat gleich Null ist, kann diese im zentralen Plasmakompartiment außerdem nur bis zu dem Punkt eliminiert werden, an dem ein Gleichgewicht der Wirkstoffkonzentration auf beiden Seiten der Membran erreicht wird [26, 29]. Die Hämodialyse ist darüber hinaus ein Verfahren, das nicht für Wirkstoffe mit einem höheren Molekulargewicht geeignet ist, die stark proteingebunden und in verschiedene Gewebekompartimente verteilt sind.

Die Funktionsweise der Hämofiltration unterscheidet sich von der der Hämodialyse. Im Wesentlichen wird Blut unter Druck auf einer Seite einer hochpermeablen Membran entlanggeführt, sodass durch Konvektion Wasser und Substanzen mit einem Molekulargewicht bis zu 20.000 Da die Membran durchdringen und als Ultrafiltrat aufgefangen werden können. Eine Rollenpumpe sorgt für einen kontinuierlichen Blutfluss und baut dadurch einen transmembranen Druckgradienten für die Ultrafiltration auf. Nach dem Hämofilter wird das Ultrafiltrat durch eine Substitutionslösung ersetzt, um das Blut zu rekonstituieren [29, 31]. Bei der Hämofiltration erfolgt die Wirkstoffelimination in Abhängigkeit von der Ultrafiltrationsrate, der Proteinbindung des Wirkstoffs und dem Siebkoeffizienten der Membran [31, 32].

Die hochvolumige Hämofiltration mit einem Austauschvolumen von mehr als 3 l/h wird mithilfe eines größeren 1,2 m^2 Hohlfaser-Membranfilters für eine rasche Elimination regional infundierter Chemotherapeutika durchgeführt [32, 33]. Bei der hochvolumigen Ultrafiltration sollte die Substitutionslösung jedoch vor dem Hämofilter zugeführt werden, um die Bildung von Thromben zu verhindern. Dabei kann die Substitutionslösung kombiniert mittels Prädilution und Postdilution infundiert werden. Bestimmte Wirkstoffe verlangen darüber hinaus den Einsatz von Parallelfiltern, um ein Verstopfen des Filters (»Membran-Clogging«) durch den Wirkstoff zu verhindern.

Die Hämoperfusion ist ein drittes extrakorporales Wirkstoffeliminationsverfahren. Das Blut wird durch einen extrakorporalen Kreislauf mit mehreren, parallel angeordneten Kartuschen geleitet, die ein Adsorptionsmedium enthalten [32, 34]. Hämoperfusionskartuschen mit beschichteter Aktivkohle werden bei den meisten größeren Studien verwendet, in deren Rahmen ein Wirkstoff über die Leberarterie infundiert und anschließend extrakorporal eliminiert wird [35–38]. Für Substanzen mit einer höheren Lipidlöslichkeit wurden außerdem weitere Adsorptionskartuschen mit Kunstharzen entwickelt. Der Vorteil der Hämoperfusion liegt jedoch darin, dass Wirkstoffe gegen einen Transmembrangradienten eliminiert werden können, während bei der Hämodialyse und der Hämofiltration nur die höchste Wirkstoffkonzentration eliminiert werden kann. Der einzige Nachteil dieser Methode ist, dass die Hämoperfusionskartuschen häufig nach kurzer Zeit mit dem Wirkstoff gesättigt und dadurch nicht mehr aufnahmefähig sind. Dieses Problem wird durch die Verwendung mehrerer, parallel angeordneter Kartuschen gelöst.

3.4 Intraarterielle Infusion in Verbindung mit Hämoperfusion

Diese Methode wurde zunächst begleitend zur regionalen Chemotherapie angewandt und ist noch heute das am besten geeignete Verfahren zur Elimination regional zugeführter Zytostatika [35, 36]. Wie die isolierte regionale Perfusion ist diese Methode am besten für den Einsatz als Induktionschemotherapie mit anschließender chirurgischer Resektion geeignet.

Das zurzeit modernste Wirkstoffeliminationssystem in den USA ist das Kathetersystem der Yale University School of Medicine bzw. Delcath Kathetersystem (Delcath Inc., New York City, New York). Dabei handelt es sich um ein intraarterielles Infusionsverfahren in Kombination mit einer raschen Wirkstoffelimination im venösen Abfluss aus der Leber mithilfe von perkutan platzierten Kathetern (◘ Abb. 3.1) [37, 38]. Ku et al. in Japan haben ebenfalls einen ähnlichen perkutanen Lebervenenkatheter zur Behandlung fortgeschrittener Lebertumore entwickelt [5, 39].

Hämoperfusionssysteme besitzen in Bezug auf die Elimination von Wirkstoffen gegen einen Transmembrangradienten eine höhere Leistungsfähigkeit als die Hämodialyse oder die Hämofiltration. Die mithilfe von Hämoperfusionsfiltern erzielten Wirkstoffextraktionsraten reichen von 77% bis 96% [35, 36]. Durch die reduzierte systemische Wirkstoffexposition kann somit die regionale Wirkstoffdosis auf ungefähr das 10-Fache der systemischen Dosis erhöht werden [24, 35, 36].

In Bezug auf den Einsatz der intraarteriellen Chemotherapie über die Leber – in Verbindung mit einer Hämoperfusion mit Aktivkohle – wurden mehrere größere Studien veröffentlicht [5, 38, 39]. Studien der Yale University School of Medicine über die intraarterielle Infusion von 5-Fluorourazil (5-FU) und Doxorubicin in die Leber in Verbindung mit einem in der retrohepatischen Vena cava platzierten Doppelballonkatheter zeigen, dass dieses System 64–91% der infundierten Wirkstoffe eliminieren kann. Somit ist bei der venösen Hämoperfusion einer Erhöhung der Wirkstoffdosis sowohl für 5-FU als auch Doxorubicin um das 2- bis 6-Fache möglich [37].

Im Rahmen einer ähnlichen Studie wurde hochdosiertes Melphalan (3 mg/kg) zur Behandlung einer Reihe nicht resezierbarer, metastatischer Lebertumore verwendet. Doch obwohl die intraarterielle Melphalan-Dosis zehnmal höher als die zumutbare systemische Dosis war, wurden geringere Tumoransprechraten verzeichnet als bei der Zufuhr von Melphalan mittels regionaler Extremitätenperfusion [38, 40, 41].

Die Studien von Ku et al. über die Behandlung von Leberzellkarzinomen mit Doxorubicin (60–150 mg/m^2) zeigen eine signifikante Anzahl kompletter Remissionen. Bei dieser Patientengruppe konnte ein langfristiges Überleben nach fünf Jahren von 39,7% erreicht werden [5, 39]. 8 von 23 Patienten mussten erneut behandelt werden [2–4], wobei von den 28 Studienpatienten diejenigen länger überlebten, die wiederholt behandelt wurden.

Sowohl bei dem amerikanischen als auch bei dem japanischen System konnten die Hämoperfusionskartuschen mit Aktivkohle Wirkstoffextraktionsraten von 85–96% erzielen, wobei die mittlere Wirkstoffclearance-Fraktion bei ungefähr 30% lag [5, 38]. Daher wird der regionale Vorteil R_d bei

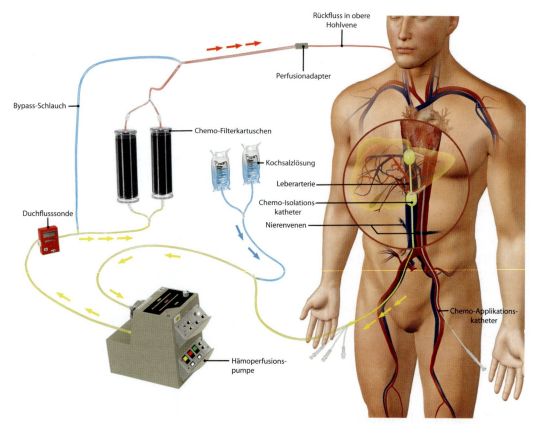

Abb. 3.1 Ablaufdiagramm des Delcath-Kathetersystems (Delcath, Inc., New York, NY). Die intraarterielle Chemotherapie wird über einen perkutan platzierten Katheter in die Leberarterie infundiert. Der venöse Abfluss aus der Leber wird über einen in der retrohepatischen Vena cava platzierten Doppellumenkatheter aufgefangen. Der Wirkstoff wird im venösen Abfluss mithilfe von zwei Aktivkohle-Hämoperfusionskartuschen eliminiert

der intraarteriellen Chemotherapie mit venöser Hämoperfusion von folgenden Faktoren beeinflusst: die nach dem ersten Durchgang durch die tumortragende Region eliminierte Wirkstofffraktion E_r, die durch die Leber eliminierte Fraktion E_l sowie in erster Linie die durch das Hämoperfusionssystem eliminierte Wirkstofffraktion E_{hp}:

$$R_d = Cl_{TB}/Q\,[1 - (E_r + E_l + E_{hp})] + 1$$

Somit kann bei der venösen Hämoperfusion die regionale Wirkstoffdosis auf ungefähr das 10-Fache der systemisch verabreichten Dosis erhöht werden. Diese Steigerung der regional applizierten Wirkstoffdosis entspricht bemerkenswerterweise der Dosis, die bei der regionalen Extremitätenperfusion sowie -infusion verwendet wird [40–42].

3.5 Intraarterielle Infusion in Verbindung mit venöser Filtration

Aigner et al. haben erstmals die Veränderung der Pharmakokinetik einer regional applizierten Wirkstoffdosis durch die intraarterielle Chemotherapie in Verbindung mit einer Hämofiltration beschrieben [21]. Seitdem wurden zahlreiche Studien über die Behandlung von Leber-, Pankreas- und Beckentumoren mittels regionaler Chemotherapie in Verbindung mit einer Hämofiltration veröffentlicht [22, 43–45].

Die Hämofiltration stellt das wirksamste Verfahren zur Elimination der höchsten Konzentration C_{max}s eines Antineoplastikums dar, wenn ein steiler Wirkstoffgradient über der semipermeablen Filtermembran existiert. Doch da durch die Hämofiltration nur die höchste Wirkstoffkonzentration eliminiert wird, kann mit dieser Methode nur 20–25% der Gesamtwirkstoffdosis entfernt werden [43, 44].

Daher wird der regionale Vorteil R_d bei der intraarteriellen Chemotherapie mit venöser Filtration von folgenden Faktoren beeinflusst: die nach dem ersten Durchgang durch die tumortragende Region eliminierte Wirkstofffraktion E_r, die durch die Leber eliminierte Fraktion E_l sowie in erster Linie die durch das Hämofiltrationssystem eliminierte Wirkstofffraktion E_{hf} [43, 44]:

$$R_d = Cl_{TB}/Q \left[1 - (E_r + E_l + E_{hf})\right] + 1$$

Somit kann die regionale Wirkstoffdosis nur auf ungefähr das 3- bis 5-Fache der systemisch verabreichten Dosis erhöht werden. Die insgesamt infundierte Wirkstoffdosis ist jedoch weiterhin auf das nur 2-Fache der normalen systemischen Gesamtdosis beschränkt. Als ein ähnlicher Ansatz wie der von Dedrick et al. [20] wurde die intraarterielle Chemotherapie in Verbindung mit einer Hämofiltration gemeinsam von Aigner et al. [21] und Muchmore et al. [22] zur Behandlung von Lebermetastasen, Pankreaskarzinomen und fortgeschrittenen intraabdominalen Krebserkrankungen modifiziert (◘ Abb. 3.2).

Bei nicht resezierbaren Pankreaskarzinomen Stadium III wurden Ansprechraten von mehr als 50% und eine Resektabilitätsrate von 25% mithilfe der regionalen intraarteriellen Chemotherapie in Verbindung mit einer Hämofiltration erreicht [45]. Aigner und Gailhofer berichteten ebenfalls von einer CR-Rate in Höhe von 27% innerhalb einer Patientengruppe mit nicht resezierbarem Pankreaskarzinom Stadium III nach Einsatz der intraarteriellen Chemotherapie mit Stärkemikrosphären und einer Hämofiltration [46].

Von den Patienten mit fortgeschrittenen intraabdominalen Krebserkrankungen hatten 17 Patienten der Tulane-Studie ein fortgeschrittenes oder rezidivierendes kolorektales Karzinom. Sechs von ihnen hatten ausschließlich Lebermetastasen, und elf hatten Leberherde in Verbindung mit Manifestationen im Peritoneum oder Becken [22, 47, unveröffentlichte Daten]. Nur einer der Patienten mit Kolorektalkarzinom und Metastasen im Becken überlebte langfristig [22]. Dieser Patient wurde einer regionalen intraarteriellen Chemotherapie unterzogen, in Verbindung mit einer Hämofiltration und anschließender kurativer Resektion. Ein anderer Patient mit Peritoneal- und Beckentumoren erreichte eine klinische Komplettremission nach einer regionalen Chemotherapie, in Verbindung mit einer Hämofiltration und anschließender kurativer Resektion der Resttumore. Die sechs ausschließlich an Lebermetastasen leidenden Patienten konnten bestenfalls eine Teilremission erreichen.

Im Wesentlichen wurde die eingeschränkte Verbesserung des Gesamtüberlebens nur bei den Patienten verzeichnet, die einer intraarteriellen Chemotherapie, in Verbindung mit einer Hämofiltration als Induktionstherapie mit anschließender chirurgischer Resektion, unterzogen wurden.

3.6   Zusammenfassung

Jene Systeme, welche die Zytostatikabelastung reduzieren, können in Kombination mit einer regionalen Chemotherapie als Induktionschemotherapie zur Behandlung fortgeschrittener solider Tumore eine sinnvolle Methode darstellen. Diese Behandlungsstrategie ist am besten für Patienten mit einem in die Leber oder das Becken metastasierenden Kolorektalkarzinom oder nicht resezierbarem Leberzellkrebs geeignet. Sie ist ebenso bei Patienten mit fortgeschrittenen Pankreas- oder Beckentumoren einsetzbar.

Eine Verbesserung der CR-Rate von Lebermetastasen oder primären Lebertumoren mithilfe der intraarteriellen Induktionschemotherapie in Verbindung mit einer Hämoperfusion kann sich deutlich auf das Überleben dieser Patienten auswirken.

Das primäre Ziel der regionalen Hochdosis-Chemotherapie ist die von Jain und Vaupel beschriebene abnorme Tumor-Neovaskularisation, durch die eine starke peritumorale Wirkstoffbarriere entsteht. Dieser zelluläre Bereich um ein Tumorherd stellt daher ein wesentliches Hindernis sowohl für die systemische als auch für die regionale Zufuhr zytotoxischer Wirkstoffe dar [48–52].

Es entsteht ein peritumorales Ödem, weil 4,5–10,2% des perfundierenden Plasmavolumens eines Tumors in das umgebende Tumorinterstitium ent-

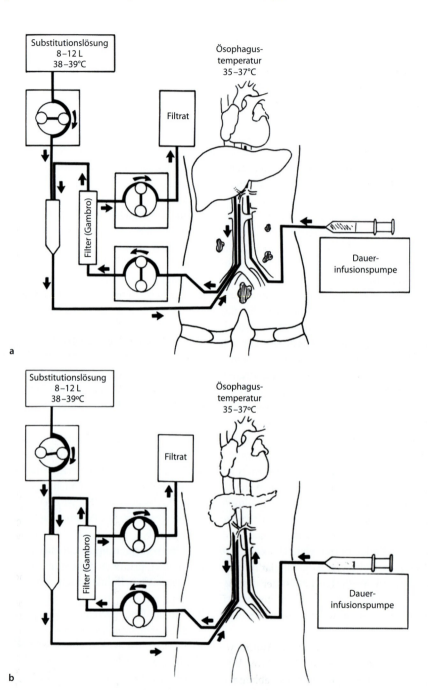

Abb. 3.2 (a) Ablaufdiagramm für die intraarterielle, peritoneale Hochdosis-Chemotherapie mit begleitender Hämofiltration. Nach stabiler Einstellung der Hämofiltration mit einer Flussrate von 450–500 cc/min und einer Ultrafiltrationsrate von 120–150 cc/min wird die intraarterielle Chemotherapie über einen Aortenkatheter mithilfe einer Dauerinfusionspumpe über einen Zeitraum von 30–35 Minuten infundiert. Die Hämofiltration wird für eine Stunde fortgesetzt. (b) Ablaufdiagramm für die regionale Pankreas-Chemotherapie in Verbindung mit einer Hämofiltration. Zunächst wird die Hämofiltration mit einer Flussrate von 400 ml/min und einer Ultrafiltrationsrate von 150 ml/min stabil eingestellt. Die Hämofiltration wird über einen Zeitraum von bis zu 70 Minuten fortgesetzt. Die intraarterielle Pankreas-Chemotherapie wird über einen arteriellen Katheter im Truncus coeliacus oder einen Aortenkatheter während der ersten 30–40 Minuten des Verfahrens infundiert

weichen [53]. Ein erhöhter interstitieller Druck, der durch das peritumorale Ödem verursacht wird, sorgt anschließend für den Zusammenbruch der zentralen Tumorneovaskulatur. Innerhalb eines Tumors befindet sich also ein zentraler hypoxischer und hypovaskulärer Bereich.

Die derzeit vorliegenden Daten zeigen, dass die Tumorresistenz hauptsächlich auf intrazelluläre Mechanismen zurückzuführen ist, aufgrund derer ein Tumor auf eine zytotoxische Behandlung schlechter anspricht. Die Tumorzellen, die sich im hypoxischen Bereich befinden, sind indessen vor einer systemischen und sogar regionalen Chemotherapie geschützt. Somit könnte die Hypoxie die Hauptursache für eine höhere Wirkstoffresistenz der Tumorzellen sein. Darüber hinaus werden die Tumorzellen durch die Hypoxie zur Bildung von Phänotypen mit einer höheren Malignität sowie zur Steigerung ihrer Mutationsrate und damit zu Zelllinien mit einer noch höheren Wirkstoffresistenz angeregt [52–54].

Die regionale Hochdosis-Chemotherapie ist am besten für die Applikation von Wirkstoffen in hypoxische Tumorregionen geeignet, bei denen normalerweise keine systemische Chemotherapie möglich ist. Alkylanzien sind Substanzen, deren zytotoxische Wirkung grundsätzlich von ihrer Konzentration abhängt, weshalb sie die erste Wahl für den Einsatz in der regionalen Therapie darstellen. Alkylanzien interagieren rasch mit der DNA und wirken unabhängig vom Zellzyklus. Ihre Interaktion mit Tumorzellkulturen wird häufig durch Hyperthermie gesteigert [55]. Hyperthermie kann sich auch unmittelbar auf die Tumormikrozirkulation auswirken und den Sauerstoffmangel innerhalb des Tumors verstärken, wodurch die zytotoxische Wirkung der zugeführten Substanzen erhöht wird [56].

Antibiotische Chemotherapeutika, Anthracycline und Anthracene sind ebenfalls in ihrer Wirkung stark von ihrer Konzentration abhängige zytotoxische Mittel, die eine gewisse zeitliche Abhängigkeit erkennen lassen [57]. Daher ist eine verbesserte Tumorzytotoxizität theoretisch am besten durch eine signifikante Steigerung der regionalen maximalen Wirkstoffkonzentration zu erreichen, anstatt durch eine Verlängerung der Expositionsdauer gegenüber einem Chemotherapeutikum [57].

Schließlich kann die regionale Chemotherapie in Verbindung mit einer raschen Wirkstoffelimination idealerweise auf eine geringe Anzahl präoperativer Behandlungen vor einem definitiven chirurgischen Eingriff beschränkt werden.

Literatur

1. Gilman A, Philips FS. Biological actions and therapeutic applications of B-chloroethyl amines and sulfides. Science. 1946;103:409–15.
2. Jacobson LO, Spurr CL, Barron ES, et al. Nitrogen mustard therapy; studies on the effect of methyl-bis (beta-chloroethyl) amine hydrochloride on neoplastic disease and allied disorders of hemopoietic system. JAMA. 1946; 132:263–71.
3. Rhoads CP. Report on a cooperative study of nitrogen mustard (HN$_2$) therapy of neoplastic disease. Trans Assoc Am Phys. 1947;60:110–7.
4. Adam R, Wicherts DA, de Haas RJ, Aloia T, Levi F, Paule B, et al. Complete pathologic response after preoperative chemotherapy for colorectal liver metastases: myth or reality? J Clin Oncol. 2008;26:1635–41.
5. Ku Y, Fukumoto T, Tominaga M, Iwasaki T, Maeda I, Kusunoki N, et al. Single catheter technique of hepatic venous isolation and extracorporeal charcoal hemoperfusion for malignant liver tumors. Am J Surg. 1973;173:101–9.
6. Klopp CT, Alford TC, Bateman J, et al. Fractional intraarterial cancer chemotherapy with methyl-bis-amine hydrochloride. A preliminary report. Ann Surg. 1950; 132:811–32.
7. Bierman HR, Shimkin MB, Byron RL Jr, et al. The effects of intra-arterial administration of nitrogen mustard. Fifth International Cancer Congress, Paris, 1950, p. 187–8.
8. Sullivan RD, Norcross JW, Watkins Jr E. Chemotherapy of metastatic liver cancer by prolonged hepatic-artery infusion. N Engl J Med. 1964;270:321–7.
9. Sullivan RD. Chemotherapy in head and neck cancer. JAMA. 1971;217:461–2.
10. Sullivan RD, Miller E, Sykes MP. Antimetabolite-metabolite combination cancer chemotherapy. Effects of intra-arterial methotrexate-intramuscular citrovorum factor therapy in human cancer. Cancer. 1959;12:1248–62.
11. Golomb FM. Perfusion and infusion chemotherapy of the head and neck. In: Fifth national cancer conference proceedings. Philadelphia: JB Lippincott; 1964. p. 561–72.
12. Krementz ET, Kokame GM. Regional chemotherapy of cancer of the head and neck. Laryngoscope. 1966;76: 880–92.
13. Stephens FO. CRAB chemotherapy. Med J Aust. 1976; 2:41–6.
14. Ryan RF, Krementz ET, Creech O, et al. Selected perfusion of isolated viscera with chemotherapeutic agents using an extracorporeal circuit. Surg Forum. 1957;8:158–61.

3

15. Creech Jr O, Krementz ET, Ryan RF, Winblad JM. Chemotherapy of cancer: regional perfusion utilizing an extracorporeal circuit. Ann Surg. 1958;148:616–32.

16. Krementz ET. Regional perfusion: current sophistication, what next? Cancer. 1986;57:416–32.

17. Golomb FM, Postel AH, Hall AB, et al. Chemotherapy of human cancer by regional perfusion. Report of 52 perfusions. Cancer. 1962;15:828–45.

18. Austen WA, Monaco AP, Richardson GS, et al. Treatment of malignant pelvic tumors by extracorporeal perfusion with chemotherapeutic agents. N Engl J Med. 1959; 261:1045–52.

19. Stehlin JS, Clark RL, White EC, et al. Regional chemotherapy for cancer: experiences with 116 perfusions. Ann Surg. 1960;151:605–19.

20. Dedrick RL, Oldfield EH, Collins JH. Arterial drug infusion with extracorporeal removal. I. Theoretic basis with particular reference to the brain. Cancer Treat Rep. 1984; 68:373–80.

21. Aigner KR, Filler H, Walter H, Link KH. Drug filtration in high-dose regional chemotherapy. Contrib Oncol. 1988;29:261–80.

22. Muchmore JH, Krementz ET, Carter RD, et al. Treatment of abdominal malignant neoplasms using regional chemotherapy with hemofiltration. Arch Surg. 1991;126:1390–6.

23. Eckman WW, Patlak CS, Fenstermacher JD. Critical evaluation of principles governing the advantages of intra-arterial infusions. J Pharmacokinet Biopharm. 1974; 2:257–85.

24. Oldfield EH, Dedrick RL, Yeager RL, et al. Reduced systemic drug exposure by combining intra-arterial chemotherapy with hemoperfusion of regional venous drainage. J Neurosurg. 1985;63:726–32.

25. Hande KR, Balow JE, Drake JC, Rosenberg SA, Chabner BA. Methotrexate and hemodialysis [letter]. Ann Intern Med. 1977;87:495–6.

26. Winchester JF, Gelfand MC, Knepshield JH, Schreiner GE. Dialysis and hemoperfusion of poisons and drugs – update. Trans Am Soc Artif Intern Organs. 1977;23:762–827.

27. Winchester JF, Rahman A, Tilstone WJ, Bregman H, Mortensen LM, Gelfand MC, et al. Will hemoperfusion be useful for cancer chemotherapeutic drug removal? Clin Toxicol. 1980;17: 557–69.

28. Schreiner GE. Perspectives on the hemoperfusion of drugs and toxins. Biomater Artif Cells Artif Org. 1987;15:305–21.

29. Forni LG, Hilton PJ. Continuous hemofiltration in the treatment of acute renal failure. N Engl J Med. 1977;336:1303–9.

30. Leypoldt JK, Ronco C. Optimization of high-flux, hollow-fiber artificial kidneys. In: Horl WH, Koch KM, Lindsay RM, Ronco C, Winchester JF, editors. Replacement of renal function by dialysis. 5th ed. Dordrecht: Kluwer Academic; 2004. p. 95–113.

31. Schulman G, Himmelfarb J. Hemodialysis. In: Brenner BM, editor. The kidney. 7th ed. Philadelphia: Saunders; 2004. p. 2563–624.

32. Chang IJ, Fischbach BV, Sile S, Golper TA. Extracorporeal treatment of poisoning. In: Brenner BM, editor. The kidney. 7th ed. Philadelphia: Saunders; 2004. p. 2733–57.

33. Ronco C, Brendolan A, Bellomo R. Dialysis techniques: continuous renal replacement techniques. In: Horl WH, Koch KM, Lindsay RM, Ronco C, Winchester JF, editors. Replacement of renal function by dialysis. 5th ed. Dordrecht: Kluwer Academic; 2004. p. 699–708.

34. Winchester JF. Dialysis techniques: hemoperfusion. In: Horl WH, Koch KM, Lindsay RM, Ronco C, Winchester JF, editors. Replacement of renal function by dialysis. 5th ed. Dordrecht: Kluwer Academic; 2004. p. 725–38.

35. Kihara T, Goya N, Nakazawa H, et al. A pharmacokinetic study of arterial infusion chemotherapy for malignant diseases combined with direct hemoperfusion (DHP). Jpn J Artif Organs. 1986;15:1275–9.

36. Kihara T, Nakazawa H, Agushi T, Honda H. Superiority of selective bolus infusion and simultaneous rapid removal of anticancer agents by charcoal hemoperfusion in cancer treatment. Trans Am Soc Artif Intern Organs. 1988;34:581–4.

37. Ravikumar TS, Pizzorno G, Bodden W, et al. Percutaneous hepatic vein isolation and high-dose hepatic artery infusion chemotherapy for unresectable liver tumors. J Clin Oncol. 1994;12:2733–6.

38. Pinkpank JF, Libutti SK, Chang R, Wood BJ, Neewan Z, Kam AW, et al. Phase I study of hepatic arterial melphalan infusion and hepatic venous hemofiltration using percutaneously placed catheters in patients with unresectable hepatic malignancies. J Clin Oncol. 2005;23:3465–74.

39. Ku Y, Fukumoto T, Tominaga M, Iwasaki T, Maeda I, Kusunoki N, Obara H, Sako M, et al. Single catheter technique of hepatic venous isolation and extracorporeal charcoal hemoperfusion for malignant liver tumors. Am J Surg 1973: 173:101–109.

40. Ku Y, Iwasaki T, Fukumoto T, Tominaga M, Muramatsu S, Kusunoki N, et al. Induction of long-term remission in advanced hepatocellular carcinoma with percutaneous isolated liver chemoperfusion. Ann Surg. 1998;227:519–26.

41. Krementz ET, Carter RD, Sutherland CM, et al. Regional perfusion of melanoma – a 35 year experience. Ann Surg. 1994;220:520–35.

42. Muchmore JH, Carter RD, Krementz ET. Regional perfusion for malignant melanoma and soft tissue sarcoma: a review. Cancer Invest. 1985;3:129–43.

43. Kroon HM, Moncrieff M, Kam PC, Thompson JF. Outcomes following isolated limb infusion for melanoma. A 14-year experience. Ann Surg Oncol. 2008;15:3003–13.

44. Muchmore JH, Arya J. Regional chemotherapy of cancer of the pancreas. In: Markman M, editor. Current clinical oncology: regional chemotherapy: clinical research and practice. Totowa: Humana Press; 1996. p. 101–25.

45. Muchmore JH. Treatment of advanced pancreatic cancer with regional chemotherapy plus hemofiltration. Semin Surg Oncol. 1995;11:154–67.

46. Aigner KR, Gailhofer S. Celiac axis infusion for locally metastasized pancreatic cancer using spherex/mitoxantron

microembolization and mitomycin C/chemofiltration. Reg Cancer Treat. 1991;4:3.

47. Muchmore JH, Aigner KH, Beg MH. Regional chemotherapy for advanced intraabdominal and pelvic cancer. In: Cohen AM, Winawer SJ, Friedman MA, Gunderson LL, editors. Cancer of the colon, rectum, and anus. New York: McGraw-Hill; 2005. p. 881–9.

48. Vaupel P. Hypoxia in neoplastic tissue. Microvasc Res. 1977;13:399–408.

49. Jain RK. Vascular and interstitial barriers to delivery of therapeutic agents in tumors. Cancer Metastasis Rev. 1990;9:253–66.

50. Heldin CH, Rubin K, Pietras K, et al. High interstitial fluid pressure: an obstacle in cancer therapy. Nat Rev Cancer. 2004;4:806–13.

51. Reddy LH. Drug delivery to tumors: recent strategies. J Pharm Pharmacol. 2005;57:1231–42.

52. Jain RK. A new target for tumor therapy. N Engl J Med. 2009;360:2669–71.

53. Curti BD. Physical barriers to drug delivery in tumors. In: Chabner BA, Longo DL, editors. Cancer chemotherapy and biotherapy. 2nd ed. Philadelphia: Lippincott-Raven; 1966. p. 709–19.

54. Rice GC, Hoy C, Schimke RT. Transient hypoxia enhances the frequency of DHFR gene amplification in Chinese hamster ovary cells. Proc Natl Acad Sci USA. 1986;83:5978–82.

55. Komatsu K, Miller RC, Hall EJ. The oncogenic potential of a combination of hyperthermia and chemotherapy agents. Br J Cancer. 1988;57:59–63.

56. Reinhold HS, van den Berg-Blok A. Enhancement of thermal damage to the microcirculation of ›sandwich‹ tumours by additional treatment. Eur J Cancer Clin Oncol. 1981;17:781–95.

57. Mitchell RB, Ratain MJ, Vogelzang NJ. Experimental rationale for continuous infusion chemotherapy. In: Lokich JJ, editor. Cancer chemotherapy by infusion. 2nd ed. Chicago: Precept; 1990. p. 3–34.

Kryotherapie

Miriam R. Habib und David L. Morris

4

4.1   Die Entwicklung der Kryotherapie

>> Some say the world will end in fire,
Some say in ice.
From what I've tasted of desire
I hold with those who favor fire.
But if it had to perish twice,
I think I know enough of hate
To say that for destruction ice
Is also great
And would suffice. [1] «

Kryotherapie bezeichnet die gezielte Exposition von Gewebe gegenüber Temperaturen unterhalb des Gefrierpunkts, um eine Zellnekrose hervorzurufen. Der onkologische Einsatz der Kryotherapie wurde erstmals 1851 von dem Arzt James Arnott beschrieben, der eine Mischung aus Eis und Kochsalzlösung zur Behandlung von Brust- und Gebärmutterhalskrebs im fortgeschrittenen Stadium verwendete [2]. Seine Therapie war zwar nicht kurativ, konnte aber eine Reduzierung der Tumorgröße und eine damit verbundene Linderung der Symptome erreichen. Diese Methode war jedoch nur für oberflächliche Läsionen geeignet und wurde bis in die 1960er Jahre nur sehr langsam weiterentwickelt. Zu dem Zeitpunkt entwickelte der Neurochirurg Irving Cooper gemeinsam mit dem Ingenieur Arnold Lee ein geschlossenes Kryotherapiesystem, mit dessen Hilfe Flüssigstickstoff über eine Trokar-Kryosonde in tiefere Läsionen appliziert werden konnte [3]. Dieses System wurde zum Prototyp für moderne Kryochirurgiegeräte und sorgte für ein wiederaufkeimendes Interesse an dieser Technik.

In den 1960er und 1970er Jahren wurde die Kryotherapie experimentell zur Behandlung benigner und maligner Prostataerkrankungen eingesetzt [4, 5]. Auf den anfänglichen Enthusiasmus folgten jedoch mit einer fortlaufenden Verbesserung der Operationsmethoden Bedenken hinsichtlich der hohen Komplikationsrate. Die Entwicklung der Operationstechnik mit Ultraschallüberwachung in Echtzeit in den 1980er Jahren stellte einen wichtigen Meilenstein dar [6, 7]. Die Möglichkeit, die Zielläsion vor der Behandlung sichtbar machen zu können und die Kryoläsion während der Behandlung zu überwachen, stellte einen deutlichen Vorteil gegenüber den bisherigen Verfahren dar, bei denen ein genaues Platzieren der Sonde schwierig war. Gilbert et al. haben eine hervorragende Korrelation zwischen den Ultraschallaufnahmen und dem Ausmaß der Kryoläsion nach pathologischer Untersuchung nachgewiesen [8]. Eine weitere Verbesserung stellte die Applikation eines Wärmekatheters in der Harnröhre dar, um Kälteschäden an der Harnröhre und eine Harnröhrenstriktur zu verhindern [6]. Durch diese Weiterentwicklungen stellt die Kryotherapie seit kurzem eine sinnvolle Alternative oder Begleittherapie zur chirurgischen Resektion bei Leber- und Prostatakrebs dar.

Die ersten sperrigen Apparate wurden inzwischen größtenteils von kleineren Geräten abgelöst. Bei diesen kleineren Sonden wird ein Argon-Helium-Gemisch an Stelle von Flüssigstickstoff verwendet, und sie werden bevorzugt für eine Kryoablation der Prostata eingesetzt, wo die Abstände zu angrenzenden Organen sehr gering sind [9].

4.2   Grundsätze der Kryobiologie

Das Verhältnis zwischen Abkühlung und Zelltod ist nicht ganz einfach. Zu Beginn der Erforschung der Kryobiologie haben Hauschka et al. nachgewiesen, dass sowohl normale als auch neoplastische Zellen eine Lagerung in Suspension bei −78°C mit anschließender Wiedererwärmung überleben [10]. Seitdem ist man davon ausgegangen, dass eher die Abkühlgeschwindigkeit als die erreichte absolute Temperatur der entscheidende Faktor ist [11, 12]. Wenn Zellen langsam auf eine Temperatur zwischen −20°C und −40°C abgekühlt werden, bilden sich extrazelluläre Eiskristalle und erzeugen eine hyperosmolare Umgebung. Die Zellen verlieren Wasser und dehydrieren, können diese Verletzung aber dennoch überleben. Im Gegenzug gefriert das intrazelluläre Wasser bei einer raschen Abkühlung, bevor es in die extrazelluläre Umgebung entweichen kann.

Das nächste Stadium der Kryonekrose ist der Auftauzyklus. Durch langsames Auftauen schmelzen die intrazellulären Eiskristalle und dehnen sich aus, wodurch die Zellmembran zerstört wird. Gage et al. haben festgestellt, dass der optimale Zyklus für eine garantierte Abtötung der Zellen aus schnellem

Gefrieren und einem folgenden langsamen Auftauen besteht [13]. Sie haben außerdem gezeigt, dass durch die Wiederholung des Gefrier-Auftau-Zyklus eine maximale Anzahl von Zellen abgetötet wird.

Neben der direkten Zellschädigung tragen auch mikrozirkulatorische Schäden zur Gesamtreaktion des Gewebes auf die Kryotherapie bei [14]. Große Blutgefäße erleiden jedoch nur vorübergehende und geringe Kryoschäden und bleiben durchgängig: ein wichtiger Gesichtspunkt für die Behandlung stark durchbluteter Organe wie Leber und Niere [15].

Eine dritte mögliche Reaktion auf die Kryonekrose des Gewebes ist eine systemische Immunantwort [16, 17]. Auch wenn man von einer solchen Reaktion ausgeht, gibt es für deren Ausmaß und Signifikanz immer noch kaum Belege. Vereinzelte Berichte früher klinischer Studien beschreiben eine Regression metastatischer Läsionen nach einer Kryotherapie der Prostata [18, 19]. Weitere Studien könnten dieses Phänomen näher beleuchten und offenlegen, ob eine Manipulation dieses Effektes möglich ist, um die lokale Wirkung der Kälteschäden zu verstärken.

4.3   Indikationen und Verfahren

Die dermatologische Applikation von Flüssigstickstoff bei oberflächlichen Läsionen ist gängige Praxis, wobei die mit diesem Verfahren verbundenen Komplikationen normalerweise lokal und selbstbegrenzend sind. Die Behandlung tiefer Gewebeläsionen mittels Kryotherapie wurde weiterentwickelt, sodass diese nun bei definierten Patientengruppen angewandt werden kann. Doch mit der raschen Entwicklung alternativer Verfahren wird die Entscheidung für eine ablative Behandlungsmethode zunehmend komplexer.

Die chirurgische Resektion ist immer noch der goldene Standard für die Therapie zahlreicher Krebsarten. Patienten, die von dieser Gruppe zwingend ausgeschlossen sind, können von einer lokalen ablativen Vorgehensweise mit kurativer Intention profitieren. Die Behandlung von Lebertumoren mittels Kryotherapie ist unserer Meinung nach bei folgenden Patientengruppen indiziert:

- Patienten mit multiplen bilobären Metastasen,
- zirrhotische Patienten mit einer eingeschränkten hepatischen Reserve, bei denen ein Erhalt des Leberparenchyms wünschenswert ist,
- Patienten mit unzureichenden Randsäumen oder Resttumormasse nach chirurgischer Resektion,
- ausgewählte Patienten mit Lokalrezidiven nach vorheriger chirurgischer Resektion.

Die eingehende Untersuchung vor dem Eingriff beinhaltet die Blutchemie, Leberfunktionstests, ein großes Blutbild sowie einen Gerinnungstest. Die Patienten müssen einer Computertomographie von Thorax, Abdomen und Becken sowie einer Knochenszintigraphie unterzogen werden, um extrahepatische Erkrankungen auszuschließen. Dabei ist zu bedenken, dass die hepatische Kryotherapie in den meisten Fällen trotzdem eine Laparotomie erfordert und mit erheblichen Risiken verbunden ist; daher sind eine angemessene präoperative Abklärung und anästhesiologische Betreuung von größter Bedeutung.

Die Eröffnung des Abdomens erfolgt durch eine routinemäßige Chevron-Inzision, woraufhin das Ausmaß des Tumors mittels Palpation und intraoperativem Ultraschall verifiziert wird. Anschließend wird die Leber für einen optimalen Zugang und eine optimale Platzierung der Sonden mobilisiert. Unter Ultraschallkontrolle wird die Kryosonde in der Läsion platziert und die Bildung des Eisballs überwacht, bis ein Rand von 1 cm um die Läsion erreicht wurde. Um die Gefrierwirkung zu verstärken, können die Pfortader und die Leberarterie mechanisch abgeklemmt werden (◘ Abb. 4.1). Anschließend lässt man die Läsion bis in eine Tiefe von 1 cm auftauen, woraufhin der Gefrier-Auftau-Zyklus wiederholt wird.

Während der Gefrierphase ist der Rand der Kryoläsion im Ultraschall als sich ausdehnender hypoechogener Randsaum zu erkennen. Dieser Rand verschwindet während der Auftauphase, und es bleibt eine hypoechogene Läsion. Zum Schluss des Eingriffs wird die Sonde mit warmem Stickstoffgas gespült, damit sie vom Leberparenchym gelöst werden kann. Die Einfuhrstellen der Sonden werden mit Gelschaum verschlossen, und die Blutung wird gestillt. Die Kryosonde kann auch ver-

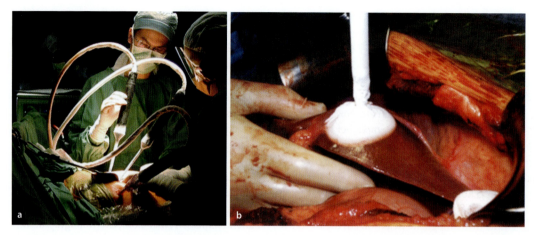

■ **Abb. 4.1** Kryotherapie der Leber: (**a**) Die Kryosonden werden platziert und für die Dauer der Kryoablation abgestützt. (**b**) Die oberflächliche Läsion ist als sich ausdehnender Eisball zu erkennen

wendet werden, um Resektionsränder nach einer chirurgischen Resektion zu gefrieren, wenn befürchtet wird, dass der Tumor nicht vollständig reseziert wurde. Im Anschluss an die Kryotherapie kann ein Katheter in der Leberarterie platziert werden, um eine loko-regionale Chemotherapie zu applizieren.

4.4 Komplikationen

Die Kryotherapie ist ein im Allgemeinen gut verträgliches Verfahren. Nach dem operativen Eingriff werden die Serumchemie und das Blutbild überwacht sowie Leberfunktionstests durchgeführt. Die Komplikationen können lokaler oder systemischer Natur sein und beinhalten folgende Probleme:

4.4.1 Lokal

- Blutung: eine Ruptur (»Cracking«) des Eisballs kann zu massivem Blutverlust führen. Dieses Risiko kann in der Leber mithilfe von Lebernähten und Bauchkompressen kontrolliert werden.
- Blutgerinnungsstörungen: Der Thrombozytenverbrauch nach einer hepatischen Kryotherapie kann eine Thrombozytopenie verursachen, diese ist jedoch üblicherweise selbstbegrenzend.

- Lokale Sepsis: Es können sich Abszesse oder Fisteln in angrenzenden Organen bilden. Besondere Vorsicht ist in der Nähe der extrahepatischen Gallengänge, der Harnröhre und des Rektums geboten.
- Zu den Risiken nach einer Kryotherapie der Prostata gehören Impotenz, Harninkontinenz und eine Harnröhrenstriktur.

4.4.2 Systemisch

- Hypothermie: Systemische Temperaturänderungen hängen von der Dauer der Kälteapplikation und des operativen Eingriffs ab. Vor dem Hintergrund, dass Elektrolyt und Herzreizleitungsstörungen zu den Risiken der Kryotherapie gehören, ist insbesondere die Gefahr einer Hypothermie durch den routinemäßigen Einsatz von Wärmegeräten zu minimieren [20, 21].
- Elektrolytstörung: Die Freisetzung von Kalium aus lysierten Zellen kann eine Hyperkaliämie und Herzrhythmusstörungen verursachen, vor allem in Verbindung mit einer Hypothermie.
- Niereninsuffizienz: Der Patient muss intra- und postoperativ gut hydriert sein, wobei besonders auf einen ausgeglichenen Flüssigkeitshaushalt, auf den Blutdruck und eine gute Urinausscheidung zu achten ist.

▬ Kryoschock: Der Kryoschock ist eine selten auftretende, durch Zytokine vermittelte Komplikation, die sich durch eine disseminierte intravasale Gerinnung und Multiorganversagen auszeichnet. Die Überlebenswahrscheinlichkeit ist gering. Das Phänomen wurde bei 0,04% der Patienten nach einer Kryotherapie der Prostata und bei 1% nach einer hepatischen Kryotherapie beobachtet, war jedoch für 18,2% der durch eine hepatische Kryotherapie verursachten Todesfälle verantwortlich. Die Behandlung erfolgt unterstützend [22].

4.5 Ergebnisse der hepatischen Kryotherapie

Der Behandlungsansatz bei Lebertumoren ist oftmals multimodaler Natur, und es liegen keine randomisierten kontrollierten Studien vor, welche die Kryotherapie bei primärem oder sekundärem Leberkrebs mit alternativen Behandlungsmethoden oder einer Nichtbehandlung vergleichen. Bilchik et al. haben 2000 die Radiofrequenzablation (RFA) mit der Kryotherapie verglichen, entweder allein oder in Kombination und mit einer chirurgischen Resektion oder ohne chirurgische Resektion [23]. Sie gelangten zu der Schlussfolgerung, dass die RFA mit weniger Komplikationen verbunden ist, doch dass die Kryotherapie bei Läsionen mit einem Durchmesser von mehr als 3 cm wirksamer ist. Durch eine Kombination von RFA und Kryotherapie konnten die mit der Kryotherapie verbundenen Komplikationen reduziert werden.

Yan et al. von unserer Abteilung haben 2003 eine retrospektive Studie mit 146 Patienten durchgeführt, die wegen kolorektaler Metastasen behandelt worden waren [24]. Sie verzeichneten eine 5-Jahres-Überlebensrate von 19% nach Anwendung der Kryotherapie mit oder ohne operativen Eingriff. Die Morbidität lag bei 27,9% und umfasste einen Todesfall durch Myokardinfarkt sowie Blutungen und septische Komplikationen. In jüngerer Zeit haben Ruers et al. die lokale Ablation mittels RFA oder Kryotherapie bei nicht resezierbaren Tumoren mit der systemischen Chemotherapie verglichen [25]. Zwischen den beiden Gruppen war zwar kein signifikanter Unterschied in Bezug auf das Überleben zu erkennen (5-Jahres-Gesamtüberlebensrate jeweils 27% und 15%), doch bei der Gruppe, die einer lokalen Ablation unterzogen worden war, war eine Verbesserung der Lebensqualität zu verzeichnen. Eine zunehmende Anzahl von Läsionen sowie Durchmesser von mehr als 4 cm können sich nachteilig auf das Ergebnis auswirken [26]. Es ist außerdem bekannt, dass die mit dem Verfahren verbundene Komplikationsrate in einem direkten Zusammenhang mit der Menge des eingefrorenen Gewebes steht [27].

Die Standardbehandlung bei Lebermetastasen ist die chirurgische Resektion, womit eine 5-Jahres-Gesamtüberlebensrate zwischen 37% und 58% erzielt wird [28]. Doch nur bei 10–20% der Patienten mit kolorektalen Lebermetastasen ist ein kurativer chirurgischer Eingriff möglich. Daher spielen bei der Behandlung von Patienten mit inoperablen Erkrankungen Mono- oder Kombinationstherapien eine wichtige Rolle, deren oberstes Ziel eine Heilung sein sollte. Wir haben gezeigt, dass eine Kryotherapie des Resektionsrandes bei Patienten mit nicht ganz optimalen Randsäumen ähnliche Ergebnisse wie bei Patienten mit makroskopisch deutlichen Randsäumen erzielen kann (5-Jahres-Überlebensrate jeweils 28% und 40%) [29]. Unklar bleibt, mit welcher Kombination von Behandlungsmethoden die beste Wirkung erzielt wird, und diese Frage wird zweifelsohne Gegenstand künftiger klinischer Studien sein.

4.6 Die Zukunft

Mit der Weiterentwicklung neuer Technologien und einer Verbesserung der chemotherapeutischen Möglichkeiten sinkt die Anzahl der Tumore, die bisher als nicht behandelbar betrachtet wurden. Die Möglichkeit des Downstagings von Tumoren mithilfe der Induktionschemotherapie (neoadjuvanten Chemotherapie) – und damit die Chance, bislang unbehandelbare Krebsarten zu heilen – macht eine Verbesserung lokaler ablativer Verfahren umso wichtiger.

Alternativen zur Kryotherapie sind unter anderem RFA, Laser, Mikrowellen und hochintensiver fokussierter Ultraschall (HIFU). Da es keine Belege dafür gibt, dass eine bestimmte Methode zu favorisieren ist, hängt die Wahl häufig von den Erfahrungen des jeweiligen Zentrums ab. Es entstehen immer mehr Studien über einen Vergleich der unterschiedlichen Energieformen, ebenso wie Arten der verwendbaren Sonden und Zugangswege.

Die Grenzen der Kryotherapie machen unter anderem Probleme bei der Verwendung großer Sonden aus. In diesem Fall ist eine offene Operation mit den damit verbundenen Risiken notwendig. Auch beim Einsatz kleinerer Sonden durch einen laparoskopischen Zugang ist die Art der Ablation mit der Gefahr eines massiven Blutverlustes durch eine Ruptur des Leberparenchyms verbunden. Das Risiko eines Kryoschocks ist omnipräsent; ein entsprechendes Phänomen ist in Verbindung mit Geräten zur Wärmeablation nicht bekannt. Darüber hinaus entstehen zusätzliche Kosten sowie zusätzlicher logistischer Aufwand in Verbindung mit der Planung der OP-Zeiten im Vergleich zur Wärmeablation, die häufig perkutan unter Röntgenkontrolle durchgeführt wird.

Diese Kosten können teilweise dadurch ausgeglichen werden, dass eine erneute Sterilisierung der Kryosonden möglich ist. Wir haben außerdem die bisher noch nicht belegte immunmodulatorische Wirkung der Kryotherapie erwähnt. Bei einer Abwägung der Vorteile der Kryotherapie gegenüber alternativen Behandlungsmethoden können weitere Faktoren eine Rolle spielen. Im Rahmen einer Tierversuchsreihe wurde festgestellt, dass die Kryotherapie im Vergleich zu RFA und Mikrowellen am seltensten mit einer Peritonealkarzinose verbunden ist [30], während eine andere Studie zugleich zu dem Ergebnis kam, dass die Kryotherapie die stärkste Entzündungsreaktion im Vergleich zur RFA oder Hepatektomie auslöst [31].

Man kann ein Streben nach minimalinvasiven Ablationsverfahren erkennen, das durch die Verfügbarkeit von laparoskopischem Ultraschall sowie der Argon-Plasma-Koagulation forciert wurde. Anstelle flüssiger Kühlmittel können Gase mithilfe kleinerer Geräte und Sonden appliziert werden. Mit einer weiteren Feinabstimmung der Ablation könnte die Komplikationsrate ebenfalls gesenkt werden.

Die potentielle immunmodulatorische Wirkung der Kryotherapie muss noch belegt werden. Wenn es diese Wirkung tatsächlich gibt, könnte die Chemotherapie zur Manipulation und zusätzlichen positiven Beeinflussung der lokalen Tumorzerstörung eingesetzt werden. Doch natürlich sind noch weitere Anstrengungen notwendig, um bestimmte Aspekte dieser Therapie besser verstehen zu können, wie zum Beispiel vergleichende Studien und weitere Verbesserungen in Bezug auf die praktische Anwendbarkeit der kryochirurgischen Ablation.

Literatur

1. Frost R. Fire and ice. In: New Hampshire. London: Grant Richards Ltd; 1923.
2. Arnott JB. On the treatment of cancer by the regulated application of an anaesthetic temperature. London: J Churchill; 1851. p. 32–54.
3. Cooper IS, Lee A. Cryostatic congelation: a system for producing a limited controlled region of cooling or freezing of biologic tissues. J Nerv Ment Dis. 1961;133:259–63.
4. Gonder MJ, Soanes WA, Shulman S. Cryosurgical treatment of the prostate. Invest Urol. 1966;3:372–8.
5. Flocks RH, Nelson CM, Boatman DL. Perineal cryotherapy for prostatic carcinoma. J Urol. 1972;108:933–5.
6. Onik GM, Cohen JK, Reyes GD, Rubinsky B, Chang Z, Baust J. Transrectal ultrasound-guided percutaneous radical cryosurgical ablation of the prostate. Cancer. 1993; 72:1291–9.
7. Onik G, Rubinsky B, Zemel R, Weaver L, Kane R. Ultrasound-guided hepatic cryosurgery in the treatment of metastatic colon carcinoma. Preliminary results. Cancer. 1991;67:901–7.
8. Gilbert JC, Onik GM, Hoddick WK, Rubinsky B. Real time ultrasonic monitoring of hepatic cryosurgery. Cryobiology. 1985;22:319–30.
9. Saliken JC, Donnelly BJ, Rewcastle JC. The evolution and state of modern technology for prostate cryosurgery. Urology. 2002;60:26–33.
10. Hauschka TS, Mitchell JT, Niederpruem DJ. A reliable frozen tissue bank: viability and stability of 82 neoplastic and normal cell types after prolonged storage at −78°C. Cancer Res. 1959;19:643–54.
11. Meryman HT. Summary of the panel discussions, symposium on freezing rates. Cryobiology. 1966;24:210–1.
12. Farrant J, Walter CA. The cryobiological basis of cryosurgery. J Dermatol Surg Oncol. 1977;3:403–7.
13. Gage AA, Guest K, Montes M, Caruana JA, Whalen Jr DA. Effect of varying freezing and thawing rates in experimental cryosurgery. Cryobiology. 1985;22:175–82.
14. Bowers Jr WD, Hubbard RW, Daum RC, Ashbaugh P, Nilson E. Ultrastructural studies of muscle cells and vascular endothelium immediately after freeze thaw injury. Cryobiology. 1973;10:9–21.

15. Gage AA, Fazekas G, Riley EE. Freezing injury to large blood vessels in dogs. Surgery. 1967;61:748–54.

16. Johnson JP. Immunologic aspects of cryosurgery: potential modulation of immune recognition and effector cell maturation. Clin Dermatol. 1990;8:39–47.

17. Tanaka S. Immunological aspects of cryosurgery in general surgery. Cryobiology. 1982; 19:247–62.

18. Soanes WA, Ablin RJ, Gonder MJ. Remission of metastatic lesions following cryosurgery in prostatic cancer: immunologic considerations. J Urol. 1970;104:154–9.

19. Gursel E, Roberts M, Veenema RJ. Regression of prostatic cancer following sequential cryotherapy to the prostate. J Urol. 1972;108:928–32.

20. Onik GM, Chambers N, Chernus SA, Zemel R, Atkinson D, Weaver ML. Hepatic cryosurgery with and without the Bair Hugger. J Surg Oncol. 1993;52:185–7.

21. Goodie DB, Horton MDA, Morris R, Nagy LS, Morris DL. The anaesthetic experience with hepatic cryotherapy for metastatic colorectal carcinoma. Anaesth Intensive Care. 1992; 20:491–6.

22. Seifert JK, Morris DL. World survey on the complications of hepatic and prostate cryotherapy. World J Surg. 1999;23:109–14.

23. Bilchik AJ, Wood TF, Allegra D, Tsioulias GJ, Chung M, Rose M, et al. Cryosurgical ablation and radiofrequency ablation for unresectable hepatic malignant neoplasms: a proposed algorithm. Arch Surg. 2000;135:657–64.

24. Yan DB, Clingan P, Morris DL. Hepatic cryotherapy and regional chemotherapy with or without resection for liver metastases from colorectal carcinoma: how many are too many? Cancer. 2003;98:320–33.

25. Ruers T, Joosten J, Wiering B, Langenhoff BS, Dekker HM, Wobbes T, et al. Comparison between local ablative therapy and chemotherapy for non-resectable colorectal liver metastases: a prospective study. Ann Surg Oncol. 2007;14:1161–9.

26. Seifert JK, Junginger T. Prognostic factors for cryotherapy of colorectal liver metastases. Eur J Surg Oncol. 2004; 30:34–40.

27. Sarantou T, Bilchik A, Ramming KP. Complications of hepatic cryosurgery. Semin Surg Oncol. 1998;14:156–62.

28. Abdalla EK, Adam R, Bilchik AJ, Jaeck D, Vauthey JN, Mahvi D. Improving resectability of hepatic colorectal metastases: expert consensus statement. Ann Surg Oncol. 2006; 13:1271–80.

29. Hou RM, Chu F, Zhao J, Morris DL. The effects of surgical margin and edge cryotherapy after liver resection for colorectal cancer metastases. HPB. 2007;9:201–7.

30. Ng KK, Lam CM, Poon RT, Shek TW, To JY, Wo YH, et al. Comparison of systemic responses of radiofrequency ablation, cryotherapy, and surgical resection in a porcine liver model. Ann Surg Oncol. 2004;11:650–7.

31. Eichel L, Kim IY, Uribe C, Khonsari S, Basilotte J, Steward E, et al. Comparison of radical nephrectomy, laparoscopic microwave thermotherapy, cryotherapy and radiofrequency ablation for destruction of experimental VX-2 renal tumours in rabbits. J Endourol. 2005; 18:1082–7.

Lokale und regionale Hyperthermie

Miriam R. Habib und David L. Morris

5.1   Historischer Hintergrund

> » Krankheiten, welche die Medizin nicht heilen kann, heilt Eisen. Krankheiten, die Eisen nicht heilen kann, heilt Feuer. Krankheiten, die Feuer nicht heilen kann, gelten als absolut unheilbar. [1] «

Der früheste dokumentierte Fall einer Krebserkrankung stammt aus dem alten Ägypten. Der Papyrus Edwin Smith beschreibt verschiedene Fälle von Brusttumoren, die mit Brenneisen behandelt wurden. Mehr als drei Jahrtausende später kennen wir einige der Zellmechanismen, die hierfür verantwortlich sind, streben aber immer noch danach, die Methoden der Hyperthermie in der Krebsbehandlung zu optimieren.

1779 berichtete de Kizowitz über die Auswirkung des Fiebers einer Malaria-Infektion auf bösartige Tumore. Busch fügte seine Beobachtungen 1866 hinzu, nachdem er Zeuge des Rückgangs eines Sarkoms im Gesicht nach hohem Fieber bei einem an Erysipel erkrankten Patienten geworden war. Er bestätigte seine Erkenntnisse später durch die Beimpfung eines an einem Sarkom am Hals leidenden Patienten mit Erysipel und stellte eine vorübergehende Verbesserung nach der fiebrigen Erkrankung fest.

Gegen Ende des 19. Jahrhunderts regte ein weiterer Arzt, William Coley, erneut die Anwendung der Hyperthermie bei Krebspatienten an [2]. Nach der Injektion von Streptokokken beobachtete er eine variable Tumorreaktion, die er zunächst Differenzen in der Tumorbiologie zuordnete. Schon bald erkannte er jedoch einen direkten Zusammenhang zwischen der Stärke der Infektion und dem Grad der Tumorrückbildung.

Die ersten Experimente mit lokaler Hyperthermie wurden zur Jahrhundertwende zum 20. Jahrhundert durchgeführt. Byrne wendete die Galvanokaustik erstmals bei Patientinnen mit Gebärmutterhals- und Gebärmutterkarzinomen an und verzeichnete gute Reaktionen, ein reduziertes Wiederauftreten und effektive Linderung [3]. Darüber hinaus stellte er fest, dass Krebszellen empfindlicher auf Wärme reagierten als normales Gewebe. Percy unterstützte diese Erkenntnisse und kommentierte die Bedeutung der dauerhaften Wärme zur Sicherstellung einer adäquaten Verteilung im gesamten

erkrankten Gewebe [4]. Heiße Wasserbäder waren eine weitere Methode der lokalen Hyperthermie der Extremitäten oder des gesamten Körpers bei bereits disseminierten Erkrankungen.

Cavaliere et al. berichteten 1967 über Ergebnisse der isolierten Extremitätenperfusion (ILP) bei 22 Patienten [5]. Die Gliedmaßen wurden für mehrere Stunden mit durch einen Wärmetauscher erwärmtem Blut perfundiert, und im Tumor platzierte Temperatursonden stellten sicher, dass die Temperatur nicht unter 40°C sank. Trotz einer begrenzten kurzzeitigen Regression bei einigen Patienten war die Komplikationsrate hoch und umfasste sechs Todesfälle sowie drei frühzeitige Amputationen.

Seitdem gilt die Hyperthermie als Monotherapie bei Krebserkrankungen als technische Herausforderung, und die Ergebnisse führen oftmals nur zu einer vorübergehenden Verbesserung zu Lasten von hohen Morbiditäts- und Mortalitätsraten. Diese Studien haben jedoch nachgewiesen, dass Krebszellen vorzugsweise auf Wärme sensitiv reagieren, und Hyperthermie wird jetzt in Kombination mit Chemo- und Strahlentherapie zur Behandlung maligner Erkrankungen eingesetzt.

5.2   Biologisches Grundprinzip

Die zellulären und feingeweblichen Voraussetzungen für Hyperthermieschäden wurden seit Beginn des 20. Jahrhunderts umfassend untersucht und lassen sich wie folgt zusammenfassen:
- Normale und maligne Zellen sind während der S-Phase des Zellzyklus gleichermaßen wärmeempfindlich. Die Nukleinsäureproduktion wird reduziert und die Mitose blockiert. Dieser Effekt ist nur vorübergehend und die Proliferation kann fortschreiten, wenn die Zellen unter guten Wachstumsbedingungen gehalten werden [6].
- Ein Rückgang des aeroben Stoffwechsels ist anscheinend hauptsächlich bei malignen Zellen zu beobachten.
- In malignen Zellen steigt die lysosomale Enzymaktivität.
- Bei Hypoxie, schlechter Ernährung und niedrigen pH-Werten wird der Zellzerfall gesteigert. Diese Bedingungen können im chaotischen

Aufbau eines bösartigen Tumors bereits vorherrschen. Bei der Anwendung von Wärme können mikrozirkulatorische Veränderungen auftreten, die den Blutfluss hemmen und diese nachteiligen Bedingungen weiter fördern [7].

Es wird angenommen, dass die optimale Temperatur für eine Tumorzerstörung zwischen 41°C und 42°C liegt [8]. Bei Temperaturen über 44°C wird die Grenze für die Schädigung normalen Gewebes überschritten, und Kollateralschäden an gesunden Zellen sind zu befürchten. Bei Temperaturen unter 42°C ist der Zeitaufwand für eine zuverlässige Zerstörung des Tumorgewebes zu hoch, und es wird vermutet, dass diese geringeren Hyperthermiegrade zu einem erhöhten Tumorzellen-Metabolismus und einer verstärkten Ausbreitung der Zellen führen.

Die Thermotoleranz ist ein weiteres wichtiges Phänomen. Zellen, die hohen Temperaturen ausgesetzt sind, können vorübergehend gegen wiederholte Wärmebelastungen resistent werden. Diese Reaktion nimmt nach einer Woche ab und kann eventuell durch verlängerte Erwärmung oder Erwärmung bei noch höheren Temperaturen überwunden werden [9].

5.2.1 Hyperthermie und Strahlentherapie

Wärme ist ein bekannter Radiosensitizer, und ihre Wirkung hängt gleichermaßen von der erzielten Temperatur und der Dauer ihrer Einwirkung ab. Ebenso wie ein direkter zytotoxischer Effekt kann Wärme die Tumordurchblutung und die Sauerstoffzufuhr vorübergehend verbessern [10]. Strahlung verliert ihre Wirkung unter hypoxischen Bedingungen, und es wird angenommen, dass Wärme die Strahlenempfindlichkeit durch die Verbesserung dieses Parameters und der zellulären Mikroumgebung erhöht.

Zahlreiche randomisierte Studien wurden durchgeführt, um die Wirkung der Hyperthermie in Verbindung mit der Strahlentherapie zu untersuchen [11–13]. Obwohl die Ergebnisse im Hinblick auf ein verbessertes klinisches Ansprechen und Überlebensraten generell positiv sind, wird die Thermoradiotherapie nur zögerlich eingesetzt. Dies kann an den technischen Schwierigkeiten der Zufuhr und Überwachung einer zuverlässigen Dosis der Wärmeenergie während der Strahlentherapie liegen.

5.2.2 Hyperthermie und Chemotherapie

Hyperthermie verbessert die Wirksamkeit der Chemotherapie vermutlich durch verschiedene Mechanismen, auch wenn der Effekt von dem verwendeten Wirkstoff und dem Zeitpunkt der Wärmebehandlung abhängt.

Adriamycin ist beispielsweise weniger wirksam, wenn die Wärme vor der Verabreichung des Medikaments angewendet wird, und erheblich effektiver, wenn das Medikament und die Wärme gleichzeitig appliziert werden [14]. Die Vincaalkaloide und Antimetaboliten weisen bei Wärme eine eingeschränkte zusätzliche Toxizität auf. Cisplatin, Mitomycin C, Bleomycin, Melphalan und Cyclophosphamid interagieren synergetisch in Kombination mit Wärme und erreichen einen supraaditiven Effekt [15–17].

Neben der temperaturbedingten Zytotoxizität kann die Hyperthermie die Zellaufnahme des Wirkstoffs durch die anfängliche Verbesserung der Gewebeperfusion und erhöhte Durchlässigkeit der Zellmembran anregen. Darüber hinaus kann der Zellstoffwechsel ebenfalls verändert werden – mit Folgen für die Pharmakokinetik und die Wirkstoffelimination.

Mit dem Aufkommen der Wärmetauscherpumpen ist jetzt eine loko-regionale Chemohyperthermie möglich. Diese Technologie wird nun für die isolierte Extremitätenperfusion und intraperitoneale Chemotherapie verwendet.

5.3 Methoden

5.3.1 Ganzkörper-Hyperthermie

Aufbauend auf den Erkenntnissen über die Tumorrückbildung nach hohem Fieber, wurden verschiedene Ansätze für die Ganzkörper-Hyperthermie entwickelt. Diese umfassen das vollständige Eintauchen des Körpers in warmes Wachs oder warme

Flüssigkeit, das Tragen eines leistungsstarken Wasserperfusionsanzugs und Strahlungswärme. Seit kurzem wird auch die Möglichkeit des venovenösen Bypasses bei fortgeschrittenen Krebserkrankungen untersucht [18].

Diese Methoden erfordern fachliche Kompetenz, Einrichtungen und Überwachung. Darüber hinaus besteht das Risiko multipler Organfunktionsstörungen wie etwa Delirium, Herzrhythmusstörungen und Gerinnungsstörungen. Diese Komplikationen sind jedoch bisher überraschenderweise nur äußerst selten aufgetreten [19, 20]. Dennoch werden Krebsbehandlungen zunehmend organspezifischer, und es sollte möglich sein, diese Methoden zielgerichtet auf die betroffenen Körperregionen anzuwenden, um die Morbiditätsrate und die Kosten zu reduzieren.

5.3.2 Regionale Hyperthermie

Isolierte Extremitätenperfusion

Creech et al. beschrieben 1958 die Anwendung der isolierten Extremitätenperfusion (ILP) zur Behandlung metastatischer Melanome [21].

Die Blutzufuhr zu der Extremität wurde durch ein Tourniquet isoliert, und die versorgende Arterie und Vene wurden kanüliert. Vollblut – mit Melphalan (Alkeran) – wurde mit einer extrakorporalen Pumpe durch die Extremität geleitet. Ein Jahr nach der Behandlung waren die meisten Läsionen zurückgegangen und keine neuen Läsionen zu erkennen.

Die loko-regionale Chemotherapie empfiehlt sich für Fälle, bei denen die Krankheit begrenzt ist, sodass eine hochdosierte Therapie ohne einschränkende systemische Nebenwirkungen möglich ist. Der Hyperthermie kommen bei der ILP zwei Aufgaben zu: Wärme wird benötigt, um eine kutane Gefäßverengung zu verhindern und die ausreichende Zufuhr des Medikaments zu dem betreffenden Bereich sicherzustellen. Darüber hinaus verbessert Wärme bekanntermaßen die zytotoxische Wirkung von Melphalan [15, 22]. Obwohl die Wirkung bei Temperaturen von mehr als 41,5°C am höchsten ist, besteht hierbei auch eine höhere Wahrscheinlichkeit lokaler Toxizität. Aus diesem Grund wird eine milde Hyperthermie von 38–40°C als Kompromiss

zwischen den Vorteilen der Wärme und den schädlichen Nebenwirkungen der Thermochemotherapie gewählt [23].

ILP wird derzeit zur Therapie lokal rezidivierender oder inoperabler lokaler Melanome und Sarkome verwendet. Die isolierte Extremitäteninfusion ist ein vergleichbares, aber minimalinvasives Verfahren, das vergleichbare Ergebnisse wie die ILP erzielt hat [24]. Melphalan ist das Standardchemotherapeutikum und kann in Kombination mit dem Tumornekrosefaktor Alpha (TNFα) und Interferongamma (IFNγ) eingesetzt werden. TNFα wirkt durch direkte Zytotoxizität und die Auslösung mikrovaskulärer Schäden. Seine Wirkung scheint sich in Verbindung mit Melphalan zu potenzieren, und Studien haben eine Steigerung der Komplettremissionsraten (CR) von 54% bei Verwendung von Melphalan allein und auf 91% durch die Kombination beider Wirkstoffe ergeben [25]. Während die Wirkung durch die Wärme erhöht wird, trat bei moderaten Temperaturen eine distale Toxizität auf, die zu Amputationen führte [26]. Die Kosten, die Verfügbarkeit und Bedenken hinsichtlich der Nebenwirkungen stehen auch weiterhin einer verbreiteten Zugabe von TNF-α und IFN-γ zu ILP-Behandlungsplänen entgegen.

Hypertherme intraperitoneale Chemotherapie

Peritoneale Karzinomatose entsteht durch die Streuung maligner Tumore im Bauch- und Beckenraum, Mesotheliome oder Gallertkarzinome in der Peritonealhöhle. Systemische Wirkstoffe werden über die peritoneale Plasmabarriere nur schlecht absorbiert und sind unwirksam bei der Behandlung dieser Art von Erkrankungen. Diese Isolierung macht die Peritonealhöhle zum idealen Gefäß für einen loko-regionalen Ansatz. Es bestehen ausreichende Nachweise, dass eine zytoreduktive Operation zur Resektion sichtbarer Tumore und eine folgende hypertherme intraperitoneale Chemotherapie (HIPEC) zur Behandlung mikroskopischer Erkrankungen zu einer verbesserten Überlebensrate bei sorgfältig ausgewählten Patienten geführt haben [27–29].

Eine perioperative Chemotherapie kann während des Eingriffs oder durch intraabdominelle Katheter kurz nach der Operation verabreicht werden.

Es wird angenommen, dass die Wirksamkeit dieser Therapie von verschiedenen Faktoren einschließlich des Zeitpunkts der Chemotherapie, der Größe des peritonealen Resttumors und des Molekulargewichts des Zytostatikums abhängt. Die intraoperative Chemotherapie ermöglicht eine gute Abdeckung aller Oberflächen innerhalb des Bauch- und Beckenraums mit dem Wirkstoff zu einem Zeitpunkt, wenn freie Tumorzellen möglicherweise nach der Operation zirkulieren. Die Applikation von HIPEC ist bei dieser Vorgehensweise mit einer erheblich verbesserten Überlebensrate verbunden [30].

Spratt et al. wiesen 1980 nach, dass HIPEC durchführbar ist und von Patienten mit Pseudomyxoma peritonei gut vertragen wird [31]. Die Medikamente gelangen durch Diffusion in die peritonealen Tumorzellen, und die maximale Penetration beträgt bis zu 3 mm Tiefe [32]. Es ist daher wichtig, vor dem Beginn der Chemotherapie so viel makroskopischen Tumor wie nur möglich zu entfernen. Die Wärmezufuhr verbessert die Penetration des Wirkstoffs auf Tiefen von 5 mm und darüber hinaus [33]. Auch hier ist die lokale Wärmewirkung auf die Mikrozirkulation und die Durchlässigkeit der Zellmembran wieder von Bedeutung für die Ausbreitung der chemotherapeutischen Wirkung.

Die peritoneale Hyperthermie wird schlecht vertragen und sollte nur unter Vollnarkose des Patienten angewendet werden. Nachdem alle sichtbaren Tumorformationen so weit wie möglich entfernt wurden, werden vor Anlegen jeglicher Darmanastomosen zunächst 2–3 l Dialyselösung mit dem Zytostatikum auf 41°C erwärmt und 90 Minuten durch den Bauchraum perfundiert. Die Darmschlingen werden vorsichtig mit der Hand bewegt, um sicherzustellen, dass alle Oberflächen dem Medikament ausreichend ausgesetzt werden.

Das eingesetzte Zytostatikum sollte idealerweise in der Peritonealhöhle eine hohe Konzentration beibehalten und ohne Überschreitung der peritonealen Plasmabarriere in die Tumorzellen eindringen. Mitomycin C ist ein solches Medikament. Es zeichnet sich durch eine geringe systemische Absorption aus und potenziert seine Wirkung in Verbindung mit einer moderaten Hyperthermie. Darüber hinaus wirkt das Medikament gegen chemoresistente Tumore wie etwa Pseudomyxoma peritonei [34].

Gleichermaßen ist die Gewebepenetration von Doxorubicin bei einer Hyperthermie von 43°C deutlich erhöht, ohne die systemische Absorption zu steigern [35].

5.3.3 Lokale Hyperthermie

Die lokale Hyperthermie wird immer häufiger eingesetzt, um kleine maligne Läsionen zu behandeln. Die häufigste Methode ist die Radiofrequenzablation (RFA), aber auch andere thermoablative Verfahren wie etwa Mikrowellen, Laser und hochintensiver fokussierter Ultraschall (HIFU) werden zunehmend angewendet.

Die Methode der lokalen Hyperthermie unterscheidet sich von den zuvor erläuterten Verfahren. Da das Augenmerk hier auf einer oder mehreren einzelnen Läsionen liegt, ist das Risiko einer Schädigung gesunden Gewebes geringer, und es können daher weitaus höhere Temperaturen angewendet werden. Während einer RFA wird eine Sonde in die Läsion eingeführt, und Wechselstrom generiert Wärme an der Sondenspitze. Da die Gewebetemperatur schnell 60°C überschreitet, führen die Proteindenaturierung, der Zerfall von Nukleinsäuren und die Unterbrechung der Lipid-Doppelschichten zum Zelltod [36]. Durch die nach außen geleitete Wärmeenergie entsteht um die Sonde eine sich ausdehnende Zone koagulativer Nekrose. Der Umfang hängt von der Stärke der angewandten RF-Energie und der Gewebeimpedanz ab. Der Zeitaufwand für eine Ablation von 3 cm in der Leber beträgt ungefähr 10 Minuten.

Die Mikrowellenablation verwendet elektromagnetische Wellen zur Wärmeerzeugung. Auch hier wird wieder eine Sonde unter bildgebender Kontrolle in den Tumor eingeführt. Die Agitation von Wassermolekülen erzeugt Wärme und führt zum Zelltod durch koagulative Nekrose. Die Ausdehnung der Ablationszone entsteht durch Leitung und Konvektion. Die interstitielle Laserablation ist eine neuere Methode, bei der Laserfasern in dem Zielgewebe platziert werden, um eine zytotoxische Hyperthermie zu erzeugen.

Diese Methoden werden zur Behandlung primärer und metastatischer Tumore in vielen Geweben einschließlich der Leber, der Nieren, der

Knochen und der Lunge eingesetzt. Diese Verfahren können perkutan unter Bildführung oder durch minimalinvasive chirurgische Eingriffe ausgeführt werden und ermöglichen den Erhalt gesunden Gewebes. Zahlreiche Studien haben diese Modalitäten für verschiedene Krebsarten untersucht. Wesentliche zukünftige Entwicklungen werden verbesserte Echtzeit-Bildgebung, nicht invasive Verfahren wie etwa HIFU und Methoden zur Verbesserung der Wärmeverteilung in größeren Tumoren wie etwa den Einsatz mehrerer Sonden umfassen.

5.4   Zusammenfassung

Hyperthermie führt effektiv zum Zelltod, sofern eine optimale Temperatur zwischen 40°C und 42°C über einen ausreichenden Zeitraum aufrechterhalten werden kann. Maligne Zellen sind anfälliger für Wärmeschäden bei diesen Temperaturen als normale Zellen.

Eine therapeutische Erhöhung der Temperatur kann durch Ganzkörper-Hyperthermie oder loko-regionale Wärme erzielt werden, wobei Letzteres vorzuziehen ist. Mittlerweile steht eine größere Auswahl therapeutischer Optionen zur Behandlung loko-regionaler Rezidive zur Verfügung. Die Hyperthermie hat gemäß Fallberichten und experimentell ihre Fähigkeit zum Downstaging der Erkrankung bewiesen. Die Akzeptanz schreitet jedoch nur langsam voran. Ungeachtet der verwendeten Methode sind spezielle Geräte und Erfahrung im Umgang damit erforderlich, um diese Verfahren sicher auszuführen. Ein weiteres limitierendes Problem bei der Durchführung der Therapie ist die Schwierigkeit, größere Tumore konsistent homogen zu erwärmen und die Gewebetemperatur während der Prozedur nicht invasiv zu überwachen.

Zukünftige Studien sollten sich intensiv auf die Definition der optimalen Wärmedosierung sowie die Entwicklung von Geräten für die Wärmezufuhr konzentrieren. Das Potential der Gentherapie zur Verstärkung der Wärmetherapie wurde ebenfalls erörtert [37]. Bei einer weiteren Verbesserung der Verfahren könnte sich ein zusätzlicher, bislang unentdeckter Weg in der Krebstherapie durch die erneute Prüfung dieser alten Methode eröffnen.

Literatur

1. Aphorisms by Hippocrates. Translated by Francis Adams. Available at http://classics.mit.edu/Hippocrates/aphorisms.html. accessed 8 February 2010.
2. Coley WB. The treatment of malignant tumours by repeated inoculations of erysipelas with a report of ten original cases. Am J Med Sci. 1893;104:487–511.
3. Byrne J. A digest of 20 years' experience in the treatment of cancer of the uterus by galvanocautery. Am J Obstet Gynecol. 1899;22:1052.
4. Percy JF. Heat the most practical and promising treatment in uterine carcinoma. Calif State J Med. 1921;19:78–81.
5. Cavaliere R, Ciocatto EC, Giovanella BP, Heidelberger C, Johnson RO, Margottini M, et al. Selective heat sensitivity of cancer cells – biochemical and clinical studies. Cancer. 1967;20:1351–81.
6. Overgaard J. Effect of hyperthermia on malignant cells in vivo: a review and a hypothesis. Cancer. 1977;39:2637–46.
7. Dudar TE, Jain RK. Differential response of normal and tumour microcirculation to hyperthermia. Cancer Res. 1984;44:605–12.
8. Dickson JA, Calderwood SK. Temperature range and selective sensitivity of tumours to hyperthermia: a critical review. Ann NY Acad Sci. 1980;335:180–205.
9. Urano M. Kinetics of thermotolerance in normal and tumour tissue: a review. Cancer Res. 1986;46:474–82.
10. Song CW, Park HJ, Lee CK, Griffin R. Implications of increased tumor blood flow and oxygenation caused by mild temperature hyperthermia in tumor treatment. Int J Hyperthermia. 2005;21:761–7.
11. Vernon CC, Hand JW, Field SB, Machin D, Whaley JB, van der Zee J, et al. Radiotherapy with or without hyperthermia in the treatment of superficial localized breast cancer: results from five randomized controlled trials – International Collaborative Hyperthermia Group. Int J Radiat Oncol Biol Phys. 1996;35:731–44.
12. Sneed PK, Stauffer PR, McDermott MW, Diederich CJ, Lamborn KR, Prados MD, et al. Survival benefit of hyperthermia in a prospective randomized trial of brachytherapy boost +/– hyperthermia for glioblastoma multiforme. Int J Radiat Oncol Biol Phys. 1998;40:287–95.
13. De Haas-Kock DFM, Buijsen J, Pijls-Johannesma M, Lutgens L, Lammering G, Mastrigt GAPGV, De Ruysscher DKM, Lambin P, van der Zee J. Concomitant hyperthermia and radiation therapy for treating locally advanced rectal cancer. Cochrane Database Syst Rev. 2009, 3.
14. Hahn GM, Strande DP. Cytotoxic effects of hyperthermia and adriamycin on Chinese hamster cell. J Natl Cancer Inst. 1976;37:1063–7.
15. Hahn GM. Potential for therapy of drugs and hyperthermia. Cancer Res. 1979;39:2264–8.
16. Goldfeder A, Newport S. Thermally-enhanced tumour regression in mice treated with melphalan. Anticancer Res. 1984;4:17–22.
17. Barlogie B, Corry PM, Drewinko B. In vitro thermochemotherapy of human colon cancer cells with cis-dichlor-

diammineplatinum(II) and mitomycin C. Cancer Res. 1980;40:1165–8.

18. Zwischenberger JB, Vertrees RA, Bedell EA, McQuitty CK, Chernin JM, Woodson LC. Percutaneous venovenous perfusion-induced systemic hyperthermia for lung cancer: a phase I safety study. Ann Thorac Surg. 2004;77:1916–25.

19. Larkin JM, Edwards WS, Smith DE, Clark PJ. Systemic thermotherapy: description of a method and physiological tolerance in clinical subjects. Cancer. 1977;40:3155–9.

20. Pettigrew RT, Galt JM, Ludgate CM, Smith AN. Clinical effects of whole body hyperthermia in advanced malignancy. Br Med J. 1974;4:679–82.

21. Creech O, Krementz ET, Ryan RF, Winblad JN. Chemotherapy of cancer: regional perfusion utilizing an extracorporeal circuit. Ann Surg. 1958;148:616–32.

22. Urano M, Ling CC. Thermal enhancement of melphalan and oxaliplatin cytotoxicity in vitro. Int J Hyperthermia. 2002;18:307–15.

23. Minor DR, Allen RE, Alberts D, Peng YM, Tardelli G, Hutchinson J. A clinical and pharmacokinetic study of isolated limb perfusion with heat and melphalan for melanoma. Cancer. 1985;55:2638–44.

24. Thompson JF, Kam PC, Waugh RC, Harman CR. Isolated limb infusion with cytotoxic agents: a simple alternative to isolated limb perfusion. Semin Surg Oncol. 1998; 14:238–47.

25. Grünhagen DJ, de Wilt JHW, van Geel AN, Eggermont AMM. Isolated limb perfusion for melanoma patients – a review of its indications and the role of tumour necrosis factor-α. Eur J Surg Oncol. 2006;32:371–80.

26. de Wilt JH, Manusama ER, van Tiel ST, van Ijken MG, ten Hagen TL, Eggermont AM. Prerequisites for effective isolated limb perfusion using tumour necrosis factor alpha and Melphalan in rats. Br J Cancer. 1999;80:161–6.

27. Esquivel J, Sticca R, Sugarbaker P, Levine E, Yan TD, Alexander R, et al. Cytoreductive surgery and hyperthermic intraperitoneal chemotherapy in the management of peritoneal surface malignancies of colonic origin: a consensus statement. Ann Surg Oncol. 2007;14:128–33.

28. Yan TD, Black D, Savady R, Sugarbaker PH. A systematic review on the efficacy of cytoreductive surgery and perioperative intraperitoneal chemotherapy for pseudomyxoma peritonei. Ann Sur Oncol 2007; 14:484–492.

29. Yano H, Moran BJ, Cecil TD, Murphy EM. Cytoreductive surgery and intraperitoneal chemotherapy for peritoneal mesothelioma. Eur J Surg Oncol. 2009 Sep;35:980–985.

30. Yan TD, Deraco M, Baratti D, Kusamura S, Elias D, Glehen O, et al. Cytoreductive surgery and hyperthermic intraperitoneal chemotherapy for malignant peritoneal mesothelioma: multi-institutional experience. J Clin Oncol. 2009; 27:6237–6242.

31. Spratt JS, Adcock RA, Muscovin M, Sherril W, McKeown J. Clinical delivery system for intraperitoneal hyperthermic chemotherapy. Cancer Res 1980;40:256–260.

32. Los G, Mutsaers PH, van der Vijgh WJ, Baldew GS, de Graaf PW, McVie JG. Direct diffusion of cis-diamminedichloro platinum(II) in intra-peritoneal rat tumours after intra-peritoneal chemotherapy: a comparison with systemic chemotherapy. Cancer Res 1989;49:3380–3384.

33. Van de Vaart PJ, van der Vange N, Zoetmulder FA, van Goethem AR, van Tellingen O, ten Bokkel Huinink WW, et al. Intraperitoneal cisplatin with regional hyperthermia in advanced ovarian cancer: pharmacokinetics and cisplatin-DNA adduct formation in patients and ovarian cancer cell lines. Eur J Cancer 1998; 34:148–154.

34. Witkamp AJ, de Bree E, Kaag MM, van Slooten GW, van Coevorden F, Zoetmulder FAN. Extensive surgical cyto-reduction and intra-operative hyperthermic intraperitoneal chemotherapy in patients with pseudomyxoma pertonei. Br J Surg 2001;88:458–463.

35. Jaquet P, Averbach A, Stuart OA, Chang D, Sugarbaker PH. Hyperthermic intra-peritoneal doxorubicin: pharmacokinetics, metabolism and tissue distribution in a art model. Cancer Chemother Pharmacol 1998; 41:147–154.

36. Izzo F. New approaches to hepatic malignancies: Other thermal ablation techniques: microwave and interstitial laser ablation of liver tumors. Ann Surg Oncol 2002;10: 491–497.

37. Walther W, Stein U. Heat-responsive gene expression for gene therapy. Adv Drug Deliv Rev. 2009; 61:641–649.

Die Rolle der Hypoxie und Hyperthermie in der Chemotherapie

Giammaria Fiorentini, Maurizio Cantore, Francesco Montagnani, Andrea Mambrini, Michelina D'Alessandro und Stefano Guadagni

6.1   Einleitung

Medizinische Ansätze zur Krebsbehandlung und vornehmlich die Strahlen- und Chemotherapie basieren nahezu ausschließlich auf Wirkstoffen, die Zellen vernichten. Das Hauptproblem der aktuellen Behandlungsmethoden besteht jedoch darin, dass diese nicht spezifisch nur Krebszellen angreifen. Bei den Zytostatika macht vor allem die konstante und kontinuierliche Vermehrung vieler Krebszellen die Krebszellen anfälliger für eine Vernichtung als normale Zellen. Bei der Strahlentherapie wird eine gewisse Spezifität durch die lokale Begrenzung der Bestrahlung auf den Tumor und das unmittelbar umgebende gesunde Gewebe erreicht. Beide Behandlungsmethoden sind jedoch durch ihre toxische Wirkung auf normale Zellen eingeschränkt. Um eine bessere Wirkung zu erzielen, versuchen viele Wissenschaftler, Unterschiede zwischen normalen und malignen Zellen auf biomolekularer und Zell-Ebene zu nutzen. Die physiologische Mikroumgebung solider Tumore unterscheidet sich ausreichend von dem normalen Gewebe, aus dem diese entstehen, um ein selektives Behandlungsziel zu bieten.

6.2   Tumorhypoxie in der Chemotherapie

Die Tumorhypoxie ist ein wichtiger Faktor in der Onkologie, da sie zur Tumorprogression beiträgt, indem sie die mit den Angionese-fördernden Genen verbundenen Gene aktiviert. Darüber hinaus hat die Hypoxie wesentliche Auswirkungen auf die Therapie: Sauerstoff hilft, die Strahlungsschäden in der DNA zu stabilisieren, während hypoxische Zellen eine erhebliche (ca. 5-fache) Resistenz gegen die Strahlentherapie aufweisen. Dies gilt als einer der Hauptgründe für das Versagen der Strahlentherapie bei einigen Tumoren. Versuche, diesen Effekt zu überwinden, umfassen die Nutzung der Hyperthermie, sauerstoffimitierender Radiosensitizer und der multifraktionalen Strahlentherapie, um eine Reoxygenierung des Tumorgewebes zu erreichen. Radiosensitizer sind Wirkstoffe, die ähnlich wie Sauerstoff eine Reparatur des Strahlungsschadens in der DNA bewirken, aber langsamer

metabolisiert und besser in Tumorgeweben verteilt werden.

Die erste bahnbrechende Arbeit von Gray et al. [1] zeigte, dass die Anfälligkeit der Zellen und des Gewebes für Strahlungsschäden von dem Vorhandensein von Sauerstoff zum Zeitpunkt der Bestrahlung abhängt.

Die histologischen Studien zu Adenokarzinomen der menschlichen Lunge von Thomlinson und Gray [2] lieferten eine Erklärung des Mechanismus, durch den Zellen in Tumoren hypoxisch werden können. Sie postulierten, dass Tumorzellen aufgrund ihres unkontrollierten Wachstums von den Blutgefäßen und über den effektiven Diffusionsabstand des Sauerstoffs im atmenden Gewebe hinaus weggedrückt und somit hypoxisch und eventuell nekrotisch werden.

Die reduzierte Sauerstoffkonzentration hat zwei weitere wichtige Konsequenzen: (a) Der Anteil der sich vermehrenden Zellen bzw. die Zellvermehrungsrate reduziert sich proportional zum Abstand von der vaskulären Zufuhr, was im Wesentlichen auf die abnehmende Sauerstoffkonzentration zurückzuführen ist [3–5]. Eine wesentliche Konsequenz dieser Hypoxie-induzierten Hemmung der Proliferation besteht darin, dass, da die meisten Krebsmedikamente hauptsächlich gegen sich konstant und kontinuierlich teilende Zellen effektiv sind, die Wirksamkeit proportional zum Abstand von den Blutgefäßen zurückgehen würde – dies wurde experimentell nachgewiesen [1–7]. (b) Hypoxische Zellen sind, da sie am weitesten von den Blutgefäßen entfernt sind, geringeren Konzentrationen des Medikaments ausgesetzt als Zellen in der Nähe der Blutgefäße; vornehmlich aufgrund der Verstoffwechslung dieser Wirkstoffe durch mehrere Zellschichten.

Bei soliden Tumoren hat Hypoxie jedoch eine bedeutende Auswirkung neben der Förderung einer direkten Resistenz gegen Bestrahlung und Chemotherapie [5–7]. Graeber zeigte, dass eine geringe Sauerstoffkonzentration Apoptose in minimal transformierten Fibroblasten bei Mäuseembryonen verursachte und dass diese Apoptose in hohem Maße von einem Wildtyp p53 Genotyp abhing. Er zeigte weiterhin unter Verwendung dieser als solide Tumore wachsenden Zellen in immungeschwächten Mäusen, dass die Apoptose mit hypoxischen

Regionen in aus p5-Wildtyp-Mäusen abgeleiteten Tumoren einherging. In aus p53−/− Zellen abgeleiteten Tumoren trat eine weitaus geringere Apoptoserate auf, und diese ging nicht mit einer Tumorhypoxie einher. Diese Erkenntnisse beweisen, dass Hypoxie durch die Auswahl mutierter p53-Tumore für einen bösartigeren Phänotyp prädisponieren kann.

Klinische Daten unterstützen diese Schlussfolgerung. Studien zu Weichteilsarkomen und Gebärmutterhalskarzinomen haben gezeigt, dass hypoxische Tumore mit größerer Wahrscheinlichkeit Metastasen bilden.

Andere Forscher vermuten jedoch, dass die Tumorhypoxie auch auf andere Weise entstehen kann: durch die vorübergehende Verengung oder Aussetzung der Tumorblutzufuhr – das sogenannte akute Hypoxiemodell. Der endgültige Nachweis für diese Art der akuten Hypoxie durch schwankende Blutzufuhr stammt aus eleganten Studien mit transplantierten Tumoren an Mäusen unter Verwendung diffusionsbegrenzter fluoreszierender Färbemittel. Da die schwankende Blutzufuhr auch bei menschlichen Tumoren nachgewiesen wurde, ist es wahrscheinlich, dass diese Art der Hypoxie auch bei menschlichen Tumoren vorkommt. Die Konsequenzen der akuten Hypoxie werden mit denen der diffusionslimitierten Hypoxie vergleichbar sein. Alle Zellen, die ein verschlossenes Blutgefäß umgeben, werden aufgrund des Sauerstoffmangels zum Zeitpunkt der Bestrahlung gegen Strahlungsschäden resistent und geringeren Mengen der Krebsmedikamente ausgesetzt sein als Zellen, die Blutgefäße mit normalem Blutdurchfluss umgeben. Dies würde erwartungsgemäß zu unterschiedlichen Reaktionen auf Antikrebs-Wirkstoffe führen, wie bereits bei experimentellen Tumoren beobachtet.

Der geringe Sauerstoffgehalt in Tumoren kann möglicherweise von einem Nachteil zu einem Vorteil in der Krebsbehandlung gewandelt werden. Eine solche Möglichkeit wurde vor 20 Jahren von Lin et al. vorgeschlagen [8], die dies damit begründeten, dass chemische Verbindungen, die auf einer Chinonstruktur von Mitomycin C basieren, in hypoxischen Tumoren aktiver sein könnten. Es war bekannt, dass Mitomycin C eine metabolische Reduzierung des Benzochinon-Rings benötigte, um den zytotoxischen, bifunktionalen alkylierenden

Wirkstoff zu produzieren. Lin argumentierte, dass ein geringeres Oxidationsreduktions-Potential (Redox) für Tumorgewebe im Vergleich zu den meisten normalen Geweben die reduktive Aktivierung dieser Chinon-Derivate in Tumoren erhöhen könnte. Auch wenn dies nicht der korrekte Mechanismus für eine erhöhte Zytotoxizität des Mitomycin C und bestimmter Analoga gegenüber hypoxischen Zellen war (viel geringere Hypoxiegrade werden benötigt, um das zelluläre Redox-Potential zu ändern), waren diese Studien wichtig, da sie auf das Potential der Hypoxie-aktivierten Wirkstoffe hindeuteten und zu dem Konzept der selektiven Vernichtung hypoxischer Zellen in soliden Tumoren führten.

6.3 Hypoxie und spezifische Wirkstoffe

Derzeit werden vier verschiedene Klassen hypoxiespezifischer Wirkstoffe für klinische Anwendungen genutzt oder für klinische Anwendungen entwickelt. Chinon-Antibiotika, Nitroaromate und die aliphatischen und heteroaromatischen N-Oxide. Alle Klassen zeichnen sich durch zwei Besonderheiten aus: Sie benötigen die Hypoxie zur Aktivierung, und diese Aktivierung ist mit der Anwesenheit von Reduktasen verbunden. Die wirksamsten Medikamente sind nachweislich in der Lage, die Antitumorwirkung von chemischen Verbindungen, die oxygenierte Zellen vernichten, zu erhöhen. Hierbei handelt es sich um Zytostatika wie Cisplatin und Cyclophosphamid.

Die drei bedeutendsten für derzeitige klinische Anwendungen interessanten Wirkstoffe in der Chinon-Klasse sind Mitomycin C, Porfiromycin und Apaziquon (E09). Alle haben eine ähnliche Struktur und benötigen für ihre Wirkung einen reduktiven Metabolismus. Jeder dieser Wirkstoffe wird durch den reduktiven Metabolismus in einen bifunktionalen alkylierenden Wirkstoff umgewandelt und erzielt seine wesentliche zytotoxische Aktivität durch die Bildung von DNA-Interstrand-Crosslinks.

Mitomycin C, das als Prototyp des bioreduktiven Medikaments gilt, wurde 1958 in der klinischen Anwendung eingeführt und hat seine Wirksamkeit im Einsatz gegen viele verschiedene Tumore in Kombination mit anderen selektiven Medikamenten mit geringerer Toxizität gegenüber hypoxischen Zellen bewiesen. Mitomycin C wurde auf der Grundlage seiner Wirkaktivität in zwei randomisierten Studien zu Tumoren im Kopf- und Halsbereich mit Strahlentherapie kombiniert. Die kombinierten Ergebnisse zeigten einen statistisch signifikanten krankheitsfreien Überlebensvorteil [5–8].

E09, das dritte Medikament in dieser Reihe, ist ein sehr viel effizienteres Substrat für die DT-Diaphorase als Mitomycin C oder Porfiromycin und weist eine hohe Toxizität gegenüber aeroben und hypoxischen Zellen mit einem hohen DT-Diaphorase-Spiegel auf. Zellen mit einem niedrigen DT-Diaphorase-Spiegel sind sehr viel weniger anfällig für die Vernichtung durch E09 unter aeroben Bedingungen. Dieser Wirkstoff weist jedoch eine hohe, bis zu 50-fache präferentielle Toxizität gegenüber hypoxischen Zellen auf. Die Pharmakokinetik dieses Wirkstoffs steht jedoch dessen klinischer Anwendbarkeit gegenüber und klinische Phase-I-Studien haben eine geringe Wirkung dieses Medikaments ergeben.

Nitroimidazole sind eine zweite Klasse der bioreduktiven Wirkstoffe, deren ersten beiden Wirkstoffe, Metronidazol und Misonidazol, umfassend als hypoxische Radiosensitizer getestet wurden. Weitere Medikamentenentwicklungen durch Adams und Stratford [9] führten zu einer chemischen Verbindung mit der Bezeichnung RSU1069, die sich als hocheffizienter zytotoxischer Wirkstoff mit In-vitro- und In-vivo-Aktivität erwies. RSU1069 weist eine hypoxische Zytotoxizitätsrate von einigen 10–100 für verschiedene Zelllinien in vitro auf, und das Medikament oder dessen Vorläufer RB6145 zeigte eine exzellente Aktivität bei Maustumormodellen in der Kombination mit Bestrahlung oder Hypoxie-induzierenden Wirkstoffen. Leider wurden die klinischen Tests für RB6145 aufgrund irreversibler Zytotoxizität gegenüber Netzhautzellen eingestellt.

Tirapazamin (TPZ) ist der erste und bisher einzige Vertreter der dritten Klasse Hypoxie-selektiver Zytotoxine [6]. Der Mechanismus für die präferentielle Toxizität von TPZ gegenüber hypoxischen Zellen ist das Ergebnis einer Enzymreduktion, die dem TPZ-Molekül ein Elektron hinzufügt und so ein hochreaktives Radikal bildet. Dieses Radikal ist in der Lage, Zellvernichtungen durch DNA-Schäden zu verursachen, die zu Chromosomen-Abweichungen führen. Darüber hinaus tritt der DNA-Schaden nur durch TPZ-Verstoffwechslung im Zellkern auf. TPZ erzeugt eine spezifische Potenzierung der Zellvernichtung durch Bestrahlung und Cisplatinum. Insbesondere die synergistische zytotoxische Wechselwirkung, die zu beobachten ist, wenn TPZ und Cisplatinum nacheinander verabreicht werden, hängt von der TPZ-Einwirkung unter hypoxischen Bedingungen ab. Bei der Verabreichung von TPZ unter aeroben Bedingungen findet keine Wechselwirkung statt. Darüber hinaus wurde nachgewiesen, dass die zytotoxische Wirkung von TPZ unter hypoxischen Bedingungen unabhängig vom p53-Genstatus der Tumorzellen ist. Diese Substanz hat eine 100-fach höhere Toxizität bei hypoxischen Zellen im Vergleich zu aeroben Zellen.

Teicher et al. [10] klassifizierten chemotherapeutische Wirkstoffe auf der Grundlage experimenteller Studien, welche das Ansprechen von Tumorzellen unter aeroben und hypoxischen Bedingungen analysierten, in drei Gruppen: (1) vorzugsweise toxisch unter aeroben Bedingungen (Bleomycin, Procarbazin, Streptonigrin, Actinomycin D, Vincristin und Melphalan), (2) vorzugsweise toxisch unter hypoxischen Bedingungen (Mitomycin C und Adriamycin) und (3) keine vorzugsweise Toxizität bei Sauerstoffanreicherung (Cisplatinum, 5-Fluorouracil und Methotrexat).

6.4   Hypoxie und Gentherapie

Tumorhypoxie sucht zudem Genmutationen in Tumorzellen – insbesondere Mutationen in an dem Apoptoseprozess beteiligten Genen. Es konnte nachgewiesen werden, dass eine wiederholte Einwirkung eines geringen Sauerstoffpartialdrucks für p53-Mutationen Tumorzellen gegen eine Hypoxie-induzierte Apoptose resistent machte. Darüber hinaus ist ausreichend dokumentiert, dass ein geringer Sauerstoffpartialdruck Tumore gegen Strahlentherapien resistent macht und damit zur Aggressivität des Tumors beiträgt.

Die neueste Richtung zur Nutzung der Tumorphysiologie ist das Feld der Gentherapie. Bei diesem neuen Ansatz in der Krebstherapie wird Genmaterial in Zellen übertragen, um Krebszellen selektiv zu vernichten und normale Zellen zu verschonen. In aktuellen Studien wurde die Möglichkeit der Nutzung eines Hypoxie signalisierenden Pfads zur selektiven Aktivierung der Genexpression untersucht [11, 12]. Hypoxie induziert die Expression einer Reihe von Genen hauptsächlich über die Stabilisierung der Mitglieder der bHLH/PAS-Familie der Transkriptionsfaktoren, die sich an eine übereinstimmende DNA-Sequenz, das Hypoxiereaktionselement (hypoxia response element HRE), binden. Physiologisch regulierte Expressions-Vektorsysteme, die HRE-Sequenzen enthalten, werden derzeit entwickelt, um die therapeutische Genexpression von durch einen geringen Sauerstoffpartialdruck charakterisierten Tumorzellen anzustreben [11]. Aus medizinischer Sicht scheint eine Kombination aus Hyperthermie und Hypoxie die Wirkung der intraarteriellen Chemotherapie zu verstärken [12]. Gleichzeitig zeigt die Behandlung von Körperregionen wie dem Becken oder den Gliedmaßen mit einer lokal hohen Dosis bioreduktiver Wirkstoffe wie Mitomycin C unter hypoxischen Bedingungen Wirkung auf refraktäre Tumore [13–16].

Im Zuge der Genforschung erkannten wir, dass andere Möglichkeiten bestehen, durch die Hypoxie zur Medikationsresistenz beitragen könnte, wie etwa durch die Verstärkung der Gene (wie zum Beispiel Dihydrofolat-Reduktase, die verschiedene glukose-regulierte Proteine produziert), welche anscheinend für die Resistenz gegen Doxorubicin, Etoposid und Camptothecin verantwortlich sind.

Die Mikroumgebung solider Tumore weist verschiedene Eigenschaften auf, die diese von dem dazugehörigen normalen Gewebe unterscheiden. Diese verschiedenen Aspekte gelten als verantwortlich für die Wechselbeziehung zwischen den schlecht ausgebildeten Tumorblutgefäßen und den physiologischen Eigenschaften der Zellen in dem Tumor. Die Wechselwirkung zwischen den Krebszellen und den Blutgefäßen führt zu drei wohlbekannten Kennzeichen der Mikroumgebung solider Tumore: ein geringer Sauerstoffpartialdruck, ein geringer extrazellulärer pH-Wert und ein hoher interstitieller Flüssigkeitsdruck. Um diese Herausforderung zu überwinden, erzielte die neue Therapie für Tumore und insbesondere das Nierenzellkarzinom (RCC) mit der Zulassung von Sorafenib und Sunitinib 2005 und 2006 erhebliche Fortschritte. Diese beiden mehrfach zielgerichteten Tyrosinkinase-Hemmer sind die ersten in einer wachsenden Liste der Molekulartherapie bei RCC. Diesen Wirkstoffen ist die Fähigkeit gemein, die Hypoxie-induzierbare Faktor-(HIF)-VEGF-VEGF-Rezeptorachse zu modulieren, die eine wesentliche Rolle in der Entwicklung zahlreicher solider Tumore spielt [15]. Verschiedene Aspekte der Tumorphysiologie scheinen direkt auf die sauerstoffarme Umgebung in dem Tumor durch die Aktivität des HIF-1-Transkriptionsfaktors zu reagieren. HIF-1 gilt daher als für adaptive Veränderungen der hypoxischen Regionen innerhalb des Tumors verantwortlich. Zu den vielen durch HIF-1 transaktivierbaren Genen zählen VEGF, glykolytische Enzyme, Ionenkanäle, Protease-Regulatoren und mitochondriale Regulatoren. Die Möglichkeit der HIF-1-Blockade stellt daher eine interessante Strategie für die Veränderung der Tumorphysiologie dar. HIF-1 ist Teil der für die physiologischen Bedingungen innerhalb des Tumors verantwortlichen Schleife. Die Tumorblutgefäße führen zu Hypoxie und diese wiederum zu einer veränderten HIF-1-Genexpression. Verschiedene Beispiele für spezifische HIF-1-Zielgene passen gut in dieses Modell zur Erklärung der in der Tumor-Mikroumgebung beobachteten Veränderungen.

6.5 Hyperthermie und Chemotherapie

Präklinische Thermo-Chemotherapie-Studien haben wertvolle Informationen über den Ablauf der zytotoxischen Wechselwirkung zwischen verschiedenen Wirkstoffen und über die für den Potenzierungseffekt verantwortlichen Molekularmechanismen ergeben. Mehrere Studien haben gezeigt, dass die zytotoxische Aktivität verschiedener chemotherapeutischer Wirkstoffe durch eine milde bis moderate Hyperthermie verbessert wird (40,5–43°C) [17]. Im Rahmen dieser Studien wurde auch die Wirkung der zeitlichen Steuerung der zytotoxischen Wechselwirkung zwischen der Hyperthermie und den Wirkstoffen in experimentellen In-vitro-Systemen untersucht. Es liegen Daten zu Doxorubicin, den Platinverbindungen Cisplatin und Carboplatin, dem bifunktionalen alkylierenden Wirkstoff Melphalan und dem Antimetaboliten Methotrexat vor, die darauf hinweisen, dass die maximale Zytotoxizität in den Fällen eintritt, wenn der Wirkstoff gleichzeitig mit der Hyperthermie verabreicht wird [17–24].

Die für die Wirkung der Hyperthermie auf die Zellabtötung durch Krebsmedikamente verantwortlichen Mechanismen sind noch nicht vollständig bekannt. So werden zum Beispiel Melphalan, das häufig in experimentellen und klinischen Thermo-Chemotherapie-Studien eingesetzt wird, verschiedene mutmaßliche Potenzierungsmechanismen zugeschrieben, einschließlich einer Erhöhung des Melphalanzuflusses, die zu einer höheren intrazellulären Wirkstoffansammlung führt [20].

Die Veränderung der quaternären DNA-Struktur fördert die Alkylierung. Die Interferenz mit dem Stoffwechsel des Wirkstoff-DNA-Addukts und die Hemmung der Reparatur [21] regen die Stabilisierung der wirkstoffinduzierten G2-Phase-Zell-Akkumulation [21] durch die Hemmung der p32^{ctlc2} Kinase-Aktivität an [22, 23]. Für Cisplatin wurde nachgewiesen, dass die zytotoxische Aktivität dieser chemischen Verbindung sowie der Platinderivate Lobaplatin und Oxaliplatin unter hyperthermischen Bedingungen infolge der verstärkten Bildung von DNA-Platin-Addukten erhöht ist [24].

Präklinische Studien haben darüber hinaus wesentlich zur Annahme potentieller zellulärer Responsedeterminanten bei individuellen und kombinierten Behandlungen geführt. Die Relevanz der Zellkinetik und der DNA-Ploidie-Eigenschaften als Indikatoren für die Thermosensitivität wurden in Primärkulturen menschlicher Melanome ermittelt [25]. Die Ergebnisse dieser Studie zeigten, dass der durchschnittliche 3-H-Thymidin-Labeling-Index anfälliger Tumore viermal höher als bei resistenten Tumoren war. Darüber hinaus wurde die Thermosensitivität häufiger bei Tumoren mit diploidem Zellkern-DNA-Gehalt als bei Tumoren mit DNA-Aneuploidie festgestellt.

Da die Wärme- und Wirkstoffempfindlichkeit von Tumorzellen mit der Fähigkeit zur Entwicklung einer Stressantwort abhängt, wurde der Zusammenhang zwischen konstitutiven (und induzierbaren) Mengen an Hitzeschockproteinen (HSP) und der Thermosensitivität in Hoden- und Blasenkrebszelllinien untersucht [26]. Es wurde keine Korrelation zwischen den konstitutiven Mengen von HSP90 oder HSP72/73 und der zellulären Ansprechbarkeit auf Wärme festgestellt. Die Ergebnisse lassen jedoch vermuten, dass eine geringe HSP27-Expression die Hitzeempfindlichkeit fördern könnte.

6.6 Hyperthermie und spezielle Wirkstoffe

Der bei erhöhten Temperaturen aktivste bzw. die aktivsten Wirkstoffe müssen noch ermittelt werden. Einige Studien deuten darauf hin, dass sich das bei erhöhten Temperaturen zu bevorzugende Medikament von dem bei Körpertemperatur anzuwendenden Medikament unterscheiden könnte und alkylierende Wirkstoffe bei erhöhten Temperaturen am wirksamsten sein könnten. Um diese Möglichkeiten weiter zu erforschen, wurde von Takemoto et al. [27] die Wirkung chemotherapeutischer Wirkstoffe verglichen. Sie untersuchten die Wirkstoffe Cyclophosphamid, Ifosfamid, Melphalan, Cisplatin, 5-Fluorouracil, Mitomycin C und Bleomycin. Drei Tumorarten (Mammakarzinom, Osteosarkom und Plattenepithelkarzinom) wurden verwendet. Diese wurden in die Füße von C3H/He-Mäusen transplantiert. Als die Tumore eine Größe von 65 mm erreicht hatten, wurde der Testwirkstoff intraperitoneal injiziert. Die Tumore wurden unmittelbar danach für 30 Minuten auf 41,5°C erwärmt, und die Tumorwachstumszeit (TG) wurde für jede Tumorart untersucht. Auf der Grundlage der TG-Zeiten wurde die TG-50-Zeit (die für eine Hälfte der insgesamt behandelten Tumore benötigte Zeit, um von einer Größe von 65 mm auf 800 mm zu wachsen) berechnet. Anschließend wurden die Tumorwachstumsverzögerungszeiten (GDT) und der thermische Verstärkungsfaktor (thermal enhancement ratio, TER) ermittelt. Die GDT entsprach der Differenz zwischen der TG-50 der behandelten Tumore und der unbehandelten Kontrolltumore. Der TER-Wert entsprach dem Verhältnis der GDT einer mit einem Wirkstoff bei 41,5°C behandelten Gruppe zu der bei Raumtemperatur mit dem Wirkstoff behandelten Gruppe. Die Ergebnisse zeigten, dass die drei wirksamsten bei 41,5°C getesteten Wirkstoffe ausschließlich alkylierende Wirkstoffe waren: Cyclophosphamid, Ifosfamid und Melphalan für jede Tumorart. Eine GDT von Cisplatin war geringer als die GDT der Alkylanzien. Der kleinste TER-Wert (1,1) wurde bei 5-Fluorouracil beobachtet, mit dem das Mammakarzinom behandelt wurde, sowie bei dem für das Plattenepithelkarzinom verwendeten Mitomycin C. Hieraus konnte die Schlussfolgerung gezogen werden, dass Alkylanzien bei erhöhten Temperaturen für viele Tumorarten der Wirkstoff der Wahl sein könnten.

6.7 Alkylierende Wirkstoffe und Oxaliplatin

Urano und Ling [28] untersuchten die Wirkung verschiedener Substanzen auf Tier-Tumore mit unterschiedlicher Histopathologie bei erhöhten Temperaturen. Ihre Studien deuteten darauf hin, dass alkylierende Wirkstoffe gegen alle Tumore bei moderat erhöhten Temperaturen am wirksamsten waren. Cisplatin war ebenfalls wirksam gegen alle Tumore. Die Wirksamkeit dieses Zytostatikums war bei 41,5°C jedoch geringer als die der Alkylanzien. Um diese Ergebnisse quantitativ zu analysieren, wurde der Umfang der Wärmeverstärkung von Melphalan, einem alkylierenden Wirkstoff, und Oxaliplatin, einer neuen Platinverbindung, von diesen Autoren bei 37–44,5°C durch den Koloniebildungstest untersucht. Die Dosis jedes Wirkstoffs wurde konstant gehalten und die Zellüberlebenszeit als Funktion der Behandlungszeit berechnet. Die Zellüberlebenskurve war exponentiell mit der Behandlungszeit bei allen Versuchstemperaturen verbunden, und der $T(0)$-Wert (die Zeit bis zur Reduzierung der Überlebenszeit von 1 auf 0,37) nahm mit zunehmender Temperatur ab. Diese Ergebnisse deuteten darauf hin, dass die zytotoxische Wirkung dieser Substanzen mit einer konstanten Rate bei 37°C auftrat und die Rate mit zunehmender Temperatur begünstigt wurde. Dies lässt vermuten, dass Wärme die zytotoxische chemische Reaktion beschleunigen kann, was zu einer wesentlichen Wärmeverstärkung führt. Der thermische Verstärkungsfaktor (TER), das Verhältnis von $T(0)$ bei 37°C zu $T(0)$ bei erhöhter Temperatur) stieg mit zunehmender Temperatur. Die Aktivierungsenergie für Melphalan bei moderat erhöhten Temperaturen war unter den im Labor getesteten Wirkstoffen am höchsten. Für Oxaliplatin war die Aktivierungsenergie ungefähr halb so groß wie für Melphalan. Dies deutet darauf hin, dass die Wärmeverstärkung für die Zytotoxizität von Melphalan oder Alkylanzien am größten sein könnte.

6.8 Taxane

Aktuelle Studien deuten darauf hin, dass Docetaxel bei erhöhten Temperaturen ein verbessertes Ansprechen aufweist. Mohamed et al. [29] untersuchten die Faktoren, welche die Wärmeverbesserung von Docetaxel verändern können, um dessen klinische Anwendung in Verbindung mit Hyperthermie zu verbessern. Der untersuchte Tumor war ein Isotransplantat der frühen Generation eines spontanen C3Hf/Sed-Maus-Fibrosarkoms, Fsa-II. Docetaxel wurde als einzelne intraperitoneale Injektion verabreicht. Die Erwärmung erfolgte, indem der tumortragende Fuß in ein Wasserbad mit konstanter Temperatur eingetaucht wurde. Vier Faktoren wurden untersucht: die Dauer der Hyperthermie, die Sequenzierung der Hyperthermie mit Docetaxel, die Intensität der Hyperthermie und die Tumorgröße. Um die Dauer der Hyperthermie zu untersuchen, wurden die Tumore bei 41,5°C für 30 oder 90 Minuten unmittelbar nach der intraperitonealen Verabreichung von Docetaxel behandelt. Für die Sequenzierung der Hyperthermie mit Docetaxel erhielten die Tiere eine Hyperthermie-Tumorbehandlung für 30 Minuten bei 41,5°C unmittelbar nach Verabreichung des Medikaments sowie eine Hyperthermie-Behandlung jeweils unmittelbar und 3 Stunden nach der Gabe von Docetaxel und eine Hyperthermie-Behandlung nur 3 Stunden nach der Verabreichung von Docetaxel. Die Intensität der Hyperthermie wurde durch Anwendung der Wärmebehandlung der Tumore für 30 Minuten bei 41,5°C oder 43,5°C unmittelbar nach der Verabreichung von Docetaxel untersucht. Die Wirkung auf die Tumorgröße wurde durch die Verzögerung der Experimente bis zur Erreichung des dreifachen Tumorvolumens (113 mm3) untersucht. Die Tumo-

6

re wurden unmittelbar nach der Gabe des Wirkstoffs für 30 Minuten bei 41,5°C behandelt. Das Tumoransprechen wurde auf der Grundlage der durchschnittlichen Tumorwachstumszeit untersucht. Die Hyperthermie hatte ohne Verabreichung von Docetaxel eine geringe, aber signifikante Wirkung auf die Tumorwachstumszeit bei 43,5°C, jedoch nicht bei 41,5°C. Die Hyperthermie-Behandlung bei 41,5°C für 90 Minuten unmittelbar nach der Gabe von Docetaxel erhöhte die durchschnittliche Tumorwachstumszeit signifikant (P = 0,0435) im Vergleich zu bei Raumtemperatur mit Docetaxel behandelten Tumoren. Die Behandlung über 30 Minuten hatte keine Wirkung. Die Anwendung der Hyperthermie unmittelbar und 3 Stunden nach der Verabreichung von Docetaxel verzögerte das Tumorwachstum. Die Behandlung nur nach 3 Stunden hatte keine Wirkung. Es wurde kein wesentlicher Unterschied der durchschnittlichen Tumorwachstumszeit bei der Behandlung mit Docetaxel und 90 Minuten Hyperthermie bei 41,5°C oder 43,5°C festgestellt. Bei größeren Tumoren erzielte eine alleinige Behandlung durch Hyperthermie eine erhebliche Verzögerung der Tumorwachstumszeit. Docetaxel bei 41,5°C für 30 Minuten erhöhte die durchschnittliche Tumorwachstumszeit im Vergleich zu großen bei Raumtemperatur mit Docetaxel behandelten Tumoren nicht wesentlich. Docetaxel erzielt eine moderate Erhöhung der Antitumor-Aktivität in Kombination mit Hyperthermie. Bei 41,5°C ist die Wärmeverstärkung von Docetaxel zeitabhängig, wenn Hyperthermie unmittelbar nach der Gabe des Medikaments angewandt wird. Bei großen Tumoren erzielte Docetaxel allein oder in Kombination mit Hyperthermie die größte Verzögerung der Tumorwachstumszeit in den Versuchen.

6.9   Hyperthermie und Gentherapie

Li et al. berichteten über die Aktivität von adenovirus-vermittelten, wärmeaktivierten Antisense-Ku70-Expressions-Radiosensitizer-Tumorzellen in vitro und in vivo [30]. Ku70 ist eine Komponente eines Proteinkomplexes – Ku70 und Ku80 –, der als Heterodimer zur Bindung von DNA-Doppelstrangbrüchen fungiert und die DNA-abhängige Protein-kinase aktiviert. Die vorherige Studie dieser Gruppe mit Ku70−/− und Ku80−/− Mäusen und Zelllinien hat gezeigt, dass ein Ku70- und Ku80-Mangel die Fähigkeit der Zellen, DNA-Doppelstrangbrüche zu reparieren, beeinträchtigt, die Strahlenempfindlichkeit der Zellen erhöht und die strahlungsinduzierte Apoptose verstärkt. In dieser Studie untersuchte Li die Durchführbarkeit einer adenovirus-vermittelten, wärmeaktivierten Expression von Antisense Ku70 RNA als Gentherapie-Paradigma zur Sensibilisierung von Zellen und Tumoren für ionisierende Strahlung. Die Gruppe führte zunächst Versuche zur Prüfung der Wärmeinduzierbarkeit des Hitzeschockproteins (HSP) 70-Promoters und der Effektivität einer adenovirus-vermittelten Genübertragung bei Nagetierzellen und menschlichen Zellen durch. Replikationsdefiziente Adenovirus-Vektoren wurden verwendet, um eine rekombinante DNA-Struktur mit dem verbesserten grün fluoreszierenden Protein (EGFP) unter der Kontrolle eines induzierbaren hsp70-Promoters in exponentiell wachsende Zellen einzuführen. 24 Stunden nach der Infektionszeit wurden die Zellen der Wärmebehandlung ausgesetzt, und die wärmeinduzierte EGFP-Expression wurde zu verschiedenen Zeiten durch Durchflusszytometrie ermittelt. Die von Li ermittelten Daten zeigen deutlich, dass Hitzeschocks bei 42°C, 43°C oder 44°C gleichermaßen effektiv im Hinblick auf die Aktivierung der durch hsp70-Promoter induzierten EGFP-Expression (> 300-fach) in verschiedenen Tumorzellen sind. Darüber hinaus haben die Autoren Adenovirus-Vektoren generiert, die Antisense Ku70 unter der Kontrolle eines induzierbaren hsp70-Promoters enthalten. Exponentiell wachsende Zellen wurden mit dem Adenovirus-Vektor infiziert und 24 Stunden später Hitzeschocks ausgesetzt. Die Strahlenempfindlichkeit wurde 12 Stunden nach dem Hitzeschock ermittelt. Unsere Daten zeigen, dass der Hitzeschock Antisense Ku70 RNA induziert, den endogenen Ku70-Spiegel reduziert und die Radiosensitivität der Zellen signifikant erhöht. Des Weiteren führte der Autor Studien durch, um zu testen, ob der Ku70-Proteinspiegel in einem soliden Maustumor (FSa-II) herunterreguliert werden kann und ob dies zu einer erhöhten Strahlungsempfindlichkeit in vivo führt, wie durch die In-vivo-/in-vitro-Koloniebildung und die Tumorwachstumsverzögerung vermutet. Die Daten zeigen, dass die Hitzeschock-induzierte Expression der Antisense Ku70 RNA die Ku70-Proteinexpression in FSa-II-Tumoren dämpft und die Sensitivität von FSa-II-Tumoren gegenüber ionisierender Strahlung deutlich erhöht. Insgesamt lassen diese interessanten Ergebnisse vermuten, dass eine Adenovirus-vermittelte, wärmeaktivierte Antisense-Ku70-Expression einen neuen Ansatz für die Strahlensensibilisierung menschlicher Tumore in Kombination mit Hyperthermie bieten kann.

Guan et al. [31] untersuchten die Sicherheit und Wirksamkeit der Injektion des rekombinanten Adenovirus-codierenden menschlichen p53-Tumorsuppressorgens (rAd-p53) bei Patienten mit fortgeschrittenem nicht kleinzelligen Lungenkrebs (NSCLC) in Kombination mit einer Behandlung durch Bronchialarterieninfusion (BAI). Insgesamt 58 Patienten mit fortgeschrittenem NSCLC wurden in eine nicht randomisierte doppelarmige klinische Studie aufgenommen. Hiervon erhielten 19 Patienten eine Kombinationsbehandlung aus BAI und rAd-p53 (die Kombinationsgruppe), während die verbleibenden 39 Patienten nur mit BAI behandelt wurden (die Kontrollgruppe). Die Patienten wurden über einen Zeitraum von zwölf Monaten nachuntersucht, und die Sicherheit und das lokale Ansprechen wurden durch die allgemeinen Toxizitätskriterien des National Cancer Institute bzw. die Evalierungskriterien des Therapieansprechens bei soliden Tumoren (RECIST) bewertet. Die Zeit bis zum Fortschreiten (TTP) und die Überlebensraten wurden ebenfalls auf der Grundlage der Kaplan-Meier-Methode analysiert. In der Kombinationsgruppe erhielten 19 Patienten insgesamt 49 Injektionen rAd-p53 bzw. 46-mal BAI. Die 39 Patienten in der Kontrollgruppe erhielten insgesamt 113-mal BAI. Bei der Kombinationsbehandlung stellten sich weniger schädliche Nebenwirkungen wie etwa Anorexie, Übelkeit, Schmerzen und Leukopenie ($P <$ 0,05), aber häufiger Gelenkschmerzen, Fieber, grippeähnliche Symptome und Muskelschmerzen ($P <$ 0,05) als in der Kontrollgruppe ein. Die Gesamtansprechrate ORR (komplette Remission [CR] + partielle Remission [PR]) betrug 47,3% für die Kombinationsgruppe bzw. 38,4% für die Kontrollgruppe ($P > 0,05$). Die Patienten in der Kombinationsgruppe wiesen eine längere TTP als die Patienten der Kontrollgruppe auf (ein Mittelwert von 7,75 im Vergleich zu 5,5 Monaten, $P = 0,018$). Die Kombinationsbehandlung führte jedoch mit Überlebensraten von 3, 6 und 12 Monaten in der Kombinationsgruppe oder 94,74%, 89,47% bzw. 52,63% im Vergleich zur Kontrollgruppe mit 92,31%, 69,23% bzw. 38,83% ($P = 0,224$) zu keiner Verbesserung der Überlebensrate. Die Endergebnisse dieser Arbeit von Guan YS et al. zeigen, dass die Kombination von rAd-p53 und BAI von Patienten mit NSCLC gut vertragen wurde, eventuell die Lebensqualität verbessert und das Fortschreiten der Krankheit verzögert hat.

6.10 Schlussfolgerung

Die vor 50 Jahren aufgestellte These, dass hypoxische Zellen gegen Strahlung resistent sind, führte zu der Auffassung, dass Tumore aufgrund ihrer schlechten Sauerstoffzufuhr und der damit verbundenen Hypoxie gegen Bestrahlung und Chemotherapie resistent wären. Heute gilt die Tumorhypoxie als Widerstandsmechanismus gegen viele Zytostatika sowie als wegbereitender Faktor für eine erhöhte Bösartigkeit und die Bildung von Metastasen.

Die Tumorhypoxie ist jedoch auch ein einzigartiges Ziel für die Hyperthermie und bioreduktive Krebstherapie, das für therapeutische Zwecke genutzt werden könnte. Eine hypoxische Zelle hat keinen stabilen pH-Wert. Dieser Umstand erhöht die Durchlässigkeit der Zellmembran, sodass Zytostatika die Membran leicht durchdringen und die globale Konzentration des Wirkstoffs innerhalb und außerhalb der Zelle verbessern können. Hyperthermie scheint die beste Methode zu sein, um dieses Phänomen zu verstärken.

Literatur

1. Gray LH, Conger AD, Ebert M, et al. Concentration of oxygen dissolved in tissue at the time of irradiation as a factor in radiotherapy. Br J Radiol. 1953;26:638–48.
2. Thomlinson RH, Gray LH. The histological structure of some human lung cancers and the possible implications for radiotherapy. Br J Cancer. 1955;9:539–49.
3. Moulder JE, Rockwell S. Tumor hypoxia: its impact on cancer therapy. Cancer Metastasis Rev. 1987;5:313–41.
4. Brown JM. The hypoxic cell: a target for selective cancer therapy. Cancer Res. 1999; 59:5863–70.

5. Rauth AM, Melo T, Misra V. Bioreductive therapies: an overview of drugs and their mechanism of action. Int J Radiat Oncol Biol Phys. 1998;42:755–62.

6. Wouters BG, Wang LH, Brown JM. Tirapazamine: a new drug producing tumor specific enhancement of platinum-based chemotherapy in non small cell lung cancer. Ann Oncol. 1999;10 Suppl 5:S29–33.

7. Graeber TG, Osmanian C, Jacks T. Hypoxia-mediated selection of cells with diminished apoptotic potential in solid tumours. Nature. 1996;379:88–91.

8. Lin A, Cosby L, Shansky C, et al. Potential bioreductive alkylating agents. 1. Benzoquinone derivatives. J Med Chem. 1972;15:1247–52.

9. Adams GE, Stratford IJ. Bioreductive drugs for cancer therapy: the search for tumour specificity. Int J Radiat Oncol Biol Phys. 1994;29:231–8.

10. Teicher BA, Holden SA, Al-Achi A, et al. Classification of antineoplastic treatments by their differential toxicity toward putative oxygenated and hypoxic tumor subpopulation in vivo in the Fsa1IC murine fibrosarcoma. Cancer Res. 1990;50:3339–44.

11. Binley L, Iqball S, Kingsman S, et al. An adenoviral vector regulated by hypoxia for the treatment of ischaemic disease and cancer. Gene Ther. 1999;6:1721–7.

12. Zaffaroni N, Fiorentini G, De Giorgi U. Hyperthermia and hypoxia: new developments in anticancer chemotherapy. Eur J Surg Oncol. 2001;27:340–2.

13. Guadagni S, Fiorentini G, Palumbo G, et al. Hypoxic pelvic perfusion with mitomycin C using a simplified balloon-occlusion technique in the treatment of patients with unresectable locally recurrent rectal cancer. Arch Surg. 2001;136(1):105–12.

14. Guadagni S, Russo F, Rossi CR, et al. Deliberate hypoxic pelvic and limb chemoperfusion in the treatment of recurrent melanoma. Am J Surg. 2002;183:28–36.

15. Semenza GI. Targeting HIF-1 for cancer therapy. Nat Rev Cancer. 2003;3:721–32.

16. Brown JM, Giacca AJ. The unique physiology of solid tumors: opportunities (and problems) for cancer therapy. Cancer Res. 1998;58:1408–16.

17. Urano M, Kuroda M, Nishimura Y. For the clinical application of thermochemotherapy given at mild temperatures. Int J Hyperthermia. 1999;15:79–107.

18. Zaffaroni N, Villa R, Daidone MG, Vaglini M, Santinami M, Silvestrini R. Antitumor activity of hyperthermia alone or in combination with cisplatin and melphalan in primary cultures of human malignant melanoma. Int J Cell Cloning. 1989;7:385–94.

19. Kusumoto T, Holden SA, Ara G, Teicher BA. Hyperthermia and platinum complexes: time between treatments and synergy in vitro and in vivo. Int J Hyperthermia. 1995; 11:575–86.

20. Bates DA, Mackillop WJ. Effect of hyperthermia on the uptake and cytotoxicity of melphalan in Chinese hamster ovary cells. Int J Radiat Oncol Biol Phys. 1998;16:187–91.

21. Zaffaroni N, Villa R, Orlandi L, Vaglini M, Silvestrini R. Effect of hyperthermia on the formation and removal of DNA interstrand cross-links induced by melphalan in primary cultures of human malignant melanoma. Int J Hyperthermia. 1992;8:341–9.

22. Orlandi L, Zaffaroni N, Bearzatto A, Costa A, Supino R, Vaglini M, et al. Effect of melphalan and hyperthermia on cell cycle progression and cyclin B_1 expression in human melanoma cells. Cell Prolif. 1995;28:617–30.

23. Orlandi L, Zaffaroni N, Bearzatto A, Silvestrini R. Effect of melphalan and hyperthermia on p34cdc2 kinase activity in human melanoma cells. Br J Cancer. 1996;74:1924–8.

24. Rietbroek RC, van de Vaart PJ, Haveman J, Blommaert FA, Geerdink A, Bakker PJ, et al. Hyperthermia enhances the cytotoxic activity and platinum-DNA adduct formation of lobaplatin and oxaliplatin in cultured SW 1573 cells. J Cancer Res Clin Oncol. 1997;123:6–12.

25. Orlandi L, Costa A, Zaffaroni N, Villa R, Vaglini M, Silvestrini R. Relevance of cell kinetic and ploidy characteristics for the thermal response of malignant melanoma primary cultures. Int J Oncol. 1993;2:523–6.

26. Richards EH, Hickman JA, Masters JR. Heat shock protein expression in testis and bladder cancer cell lines exhibiting differential sensitivity to heat. Br J Cancer. 1995; 72:620–6.

27. Takemoto M, Kuroda M, Urano M, Nishimura Y, Kawasaki S, Kato H, et al. Effect of various chemotherapeutic agents given with mild hyperthermia on different types of tumours. Int J Hyperthermia. 2003;19(2):193–203.

28. Urano M, Ling CC. Thermal enhancement of melphalan and oxaliplatin cytotoxicity in vitro. Int J Hyperthermia. 2002;18(4):307–15.

29. Mohamed F, Stuart OA, Glehen O, Urano M, Sugarbaker PH. Docetaxel and hyperthermia: factors that modify thermal enhancement. J Surg Oncol. 2004;88(1):14–20.

30. Li GC, He F, Shao X, Urano M, Shen L, Kim D, et al. Adenovirus-mediated heat-activated antisense Ku70 expression radiosensitizes tumor cells in vitro and in vivo. Cancer Res. 2003;63(12):3268–74.

31. Guan YS, Liu Y, Zou Q, He Q, La Z, Yang L, et al. Adenovirus-mediated wild-type p53 gene transfer in combination with bronchial arterial infusion for treatment of advanced non-small-cell lung cancer, one year follow-up. J Zhejiang Univ Sci B. 2009;10(5):331–40.

Interventionell radiologische Verfahren zur Portkatheter-Implantation

Yasuaki Arai

7.1 Infusionschemotherapie über die Leberarterie

7.1.1 Einleitung

Die Infusionschemotherapie über die Leberarterie ist heute eine der am häufigsten angewandten Methoden im Bereich der regionalen Chemotherapie. Insbesondere bei der Behandlung von Lebermetastasen von kolorektalen Karzinomen war diese Methode bis zur Etablierung der neuesten Standardtherapie – die systemische Chemotherapie in Kombination mit Irinotecan oder Oxaliplatin – als wirksamste Behandlungsmethode anerkannt. Die meisten randomisierten Studien zum Vergleich der Infusionschemotherapie über die Leberarterie mit der systemischen Chemotherapie konnten jedoch keinen Vorteil in Bezug auf eine Verlängerung des Überlebens belegen [1–12], wobei sich im Bereich der systemischen Chemotherapie die wirksamen systemischen Chemotherapieschemata wie FOLFOX und FOLFIRI als Standard etabliert haben. Infolgedessen spielt die Infusionschemotherapie über die Leberarterie zum jetzigen Zeitpunkt nur noch eine geringe Rolle und wird lediglich unter sehr restriktiven Bedingungen eingesetzt. Das Hauptproblem in Verbindung mit der Infusionschemotherapie über die Leberarterie ist die für diese Behandlung notwendige Implantation eines Portkatheter-Systems. Vor der Entwicklung interventionell-radiologischer Verfahren wurden Portkatheter-Systeme im Rahmen eines chirurgischen Eingriffs mittels Laparotomie implantiert. Diese Methode war mit zahlreichen Komplikationen verbunden, einschließlich einer Reduzierung des Performance-Status der Patienten. Folglich erkannte man, dass sich chirurgische Verfahren für die Implantation von Portkathetern möglicherweise negativ auf die Ergebnisse randomisierter Studien auswirken könnten. Inzwischen ist das minimalinvasive Verfahren für die Portkatheter-Implantation mithilfe der interventionellen Radiologie gängige Praxis [13–15]. Wenn man also dieses Verfahren bei den randomisierten Studien verwendet hätte, wären die Ergebnisse möglicherweise anders ausgefallen.

Die systemische Chemotherapie ist zum Beispiel auf dem Gebiet der Kolorektalkarzinome seit langem etabliert, sodass die früheren Verfahren der Infusionschemotherapie über die Leberarterie nicht mehr als Standardtherapie angewendet werden müssen. Dennoch kann mithilfe der systemischen Chemotherapie als gängiger Standard ein Großteil der Krebspatienten nicht geheilt werden. Daher können nun zahlreiche Einsatzmöglichkeiten der Infusionschemotherapie über die Leberarterie mit ihrer höheren Wirkung untersucht werden. Insbesondere durch die Verwendung minimalinvasiver interventioneller Verfahren könnten durch eine Kombination aus Infusionschemotherapie über die Leberarterie und systemischer Chemotherapie bessere klinische Ergebnisse als bei der alleinigen systemischen Chemotherapie erreicht werden [16, 17]. Auch bei der Behandlung des weltweit immer häufiger auftretenden hepatozellulären Karzinoms könnte dieses Verfahren als alternative Therapieoption zur Chemoembolisation Anwendung finden [18].

7.1.2 Konzept

Durch die arterielle Infusionschemotherapie wird eine deutlich höhere Antitumorwirkung bei einer reduzierten systemischen Toxizität erzielt. Sie ermöglicht eine Verteilung der zugeführten Chemotherapeutika ausschließlich in die gesamte Leber, wobei extrahepatische Organe nicht infundiert werden. Die Portkatheter-Implantation mithilfe interventionell-radiologischer Verfahren soll die Realisierung von drei verschiedenen Prozessen ermöglichen: [1] die arterielle Umverteilung [2], einen einfachen Zugang durch die perkutane Katheterplatzierung sowie [3] die Evaluation und Kontrolle der Wirkstoffverteilung. Erst wenn alle drei Prozesse abgeschlossen sind, kann eine »optimale Wirkstoffverteilung« erreicht werden.

7.1.3 Verfahren

Arterielle Umverteilung

Durch die arterielle Umverteilung (◧ Abb. 7.1) sollen ggf. vorhandene multiple Leberarterien in eine singuläre vaskuläre Versorgung umgewandelt und Arterien okkludiert werden, die aus dem hepatischen arteriellen Bereich entspringen und extrahepatische Organe versorgen.

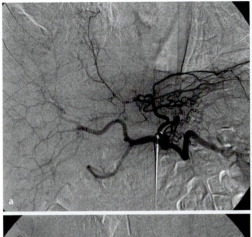

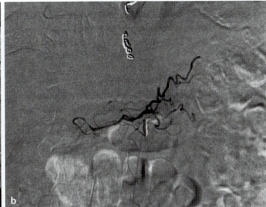

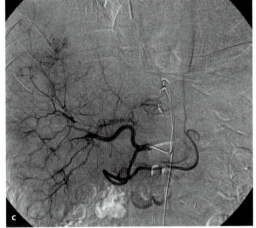

◻ Abb. 7.1 (**a**) Die verlagerte Arteria hepatica sinistra entspringt aus der Arteria gastrica sinistra (*schwarzer Pfeil*) und die Arteria gastrica dextra entspringt aus dem proximalen Abschnitt der Arteria gastroduodenalis (*schwarze Pfeilspitze*). (**b**) In die Arteria gastrica dextra wird ein Mikrokatheter eingeführt, um diese Arterie mittels Microcoil zu embolisieren. (**c**) Das Angiogramm der A. hepatica communis (*DSA*) nach erfolgter Embolisation der verlagerten Arteria hepatica sinistra sowie der Arteria gastrica dextra lässt erkennen, dass der linke Leberlappen über die Arteria hepatica communis versorgt wird, während die Versorgung der Arteria gastrica dextra über die Arteria gastroduodenalis unterbunden wurde

Umwandlung multipler Leberarterien in eine singuläre vaskuläre Versorgung

Um multiple Leberarterien in eine singuläre vaskuläre Versorgung umzuwandeln, müssen alle Leberarterien – mit Ausnahme derjenigen, die für die Wirkstoffzufuhr verwendet werden soll – mithilfe von Coils und/oder Kleber wie zum Beispiel ein Gemisch aus N-Butyl-2-Cyanoacrylat (NBCA) und Lipiodol embolisiert werden. Die verlagerte Arteria hepatica dextra (verl. AHD), die akzessorische Arteria hepatica dextra (akzessorische AHD), die aus der Arteria mesenterica superior (AMS) oder der Arteria hepatica communis (AHC) entspringt, und die verlagerte Arteria hepatica sinistra (verl. AHS) sind die üblichen Zielarterien dieses Verfahrens. Aufgrund der intrahepatischen arteriellen Verbindungen zwischen den Leberarterien kann das Gefäßterritorium im Bereich der embolisierten Versorgungsarterie über die verbleibende, nicht okkludierte Arteria hepatica durch diese Verbindungen arteriell versorgt werden. Dadurch kann erreicht werden, dass die bisher über multiple Leberarterien versorgte Leber nur noch über die eine verbleibende Arterie mit Blut versorgt wird, sodass die Leber über einen einzigen Therapiekatheter vollständig perfundiert werden kann. Bei einer Platzierung des Therapiekatheters in der verlagerten Arteria hepatica ist jedoch häufig eine Okklusion der Arteria hepatica zu beobachten.

Daher sollte bei Vorliegen einer Arteria hepatica propria und einer verlagerten Arteria hepatica die verlagerte Arteria hepatica embolisiert werden, sodass einzig die Arteria hepatica propria durchgängig und funktionsfähig bleibt.

7

Okklusion der aus der Arteria hepatica entspringenden Arterien zur Versorgung extrahepatischer Organe

Um toxische Ereignisse zu vermeiden, die durch die Infusion von Chemotherapeutika in die extrahepatischen Organe wie Magen, Zwölffingerdarm oder Bauchspeicheldrüse ausgelöst werden können, müssen die von der Infusionsarterie abzweigenden Arterien zur Versorgung von Organen außerhalb der Leber embolisiert werden. Die Arteria gastroduodenalis (AGD), die Arteria gastrica dextra (AGD), die zusätzliche Arteria gastrica sinistra (zusätzl. AGS), die Arteria duodenalis superior (ADS), die Arteria pancreaticoduodenalis superior posterior (APDSP) und die Arteria pancreatica dorsalis (APD) sollten als Zielarterien dieses Verfahrens in Betracht gezogen werden. Kleine Arterien wie die AGD können effektiv und einfacher mithilfe eines Mikrokathetersystems sowie Microcoils embolisiert werden. Wenn sich selbst das Einführen eines Mikrokatheters in diese kleinen Arterien problematisch gestaltet, ist der behutsame Einsatz von Kleber wirksamer als Microcoils.

Perkutane Katheterplatzierung

Der wichtigste Vorteil der perkutanen Platzierung eines Therapiekatheters ist die verringerte Invasivität im Vergleich zu dem chirurgischen Verfahren mittels Laparotomie unter Vollnarkose. Um die mit einem Therapiekatheter verbundenen Komplikationen wie eine Okklusion der Leberarterie, eine Katheterdislokation oder -abknickung (Kinking) zu vermeiden, sind drei wichtige Punkte zu beachten. Der erste Punkt ist die Fixierung der Katheterspitze. Die Ursache eines Leberarterienverschlusses ist in den meisten Fällen die mechanische Stimulation der Gefäßinnenhaut (Endothel) durch die Katheterspitze infolge der Bewegungen und der Atmung der Patienten. Zur Fixierung der Katheterspitze wird ein Therapiekatheter mit seitlicher Öffnung statt in die Arteria hepatica üblicherweise in die AGD eingeführt, wobei die Position der seitlichen Öffnung auf die AHC ausgerichtet und anschließend die distale Spitze des Therapiekatheters mithilfe von Coils in der AGD fixiert wird. Durch diese Methode kann somit die mechanische Stimulation der Arteria hepatica durch die Katheterspitze reduziert werden. Der zweite Punkt ist eine ausreichende Länge des Therapiekatheters in der Aorta. Durch einen ausreichend langen Therapiekatheter kann die auf den Therapiekatheter wirkende Zugspannung infolge der Bewegungen des Patienten vermieden werden und damit die Gefahr einer Katheterdislokation verringert werden. Der dritte Punkt ist die Vermeidung der Durchquerung von Bereichen mit einem großen Bewegungsradius (wie zum Beispiel das Schulter- oder Hüftgelenk) im Katheterverlauf. In diesem Zusammenhang ist der Zugang über die Arteria subclavia oder die Arteria epigastrica inferior zur Vermeidung von Katheterabknickungen besser geeignet als ein Zugang über die Arteria femoralis. Wenn jedoch die beiden ersten Punkte – Fixierung der Katheterspitze und ausreichende Länge des Therapiekatheters in der Aorta – erfüllt werden, ist die Gefahr einer Katheterdislokation und -abknickung auch im Fall eines Zugangs über die Arteria femoralis geringer. Durch die Anwendung dieser Methoden können die mit einem Therapiekatheter verbundenen Komplikationen deutlich gesenkt werden.

Zugang zur Arteria subclavia

Im Allgemeinen wird die Arteria subclavia sinistra verwendet, um Komplikationen in Bezug auf den intrakraniellen Kreislauf zu vermeiden. Der traditionelle Ansatz besteht in einer Freipräparation, bei der in Lokalanästhesie eine 3 cm lange Hautinzision 2 cm unterhalb des linken Schlüsselbeins an der Vorderseite der Brustwand angelegt wird. Anschließend wird ein Therapiekatheter über einen Ramus der Arteria subclavia eingeführt und mittels Ligatur des Ramus um den Katheter fixiert.

Ebenso ist eine direkte Punktion der Arteria subclavia sinistra unter sonographischer bzw. fluoroskopischer Kontrolle möglich. Wenn die Punktion unter fluoroskopischer Kontrolle erfolgt, muss allerdings ein Führungsdraht über einen separaten Zugang in die Arteria subclavia bis zum Zielpunkt der Punktion vorgeschoben werden. Der Zugang mittels direkter Punktion ist unkompliziert und einfacher als die Freipräparation. Die unvollständige Fixierung infolge der fehlenden Ligatur des Ramus um die Katheterspitze führt jedoch gelegentlich zu Komplikationen wie Blutungen, Katheterdislokation und – in seltenen Fällen – intrakranielle Thrombosen.

Zugang zur Arteria epigastrica inferior

Der Zugang zur Arteria epigastrica inferior wird in der interventionellen Radiologie mithilfe eines retrograden Führungsdrahtes hergestellt. Bei dieser nützlichen Methode wird ein Führungsdraht unter konventioneller Angiographie über die Arteria femoralis in die Arteria epigastrica inferior vorgeschoben. Anschließend wird die Arteria epigastrica inferior unter fluoroskopischer Kontrolle der Lage des Führungsdrahtes freigelegt. Während der Führungsdraht über die Arteria epigastrica inferior herausgezogen wird, kann der Angiographiekatheter problemlos über den Führungsdraht durch die Arteria epigastrica inferior in die Aorta abdominalis eingeführt werden. Nach erfolgter Platzierung des Therapiekatheters an der richtigen Position wird dieser an der Arteria epigastrica inferior mittels Ligatur der Arterie um den Katheter fixiert.

Zugang zur Arteria femoralis

Der Zugang zur Oberschenkelarterie für die Platzierung des Therapiekatheters ist im Wesentlichen der gleiche wie bei der konventionellen Angiographie.

Einführen des Therapiekatheters

Es gibt zwei Arten von Therapiekathetern, den Anthron-PU-Katheter (B. Braun Medical S.A.S Chasseneuil, Frankreich, hergestellt von Toray Industries. Inc., Chiba, Japan) und den W-Spiralkatheter (Piolax Medical Device. Inc., Kanagawa, Japan). Es existieren jedoch zahlreiche Arten von Kathetern. In der Regel wird ein verjüngter Katheter (Außendurchmesser 5 French, 20 cm distal der Katheterspitze auf 2,7 French verjüngt) verwendet. Der Therapiekatheter muss über eine seitliche Öffnung verfügen, aus der die Chemotherapeutika ausströmen können. Wenn ein Katheter ohne seitliche Öffnung verwendet wird, muss diese mithilfe einer Schere hergestellt werden (oder unter Verwendung des im Lieferumfang des W-Spiralkatheter-Kits enthaltenen Sets zur Anbringung seitlicher Öffnungen). Die Spitze des Therapiekatheters muss auf eine für die anschließende Fixierung geeignete Länge gekürzt werden. Mithilfe der Angiographie über den Truncus coeliacus und die Arteria mesenterica superior wird die zur Fixierung der Therapiekatheterspitze am besten geeignete Arterie ausge-

wählt. Der mit einer seitlichen Öffnung versehene Katheter wird unter Verwendung eines Katheterwechseldrahtes mit einem Durchmesser von maximal 0,018 Zoll eingeführt (im Fall eines nicht verjüngten Therapiekatheters kann ein Führungsdraht mit einem Durchmesser von 0,035 Zoll verwendet werden). Eine Okklusion der endständigen Öffnung ist bei Verwendung eines verjüngten Therapiekatheters im Allgemeinen nicht notwendig. Wenn jedoch ein nicht verjüngter 5-French-Therapiekatheter eingesetzt wird, muss die endständige Öffnung des Therapiekatheters durch Einführen eines Microcoils in den distalen Abschnitt bis zur seitlichen Öffnung des Therapiekatheters über einen koaxial platzierten Mikrokatheter verschlossen werden. Im Fall eines Zugangs über die Arteria subclavia sinistra sollte außerdem eine lange 5-French-Einführhilfe mit gebogener Spitze verwendet werden, um ein Abknicken (Kinking) zu verhindern.

Fixierung der Katheterspitze

Zur Fixierung der Spitze des Therapiekatheters wird in der Regel die AGD verwendet. Falls indiziert kann die Katheterspitze jedoch auch an anderen Arterien wie der Arteria splenica (AS), der AGS oder der zusätzlichen AGS fixiert werden. Bei Verwendung der AGD wird ein Therapiekatheter mit seitlicher Öffnung in die AGD eingeführt, wobei die seitliche Öffnung in der AHC platziert wird. Anschließend wird die AGD mithilfe von Coils und – falls notwendig – einem NBCA-Lipiodol-Gemisch embolisiert. Wenn ein zweiter Katheter über den anderen Zugang eingeführt werden kann, können die Coils sowie das NBCA-Lipiodol-Gemisch über diesen zweiten Katheter appliziert werden (Abb. 7.2). Wenn dieser Vorgang ohne Verwendung eines zweiten Katheters durchgeführt wird, wird zuerst der Therapiekatheter mit einer seitlichen Öffnung im 5-French-Abschnitt in die AGD eingeführt und anschließend ein Mikrokatheter koaxial über den Therapiekatheter in die AGD eingeführt und durch die seitliche Öffnung geführt (Abb. 7.3). Nach erfolgter Fixierung der Katheterspitze sollte der Therapiekatheter eine Schlaufe in der Aorta bilden, um eine direkte Übertragung der Bewegungen des Patienten auf den in die AHC eingeführten distalen Abschnitt zu verhindern (Abb. 7.4).

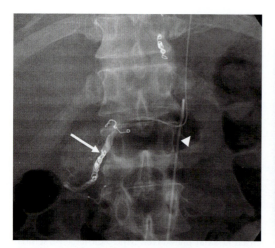

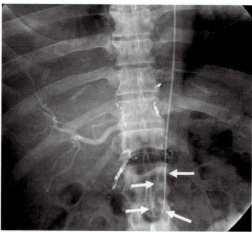

◪ **Abb. 7.2** Die Spitze des Therapiekatheters wird mit Microcoils in der Arteria gastroduodenalis fixiert; anschließend wird ein NBCA-Lipiodol-Gemisch (*weißer Pfeil*) durch einen Mikrokatheter über den zweiten Katheter (*weiße Pfeilspitze*) zugeführt

◪ **Abb. 7.4** Der verjüngte Teil des Therapiekatheters bildet in der Aorta eine Schlaufe (*weiße Pfeile*), um eine direkte Übertragung der Bewegungen des Patienten auf den in die Arteria hepatica communis eingeführten Abschnitt zu verhindern

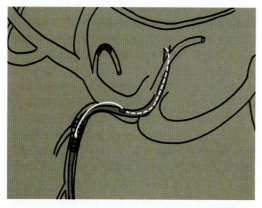

◪ **Abb. 7.3** Ein Mikrokatheter kann koaxial durch den Therapiekatheter in die Arteria gastroduodenalis eingeführt und durch die seitliche Öffnung geführt werden

Okklusion der endständigen Öffnung des Therapiekatheters

Im Fall der Verwendung eines verjüngten Therapiekatheters wird dessen endständige Öffnung mithilfe eines Thrombus zwischen einer seitlichen und der endständigen Öffnung auf natürlichem Weg okkludiert. Wenn jedoch ein 5-French-Katheter ohne Verjüngung eingesetzt wird, sollte die endständige Öffnung des Therapiekatheters mittels eines Microcoils verschlossen werden, das durch einen koaxialen Mikrokatheter eingeführt wird.

Verbindung mit einem Portsystem

Das proximale Ende des Therapiekatheters wird mit dem implantierbaren Portsystem verbunden. Die Gewährleistung eines natürlichen Verlaufs des Katheters ist äußerst wichtig, um Komplikationen wie das Abknicken und Brechen von Kathetern zu vermeiden. Dabei ist ebenso auf einen ausreichenden Abstand zu Gelenken mit einem großen Bewegungsradius (wie zum Beispiel das Hüft- und Schultergelenk) zu achten. Zur Punktion der Silikonmembran des Ports muss eine Hubernadel verwendet werden. Nach erfolgter Infusion der Zytostatika müssen das innere Lumen des Katheters und das Portsystem mit einer ausreichenden Menge Kochsalzlösung gespült werden. Um eine Thrombusbildung im Katheter zu verhindern, müssen darüber hinaus mindestens alle zwei Wochen 2 ml (2.000 U) Heparin in das System injiziert werden.

Evaluation und Kontrolle der Wirkstoffverteilung

Im Laufe einer langfristigen Infusionschemotherapie über die Leberarterie durchläuft die Wirkstoffverteilung über den Therapiekatheter und das Portsystem gelegentlich eine Veränderung, die auf die Entwicklung einer kollateralen und/oder parasitären Blutversorgung der Leber zurückzuführen ist. Um gute Therapieergebnisse zu erreichen, muss eine stets »optimale Wirkstoffverteilung« gewährleistet sein.

Evaluation der Wirkstoffverteilung

Für die Bewertung der Wirkstoffverteilung (◨ Abb. 7.5) ist eine computertomographische Angiographie (CTA) über das Therapiekatheter-Portsystem erforderlich, da zweidimensionale Bildgebungsverfahren wie die digitale Substraktionsangiographie (DSA) über das Therapiekatheter-Portsystem nicht ausreichend sind. Die Menge des zu verwendenden Kontrastmittels sowie die Geschwindigkeit der Zufuhr werden anhand der Abtastzeit und des Pitchfaktors des Computertomographen bestimmt. Üblicherweise werden 10–20 ml eines zu 30–50% verdünnten Kontrastmittels über das Therapiekatheter-Portsystem mit einer Geschwindigkeit von 0,5–1,5 ml/s infundiert. Die anhand der CTA ermittelte »optimale Wirkstoffverteilung« bei der Infusionschemotherapie über die Leberarterie sollte eine Anreicherung von Kontrastmittel in der gesamten Leber ohne Enhancement extrahepatischer Organe erkennen lassen.

Zur Vermeidung wirkstoffinduzierter Komplikationen ist außerdem eine sorgfältige Bewertung im Hinblick auf eine Kontrastmittelanreicherung innerhalb der Magenwand, des Zwölffingerdarms oder der Bauchspeicheldrüse zwingend erforderlich.

Eine Kontrolle der Wirkstoffverteilung sollte mindestens alle drei Monate durchgeführt werden, um eine Katheterdislokation auszuschließen, bzw. jederzeit bei Vorliegen ungewöhnlicher klinischer Symptome wie Bauchschmerzen, Übelkeit oder Fieber während und/oder nach der Infusionschemotherapie. Wenn ein Bereich in der Leber nicht mit Kontrastmittel angereichert ist, besteht der dringende Verdacht einer parasitären oder kollateralen Blutversorgung dieses Bereichs. In diesem Fall muss eine selektive Angiographie durchgeführt werden, und zwar nicht nur, um die Arterien sichtbar zu machen, die diesen Bereich mit Blut versorgen,

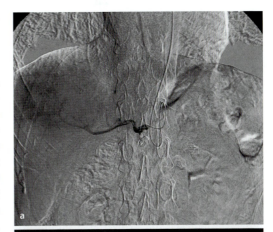
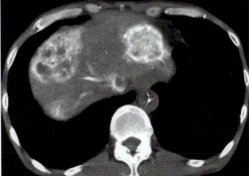
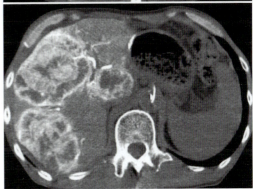
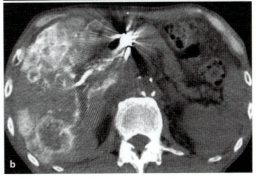

◨ **Abb. 7.5** (a) Die digitale Substraktionsangiographie (DSA) über das Therapiekatheter-Portsystem ist für eine genaue Beurteilung der Wirkstoffverteilung nicht ausreichend. (b) Die computertomographische Angiographie (CTA) über das Therapiekatheter-Portsystem liefert eine detaillierte Darstellung der Wirkstoffverteilung

sondern auch zur Überprüfung der Wirkstoffverteilung. Die selektive Angiographie, die im Hinblick auf den Nachweis einer parasitären oder kollateralen Blutversorgung der Leber eigentlich obligatorisch sein sollte, umfasst die AC, die AMS, die Arteria phrenica inferior, die Arteria renalis dextra, die rechte Nebennierenarterie sowie – falls indiziert – die Arteria mammaria interna (IMA).

Das Kontrastmittel sollte mit derselben Geschwindigkeit infundiert werden wie das Zytostatikum, weil die Verteilung des Kontrastmittels die Verteilung des Zytostatikums exakt simulieren sollte. Eine Durchführung der CTA mit einer Infusionsgeschwindigkeit von weniger als 1 ml/min wie bei der Dauerinfusion von 5-Fluorouracil (5-FU) oder 5-Fluorodeoxyuridin (FUDR) ist jedoch nicht möglich. Bei einer derartig geringen Infusionsrate könnte die Kernspintomographie in Verbindung mit einem über das Therapiekathetersystem injizierten Kontrastmittel eine genauere Darstellung der Verteilung der Zytostatika liefern als die CTA [19].

Kontrolle der Wirkstoffverteilung

Wenn ein Teil der Leber über parasitäre oder kollaterale Arterien mit Blut versorgt wird, muss die Arterie embolisiert werden, um wieder eine optimale Wirkstoffverteilung (Abb. 7.6) herzustellen. Diese parasitären oder kollateralen Arterien weisen jedoch häufig zahlreiche Verbindungen zu anderen Gefäßen auf. Außerdem könnte eine proximale Coil-Embolisation für eine Unterbrechung der Blutversorgung der Leber nicht ausreichend sein. Daher sollte zur Embolisation dieser parasitären oder kollateralen Arterien ein vollständiger Ausguss mit einem Embolisat in Form eines NBCA-Lipiodol-Gemisches (6- bis 10-fach mit Lipiodol verdünnt) durchgeführt werden. Wenn die Arterie erfolgreich embolisiert wurde und die arterielle Blutversorgung der Leber unterbunden wurde (mit Ausnahme der Arteria hepatica, über welche die Medikamente durch das System infundiert werden), ist die verbesserte Wirkstoffverteilung im Rahmen der CTA sichtbar.

Wenn die CTA eine Anreicherung extrahepatischer Organe über das Therapiekathetersystem erkennen lässt, sollten die zu den jeweiligen extrahepatischen Organen abzweigenden Arterien mittels konventioneller Angiographie sichtbar gemacht und embolisiert werden. Für diese Embolisation ist normalerweise die Okklusion des proximalen Abschnitts der Arterie mithilfe von Microcoils ausreichend. Wenn die Arterie allerdings für die Einführung von Microcoils zu klein ist, kann die Embolisation mit NBCA-Lipiodol (2- bis 3-fach mit Lipiodol verdünnt) erfolgen.

7.1.4 Therapieergebnisse

In Verbindung mit der Infusionschemotherapie über die Leberarterie ist die perkutane, bildgestützte Katheterplatzierung eine technisch sichere und durchführbare Alternative zu traditionellen Methoden für die Herstellung eines Zugangs über die Arteria hepatica. Es gibt zahlreiche Berichte über die perkutane Katheterplatzierung in der Leberarterie mithilfe interventioneller radiologischer Verfahren. Die technische Erfolgsrate der Katheterplatzierung und die 1-Jahres-Funktionsrate in Bezug auf die Verwendbarkeit der Therapiekatheter-Ports beliefen sich jeweils auf etwa 97%, 99% und 78–81% [20–22]. Um jedoch die hohe Wahrscheinlichkeit ausschließlich auf das Tumorgewebe beschränkten Zufuhr von Chemotherapeutika sicherzustellen, ist eine vollständige Kenntnis der Anatomie der Leberarterien, potentieller Komplikationen im Hinblick auf den Blutfluss sowie des Umgangs mit den Infusionsgeräten erforderlich.

Bezüglich der Ansprechrate und der medianen Überlebenszeit nach Infusionschemotherapie über die Leberarterie mithilfe eines interventionellen Verfahrens gibt es leicht divergierende Angaben.

Kolorektales Karzinom (es gibt zwei Studien):
- $N = 32$, Ansprechrate = 78%, mediane Überlebenszeit = 25,8 Monate [23],
- $N = 30$, Ansprechrate = 83%, mediane Überlebenszeit = 26,0 Monate [24].

Magenkarzinom (es gibt zwei Studien):
- $N = 40$ Ansprechrate = 72%, mediane Überlebenszeit = 15,0 Monate [25],
- $N = 83$ Ansprechrate = 56%, mediane Überlebenszeit = 10,5 Monate [26].

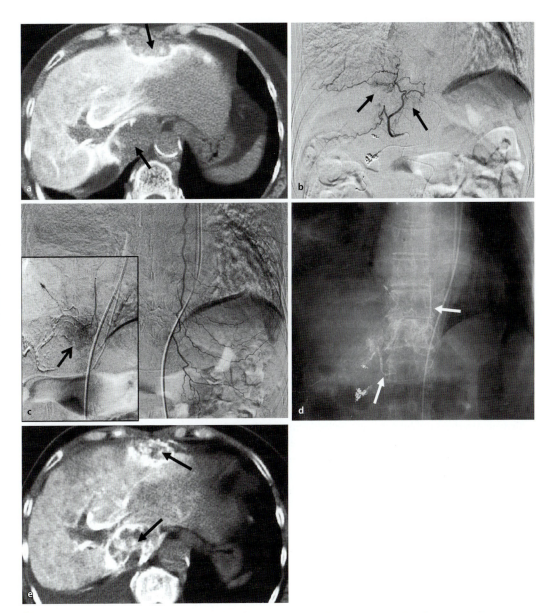

🔲 **Abb. 7.6** (**a**) CTA der intrahepatischen Blutgefäße über das Therapiekatheter-Portsystem ohne Kontrastmittel (*schwarze Pfeile*). (**b**) DSA der rechten Arteria phrenica inferior lässt eine leichte Tumorfärbung in der Leber erkennen. (**c**) Superselektive DSA des Ramus der Arteria thoracica interna sinistra (LIMA) zeigt eine Tumorfärbung in der Leber. (**d**) Arterien zur parasitären Blutversorgung der Leber werden mit einem NBCA-Lipiodol-Gemisch embolisiert (*weiße Pfeile*). (**e**) CTA über das Therapieka-theter-Portsystem nach der Embolisation parasitärer Arterien weist eine deutlich verbesserte Wirkstoffverteilung im Ver-gleich zur Angiographie vor der Embolisation (**a**) auf. Vor der Embolisation nicht angereicherte Bereiche sind bei dieser Auf-nahme angereichert (*schwarze Pfeile*)

7.2 Arterielle Infusionschemo-therapie bei lokal fortge-schrittenem Mammakarzinom

7.2.1 Einleitung

Es gibt zahlreiche Behandlungsmodalitäten für Mammakarzinome, wobei die systemische Chemotherapie das in den meisten Fällen angewandte Verfahren zur Verlängerung des Überlebens bei Patientinnen mit einer Erkrankung im fortgeschrittenen Stadium ist. Die hervorragende Kontrolle primärer Läsionen spielt jedoch auch im Hinblick auf eine Verbesserung der Lebensqualität von Patientinnen mit lokal fortgeschrittenen primären Läsionen eine wichtige Rolle. Die intraarterielle Infusionschemotherapie wurde versuchsweise zur Behandlung solcher lokal fortgeschrittener Mammakarzinome in Verbindung mit einer Katheterplatzierung unter Verwendung konventioneller Angiographie oder durch einen chirurgischen/interventionellen Eingriff eingesetzt und hat sich als angemessen wirksam erwiesen. Diese Therapiemodalität war jedoch mit deutlichen Einschränkungen verbunden, da ein lokal fortgeschrittenes Mammakarzinom über verschiedene Arterien mit Blut versorgt werden kann, wie zum Beispiel die Arteria thoracica interna et externa, die Arteriae intercostales sowie weitere kleine Äste von der Arteria subclavia. Infolgedessen wurden keine Standardverfahren für die arterielle Umverteilung und Katheterplatzierung mit dem Ziel einer »optimalen Wirkstoffverteilung« in Verbindung mit der wiederholten Verabreichung von Zytostatika zur Behandlung lokal fortgeschrittener Mammakarzinome definiert.

Doch auch auf diesem Gebiet wurden auf der Grundlage der Methoden und Erfahrungen, die bei der Einführung von Verfahren zur Infusionschemotherapie über die Leberarterie gewonnen wurden, neue interventionell-radiologische Verfahren entwickelt [27].

7.2.2 Konzept

Um die arterielle Versorgung des Mammakarzinoms auf eine Arterie zu beschränken, wird die Arteria thoracica interna mithilfe dieser neuen Methode durch Infusion eines NBCA-Lipiodol-Gemischs embolisiert. Infolge dieser arteriellen Umverteilung wird das Mammakarzinom über die Abzweigungen versorgt, die aus dem distal zum Ursprung der Arteria vertebralis gelegenen Bereich der Arteria subclavia entspringen. Daher kann ein Großteil der distal zum Ursprung der Arteria vertebralis infundierten Zytostatika bei Unterbrechung des Blutflusses aus der Arteria brachialis mittels Kompression durch eine Blutdruckmanschette in den Brustbereich infundiert werden.

7.2.3 Verfahren

Arterielle Umverteilung

Die Arteria brachialis wird in Höhe des Ellbogengelenks punktiert und eine 4-French-Katheterschleuse eingeführt. Im Anschluss an die selektive Angiographie der Arteria subclavia sowie der Arteria thoracica interna wird ein hakenförmiger 4-French-Katheter in die Arteria thoracica interna eingeführt. Nun wird ein Mikrokatheter koaxial in die Arteria thoracica interna eingeführt und ungefähr 3 cm distal zur Spitze des Hauptkatheters vorgeschoben. Anschließend wird das NBCA-Lipiodol-Gemisch (etwa achtfach verdünnt) injiziert (◻ Abb. 7.7). Das Hauptziel dieses Verfahrens ist die Embolisation der peripheren Abzweigungen aus der Arteria thoracica interna, ohne dass dabei das NBCA-Lipiodol-Gemisch in die Arteria subclavia gelangt. Daher sollten die Spitzen des Hauptkatheters und des Mikrokatheters ggf. in den tieferen Abschnitt der Arteria thoracica interna eingeführt werden. Darüber hinaus ist eine Embolisation mithilfe von Microcoils im proximalen Abschnitt der Arteria thoracica interna möglich, um diesen sicher zu verschließen. Nach erfolgreicher Embolisation der Arteria thoracica interna wird eine DSA der Arteria subclavia zur Evaluierung des Ergebnisses der arteriellen Umverteilung durchgeführt.

Platzierung des Therapiekatheters und des Ports

Im Anschluss an die arterielle Umverteilung wird ein Angiographiekatheter gegen einen langen, verjüngten 5-French-Anthron-PU-Katheter mit einer

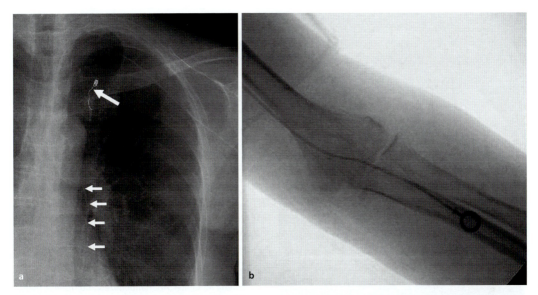

■ **Abb. 7.7** (**a**) Die Arteria thoracica interna sinistra (LIMA) wird mit einem NBCA-Lipiodol-Gemisch (kleine weiße Pfeile) und Microcoils (großer weißer Pfeil) embolisiert. (**b**) Der Therapiekatheter wird mit einem Port verbunden, der in die subkutane Tasche im Unterarm implantiert wird

Verjüngung auf 3,3 French im distalen Abschnitt zur Verwendung als Therapiekatheter ausgetauscht. Die Länge des verjüngten Abschnitts des Therapiekatheters wird so eingekürzt, dass sich der 5-French-Abschnitt im Bereich der Punktionsstelle befindet. Die Spitze des Therapiekatheters wird unmittelbar distal der Arteria thoracica interna platziert. Nach der Platzierung des Therapiekatheters wird der aus der Arteria brachialis abgehende 5-French-Abschnitt auf ungefähr 5 cm gekürzt und mit dem implantierbaren Port verbunden, indem er durch den subkutanen Tunnel gezogen wird. Zuletzt wird der Port in die subkutane Tasche im Unterarm implantiert.

Evaluation der Wirkstoffverteilung

Die Wirkstoffverteilung wird mittels CTA auf dieselbe Art und Weise kontrolliert wie im Fall der Infusion über die Leberarterie (■ Abb. 7.8).

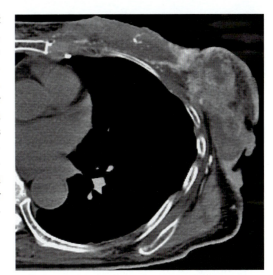

■ **Abb. 7.8** CTA über das Therapiekatheter-Portsystem. Die mediane Seite des Mammakarzinoms ist aufgrund der Tumornekrose nicht mit Kontrastmittel angereichert, die laterale Seite des Tumors hingegen ist deutlich angereichert

7.2.4 Therapieergebnisse

Die mithilfe dieses neuen Verfahrens erzielten Therapieergebnisse sind immer noch eher bescheiden (■ Abb. 7.9). Takizawa et al. berichten von vier Komplettremissionen und fünf Teilremissionen, die bei elf Patientinnen in erster Linie mittels Infusion von Epirubicin ohne größere toxische Ereignisse erzielt wurden [27].

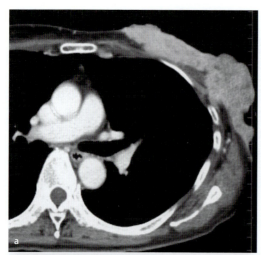

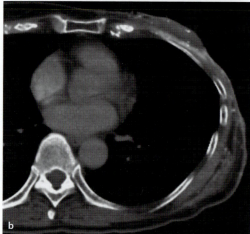

◘ Abb. 7.9 Der große Tumor der linken Thoraxwand (**a**) ist nach zwei Monaten arterieller Chemotherapie über das implantierte Portkatheter-System (**b**) deutlich kleiner geworden

Literatur

1. Kemeny MM, Goldberg DA, Browning S, Metter GE, et al. Experience with continuous regional chemotherapy and hepatic resection as treatment of hepatic metastases from colorectal primaries. A prospective randomized study. Cancer. 1985;55:1265–70.
2. Chang AE, Schneider PD, Sugarbaker PH, et al. A prospective randomized trial of regional versus systemic continuous 5-fluorodeoxyuridine chemotherapy in the treatment of colorectal liver metastases. Ann Surg. 1987;-206:685–93.
3. Kemeny N, Daly J, Reichman B, Geller N, et al. Intrahepatic or systemic infusion of fluorodeoxyuridine in patients with liver metastases from colorectal carcinoma. A randomized trial. Ann Intern Med. 1987;107:459–65.
4. Hohn DC, Stagg RJ, Friedman MA, Hannigan Jr JF, et al. A randomized trial of continuous intravenous versus hepatic intraarterial floxuridine in patients with colorectal cancer metastatic to the liver: the Northern California Oncology Group trial. J Clin Oncol. 1989;7: 1646–54.
5. Martin JK, O'Connell MJ, Wieand HS, Fitzgibbons Jr RJ, et al. Intra-arterial floxuridine vs. systemic fluorouracil for hepatic metastases from colorectal cancer. A randomized trial. Arch Surg. 1990;125:1022–7.
6. Rougier P, Laplanche A, Huguier M, Hay JM, et al. Hepatic arterial infusion of floxuridine in patients with liver metastases from colorectal carcinoma: long-term results of a prospective randomized trial. J Clin Oncol. 1992; 10:1112–8.
7. Allen-Mersh TG, Earlam S, Fordy C, et al. Quality of life and survival with continuous hepatic artery floxuridine infusion for colorectal liver metastases. Lancet. 1994; 344:1255–60.
8. Lorenz M, Muller HH. Randomized, multicenter trial of fluorouracil plus leucovorin administered either via hepatic arterial or intravenous infusion versus fluorodeoxyuridine administered via hepatic arterial infusion in patients with nonresectable liver metastases from colorectal carcinoma. J Clin Oncol. 2000;18:243–54.
9. Allen-Mersh TG, Glover C, Fordy C, et al. Randomized trial of regional plus systemic fluorinated pyrimidine compared with systemic fluorinated pyrimidine in treatment of colorectal liver metastases. Eur J Surg Oncol. 2000; 26:468–73.
10. Kerr DJ, McArdle CS, Ledermann J, et al. Intrahepatic arterial versus intravenous fluorouracil and folinic acid for colorectal cancer liver metastases: a multicentre randomised trial. Lancet. 2003;361:368–73.
11. Begos DG, Ballantyne GH. Regional chemotherapy for colorectal liver metastases: thirty years without patient benefit. J Surg Oncol. 1994;56:139–44.
12. Meta-analysis Group of Cancer. Reappraisal of hepatic arterial infusion in the treatment of nonresectable liver metastases from colorectal cancer. J Natl Cancer Inst. 1996;88:252–8.
13. Arai Y, Inaba Y, Takeuchi Y. Interventional techniques for hepatic arterial infusion chemotherapy. In: Wilfrido R, Castaneda-Zuniga, editors. Interventional radiology. Baltimore: Williams and Wilkins; 1997. p. 192–205.
14. Arai Y, Takeuchi Y, Inaba Y, et al. Percutaneous catheter placement for hepatic arterial infusion chemotherapy. Tech Vasc Interv Radiol. 2007;10:30–7.
15. Ganeshan A, Upponi S, Hon LQ, et al. Hepatic arterial infusion of chemotherapy: the role of diagnostic and interventional radiology. Ann Oncol. 2008;19:847–51.
16. Kemeny N, Jarnagin W, Paty P, et al. Phase I trial of systemic oxaliplatin combination chemotherapy with hepatic arterial infusion in patients with unresectable liver metastases from colorectal cancer. J Clin Oncol. 2005; 23:4888–96.

17. Ducreux M, Ychou M, Laplanche A, et al. Hepatic arterial oxaliplatin infusion plus intravenous chemotherapy in colorectal cancer with inoperable hepatic metastases: a trial of the gastrointestinal group of the Federation Nationale des Centres de Lutte Contre le Cancer. J Clin Oncol. 2005;23:4881–7.
18. Obi S, Yoshida H, Toune R, et al. Combination therapy of intraarterial 5-fluorouracil and systemic interferon-alpha for advanced hepatocellular carcinoma with portal venous invasion. Cancer. 2006;106:1990–7.
19. Seki H, Ozaki T, Takaki S, et al. Using slow-infusion MR arteriography and an implantable port system to assess drug distribution at hepatic arterial infusion chemotherapy. AJR Am J Roentgenol. 2003;180:681–6.
20. Seki H, Kimura M, Yoshimura N, et al. Hepatic arterial infusion chemotherapy using percutaneous catheter placement with an implantable port: assessment of factors affecting patency of the hepatic artery. Clin Radiol. 1999;54:221–7.
21. Yamagami T, Iida S, Kato T, et al. Using n-butyl cyanoacrylate and the fixed-catheter-tip technique in percutaneous implantation of a port-catheter system in patients undergoing repeated hepatic arterial chemotherapy. AJR Am J Roentgenol. 2002;179:1611–7.
22. Tanaka T, Arai Y, Inaba Y, et al. Radiologic placement of side-hole catheter with tip fixation for hepatic arterial infusion chemotherapy. J Vasc Interv Radiol. 2003;14: 63–8.
23. Arai Y, Inaba Y, Takeuchi Y, et al. Intermittent hepatic arterial infusion of high-dose 5FU on a weekly schedule for liver metastases from colorectal cancer. Cancer Chemother Pharmacol. 1997;40:526–30.
24. Arai Y, Inaba Y, Matsueda K, et al. Weekly 5 hour hepatic arterial infusion of high dose 5-FU for unresectable liver metastases from colorectal cancer in patients without extra-hepatic lesions. Proc ASCO. 1998;17:285a.
25. Arai Y, Sone Y, Tohyama N, et al. Hepatic arterial infusion for unresectable liver metastases from gastric cancer. Proc ASCO. 1992;11:176.
26. Kumada T, Arai Y, Itoh K, et al. Phase II study of combined administration of 5-fluorouracil, epirubicin and mitomycin-C by hepatic artery infusion in patients with liver metastases of gastric cancer. Oncology. 1999;57:216–23.
27. Takizawa K, Shimamoto H, Ogawa Y, et al. Development of a new subclavian arterial infusion chemotherapy method for locally or recurrent advanced breast cancer using an implanted catheter-port system after redistribution of arterial tumor supply. Cardiovasc Intervent Radiol. 2009;32:1059–66.

Regionale Chemotherapie bei Kopf-Hals-Tumoren

Adorján F. Kovács

8.1   Einführung

8.1.1   Richtlinien für die Chemotherapie bei Kopf-Hals-Tumoren

Die überwiegende Mehrheit der Kopf-Hals-Tumoren sind Plattenepithelkarzinome; daher werden andere Histologien in diesem Kapitel nicht besprochen. Nach Angaben der Deutschen Krebsgesellschaft [1] ist der alleinige Einsatz der (systemischen) Chemotherapie bei Kopf-Hals-Tumoren »bei Krankheitsrückfällen (Rezidiv) oder metastasierten, also gestreuten Tumoren« nur für den palliativen Gebrauch bestimmt. Für Kopf-Hals-Tumoren, die nicht resektabel sind, »wird die Chemotherapie in der Regel mit einer Bestrahlung kombiniert (Radiochemotherapie)«, entweder parallel oder sequentiell. Heute ist der Vorteil der parallelen Radiochemotherapie einer sequentiellen Therapie gegenüber bestätigt. Die Ergebnisse der parallelen Radiochemotherapie waren auch einer höherdosiert durchgeführten alleinigen Strahlentherapie (Radiatio) signifikant überlegen [2, 3]. So ist die Radiochemotherapie inzwischen zum »Goldstandard« der Behandlung von lokal inoperablen Tumoren geworden. Bei fortgeschrittenen resektablen Tumoren (> T2) bleibt die Chirurgie mit oder ohne adjuvante Strahlentherapie die Therapie der Wahl. Bei sogenannten Hochrisiko-Patienten (zum Beispiel mit positiven Resektionsrändern) kann eine adjuvante parallele Radiochemotherapie angewandt werden [4]. Die eingesetzten Medikamente sind hauptsächlich Cisplatin oder Carboplatin, 5-Fluorouracil und/oder die Taxane. Die intraarterielle Chemotherapie wird in den Leitlinien nicht einmal erwähnt; währenddessen wird sie in immer mehr Kliniken zunehmend eingesetzt.

8.1.2   Induktionschemotherapie bei Kopf-Hals-Tumoren

Alles in allem zeigt die chirurgische Behandlung von Kopf-Hals-Karzinomen, die der Standard für operable Tumoren ist, eine steigende Tendenz zur Einbeziehung nicht chirurgischer Modalitäten [5]. Tumoren im fortgeschrittenen Stadium, die nicht durch eine alleinige Operation kurabel sind, werden ausgeklügelten multimodalen Therapien unterzogen. Dadurch kommt der Reihenfolge und zeitlichen Integration der therapeutischen Modalitäten eine wesentliche Bedeutung zu. Effektivere integrierte kombinierte Behandlungsmodalitäten beinhalten Risiken einer übermäßigen Toxizität, die größer als die Toxizität jeder Einzeltherapie allein sein kann. Wenn die Toxizität einer angemessen intensivierten einzelnen Modalität durch eine Kombinationstherapie verringert werden kann – im Vergleich zu ihrer Toxizität bei alleiniger und definitiver Anwendung –, wird die gesamte therapieassoziierte Morbidität möglicherweise verringert werden. Es gibt natürlich auch die Gefahr einer verringerten Gesamteffizienz. Ein wichtiger Punkt der multimodalen Behandlung ist daher eine reduzierte Compliance, sei sie therapiebezogen (zu hohe Toxizität) oder patientenbezogen (Ablehnung).

Zu den theoretischen Vorteilen der Anwendung der systemischen oder regionalen Chemotherapie präoperativ oder vor einer Radiatio gehören:

- Die Induktionschemotherapie würde auf unvorbehandelte Tumorzellen aufgrund ihrer potentiell höheren Anfälligkeit für die Behandlung optimal einwirken;
- eine Wachstumshemmung oder sogar Verkleinerung des Tumors (»downsizing«) könnte das Ausmaß der erforderlichen lokoregionären Operation reduzieren und möglicherweise die Wirksamkeit jeder späteren Therapie erhöhen;
- die Reduzierung der Aggressivität und metastatischen Neigung des Tumors, vor allem der Aussaat von Tumorzellen während chirurgischer Manipulationen, könnte ein willkommener Effekt einer initialen Therapie sein;
- eine regionale Behandlung könnte die lokale Rezidivrate minimieren, die das größte Problem bei Kopf-Hals-Tumoren darstellt.

Im Gegensatz dazu hätten eine Bestrahlung oder Radiochemotherapie im Einsatz als Induktionstherapie (zumindest lokal) mehr Toxizität, würden mehr Wundheilungsstörungen nach Operationen zur Folge haben, hätten bei unbekanntem pathologischem Staging Probleme der korrekten Dosierung und würden sicher mehr patientenbezogene Compliance-Probleme haben.

Eine wichtige Frage für die Beurteilung der Induktionschemotherapie ist die verwendete Definition von Erfolg, wie zum Beispiel Resektabilität, lokale Kontrolle, krankheitsfreie Zeit oder das Gesamtüberleben. Randomisierte Studien und Meta-Analysen der Induktionschemotherapie [6–10] bieten in dieser Hinsicht ein unentschiedenes Bild.

Die zweite Frage für eine korrekte Beurteilung der Studien, die in diesem Kapitel diskutiert werden, ist die, ob unterschiedliche Therapieregimes und Tumorlokalisationen im Kopf-Hals-Bereich miteinander verglichen werden können. Zum Beispiel wurde für Karzinome des Pharyngolarynx der Glaube der »Nicht-Chemokurabilität von Plattenepithelkarzinomen des oberen Aerodigestivtraktes« vor kurzem ernsthaft bezweifelt [11]. Andere Berichte über langfristige Remissionen von Mundhöhlenkarzinomen nach alleiniger Chemotherapie unterstützen diesen Eindruck [12]. Es ist auch offensichtlich, dass Grade des Stadiums und des Zustands verschiedener Tumoren (primär operable, primär inoperable, rezidivierte und vorbehandelte Tumoren) nicht verglichen werden können, was die Evaluierung von Studien und Behandlungen erschwert.

8.1.3 Systemische Induktionschemotherapie bei Kopf-Hals-Tumoren

Entwicklung

Um die Besonderheit der intraarteriellen Induktionschemotherapie zu verstehen, ist es wichtig, einen kurzen Blick auf die systemische Induktionschemotherapie bei operablen Patienten zu werfen, die seit den 1980er Jahren als eine Standardbehandlung von Kopf-Hals-Tumoren praktiziert wurde. Bis vor kurzem spielte ein von der Wayne-State-Gruppe in Detroit inauguriertes Schema einer trizyklischen Induktionschemotherapie mit einer Bolus-Dosis von 100 mg/m^2 Cisplatin und einer anschließenden kontinuierlichen 120-Stunden-Infusion von 1000 mg/m^2 5-Fluorouracil (PF) die größte Rolle [13]. Dieses Schema hat sich als besonders wirksam bei unvorbehandelten Patienten erwiesen [14]. Daher haben Regimes, die andere Mittel zur Induktion verwendet haben, keine große Rolle gespielt; zum Beispiel hat es sich bei der Induktionschemothera-

pie von Kopf-Hals-Tumoren im Stadium IV gezeigt, dass Cisplatin mit 5-Fluorouracil wirksamer war als Carboplatin in Kombination mit 5-Fluorouracil [15].

Für rezidivierte oder metastasierende Kopf-Hals-Tumoren konnte gezeigt werden, dass Kombinationschemotherapie-Regimes einer Monochemotherapie aufgrund der Synergie von Arzneimittelwirkungen überlegen waren [16], aber ohne bewiesenen Überlebensvorteil und immer mit der Einschränkung potentiell höherer Toxizitätsraten. Der Vorteil lag in der Symptomkontrolle.

Eine Studie aus Italien zeigte in einer Untergruppe von inoperablen Patienten aus einer Gesamtgruppe von 237 unvorbehandelten Patienten mit Kopf-Hals-Tumoren der Stadien III und IV, dass die PF-Induktionschemotherapie, gefolgt von einer Radiatio, im Vergleich zur alleinigen Strahlentherapie zu einer niedrigeren Lokalrezidivrate und einer verlängerten Überlebenszeit führte. Die Inzidenz von Fernmetastasen verringerte sich ebenfalls; aber für die Gesamtgruppe gab es keinen bewiesenen Unterschied in der Überlebensrate [17].

Einige andere Studien mit repräsentativen Zielsetzungen und Ergebnissen sollen im Detail erwähnt werden. Thyss et al. [18] bestätigten die guten Ergebnisse mit der Wayne-State-Methode. Bei 108 Patienten mit Kopf-Hals-Karzinomen der Stadien II–IV gab es nach drei Zyklen ein Ansprechen zu 87,5%, davon 47,5% Komplettremissionen an der Primärlokalisation. Oro-/hypopharyngeale Karzinome hatten die besten Ergebnisse im Gegensatz zu Mundhöhlenkarzinomen. Die definitive Behandlung bestand aus einer Bestrahlung oder Operation. Komplettresponder hatten im Vergleich zu Non-Respondern eine signifikant längere Überlebenszeit nach der definitiven Behandlung.

Wang et al. [19] behandelten 120 Patienten mit unvorbehandelten Kopf-Hals-Karzinomen der Stadien III und IV mit dem Wayne-State-Schema. Die Gesamtansprechrate lag bei 56%, die lokale Ansprechrate hing vom ursprünglichen Tumorvolumen ab. Remissionsraten von bis zu 81% und eine klinische Komplettremissionsrate von 69% wurden mit einer PF-Induktionschemotherapie plus Leukovorin (PFL) bei 102 unbehandelten Kopf-Hals-Tumoren der Stadien III und IV erreicht [20], wo die Rate der pathologischen Komplettremissionen ebenfalls sehr hoch war (84% der klinischen Komplettremissionen). Patienten mit kompletten Remissionen wurden dann nur bestrahlt, die anderen wurden operiert und bestrahlt. Die 5-Jahres-Überlebensrate betrug 52%. Das Bedürfnis nach sogenannten »rescue drugs« (»Rettungsmedikamenten«) zeigt die hohe Toxizität von solchen Regimes.

Um das Jahr 2000 konnte in der Zusammenschau all der frühen Studien zur systemischen Induktionschemotherapie gefolgt werden,

- dass klinische Komplettremissionsraten von 20–70% erreicht wurden,
- dass pathologische Komplettremission bei etwa 66% der klinischen Komplettremissionen demonstriert wurden und dass diese Patienten eine bessere Überlebenschance hatten,
- dass keine Zunahme der chirurgischen oder strahleninduzierten Komplikationen zu befürchten war.

Es wurde jedoch keine signifikante Verbesserung des Überlebens bei Patienten mit fortgeschrittenen Tumorstadien bewiesen, wenn ein Vergleich mit einer alleinigen Operation oder Radiatio erfolgte [7, 9, 21].

Alle oben genannten Studien litten jedoch darunter, ein Gemisch von verschiedenen Lokalisationen versammelt und/oder und sowohl operable als auch inoperable Patienten einbezogen zu haben. Wurden diese Fehler vermieden, hatte die Induktionschemotherapie eine viel bessere Wirkung.

Eine französische randomisierte Studie nutzte das Wayne-State-Schema vor einer definitiven lokoregionären Behandlung, die entweder aus einer Operation plus Bestrahlung oder einer Radiatio allein bestand. Sie demonstrierte bei 318 Patienten mit fortgeschrittenen oropharyngealen Karzinomen, dass das Gesamtüberleben in der Induktionschemotherapie-Gruppe signifikant besser war als in der Kontrollgruppe, nämlich mit einer medianen Überlebenszeit von 5,1 Jahren gegenüber 3,3 Jahren in der Gruppe ohne Chemotherapie [6]. Volling et al. [10] berichteten über die endgültigen Ergebnisse einer prospektiven randomisierten Studie unter Verwendung einer systemischen Induktionschemotherapie vor Operation und Strahlentherapie im Vergleich zu Operation und Strahlentherapie bei Patienten mit resektablen Mundhöhlen- und Ton-sillenkarzinomen T2–3 N0–2 und wiesen einen signifikanten Überlebensvorteil für die Chemotherapie-Gruppe nach.

Aktuelle Trends und Organerhalt

In den USA wurde die Radiochemotherapie am Beginn des 21. Jahrhunderts mit der Induktionschemotherapie kombiniert. Dieses nicht chirurgische Konzept schien die Standardbehandlung bei lokal fortgeschrittenen Plattenepithelkarzinomen des Kopfes und Halses zu werden [22].

Diese Entwicklung begann 1991, als es der Veterans Affairs Larynx Cancer Study Group zu demonstrieren gelang [23], dass eine rein konservative Behandlung (PF-Induktionschemotherapie, gefolgt von einer Strahlentherapie mit 66–76 Gray [Gy], für potentiell resektable Larynxkarzinome), im Vergleich zu einer Laryngektomie, gefolgt von einer adjuvanten Radiatio, ohne Verschlechterung des Gesamtüberlebens möglich war (Organerhalt).

Dieses Konzept wurde durch eine die Bestrahlung ersetzende Radiochemotherapie erweitert. Eine bahnbrechende Studie sei erwähnt, um die Compliance- und Toxizitätsprobleme dieser Modalität klarzulegen. Calais et al. [24] führten 63 Patienten mit Oropharynxkarzinomen der Stadien III und IV prospektiv einer Radiochemotherapie zu. Patienten in einem Alter von über 75 Jahren und solche mit einem Karnofsky-Index unter 60 wurden ausgeschlossen, ebenso diejenigen, die mehr als 20% ihres Körpergewichts verloren hatten, und solche mit früheren oder synchronen Malignomen. Lokal wurden 70 Gy, regional 56 Gy bei Lymphknotenbefall und 44 Gy bei klinisch freien Hälsen verabreicht. Die Patienten erhielten parallel sieben Zyklen mit 20 mg/m^2 Docetaxel. 11% mussten die Bestrahlung unterbrechen, 3% waren nicht in der Lage, sie vollständig zu beenden. Alle sieben Zyklen Chemotherapie wurden 95% der Patienten verabreicht. Die Behandlung wurde im Allgemeinen gut vertragen, jedoch war bei 41% der Patienten eine temporäre Magensonde aufgrund der Hauptnebenwirkung Mukositis erforderlich. Nach drei Jahren betrug das errechnete Gesamt- und krankheitsfreie Überleben 47% bzw. 39%, die loko-regionäre Kontrollrate lag bei 64%.

Da inoperable Tumor-Patienten ohnehin keine andere Wahl als eine chirurgiesparende Behandlung hatten, war eine wichtige Frage, ob Patienten mit potentiell resektablen Tumoren generell vom Organerhalt profitieren würden. In einem Zeitraum von acht Jahren verteilten Forastiere et al. [25] 517 Patienten mit chirurgisch kurablen Larynxkarzinomen, bei denen eine totale Laryngektomie erforderlich gewesen wäre, in drei Gruppen, von denen eine den Arm mit einer Radiochemotherapie bildete. Die lokale Strahlendosis betrug 70 Gy, am Hals mindestens 50 Gy. An den Tagen 1, 22 und 43 wurden 100 mg/m² Cisplatin intravenös verabreicht. Das Gesamtüberleben dieser Gruppe nach fünf Jahren betrug 54%, das krankheitsfreie Überleben lag bei 36%. Sprachprobleme wurden nach zwei Jahren bei 6% der Patienten gefunden, Schluckbeschwerden bei 15%. Mit einer Strahlentherapie von 70 Gy und simultaner Chemotherapie bei inoperablen, aber hochselektierten Patienten in der genannten Studie von Calais et al. [24] konnten Überlebensraten von 47% nach drei Jahren erreicht werden. Bei den prinzipiell chirurgisch kurablen Patienten der genannten Studie von Forastiere et al. [25] waren die Überlebensraten deutlich höher. Das Konzept des »Organerhalts« bezieht sich daher heute meist auf operable Patienten mit Larynx- oder Hypopharynxtumoren, die aus funktionellen Gründen nicht chirurgisch behandelt werden. Ein deutlicher Blick auf andere einzelne Tumorlokalisationen ist immer noch selten.

Bei inoperablen Patienten war ein weiteres Hauptthema der Untersuchungen die Fraktionierung der definitiven Radiochemotherapie [26].

Wie zuvor beschrieben wurde, hat sich die Evolution des Behandlungsstandards auf die parallele Anwendung einer (adjuvanten oder definitiven) Chemotherapie mit aggressiverer Radiotherapie konzentriert; jedoch rezidivierten die Tumoren der Patienten weiterhin lokal und/oder regional, wenn auch mit einer verminderten Rate, und Fernmetastasen wurden zur Hauptlokalisation eines tödlichen Rezidivs, während sich die chronische lokale und die akute systemische Toxizität erhöht haben. Als Folge dieser Veränderungen bei den Ergebnissen und einer Neubewertung der früheren historischen Daten durch Meta-Analysen ist das Interesse an der PF-Induktionschemotherapie wieder erwacht und hat sich weiterentwickelt. Frühe Untersuchungen konzentrierten sich auf die Frage, welche Induktionstherapie die beste sei; zum Beispiel durch Hinzufügen von Mitoguazon zur PF-Chemotherapie und das Anpassen der definitiven Behandlung, je nach dem Ansprechen [27].

Später wurde das Wayne-State-Schema durch die Kombination von Docetaxel, Platin und Fluorouracil (TPF) zu dem heute vielversprechendsten systemischen Induktionschemotherapie-Regime erweitert. In jüngster Zeit haben große randomisierte Studien beim Vergleich von PF mit TPF ein deutlich überlegenes Überleben mit dem Drei-Medikamenten-Regime demonstriert, wie dies noch genauer ausgeführt wird. Posner et al. [28] verglichen TPF plus Radiochemotherapie (wöchentliche Gabe von Carboplatin) versus PF plus Radiochemotherapie bei 501 Patienten mit Larynx-, Hypopharynx-, Oropharynx- und Mundhöhlenkarzinomen der Stadien III und IV, die meist (bei geringer Heilungschance) resektabel, aber teilweise auch inoperabel waren. Nach einer minimalen Beobachtungszeit von zwei Jahren betrug das mediane Gesamtüberleben 71 versus 30 Monate, die Toxizität war vergleichbar; diese Ergebnisse wurden durch ein Follow-up nach fünf Jahren bestätigt (71 versus 35 Monate) [184]. Eine Subgruppen-Analyse konzentrierte sich auf Kehlkopf-und Hypopharynxtumoren und bestätigte die Ergebnisse (Laryngektomie-freies Überleben 52% gegenüber 32% [29]).

Die Induktionschemotherapie wurde auch zunehmend bei Patienten mit überwiegend inoperablen Kopf-Hals-Tumoren untersucht. Ghi et al. [30] verglichen bei 24 Patienten mit Karzinomen der Mundhöhle, des Oropharynx, Nasopharynx und Hypopharynx in den Stadien III und IV M0 eine Radiochemotherapie mit Carboplatin und 5-Fluorouracil mit einer Induktion mittels drei Zyklen TPF (Docetaxel 75 mg/m², Cisplatin 80 mg/m², 5-Fluorouracil 800 mg/m²/Tag als kontinuierliche Infusion für 96 Stunden) plus einer Radiochemotherapie des gleichen Schemas. Am Ende der Studie erhielten die Patienten nur zwei Zyklen PF während der Bestrahlung. Am Ende der Therapie lag die komplette Remissionsrate bei 62,5% für die alleinige Radiochemotherapie (Gruppe 1) und bei 80% für die Induktion mit TPF, gefolgt von der Radiochemotherapie (Gruppen 2 und 3). Die Toxizität erwies sich als tolerabel. Vermorken et al. [31] führten eine viel größere randomisierte Studie bei 358 Patienten mit unresektablen Karzinomen des Kehlkopfes, des Hypopharynx, Oropharynx und der Mundhöhle in

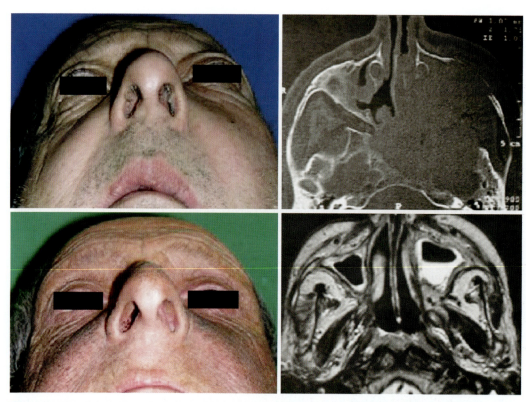

Abb. 8.1 Oben: Froschperspektive und CT eines 65-jährigen Mannes mit einem Kieferhöhlenkarzinom T4bN2c bei Orbita-, Nasen-, Wangen- und Schädelbasisinfiltration; unten: Komplettremission nach zwei Zyklen TPF und definitiver Radiatio

den Stadien III und IV durch. TPF plus Radiatio wurde mit PF plus Radiatio verglichen. Das TPF-Regime bestand aus Docetaxel in einer Dosierung von 75 mg/m² als einstündige Infusion am Tag 1, gefolgt von Cisplatin in einer Dosis von 75 mg/m² als einstündige Infusion am Tag 1 sowie 5-Fluorouracil in einer Dosis von 750 mg/m² pro Tag, verabreicht als kontinuierliche Infusion an den Tagen 1–5. Das PF-Regime bestand aus dem Wayne-State-Schema. Die Behandlung wurde alle drei Wochen verabfolgt. Das Ansprechen auf die Chemotherapie betrug 54% (PF) versus 68% (TPF). Die Bestrahlung wurde in konventioneller Fraktionierung oder mit beschleunigtem/hyperfraktioniertem Regime bis zu Dosen von 66–74 Gy verabreicht. Nach einem medianen Follow-up von 32,5 Monaten zeigte sich ein signifikanter Unterschied im progressionsfreien Überleben von 11 versus 8,2 Monaten und im Gesamtüberleben von 18,8 gegenüber 14,5 Monaten. Die Toxizität war sogar noch geringer bei der Drei-

fach-Chemotherapie, und die Lebensqualität war besser. Die gültige Schlussfolgerung dieser Studien war die Akzeptanz der Kombination von Docetaxel, Cisplatin und 5-Fluorouracil (TPF) als beste Polychemotherapie, wenn eine systemische Induktionschemotherapie in Betracht gezogen wird. Das aber bedeutet nicht, dass die Induktionschemotherapie mit TPF unbedingt die beste Methode für den Organerhalt darstellt.

Abb. 8.1 zeigt, was eine solche Behandlung auch in problematischen Fällen vermag [32]: Ein 65-jähriger Mann mit einem Kieferhöhlenkarzinom T4bN2c bei Orbita-, Nasen-, Wangen- und Schädelbasisinfiltration, der mit zwei Zyklen TPF (letzter Zyklus abgebrochen wegen generalisierter Ödeme) und definitiver Bestrahlung (ohne Chemotherapie wegen einer Lebererkrankung) behandelt wurde. Die Behandlung führte zu einer vollständigen Remission, der Patient verstarb einige Monate später aufgrund von Begleiterkrankungen.

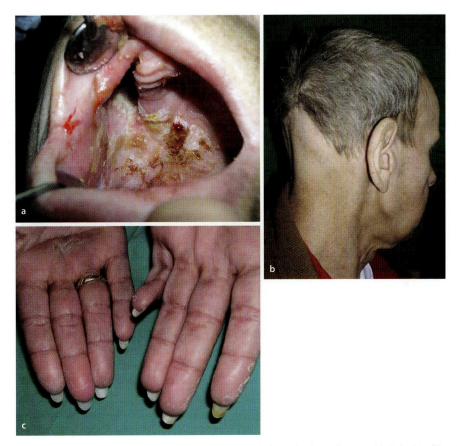

■ Abb. 8.2 Typische hohe Toxizität sowohl der TPF-Induktion als auch der Radiochemotherapie; (**a**) Mukositis, (**b**) regionale Alopezie, (**c**) Dermatitis

Die beschriebene TPF-Polychemotherapie erwies sich als durchführbar mit einer hohen Therapiecompliance im Hinblick auf einen Abbruch von Zyklen und eine Dosisreduktion, auch bei Patientenpopulationen mit stark fortgeschrittenen Karzinomen und reduziertem Allgemeinzustand. Die Toxizität war im Allgemeinen hoch (bis zu Grad 4 WHO), aber in verschiedenen Studien vergleichbar [32–34]. Todesfälle während oder nach der TPF-Polychemotherapie kamen in vielen Studien vor. Eine Neutropenie mit konsekutiver Pneumonie oder Sepsis, die fatal wurden, war das Hauptproblem. Bemerkenswert ist auch, dass der organisatorische Aufwand für die Therapie und die Pflege der Patienten hoch ist. ■ Abb. 8.2 vermittelt einen Eindruck von der hohen Toxizität sowohl der TPF-Induktion als auch der Radiochemotherapie (Mukositis, regionale Alopezie, Dermatitis).

TPF wird jetzt (2013) als der Standard einer Induktionschemotherapie bei inoperabler Erkrankung und beim Organerhalt angesehen. Es konnte gezeigt werden, dass die Induktionschemotherapie, gefolgt von einer Radiochemotherapie, auch als sequentielle Therapie bekannt, sicher und effektiv ist. Dieser Ansatz ist vielversprechend und kann einen Überlebensvorteil gegenüber einer alleinigen Radiochemotherapie haben. Sowohl die TPF-Induktion als auch die sequentielle Therapie werden als geeignete Plattformen, auf denen die neuen molekular zielgerichteten Substanzen getestet werden können [35, 36], angesehen. Auf die sich ändernde Epidemiologie, erkennbar durch eine zunehmende Zahl von HPV (humanes Papillomavirus)-assoziierten Krebsarten, kann ebenfalls durch reduzierte Medikamentendosen in HPV-positiven Fälle reagiert werden [185].

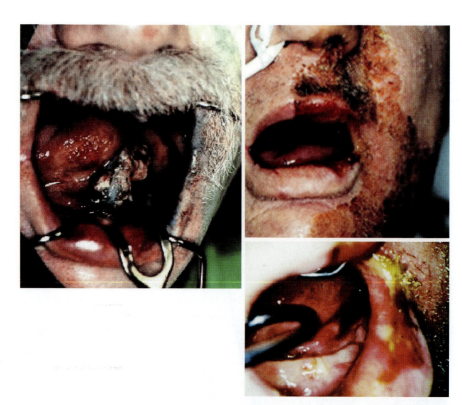

◘ Abb. 8.3 Links: Patient mit einem T4-Karzinom des linken Mundbodens und Alveolarfortsatzes während der Anfärbung der Arteria lingualis über einen retrograden temporalen Zugang. Beachte die Perfusion angrenzender Bereiche via Arteria facialis; oben rechts: lokale Toxizität (desquamative Dermatitis) nach intraarterieller Gabe von Bleomycin; unten rechts: fast komplettes lokales Ansprechen nach einer Woche

8.2   Intraarterielle Induktionschemo-therapie bei Kopf-Hals-Tumoren

8.2.1   Entwicklung der intraarteriellen Chemotherapie im Kopf-Hals-Bereich

Seit Klopp et al. [37] nach irrtümlicher Injektion von Stickstoff-Lost in die Arteria brachialis beobachteten, dass die resultierenden lokalen Schäden (Erythem, Bläschenbildung und Ulzerationen am Unterarm) nach kurzer Zeit abheilten, fassten sie Mut und behandelten ein Mundhöhlenkarzinom erstmalig intraarteriell durch Infusion von Stickstoff-Lost in die Arteria carotis. Sullivan et al. [38] vom National Cancer Institute, New York, führten die experimentelle und klinische Forschung weiter, unter anderem durch die Einführung von Methotrexat und Folinsäure als Schutzfaktor. Ein Haupt-

problem in jenen frühen Tagen war die hohe Rate an technischen Komplikationen und Todesfällen. Die entsprechenden Komplikationen betrafen vor allem arterielle Thrombosen, Fehlpositionierungen des Katheters, Blutungen und Infektionen. Meist war zur Katheterisierung eine Operation erforderlich, mit der Freilegung des zu punktierenden Gefäßes. In der Folge war eine der gängigsten Methoden die retrograde Insertion von Kathetern in die Arteria carotis externa, über deren leichter erreichbare Äste wie zum Beispiel die Arteria thyreoidea superior oder die Arteria temporalis superficialis. Das Perfusionsgebiet wurde mit Patentblau oder Disulphanblau angefärbt wie in ◘ Abb. 8.3 [39] zu sehen, wo bei einem Patienten mit einem T4-Karzinom des Mundbodens und des Alveolarfortsatzes die linke Arteria lingualis über einen retrograden Zugang anvisiert war; eine höherselektive Chemoperfusion war daher nicht möglich. Über die Arteria facialis wurde auch angrenzendes Gewebe perfundiert, was zu einer lokalen Toxizität (desquamative Dermatitis) nach Bleomycingabe führte; das lokale Ansprechen war jedoch nach einer Woche nahezu komplett.

Bei längerer Infusionsdauer mussten die Katheter fixiert oder Port-Systeme unter die Haut implantiert werden, mit den entsprechenden Risiken der Dislokation und Infektion [40]. Dies erforderte eine ständige Überwachung, in der Regel stationär, und bei Bedarf die Justierung des Katheters. Noch aufwändiger war eine Inzision am Hals mit einer direkten Präparation der Arteria carotis externa, facialis oder lingualis; teilweise erfolgten Carotis-Bypässe mit Veneninterponaten und ausgedehnten Ligaturen nicht benötigter Carotisäste, um eine höherselektive Perfusion zu erreichen [41].

Wie bei der systemischen Chemotherapie wurden Kombinationschemotherapien seit Ende der 1960er Jahre angewandt, um zu einer Dosisreduktion bei größerem antineoplastischem Effekt und einer geringeren Toxizität zu gelangen. Hier war die Kombination von Methotrexat und Bleomycin eine der am häufigsten angewandten [42]. In diese Zeit fielen auch erste experimentelle Untersuchungen im Sinne pharmakokinetischer Studien, um eine Überlegenheit der intraarteriellen Therapie gegenüber der systemischen Therapie zu zeigen [43].

Die regionale Chemotherapie im Kopf-Hals-Bereich wurde von einer Reihe von Forschern benutzt, um lokal fortgeschrittene Tumoren zu behandeln, vor allem in Deutschland, Italien, Ungarn, Japan, den USA und Australien. Auf seit 1983 (von Karl Aigner in Deutschland) organisierten internationalen Symposien wurden Fortschritte und Probleme diskutiert. Ein guter Überblick über den Status im Jahr 1997 wurde von Eckardt [44] zur Verfügung gestellt. Bei einem Internationalen Workshop über intraarterielle Chemotherapie bei Kopf-Hals-Tumoren, von Tom Robbins in Springfield, Illinois, im August 2006 organisiert, versammelten sich Forscher aus allen Kontinenten, um den gegenwärtigen State of the Art der intraarteriellen Chemotherapie im Kopf-Hals-Bereich zu definieren.

8.2.2 Pharmakokinetische Begründung der intraarteriellen Chemotherapie

Die Untersuchungen von Harker und Stephens an einem geeigneten Tiermodell, dem spontan auftretenden verhornenden Plattenepithelkarzinom am Ohr des australischen Schafs, zeigten, dass es bei intraarterieller Chemotherapie zu einer größeren Konzentration des infundierten Wirkstoffs in der Tumorregion kommt als bei einer systemischen Applikation [45]. Dabei erwies sich Cisplatin als das Chemotherapeutikum mit der größten Ansprechrate im Vergleich zu Bleomycin, Methotrexat, 5-Fluorouracil und Cyclophosphamid [46].

Die pharmakokinetische Begründung der intraarteriellen Chemotherapie kann nun wie folgt zusammengefasst werden: Für jedes antineoplastische Chemotherapeutikum sind die systemische Exposition (AUC = area under the concentration-time curve = Zeitdosisintegral) und das Ansprechen des Tumors (bzw. die Toxizität) reguliert über die maximal tolerierte systemische Exposition, die durch eine »akzeptable« Toxizität mit der Wahrscheinlichkeit eines bestimmten therapeutischen Ansprechens definiert ist. Die systemische Exposition hängt von der individuellen Plasmaclearance (CL) ab. Die regionale Chemotherapie über eine tumorernährende Arterie erlangt eine höhere Exposition mit dem Medikament am Zielort als über eine entsprechende systemische Exposition und bietet somit die theoretische Möglichkeit, ein größeres therapeutisches Ansprechen zu bewirken, ohne die Toleranz zu gefährden. Eckman et al. [47] definierten die folgende Gleichung für einen therapeutischen Vorteil oder »drug targeting index (DTI)«, die den relativen Vorteil einer selektiven intraarteriellen Verabreichung eines Medikaments beschreibt:

$$DTI = 1 + CL / Q (1-E)_{Ziel} (1-E)_{Lunge}$$
(Q = arterieller Blutstrom zum Zielgewebe,
E = Extraktion des Medikaments in Zielgewebe und Lunge).

Die sogenannte »first pass extraction« des Medikaments im Tumor selbst (und in der Lunge), d.h. eine »Retention« des Arzneimittels bei der ersten Passage durch das Gewebe, führt zu einer niedrigeren systemischen Exposition, spielt aber möglicherweise im Verhältnis zum Blutstrom eine geringere Rolle [48]. Der DTI für verschiedene antineoplastische Arzneimittel wurde unter Annahme einer Applikation in die Arteria carotis communis mit einem Q = 250 ml/min und unter Vernachlässigung der »first pass extraction« bestimmt. Er zeigte Werte von beispielsweise 17 für 5-Fluorouracil und 3 für Cisplatin [49] bzw. 4001 für 5-Fluorouracil und 401 für Cisplatin unter Annahme eines minimalen Abtransports basierend auf einer niedrigen lokalen Flussrate [50]. Beide Mittel haben, wie erwähnt, eine gute Wirkung auf Kopf-Hals-Plattenepithelkarzinome.

Die Dauer der intraarteriellen Chemotherapie hängt unter anderem von der Phasenspezifität des antineoplastischen chemotherapeutischen Wirkstoffs ab. Während bei zellzyklusspezifischen Zytostatika (zum Beispiel 5-Fluorouracil) eine Langzeitinfusion ein wichtiger Faktor für die Wirksamkeit sein kann, ist die Bolusinjektion einer bestimmten Dosis eines Zytostatikums, das zellzyklusunspezifisch ist (zum Beispiel Cisplatin), der Langzeitinfusion derselben Dosis äquivalent. Beide Methoden können wiederholt werden (= Chemotherapie-Zyklen oder -Kurse).

8.2.3 Moderne intraarterielle Chemotherapie bei Kopf-Hals-Tumoren

Die intraarterielle Chemotherapie ist bei der Behandlung von Lebermetastasen, meist ausgehend von kolorektalen Karzinomen, etabliert. Im Laufe der Entwicklung dieser Behandlungsmodalität für die Leber kam es zur Anwendung von hohen intraarteriellen Cisplatindosen, die systemisch mit intravenös verabreichtem Natriumthiosulfat gepuffert wurden [51]. Dieses Konzept der »two-route« chemotherapy bzw. »Zwei-Wege«-Chemotherapie wurde auf die Kopf-Hals-Region übertragen.

Bei Patienten mit Kopf-Hals-Tumoren fanden Robbins et al. [52, 53] in Dosisfindungsstudien eine maximal tolerierte Dosis von intraarteriell appliziertem Cisplatin von 150 mg/m². Diese Hochdosis-Chemotherapie durchbrach Resistenzen [54] und führte bioptisch bestimmt zu hohen Konzentrationen im Tumor [55, 56]. Cisplatin wurde im Gegensatz zu anderen Chemotherapeutika mit theoretisch höherem DTI gewählt, weil Natriumthiosulfat, ein Cisplatin-Neutralisationsmittel [57], als systemischer Antagonist genutzt werden kann. Wenn Thiosulfat intravenös zirkuliert, wird Cisplatin cheliert und inaktiviert mit einer Verringerung der Halbwertszeit des Medikaments von 66 auf 3,7 Minuten [58, 59].

Durch dieses Verfahren wird die Plasmaclearance erhöht, und der DTI wird größer. Sensible Bereiche wie das Knochenmark und die Nieren werden vor der toxischen Wirkung des Medikaments geschützt, und die Ototoxizität wird gesenkt [60]. Durch den Einsatz von modernen Kathetersystemen über die perkutane Punktion der Femoralarterie war es möglich, das Chemotherapeutikum mit koaxialen Mikrokathetern superselektiv (meist in die Arteria lingualis oder facialis) und unter sicherer angiographischer Kontrolle zu infundieren [61]. ◘ Abb. 8.4 [39] zeigt auf Bildern der Neuroradiologie Universitätsklinik Frankfurt, wie

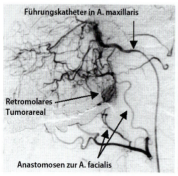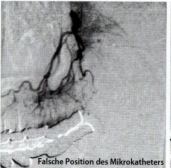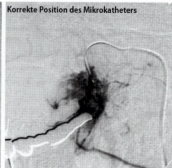

◘ **Abb. 8.4** Durchleuchtungsbilder mit Demonstration erreichter Superselektivität der intraarteriellen Chemotherapie

die akzidentelle Perfusion von Anastomosen vermieden und Superselektivität erreicht werden kann.

Diese kleinen Blutgefäße haben einen geringeren Blutstrom (etwa 120 ml/min), wodurch der Nenner der obigen Gleichung kleiner und damit der DTI größer wird. Dadurch scheint die intraarterielle Chemotherapie theoretisch für diese Körperregion ideal zu sein. Darüber hinaus erfolgte die Wahl von Cisplatin, weil es durch seine weitgehende Phasenunspezifität für eine rasche Injektion geeignet war, die wiederholt werden konnte. Dadurch wurde die Anfälligkeit des Verfahrens für Komplikationen noch weiter verringert.

Durch dieses Verfahren waren einige Probleme der intraarteriellen Chemotherapie im Kopf-Hals-Bereich gelöst. Sie wurde jedoch von Robbins und anderen im Rahmen einer organerhaltenden Radiochemotherapie von fortgeschrittenen und rezidivierten Kopf-Hals-Karzinomen unterschiedlichster Lokalisationen angewandt, was später in diesem Kapitel noch erörtert werden wird.

8.2.4 Chemoembolisation von Kopf-Hals-Tumoren

Eine weitere Methode, den therapeutischen Vorteil der intraarteriellen Chemotherapie zu erhöhen, ist die temporäre Reduktion oder der Stopp des intratumoralen Blutstroms unter Verwendung pharmazeutisch-technologisch umhüllter Medikamente, also mit Arzneimitteln beladener mikropartikulärer Systeme oder Mikrokapseln (»encoated drug microcapsules«) [62] oder gleichzeitig applizierter (mikro-)embolisierender Agentien wie Lipiodol [63], was in einer längeren Tumorverweilzeit und größeren »first pass extraction« des Medikaments sowie Mikroinfarkten mit einer beabsichtigten konsekutiven hypoxischen Nekrose des Tumors resultiert. Diese Methode wird hauptsächlich in der Leber verwendet.

Die Intensivierung der lokalen Chemotherapie durch Embolisation erwies sich im Kopf-Hals-Bereich als praktisch schwer, weil die Gefäße viel kleiner im Durchmesser sind und sofort – schon bei Gabe einer niedrigen Dosis des embolisierenden Agens – okkludieren, sodass einmal kein Zytostatikum nachfolgend mehr verabreicht werden und es

ferner zu unerwünschten Nekrosen von Teilen des Gesichts oder der Zunge im Falle des vollständigen Sistierens des Blutflusses kommen könnte, mit einer entsprechenden Gefahr (über Anastomosen) für die Augen und große Nervganglien.

Chemoembolisation muss von der Schließung von arteriovenösen Shunts in fortgeschrittenen und rezidivierten Tumoren mit Mikrocoils, Polyvinylalkohol oder anderen Substanzen, die eingesetzt werden, um einen frühen Abfluss (»Flow-off«) des Mittels zu verhindern, unterschieden werden. Es ist ein rein technischer Aspekt der Chemoperfusion zum Erzielen einer höheren Selektivität [64]. Das Auftreten von wahren Shunts ist jedoch selten, was den Einsatz dieser Technik nur selten erforderlich macht.

Alles in allem waren Versuche der Embolisation von Kopf-Hals-Tumoren äußerst selten, bis Kovács und Mitarbeiter eine Routine-Methode vorstellten, die unten in ▶ Abschn. 8.2.8 beschrieben wird.

8.2.5 Tumor-Platin-Konzentrationen: Ein Vergleich der intraarteriellen mit der systemischen Chemotherapie

Platin-basierte Wirkstoffe sind jetzt die am häufigsten verwendeten Chemotherapeutika bei der Behandlung von Kopf-Hals-Tumoren. Sie wurden deshalb auf Tumor-Konzentrationen hin angemessen vergleichend untersucht. Das Problem bei der Bestimmung von Platin im Gewebe im Verhältnis zu seiner Wirksamkeit liegt in der schwierigen Unterscheidung von freiem und gebundenem Platin. Das ist bei der Bewertung von Ergebnissen zu bedenken.

Intratumorale Wirkstoff-Level wurden hauptsächlich *anhand von Biopsien* bewertet. Okamoto et al. [65, 66] fanden maximale Cisplatin-Level von 30–150 µg/g Naßgewicht (meist am dritten Tag) in Biopsien, die 1 Stunde, 3 und 7 Tage nach der Verabreichung durchgeführt wurden. Sie waren höher als mit nicht verkapseltem intraarteriellem Cisplatin. Gouyette et al. [67] maßen einen mittleren Platingehalt von 2,72 µg/g nach intraarterieller Verabreichung von Cisplatin über 1 Stunde (Gesamtdosis: 100 mg/m^2) und erzielten Remissionen bei

20–30% von oralen und oropharyngealen Tumoren. Die Höhe des Platingehalts war in dieser Studie niedriger nach intravenöser Chemotherapie. Sileni et al. [68] fanden höhere intratumorale Platinkonzentrationen nach intravenösen 4-Stunden-Infusionen (65,4 µg/g) als nach intraarterieller 4-Stunden-Infusion (17,18 µg/g) und führten diesen paradoxen Befund entweder auf eine relativ hohe Blutversorgung des Tumorareals zurück, die ein Ausströmen des überschüssigen freien Platins aus dem Gewebe ermöglichte, oder auf die Verzögerung zwischen Arzneimittelinfusion und Biopsie. Die Gesamtdosis Cisplatin betrug 100 mg/m^2, war aber von einer Infusion von 5-Fluorouracil gefolgt. Biopsien wurden nach 48 und 120 Stunden genommen. Diese Platin-Level nach intraarterieller und intravenöser Chemotherapie hatten den Erfolg, zwei Komplettremissionen bei sechs Patienten mit T3/T4-Tumoren zu bewirken.

Die optimale Infusionsdauer pro Medikamentendosis wurde bisher noch nicht beim Menschen bestimmt; Jakowatz et al. [69] haben in experimentellen Rattenmodellen festgestellt, dass verlängerte arterielle Infusionen (Dauer: 24 oder 48 Stunden) eine reale Erhöhung um das 4- bis 10-fache in der Cisplatinkonzentration im Tumorgewebe ermöglichen (29 µg/mg Gewebe für eine 48-stündige intraarterielle Infusion und 2,02 µg/mg Gewebe für eine schnelle intraarterielle Infusion). Los et al. [55] fanden Werte zwischen 3,1 und 4,9 µg/g in den meisten Tumoren nach einer schnellen intraarteriellen Hochdosis-Cisplatinperfusion (200 oder 150 mg/m^2) und begleitender intravenöser Infusion von Natriumthiosulfat (9 g/m^2, gefolgt von einer Infusion von 12 g/m^2 über 6 Stunden). Der Gehalt variierte zwischen 0,6 und 50,7 µg/g. Die Biopsien wurden 24 Stunden nach der Behandlung entnommen. Sehr unterschiedliche Tumorlokalisationen des Kopf-Hals-Bereichs waren behandelt worden. Höhere Remissionen korrelierten mit höheren Platin-Leveln, aber die Remissionen wurden in den meisten Fällen nach der Strahlentherapie bestimmt. Die Rate an kompletten Remissionen wurde mit 92% angegeben. Bei Dosisintensitätsbereichen von 75–149 und 150–200 mg/m^2/Woche waren die gesamten (partiellen und kompletten) Ansprechraten 72,7% und 100% [56]. Die Patienten hatten jeweils vier Zyklen mit paralleler Natriumthiosulfat-Infu-

sion erhalten. Tohnai et al. [70] maßen bei zwölf Patienten in Zungenkarzinomresektaten kurz nach superselektiver bzw. selektiver (retrograder) intraarterieller Perfusion mit 20 mg/m^2 Carboplatin einen Platingehalt von im Mittel 10,5 bzw. 4,3 µg/g Nassgewicht. Yoshimura et al. [71] entnahmen 1 Minute und 10 Minuten nach dem Beginn bzw. dem Ende der intraarteriellen Infusion einer unbekannten Carboplatindosis 0,5 ml Blut aus dem Zungenrand; die Carboplatinkonzentrationen im Serum betrugen 1 Minute bzw. 10 Minuten nach dem Start 496 µg/dl bzw. 698 µg/dl, zu den entsprechenden Zeitpunkten nach dem Infusionsende 52,3 und 14,1 µg/dl.

Tegeder et al. [72] aus der Gruppe Kovács haben Tumorkonzentrationen von Cisplatin *mittels der Mikrodialyse* bei zehn Patienten mit Mundhöhlenkarzinomen nach Behandlung mit einer intraarteriellen Cisplatinperfusion (150 mg/m^2 in 500 ml 0,9%-igem Natriumchlorid) und bei sechs Patienten mit Mundhöhlenkarzinomen nach Embolisation mit einer kristallinen Cisplatinsuspension (150 mg/m^2 in 45–60 ml 0,9%-igem Natriumchlorid) verglichen. Diese Methode erlaubt die Beobachtung von Konzentrationen über die Zeit. Der Mikrodialysekatheter wurde in den Tumor und der intraarterielle Katheter in die tumorernährende Arterie platziert. Cisplatin wurde schnell über den intraarteriellen Katheter verabreicht. Nach einer Embolisation waren die maximalen Cisplatin-Tumorkonzentrationen etwa 5-mal höher als nach intraarterieller Perfusion (54,10 µg/ml im Vergleich zu 11,27 µg/ml); sie hielten auch 4-mal länger an. Höhere Remissionen korrelierten mit höheren Platin-Leveln, womit der Nachweis erbracht werden konnte, dass die Wirkung der Chemoembolisation durch das Medikament und nicht durch Hypoxie hervorgerufen war.

8.2.6 Diagnostische Maßnahmen

Vor und nach intraarterieller Chemotherapie (Chemoperfusion oder Chemoembolisation) werden Routine-Staging-Untersuchungen des lokoregionären Tumorbereichs wie Ultraschall, CT oder MRT empfohlen, um Remissions-/Progressvergleiche anzustellen. Zweittumoren und Fernmetas-

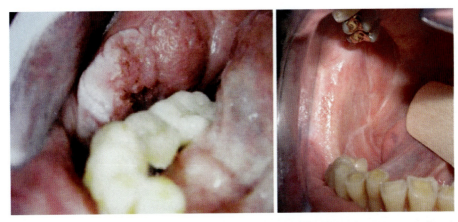

Abb. 8.5 Links: Bukkales T2-Karzinom; rechts: Komplettremission nach intraarterieller Gabe von 150 mg/m² Cisplatin mit kleiner verbliebener sicht- und tastbarer Narbe

tasen sind unter Verwendung von Panendoskopie, Thoraxröntgen, abdominaler Sonographie und Skelettszintigraphie auszuschließen. Die Verwendung der »Ganzkörper«-PET ersetzt zunehmend diese Methoden. Vor der Intervention (sei es über den offenen retro-/orthograden oder transfemoralen Zugang) muss eine Demonstration der komplexen Gefäßanatomie des Kopfes und des Halses, in der Regel durch DSA (digitale Subtraktionsangiographie), erfolgen. Die Perfusionskontrolle erfolgt durch Färbung des Gewebes mit Patentblau, durch eine Szintigraphie mit radioaktiv markierten Tracern und meist mit der DSA. Vor kurzem wurde ein kombiniertes CT- und Angiographiesystem verwendet, das eine verfeinerte Superselektivität ermöglichte [73, 74]. Eine sehr interessante Neuheit ist die Verwendung von magnetischen Teilchen, die als Kontrastmittel und als Wirkstoffträger für Chemotherapeutika verwendet werden können. Die lokale Krebstherapie kann so mit magnetischem Medikamenten-Targeting durchgeführt werden und erlaubt eine gezielte Abgabe von therapeutischen Agentien an gewünschte Ziele wie Tumoren, unter Verwendung einer chemotherapeutischen Substanz, die an magnetische Partikel gebunden ist und nach der intraarteriellen Applikation mittels eines externen magnetischen Felds auf den Tumor fokussiert wird [75, 76].

8.2.7 Probleme der Indikation der intraarteriellen Induktionschemotherapie bei Kopf-Hals-Tumoren

Begründungen für die Induktionschemotherapie bei Kopf-Hals-Tumoren wurden in ▶ Abschn. 8.1.2 aufgeführt. Für die intraarterielle Chemotherapie gibt es in diesem Bereich einige spezifische Probleme.

Die systemische Chemotherapie hat neben lokalen Wirkungen die folgerichtige systemische Wirkung einer Beseitigung von Mikrometastasen [77]. Hinsichtlich der intraarteriellen Chemotherapie bestehen in dieser Hinsicht Zweifel [78], obwohl die Nebenwirkungen zeigen, dass überschüssiges freies Cisplatin die peripheren Organe erreicht, und bekannt ist, dass eine intraarterielle Chemotherapie ohne Neutralisationsmittel ähnlich hohe periphere zytostatische Levels erreichen kann [68]. Es handelt sich also um eine Frage der Zielsetzung und entsprechenden Anwendung. Jüngst wurden klare Hinweise auf eine translymphatische chemotherapeutische Wirkung nach lokaler Perfusion gefunden [190, 191].

Es wird kritisiert, dass eine Remission die Ränder des Tumors verwische und zu einer höheren Rate an positiven chirurgischen Rändern führe. **□** Abb. 8.5 zeigt einen bukkalen T2-Tumor (links) und demonstriert, dass selbst bei kompletter Remission (rechts) nach intraarterieller Gabe von 150 mg/m² Cisplatin eine Narbe zurückbleibt, die gesehen oder getastet werden kann und den Chirurgen während der Resektion leitet.

Der Einwand wurde von Kovács [79] widerlegt, indem er die Rate an positiven Rändern in einer nur chirurgisch behandelten Gruppe (143 Patienten; 12%), einer Gruppe mit postoperativer Chemotherapie (122 Patienten; 20%) und einer Gruppe mit intraarterieller Induktionschemotherapie mit hochdosiertem Cisplatin (94 Patienten; 15%) verglich und keinen signifikanten Unterschied zwischen den Gruppen fand. Auf dem Internationalen Workshop über intraarterielle Chemotherapie bei Kopf-Hals-Tumoren vom 20.–22. August 2006 in Springfield, Illinois, präsentierte Kovács Daten von 227 Mundhöhlenkarzinompatienten aller Tumorstadien, die nach einer intraarteriellen Induktionschemotherapie operiert und mindestens zwei Jahre nachbeobachtet wurden. Es gab nur 9% Lokalrezidive bei Tumoren der Stadien I und II und 15% bei jenen der Stadien III und IV, was im Vergleich mit der Literatur darauf hindeutet, dass eine intraarterielle Induktionschemotherapie eine lokale Rezidivprophylaxe ist. Diese Ergebnisse waren jedoch nur durch eine Radikaloperation unter Beachtung der ursprünglichen Ränder möglich.

Stephens betonte 1997 in seinem Beitrag zum Hannoveraner Symposium über intraarterielle Chemotherapie im Kopf-Hals-Bereich, dass »das ursprüngliche Scheitern der regionalen Chemotherapie bei der Krebsbehandlung in der Kopf-Hals-Region den Grund hatte, dass die Technik vorwiegend zur Behandlung der schwierigsten regionalen Krebsprobleme eingesetzt wurde, was im Kopf und Hals überwiegend das Rezidivkarzinom bedeutet« [80]. Chirurgische und strahleninduzierte Reduktion der Vaskularisierung und Narben machten eine Wirkung fast unmöglich. Daher schien die Voraussetzung einer erfolgreichen Anwendung der intraarteriellen Chemotherapie in der Abwesenheit jeglicher Vorbehandlung des jeweiligen Tumors zu liegen. Weil darüber hinaus eine initiale Tumorremission meist nicht von sehr langer Dauer war und damit die intraarterielle Chemotherapie in den seltensten Fällen eine definitive Therapie darstellte, schien die Einbettung in ein integriertes Behandlungsprogramm mit der intraarteriellen Chemotherapie am Beginn (= Induktion) logisch zu sein. Dies bedeutet nicht, dass eine palliative Tumortherapie

mit der intraarteriellen Chemotherapie nicht möglich und sinnvoll sein kann (▶ Abschn. 8.5).

Ein weiteres großes Problem war die Anwendung der intraarteriellen Chemotherapie bei Patienten mit lokal fortgeschrittenen Tumoren der Stadien III und IV. Die Folge dieser Patientenselektion war eine relativ niedrigere Rate an kompletten und partiellen Remissionen, weil die Chemotherapieinduzierte Tumorremission abhängig von der Tumormasse ist. Viele dieser Patienten waren als inoperabel eingestuft, sodass die Behandlung in den meisten Fällen als nicht kurativ intendiert eingestuft werden musste (falls sie nicht mit einer Strahlentherapie kombiniert war). Eine nachweisbare Verbesserung der Überlebensrate mit einer Induktionschemotherapie kann nur unter Einbeziehung der primär operablen Tumorstadien erreicht werden. Da es bei der systemischen Induktionschemotherapie eine Beziehung zwischen dem Ansprechen des Tumors auf die Chemotherapie und einer günstigen Prognose gab [81], sind nach statistischen Vorausberechnungen mindestens 40% Komplettremissionen durch eine primäre Chemotherapie notwendig, um mit realistischen Patientenzahlen eine chemotherapeutisch bedingte Verbesserung der Therapieergebnisse gegenüber einer Standardtherapie nachweisen zu können [82]. Diese Rate kann nur bei Tumoren geringerer Masse erreicht werden [83], sodass auch von dieser Logik her die Einbeziehung der Tumorstadien I und II in Studien zur intraarteriellen Chemotherapie erforderlich ist.

Zwei volumetrische Untersuchungen sollten in diesem Zusammenhang erwähnt werden. Baghi et al. [84] führten eine MRT-Volumetrie bei 50 Patienten mit fortgeschrittenen Kopf-Hals-Tumoren durch. Alle Patienten wurden drei Zyklen der TPF-Chemotherapie, gefolgt von einer Radiochemotherapie, unterzogen. Die Autoren berechneten statistisch einen Schwellenwert für das prätherapeutische Tumorvolumen, das für Patienten mit Komplettremission bei 29,71 ccm lag. Sie schlussfolgerten, dass es von prognostischem Wert sein könnte, Patienten, die auf eine systemische Induktionschemotherapie komplett ansprechen würden, zu stratifizieren. Kovács et al. [85] führten eine CT-Volumetrie bei 128 Patienten mit Mundhöhlenkarzinomen aller Stadien vor und nach einem Zyklus intraarterieller Induktionschemotherapie mit Cisplatin (150 mg/m^2)

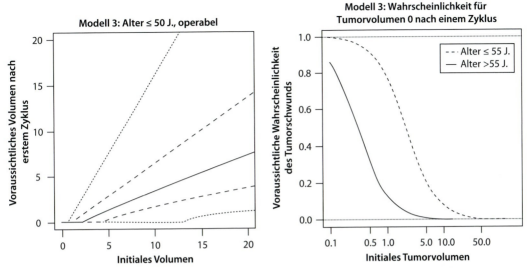

Abb. 8.6 Wahrscheinlichkeitskurven mit Demonstration der Abhängigkeit zwischen Tumorvolumen in ccm und Remission nach intraarterieller Gabe von 150 mg/m^2 Cisplatin. Links: Quantilen (durchgezogene Linie: Median, gestrichelte Linien: 0,25- und 0,75-Quantilen, gepunktete Linien: 0,05- und 0,95-Quantilen) für Volumen; rechts: geschätzte Wahrscheinlichkeit für eine radiologische Komplettremission (Tumorvolumen = 0)

durch. Das initiale mediane Tumorvolumen von 11,8 ccm (Bereich 0,17 bis 211,7 ccm) wurde um 51,7% auf ein medianes post-interventionelles Volumen von 5,7 ccm (Bereich 0 bis 388,8 ccm) reduziert. Das initiale Volumen wurde bei 80,5% der Patienten reduziert; bei 19,5% entsprach das post-interventionelle Volumen dem ursprünglichen Volumen oder war erhöht. In mathematischen Modellen konnten die Vorhersage des post-interventionellen Volumens und die Wahrscheinlichkeit einer radiologischen Komplettremission berechnet werden, die sich als von einem initial hohen Volumen, einer Inoperabilität und insbesondere einem hohen Alter negativ abhängig erwiesen. **Abb. 8.6** zeigt zwei der Wahrscheinlichkeitskurven, die die Abhängigkeit zwischen Tumorvolumen in ccm und der Remission demonstrieren.

Im Gegensatz zur systemischen Chemotherapie war die Reduzierung der peripheren Toxizität in Kombination mit einer hohen lokalen Wirksamkeit in der Regel das Hauptziel der intraarteriellen Chemotherapie [86], besonders wichtig bei Patienten mit einem Kopf-Hals-Tumor, die oft an anderen interkurrenten Erkrankungen leiden. In multimodalen Behandlungsverfahren bei fortgeschrittenen Krebserkrankungen muss nun das eigentliche Ziel

der intraarteriellen Induktionschemotherapie nicht notwendigerweise immer eine Komplettremission sein, sondern kann auch in der Bändigung des Tumors in seiner lokalen und möglicherweise metastatischen Aggressivität vor einer radikalen Operation und/oder Radiochemotherapie ohne die sehr hohen Nebenwirkungen der systemischen Chemotherapie bestehen, sodass die folgenden belastenden definitiven Modalitäten mit einer hohen Patienten- und Therapiecompliance durchgeführt werden können. Ein frühzeitiges Ansprechen auch ohne Komplettremission könnte im Gegensatz zur Stabilisierung oder dem Fortschreiten der Erkrankung die Möglichkeit bieten, Patienten über den Einsatz der gut verträglichen intraarteriellen Chemotherapie als eines prognostischen Markers je verschiedenen Behandlungsschemata zuzuteilen (Stratifizierung).

Darüber hinaus ist es wesentlich für die sinnvolle Auswertung der Ergebnisse einer Krebsbehandlung, dass nur eine Tumorentität untersucht wird. Unter der zusammenfassenden Beschreibung der »Kopf-Hals-Tumoren« verbirgt sich eine Vielzahl von Tumorlokalisationen. In Hinsicht auf die intraarterielle Chemotherapie ist es besonders problematisch, Tumoren zu vergleichen, die innerhalb der gleichen

Tumorklassifikation sehr unterschiedliche Volumina haben wie zum Beispiel die an der Zunge und am Larynx. Es ist unmittelbar einsichtig, dass hier konsistente Vergleiche nicht gezogen werden können.

8.2.8 Klinische Studien mit der intra-arteriellen Induktionschemo-therapie (Chemoperfusion) bei Kopf-Hals-Tumoren

Die folgende Tabelle gibt einen annähernd erschöpfenden Überblick über klinische Studien der intraarteriellen Induktionschemotherapie mit Medikamentenlösungen im Kopf-Hals-Bereich. Es ist ersichtlich, dass zunächst retrograde Kanülierungen der Arteria temporalis superficialis, offene Katheterisierungen im Hals mit Ligaturen der Äste der Arteria carotis externa oder Portsysteme üblich waren, um die Tumorregion oft über längere Zeitperioden zu perfundieren, wenn eine Induktion mit kurativer Intention das Ziel war. Eine ausgezeichnete Darstellung der katheterassoziierten Komplikationen kontinuierlicher Infusionen der retrograd kanülierten Arteria temporalis superficialis wurde von Molinari et al. [117] gegeben, in dessen Mailänder Klinik die intraarterielle Chemotherapie seit 1971 angewendet worden war. 268 Patienten waren mit einer intraarteriellen Chemotherapie bei 297 versuchten Kanülierungen behandelt worden. 11% der Kanülierungen waren nicht erfolgreich. Andere Komplikationen bestanden aus Katheterverschlüssen oder -dislokationen (8%), lokaler Entzündung (15%) und neurologischen Störungen (4%) wie einer temporären Gesichtslähmung. Eine Unterbrechung der Behandlung (= kontinuierliche Infusion) trat in 20% der Fälle auf. Insgesamt konnte eine »nützliche« Therapie in 85% der Fälle erreicht werden. Hämatologische akute Nebenwirkungen waren mit den Medikamenten Methotrexat, Bleomycin, Adriamycin und Cisplatin nur selten assoziiert (2,8%). Frustaci et al. [118] berichteten von einer Verletzung der Hirnnerven mit einer Inzidenz von 6,3%.

Verglichen mit diesem Zugang eröffnete die superselektive Angiographie-gesteuerte Darstellung und Infusion des tumorernährenden Gefäßes seit den späten 1970er Jahren [119] neue Perspektiven in Bezug auf höhere Ansprechraten durch die ge-zielte Verabreichung von Medikamenten und weniger technische Komplikationen. Über einen transfemoralen Zugang und die Verwendung von koaxialen Mikrokathetern konnte die Chemotherapie sicher und ohne große vaskuläre Reizung in kurzer Zeit gegeben werden. Voraussetzung für eine kurze Perfusionsdauer war die Erkenntnis, dass die Bolus-Gabe bei dem wirksamsten Chemotherapeutikum für Kopf-Hals-Tumoren, Cisplatin, auch bei regionaler Anwendung möglich war und die periphere Neutralisation sehr hohe Dosen erlaubte. Im Fall einer multiplen arteriellen Versorgung des Tumors konnten alle Äste superselektiv durch diese Technik erreicht werden. Die Verabreichung konnte leicht wiederholt werden.

◻ Tab. 8.1 zeigt die genauen Medikamentendosierungen und Verabreichungsschemata, um einen Eindruck von der Breite, aber auch von der etwas anarchischen Vielfalt der klinischen Untersuchungen zu geben. 16 Studien hatten weniger als 50 Patienten. Randomisierte Studien sind in fetter Type aufgelistet.

Die erwähnte Vielfalt dieser klinischen Studien mit einer intraarteriellen Induktionschemotherapie im Hinblick auf die Zahl der Patienten, unvorbehandelte oder Rezidivtumoren, die Tumorstadien, Schemata, Medikamente, Dosierungen, Arten der Kanülierung und relevante Ergebnisse erlaubt trotzdem einige gültige Schlussfolgerungen, nämlich

- dass am Ende eines jeweiligen intraarteriellen Induktionsregimes lokale klinische Ansprechraten von 50–99% und lokale klinische Komplettremissionsraten von 4–48% erzielt wurden,
- dass pathologische Komplettremissionen der Tumoren in absolut etwa 16–25% nachgewiesen wurden,
- dass die lokale und systemische Toxizität und Komplikationen des transfemoralen superselektiven Zugangs extrem gering waren (keine messbare Toxizität in etwa 20% der Fälle!),
- dass die Compliance sehr hoch war (bis zu 100%) und keine Zunahme chirurgischer oder strahleninduzierter Komplikationen zu befürchten war,
- dass die intraarterielle Induktion beim Mundhöhlenkarzinom einen Überlebensvorteil bedeutet und das Ausmaß des Ansprechens prognostisch relevant ist (auf diese beiden Punkte wird gesondert eingegangen).

◻ Tab. 8.1 Liste veröffentlichter klinischer Studien über intraarterielle Induktionschemotherapie (Perfusion) bei Kopf-Hals-Tumoren in chronologischer Reihenfolge

Autor(en)	Patienten	Tumor-entitäten	Chemotherapeutika und Dosierungen; Applikation	Definitive Therapie	Ergebnisse
Cruz et al. [87]	40	Kopf-Hals-Tumoren, hauptsächlich Oropharynx-karzinome	5-Fluorouracil 15 mg/kg/Tag, Methotrexat 5 mg/Tag, Vinblastin 0,02 mg/kg/Tag kontinuierlich bis zu 16 Tagen; retrograd	Radiatio oder Operation	OR 59%, CR 15%; 25% lokale Kompli-kationen (temporäre Erblindung, Fazialis-lähmungen, Disloka-tionen)
Armstrong und Meeker [88]	15	36 inoperable Kopf-Hals-Tumoren, hauptsächlich Mundhöhlen- und Oropha-rynxkarzinome	5-Fluorouracil 15 mg/kg/Tag, Methotrexat 5 mg/Tag, Vinblastin 0,02 mg/kg/Tag kontinuierlich bis zu 16 Tagen; retrograd	Radiatio; verglichen mit alleiniger Radiatio	OR 93%; Überleben 14,1 Monate versus 9,1 Monate in der Vergleichsgruppe
Curioni und Quadu [89]	47	Mundhöhlen-karzinome Stadien I–IV	Vincristin 0,6–1 mg/m² über 1 h Tage 1–2, Methotrexat 80–120 mg/m² über 12 h Tage 3–4, Bleomycin 10–15 mg/m² über 1 h Tage 5–9, Tage 11–19, Adriamycin 10–20 mg/m² oder Mitomy-cin C 2–4 mg/m² über 1 h Tage 10 und 20; retrograd	Radiatio; einige Respon-der operiert	OR 61,7%, CR 19%; Mortalität 17%
Szabó und Kovács [90]	70	126 diverse Kopf-Hals-Malignome	Vincristin 0,5 mg intravenös, Bleomycin 15 mg Tag 1, Methotrexat 50 mg Tag 2, Elobromol 750 mg oral Tage 3 × 3–5; retrograd	70 Patienten: Operation	PR 98% (?); Throm-bose in zwei Fällen
Koch et al. [91]	128	Kopf-Hals-Tumoren Stadien I–IV	Methotrexat 1–1,5 mg/kg über 1 h bis zu 7 Tagen; retrograd	Radiatio	OR 73%, CR 4%
Mika [92]	21	Fortgeschritte-ne Mundhöh-len- und Oro-pharynxkarzi-nome	Vincristin 1–2 mg Tag 1, Methotrexat 240 mg über 20 h Tag 1, Bleomycin 45 mg Tage 3–5, Cisplatin 0,75 mg/kg Tage 6–7; retrograd	Operation (16 Patienten operiert, 15 Patienten bestrahlt)	OR 80%, CR 47%
Arcangeli et al. [93]	**72**	**142 Kopf-Hals-Tumoren Stadien II–IV**	**Methotrexat 3–5 mg/Tag kontinuierlich bis zur kumulativen Dosis 90–120 mg; retrograd**	**Radiatio; randomisiert gegen alleini-ge Radiatio**	**Mundhöhlen-karzi-nome: 5-Jahres-Überleben 54% versus 27% in Ver-gleichsgruppe (signif.)**
Molinari et al. [94]	**85**	**Mundhöhlen-karzinome**	**Methotrexat 500 mg über 10 Tage; retrograd**	**Radiatio oder Operation; randomisiert gegen Bleo-mycin 95 mg über 13 Tage**	**Lokale Effektivität von Bleomycin besser (OR 60%), katheterbezogene Komplikationen und Toxizität höher bei Methotrexat**

◗ Tab. 8.1 (Fortsetzung)

Autor(en)	Patienten	Tumor-entitäten	Chemotherapeutika und Dosierungen; Applikation	Definitive Therapie	Ergebnisse
Galmarini et al. [95]	38	Fortgeschrittene Kopf-Hals-Tumoren	Bleomycin 20 mg/m^2/Tag (Tage 1–2), Cisplatin 100 mg/m^2 über 3 h Tage 3 q3w; retrograd	Operation oder Radiatio	OR 87%, CR 29%; temporäre Fazialisparesen (5%), Anämien (16%)
Milazzo et al. [96]	12	Mundhöhlen- und Oropharynxkarzinome Stadien III und IV	Cisplatin, Vinblastin, Bleomycin, 5-Fluorouracil (Dosierungen?); retrograd	Operation oder Radiatio gefolgt von Operation	OR 67%; 50% leben nach max. 3 Jahren Beobachtung
Inuyama et al. [97]	25	93 Kopf-Hals-Tumoren Stadien III und IV (teilweise vorbehandelt)	Cisplatin 50 mg/m^2 über 2 h Tag 1, Peplomycin 5 mg/Tag über 5 h Tage 2–6; Zugang?	Radiochemotherapie (5-Fluorouracil); 60-mal intravenöse Applikation	OR 68%, CR 26%; höhere Ansprechrate im Fall intraarterieller Applikation
Mortimer et al. [98]	12	25 inoperable Kopf-Hals-Tumoren	Cisplatin 100 mg/m^2 q1–3w × 3; transfemoral in die Arteria carotis externa	12 Patienten bestrahlt	OR 80%, CR 20% (lokal und Lymphknoten); ipsilaterale Hemialopezie, temporäre Fazialisparesen
Cheung et al. [99]	11	20 Mundhöhlen- und Oropharynxkarzinome Stadien III und IV	Methotrexat 50 mg/m^2 intravenös, Cisplatin 90 mg/m^2 Langzeitperfusion 1 mg/h; retrograd	11 Patienten operiert und bestrahlt	OR 94%, CR 35%; 3-Jahres-Überleben 60%; katheterbezogene Komplikationen 30%, Mortalität 5%
Lee et al. [100]	24	Fortgeschrittene Nasennebenhöhlenkarzinome oder -sarkome	Cisplatin 100 mg/m^2, Bleomycin 30 U Tag 1, 5-Fluorouracil 5000 mg/m^2 intravenös Tage 1–5 q3–4w × 2–3; transfemoral superselektiv	Radiatio oder Operation; 15 Patienten bestrahlt	OR 91%, CR 48%; 8 Langzeitüberlebende
Claudio et al. [101]	23	40 unresektable Mundhöhlen- und Oropharynxkarzinome und Hautbasaliome	Vincristin 1,5 mg, Bleomycin 45 mg, Methotrexat 20 mg; oder: Cisplatin 50 mg, Bleomycin 30 mg, alle als Langzeitinfusion (q1w × 5–6); transponierte Arteria carotis externa	23 Patienten operiert	OR 77%, CR 13%; pCR 13 Patienten; 3-Jahres-Überleben 60%; katheterbezogene Komplikationen 18%, temporäre Fazialisparesen 10%
Frustaci et al. [102]	50	Kopf-Hals-Tumoren T2–4 N0–1	Cisplatin 20 mg über 4 h, Bleomycin 15 mg über 20 h über 8 Tage; retrograd	39 Patienten operiert, 13 zusätzlich bestrahlt, 9 nur bestrahlt	OR 70%, pCR 16%; katheter-bezogene Komplikationen 8%, temporäre Fazialisparesen 4%

◻ **Tab. 8.1** (Fortsetzung)

Autor(en)	Patienten	Tumor-entitäten	Chemotherapeutika und Dosierungen; Applikation	Definitive Therapie	Ergebnisse
Richard et al. [103]	112	222 Mund-höhlen- und Oropharynx-karzinome	Vincristin 1 mg Tage 1, 5, 9, Bleomycin 15 mg/Tag über 8 h über 12 Tage; retrograd	Operation; randomisiert gegen alleini-ge Operation, Oropharynx-karzinome obligatorische Radiatio	Mundhöhlenkarzi-nome: OR lokal 48%, OR Lymph-knoten 15%, Über-leben signif. besser als Vergleichs-gruppe und Oropharynx-karzinome
Vieitez et al. [104]	13	Mundhöhlen- und Oropha-rynxkarzinome Stadien III und IV	Carboplatin 400 mg/m^2 über 4 h Tage 1–5, 5-Fluo-rouracil 900 mg/m^2 über 20 h Tage 1–5; transfemoral superselektiv	Radiatio	OR 84%, CR 23%; 3-Jahres-Überle-benswahrschein-lichkeit 56% nach medianer Beo-bachtungszeit von 18 Monaten; kathe-terbezogene Kom-plikationen < 7%
Korogi et al. [105], Hirai et al. [106]	22	Mundhöhlen-karzinome Stadien III und IV	Cisplatin 30–50 mg/m^2 q1w × 2–3; transfemoral super-selektiv	14 Patienten operiert, 6 bestrahlt, 1 beides	OR 95%, CR 24%; 2-Jahres-Überle-benswahrschein-lichkeit 70% nach medianer Beobachtungszeit von 20 Monaten (nicht signif. besser als historische Kont-rolle); 1 Todesfall
Scheel et al. [107]	63	Fortgeschritte-ne Kopf-Hals-Tumoren	Langzeitinfusion bis zur kumulativen Dosis 400 mg Cisplatin; Bypass-Methode	Radiatio; nur Hals operiert; Tumor belas-sen	5-Jahres-Überleben 39% (adenoidzysti-sche Karzinome 100%)
Siegel et al. [108] Wilson et al. [109]	32, 43	Fortgeschritte-ne Kopf-Hals-Tumoren	Cisplatin 150 mg/m^2+STS wöchentlich × 4; transfemo-ral superselektiv	Operation gefolgt von Radiatio; Wilson et al.: keine Opera-tion, nur Radiatio	Siegel et al.: OR 99%; Wilson et al.: OR 91%; Überleben 65% nach medianer Beobachtung von 30 Monaten
Kovács et al. [110]	103	Mundhöhlen- und Oropha-rynxkarzinome Stadien I–IV	Cisplatin 100 mg/m^2 Tag 1, intravenös 5-Fluorouracil 1000 mg/m^2 Tage 1–5 bei 36 Patienten; Cisplatin 150 mg/m^2 + STS × 1 bei 67 Patienten; transfemoral superselektiv	67% bzw. 75% operiert, 71% bzw. 60% mit adjuvanter Radio-(chemo-) therapie (Doce-taxel)	OR 81% bzw. 67%; Überleben 61% (23 Monate) bzw. 79% (8 Monate Beobachtung); 1 Apoplex, keine technischen Prob-leme

◘ Tab. 8.1 (Fortsetzung)

Autor(en)	Patienten	Tumor-entitäten	Chemotherapeutika und Dosierungen; Applikation	Definitive Therapie	Ergebnisse
Szabó et al. [111]	47	131 sublinguale/linguale Karzinome T2-4 NX MX	Cisplatin 50 mg Tage 3, 5, 10, 12, Epirubicin 60 mg Tage 1, 8; retrograd	Operation; randomisiert gegen präoperative Bestrahlung	5-Jahres-Überleben 38% versus 31% in Vergleichsgruppe (nicht signif.)
Benazzo et al. [112], Bertino et al. [113]	46	Kopf-Hals-Tumoren Stadien III und IV	Carboplatin 300–350 mg/m^2 q2w × 3; transfemoral superselektiv	43 bestrahlt, 12 Patienten zusätzlich operiert	OR 78%, CR 35%; krankheitsfreies Überleben 50% nach 5 Jahren; keine technischen Probleme
Kovács [121]	52	Mundhöhlenkarzinome Stadien I–IV	Cisplatin 150 mg/m^2+ STS × 1; transfemoral superselektiv	Alle operiert	OR 69%, pCR 25%; Gesamtüberleben 77% nach 5 Jahren Beobachtung und besser als mit TPI verglichen
Kovács et al. [123]	60	Mundhöhlen- und Oropharynxkarzinome Stadien I–IV	Cisplatin 150 mg/m^2 als Kristall- suspension + STS oder als Lösung + STS bei jeweils 30 Patienten; transfemoral superselektiv	21 bzw. 24 operiert; 3 bzw. 1 bestrahlt	OR 70% (Suspension) versus 46,7% (Lösung); sehr geringe Toxizität
Damascelli et al. [115, 116]	60	Fortgeschrittene T3–4 N0–3 Mundhöhlen-, Oropharynx-, Hypopharynxkarzinome	Paclitaxel-Albumin- Nanopartikel 150–230 mg/m^2 × 2–4; transfemoral superselektiv	Anschließende Operation, Chemotherapie, Radiatio oder Radiochemotherapie	OR 75%; 6 temporäre Fazialisparesen
Kovács et al. [129]	40	72 inoperable fortgeschrittene Mundhöhlen- und Oropharynxkarzinome	150 mg/m^2 Cisplatin + STS q4w × 1–3; transfemoral superselektiv	Radiatio oder Radiochemotherapie (Docetaxel)	OR 57%, CR 15%; 2-Jahres-Gesamtüberleben 25%
Nagai et al. [186]	13	Mundhöhlenkarzinome	65mg/m^2/Tag S-1 oral über 14 Tage + 40-50mg/m^2 Docetaxel; Zugang?	Operation	OR 100%, CR 69,2%; Neutropenie, Hirninfarkt

Q Intervall zwischen Zyklen, W Woche, H Stunde, OR Gesamtansprechen, CR Komplettremission, pCR pathologische Komplettremission, PR Teilremission, STS Natriumthiosulfat, TPI Therapieabhängiger Prognoseindex

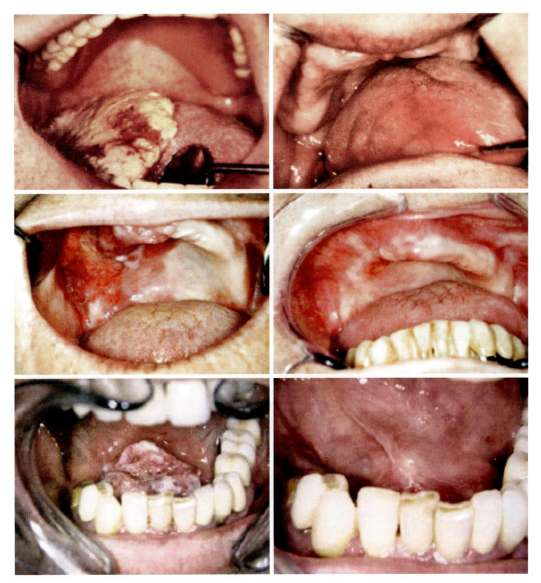

◘ **Abb. 8.7** Drei Beispiele für Komplettremissionen von Mundhöhlenkarzinomen nach je einem Kurs intraarterieller Chemoperfusion mit 150 mg/m² Cisplatin. Keine Nebenwirkungen

◘ Abb. 8.7 zeigt Komplettremissionen nach einem Kurs intraarterieller Chemoperfusion mit 150 mg/m² Cisplatin unter peripherer Neutralisierung mit Natriumthiosulfat.

Intraarterielle Induktionschemotherapie und Überlebensvorteil

Im Hinblick auf das Überleben müssen randomisierte Studien untersucht werden, weil nur sie nach heutiger Überzeugung Level-1-Evidenz produzieren können. Diese zeigten einen Überlebensvorteil für Mundhöhlenkarzinom-Patienten.

Richard et al. [103] konnten einen Überlebensvorteil für 112 operable Patienten mit Mundbodenkarzinomen nach 12-tägiger präoperativer intraarterieller Behandlung mit Bleomycin und Vincristin demonstrieren, jedoch nicht für Patienten mit Oropharynxkarzinomen. Nur die Oropharynxkarzinome wurden systematisch postoperativ bestrahlt, die Patienten mit Mundbodenkarzinomen in Abhängigkeit vom Status der Ränder nach der Operation und dem Lymphknotenstatus. Von den vier randomisierten Studien zeigten zusätzlich zu der Studie von Richard et al. [103] auch Arcangeli et al. [93] einen Überlebensvorteil bei Patienten mit Mundhöhlenkarzinomen, die vor der definitiven Strahlentherapie mit einer intraarteriellen Induktionschemotherapie unter Verwendung von Methotrexat behandelt worden waren. Aus diesen Ergebnissen geht der prognostische Unterschied zwischen den verschiedenen Lokalisationen der Kopf-Hals-Tumoren deutlich hervor.

Der Unterschied zur präoperativen Bestrahlung liegt in den minimalen Nebenwirkungen der intraarteriellen Chemotherapie und in der beibehaltenen Möglichkeit einer volldosierten Bestrahlung. Die zwei Modalitäten wurden nur einmal miteinander randomisiert verglichen [111]. Die Überlebensraten waren nach einer präoperativen intraarteriellen Chemotherapie und einer präoperativen Bestrahlung mit 46 Gy praktisch gleich. Die Autoren betonten dennoch die höhere Lebensqualität nach intraarterieller Chemotherapie im Vergleich zur Strahlentherapie. Die Wundheilung war ferner nach der Operation nicht gestört und chronische Nebenwirkungen der Bestrahlung wie Xerostomie fehlten.

Kovács und Mitarbeiter [39, 110, 114, 120–123] waren die bisher einzigen Forscher, die neben fortgeschrittenen auch kleine Tumorstadien in Patientenpopulationen, die mit intraarterieller Induktionschemotherapie behandelt worden waren, einbezogen und sich auf eine Tumorlokalisation (Mundhöhle, anteriorer Oropharynx) konzentrierten. Dies war eine logische Folge der oben genannten randomisierten Studien und Voraussetzung für eine erfolgreiche Induktionstherapie (eine Tumorlokalisation, Tumoren auch kleineren Volumens, höhere Raten an Komplettremissionen). Auf dem Internationalen Workshop über intraarterielle Chemotherapie für Kopf-Hals-Tumoren am 20.–22. August 2006 in Springfield, Illinois, präsentierte Kovács die Ergebnisse von 406 Patienten mit unvorbehandelten primären oralen und oropharyngealen Karzinomen (30% Stadien I und II, 70% Stadien III und IV), behandelt zwischen 1997 und 2005 und mit einer Gesamtansprechrate von 43% nach einer intraarteriellen Intervention. Die Patienten wurden einem komplexen multimodalen Regime unterzogen – beginnend mit einer intraarteriellen Chemotherapie, gefolgt von radikaler Chirurgie und adjuvanter Radiochemotherapie mit Docetaxel [124, 125]. Die Zuweisung der Patienten nach ihrer Therapiecompliance (Operabilität/Inoperabilität, Kontraindikationen gegen Bestrahlung und/oder Docetaxel) führte zu mehreren Gruppen mit multimodaler Behandlung. Diese wurden statistisch untersucht und verglichen [39]. Für die Gruppe mit allen Modalitäten (94 Patienten) lag bei einem medianen Follow-up von 4 Jahren die 5-Jahres-Überlebensrate bei 80%, und das krankheitsfreie Überleben betrug 73%. Unter den Patienten mit fortgeschrittener Erkrankung (Stadien III und IV) war das Überleben äußerst günstig mit 83% und 59% [126]. Bei 52 Patienten mit resektablen Karzinomen der Stadien I–IV und ohne adjuvante Bestrahlung waren das 3-Jahres-Gesamtüberleben und das krankheitsfreie Überleben 82% und 69% bzw. nach 5 Jahren 77% und 59% [121]. Die Ergebnisse wurden sehr vorteilhaft mit einem Therapieabhängigen Prognoseindex TPI [127] verglichen, der statistisch deutlich wertvoller ist als ein historischer Vergleich. Allerdings bleibt eine neue randomisierte Studie, die bei Mundhöhlen- und Oropharynxkarzinomen eine intraarterielle Induktionschemotherapie plus Operation mit der alleinigen Operation untersucht, ein Desiderat, ebenso wie randomisierte Studien zum Vergleich der systemischen und intraarteriellen Induktionschemotherapie fehlen.

Intraarterielle Induktionschemotherapie, Prognose und Behandlungsstratifikation

Es war bis vor kurzem unklar, ob die Annahmen über die Beziehung von Remission und Prognose nach systemischer Induktionschemotherapie genauso auch für die intraarterielle Induktionschemotherapie gelten. Kovács [128] konnte eine starke prognostische Relevanz des Ansprechens auf eine intraarterielle Induktionschemotherapie mit hochdosiertem Cisplatin unabhängig vom Stadium und von der Folgetherapie bei 187 unselektierten konsekutiven Patienten mit unvorbehandelten oralen und oropharyngealen Karzinomen nachweisen. Diese Behandlung konnte mit einer Operation und einer

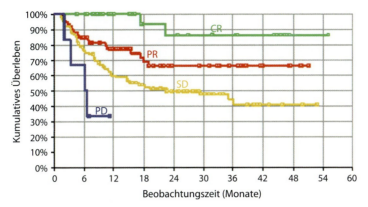

Abb. 8.8 Signifikanter Unterschied beim Gesamtüberleben (Kaplan-Meier) in Abhängigkeit vom Grad des Ansprechens (CR = Komplettremission, PR = partielle Remission, SD = stabile Erkrankung, PD = Progress der Erkrankung) nach intraarterieller Gabe von 150 mg/m² Cisplatin

adjuvanten parallelen Radiochemotherapie fortgesetzt werden. Je nach Ansprechen könnte so eine Induktionschemotherapie bei der Stratifizierung der weiteren Behandlung helfen. Abb. 8.8 zeigt die signifikanten Unterschiede im Gesamtüberleben (Kaplan-Meier) im Vergleich zum Ausmaß des Ansprechens.

Die gleiche Idee wurde von Benazzo und Bertino et al. verfolgt, die hohe Dosen Carboplatin bei fortgeschrittenen Tumoren einsetzten [112, 113] und ihre Behandlung je nach dem Ansprechen individualisierten: Komplettresponder oder partielle Responder erhielten eine Strahlentherapie; Non-Responder mit resektablen Tumoren wurden an der Primärtumorlokalisation und/oder an Halslymphknotenmetastasen operiert, auf die eine Strahlentherapie folgte; Non-Responder mit inoperablen Tumoren wurden einer palliativen Strahlentherapie unterzogen. Die intraarterielle Chemotherapie fungierte somit als Selektion für den Organerhalt. Abb. 8.9 [129] zeigt einen 51-jährigen Patienten, der unter einem Zungengrundkarzinom links T4cN2b litt (oben) und drei Kurse intraarterieller Chemotherapie mit Cisplatin (150 mg/m²) erhielt, was zu einer lokalen Komplettremission führte. Die definitive Radiatio hatte den Erfolg eines mindestens neun Jahre während rezidivfreien Überlebens (unten).

Ein weiteres gutes Beispiel für einen Organerhalt ist in Abb. 8.10 vorgestellt: Eine 49-jährige Frau mit histologisch gesichertem Karzinom der lin-

ken Keilbeinhöhle (1998, links) wurde mit zwei Kursen intraarterieller Chemotherapie mit 150 mg/m² Cisplatin behandelt und blieb progressionsfrei für mindestens sieben Jahre (rechts).

Jüngste Berichte über die intraarterielle Behandlung von Kopf-Hals-Karzinomen kehren zu kontinuierlichen Langzeitinfusionen zurück, indem sie einen verbesserten retrograden Zugang oder implantierbare Portkatheter-Systeme und eine tragbare Pumpe verwenden. Eine japanische Gruppe [130] behandelte T1/2-Lippenkarzinome mit einer intraarteriellen Chemotherapie über die Arteria temporalis superficialis, aber anstelle einer Operation, sodass die Intention hier ähnlich chirurgiesparend wie zum Beispiel eine photodynamische Therapie war. Das Gleiche taten Nakasato et al. [131] für alle Stadien von Mundhöhlenkarzinomen (49 Patienten). Wiederum wurde die Chemotherapie kontinuierlich über die Zeit durchgeführt. Eine superselektive Katheterisierung war in nur 69% der Patienten erfolgreich. Von einer taiwanesischen Gruppe wurde Methotrexat (50 mg/Tag) in die Arteria carotis externa über einen mittleren Zeitraum von etwa sieben Tagen kontinuierlich infundiert, gefolgt von einer wöchentlichen Bolusgabe von Methotrexat (25 mg) via intraarterieller Route über einen mittleren Zeitraum von etwa zehn Wochen. Die Ergebnisse waren mit kompletten Langzeitremissionen zu 100% und geringen bis fehlenden katheterassoziierten Komplikationen oder Nebenwirkungen so gut, dass eine Operation vermieden

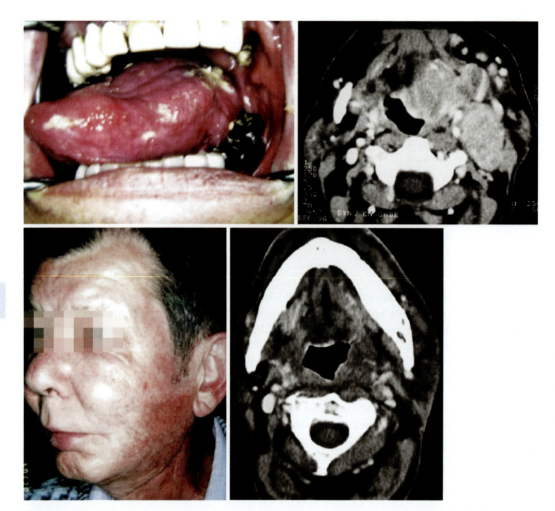

◘ **Abb. 8.9** Oben: Intraorale Ansicht und CT eines 51-jährigen Patienten mit Zungengrundkarzinom links T4cN2b; unten: derselbe Patient und CT neun Jahre später; drei Kurse intraarterieller Gabe von 150 mg/m² Cisplatin und definitive Bestrahlung resultierten in loko-regionärer Komplettremission und rezidivfreiem Überleben

wurde (Organerhalt) [132, 133]. Mit besserer Technik für die retrograde Kanülierung bei einer echten superselektiven Medikamentenapplikation könnten Dauerinfusionen eine Renaissance erleben. Fuwa et al. [134] verwendeten beide Zugänge mit der Schlussfolgerung, dass die Punktion der A. temporalis superficialis vielleicht von älteren Patienten bevorzugt werden könnte.

Ein Vergleich von »Multiple-shot«-Infusionen (also wiederholten Bolus-Infusionen) mit kontinuierlichen intraarteriellen Infusionen fehlt.

8.2.9 Klinische Studien zur intraarteriellen Induktionschemotherapie (Chemoembolisation) bei Kopf-Hals-Tumoren

◘ Tab. 8.2 gibt einen erschöpfenden Überblick über klinische Studien zur Embolisation bei Kopf-Hals-Tumoren. Hier muss man die in der Regel sehr kleinen Studiengruppen (außer in zwei Studien weniger als 50 Patienten) beachten. Sie kommen vor allem aus Japan und China.

Die Art und Größe der verwendeten Partikel war wie folgt. Okamoto et al. [65, 66] verabreichten

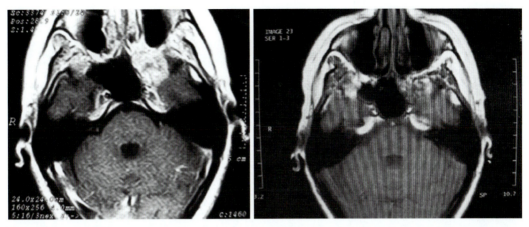

Abb. 8.10 Links: CT einer 49-jährigen Frau mit histologisch gesichertem Karzinom der linken Keilbeinhöhle; rechts: CT derselben Patientin sieben Jahre später; Komplettremission und progressionsfreies Überleben nach zwei Kursen intraarterieller Gabe von 150 mg/m² Cisplatin. (Mit freundl. Genehmigung der Neuroradiologie Universitätsklinik Frankfurt)

Äthylzellulose-Mikrokapseln mit einer durchschnittlichen Größe von 396 nm unter Verwendung der femoralen Katheterisierung der Arteria lingualis oder maxillaris. Diese Behandlung erfolgte als adjuvante Behandlung nach einer Kombinationsbehandlung aus präoperativer Radiochemotherapie und Operation. Im Jahr 1998 waren die Langzeitergebnisse vorteilhaft im Vergleich mit der alleinigen Kombinationstherapie [142]. Kato et al. [62] aus derselben Studiengruppe fassten die Erfahrungen mit 1013 Patienten zwischen 1978 und 1992 zusammen, von denen 28 Kopf-Hals-Patienten waren. Verschiedene in Äthylzellulose verkapselte Chemotherapeutika wurden in diesem Zeitraum verabreicht, die maximale Größe der Kapseln betrug 225 μm. Tomura et al. [135, 136] verwendeten Carboplatin-Äthylzellulose-Mikrokapseln von ähnlicher Größe.

Einer der chinesischen Versuche, Chemoembolisation in diesem Bereich zu verwenden, war die Behandlung von Zungenkrebs mit Cisplatin beladenen Albumin-Mikrosphären der durchschnittlichen Größe von 56 μm, verabreicht in die chirurgisch freigelegte Arteria lingualis [137]. Song et al. [143] berichteten über diverse Behandlungen einschließlich der Chemoembolisation bei elf Patienten. Allerdings ist der Artikel in chinesischer Sprache verfasst, und die Zusammenfassung gibt nicht genügend Informationen. Li et al. [139] verwendeten den transfemoralen Zugang für ein Polychemo-

therapie-Regime, kombiniert mit einer Embolisation unter Verwendung eines Gelatineschwamms, der in Äste der Arteria carotis externa platziert wurde. Der Artikel behandelte hauptsächlich die histologischen Veränderungen im Gewebe. Interessant sind die Artikel von He et al. [140, 144], die Carboplatin-Äthylzellulose-Mikrokapseln mit einem mittleren Durchmesser von 214 μm (Bereich: 40–300 μm) bei 78 Patienten im Zeitraum zwischen 1993 und 2006 verwendeten. Sie untersuchten Präparate der Arteria lingualis und fanden eine Okklusion in Höhe der fünften zur sechsten Ebene der von der Arteria lingualis profunda abgehenden Äste. Dies verursachte keine vollständige Nekrose des Zungenkörpers; jedoch zeigten große embolisierte Bereiche der Zunge eine Abstoßung aufgrund einer Nekrose, wie auf den Abbildungen der Publikation zu sehen war. Russische Autoren berichten über Behandlungen mit Coils und Gelatineschwämmen aus palliativer Intention; Hauptrationale war die Stillung von Tumorblutungen, die auch gut gelang, wie berichtet wurde [138, 141].

Nach diesem Literaturkorpus sind über einen Zeitraum von fast 25 Jahren insgesamt nur 303 Patienten mit einem Kopf-Hals-Tumor mit Embolisationsprotokollen behandelt worden und von diesen mehr als 100 Patienten in den fünf Jahren von 2000 bis 2004. Dies war möglich, weil Kovács und Mitarbeiter einen Weg fanden, Chemoembolisation zu einem Routineverfahren bei Kopf-Hals-Tumo-

◻ Tab. 8.2 Liste veröffentlichter klinischer Studien über intraarterielle Induktionschemoembolisation bei Kopf-Hals-Tumoren in chronologischer Reihenfolge

Autor(en)	Patienten	Tumorentitäten	Embolisationspartikel	Chemotherapeutika	Ansprechen	Nebenwirkungen	Definitive Therapie
Okamoto et al. [65, 66]	11	Kieferhöhlen-, Nasen- und Mundhöhlenkarzinome	Äthylzellulose-Mikrokapseln	Cisplatin 40–60 mg	63%	100% lokaler Schmerz	Operation
Kato et al. [62]	28 inkl. 11 von Okamoto et al.	Kopf-Hals-Tumoren	Äthylzellulose-Mikrokapseln	Diverse (hauptsächlich Cisplatin)	28%	Niedrige Toxizität	Operation
Tomura et al. [135, 136]	19	Kopf-Hals-Tumoren inkl. Oberkieferkarzinome	Äthylzellulose-Mikrokapseln	Carboplatin 100 mg	20%	60% lokaler Schmerz, niedrige systemische Toxizität	Operation
Li et al. [137]	7	Zungenkarzinome	Albumin-Mikrosphären	Cisplatin 13,6 mg	Nicht berichtet	Nicht berichtet	Operation
Suvorova et al. [138]	12	Fortgeschrittene Kopf-Hals-Tumoren	Coil-Fragmente	5-Fluorouracil 700 mg/m²+Methotrexat 40 mg/m²	58%	Nicht berichtet	Radiatio
Kovács und Turowski [122]	32 (15 mit Mikrosphären)	Mundhöhlen- und Oropharynxkarzinome	Stärke-Mikrosphären	Cisplatin 150 mg/m²	87%	1 Tracheotomie, 2 temporäre Fazialisparesen	Operation + adjuvante Radio(chemo)therapie
Li et al. [139]	20	Fortgeschrittene Mundhöhlenkarzinome	Gelatinschwamm	Cisplatin, Adriacin, Mitomycin C	Nicht berichtet	Nicht berichtet	Operation
Kovács [114]	103	Mundhöhlen- und Oropharynxkarzinome	Cisplatin-Kristall suspension	Cisplatin 150 mg/m²	73%	3,5% interventionelle und 10% lokale Komplikationen; 71% lokaler Schmerz; niedrige systemische Toxizität	Operation + adjuvante Radio(chemo)therapie
He et al. [140]	78	Zungenkarzinome	Äthylzellulose-Mikrokapseln, Megluminlothalamat-Suspensions-flüssigkeit	Carboplatin 200–300 mg	100%(?)	Keine Komplikationen, 100% lokaler Schmerz	Operation
Sokurenko et al. 25 [141]	25	Fortgeschrittene Kopf-Hals-Tumoren	Gelatineschwamm	Carboplatin 300 mg/m2 + 5-Fluorouracil 1000 mg/m²	57%	Niedrige systemische Toxizität	Systemische Chemotherapie, Radiatio

8

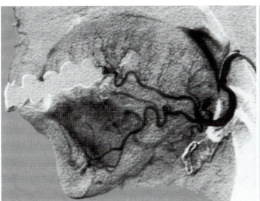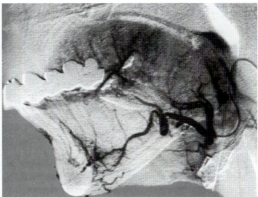

■ **Abb. 8.11** Links: Mundbodenkarzinom links mit Tumorblush in der Durchleuchtung nach Kontrastmittelgabe über die Arteria sublingualis; rechts: dasselbe Gebiet kann nach superselektiver Chemoembolisation mit einer Cisplatinsuspension nicht mehr visualisiert werden

ren zu machen, indem sie eine Cisplatin-Suspension schufen, welche die antineoplastischen und embolisierenden Eigenschaften miteinander verband. Das Herstellungsverfahren ist in mehreren Publikationen beschrieben [39, 114, 120, 122, 123]. Lyophilisiertes Cisplatin (maximal 300 mg) wurde mit 0,9%-igem Natriumchlorid zu einer gelben Mischung mit einer Endkonzentration von 5 mg/ml rekonstituiert. Dieses Herstellungsverfahren führt zu einem Einkomponentenwirkstoff, einer hochkonzentrierten wässrigen Cisplatinsuspension (maximal 60 ml) mit einem Ausfällen von Kristallen. Die physikalisch-chemischen Eigenschaften (zum Beispiel PtPt-Abstände, molekulare Vibrationsanalysen) der Cisplatinkristalle, die sich in gefrorenen Lösungen formierten, wurden bereits früher an anderer Stelle beschrieben [145]. Die Stabilität des Cisplatinkomplexes ist pharmakologisch in einer Suspension aufgrund der hohen Konzentration an Natriumchlorid gewährleistet. Die entstandene Flüssigkeit ist eine 5,4%-ige Natriumchloridlösung. Hypertone Natriumchloridlösungen haben Berichten zufolge keine Wirkung auf die Pharmakokinetik von Cisplatin [146]. Die Osmolalität ist vermutlich höher als in einer wässrigen Lösung (etwa 285 mOsm/kg [147]), kann aber wegen der Anwesenheit von kristallinen Präzipitaten nicht exakt gemessen werden. Die theoretische Osmolalität der beschriebenen Suspension, wie approximativ berechnet, beträgt 2130 mOsm/kg. Die mikroskopische Bestimmung der Teilchendurchmesser in der

wässrigen Kristallsuspension von Cisplatin zeigte stäbchenförmige, 3×8 μm große Kristalle, die regelmäßige Verklumpung dieser Kristalle bildete 30×50 μm große Teilchen. Das Verhältnis von kleinen zu großen Teilchen betrug 100/1. In Lösungen, in denen Präzipitate ausfielen, erfolgte die Redissolution sehr langsam durch Wiedererwärmung auf Raumtemperatur [148]. Bei 40°C betrug die Zeit der Redissolution etwa 20–30 Minuten [149]. Aufgrund dieser Rezeptur konnten bis zu 300 mg Cisplatin verabreicht werden. Das Ziel der Embolisation, nämlich extrem hohe Remissionsraten, wurde dadurch erreicht.

■ Abb. 8.11 [122] zeigt die Chemoembolisation mit der beschriebenen Suspension; ein Plattenepithelkariom des linken anterioren Mundbodens mit Tumorblush in der Angiographie über die Arteria sublingualis (links) kann nach superselektiver Embolisation nicht mehr visualisiert werden (rechts).

Die Chemoembolisation führte zu typischen lokalen Nebenwirkungen (Schmerzen, Schwellung) und einer Leukozytose, also klaren Symptomen eines Post-Embolisationssyndroms. Dies betraf vor allem Patienten mit Zungenkrebs, bei denen eine ziemlich unberechenbare Schwellung unterschiedlichen Grades in den ersten post-interventionellen Tagen auftreten konnte. Um eine Erstickungsgefahr zu vermeiden, sind die am besten geeigneten Einsatzbereiche die anteriore Zunge, der Mundboden und das Zahnfleisch des Unterkiefers. Im Falle von Anastomosen in die Haut kam es zu atopen Nekro-

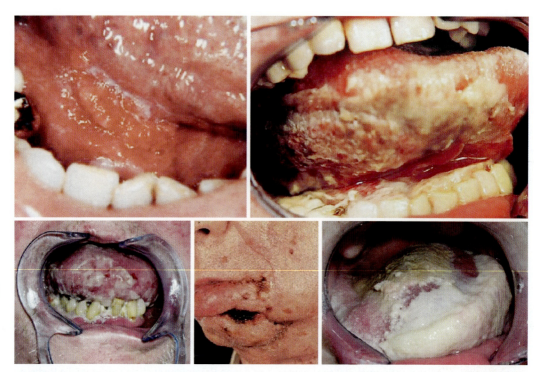

◨ **Abb. 8.12** Oben links: sublinguales T2-Karzinom; oben rechts: nach Chemoembolisation mit einer Cisplatinsuspension über die Arteria lingualis können kleine Epitheliolysen und Nekrosen während der Remission gesehen werden; unten: mögliche Nebenwirkungen der Chemoembolisation wie Schwellung, atope Hautnekrosen und Nekrosen am Zielorgan aufgrund länger andauernder Hypoxie (von links nach rechts)

sen von kleinen Hautpartien am Kinn und an der Wange. Temporäre einseitige Fazialisparesen mussten zu den schweren Komplikationen gerechnet werden (6%). Die systemische Toxizität war vernachlässigbar.

◨ Abb. 8.12 zeigt typische Chancen und Probleme der Chemoembolisation: ein sublinguales T2-Karzinom ist zu erkennen (oben links). Nach der Behandlung über die Arteria lingualis tritt der Tumor in der Regel am dritten Tag unter kleinen Epitheliolysen und Nekrosen hervor, bevor die Remission durch die Arzneimittelwirkung beginnt (oben rechts). Unten sind Nebenwirkungen demonstriert, wie Schwellungen, atope Hautnekrosen und nicht beabsichtigte Nekrosen des Zielorgans durch Hypoxie, wie sie bei sehr kleinen Gefäßen auftreten können und die dennoch in der Regel in guter Heilung und Funktion resultieren.

Die Partikelgröße ist von größter Bedeutung für die Chemoembolisation bei Kopf-Hals-Tumoren,

weil Embolisationseffekte bei Partikelgrößen im Nanometerbereich fragwürdig sind und, wenn überhaupt vorhanden, nur kurz anhalten [150], sodass die intraarterielle Verabreichung von Paclitaxel-Albumin-Nanopartikeln mit einer Größe von 150–200 nm bei Patienten mit Krebs des Kopf-Hals-Bereichs und des Analkanals durch Damascelli et al. [151] auch nicht als Chemoembolisation von den Autoren beschrieben wurde.

Vor nicht so langer Zeit wurde im Kaninchen-Modell an VX2-Tumoren der Ohrmuschel gezeigt, dass Partikelgrößen zwischen 40 und 60 μm für die Embolisation von Kopf-Hals-Tumoren empfohlen werden [152]. Kovács und Turowski [122] erprobten die Anwendung eines Cisplatin/DSM-Gemischs (DSM = »degradable starch microspheres«, abbaubare Stärke-Mikrosphären), das zu einer frühzeitigen kompletten vaskulären Blockade durch die Embolisation und dadurch zu verstärkten lokalen Schwellungen und Schmerzen führte. Durch dieses

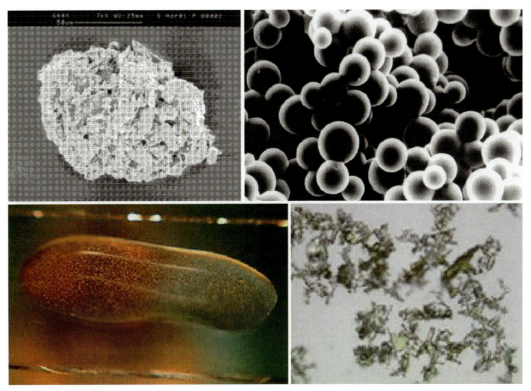

◘ **Abb. 8.13** Embolisationsmittel; oben links: Carboplatin-Mikrokapsel (Durchmesser um 150 μm, × 644; [140]), oben rechts: abbaubare Stärke-Mikrosphären (Durchmesser 45 μm, × 1400, mit freundl. Genehmigung PharmaCept GmbH Berlin), unten links: Tropfen (12 × 7 mm) der wässrigen Cisplatinsuspension wie von Kovács beschrieben [39], unten rechts: Lichtmikroskopie der gleichen Suspension mit Darstellung stäbchenförmiger Cisplatinkristalle, die Präzipitatsklumpen bilden (Durchmesser 30 × 50 μm, × 400)

Verfahren konnten nur zwischen 10 und 25 mg Cisplatin zusammen mit DSM verabreicht werden, der Rest musste verworfen werden. DSM hat einen Durchmesser von 45 μm und wurde gewählt, weil das Risiko ausgedehnter Nekrosen des tumorumgebenden Gewebes niedriger war; denn andere Mittel, die Blutgefäße für eine lange Zeit verschließen und nicht abbaubar sind wie Polyvinylalkohol, erwiesen sich als zu gefährlich im Bereich der Mundhöhle. Dennoch war eine begrenzte Nekrose des Tumors und des ihn umgebenden Gewebes als Folge einer vorübergehenden Ischämie durchaus wünschenswert. Die DSM-Chemoembolisation zeigte – verglichen mit der Cisplatin-Kristallsuspension – keinen Vorteil in Bezug auf Ansprechen und Toxizität und wurde aufgegeben. Die Versuche von He et al. [140, 144] mit Mikrokapseln von 214 μm Durchmesser deuten auf einen vollständigen Verschluss der Gefäße mit einer in erster Linie nekrotisierenden (und nicht einer antineoplastischen) Wirkung. ◘ Abb. 8.13 vermittelt einen Eindruck von den verwendeten embolisierenden Mitteln.

Verglichen mit der Monokomponenten-Chemoembolisation ist die Herstellung von Mikrokapseln kompliziert und teuer. Mehr als 900% umhüllendes Material kann im Vergleich zum antineoplastischen Mittel notwendig sein, der Körper des Patienten wird mit weiteren Substanzen belastet. Vorteile sind eine gute Reproduzierbarkeit des Produkts mit einer guten Kontrolle des Teilchendurchmessers sowie eine pharmakologisch eingestellte Zeit der Freisetzung des Medikaments. Andere embolisierende Substanzen wie Polyvinylalkohol, Lipiodol oder Albumin müssen ebenfalls erst hergestellt, bezahlt und beschafft werden und könnten regelmäßig bei Injektion in die Arteria facialis oder lingualis eine unkontollierte Nekrose wichtiger Organe verursachen. Hingegen haben Lipiodol und andere visköse Stoffe aufgrund ihrer Viskosität wenig Wirkung außerhalb der Leber.

8.3   Intraarterielle Radiochemotherapie bei Kopf-Hals-Tumoren

Als bedeutender Zweig regionaler Therapie sollte die kombinierte Anwendung von intraarterieller Chemotherapie und Bestrahlung berücksichtigt werden. Die Idee der Kombination dieser beiden Modalitäten ist nicht neu, wie aus den einleitenden Bemerkungen zur systemischen Radiochemotherapie geschlossen werden kann. Die Idee hinter diesem Ansatz war die vermutete höhere loko-regionäre Wirkung dieser Behandlung, kombiniert mit weniger Toxizität. ☐ Tab. 8.3 gibt einen Überblick über 25 Jahre; wieder ist die Evolution zur superselektiven »Multiple-shot«-Verabreichung von Medikamenten ebenso deutlich wie die Vielfalt der behandelten Tumorlokalisationen.

Einige Studien verwendeten diese Art der Radiochemotherapie als Induktionstherapie vor einer Operation [155, 157]; wieder kann nicht gesagt werden, ob hohe Ansprechraten in längere Überlebenszeiten münden als bei der systemischen Radiochemotherapie. Die umfassendste Studiensequenz zur intraarteriellen Radiochemotherapie wurde von Robbins und Mitarbeitern durchgeführt [52, 53, 61, 156, 159, 163, 165]. Es gelang ihnen, genügend Patienten für eine gültige statistische Auswertung zu versammeln und bei einer konsequent reproduzierbaren Methode zu bleiben. Die Ergebnisse waren beeindruckend in Bezug auf alle möglichen Endpunkte, sogar in multizentrischen Studien. Nachdem sie als Behandlung für inoperable Patienten begann, wurde die intraarterielle Radiochemotherapie als Therapie für den Organerhalt weiterentwickelt.

Die lang erwarteten Ergebnisse der prospektiven randomisierten Vergleichsstudie zwischen systemischer und intraarterieller Radiochemotherapie, durchgeführt vom Netherlands Cancer Institute, Amsterdam, konnten jedoch keinen signifikanten Vorteil der intraarteriellen Radiochemotherapie in Bezug auf das Überleben beweisen [166]. Obwohl signifikant weniger Probleme mit Übelkeit und Erbrechen bei Patienten auftraten, die mit der intraarteriellen Radiochemotherapie behandelt wurden [167], scheint sich wegen der interventionellen Zeit und Mühe bei der intraarteriellen Chemotherapie im Vergleich zum einfachen intravenösen Verfahren die Waage zugunsten der intravenösen Radiochemotherapie zu neigen. Dies zeigt leider, dass die Lebensqualität der Patienten nicht unbedingt im Vordergrund der Entscheidungen steht. Auf dem Internationalen Workshop über intraarterielle Chemotherapie für Kopf-Hals-Tumoren vom 20.–22. August 2006 in Springfield, Illinois, wurden prozedurale Abweichungen zum ursprünglichen Robbins-Verfahren beschuldigt, die Wirkung der intraarteriellen Radiochemotherapie verringert zu haben. Die klinischen Untersuchungen sind noch in der Entwicklung. Zwei interessante Alternativen sind zu nennen: der Einsatz der hyperfraktionierten Bestrahlung [160, 164] und die systemische Chemotherapie zusammen mit der intraarteriellen Chemotherapie [134]. Eine abschließende Beurteilung kann im Moment noch nicht erfolgen. Im Hinblick auf die hohen Responseraten der vorgestellten Radiochemotherapieprotokolle muss betont werden, dass sie das Ergebnis der Bestrahlung und der intraarteriellen Chemotherapie sind.

Viele Berichte über japanische Studien mit anderen intraarteriellen Medikamenten wie Carboplatin, Nedaplatin, Pirarubicin oder Docetaxel in Kombination mit der Radiatio können in den meisten Fällen aufgrund der Sprachbarriere nicht korrekt beurteilt werden, doch scheint klar, dass Japan zu den Ländern mit der höchsten Erfahrung mit der intraarteriellen Chemotherapie gehört [168–174]. Es gibt auch Variationen der prototypischen Robbins-Methode mit reduzierten Cisplatindosen [175, 176]. Die Vielfalt der Medikamente macht eine Bewertung der Methoden nahezu unmöglich; es besteht Hoffnung, dass japanische Forscher in der Lage sein werden, eine randomisierte Studie vorzulegen, die sich auf ein Verfahren in Bezug auf das intraarterielle Medikament und seine Dosierung sowie eine Tumorlokalisation konzentriert (zum Beispiel Kieferhöhlenkarzinome), sodass eine gültige Schlussfolgerung möglich sein wird. Sie sollten auch in der Lage sein, große Studienpopulationen zu erfassen, wie sie für gültige Statistiken notwendig sind.

▣ Tab. 8.3 Liste veröffentlichter klinischer Studien über intraarterielle Radiochemotherapie bei Kopf-Hals-Tumoren in chronologischer Reihenfolge

Autor(en)	Patienten	Tumorentitäten	Chemotherapeutika und Dosierungen; Applikation	Radiatio, Specifika	Ergebnisse
Szepesi et al. [153]	66	Inoperable Kopf-Hals-Tumoren	Bleomycin 15 mg/Tag bis zur kumulativen Dosis 300 mg, Methotrexat 25 mg bis zur kumulativen Dosis 500 mg, Leukovorin 3 mg; retrograd	60–65 Gy	OR 65%
Scholz et al. [154]	99	134 Karzinome im maxillofazialen Bereich	Methotrexat 25 mg/Tag bis zur kumulativen Dosis 500 mg, Bleomycin 15 mg/ Tag bis zur kumulativen Dosis 300 mg für 3 w; Zugang?	99 Patienten bestrahlt (60 Gy)	OR 68%, CR 26%
Imai et al. [155]	26	Kopf-Hals-Tumoren	Cisplatin 50 mg/m², Carboplatin 300 mg/m² q4w × 5; transfemoral superselektiv	60 Gy; 7 Patienten wurden operiert	OR 96%, CR 50%; keine technischen Probleme
Robbins et al. [156]	60	Inoperable Kopf-Hals-Tumoren	Cisplatin 150 mg/m² + STS wöchentlich × 4; transfemoral superselektiv	66–74 Gy	OR lokal und Hals 98%
Kerber et al. [61]	85	unresektable Kopf-Hals-Tumoren Stadien III und IV	Cisplatin 150–200 mg/m² + STS wöchentlich × 4; transfemoral superselektiv	68–74 Gy	1 Todesfall, 6 Apoplexe
Oya und Ikemura [157]	15	Mundhöhlen- und Oropharynx-karzinome Stadien III und IV	Carboplatin 350 mg/m², Tegafur 400–600 mg/Tag (oral); transfemoral superselektiv	30 Gy; Operation im Falle einer positiven Biopsie	CR 92% lokal; Leuko-/thrombopenien Grad 3 und 4 53% bzw. 27%, lokale Schwellung (33%)
Fuwa et al. [158]	32	Mund- und Kieferhöhlen-karzinome Stadien II - IV	Carboplatin 10–20 mg/m²/Tag bis zur kumulativen Dosis 360–500 mg/m²; retrograd	50–60 Gy	OR 97%; 3-Jahres-Überlebens-wahrscheinlichkeit 63% nach medianer Beobachtungszeit von 3 Jahren
Robbins et al. [159]	213	Chirurgisch und funktionell unresektable Kopf-Hals-Tumoren Stadien III und IV	Cisplatin 150 mg/m² + STS wöchentlich × 4; transfemoral superselektiv	68–72 Gy/36–37 Fraktionen/7 w	Lokale Kontrollrate 80%, regionale Kontrollrate 61%, 5-Jahres-Gesamtüberleben 39%, lokale 5-Jahres-Kontrollrate 74%; therapiebezogene Todesfälle 3%

8

◼ **Tab. 8.3** (Fortsetzung)

Autor(en)	Patienten	Tumor-entitäten	Chemotherapeutika und Dosierungen; Applikation	Radiatio, Specifika	Ergebnisse
Regine et al. [160]	42	Fortgeschrittene Kopf-Hals-Tumoren	Cisplatin 150 mg/m^2 + STS × 2; transfemoral superselektiv	hyperfraktionierte Radiatio (77–82 Gy)	OR 85–88% lokal und Hals; 2-Jahres-Überlebenswahrscheinlichkeit 57% nach medianer Beobachtungszeit von 30 Monaten
Balm et al. [161]	79	Unresektable Kopf-Hals-Tumoren Stadium IV	Cisplatin 150 mg/m^2+STS wöchentlich × 4; transfemoral superselektiv	70 Gy/35 Fraktionen/7 w	Lokale Kontrollrate 91%, regionale Kontrollrate 90%, 3-Jahres-Gesamtüberleben 43%, lokale 2-Jahres-Kontrollrate 69%; therapiebezogene Todesfälle 4%, PEG notwendig 18%
Homma et al. [162]	43	Resektable und unresektable Kopf-Hals-Tumoren Stadien III und IV	Cisplatin 100–120 mg/m^2 + STS wöchentlich × 4; transfemoral superselektiv	65 Gy/26 Fraktionen/6,5 w	Lokale Kontrollrate 42%, regionale Kontrollrate 68%, 3-Jahres-Gesamtüberleben 54%, lokale 3-Jahres-Kontrollrate 69%; keine therapiebezogenen Todesfälle, 81% lokale Toxizität
Robbins et al. [163]	67	T4-Karzinome der Mundhöhle, des Oropharynx, Hypopharynx oder Larynx	Cisplatin 150 mg/m^2 + STS wöchentlich × 4; transfemoral superselektiv	70 Gy/35 Fraktionen/7 w	Multizentrische Studie: Methode durchführbar; Toxizitäten Grad 4 und 5 14–47% bzw. 0–4%
Spring et al. [164]	24	Unresektable Oropharynxkarzinome	Cisplatin 150 mg/m^2 + STS w5; transfemoral superselektiv	Hyperfraktionierte Radiatio (77–82 Gy/7 w)	CR lokal und Hals 88%; 5-Jahres- Gesamtüberleben 33%; 58% der Patienten im ersten Jahr mit Ernährungssonde
Fuwa et al. [134]	48	134 Mundhöhlen-karzinome Stadien III und IV	Cisplatin 20–40 mg/m^2+STS wöchentlich × 4, kontinuierlich intravenös 5-Fluorouracil 700 mg/m^2 Tage 1–5 + intravenös Cisplatin 85 mg/m^2 über 24 h Tag 6; retrograd selektiv	66 Gy	3-Jahres-Gesamtüberleben aller Patienten 53,9%

W Woche, H Stunde, OR Gesamtansprechen, CR Komplettremission, STS Natriumthiosulfat, Gy Grays

8.4 Systemische und intraarterielle Chemotherapie als alleinige Therapie von Kopf-Hals-Tumoren

Eine gute Lokalbehandlung könnte bei bestimmten Patienten, die sich mit einer strikt lokalen Erkrankung vorstellen, »Heilung« bedeuten. Dies ist von der Chirurgie und der Bestrahlung her bekannt, wird aber bei der Chemotherapie für Kopf-Hals-Tumoren bezweifelt. Es mag von Interesse sein, den Effekt der Chemotherapie zu beurteilen, wenn keine andere Behandlung durchgeführt wurde. Solche Fälle sind rar.

Nach alleiniger Behandlung mit Bleomycin gab es mehrere Berichte über Langzeitüberlebende. Watanabe et al. [187] präsentierten 1976 einen Autopsiefall mit einem Mundhöhlenkarzinom, das durch die alleinige Therapie mit Bleomycin geheilt wurde, und 1985 stellten Amagasa et al. [188] fest, dass 7 von 16 Patienten nach der gleichen Therapie fünf Jahre und länger überlebt hatten. Singer et al. [189] berichteten 1984 von Langzeitergebnissen nach der Behandlung fortgeschrittener Mundhöhlenkarzinome mit Vincristin, Methotrexat, Bleomycin und Nukleosid-Rescue (»Rettungsmedikament«). Sie zeigten, dass die Patienten manchmal mehrere Jahre überlebten. Nach einem systemischen Platin-basierten Chemotherapieregime berichteten Laccourreye et al. [11] von einem rechnerischen 5-Jahres-Überleben von 85,1% bei 36 Patienten mit Larynxkarzinomen, die von der Glottis ausgingen. Kovács et al. [12] berichteten von zwei Patienten, die nach einem Kurs intraarterieller Chemotherapie mit Cisplatin eine Komplettremission ihres Mundhöhlenkarzinoms erfuhren und jede weitere Behandlung ablehnten. Diese Patienten überlebten länger als fünf Jahre ohne jedes Zeichen für ein Rezidiv.

Die Kenntnis solcher Fälle mag bei der endgültigen Beurteilung der Rolle der Chemotherapie bei Kopf-Hals-Tumoren hilfreich sein, nicht weil sie Begeisterung hervorrufen, sondern weil sie Möglichkeiten der Chemotherapie zeigen, die nicht allgemein bekannt sind und weiter untersucht werden sollten. Auf »exotische« regionale Behandlungsarten wie die intratumorale Injektion von Medikamentengelen, die Photodynamische Therapie oder die Elektroporation soll hier nicht eingegangen werden.

8.5 Behandlung von Rezidivtumoren und Palliation von Kopf-Hals-Tumoren mit der intraarteriellen Chemotherapie

Die wissenschaftliche Untersuchung von Krebserkrankungen, die bereits behandelt wurden und einen Rückfall erlebten (Rezidive), birgt Schwierigkeiten wegen der üblichen Vielfalt der Vorbehandlung, die die Schaffung von vergleichbaren Patientengruppen nahezu unmöglich macht. Aus diesem Grund sind Berichte über die intraarterielle chemotherapeutische Behandlung von rezidivierten Tumoren im Kopf-Hals-Bereich selten und vermischt mit der Behandlung von fortgeschrittenen inoperablen primären Tumoren [97, 177]. Auch können sie mit palliativer Behandlung zusammengelegt werden.

Die Palliation von Patienten mit einem Kopf-Hals-Tumor mit der intraarteriellen Chemotherapie muss erwähnt werden, weil sie sich als äußerst effektiv und nützlich bei der Behandlung von unheilbaren Patienten erwiesen hat [177–182]. Diese Berichte über Patientenpopulationen zwischen 8 [182] und 64 [177] Patienten mit fortgeschrittenen inoperablen primären oder rezidivierten Tumoren des Kopf-Hals-Bereichs zeigten hohe Gesamtansprechraten zwischen 23% [180] und 87% [178] und komplette Ansprechraten zwischen 9% [180] und 20% [178]. Bei solchen Patienten, hauptsächlich mit vorbehandelter rezidivierter Erkrankung, muss selbst eine Stabilisierung der Erkrankung als ein Erfolg bezeichnet werden, der tatsächlich auch in fast allen Fällen erreicht wird. Die verwendeten Medikamente waren Methotrexat und Bleomycin in den 1970er Jahren, meist über einen retrograden Zugang mit einer kontinuierlichen Infusion über mehrere Tage, und Carboplatin plus 5-Fluorouracil mit Port-Systemen und kontinuierlicher Infusion [179] oder die »Zwei-Wege«-Chemotherapie (Cisplatin intraarteriell mit transfemoralem Zugang und Natriumthiosulfat systemisch) [177, 182] in den 1990er Jahren. Die Toxizität war sehr gering mit dieser Technik, die die Möglichkeit einer bis zu 7-mal wiederholten Verabreichung bot.

Der 55-jährige Patient in ◘ Abb. 8.14 litt an einem Karzinom der linken Kieferhöhle, das operiert wurde, aber im frontoorbitalen Bereich und

8

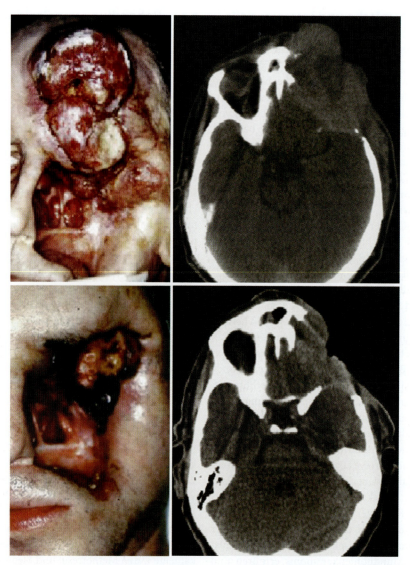

■ **Abb. 8.14** Oben: 55-jähriger Patient mit Rezidiv eines Karzinoms der linken Kieferhöhle im frontoorbitalen Bereich und in der vorderen Schädelbasis; unten: 3-monatlich wiederholte superselektive Interventionen (intraarterielle Gabe von 150 mg/m² Cisplatin) reduzierten den Tumor auf 17% seines Volumens

der vorderen Schädelbasis rezidivierte. Der Aspekt, der Geruch und Blutungen des Tumors verhinderten vollständig, dass der Patient seine persönliche Angelegenheiten regeln konnte.

3-monatlich wiederholte superselektive Interventionen reduzierten den Tumor auf 17% seines Volumens vor Beginn der palliativen Behandlung. Der Patient war in der Lage, ein soziales Leben frei von Schmerzen oder Beschwerden zu führen.

Nach der fünften Wiederholung begann der Tumor resistent zu werden, und der Patient starb neun Monate nach Auftreten des Rezidivs.

Auf diese Weise konnte der Autor sich um viele Patienten über mehrere Monate, manchmal sogar mehrere Jahre kümmern, indem mehrere Interventionen in kürzeren oder längeren Abständen, abhängig von der Progressgeschwindigkeit, verabreicht wurden. Bereits Donegan und Harris [178] haben darauf hingewiesen, dass die Remission bis zu 13 Monate gedauert hat. Diese erstaunlich guten Ergebnisse der Palliation mit der »Zwei-Wege«-Chemotherapie wurden von Yokoyama [183] mit wöchentlich wiederholter Gabe bestätigt (Erhalt des Auges und des Kehlkopfes). Bei so langen Überlebenszeiten stellt sich die Frage, ob hier der Begriff der »Palliation« noch angebracht ist. Russische Berichte über die Chemoembolisation mit Coils und Gelatineschwämmen betrafen ebenfalls Patienten, die mit palliativer Intention behandelt worden waren, um eine Tumorblutung zu reduzieren [138, 141].

Die mit palliativer Absicht angewandte intraarterielle Chemotherapie kann als induktiv betrachtet werden, wenn sie von einer additiven Behandlung (meistens Radiatio) gefolgt wird. Zwei klinische Studien an Patienten mit inoperablen Kopf-Hals-Tumoren [88, 98] sind bereits im Abschnitt über die Induktionschemotherapie vorgestellt worden. Rohde et al. [177] aus der Gruppe Kovács fügten ebenfalls eine Bestrahlung bei 33 von 64 inkurablen Patienten hinzu, deren allgemeiner körperlicher Zustand gut genug war. Die Kaplan-Meier-Analyse zeigte 1-Jahres-Überlebensraten von 41% für Patienten mit kombinierter Behandlung und 21% nach alleiniger intraarterieller Chemotherapie ($p < 0,05$); die 2-Jahres-Überlebensraten lagen bei 25% versus 14% (nicht signifikant).

Es kann nicht genug betont werden, dass bei Rezidivtumoren, die bereits durch chirurgische Eingriffe oder eine Bestrahlung behandelt worden sind, die intraarterielle Chemotherapie wann immer möglich in Betracht gezogen werden sollte. Für 10–20% der Patienten kann eine lang anhaltende Remission erreicht werden.

8.6   Schlussfolgerung

Während für die systemische Induktionschemotherapie in großen Studien ein Vorteil bei inoperablen Kopf-Hals-Tumoren und im Falle eines Larynxerhalts nachgewiesen wurde, müsste die intraarterielle Chemotherapie ein noch größeres Potential haben, aber dies ist noch nicht bewiesen. Sie hat jedoch anerkannt große Verdienste bei der Palliation von fortgeschrittenen und rezidivierten Tumoren, wird aber viel zu selten angewandt, und die verfügbaren Studiendaten zeigen, dass sie jetzt wenigstens für die Induktion von resektablen Karzinomen der Mundhöhle und des vorderen Oropharynx in Betracht gezogen werden sollte. Die intraarterielle Radiochemotherapie ist so effizient wie die systemische Radiochemotherapie, bietet jedoch eine bessere Lebensqualität. Als ein wichtiger und sorgfältig geprüfter Teil im Arsenal der Krebsbehandlungen sollte die intraarterielle Chemotherapie in der täglichen Routine eingesetzt und für zukünftige Studien berücksichtigt werden.

Literatur

1. German Cancer Society, Head-Neck-Tumors, Treatment 2009 [Deutsche Krebsgesellschaft, Kopf-Hals-Tumoren, Therapie 2009]. (http://www.krebsgesellschaft.de/pat_ ka_kopf_hals_ tumor_therapie,108203.html).
2. Pignon JP, Bourhis J, Domenge C, Designe L. Chemotherapy added to locoregional treatment for head and neck squamous-cell carcinoma: three meta-analyses of updated individual data. MACH-NC Collaborative Group. Meta-analysis of chemotherapy on head and neck Cancer. Lancet. 2000;355:949–55.
3. Taylor 4th SG, Murthy AK, Vannetzel JM, Colin P, Dray M, Caldarelli DD, et al. Randomized comparison of neoadjuvant cisplatin and fluorouracil infusion followed by radiation versus concomitant treatment in advanced head and neck cancer. J Clin Oncol. 1994;12:385–95.
4. Bernier J, Cooper JS, Pajak TF, van Glabbeke M, Bourhis J, Forastiere A, et al. Defining risk levels in locally advanced head and neck cancers: a comparative analysis of concurrent post-operative radiation plus chemotherapy trials of the EORTC (#22931) and RTOG (#9501). Head Neck. 2005;27:843–50.
5. Robbins KT. The evolving role of combined modality therapy in head and neck Cancer. Arch Otolaryngol Head Neck Surg. 2000;126:265–9.
6. Domenge C, Hill C, Lefebvre JL, De Raucourt D, Rhein B, Wibault P, et al. Randomized trial of neoadjuvant chemotherapy in oropharyngeal carcinoma. French Groupe d‹Etude des Tumeurs de la Tête et du Cou (GETTEC). Br J Cancer. 2000;83:1594–8.
7. Munro AJ. An overview of randomised controlled trials of adjuvant chemotherapy in head and neck cancer. Br J Cancer. 1995;71:83–91.
8. Pignon JP, le Maître A, Maillard E, Bourhis J, Collaborative Group MACH-NC. Meta-analysis of chemotherapy in head and neck cancer (MACH-NC): an update on 93 randomised trials and 17,346 patients. Radiother Oncol. 2009; 92:4–14.
9. Stell PM, Rawson NS. Adjuvant chemotherapy in head and neck cancer. Br J Cancer. 1990;61:779–87.

10. Volling P, Schröder M, Eckel H, Ebeling O, Stennert E. Primäre Chemotherapie bei Mundhöhlen- und Tonsillenkarzinomen. Ergebnisse einer prospektiv randomisierten Studie [Results of a prospective randomized trial with induction chemotherapy for cancer of the oral cavity and tonsils]. HNO. 1999;47:899–906.

11. Laccourreye O, Veivers D, Hans S, Ménard M, Brasnu D, Laccourreye H. Chemotherapy alone with curative intent in patients with invasive squamous cell carcinoma of the pharyngolarynx classified as T1-T4N0M0 complete clinical responders. Cancer. 2001;92:1504–11.

12. Kovács AF, Grüterich G, Wagner M. Long-term complete remission of oral cancer after antineoplastic chemotherapy as single treatment modality: role of local chemotherapy. J Chemother. 2002;14:95–101.

13. Weaver A, Fleming S, Vandenberg H, Drelichman A, Jacobs J, Kinzie J, et al. Cis-platinum and 5-fluorouracil as initial therapy in advanced epidermoid cancers of the head and neck. Head Neck Surg. 1982;4:370–3.

14. Dimery IW, Hong WK. Overview of combined modality therapies for head and neck cancer. J Natl Cancer Inst. 1993;85:95–111.

15. De Andres L, Brunet J, Lopez-Pousa A, Burgues J, Vega M, Tabernero JM, et al. Randomized trial of neoadjuvant cisplatin and fluorouracil versus carboplatin and fluorouracil in patients with stage IV-M0 head and neck cancer. J Clin Oncol. 1995;13:1493–500.

16. Jacobs C, Lyman G, Velez-Garcia E, Sridhar KS, Knight W, Hochster H, et al. A phase III randomized study comparing cisplatin and fluorouracil as single agents and in combination for advanced squamous cell carcinoma of the head and neck. J Clin Oncol. 1992;10:257–63.

17. Paccagnella A, Orlando A, Marchiori C, Zorat PL, Cavaniglia G, Sileni VC, et al. Phase III trial of initial chemotherapy in stage III or IV head and neck cancers: a study by the Gruppo di Studio sui Tumori della Testa e del Collo. J Natl Cancer Inst. 1994;86:265–72.

18. Thyss A, Schneider M, Santini J, Caldani C, Vallicioni J, Chauvel P, et al. Induction chemotherapy with cis-platinum and 5-fluorouracil for squamous cell carcinoma of the head and neck. Br J Cancer. 1986;54:755–60.

19. Wang HM, Wang CH, Chen JS, Chang HK, Kiu MC, Liaw CC, et al. Cisplatin and 5-fluorouracil as neoadjuvant chemotherapy: predicting response in head and neck squamous cell cancer. J Formos Med Assoc. 1995;94:87–94.

20. Clark JR, Busse PM, Norris Jr CM, Andersen JW, Dreyfuss AI, Rossi RM, et al. Induction chemotherapy with cisplatin, fluorouracil, and high-dose leucovorin for squamous cell carcinoma of the head and neck: long-term results. J Clin Oncol. 1997;15:3100–10.

21. El-Sayed S, Nelson N. Adjuvant and adjunctive chemotherapy in the management of squamous cell carcinoma of the head and neck region. A meta-analysis of prospective and randomized trials. J Clin Oncol. 1996;14:838–47.

22. Posner MR, Colevas AD, Tishler RB. The role of induction chemotherapy in the curative treatment of squamous cell cancer of the head and neck. Semin Oncol. 2000;27 Suppl 8:13–24.

23. Department of Veterans Affairs Laryngeal Cancer Study Group. Induction chemotherapy plus radiation compared with surgery plus radiation in patients with advanced laryngeal cancer. N Engl J Med. 1991;324:1685–90.

24. Calais G, Bardet E, Sire C, Alfonsi M, Bourhis J, Rhein B, et al. Radiotherapy with concomitant weekly docetaxel for stages III/IV oropharynx carcinoma. Results of the 98–02 GORTEC Phase II trial. Int J Radiat Oncol Biol Phys. 2004;58:161–6.

25. Forastiere AA, Goepfert H, Maor M, Pajak TF, Weber R, Morrison W, et al. Concurrent chemotherapy and radiotherapy for organ preservation in advanced laryngeal cancer. N Engl J Med. 2003;349:2091–8.

26. Bourhis J, Lapeyre M, Tortochaux J, Rives M, Aghili M, Bourdin S, et al. Phase III randomized trial of very accelerated radiation therapy compared with conventional radiation therapy in squamous cell head and neck cancer: a GORTEC trial. J Clin Oncol. 2006;24:2873–8.

27. Urba SG, Forastiere AA, Wolf GT, Esclamado RM, McLaughlin PW, Thornton AF. Intensive induction chemotherapy and radiation for organ preservation in patients with advanced resectable head and neck carcinoma. J Clin Oncol. 1994;12:946–53.

28. Posner MR, Hershock DM, Blajman CR, Mickiewicz E, Winquist E, Gorbounova V, et al. Cisplatin and fluorouracil alone or with docetaxel in head and neck cancer. N Engl J Med. 2007;357:1705–15.

29. Posner MR, Norris CM, Wirth LJ, Shin DM, Cullen KJ, Winquist EW, et al. Sequential therapy for the locally advanced larynx and hypopharynx cancer subgroup in TAX 324: survival, surgery, and organ preservation. Ann Oncol. 2009;20:921–7.

30. Ghi MG, Paccagnella A, D'Amanzo P, Mione CA, Fasan S, Paro S, et al. Neoadjuvant docetaxel, cisplatin, 5-fluorouracil before concurrent chemoradiotherapy in locally advanced squamous cell carcinoma of the head and neck versus concomitant chemoradiotherapy: a phase II feasibility study. Int J Radiat Oncol Biol Phys. 2004;59:481–7.

31. Vermorken JB, Remenar E, van Herpen C, Gorlia T, Mesia R, Degardin M, et al. Cisplatin, fluorouracil, and docetaxel in unresectable head and neck cancer. N Engl J Med. 2007;357:1695–704.

32. Kovács AF, Eberlein K, Hülsmann T. Organ preservation treatment using TPF-a pilot study in patients with advanced primary and recurrent cancer of the oral cavity and the maxillary sinus. Oral Maxillofac Surg. 2009;13:87–93.

33. Baghi M, Hambek M, Wagenblast J, May A, Gstoettner W, Knecht R. A phase II trial of docetaxel, cisplatin and 5-fluorouracil in patients with recurrent squamous cell carcinoma of the head and neck (SCCHN). Anticancer Res. 2006;26:585–90.

34. Rapidis AD, Trichas M, Stavrinidis E, Roupakia A, Ioannidou G, Kritselis G, et al. Induction chemotherapy followed by concurrent chemoradiation in advanced squamous cell carcinoma of the head and neck: final results

from a phase II study with docetaxel, cisplatin and 5-fluorouracil with a four-year follow-up. Oral Oncol. 2006; 42:675–84.

35. Posner M, Vermorken JB. Induction therapy in the modern era of combined-modality therapy for locally advanced head and neck cancer. Semin Oncol. 2008;35:221–8.

36. Vermorken JB, Mesia R, Rivera F, Remenár É, Kawecki A, Rottey S, et al. Platinum-based chemotherapy plus cetuximab in head and neck cancer. N Engl J Med. 2008; 359:1116–27.

37. Klopp CT, Alford TC, Bateman J, Berry GN, Winship T. Fractionated intra-arterial cancer chemotherapy with methyl bis amine hydrochloride: a preliminary report. Ann Surg. 1950;132:811–32.

38. Sullivan RD, Jones R, Schnabel TG, Shorey J. The treatment of human cancer with intraarterial nitrogen mustard utilizing a simplified catheter technique. Cancer. 1953; 6:121–4.

39. Kovács AF. Mundhöhlen- und Oropharynxkarzinome: neue Mittel und Wege der Therapie. Norderstedt: Books on demand; 2003 [Neuedition: Regionale Chemotherapie bei Kopf-Hals-Tumoren. Integration in multimodale Therapien. Berlin: Logos; 2012].

40. Eckardt A, Kelber A. Palliative, intraarterial chemotherapy for advanced head and neck cancer using an implantable port system. J Oral Maxillofac Surg. 1994;52:1243–6.

41. Mees K, Lauterjung L, Kastenbauer E, Riederer A. Unsere Katheterführung zur intraarteriellen Chemotherapie bei Kopf- und Hals-Karzinomen [Personal catheter technic for intra-arterial chemotherapy in cancers of the head and neck]. Laryngol Rhinol Otol (Stuttg). 1987;66:460–4.

42. Bitter K. Erste Ergebnisse der zytostatischen Behandlung von Plattenepithelkarzinomen der Mundhöhle mit einer Kombination von Methotrexat und Bleomycin [Initial results of cytostatic therapy of squamous cell carcinoma of the oral cavity using a combination of methotrexate and bleomycin]. Dtsch Zahn Mund Kieferheilkd. 1973; 60:81–93.

43. Bitter K. Pharmacokinetic behaviour of bleomycin-cobalt-57 with special regard to intraarterial perfusion of the maxillo-facial region. J Maxillofac Surg. 1976;4:226–31.

44. Eckardt A, editor. Intra-arterial chemotherapy in head and neck cancer – current results and future perspectives. Reinbek: Einhorn-Presse Verlag; 1999.

45. Harker GJS, Stephens FO. Comparison of intra-arterial versus intravenous 5-fluorouracil in sheep bearing epidermal squamous carcinoma. Eur J Cancer. 1992;28: 1437–41.

46. Harker GJS. Intra-arterial infusion chemotherapy in a sheep squamous cell carcinoma model. In: Eckardt A, editor. Intra-arterial chemotherapy in head and neck cancer – current results and future perspectives. Reinbek: Einhorn-Presse Verlag; 1999.

47. Eckman WW, Patlack CS, Fenstermacher JD. A critical evaluation of the principles governing the advantages of intra-arterial infusions. J Pharmacokinet Biopharm. 1974; 2:257–85.

48. Campbell TN, Howell SB, Pfeifle CE, Wung WE, Bookstein J. Clinical pharmacokinetics of intraarterial cisplatin in humans. J Clin Oncol. 1983;1:755–62.

49. Weiss M. Pharmacokinetic rationale for arterial drug infusion. In: Eckardt A, editor. Intraarterial chemotherapy in head and neck cancer – current results and future perspectives. Reinbek: Einhorn-Presse Verlag; 1999.

50. Collins JM. Pharmacologic rationale for regional drug delivery. J Clin Oncol. 1984;2:498–504.

51. Abe R, Akiyoshi T, Koba F, Tsuji H, Baba T. »Two-route chemotherapy« using intra-arterial cisplatin and intravenous sodium thiosulfate, its neutralizing agent, for hepatic malignancies. Eur J Cancer Clin Oncol. 1988;24: 1671–4.

52. Robbins KT, Storniolo AM, Kerber C, Seagren S, Berson A, Howell SB. Rapid superselective high-dose cisplatin infusion for advanced head and neck malignancies. Head Neck. 1992;14:364–71.

53. Robbins KT, Storniolo AM, Kerber C, Vicario D, Seagren S, Shea M, et al. Phase I study of highly selective supradose cisplatin infusions for advanced head and neck cancer. J Clin Oncol. 1994;12:2113–20.

54. Teicher BA, Holden SA, Kelley MJ, Shea TC, Cucchi CA, Rosowsky A, et al. Characterization of a human squamous carcinoma cell line resistant to cisdiamminedichloroplatinum(II). Cancer Res. 1987;47:388–93.

55. Los G, Blommaert FA, Barton R, Heath DD, den Engelse L, Hanchett C, et al. Selective intra-arterial infusion of high-dose cisplatin in patients with advanced head and neck cancer results in high tumor platinum concentrations and cisplatin-DNA adduct formation. Cancer Chemother Pharmacol. 1995;37:150–4.

56. Robbins KT, Storniolo AM, Hryniuk WM, Howell SB. »Decadose« effects of cisplatin on squamous cell carcinoma of the upper aerodigestive tract. II. Clinical studies. Laryngoscope. 1996;106:37–42.

57. Shea M, Koziol JA, Howell SB. Kinetics of sodium thiosulfate, a cisplatin neutralizer. Clin Pharmacol Ther. 1984; 35:419–25.

58. Goel R, Cleary SM, Horton C, Kirmani S, Abramson I, Kelly C, et al. Effect of sodium thiosulfate on the pharmacokinetics and toxicity of cisplatin. J Natl Cancer Inst. 1989;81:1552–60.

59. Pfeifle CE, Howell SB, Felthouse RD, Woliver TB, Andrews PA, Markman M, et al. High-dose cisplatin with sodium thiosulfate protection. J Clin Oncol. 1985;3:237–44.

60. Muldoon LL, Pagel MA, Kroll RA, Brummett RE, Doolittle ND, Zuhowski EG, et al. Delayed administration of sodium thiosulfate in animal models reduces platinum ototoxicity without reduction of antitumor activity. Clin Cancer Res. 2000;6:309–15.

61. Kerber CW, Wong WH, Howell SB, Hanchett K, Robbins KT. An organ-preserving selective arterial chemotherapy strategy for head and neck cancer. AJNR Am J Neuroradiol. 1998;19: 935–41.

62. Kato T, Sato K, Sasaki R, Kakinuma H, Moriyama M. Targeted cancer chemotherapy with arterial microcapsule che-

moembolization: review of 1013 patients. Cancer Chemother Pharmacol. 1996;37:289–96.

63. Araki T, Hihara T, Kachi K, Matsusako M, Ito M, Kohno K, et al. Newly developed transarterial chemoembolization material: CDDP-lipiodol suspension. Gastrointest Radiol. 1989;14:46–8.

64. Brassel F. Technical aspects of superselective chemotherapy in head and neck cancer. In: Eckardt A, editor. Intra-arterial chemotherapy in head and neck cancer – current results and future perspectives. Reinbek: Einhorn-Presse Verlag; 1999.

65. Okamoto Y, Konno A, Togawa K, Kato T, Amano Y. Microcapsule chemoembolization for head and neck cancer. Arch Otorhinolaryngol. 1985;242:105–11.

66. Okamoto Y, Konno A, Togawa K, Kato T, Tamakawa Y, Amano Y. Arterial chemoembolization with cisplatin microcapsules. Br J Cancer. 1986;53:369–75.

67. Gouyette A, Apchin A, Foka M, Richard JM. Pharmacokinetics of intra-arterial and intravenous cisplatin in head and neck cancer patients. Eur J Cancer Clin Oncol. 1986;22:257–63.

68. Sileni VC, Fosser V, Maggian P, Padula E, Beltrame M, Nicolini M, et al. Pharmacokinetics and tumor concentration of intraarterial and intravenous cisplatin in patients with head and neck squamous cancer. Cancer Chemother Pharmacol. 1992;30:221–5.

69. Jakowatz JG, Ginn GE, Snyder LM, Dieffenbach KW, Wile AG. Increased cisplatin tissue levels with prolonged arterial infusion in the rat. Cancer. 1991;67:2828–32.

70. Tohnai I, Fuwa N, Hayashi Y, Kaneko R, Tomaru Y, Hibino Y, et al. New superselective intra-arterial infusion via superficial temporal artery for cancer of the tongue and tumour tissue platinum concentration after carboplatin (CBDCA) infusion. Oral Oncol. 1998;34:387–90.

71. Yoshimura H, Mishima K, Nariai Y, Sugihara M, Yoshimura Y. Targetting intraarterial infusion chemotherapy for oral cancers using Seldinger technique. In: Varma AK, Roodenburg JLN, editors. Oral oncology, volume VII. New Delhi: Macmillan India; 2001.

72. Tegeder I, Bräutigam L, Seegel M, Al-Dam A, Turowski B, Geisslinger G, et al. Cisplatin tumor concentrations after intra-arterial cisplatin infusion or embolization in patients with oral cancer. Clin Pharmacol Ther. 2003;73:417–26.

73. Iida E, Okada M, Mita T, Furukawa M, Ito K, Matsunaga N. Superselective intra-arterial chemotherapy for advanced maxillary sinus cancer: an evaluation of arterial perfusion with computed tomographic arteriography and of tumor response. J Comput Assist Tomogr. 2008;32:397–402.

74. Ishii A, Korogi Y, Nishimura R, Kawanaka K, Yamura M, Ikushima I, et al. Intraarterial infusion chemotherapy for head and neck cancers: evaluation of tumor perfusion with intraarterial CT during carotid arteriography. Radiat Med. 2004;22:254–9.

75. Alexiou C, Jurgons R, Schmid RJ, Bergemann C, Henke J, Erhardt W, et al. Magnetic drug targeting-biodistribution of the magnetic carrier and the chemotherapeutic agent mitoxantrone after locoregional cancer treatment. J Drug Target. 2003;11:139–49.

76. Alexiou C, Jurgons R, Seliger C, Brunke O, Iro H, Odenbach S. Delivery of superparamagnetic nanoparticles for local chemotherapy after intraarterial infusion and magnetic drug targeting. Anticancer Res. 2007;27:2019–22.

77. Jaulerry C, Rodriguez J, Brunin F, Jouve M, Mosseri V, Point D, et al. Induction chemotherapy in advanced head and neck tumors: results of two randomised trials. Int J Radiat Oncol Biol Phys. 1992;23:483–9.

78. Forastiere AA, Baker SR, Wheeler R, Medvec BR. Intra-arterial cisplatin and FUDR in advanced malignancies confined to the head and neck. J Clin Oncol. 1987;5:1601–6.

79. Kovács AF. Relevance of positive margins in case of adjuvant therapy of oral cancer. Int J Oral Maxillofac Surg. 2004;33:447–53.

80. Stephens FO. Intra-arterial chemotherapy in head and neck cancer. Historical perspectives – important developments, contributors and contributions. In: Eckardt A, editor. Intra-arterial chemotherapy in head and neck cancer – current results and future perspectives. Reinbek: Einhorn-Presse Verlag; 1999.

81. Ervin TJ, Clark JR, Weichselbaum RR, Fallon BG, Miller D, Fabian RL, et al. An analysis of induction and adjuvant chemotherapy in the multidisciplinary treatment of squamous-cell carcinoma of the head and neck. J Clin Oncol. 1987;5:10–20.

82. Frei E, Clark JR, Fallon BG. Guidelines, regulations and clinical research. J Clin Oncol. 1986;4:1026–30.

83. Volling P, Schröder M. Vorläufige Ergebnisse einer prospektiv randomisierten Studie zur primären Chemotherapie bei Mundhöhlen- und Pharynxkarzinomen [Preliminary results of a prospective randomized study of primary chemotherapy in carcinoma of the oral cavity and pharynx]. HNO. 1995;43:58–64.

84. Baghi M, Mack MG, Hambek M, Bisdas S, Muerthel R, Wagenblast J, et al. Usefulness of MRI volumetric evaluation in patients with squamous cell cancer of the head and neck treated with neoadjuvant chemotherapy. Head Neck. 2007;29:104–8.

85. Kovács AF, Turowski B, Stefenelli U, Metzler D. Primary tumor volume as predicitive parameter for remission after intraarterial high-dose cisplatin in oral and oropharyngeal cancer: a mathematical model analysis. Chir Czaszkowo Szczękowo Twarzowa I Ortop Szczękowa Cranio Maxillofac Surg Orthodont. 2008;3:174–86.

86. Baker SR, Wheeler RH. Intraarterial chemotherapy for head and neck cancer: Part I. Theoretical considerations and drug delivery systems. Head Neck Surg. 1983;6:664–82.

87. Cruz Jr AB, McInnis WD, Aust JB. Triple drug intra-arterial infusion combined with x-ray therapy and surgery for head and neck cancer. Am J Surg. 1974;128:573–9.

88. Armstrong AL, Meeker WR. Palliation of inoperable head and neck cancer: combined intra-arterial infusion chemotherapy and irradiation. South Med J. 1978;71:1228–31.

89. Curioni C, Quadu G. Clinical trial of intra-arterial poly-chemotherapy in the treatment of carcinoma of the oral cavity. J Maxillofac Surg. 1978;6:207–16.

90. Szabó G, Kovács Á. Possibilities of enhancing the effectiveness of intra-arterial chemotherapy. Int J Oral Surg. 1980;9:33–44.

91. Koch U, Straehler-Pohl HJ, Helpap B, Frommhold H. Intraarterielle Chemotherapie bei Karzinomen der oberen Speisewege (Erfahrungsbericht über 128 Patienten) [Intraarterial chemotherapy in carcinomas of the oral cavity, oro- and hypopharynx]. Laryngol Rhinol Otol (Stuttg). 1981;60:71–6.

92. Mika H. Die Remission ausgedehnter Karzinome der Mundhöhle und des Oropharynx unter intraarterieller Polychemotherapie mit Vincristin, Methotrexat, Bleomycin, Cisplatin (VMBP) [The remission of extensive cancers of the mouth and oropharynx with intra-arterial polychemotherapy with vincristine, methotrexate, bleomycin, cisplatin (VMBP)]. Laryngol Rhinol Otol (Stuttg). 1982;61:520–3.

93. Arcangeli G, Nervi C, Righini R, Creton G, Mirri MA, Guerra A. Combined radiation and drugs: the effect of intra-arterial chemotherapy followed by radiotherapy in head and neck cancer. Radiother Oncol. 1983;1:101–7.

94. Molinari R, Jortay A, Sancho-Garnier H, Brugere J, Demard M, Desaulty A, et al. A randomized EORTC trial comparing intra-arterial infusion with methotrexate vs bleomycin as initial therapy in carcinoma of the oral cavity. Eur J Cancer Clin Oncol. 1982;18:807–12.

95. Galmarini FC, Yoel J, Nakasone J, Molina CM. Intraarterial association of cis-platinum and bleomycin in head and neck cancer. Auris Nasus Larynx. 1985;12 Suppl 2:S234–8.

96. Milazzo J, Mohit-Tabatabai MA, Hill GJ, Raina S, Swaminathan A, Cheung NK, et al. Preoperative intra-arterial infusion chemotherapy for advanced squamous cell carcinoma of the mouth and oropharynx. Cancer. 1985; 56:1014–7.

97. Inuyama Y, Fujii M, Tanaka J, Takaoka T, Hosoda H, Kohno N, et al. Combination chemotherapy with cisplatin and peplomycin in squamous cell carcinoma of the head and neck. Auris Nasus Larynx. 1986;13:191–8.

98. Mortimer JE, Taylor ME, Schulman S, Cummings C, Weymuller Jr E, Laramore G. Feasibility and efficacy of weekly intraarterial cisplatin in locally advanced (stage III and IV) head and neck cancers. J Clin Oncol. 1988;6:969–75.

99. Cheung DK, Regan J, Savin M, Gibberman V, Woessner W. A pilot study of intraarterial chemotherapy with cisplatin in locally advanced head and neck cancers. Cancer. 1988;61:903–8.

100. Lee YY, Dimery IW, Van Tassel P, De Pena C, Blacklock JB, Goepfert H. Superselective intra-arterial chemotherapy of advanced paranasal sinus tumors. Arch Otolaryngol Head Neck Surg. 1989;115:503–11.

101. Claudio F, Cacace F, Comella G, Coucourde F, Claudio L, Bevilacqua AM, et al. Intraarterial chemotherapy through carotid transposition in advanced head and neck cancer. Cancer. 1990;65:1465–71.

102. Frustaci S, Barzan L, Caruso G, Ghirardo R, Foladore S, Carbone A, et al. Induction intra-arterial cisplatin and bleomycin in head and neck cancer. Head Neck. 1991;13:291–7.

103. Richard JM, Kramar A, Molinari R, Lefèbvre JL, Blanchet F, Jortay A, et al. Randomised EORTC head and neck cooperative group trial of preoperative intra-arterial chemotherapy in oral cavity and oropharynx carcinoma. Eur J Cancer. 1991;27:821–7.

104. Vieitez JM, Bilbao JI, Hidalgo OF, Martin S, Manzano RG, Tangco E. Intra-arterial chemotherapy with carboplatin and 5-fluorouracil in epidermoid cancer of the oropharynx and oral cavity. Reg Cancer Treat. 1991;4:152–5.

105. Hirai T, Korogi Y, Hamatake S, Nishimura R, Baba Y, Takahashi M, et al. Stages III and IV squamous cell carcinoma of the mouth: three-year experience with superselective intraarterial chemotherapy using cisplatin prior to definitive treatment. Cardiovasc Intervent Radiol. 1999;22:201–5.

106. Korogi Y, Hirai T, Nishimura R, Hamatake S, Sakamoto Y, Murakami R, et al. Superselective intraarterial infusion of cisplatin for squamous cell carcinoma of the mouth: preliminary clinical experience. Am J Roentgenol. 1995; 165: 1269–72.

107. Scheel JV, Schilling V, Kastenbauer E, Knöbber D, Böhringer W. Cisplatin intraarteriell und sequentielle Bestrahlung. Langzeitergebnisse [Intra-arterial cisplatin and sequential radiotherapy. Long-term follow-up]. Laryngorhinootologie. 1996;75:38–42.

108. Siegel RS, Bank WO, Maung CC, Harisiadis L, Wilson WR. Assessment of efficacy and tolerance of high-dose intra-arterial cisplatin in advanced head and neck tumors. Proc Am Soc Clin Oncol (Abstract 1582); 1998.

109. Wilson WR, Siegel RS, Harisiadis LA, Davis DO, Nguyen HH, Bank WO. High-dose intraarterial cisplatin therapy followed by radiation therapy for advanced squamous cell carcinoma of the head and neck. Arch Otolaryngol Head Neck Surg. 2001;127:809–12.

110. Kovács AF, Turowski B, Ghahremani TM, Loitz M. Intraarterial chemotherapy as neoadjuvant treatment of oral cancer. J Craniomaxillofac Surg. 1999;27:302–7.

111. Szabó G, Kreidler J, Hollmann K, Kovács Á, Németh G, Németh Z, et al. Intra-arterial pre-operative cytostatic treatment versus preoperative irradiation: a prospective, randomized study of lingual and sublingual carcinomas. Cancer. 1999;86:1381–6.

112. Benazzo M, Caracciolo G, Zappoli F, Bernardo G, Mira E. Induction chemotherapy by superselective intra-arterial high-dose carboplatin infusion for head and neck cancer. Eur Arch Otorhinolaryngol. 2000;257:279–82.

113. Bertino G, Benazzo M, Gatti P, Bernardo G, Corbella F, Tinelli C, et al. Curative and organ-preserving treatment with intra-arterial carboplatin induction followed by surgery and/or radiotherapy for advanced head and neck cancer: single-center five-year results. BMC Cancer. 2007; 7:62.

114. Kovács AF. Chemoembolization using cisplatin crystals as neoadjuvant treatment of oral cancer. Cancer Biother Radiopharm. 2005;20:267–79.

8

115. Damascelli B, Patelli GL, Lanocita R, Di Tolla G, Frigerio LF, Marchianò A, et al. A novel intraarterial chemotherapy using paclitaxel in albumin nanoparticles to treat advanced squamous cell carcinoma of the tongue: preliminary findings. AJR Am J Roentgenol. 2003;181:253–60.

116. Damascelli B, Patelli G, Tichá V, Di Tolla G, Frigerio LF, Garbagnati F, et al. Feasibility and efficacy of percutaneous transcatheter intraarterial chemotherapy with paclitaxel in albumin nanoparticles for advanced squamous-cell carcinoma of the oral cavity, oropharynx, and hypopharynx. J Vasc Interv Radiol. 2007;18:1395–403.

117. Molinari R, Chiesa F, Cantù G, Costa L, Grandi C, Sala L. Prognostic factors in cancer of the oral cavity and anterior oropharynx treated with preliminary neoadjuvant intra-arterial chemotherapy followed by surgery. In: Eckardt A, editor. Intra-arterial chemotherapy in head and neck cancer – current results and future perspectives. Reinbek: Einhorn-Presse Verlag; 1999.

118. Frustaci S, Barzan L, Comoretto R, Tumolo S, Lo Re G, Monfardini S. Local neurotoxicity after intra-arterial cisplatin in head and neck cancer. Cancer Treat Rep. 1987; 71:257–9.

119. Andersson T, Andreasson L, Björklund A, Brismar J, Elner A, Eneroth CM, et al. Intraarterial chemotherapy of malignant head and neck tumours with superselective angiographic technique. Acta Otolaryngol Suppl. 1979; 360:167–70.

120. Kovács AF. Intraarterial chemotherapy and chemoembolization in head and neck cancer. Establishment as a neoadjuvant routine method. Cancer Ther. 2003;1:1–9.

121. Kovács AF. Intra-arterial induction high-dose chemotherapy with cisplatin for oral and oropharyngeal cancer: long-term results. Br J Cancer. 2004;90:1323–8.

122. Kovács AF, Turowski B. Chemoembolization of oral and oropharyngeal cancer using a high-dose cisplatin crystal suspension and degradable starch microspheres. Oral Oncol. 2002;38:87–95.

123. Kovács AF, Obitz P, Wagner M. Monocomponent chemoembolization in oral and oropharyngeal cancer using an aqueous crystal suspension of cisplatin. Br J Cancer. 2002; 86:196–202.

124. Kovács AF. Maximized combined modality treatment of an unselected population of oral and oropharyngeal cancer patients. Final results of a pilot study compared with a treatment-dependent prognosis index. J Craniomaxillofac Surg. 2006;34:74–84.

125. Kovács AF, Schiemann M, Turowski B. Combined modality treatment of oral and oropharyngeal cancer including neoadjuvant intraarterial cisplatin and radical surgery followed by concurrent radiation and chemotherapy with weekly docetaxel – three year results of a pilot study. J Craniomaxillofac Surg. 2002;30:112–20.

126. Kovács AF, Mose S, Böttcher HD, Bitter K. Multimodality treatment including postoperative radiation and concurrent chemotherapy with weekly docetaxel is feasible and effective in patients with oral and oropharyngeal cancer. Strahlenther Onkol. 2005;181:26–34.

127. Platz H, Fries R, Hudec M. Computer-aided individual prognoses of squamous cell carcinomas of the lips, oral cavity and oropharynx. Int J Oral Maxillofac Surg. 1992; 21:150–5.

128. Kovács AF. Response to intraarterial induction chemotherapy: a prognostic parameter in oral and oropharyngeal cancer. Head Neck. 2006;28:678–88.

129. Kovács AF, Eberlein K, Smolarz A, Weidauer S, Rohde S. Organerhaltende Therapie bei inoperablen Patienten mit primären Mundhöhlen- und Oropharynxkarzinomen. Möglichkeiten und Grenzen [Organ-preserving treatment in inoperable patients with primary oral and oropharyngeal carcinoma: chances and limitations]. Mund Kiefer Gesichtschir. 2006;10:168–77.

130. Kishi K, Matsunaka M, Sato M, Sonomura T, Sakurane M, Uede K. T1 and T2 lip cancer: a superselective method of facial arterial infusion therapy – preliminary experience. Radiology. 1999;213:173–9.

131. Nakasato T, Katoh K, Sone M, Ehara S, Tamakawa Y, Hoshi H, et al. Superselective continuous arterial infusion chemotherapy through the superficial temporal artery for oral cavity tumors. AJNR Am J Neuroradiol. 2000;21:1917–22.

132. Wu CF, Chen CM, Chen CH, Shieh TY, Sheen MC. Continuous intraarterial infusion chemotherapy for early lip cancer. Oral Oncol. 2007;43:825–30.

133. Wu CF, Chen CM, Shen YS, Huang IY, Chen CH, Chen CY, et al. Effective eradication of oral verrucous carcinoma with continuous intraarterial infusion chemotherapy. Head Neck. 2008;30:611–7.

134. Fuwa N, Kodaira T, Furutani K, Tachibana H, Nakamura T, Nakahara R, et al. Intra-arterial chemoradiotherapy for locally advanced oral cavity cancer: analysis of therapeutic results in 134 cases. Br J Cancer. 2008;98:1039–45.

135. Tomura N, Kobayashi M, Hirano J, Watarai J, Okamoto Y, Togawa K, et al. Chemoembolization of head and neck cancer with carboplatine microcapsules. Acta Radiol. 1996;37:52–6.

136. Tomura N, Kato K, Hirano H, Hirano Y, Watarai J. Chemoembolization of maxillary tumors via the superficial temporal artery using a coaxial catheter system. Radiat Med. 1998;16:157–60.

137. Li H, Wang C, Wen Y, Wu H. Treatment of squamous cell carcinoma of the tongue using arterial embolism with cisplatin-loaded albumin microspheres: a microstructural and ultrastructural investigation. Chin J Dent Res. 1999;2:61–6.

138. Suvorova IuV, Tarazov PG, Korytova LI, Sokurenko VP, Khazova TV. Arterial chemoembolization in the combined treatment of malignant tumors of the tongue and maxilla: preliminary results. Vestn Rentgenol Radiol. 2002;2:23–8.

139. Li WZ, Ma ZB, Zhao T. Transcatheter arterial chemoembolization of oral squamous-cell carcinoma: a clinicopathological observation. Di Yi Jun Yi Da Xue Xue Bao. 2004; 24:614–8.

140. He H, Huang J, Ping F, Chen G, Zhang S, Dong Y. Anatomical and clinical study of lingual arterial chemoembolization for tongue carcinoma. Oral Surg Oral Med Oral Pathol Oral Radiol Endod. 2007;103:e1–5.

141. Sokurenko VP, Korytova LI, Tarazov PG, Suvorova IuV. Intra-arterial chemotherapy and chemoembolization in the combined treatment for locally advanced carcinoma of the head and neck. Vopr Onkol. 2008;54:625–30.

142. Konno A, Ishikawa K, Terada N, Numata T, Nagata H, Okamoto Y. Analysis of long-term results of our combination therapy for squamous cell cancer of the maxillary sinus. Acta Otolaryngol Suppl. 1998;537:57–66.

143. Song M, Chen FJ, Zeng ZY, Wu GH, Wei MW, Guo ZM, et al. Clinical value of inducing chemotherapy for patients with advanced tongue cancer. Ai Zheng. 2002;21:68–70.

144. He H, Ping F, Chen G, Zhang S. Chemoembolization of tongue carcinoma with ethylcellulose microcapsuled carboplatinum and its basic study. Artif Cells Blood Substit Immobil Biotechnol. 2008;36:114–22.

145. Milburn GHW, Truter MR. The crystal structures of cis- and trans-dichlorodiammineplatinum (II). Inorg Phys Theor J Chem Soc (A). 1966;11:1609–16.

146. Medac, editor. Professional information Medac Cisplatin Medac [in German]. Hamburg: Medac; 2000.

147. McEvoy GK, editor. American hospital formulary service drug information 91. Bethesda: American Society of Hospital Pharmacists; 1991.

148. Greene RF, Chatterji DC, Hiranaka PK, Gallelli JF. Stability of cisplatin in aqueous solution. Am J Hosp Pharm. 1979;36:38–43.

149. Kristjansson F, Sternson LA, Lindenbaum S. An investigation on possible oligomer formation in pharmaceutical formulations of cisplatin. Int J Pharm. 1988;41:67–74.

150. Bastian P, Kissel T, Bartkowski R. Maligne Lebererkrankungen: Arterielle Chemo- und Embolisationstherapie mit Hilfe von Trägersystemen. PZ Prisma. 1999;6:235–48.

151. Damascelli B, Cantù G, Mattavelli F, Tamplenizza P, Bidoli P, Leo E, et al. Intraarterial chemotherapy with polyoxyethylated castor oil free paclitaxel, incorporated in albumin nanoparticles (ABI-007): Phase II study of patients with squamous cell carcinoma of the head and neck and anal canal: preliminary evidence of clinical activity. Cancer. 2001;92:2592–602.

152. van Es RJ, Nijsen JF, Dullens HF, Kicken M, van der Bilt A, Hennink W, et al. Tumour embolization of the Vx2 rabbit head and neck cancer model with Dextran hydrogel and Holmium-poly(L-lactic acid) microspheres: a radionuclide and histological pilot study. J Craniomaxillofac Surg. 2001;29:289–97.

153. Szepesi T, Stadler B, Hohenberg G, Hollmann K, Kühböck J, Mailath G. Prognostische Faktoren bei der Behandlung inoperabler orofazialer Malignome mit simultaner Radio- und Chemotherapie [Prognostic factors in the treatment of inoperable orofacial tumors with simultaneous radiotherapy and intra-arterial chemotherapy]. Strahlentherapie. 1985;161: 299–307.

154. Scholz F, Scholz R, Schratter A, Hollmann K. Intraarterielle Chemotherapie bei Tumoren im maxillo-facialen Bereich. In: Vinzenz K, Waclawiczek HW, editors. Chirurgische Therapie von Kopf-Hals-Karzinomen. New York: Springer; 1992.

155. Imai S, Kajihara Y, Munemori O, Kamei T, Mori T, Handa T, et al. Superselective cisplatin (CDDP)-carboplatin (CBDCA) combined infusion for head and neck cancers. Eur J Radiol. 1995;21:94–9.

156. Robbins KT, Kumar P, Regine WF, Wong FS, Weir 3rd AB, Flick P, et al. Efficacy of targeted supradose cisplatin and concomitant radiation therapy for advanced head and neck cancer: the Memphis experience. Int J Radiat Oncol Biol Phys. 1997;38:263–71.

157. Oya R, Ikemura K. Targeted intra-arterial carboplatin infusion with concurrent radiotherapy and administration of tegafur for advanced squamous cell carcinoma of the oral cavity and oropharynx. In: Eckardt A, editor. Intra-arterial chemotherapy in head and neck cancer – current results and future perspectives. Reinbek: Einhorn-Presse Verlag; 1999.

158. Fuwa N, Ito Y, Matsumoto A, Kamata M, Kodaira T, Furutani K, et al. A combination therapy of continuous superselective intraarterial carboplatin infusion and radiation therapy for locally advanced head and neck carcinoma. Phase I study. Cancer. 2000;89:2099–105.

159. Robbins KT, Kumar P, Wong FS, Hartsell WF, Flick P, Palmer R, et al. Targeted chemoradiation for advanced head and neck cancer: analysis of 213 patients. Head Neck. 2000; 22:687–93.

160. Regine WF, Valentino J, Arnold SM, Haydon RC, Sloan D, Kenady D, et al. High-dose intra-arterial cisplatin boost with hyperfractionated radiation therapy for advanced squamous cell carcinoma of the head and neck. J Clin Oncol. 2001;19:3333–9.

161. Balm AJ, Rasch CR, Schornagel JH, Hilgers FJ, Keus RB, Schultze-Kool L, et al. High-dose superselective intra-arterial cisplatin and concomitant radiation (RADPLAT) for advanced head and neck cancer. Head Neck. 2004; 26:485–93.

162. Homma A, Furuta Y, Suzuki F, Oridate N, Hatakeyama H, Nahahashi T, et al. Rapid super-selective high-dose cisplatin infusion with concomitant radiotherapy for advanced head and neck cancer. Head Neck. 2005;27:65–71.

163. Robbins KT, Kumar P, Harris J, McCulloch T, Cmelak A, Sofferman R, et al. Supradose intra-arterial cisplatin and concurrent radiation therapy for the treatment of stage IV head and neck squamous cell carcinoma is feasible and efficacious in a multi-institutional setting: results of Radiation Therapy Oncology Group Trial 9615. J Clin Oncol. 2005;23:1447–54.

164. Spring PM, Valentino J, Arnold SM, Sloan D, Kenady D, Kudrimoti M, et al. Long-term results of hyperfractionated radiation and high-dose intraarterial cisplatin for unresectable oropharyngeal carcinoma. Cancer. 2005; 104:1765–71.

165. Robbins KT, Vicario D, Seagren S, Weisman R, Pellitteri P, Kerber C, et al. A targeted supradose cisplatin chemoradiation protocol for advanced head and neck cancer. Am J Surg. 1994;168:419–22.

166. Rasch CRN, Hauptmann M, Schornagel J, Wijers O, Buter J, Gregor T, et al. Intra-arterial versus intravenous chemo-

radiation for advanced head and neck cancer: results of a randomized phase III trial. Cancer. 2010;116:2159–65.

167. Ackerstaff AH, Balm AJ, Rasch CR, de Boer JP, Wiggenraad R, Rietveld DH, et al. First-year quality of life assessment of an intra-arterial (RADPLAT) versus intravenous chemoradiation phase III trial. Head Neck. 2009;31:77–84.

168. Endo S, Suzuki S, Tsuji K, Niwa H, Noguchi Y, Yoshida K, et al. Intraarterial concomitant chemoradiation for tongue cancer: analysis of 20 patients. Nippon Jibiinkoka Gakkai Kaiho. 2005;108:689–93.

169. Iguchi H, Kusuki M, Nakamura A, Nishiura H, Kanazawa A, Takayama M, et al. Concurrent chemoradiotherapy with pirarubicin and 5-fluorouracil for resectable oral and maxillary carcinoma. Acta Otolaryngol Suppl. 2004; 554:55–61.

170. Iguchi H, Kusuki M, Nakamura A, Kanazawa A, Hachiya K, Yamane H. Outcome of preoperative concurrent chemoradiotherapy and surgery for resectable lingual squamous cell carcinoma greater than 3 cm: the possibility of less extensive surgery. Oral Oncol. 2006;42:391–7.

171. Ishii A, Korogi Y, Hirai T, Nishimura R, Murakami R, Ikushima I, et al. Intraarterial infusion chemotherapy and conformal radiotherapy for cancer of the mouth: prediction of the histological response to therapy with magnetic resonance imaging. Acta Radiol. 2007;48:900–6.

172. Ito K, Shiba H, Fujiwara K, Kunimoto Y, Tanimoto S, Higami Y, et al. Superselective intraarterial chemotherapy using low dose CBDCA and Pirarubicin with concurrent radiotherapy for head and neck cancer. Nippon Jibiinkoka Gakkai Kaiho. 2005;108:195–201.

173. Yamashita Y, Goto M, Katsuki T. Chemotherapy by superselective intraarterial infusion of nedaplatin combined with radiotherapy for oral cancer. Gan To Kagaku Ryoho. 2002;29:905–9.

174. Yamashita Y, Shikimori M, Goto M. Clinical trial of chemotherapy by superselective intraarterial infusion of nedaplatin combined with radiotherapy for advanced oral cancer. Gan To Kagaku Ryoho. 2005;32:1267–71.

175. Homma A, Oridate N, Suzuki F, Taki S, Asano T, Yoshida D, et al. Superselective high-dose cisplatin infusion with concomitant radiotherapy in patients with advanced cancer of the nasal cavity and paranasal sinuses: a single institution experience. Cancer. 2009;115:4705–14.

176. Ikushima I, Korogi Y, Ishii A, Hirai T, Yamura M, Nishimura R, et al. Superselective intra-arterial infusion chemotherapy for stage III/IV squamous cell carcinomas of the oral cavity: midterm results. Eur J Radiol. 2008;66:7–12.

177. Rohde S, Kovács AF, Turowski B, Yan B, Zanella F, Berkefeld J. Intra-arterial high-dose chemotherapy with cisplatin as part of a palliative treatment concept in oral cancer. AJNR Am J Neuroradiol. 2005;26:1804–9.

178. Donegan WL, Harris P. Regional chemotherapy with combined drugs in cancer of the head and neck. Cancer. 1976;38:1479–83.

179. Eckardt A, Kelber A, Pytlik C. Palliative intra-arterial (i.a.) chemotherapy with carboplatin (CBDCA) and 5-FU in unresectable advanced (stage III and IV) head and neck

cancer using implantable port-systems. Eur J Surg Oncol. 1995;21:486–9.

180. Huntington MC, DuPriest RW, Fletcher WS. Intra-arterial bleomycin therapy in inoperable squamous cell carcinomas. Cancer. 1973;31:153–8.

181. Matras H, Bürkle K, Watzek G, Kühböck J, Pötzi P, Dimopoulos J. Concept of cytostatic therapy in advanced tumours of the head and neck. J Maxillofac Surg. 1979;7:150–4.

182. Teymoortash A, Bien S, Dalchow C, Sesterhenn A, Lippert BM, Werner JA. Selective high- dose intra-arterial cisplatin as palliative treatment for incurable head and neck cancer. Onkologie. 2004;27:547–51.

183. Yokoyama J. Present role and future prospect of superselective intra-arterial infusion chemotherapy for head and neck cancer. Gan To Kagaku Ryoho. 2002;29:169–75.

184. Lorch JH, Goloubeva O, Haddad RI, Cullen K, Sarlis N, Tishler R, et al. Induction chemotherapy with cisplatin and fluorouracil alone or in combination with docetaxel in locally advanced squamous-cell cancer of the head and neck: long-term results of the TAX 324 randomised phase 3 trial. Lancet Oncol. 2011;12:153–9.

185. Posner MR, Lorch JH, Goloubeva O, Tan M, Schumaker LM, Sarlis NJ, et al. Survival and human papillomavirus in oropharynx cancer in TAX 324: a subset analysis from an international phase III trial. Ann Oncol. 2011;22:1071–7.

186. Nagai H, Takamaru N, Ohe G, Uchida D, Tamatani T, Fujisawa K, et al. Evaluation of combination chemotherapy with oral S-1 administration followed by docetaxel by superselective intra-arterial infusion for patients with oral squamous cell carcinomas. Gan To Kagaku Ryoho. 2011;38:777–81.

187. Watanabe I, Yamazaki Y, Satoh M, Yamane G, Saito T. An autopsy case of oral cancer healed by single treatment with bleomycin, with a case report of double cancer of squamous cell carcinoma and adenocarcinoma. Shikwa Gakuho 1975;75:1640–5.

188. Amagasa T, Shioda S, Iwaki H, Yokoo E, Sato T, Tachibana T, et al. Long-term prognosis of oral squamous cell carcinoma histologically judged to have been eliminated by the treatment with bleomycin alone. Gan No Rinsho 1985;31:231–5.

189. Singer R, Weidauer H, Edler L, Osswald H. Long-term results of advanced oral mucosal carcinoma with vincristine, methotrexate, bleomycin and nucleoside rescue. A report of over 242 cases. Dtsch Z Mund Kiefer Gesichtschir 1984;8:264–70.

190. Kovács AF, Döbert N, Engels K. The effect of intraarterial high-dose cisplatin on lymph nodes in oral and oropharyngeal cancer. Indian J Cancer. 2012;49:230–5.

191. Yokoyama J, Ohba S, Ito S, Fujimaki M, Shimoji K, Kojima M, et al. Impact of lymphatic chemotherapy targeting metastatic lymph nodes in patients with tongue cancer (cT3N2bM0) using intra-arterial chemotherapy. Head Neck Oncol. 2012;4:64.

Isolierte Thoraxperfusion mit Infusion der A. carotis bei fortgeschrittenen chemoresistenten Tumoren der Glandula Parotis

Karl R. Aigner und Emir Selak

9.1   Einleitung

Die regionale Chemotherapie ist facettenreich und setzt voraus, dass indikationsbezogen jeweils die adäquate Applikationstechnik zur Anwendung kommt. Potentiell gute Ergebnisse werden beeinträchtigt, wenn in voroperierten narbigen Gebieten mit unterbrochener oder extrem reduzierter arterieller Blutversorgung oder vorbestrahlungsbedingter Bindegewebsfibrose [4] arteriell infundiert wird oder wenn der Tumor seine arteriellen Versorgungsgrenzen überschritten hat und in benachbarte Gebiete infiltriert ist.

Der theoretische Vorteil der intraarteriellen Chemotherapieapplikation ist klinisch ganz offensichtlich [1–4]; er wurde in zahlreichen klinischen Studien untersucht [1, 4–11]. In den letzten zwei Jahrzehnten gewann die Radiochemotherapie einen festen Platz in Behandlungsprotokollen [12–15], und mit der hochdosierten intraarteriellen Cisplatininfusion wurde eine grundlegende Verbesserung der Zytostatikaexposition erzielt. Tatsächlich wurden in Bezug auf lokale Tumorkontrolle die besten Ergebnisse erreicht, wenn die Chemotherapie mit Strahlentherapie kombiniert wurde, obwohl dabei ein erhöhtes Risiko der Schädigung umgebender Gewebe besteht. Bei extrem großen Tumoren jedoch kann die Strahlentherapie nicht angewendet werden, und die Chemotherapie allein ist nicht effizient genug, um eine wesentliche Remission zu bewirken. Bei der intraarteriellen Chemotherapie ist der gesamte Vorteil dieser Methode auf die Zeit der ersten Passage des Zytostatikums durch das Tumorbett begrenzt, da die Zytostatikakonzentration im rezirkulierenden Blut der einer systemischen Chemotherapie entspricht, sobald das Medikament im venösen Abfluss hinter dem Tumorareal verdünnt wird. Eine Reduktion des zirkulierenden Blutvolumens kann jedoch die Zytostatikaexposition erhöhen. Die Grundsatzfrage ist, ob es möglich ist, optimale Sofort- und Langzeitergebnisse bei guter Lebensqualität und ohne beeinträchtigende oder verstümmelnde Begleiterscheinungen zu erreichen.

9.2   Material und Methoden

Die hier beschriebene Behandlungsform wird angewendet bei Patienten mit extrem großen und nicht resektablen Tumoren der Kopf-Hals-Region, welche auf sonstige Therapien nicht mehr ansprechen und nach oder während systemischer Chemotherapie progredient sind.

Die isolierte Thoraxperfusion (ITP), welche hier zum Einsatz kommt, kann als segmentale intraarterielle Chemotherapie der isolierten Kopf-Hals- und Thoraxregion angesehen werden. Das zirkulierende Blutvolumen ist dabei auf ein Drittel oder ein Viertel des Körpergesamtblutvolumens reduziert. Diese Reduzierung des zirkulierenden Blutvolumens wird durch Ballonblockierung der Aorta und V. cava in Zwerchfellhöhe möglich gemacht. Die dreilumigen Ballonkatheter werden über die chirurgisch freigelegte A. und V. femoralis in der Leiste eingeführt. Die Patienten sind voll heparinisiert. Zur Applikation der Chemotherapeutika in die A. carotis wird ein Sidewinder-Katheter in Seldinger-Technik über die kontralaterale Femoralarterie eingeführt. Beide Oberarme sind mit pneumatischen Blutdruckmanschetten geblockt. Nach der korrekten Positionierung des angiographischen Katheters wird zunächst die V. cava mit dem Stop-Flow-Ballonkatheter geblockt, um das intrathorakale Blutvolumen etwas zu reduzieren. Unter kontinuierlichem Monitoring des aortalen Blutdrucks über den Zentralkanal des Stop-Flow-Katheters wird die Aorta bei einem Druck von 75–80 mmHg geblockt. Der arterielle Blutdruck steigt daraufhin unmittelbar auf Werte um die 100 mmHg und darüber (◘ Abb. 9.1 und ◘ Abb. 9.2).

Die Chemotherapeutika werden in Abhängigkeit von der Höhe der Gesamtdosis innerhalb von 5–10 Minuten in die A. carotis infundiert. Die vaskuläre Isolation des Thorax wird über 15 Minuten beibehalten. Danach werden zunächst der V. cava- und Aortenballon entblockt, anschließend die Oberarmblutdruckmanschetten. An diesem Punkt wird die Chemofiltration bei einer Flussrate von 500 ml/Minute bei einem Filtratfluss von 80–150 ml/Minute (median 100 ml/Minute) gestartet. Nach Substitution von 4 Litern Filtrat werden die Katheter entfernt und die Gefäße fortlaufend genäht.

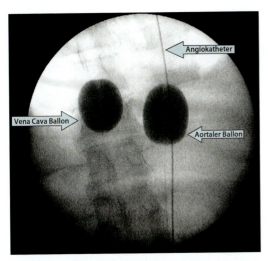

◘ **Abb. 9.1** Ballonblockierung von Aorta und V. cava mit aortalem Angiokatheter

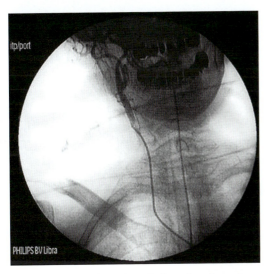

◘ **Abb. 9.2** Sidewinder-Katheter in der rechten A. carotis communis

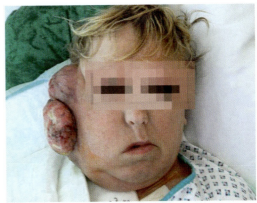

◘ **Abb. 9.3** Fortgeschrittener chemoresistenter Tumor der rechten Glandula Parotis

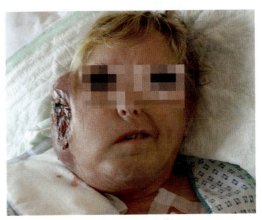

◘ **Abb. 9.4** Starke Abflachung drei Wochen nach der ersten isolierten Thoraxperfusion mit A. carotis communis Infusion mit Cisplatin und Mitomycin C

9.3   Patienten

Bei zwei Patienten mit extrem großen Tumoren der Glandula Parotis, welche während systemischer Chemotherapie in Progression waren, wurde die isolierte Thoraxperfusion mit A. carotis Infusion durchgeführt.

Die erste Patientin wurde wegen rezidivierender Blutungen, aus einem weit fortgeschrittenen chemoresistenten Tumor der rechten Glandula Parotis, überwiesen (◘ Abb. 9.3). Sie erhielt drei Zyklen isolierter Thoraxperfusion mit anschließender Chemofiltration (ITP-F). Die Zytostatika wurden dabei durch den angiographisch platzierten A. carotis-Katheter rechts infundiert. Die Gesamtdosis an Chemotherapeutika pro Zyklus betrug 100 mg Cisplatin und 20 mg Mitomycin C, bei einer Infusionszeit von je sieben Minuten. Die Dauer der Thoraxperfusion betrug 15 Minuten. Der Tumor sprach deutlich auf den ersten Zyklus isolierter Chemotherapie an und schrumpfte eindrucksvoll (◘ Abb. 9.4). Nach drei Therapien in dreiwöchigen Abständen wurde der Resttumor entfernt (◘ Abb. 9.5).

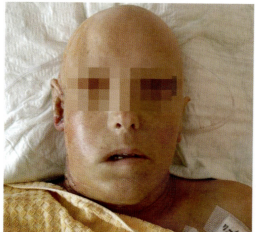

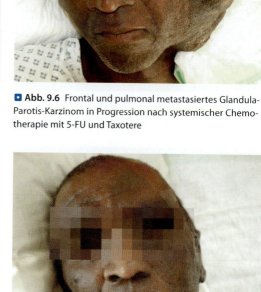

■ **Abb. 9.5** Situs nach Resektion des Residualtumors nach drei Zyklen isolierter Thoraxperfusion

■ **Abb. 9.6** Frontal und pulmonal metastasiertes Glandula-Parotis-Karzinom in Progression nach systemischer Chemotherapie mit 5-FU und Taxotere

9

Der zweite Patient hatte einen monströsen Tumor der linken Glandula Parotis mit einer großen Metastase über der linken Stirn. Bei gleichzeitig bestehenden diffusen Lungenmetastasen, war eine systemische Chemotherapie mit 5-FU und Taxotere begonnen worden. Unter dieser Therapie waren Tumor und Metastasen progredient (■ Abb. 9.6). Nach drei Zyklen isolierter Thoraxperfusion (ITP-F) mit A. carotis Infusion von 100 mg Cisplatin und 30 mg Mitomycin C, wurde der Resttumor resiziert. Während einer neunmonatigen Nachbeobachtungszeit, bestand kein Hinweis, auf eine Progression der Lungenmetastasen und kein Hinweis auf ein Lokalrezidiv (■ Abb. 9.7).

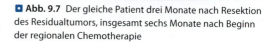

■ **Abb. 9.7** Der gleiche Patient drei Monate nach Resektion des Residualtumors, insgesamt sechs Monate nach Beginn der regionalen Chemotherapie

9.4   Diskussion

Der Begriff »regionale Chemotherapie« beschreibt eine Reihe verschiedener Anwendungstechniken. Es ist daher wichtig, die im speziellen Fall angewandte Technik genau darzustellen. Das Ergebnis bezüglich Ansprechrate, Überlebenszeit oder Nebenwirkungen und kompletten Therapieversagern hängt ganz stark davon ab, wie die Therapie durchgeführt wurde. Der Typ der Katheter, die Technik der Katheterplatzierung, die Wahl des arteriellen Zugangs und die Zytostatikaexposition bezüglich Dosierung, Konzentration und Infusions-

zeit können sich positiv oder negativ auf das Therapieergebnis auswirken.

Bei den beiden hier beschriebenen Fällen wurde die Technik der isolierten Thoraxperfusion gewählt, da ein Patient schon Lungenmetastasen hatte und bei dem anderen Patienten Lungenmetastasen nicht sicher ausgeschlossen werden konnten. Vom pharmakodynamischen Aspekt her wurde die isolierte Thoraxperfusion gewählt, um das zirkulierende

Blutvolumen niedrig zu halten und dadurch einen besseren »second und third pass effect« mit verlängerter Erhöhung der Zytostatikaexposition zu erreichen. Bei der Behandlung des fortgeschrittenen und nicht operablen Bronchialkarzinoms (NS-CLC) ist die isolierte Thoraxperfusion eine technisch sichere und gut etablierte Methode mit vorhersehbaren Therapieergebnissen. Bei weit fortgeschrittenen Tumoren im Kopf-Hals-Bereich stehen umfassende Studien jedoch noch aus. In Einzelfällen wurde über die Jahre eine hohe Inzidenz anhaltender guter Palliation beobachtet, aber solange keine kontrollierten Studien mit großen Patientenzahlen verfügbar sind, mit verlässlichen Daten zu Ansprechraten und Überlebenszeit, wird die Methode weiterhin trotz exzellenter Ergebnisse in vielen Einzelfällen als experimentell beurteilt werden. Man muss jedoch in Betracht ziehen, dass die hier gezeigten Patienten keinerlei Aussicht auf Heilung hatten. Es bestand auch keinerlei alternative therapeutische Option auf eine gute lokale Palliation ohne extreme toxische Nebenwirkungen wie Nervenschäden, trockene Mundschleimhaut, Schluckstörungen und Aspiration wie nach Radiochemotherapie. Zytostatikakonzentrationen im Zielgebiet während einer 5- bis 10-minütigen Kurzzeit intraarteriellen Infusion sind offensichtlich völlig ausreichend, um eine Zytostatikaexposition zu erreichen, welche in kurzer Zeit zu eindrucksvollen Remissionen führt. Superselektive arterielle Techniken im Kopf-Hals-Bereich jedoch können aufgrund des niedrigen Blutflusses in kleinen Arterien zu überhöhten Zytostatikakonzentrationen mit toxischen Gewebeschäden, wie beim sogenannten Strömungsphänomen, führen [4]. Eine weitere Komplikation nach superselektiver arterieller Infusion in arterielle Seitenäste ist der toxische Intimaschaden mit nachfolgendem Gefäßverschluss. Diese Komplikation tritt bei Infusionen der A. carotis communis nicht auf.

Für den Patienten ganz wesentlich ist, dass aufgrund der systemischen Entgiftung durch Chemofiltration subjektive Nebenwirkungen weitgehend verhindert werden. Dies ist für Patienten, die keine Aussicht auf Heilung haben, von vorrangiger Bedeutung, denn sie leiden ohnehin genug durch den fortgeschrittenen Tumor und das Wissen um die infauste Prognose. Daher sollte vor allem eine gute Palliation ohne inakzeptable toxische Nebenwirkungen angestrebt werden. Die beiden hier demonstrierten Patienten erfuhren eine Behandlung ohne relevante Nebenwirkungen, welche auch im Falle eines Tumorrezidivs problemlos wiederholt werden kann.

Literatur

1. Howell SB: Pharmacokinetic principles of regional chemotherapy. Contr Onol 1988;29:1–8.
2. Howell SB: Editorial: Improving the therapeutic index of intra-arterial cisplatin chemotherapy. Eur J Cancer Clin Oncol 1989;25:775–6.
3. Stephens FO: Intra-arterial chemotherapy in head and neck cancer. Historical perspectives – important developments, contributors and contributions. In: Eckardt A (ed) Intra-arterial Chemotherapy in Head and Neck Cancer – Current Results and Future Perspectives. Einhorn-Presse Verlag, Reinbek, 1999.
4. Stephens FO: Why use regional chemotherapy? Principles and pharmacokinetics. Reg Cancer Treat 1:4–10, 1988.
5. Wolpert SM, Kwan ES, Heros D, et al: Selective delivery of chemotherapeutic agents with a new catheter system. Radiology 1988;166:547–9.
6. Forastiere AA, Baker SR, Wheeler R, et al: Intra-arterial cisplatin and FUDR in advanced malignancies confined to the head and neck. J Clin Oncol 1987;5:1601–6.
7. Cheung DK, Regan J, Savin M, et al: A pilot study of intra-arterial chemotherapy with cisplatin in locally advanced head and neck cancers. Cancer 1988;61:903–8.
8. Lee YY, Dimery IW, Van Tassel P, et al: Superselective intra-arterial chemotherapy of advanced paranasal sinus tumors. Arch Otolaryngol Head Neck Surg 1989;115:503–11.
9. Robbins KT, Storniolo AM, Kerber C, et al: Rapid superselective high dose cisplatin infusion for advanced head and neck malignancies. Head Neck 1992;14:364–71.
10. Kovacs AF: Intra-arterial induction high-dose chemotherapy with cisplatin for oral and oropharyngeal cancer: long-term results. Br J Cancer 90:1323–1328, 2004.
11. Kovacs AF: Response to intraarterial induction chemotherapy: a prognostic parameter in oral and oropharyngeal cancer. Head Neck. 2006;28:678–688.
12. Robbins KT, Vicario D, Seagren S, et al: A targeted supradose cisplatin chemoradiation protocol for advanced head and neck cancer. Am J Surg 1994;168:419–22.
13. Robbins KT, Kumar P, Regine WF, et al: Efficacy of supradose intra-arterial targeted (SIT) cisplatin (P) and concurrent radiation therapy (RT) in the treatment of unresectable stage III-IV head and neck carcinoma: the Memphis experience. Int J Radiat Oncol Biol Phys 1997;38:263–71.
14. Robbins KT, Kumar P, Wong FS, et al: Targeted chemoradiation for advanced head and neck cancer: analysis of 213 patients. Head Neck 2000;22(7):687–93.

15. Robbins KT, Kumar P, Harris J, et al: Supradose intra-arterial cisplatin and concurrent radiation therapy for the treatment of stage IV head and neck squamous cell carcinoma is feasible and efficacious in a multi-institutional setting: results of Radiation Therapy Oncology Group Trial 9615. J Clin Oncol 2005;23(7):1447–54.

9

Systemische Induktionschemotherapie bei Brustkrebs

François-Michel Delgado, Maria Angeles Gil-Delgado und David Khayat

10.1   Einleitung

Brustkrebs ist ein zentrales öffentliches Gesund-heitsproblem für Frauen weltweit. In den USA ist Brustkrebs weiterhin die häufigste Krebsart bei Frauen und die zweithäufigste krebsbedingte Todes-ursache. 2008 wurden in den USA 184.450 (26% aller Krebserkrankungen) neue Fälle von invasivem Brustkrebs diagnostiziert, und 40.390 Frauen star-ben an Brustkrebs [1]. Brustkrebs war darüber hin-aus 2006 in Europa mit 429.900 neuen Fällen (13,5% aller Krebsneuerkrankungen) die häufigste Krebs-art [1–3]. Gleichwohl ist die Rate der Todesfälle durch Brustkrebs in den USA seit 1990 um 24% gesunken, und ein vergleichbarer Rückgang konnte auch in anderen Ländern und hauptsächlich in Eu-ropa beobachtet werden. Mathematische Modelle deuten darauf hin, dass die Anwendung der Scree-ning-Mammographie und die Verfügbarkeit der Induktionschemotherapie sowie gezielte Therapien (Hormontherapie, monoklonale Antikörper und kleine Moleküle) und die Molekularbiologie jeweils in gleichem Maße zu dieser Verbesserung beige-tragen haben. Auch wenn Brustkrebs traditionell in nicht industrialisierten Ländern seltener auftritt, nimmt die Anzahl der Fälle in diesen Regionen zu [4–6].

Die Tumorgröße, der Status der axillären Lymphknoten, der histologische Grad sowie das Vorliegen von Mikrometastasen und die molekular-biologischen Eigenschaften haben einen bedeuten-den Einfluss auf die Brustkrebsprognose. Diese Fakten haben seit den frühen 1970er Jahren zu zahl-reichen Studien der adjuvanten Chemotherapie ge-führt, deren Hauptziel in der Absicht bestand, den natürlichen Verlauf von Brustkrebs zu verändern. Die von Nissen-Meyer, Fisher, Mansour und Bona-donna [7–11] vorgelegten Daten haben gezeigt, dass die Chemo- oder Hormontherapie das Ergebnis gleichermaßen verbessern können. Die Early Breast Cancer Trialists' Collaborative Group erstellte eine Datenbank aller randomisierten klinischen Studien in Bezug auf primäre Brusttumore [12, 13]. Diese Meta-Analysen wurden ab 1985 in Intervallen von fünf Jahren durchgeführt und haben enorm zu der allgemeinen Akzeptanz verschiedener Formen der adjuvanten Therapie als Standardbehandlung bei-getragen. Einige der Schlussfolgerungen aus den

Meta-Analysen wurden jedoch auf der Grundlage biologischer Mechanismen in Frage gestellt, wäh-rend andere mit den Ergebnissen einiger der größ-ten klinischen Multicenter-Studien im Konflikt standen [14], was die Forscher dazu veranlasste, anzunehmen, dass dieser Ansatz nicht die optimale Strategie wäre.

Das Konzept der Induktionschemotherapie (auch bekannt als primäre oder neoadjuvante Chemotherapie) begann als Alternative für die Be-handlung von Patientinnen mit großen und lokal fortgeschrittenen (T3, T4 oder N2) Mammakarzi-nomen sowie für die Erstlinienbehandlung von T4d (entzündlicher Brustkrebs). Diese Therapie dient dazu, den Primärtumor zu verkleinern, die Wahr-scheinlichkeit einer Brusterhaltung zu erhöhen und verborgene systemische Metastasen zu beseitigen, um die Überlebensrate zu verbessern; jedoch auch, um die Chemosensitivität des Tumors zu testen. Dieser Ansatz wurde durch eine umfangreiche, von C. Jacquillat et al. Anfang der 1980er Jahre durchge-führte große wegweisende Studie verbessert [15], in deren Rahmen 250 Patientinnen (19 Stadium I, 86 Stadium IIA, 51 Stadium IIB, 36 Stadium IIIA und 58 Stadium IIIB) einer primären Chemotherapie mit einer Kombination aus Vinblastin, Thiotepa, Methotrexat und 5-Fluorouacil mit oder ohne Doxorubicin unterzogen wurden, gefolgt von einer loko-regionalen Strahlentherapie. Eine Reduzie-rung des Tumorvolumens (> 75%) wurde bei 41% und eine vollständige klinische Regression bei 30% der Patientinnen beobachtet. Die fünfjährige krank-heitsfreie Überlebensrate (DFS) betrug 100%, 82%, 61%, 46% und 52% für Patientinnen mit Stadium I, Stadium IIA, Stadium IIB, Stadium IIIA bzw. Stadi-um IIIB. Nach fünf Jahren betrug der Anteil der Brusterhaltungen 94% mit hervorragenden kosme-tischen Ergebnissen [15]. Zwischenzeitlich bewies Veronesi [16], dass es möglich war, die lokoregiona-le Therapie von einer radikalen Mastektomie auf konservativere Ansätze wie etwa die Lumpektomie oder Segmentektomie ohne Auswirkungen auf die Überlebenszeit zu reduzieren.

Der therapeutische Ansatz hat sich seit der Jacquillat-Studie maßgeblich weiterentwickelt. Diese Entwicklung wurde in einer Reihe klinischer Studien bewertet [17, 18]. Die bisher größte Studie wurde vom National Surgical Adjuvant Breast and

Bowel Project (NSABP B 18 Studie) durchgeführt [19]. Die randomisierte Studie, an der 1.523 Patientinnen teilnahmen, verglich die Wirksamkeit einer Anthracyclin-basierten Chemotherapie vor einem chirurgischen Eingriff mit derselben Therapie in einem adjuvanten Ansatz. Es zeigte sich, dass die Induktionschemotherapie häufiger brustschonende Operationen ermöglichte und die Überlebensrate der Patientinnen der Studienarme vergleichbar war. Diese Ergebnisse gehen mit den Ergebnissen anderer randomisierter klinischer Studien konform, sodass hieraus geschlossen werden kann, dass die Anwendung der Chemotherapie vor dem operativen Eingriff die Wahrscheinlichkeit einer Brusterhaltung erhöht. Für die Induktionschemotherapie wurde kein Vorteil hinsichtlich des Gesamtüberlebens (OS) im Vergleich zu der adjuvanten Chemotherapie beobachtet – mit Ausnahme bei Patientinnen, bei denen nach der Induktionschemotherapie eine pathologische Komplettremission (pCR) erreicht werden konnte und die eine wesentlich höhere krankheitsfreie Überlebenszeit (DFS) und OS aufwiesen –, auch wenn dieses Ergebnis weiterhin kontrovers ist [20, 21].

Derzeit werden aktive Studien durchgeführt, um Wirkstoffe und biologische Marker zu identifizieren, die zur Prognose der Ansprache auf eine Therapie verwendet werden könnten. Vor kurzem wurden DNA-Microarry-Analysen und Genexpressionsprofile ausgewertet, um festzustellen, ob sie als prädiktive Marker zur Identifizierung von für die Chemotherapie geeigneten Patienten und zur Vermeidung von Toxizität durch unnötige Behandlung genutzt werden können.

Patientinnen mit entzündlichen, lokal fortgeschrittenen und operablen Mammakarzinomen könnten von einem multidisziplinären Ansatz aus Chemotherapie, Hormontherapie und monoklonaler, antikörperbasierter Therapie (wie etwa Trastuzumab und Bevacizumab) profitieren. Heute steht für die verschiedenen Brustkrebs-Unterarten [22–26] eine Reihe potentieller Induktionstherapie-Optionen zur Verfügung. Die Ergebnisse deuten darauf hin, dass 60–90% der Patientinnen mit invasivem Brustkrebs klinisch auf die Behandlung ansprechen, auch wenn nur 3–30% eine pCR erreichen.

Die Anthracyclin- bzw. Taxan-basierte Induktionschemotherapie führte zu einer Steigerung der pCR-Rate bei nicht selektierten Patientinnen um 10–30%. Die Zugabe von Trastuzumab zu der Chemotherapie bei Patientinnen mit überexprimiertem oder verstärktem HER-2 neu erhöht die pCR-Rate von 30 auf 60% (HER = Herceptin). Die pCR-Rate ist bei einer alleinigen kurzzeitigen Hormontherapie mit weniger als 5% sehr gering.

Im Gegensatz hierzu weisen Patientinnen mit dreifach rezeptornegativen (ER-, PR-, HER-2 normal), basal-ähnlichen (zu 77% dreifach negativ), HER-2 neu überexprimierten, kleinen Tumorlasten oder Tumoren mit hohem Kerngrading (high nuclear grade) eine höhere pCR-Rate auf [27].

Patientinnen, die eine Brust- oder Achsel-pCR nach einer Induktionschemotherapie erreichen, haben bessere DFS und OS als Patientinnen mit einem Resttumor (RD). Verschiedene Berichte haben jedoch nachgewiesen, dass ein RD von weniger als 1 cm ebenfalls gute Ergebnisse verspricht. Die pCR-Rate bei Patientinnen mit invasiven lobulären Karzinomen ist mit 3% im Vergleich zu Patientinnen mit invasiven duktalen Karzinomen (15%) gering. Auch wenn mehr Patientinnen mit lobulären Karzinomen ER-positiv sind (92% gegenüber 62%; p < 0,001), bleibt die Differenz der pCR-Rate auch nach Anpassung auf der Grundlage des ER-Status unverändert und deutet darauf hin, dass ein lobuläres Karzinom ein unabhängiger Prognosefaktor für die pCR ist [28].

10.2 Brustkrebs-Untergruppen

Brustkrebs wurde kürzlich in fünf prognostische Untergruppen auf der Basis ihrer Genexpressionsprofile klassifiziert: Luminal A, Luminal B, Basal-like (mit Basalzelleigenschaften), Normal-like (ohne Basalzelleigenschaften) und HER-2 positiv (Tab. 10.1).

Die Tumore der Kategorien »Basal-like« und »HER-2 verstärkt« sind meistens ER-negativ und darüber hinaus chemosensibler als luminale Karzinome. Diese beiden Untergruppen haben die kürzesten DFS und OS, während die Luminal-Kategorien ein besseres klinisches Ergebnis aufweisen [29–31]. Rouzier et al. [32] untersuchten, ob der molekulare Subtyp eines Tumors die Chemosensitivität beeinflusst. Sie analysierten das Genexpressi-

◘ Tab. 10.1 Prognosefaktoren nach verschiedenen Brustkrebsarten

Gute Prognose unwahrscheinlich, pCR vorhanden	Inter- mediär	Schlechte Prognose, hohe pCR
Luminal A	Normal-like	Basal-like
Luminal B	–	–
ER+ PR+		ER– PR–
HER-2 normal		HER-2 Über- expression
Grad I	Grad II	Grad III
Ki 67 gering		Ki 67 hoch

◘ Tab. 10.2 Chemosensitivität nach unterschiedlichen Brustkrebsarten (definiert durch Genexpression oder Immunchemie)

Höhere Chemosensitivität	Höhere Chemoresistenz
Dreifach negativer Tumor	ER+, PR+
HER2 neu +++	HER2 neu normal
Basal-ähnlich	Luminal A, Luminal B
Geringe Tumorlast	Kerngrading gering oder Grad I
Kerngrading hoch oder Grad III	Lobuläres Karzinom

onsprofil von 82 Patientinnen, die mit Induktions-Paclitaxel behandelt worden waren, worauf eine Behandlung mit 5-Fluorouracil, Doxorubicin und Cyclophosphamid (FAC) folgte. Die pCR-Rate betrug 45% für die Basal-like- und HER-2-positiv-Subtypen und nur 6% für luminale Tumore. Östrogenrezeptor-negative Tumore sprachen ebenfalls besser auf die Chemotherapie an. Die Genprofilsignatur deutete darauf hin, dass eine Patientengruppe trotz einer Resterkrankung nach der Induktionschemotherapie eine gute Prognose aufwies (◘ Tab. 10.2). Heute stehen zwei Tests – Mammaprint (Analyse von 70 Genen) und Oncotype DX (Analyse von 21 Genen) – für die klinische Anwendung in adjuvanten Ansätzen zur Verfügung. Oncotype DX verwendet einen Rezidiv-Score (RS), der drei verschiedene Patientenrisikokategorien (geringes, intermediäres und hohes Risiko) bei ER-positiven und N-negativen Brustkrebs-Patientinnen bestimmt. Die Nutzung dieses Rezidiv-Scores als kontinuierlicher Prognosefaktor bietet eine genaue Einschätzung des Risikos von Fernrezidiven bei einzelnen Patientinnen. Der Rezidiv-Score kann darüber hinaus das Gesamtüberleben und das rezidivfreie Intervall (einschließlich lokaler und regionaler Intervalle) diagnostizieren. Die von Paik et al. durchgeführte Analyse deutete darauf hin, dass die Analyse des Rezidiv-Scores (RS) nicht nur die Wahrscheinlichkeit eines Brustkrebsrezidivs bei Frauen mit nodal-negativem, ER-positivem Brustkrebs quantifiziert, sondern auch das Ausmaß des Vorteils

durch die Chemotherapie prognostiziert [33–37]. Oncotype DX wurde für adjuvante Therapien bei RH-positiven, N-negativen Patientinnen, aber noch nicht für die Induktionschemotherapie validiert, auch wenn eine Reihe kleiner Studien darauf hindeuten, dass er eine potentielle Bedeutung für die Planung neoadjuvanter Therapien hat [38–39].

10.3   Studien, welche die Chemosensitivität als Therapierichtlinie nutzen

Mehrere klinische Studien haben versucht, Informationen zur Chemosensitivität auf die klinische Behandlung anzuwenden, basierend auf der Hypothese, dass nicht kreuzresistente Chemotherapeutika die pCR erhöhen und letztlich die Überlebensrate verbessern.

In der deutschen präoperativen Adriamycin- und Docetaxel-Studie [40] erhielten 2.000 Patientinnen mit großen operablen oder lokal fortgeschrittenen Mammakarzinomen zwei Zyklen einer Induktionschemotherapie aus Docetaxel, Doxorubicin und Cyclophosphamid (TAC). Patientinnen mit einer durch Ultraschalluntersuchung festgestellten Tumorreduzierung von 50% oder mehr wurden mit zusätzlichen 4–6 Zyklen TAC behandelt. Patientinnen, die nicht auf die Behandlung ansprachen (Non-Responder), wurden anschließend randomisiert vier Behandlungszyklen mit

TAC oder vier Zyklen Vinorelbin plus Capecitabin unterzogen. Patientinnen, die nach zwei Zyklen TAC ansprachen, haben gute Aussichten, eine pCR zu erreichen. Die pCR-Raten betrugen 24% bei Patientinnen, die früh auf die Therapie ansprachen, und 6% bei Patientinnen ohne Therapieantwort. Es bestanden keine statistischen Unterschiede zwischen sechs und acht Zyklen TAC bei den Responder-Patientinnen (p = 0,27) oder zwischen TAC und Vinorelbin plus Capecitabin bei den Non-Responder-Patientinnen (p = 0,73).

In der Aberdeen-Studie [41] erhielt die gleiche Patientenkategorie (n = 162 Patientinnen) vier induktive Zyklen Cyclophosphamid, Vincristin, Doxorubicin und Prednison (CVDP). Patientinnen, die partiell oder vollständig auf die Behandlung ansprachen, wurden randomisiert vier weiteren Zyklen CVDP oder vier Zyklen Docetaxel (100 mg/m²) zugewiesen. Die sequentielle Zugabe von Docetaxel zu CVDP erhöhte die Ansprechrate (94% im Vergleich zu 66%) und die pCR-Rate (34% im Vergleich zu 16%, p < 0,004) im Vergleich zu Patientinnen, die nur CVDP erhielten, erheblich. Patientinnen, die nicht auf die Behandlung mit vier Zyklen CVDP ansprachen, erhielten vier Zyklen Docetaxel. Trotz der klinischen Ansprechrate von 51% war hier die pCR-Rate mit nur 2% gering.

Patientinnen mit minimalen Resttumoren (< 1 cm Resttumorlast [RCB]-1) galten als Patientinnen mit guter Prognose und erhielten die gleiche Therapie wie Patientinnen mit einer pCR (RCB-0). Im Gegensatz hierzu wurde umfangreicheren Resttumoren eine schlechte Prognose beschieden. Die RCB galt als unabhängiger Prognosefaktor in einem multivariaten Modell, das Alter, Hormonrezeptorstatus, Vorbehandlungen, klinisches Stadium, Hormontherapie und pCR umfasste.

Die verfügbaren Daten deuten darauf hin, dass die zusätzliche Chemotherapie Patientinnen mit einem Resttumor nach der Induktionschemotherapie und einem chirurgischen Eingriff nur minimale Vorteile bietet. Eine große prospektive randomisierte Studie, NSABP B-27 [42–43], wurde initiiert, um festzustellen, ob die zusätzliche Gabe von Docetaxel zu neoadjuvantem Doxorubicin-Cyclophosphamid (AC) die klinisch tumorfreie Überlebenszeit (DFS) und das Gesamtüberleben (OS) verlängert und die klinischen und pCR-Raten verbessert. In dieser Studie wurden 2.411 Patientinnen in drei Gruppen randomisiert, die vier Zyklen AC und einem anschließenden chirurgischen Eingriff (Gruppe 1), vier Zyklen AC und folgenden vier Zyklen Docetaxel und einem anschließenden chirurgischen Eingriff (Gruppe 2) oder vier Zyklen AC plus einem chirurgischen Eingriff und anschließend vier Zyklen adjuvantem Docetaxel (Gruppe 3) unterzogen wurden. Die Induktions-AC, gefolgt von Docetaxel, erhöhte die pCR im Vergleich zu AC allein signifikant (26,1% gegenüber 13,7%; p < 0,001). Das Erreichen der pCR und der pathologische Nodalstatus nach der Chemotherapie waren beide prädiktiv für das OS (p < 0,0001). Die DFS- und OS-Raten waren jedoch bei allen Gruppen gleich. Die Studie analysierte jedoch nicht prospektiv die Rolle von Docetaxel bei Patientinnen mit Resttumoren nach induktivem AC.

Die Rolle nicht kreuzresistenter Therapieschemata bei Patientinnen mit Resterkrankung nach einer Anthracyclin-basierten Therapie wurde von Hortobagyi et al. in zwei Studien mit 193 bzw. 88 Patientinnen untersucht [44–45]. In der ersten Studie wurden 193 Patientinnen mit lokal fortgeschrittenem Brustkrebs (Stadium III: 74%) untersucht. Die Patientinnen erhielten drei Zyklen Vincristin, Doxorubicin, Cyclophosphamid und Prednison (VACP) vor einem chirurgischen Eingriff. Patientinnen mit Resttumoren von weniger als 1 cm erhielten zusätzlich fünf Zyklen VACP und Patientinnen mit einem Resttumor von mehr als 1 cm wurden zufallsbasiert fünf Zyklen VACP oder fünf Zyklen Vinblastin, Methotrexat, 5FU-Leucovorin (VbMF) zugewiesen. Patientinnen mit klinischer oder pathologischer Komplettremission wiesen eine verbesserte Überlebensrate im Vergleich zu Patientinnen auf, die weniger auf die Behandlung ansprachen. Die 5-Jahres-Überlebenszeit (RFS) und das Gesamtüberleben (OS) nach VbMF zusätzlich zu VACP betrugen 10% bzw. 18%.

In der zweiten Studie wurden 82 Patientinnen mit sechs Zyklen Doxorubicin + Docetaxel (AT) behandelt. 74 Patientinnen erreichten adäquate Ansprechraten (RR), und 72 von ihnen wurden einem chirurgischen Eingriff unterzogen. 12 Patientinnen verzeichneten eine pathologische Komplettremission (pCR), 22 eine pathologische partielle Remission (pPR) und 40 ein minimales Ansprechen (Minimal

Response MR). Die Patientinnen erhielten eine adjuvante Chemotherapie, entsprechend der pathologischen Remission: Wenn eine pCR erreicht wurde, wurden zwei weitere Zyklen AT verabreicht, bei partieller Remission (pPR) zwei weitere Zyklen AT, gefolgt von sechs Zyklen Cyclophosphamid, Methotrexat und einer 5-FU-Kombination (CMF). Bei minimalem Ansprechen (pMR) erhielten die Patientinnen sechs zusätzliche Zyklen CMF. Die mediane rezidivfreie 5-Jahres-Überlebenszeit (RFS) und die Gesamtüberlebensrate (OS) für Patientinnen mit pCR, pPR und pMR sowie nicht operable Patientinnen betrug 83% und 92% bzw. 77% und 86% bzw. 56% und 74% bzw. 14% und 21% [46].

Die Einbindung von Trastuzumab in Induktionschemotherapien scheint für HER2-positive Tumore von Bedeutung zu sein und sollte daher in dieser Konstellation berücksichtigt werden, wie das National Comprehensive Cancer Network Panel (NCCN) kürzlich erklärte [47].

Buzdar et al. zeigten, dass die Hinzugabe von Trastuzumab zu Paclitaxel bei anschließender FEC-Chemotherapie bei mit Induktionschemotherapie behandelten Frauen mit HER2-positiven Tumoren die pathologisch vollständige Ansprechrate von 26% auf 65,2% (p = 0,016) erhöhte [48].

Die von Gianni et al. durchgeführte erste randomisierte Phase-III-Studie NOAH (Neoadjuvantes Herceptin; n = 235 Patientinnen) bestätigte einen statistisch signifikanten Unterschied zwischen der Induktionschemotherapie mit Trastuzumab im Vergleich zur Induktionschemotherapie ohne Trastuzumab im Hinblick auf die pCR. Die additive Gabe von Trastuzumab erhöhte die pCR-Rate (38% im Vergleich zu 19: p = 0,001). Trastuzumab verbesserte das ereignisfreie Überleben (EFS) bei Patientinnen mit HER2-positivem Brustkrebs (3 Jahre ereignisfreie Überlebenszeit 71% [95% CI 61-78; n = 36 Ereignisse] mit Trastuzumab gegenüber 56% [46-65; n = 51 Ereignisse] ohne Trastuzumab; Risikoquote (Hazard Ratio HR) 0,59 [95% CI 0,38-0,90]; p = 0,013). Für HER2-positive Patientinnen betrug die 3-Jahres-Gesamtüberlebensrate im Trastuzumab-Arm 87% [95% CI 79–92] p = 0,0014) [49].

Die aktuellen Ergebnisse der von Pierga et al. und Coudert et al. (TAXHER: Docetaxel + Trastuzumab; GETN [A] Studie: Docetaxel, AUC6 Carboplatin und Trastuzumab) durchgeführten Studien ergeben wesentliche pCR-Raten von 26%, 47% bzw. 37% sowie Brusterhaltungsraten von 50% bis 77% [50–52].

Untch et al. erzielten vergleichbare Ergebnisse in einer Phase-III-Studie unter Verwendung eines gut verträglichen Therapieschemas mit Anthracyclin (31, 33, 35% pCR). Nur bei 2 der 445 untersuchten Patientinnen reduzierte sich die linksventrikuläre Ejektionsfraktion (LFEV) um > 10% [53]. Dennoch muss diese Kombination vorsichtig angewendet werden und ist außerhalb klinischer Studien kontraindiziert, da eine retrospektive Analyse von 583 Patientinnen in drei Studien mit Trastuzumab in Kombination mit Anthracyclin ein erhöhtes Kardiotoxizitätsrisiko ergab: OR = 1,95, 95% CI 1,16-3,29 [48, 49, 53, 54].

Gianni et al. veröffentlichten kürzlich interessante Ergebnisse eines neuen Ansatzes einer zielgerichteten Kombination als Induktionstherapie bei HER2-positivem Brustkrebs. Eine Kohorte von 417 operablen und zuvor unbehandelten Brustkrebspatientinnen mit lokal fortgeschrittenen oder entzündlichen Tumoren wurde randomisiert vier neoadjuvanten Zyklen zugewiesen: Trastuzumab plus Docetaxel (Gruppe A: 107) oder Pertuzumab (neuer monoklonaler Antikörper, der die HER2-Dimerisierung hemmt) und Trastuzumab plus Docetaxel (Gruppe B: 107 Patientinnen) oder Pertuzumab und Trastuzumab (Gruppe C: 107 Patientinnen) oder Pertuzumab plus Docetaxel (Gruppe D: 96 Patientinnen). Die pCR-Rate war der primäre Endpunkt. Die mit Pertuzumab und Trastuzumab plus Docetaxel behandelten Patientinnen (Gruppe B) wiesen eine statistisch signifikante Verbesserung (P = 0,014) der pCR-Rate im Vergleich zu den mit Trastuzumab plus Docetaxel behandelten Patientinnen auf: 45,8% (95% CI 36,1–55,7%) gegenüber 29,0% (20,6–38,5). In Gruppe D wurde eine pCR bei 24,0% der Patientinnen (15,8–33,7%) festgestellt. Im Vergleich hierzu erzielten nur 16,8% der Patientinnen der Gruppe C eine pCR (10,3–25,3). Hierbei ist interessant zu erwähnen, dass in der Gruppe B die pCR-Rate in einer Untergruppe der Hormonrezeptor-negativen Patientinnen 64% erreichte [55].

Untch et al. präsentierten die Ergebnisse der randomisierten Phase-III-Studie GEPARQUINTO-HER2+. Dieser direkte Vergleich von Trastuzumab und Lapatinib wurde zwischen 2007 und 2010 an

Patientinnen mit unbehandeltem, HER2-positivem, operablem oder lokal fortgeschrittenem Brustkrebs durchgeführt. Zugewiesen wurden die Patientinnen (n = 620) zufallsbasiert, und zwar einer Induktionstherapie mit vier Zyklen mit einer Epirubicin-Cyclophosphamid-Kombination, gefolgt von vier Zyklen Docetaxel entweder mit Trastuzumab (Gruppe A) oder Lapatinib (Gruppe B). Eine pathologisch vollständige Remission wurde bei 30,3% und 22,7% der Patientinnen in den Gruppen A bzw. B erreicht. Der Unterschied war unter diesen Bedingungen zugunsten von Trastuzumab statistisch signifikant (Odds Ratio [OR] 0,68 [95% CI 0,47–0,97]; p = 0,04) [56].

Ergebnisse stehen auch von der Neo-ALTTO-Studie zur Verfügung, in die 455 Patientinnen mit HER2-positiven primären Brusttumoren zwischen Anfang 2008 und Mitte 2010 aufgenommen wurden. Diese randomisierte Open-Label-Phase-III-Studie wies Patientinnen Gruppen zu, die Paclitaxel entweder mit Lapatinib (n = 154], Trastuzumab (n = 149] oder beide Zieltherapien erhielten (n = 152]. Der primäre Endpunkt der Studie bestand in der pCR-Rate zum Zeitpunkt des chirurgischen Eingriffs und war statistisch signifikant höher in der mit Lapatinib und Trastuzumab behandelten Gruppe (51,3% [43,1–59,5%]] im Vergleich zu der nur mit Trastuzumab behandelten Gruppe (29,5% [22,4–37,5%] p = 0,0001]. Kein wesentlicher pCR-Unterschied wurde zwischen den Lapatinib- (24,7% [18,1–32,3%]] und Trastuzumab-Gruppen (29,5% [22,4–37,5%]] festgestellt (p = 0,34]. Es wurde außerdem beobachtet, dass die pCR-Rate in der mit Trastuzumab und Lapatinib behandelten Gruppe bei den Patientinnen mit Hormonrezeptor-negativen Tumoren höher war (61,33% [49,3–72,3%]] als bei den Patientinnen mit HR-positiven Tumoren (41,56% [30, 43–53, 36%] [57].

Im CHER-LOB-Protokoll, dessen primärer Endpunkt in der pCR bestand, wurden die Patientinnen zu einer neoadjuvanten Therapie mit zwölf Zyklen wöchentlichem Paclitaxel, gefolgt von vier Zyklen FEC 75 mit Trastuzumab, Lapatinib oder Trastuzumab plus Lapatinib, randomisiert. Die 2011 während des ASCO Meetings präsentierten Ergebnisse zeigten, dass die Kombination aus Chemotherapie, Lapatinib und Trastuzumab eine pCR-Rate von 43,1% erzielte, während eine pCR nur bei 25,7% und 27,8% der Lapatinib- bzw. Trastuzumab-Gruppe beobachtet wurde. Diarrhoe in Verbindung mit Lapatinib führte zu Dosisreduzierungen, Behandlungsunterbrechungen und Protokolländerungen (Dosisreduzierungen für Lapatinib von 1.000 mg auf 750 mg). Gleichwohl betrug die Rate der brusterhaltenden Operationen 68,6%, 58,3% und 70,4% für die Trastuzumab-Gruppe bzw. die Lapatinib-Gruppe bzw. die Trastuzumab+Lapatinib-Gruppe [58].

Mehrere randomisierte Studien haben den Wert der endokrinen Induktionstherapie bei Frauen nach der Menopause mit ER-positivem Brustkrebs untersucht. Diese Studien haben im Allgemeinen die objektiven Ansprechraten und den Anteil der brusterhaltenden chirurgischen Eingriffe verglichen, die durch die Therapie mit Tamoxifen, Anastrozol, Anastrozol plus Tamoxifen oder Letrozol erreicht wurden [59, 60]. Die Studien zeigen konsistent, dass die Anwendung von Anastrozol oder Letrozol allein bessere Raten für die brusterhaltende Operation und üblicherweise auch die objektive Ansprache erzielt. Angesichts dieser Studien kann eine präoperative endokrine Therapie mit einem Aromatase-Hemmer als Therapieoption für Frauen nach der Menopause mit Hormonrezeptor-positiven Erkrankungen gesehen werden.

Mehrere Pilotstudien befassten sich mit HER2-normalen (negativen), Hormonrezeptor-positiven oder Hormonrezeptor-negativen (dreifach negativ) Brustkrebspatientinnen, um die Bedeutung von Bevacizumab (ein anti-VEGF monoklonaler Antikörper) für die Induktionstherapie zu testen. In diesen Studien reichten die pCR-Rate und die chirurgische Erhaltung von 15% bis 42% bzw. 5% bis 42%. Die Unterschiede zwischen den pCR-Raten und brusterhaltenden Operationen sind unterschiedlichen Konzepten der pCR-Definition, unterschiedlicher statistischer Methodik und Analyseschwächen aufgrund der geringen Anzahl der in jeder Studie inkludierten Patientinnen geschuldet [61–66].

Minckwitz et al. veröffentlichten kürzlich die Ergebnisse der an 1.948 Patientinnen durchgeführten GEPARQUINTO-HER-negativ-Studie (HER2-negativ, HR-negativ oder -positiv), die randomisiert einer Induktionschemotherapie mit dem EC-Regime (Epirubicin, Cyclophosphamid), gefolgt von Docetaxel mit oder ohne begleitendes Bevacizumab unterzogen wurden. Die pCR-Rate sprach für die Bevacizumab-Kombination (14,9% gegenüber 18,4%; P = 0,04). Bei 663 TNBC-Patientinnen war die pCR-Rate ebenfalls statistisch signifikant (P = 0,003). Die Zugabe von Bevacizumab war im Vergleich zu der alleinigen neoadjuvanten Therapie mit einer höheren Toxizität 3. oder 4. Grades (fiebrige Neutropenie, Mukositis, Hand-Fuß-Syndrom, Infektionen und Bluthochdruck), aber einer vergleichbaren Rate chirurgischer Komplikationen verbunden. In dieser Studie war die Wirksamkeit im Wesentlichen auf Patientinnen mit dreifach negativen Tumoren (TNBC) beschränkt. Genaue Schlussfolgerungen lassen sich jedoch erst ziehen, wenn langfristige Nachuntersuchungsdaten vorliegen [67].

In der NSABP-B-40-Studie wurden 1.206 Patientinnen zufallsbasiert mit einer induktiven Therapie aus Docetaxel (100 mg/m² an Tag [D]1) oder Docetaxel (75 mg/m² an D1) plus Capecitabin (825 mg/m² p.o. q 2 an den Tagen 1 bis 14) oder Docetaxel (75 mg/m² an D1) plus Gemcitabin (1.000 mg/m² an D1 und D8) für vier Zyklen behandelt. Allen Behandlungsprogrammen folgte die AC-Chemotherapie mit vier Zyklen. Die Patientinnen erhielten randomisiert Bevacizumab während der ersten sechs Zyklen der Chemotherapie oder nicht. Die zusätzliche Gabe von Capecitabin oder Gemcitabin zu der Docetaxel-Therapie erhöhte die pCR-Rate im Vergleich zu der alleinigen Docetaxel-Therapie nicht wesentlich (29,7% bzw. 31,8% gegenüber 32,7%; P = 0,69). Die Zugabe von Bevacizumab erhöhte die pCR-Rate in der Brust erheblich von 28,2% auf 34,5% (P = 0,02). Gemäß dem Hormonrezeptorstatus war die Wirkung von Bevacizumab in der Hormonrezeptor-positiven Gruppe ausgeprägter: 15,1% ohne Bevacizumab im Vergleich zu 23,2% mit Bevacizumab (P = 0,007). Die in der mit Bevacizumab behandelten Hormonrezeptor-negativen Gruppe erzielte pathologische Ansprechrate betrug 51,5% im Vergleich zu 47,1% in der nicht mit Bevacizumab behandelten Gruppe. Dieser Unterschied ist statistisch nicht signifikant (P = 0,34). Die additive Gabe von Bevacizumab zu einer Induktionschemotherapie gereicht daher der Hormonrezeptor-positiven Patientengruppe zum Vorteil. In der mit Bevacizumab behandelten Patientengruppe wurde ein erhöhtes Auftreten von Bluthochdruck,

linksventrikulären systolischen Dysfunktionen, des Hand-Fuß-Syndroms und von Mukositis verzeichnet [68].

Die GEPARQUINTO GB44- und BSABP B40-Studien dienten dazu, festzustellen, ob die Kombination aus Bevacizumab und diversen Chemotherapie-Plänen die pCR-Rate bei Patientinnen mit HER2-negativem Brustkrebs deutlich erhöhen kann. Die vorläufigen Daten beider Studien zeigen eine erhebliche Verbesserung der pCR-Rate. Allerdings verwenden beide Studien unterschiedliche Definitionen dieses primären Endpunkts, was zu widersprüchlichen Ergebnissen in der Untergruppe der HR-positiven und TNCB-Erkrankungen führt. Auch wenn beide Studien allgemein den Vorteil der zusätzlichen Gabe von Bevacizumab in einem induktiven Therapieansatz zeigten, ist die Rolle dieses Medikaments noch nicht eindeutig bestimmt.

Die chirurgische Behandlung nach einer Induktionschemotherapie konzentriert sich auf die Eindämmung des Tumors und der Metastasierung in den axillären Lymphknoten. Es ist wichtig, zu berücksichtigen, dass einer der Zwecke der Induktionschemotherapie in der Brusterhaltung mit einer präzisen Stadieneinteilung (Staging) der Krankheit besteht, um eine umfangreiche Axilladissektion zu vermeiden. Die Entwicklung der Sentinel-Lymphknoten-Biopsie bietet einen interessanten Vorteil für die Erhaltung der Brust und der Achsel-Lymphknoten nach einer Induktionschemotherapie [69]. Wenn der Tumor auf eine präoperative Chemotherapie anspricht, kann eine Lumpektomie (wenn ein präoperatives Staging der Wächter-Lymphknoten nicht durchgeführt wurde oder positiv war) eine axilläre Lymphknotendissektion oder (wenn keine Präinduktionstherapie für Lymphknoten durchgeführt wurde) ein Sentinel-Lymphknoten-Verfahren erwogen werden, sofern die Anforderungen an eine brustschonende Therapie erfüllt werden [47]. Wenn vor der Chemotherapie ein Sentinel-Lymphknoten-Verfahren durchgeführt wurde und der Befund des Wächter-Lymphknotens histologisch negativ war, ist ein weiteres Staging der Achsellymphknoten nicht erforderlich. Wenn vor einer Chemotherapie ein Sentinel-Lymphknoten-Verfahren durchgeführt wurde und der Wächter-Lymphknoten positiv war, sollte eine axilläre Lymphknotendissektion der Stufe I/II durchgeführt werden. Der Konsens des

NCCN ist, dass die postoperative Chemotherapie keine Bedeutung hat, wenn präoperativ eine umfassende Standard-Chemotherapie durchgeführt wurde. Wenn der Tumor auch nach mehreren Zyklen Induktionschemotherapie nicht anspricht, das Ansprechen minimal ist oder die Krankheit an irgendeinem Punkt fortschreitet, sollte eine alternative Chemotherapie gefolgt von einer lokalen Therapie – üblicherweise eine Mastektomie plus Axilladissektion mit oder ohne Brustwiederaufbau – erwogen werden [47]. Die postoperative Behandlung dieser Patientinnen besteht aus einer individuell angepassten Chemotherapie und einer endokrinen Therapie bei Frauen mit ER- bzw. PR-positiven Tumoren. Bei einem HER2-positiven Tumor sollte die Trastuzumab-Therapie bis zu einem Jahr lang fortgesetzt werden.

Basierend auf den Daten einer retrospektiven Analyse im MD Anderson Center [70] an Patientinnen, die einer konservativen ablativen Operation nach einer Induktionschemotherapie unterzogen wurden, wird ungeachtet des Ansprechens auf das Chemotherapieschema eine Postmastektomie-Bestrahlung für Patientinnen mit klinischen T3-Tumoren oder klinischen Stadium-III-Erkrankungen empfohlen. Bei Patientinnen im Stadium I und II wird die Postmastektomie-Bestrahlung für diejenigen Patientinnen mit ≥ 4 positiven Achsellymphknoten nach der Induktionschemotherapie, Patientinnen mit T3N0 oder – in Ausnahmefällen – Patientinnen, bei denen trotz der Induktionstherapie eine Krankheitsprogression festgestellt wurde, empfohlen [71–73].

10.4 Zusammenfassung

Die systemische Induktionschemotherapie wird hauptsächlich bei Patientinnen mit Erkrankungen im Stadium II und III eingesetzt, um das chirurgische Ergebnis zu verbessern und die Möglichkeit einer Brusterhaltung zu erhöhen. Obwohl klinische Studien keine deutliche Verbesserung der DFS oder OS ergeben haben, ist die Induktionschemotherapie der beste In-vivo-Chemosensitivitätstest. Eine vorteilhafte Ansprechrate und insbesondere das Erreichen der pCR oder ein minimaler Resttumor von weniger als 1 cm haben eine positive Wirkung auf die DFS, während bei Patientinnen mit einem Resttumor > 1 cm ein erhebliches Rezidiv- und Mortalitätsrisiko besteht.

In jüngster Zeit wurden auch bei Patientinnen nach der Menopause mit Östrogenrezeptor-positiven Tumoren, die mit einer endokrinen Induktionstherapie verkleinert wurden, sehr vorteilhafte Prognosen verzeichnet.

Genprofilsignaturen deuten darauf hin, dass eine bestimmte Patientengruppe trotz Resterkrankung nach der Induktionschemotherapie gute Prognosen aufweist. Darüber hinaus wird bei dreifach negativen Tumoren, Tumoren mit Basalzelleneigenschaften, überexpressiven HER-2-neu-Tumoren, kleinen Tumorlasten oder Tumoren mit hohem Kerngrading eine hohe Ansprechrate beobachtet.

Die Zugabe von Trastuzumab zur Chemotherapie bei Patientinnen mit einer HER2-neu-Überexpression erzielt eine höhere pCR und ist heute gut eingeführt. Die additive Gabe von Bevacizumab in Kombination mit einer Induktionstherapie wurde intensiv und insbesondere durch die beiden von GEPARQUINTO und NSABP B40 durchgeführten Studien intensiv untersucht. Trotz einer gesamten statistisch signifikanten pCR-Erhöhung ist die Rolle von Bevacizumab in diesem Ansatz weiterhin unklar.

Die verfügbaren Daten deuten auf einen minimalen Vorteil einer zusätzlichen Chemotherapie nach einem Eingriff bei Patientinnen mit Resttumor hin, die sechs oder mehr Zyklen einer Anthracyclin-Taxan-basierten Induktionschemotherapie erhalten haben.

Neue Ziele müssen identifiziert werden, um nicht-kreuzresistente Wirkstoffe für Patientinnen mit Resterkrankung nach einer Anthracyclin-Taxan-basierten Therapie zu entwickeln.

Neue genomische und proteomische Instrumente müssen als Prognose-Marker für das Ansprechen auf eine primäre systemische Therapie entwickelt werden, um Klinikärzten die Möglichkeit zu geben, eine individuellere Therapie, neue strategische Optionen und neue biologische Wirkstoffe auszuwählen und unnötige Behandlungen zu vermeiden.

Die Nebenwirkungen der Induktionschemotherapie hängen von der Art der Medikamente, der Dosierung und der Therapiedauer ab. Die häufigsten möglichen Nebenwirkungen sind Alopezie, Stomatitis, Anorexie, Übelkeit und Erbrechen, Neutropenie, fiebrige Neutropenie, Infektionen, Thrombozytopenie und Asthenie. Zu den seltensten Nebenwirkungen zählen Kardiotoxizität, Bluthochdruck, Proteinurie (Anthracycline, Taxane, Trastuzumab, Bevacizumab), Allergien, Ödeme, periphere Neurotoxizität und Verstopfungen. Diese unerwünschten Nebenwirkungen sind reversibel, kontrollierbar und nur selten lebensbedrohlich.[1]

Literatur

1. Jemal A, Siegel R, Ward E, et al. Cancer statistics. CA Cancer J Clin. 2008;58:71–96.

2. Breast cancer facts and figures. http://www.cancer.org/ (2005–2006).

3. Ferlay J, Autier P, Boniol M, et al. Estimates of the cancer incidence and mortality in Europe in 2006. Ann Oncol. 2007;18(3):581.

4. Parkin DM, Bray FI, Devesa SS. Cancer burden in the year 2000. The global picture. Eur J Cancer. 2001;37 Suppl 8:4.

5. Ries L, Eisner M, Kosary CL, et al. SEER cancer statistics review, 1975–2001. Bethesda: National Cancer Institute; 2004.

6. Berry DA, Cronin KA, Plevritis SK, Plevritis SK, et al. Effect of screening and adjuvant therapy on mortality from breast cancer. N Engl J Med. 2005;353(17):1784.

7. Nissen-Meyer R, Kjellgren K, Malmio K, et al. Surgical adjuvant chemotherapy: results of one short course with cyclophosphamide after mastectomy for breast cancer. Cancer. 1978;41:2088–98.

8. Fisher B, Carbone P, Economou SG, et al. Phenylalanine mustard (L-PAM) in the management of the primary breast cancer: a report of early findings. N Engl J Med. 1975;292:117–22.

9. Bonadonna G, Brusamolino E, Valagussa P, et al. Combination chemotherapy as an adjuvant treatment in operable breast cancer. N Engl J Med. 1976;294:405–10.

10. Fisher B, Redmond C, Dimitrov NV, et al. A randomized clinical trail evaluating sequential methotrexate and fluorouracil in the treatment of patients with node negative breast cancer who have estrogen receptor negative tumors. N Engl J Med. 1989;320:473–8.

11. Mansour EG, Grayr R, Shatila AH, et al. Efficacy of adjuvant chemotherapy in high-risk node negative breast cancer. N Engl J Med. 1989;320:485–90.

12. Early Breast Cancer Trialists' Collaborative Group. Effects of adjuvant tamoxifen and cytotoxic therapy on mortality in early breast cancer: an overview of 61 randomized trials among 28, 896 women. N Engl J Med. 1988;319:1681–92.

13. Early Breast Cancer Trialists' Collaborative Group. Systemic treatment of early breast cancer by hormonal, cytotoxic, or immune therapy. 133 randomised trials involving 31,000 recurrences and 24,000 deaths among 75,000 women. Lancet. 1992;339:71–85.

14. Hortobagyi GN. Adjuvant systemic therapy for early breast cancer: progress and controversies. Clin Cancer Res. 2001;7:1839–42.

15. Jacquillat C, Weil M, Baillet F, et al. Results of neoadjuvant chemotherapy and radiation therapy in the breast-conserving treatment of 250 patients with all stages of infiltrative breast cancer. Cancer. 1990;66:119–29.

16. Veronesi U, Saccozzi R, del Vecchio M, et al. Comparing radical mastectomy with quadrantectomy, axillary dissection and radiotherapy in patients with small cancers of the breast. N Engl J Med. 1981;305:6–11.

17. Bonadonna G, Veronesi U, Brambilla C, et al. Primary chemotherapy to avoid mastectomy in tumors with diameters of three centimeters or more. J Natl Cancer Inst. 1990;82:1539–45.

18. Bonadonna G, Valagussa P. The contribution of medicine to the primary treatment of breast cancer. Cancer Res. 1988;48:2314–24.

19. Fisher B, Bryant J, Wolmark N, et al. Effect of preoperative chemotherapy on the outcome of women with operable breast cancer. J Clin Oncol. 1998;16:2672–85.

20. Kurosumi M Significance of histopathological evaluation in primary therapy for breast cancer – recent trends in primary modality with pathological complete response (pCR) as endpoint. Breast Cancer. 2004;11(2):139–47.

21. Bear H.D., Anderson S, Smith R.E, et al. Sequential preoperative or postoperative docetaxel added to preoperative doxorubicine plus cyclophosphamide for operable breast cancer: National Surgical Adjuvantand Bowel Project B27. J Clin.Oncol. 2006; 24: 2019–27.

22. Harris LN, Kaelin CM, Bellon JR, et al. Preoperative therapy for operable breast cancer. In: Harris JR, Lippman MC, Morrow M, editors. Diseases of the breast. 3rd ed. Philadelphia: Lippincott Williams & Wilkins; 2004. p. 929–43.

23. Hortobagyi GN, Singletary SE, Strom EA. Locally advanced breast cancer. In: Harris JR, Lippman MC, Morrow M, et al., editors. Diseases of the breast. 3rd ed. Philadelphia: Lippincott Williams & Wilkins; 2004. p. 951–69.

24. Kaufmann M, Hortobagyi GN, Goldhirsch A, et al. Recommendations from an international expert panel on the use of neoadjuvant (primary) systemic treatment of operable breast cancer: an update. J Clin Oncol. 2006;24:1940–9.

25. Buzdar AU. Preoperative chemotherapy treatment of breast cancer – a review. Cancer. 2007;110:2394–407.

26. Gralow JR, Burstein HJ, Wood W, et al. Preoperative therapy in invasive breast cancer: pathologic assessment and systematic therapy issues in operable disease. J Clin Oncol. 2008;26:814–9.

1 Wir danken Dr. Steve Johnson und Frau Jennifer Tavassoli für die Erstellung dieser Publikation.

27. Viale G, Bottiglieri L. Pathological definition of triple negative breast cancer. Eur J Cancer. 2009;45:5–10.

28. Cristofanilli M, Gonzales-Angulo A, Sneige N, et al. Invasive lobular carcinoma classic type: response to primary chemotherapy and survival outcomes. J Clin Oncol. 2005;23:41–8.

29. Hanrahan EO, Hennessy BT, Valero V. Neoadjuvant systemic therapy for breast cancer: an overview and review of recent clinical trials. Expert Opin Pharmacother. 2005;6:1477–91.

30. Perou CM, Jeffrey SS, van de Rijn M, et al. Distinctive gene expression patterns in human mammary epithelial cells and breast cancer. Proc Natl Acad Sci USA. 1999;96: 9212–7.

31. Winer PE, Piccart-Gebhart MJ, Rugo HS, et al. Management of HER-2 positive breast cancer. In: ASCO Educational Book. Alexandria: ASCO; 2006. pp. 3–14.

32. Rouzier R, Perou CM, Symmans WF, et al. Breast cancer molecular subtypes respond differently to preoperative chemotherapy. Clin Cancer Res. 2005;11:5678–85.

33. Paik S., Shak S, Tang G, et al A Multigene Assay to Predict Recurrence of Tamoxifen-Treated, Node-Negative Breast Cancer N Engl J Med 2004; 351:2817–26.

34. Paik S, Tang G, Shak S, et al. Gene expression and benefit of chemotherapy in women with node-negative, estrogen receptor-positive breast cancer. J Clin Oncol 2006; 24: 3726–3734.

35. Fisher B, Jeong JH, Bryant J, et al. Treatment of lymph-node-negative, oestrogenreceptor- positive breast cancer: long-term findings from National Surgical Adjuvant Breast and Bowel Project randomised clinical trials. Lancet 2004; 364: 858–68.

36. Fisher B, Dignam J, Wolmark N, et al. Tamoxifen and chemotherapy for lymph node-negative, estrogen receptor-positive breast cancer. J Natl Cancer Inst 1997; 89: 1673–82.

37. Fan C, Oh DS, Wessels L, et al. Concordance among gene expression-based predictors for breast cancer. N Engl J Med 2006; 355: 560–56.

38. Gianni L, Zambetti M, Clark K, et al, Gene Expression Profiles in Paraffin-Embedded Core Biopsy Tissue Predict Response to Chemotherapy in Women with Locally Advanced Breast Cancer. J Clin Oncol. 2005; 23(29): 7265–7277.

39. Peacock NW. Yardley DA, Hendricks CB, et al Ixabepilone and cyclophosphamide as neoadjuvant therapy in HER2-negative breast cancer with exploratory Oncotype DX assessments: A Sarah Cannon Research Institute phase II trial. 2011 ASCO Annual Meeting J Clin Oncol 29: 2011 (suppl; abstr 1066.

40. von Minckwitz G, Kummel S, du Bois A, et al. Individualized treatment strategies according to in vivo-chemosensitivity assessed by response after 2 cycles of neoadjuvant chemotherapy: final results of the Gepartrio study of the GBG. Presented at the 29th Annual San Antonio Breast Cancer Symposium, San Antonio; 14–17 Dec 2006 (Abstr 42).

41. Heys SD, Hutcheon AW, Sarkar TK, et al. Neoadjuvant docetaxel in breast cancer: 3-year survival results for the Aberdeen trial. Clin Breast Cancer. 2002;3(S2): S69–74.

42. Bear HD, Andeerson S, Smith RE, et al. Sequential preoperative or postoperative docetaxel added to preoperative doxorubicin plus cyclophosphamide for operable breast cancer; National Surgical Adjuvant Breast and Bowel Project Protocol B-27. J Clin Oncol. 2006;24(13):2019–27.

43. Bear HD, Anderson S, Brown A, et al. The effect on tumor response of adding sequential preoperative doxorubicin and cyclophosphamide: preliminary results from National Surgical Adjuvant Breast and Bowel Project Protocol B-27. J Clin Oncol. 2003;21:4165–74.

44. Thomas E, Holmes FA, Smith TL, et al. The use of alternate, non-cross-resistant adjuvant chemotherapy on the basis of pathologic response to a neoadjuvant doxorubicin-based regimen in women with operable breast cancer: long-term results from a prospective randomized trial. J Clin Oncol. 2004;22:2294–302.

45. Alvarez RH, Kau SW, Strom EA, et al. Phase II study of primary systemic therapy (PST) with doxorubicin (D) and docetaxel (T), then surgery (S), and radiation (RT), followed by use of non-cross-resistant adjuvant chemotherapy (Adj CT) with CMF based on pathologic response, in patients (pts) with locally advanced breast cancer (LABC): long-term results from study ID97-099, MD Anderson Cancer Center. J Clin Oncol. 2008;26:ASCO (Abstr 611).

46. Valero V. The role of systemic treatment for patients with residual disease after neoadjuvant chemotherapy. In: ASCO educational book. Alexandria: American Society of Clinical Oncology; 2009.

47. National Comprehensive Cancer Network (NCCN). NCCN clinical practice guideline in oncology: breast cancer. V2 2009. http://www.nccn.org/ (2012).

48. Buzdar AU, Ibrahim NK, Francis D, et al. Significantly higher pathological complete remission rate after neoadjuvant therapy with trastuzumab, paclitaxel, and epirubicine chemotherapy: results of randomized trial in human epidermal growth factor receptor 2 positive operable breast cancer. J Clin Oncol. 2005;22:3676–85.

49. Gianni L, Eiermann W, Semiglazov V et al. Neoadjuvant chemotherapy with trastuzumab followed by adjuvant trastuzumab versus neoadjuvant chemotherapy alone, in patients with HER2-positive locally advanced breast cancer (the NOAH trial): a randomised controlled superiority trial with a parallel HER2-negative cohort, The Lancet – 2010; 9712: , 377–84.

50. Pierga J, Delaloge S, Espie M, et al A Multicenter randomized Phase II study of sequential epirubicine/cyclophosphamide followed docetaxel with or without celecoxib or trastuzumab according to HER2 status as primary chemotherapy for localized invasive breast cancer patients. Breast Cancer ResTreat 2010; 122.2: 429–37.

51. Coudert BP, Largillier R, Arnould L et al. Neoadjuvant therapy with trastuzumab,docetaxel, and carboplatin for human epidermal growth factor receptor-2-overexpress-

ing stage II or III breast cancer: results of a GETN(A) Group and OSMO Multicenter Phase II Trial (GETN[A]-1 trial) 547. J Clin Oncol 2007; 25:2678–84.

52. Guiu S, Liegard M, Favier L et al. Long-term follow-up of HER2-overexpressing stage II or III breast cancer treated by anthracycline-free neoadjuvant chemotherapy. Ann Oncol. 2011; 22:321–8.

53. Untch M, Rezai M, Loib S, et al. Neoadjuvant treatment with trastuzumab in HER2-positive breast cancer: Results from de Gepar Quatro Study. J. Clin. Oncol. 2010; 28: 2024–31.

54. Bozovic-Spasojevic I, Azim Jr H.M, , Paesmans M, et al. Neoadjuvant anthracycline and trastuzumab for breast cancer: is concurrent treatment safe? Lancet Oncol 2011; 12(3):209–211.

55. Gianni L, Pienkowski T, Im YH, et al Efficacy and safety of neoadjuvant pertuzumab and trastuzumab in women with locally advanced, inflammatory, or early HER2-positive breast cancer (NeoSphere): a randomised multicentre, open-label, phase 2 trial. Lancet Oncol. 2012;13(1): 25–32.

56. Untch M, Loibl S, Joachim Bischoff J, et al. Lapatinib versus trastuzumab in combination with neoadjuvant anthracycline-taxane-based chemotherapy (GeparQuinto, GBG 44): a randomised phase 3 trial. The Lancet Oncology, 2012. 13 (2), 135–144.

57. Baselga J, Bradbury I, Eidtmann H, et al Lapatinib with trastuzumab for HER2-positive early breast cancer (Neo-ALTTO): a randomised, open-label, multicentre, phase 3 trial The Lancet 2012; 18 379: 633–400.

58. Guarneri V, Frassoldati A, Bottini A, et al. Final results of a phase II randomized trial of neoadjuvant anthracycline-taxane chemotherapy plus lapatinib, trastuzumab, or both in HER2-positive breast cancer (CHER-LOB trial). J Clin Oncol 2011; 29: (suppl; abstr 507).

59. Smith IE, Dowsett M, Ebbs SR, et al. Neoadjuvant treatment of postmenopausal breast cancer with anastrozole, tamoxifen, or both in combination: the Immediate Preoperative Anastrozole, Tamoxifen, or Combined with Tamoxifen (IMPACT) multicenter double-blind randomized trial. J Clin Oncol. 2005;23:5108–16.

60. Ellis MJ, Coop A, Singh B, et al. Letrozole is more effective neoadjuvant endocrine therapy than tamoxifen for ErbB-1- and/ or ErbB2-positive, estrogen receptor-positive primary breast cancer: evidence from a phase III randomized trial. J Clin Oncol. 2001;19:3808–16.

61. Forero-Torres A, Saleh MN, Galleshaw JA, et al. Pilot trial of preoperative (neoadjuvant) letrozole in combination with bevacizumab in postmenopausal women with newly diagnosed estrogen receptor- or progesterone receptor-positive breast cancer. Clin Breast Cancer. 2010; 10(4): 275–80.

62. Baar J, Silverman P, Lyons J, et al. A vasculature-targeting regimen of preoperative docetaxel with or without bevacizumab for locally advanced breast cancer: impact on angiogenic biomarkers. Clin Cancer Res. 2009; 15(10): 3583–90.

63. Ferrari B, Scarano E, Pietri et al, Bevacizumab combined with chemo endocrine preoperative therapy in locally advanced operable breast cancers SABCS.2007 (Astract 4063).

64. Balduzzi A, Montagna E, Bagnardi V, et al. Infusional fluorouracil, epirubicin, and cisplatin followed by weekly paclitaxel plus bevacizumab in locally advanced breast cancer with unfavorable prognostic features.Anticancer Drugs. 2009;20(3):197–203.

65. Ryan PD, Tung NM, Isakoff, et al. Neoadjuvant cisplatin and bevacizumab in triple negative breast cancer (TNBC). J Clin Oncol 2009; 27 (suppl: abstract 551).

66. Greil R, Moik M, Reitsamer R, Ressler S, et al. Neoadjuvant bevacizumab, docetaxel and capecitabine combination therapy for HER2/neu-negative invasive breast cancer: Efficacy and safety in a phase II pilot study. Eur J Surg Oncol. 2009;35(10):1048–54.

67. von Minckwitz G, Eidtmann H, Rezai M, et al. Neoadjuvant Chemotherapy and Bevacizumab for HER2-Negative Breast Cancer. N Engl J Med 2012;366: 299–309.

68. Bear HD, Tang G, Rastogi P, et al. Bevacizumab Added to Neoadjuvant Chemotherapy for Breast Cancer N Engl J Med 2012;366:310–20.

69. Mamounas E, Kumar R. Surgical considerations for patients treated with neoadjuvant chemotherapy. In: 2007 Educational book. Alexandria: American Society of Clinical Oncology; 2007. pp. 56–58.

70. Chen T, Meric-Bernstam F, Hunt KK, et al. Breast-conserving therapy after neoadjuvant chemotherapy: The M.D. Anderson Cancer Center experience. J Clin Oncol. 2004;22:2303–2312.

71. Buchholz. The use of radiation for patients with breast cancer treated with neoadjuvant therapy. In: 2007 Educational book. Alexandria: American Society of Clinical Oncology; 2007. pp. 60–62.

72. Huang EH., Tucker SL, Strom EA, et al. Radiation treatment improves local-regional control and cause-specific survival for selected patients with locally advanced breast cancer treated with neoadjuvant chemotherapy and mastectomy. J Clin Oncol. 2004;22:4691–4699.

73. McGuire SE, Gonzalez-Angulo AM, Tucker SL, et al. Post-mastectomy radiation improves the outcome of patients with stage III breast cancer who achieve a pathologic complete response to neoadjuvant chemotherapy. Int J Radiat Oncol Biol Phys. 2007; 68(4):1004–9.

Intraarterielle Induktions- chemotherapie bei Patientinnen mit lokal fortgeschrittenem Mammakarzinom: eine klinische Phase-II-Studie

Giammaria Fiorentini, Camillo Aliberti, Paolo Coschiera, Virginia Casadei, Luca Mulazzani, Anna Maria Baldelli, Andrea Mambrini und David Rossi

11.1   Einleitung

Brustkrebs ist heute die zweithäufigste Krebstodesursache bei Frauen (nach Lungenkrebs) und die am weitesten verbreitete Krebsart bei Frauen, mit Ausnahme nicht melanozytärer Hautkrebsarten (weißer Hautkrebs). Laut der American Cancer Society wird Brustkrebs jährlich bei 1,3 Millionen Frauen weltweit diagnostiziert, und ca. 465.000 sterben an der Krankheit. Nahezu 15% der neu diagnostizierten Brustkrebserkrankungen [1] und bis zu 75% der Brustkrebserkrankungen in Entwicklungsländern [1] sind lokal fortgeschrittene Mammakarzinome.

Der moderne Behandlungsansatz für Brustkrebs hat sich in den letzten beiden Jahrzehnten geändert. Die brusterhaltende Chirurgie war die erste therapeutische Veränderung. Die radikale Axilladissektion wurde durch das Entfernen der Wächterlymphknoten bei der Primärbehandlung ersetzt. Die Strahlentherapie wird weiter in kombinierten Therapien zur Zerstörung potentieller axillärer Lymphknotenmetastasen oder zur Prävention lokaler Rezidive eingesetzt. Der multidisziplinären Behandlung der Krankheit durch die Kombination aus adjuvanter Chemotherapie, endokriner Therapie und auf biomolekulare Ziele ausgerichteter neuer Medikamente – wie etwa Trastuzumab – wird mehr Bedeutung beigemessen [2–4]. Heute werden zahlreiche wirksame Chemotherapeutika in der Induktionstherapie, der adjuvanten und der palliativen Therapie eingesetzt [2, 3]. Kombinationschemotherapien werden derzeit Therapien mit einzelnen Wirkstoffen bei der Behandlung von metastatischem Brustkrebs vorgezogen, um höhere Tumoransprechraten zu erreichen [4].

Doxorubicin und Mitoxantron zählen zu den wirksamsten Medikamenten für die Behandlung fortgeschrittener Mammakarzinome mit Ansprechraten bei Monotherapie zwischen 35 und 50% [5, 6]. Diese Chemotherapeutika wurden wirksam als intraarterielle Induktionschemotherapie (IAC) eingesetzt [9, 10, 17–24]. Aufgrund der hohen Ansprechraten wurden diese Zytostatika auch als Basis für verschiedene Kombinationschemotherapie-Schemata verwendet. Die am häufigsten verabreichte Kombination besteht aus Fluorouacil, Doxorubicin und Cyclophosphamid intravenös. Hierbei werden Ansprechraten von 40 bis 70% der Patientinnen erzielt [2, 4]. In Europa wird Doxorubicin oftmals ohne Wirkungsverlust und bei geringer Toxizität durch Epirubicin und Mitoxantron ersetzt. Therapieschemata mit Anthracyclin oder Mitoxantron weisen keine Verlängerung der Überlebenszeit bei Patientinnen mit metastatierten Mammakarzinomen auf, da nur bei 16% die Krankheit nachweisbar vollständig beseitigt werden kann und die mediane Ansprechdauer kurz ist [1–6]. Es ist nicht bekannt, ob intensivere Chemotherapiepläne bessere Ergebnisse im Hinblick auf die Gesundheit erzielen, wenn die Überlebensrate und die Toxizität berücksichtigt werden, und ob bessere Ansprechraten und progressionsfreie Überlebensraten tatsächlich zu einem besseren Gesamtüberleben führen [4, 5].

Viele an lokal fortgeschrittenem Mammakarzinom erkrankte Patientinnen weisen bei der Vorstellung große Tumore ohne Nachweis von Fernmetastasen auf. Das lokal fortgeschrittene Mammakarzinom wird als T3 (Tumore mit einer Größe von mehr als 5 cm), T4 (Infiltration der Brustwand und/oder Haut), primärer Tumor und N2 (mit fixierten axillären Lymphknotenmetastasen), N3 Lymphknotenmetastasen (A. mammaria interna) definiert [7].

Diese Patientinnen würden üblicherweise eine konventionelle Behandlung erhalten, bestehend aus systemischer Induktionschemotherapie, gefolgt von einer Mastektomie. Hierbei gehen jedoch häufig einige Monate bis zum chirurgischen Eingriff verloren. Darüber hinaus ist die systemische Toxizität weiterhin mit einem hohen Kardiotoxizitätsrisiko [3] verbunden, und die lokale Rezidivrate nach chirurgisch therapeutischen Verfahren beträgt bis zu 30% [6].

Die regionale Chemotherapie ist ein bekannter und attraktiver Ansatz, auch wenn sie als Therapiemöglichkeit für lokal fortgeschrittene Mammakarzinome unterschätzt wird [8–15, 26–28].

Die IAC (intraarterielle Induktionschemotherapie) wird in jüngster Zeit zunehmend und insbesondere in Asien angewendet und stellt eine alternative Methode für die lokale Behandlung von Brustkrebs dar [17–24]. Die regionale Chemotherapie dient dazu, zielgerichtet höhere Dosen Chemotherapeutika als bei systemischer Anwendung dem Tumor zuzuführen. Hierbei wird die Tumormasse direkt über ihre arterielle Blutversorgung infundiert. Einige Autoren haben kürzlich Methoden zur Reduzierung des arteriellen Blutflusses oder eine Methode zur Platzierung implantierbarer Infusionsports entwickelt [19, 28–30]. Für eine wirksame IAC muss das tumortragende Gewebe direkt über das für die Infusion ausgewählte Blutgefäß perfundiert werden. Die Wirksamkeit der Methode hängt von der Lokalisation und der arteriellen Blutversorgung des Tumors ab. Die angiographisch geführte Platzierung des Katheters in die Arteria mammaria interna (IMA) und die Arteria thoracica lateralis (LTA) soll darüber hinaus eine unerwünschte Perfusion des Arms, der Schulter und des Halses verhindern [8–13]. Alternativ kann die Arteria subclavia bei nicht eindeutigen Arteriogrammen genutzt werden. Auch wenn hierbei eventuell ein geringeres Tumoransprechen erzielt wird, bietet die Methode dennoch beachtliche Vorteile im Vergleich zur systemischen Chemotherapie [29–30].

Aufgrund fehlender schlüssiger Kommentare und des anhaltenden Interesses haben wir eine klinische Phase-II-Studie durchgeführt, um die Wirksamkeit der Induktions-IAC mit Epirubicin und Mitoxantron im Hinblick auf das lokale Ansprechen, die Durchführbarkeit und die Sicherheit der IAC, die Dauer bis zum chirurgischen Eingriff, die pathologische Tumorremission, die Dauer bis zur Krankheitsprogression und die Gesamtüberlebenszeit zu untersuchen.

11.2 Patientinnen und Methoden

Die Studie wurde entsprechend dem Protokoll und den Grundsätzen der Erklärung von Helsinki und der ICH Harmonized Tripartite Guideline for Good Clinical Practice (GCP) durchgeführt. Vor dem Beginn der Studie wurde die Genehmigung der Ethikkommission eingeholt. Vor der Evaluierung, Untersuchung und Behandlung wurde die Einwilligung nach Aufklärung aller Teilnehmer eingeholt. Die Studie wurde initiiert, um die Kriterien für die Bewertung der Qualität einer Studie anzuwenden. Wir präsentieren eine gut dokumentierte Patientenpopulation mit hochwertigen Daten und Qualitätskontrollen und einer sorgfältigen, klinisch signifikanten Nachuntersuchung ohne Patientenverluste.

Die Einschlusskriterien umfassten histologisch nachgewiesene Karzinome in der Brust, eine Lebenserwartung von mehr als drei Monaten, WHO-Performance-Status < 2, messbare Erkrankung, geeignetes Knochenmark (absolute Neutrophilenzahl > 1.500/ml, Thrombozytenzahl > 100.000 und Hämoglobin > 11 g/dl), Nieren- und Leberfunktion (Bilirubin und Kreatinin gesamt < 1,25-facher oberer normaler Grenzwert) und eine durch EKG und linksventrikuläre Ejektionsfraktionsmessung (LVEF) bestätigte normale Herzfunktion. Eine vorherige Chemotherapie mit Cyclophosphamid, Methotrexat, Fluorouacil oder Taxanen wurde akzeptiert, sofern ein Monat seit dem Ende der Therapie vergangen war. Eine vorherige Hormon- oder Strahlentherapie musste mindestens vier Wochen vor Aufnahme in das Studienprotokoll beendet worden sein. Gleichzeitige Krebstherapien waren nicht erlaubt. Alle Patientinnen erteilten ihre Zustimmung nach Aufklärung zur Teilnahme an der Studie. Die Patientencharakteristika sind in ◘ Tab. 11.1 aufgeführt.

11.3 Therapie

Die IAC (intraarterielle Induktionschemotherapie) wurde in allen Fällen in der Angio-Suite unter aseptischen Bedingungen durchgeführt. Gemäß der Seldinger-Technik wurde nach der Verabreichung der lokalen Anästhesie eine 11 cm lange 6F-Schleuse perkutan in die Oberschenkelarterie eingeführt. Anschließend wurde zunächst bei allen Patientinnen ein Arteriogramm der Arteria subclavia, der Arteria mammaria interna und den Arteriae thoracicae laterales erstellt. Die Arteria mammaria interna (IMA) wurde mit einem 5F-IMA-Katheter (H1 Cordis, Johnson & Johnson Medical Spa, Mailand, Italien) zusammen mit einem hydrophilen Führungsdraht (Terumo, Japan) katheterisiert. Wenn die arterielle Katheterisierung aufgrund des Ausgangs aus einer abnorm geschlängelten rechten Arteria subclavia technisch anspruchsvoll war, wurde der 5F-Katheter durch einen 6F-IMA-Katheter ersetzt und alternativ eine 80–100 cm lange 7F-Schleuse mit der Spitze in Richtung des Ostiums der A. mammaria interna (IMA) eingeführt, um die Katheter-Führungsdraht-Kombination während

□ Tab. 11.1 Patientencharakteristika

Durchschnittsalter in Jahren	64
Spanne	44–75
WHO-Performance-Status	
Durchschnitt	1
Spanne	0–3
Hormonrezeptorstatus	
Positiv	44
Negativ oder unbekannt	28
Hercept-Test	
Positiv	12
Negativ oder unbekannt	60
Prämenopausal	28
Postmenopausal	44
Vorherige Strahlentherapie	16
Vorherige Chemotherapie	44
Keine vorherige Therapie	12
Vorherige Hormontherapie	40
T 3a	20
T 3b	28
T4	24

des Katheterisierungsvorgangs zu unterstützen. Nach der erfolgreichen Katheterisierung wurde der 5F-IMA-Katheter gegen einen hydrophilen 5F Headhunter (Terumo, Japan) ausgetauscht, durch den die Embolisation in Höhe der distalen IMA und hinter der letzten Abzweigung zur Brust mit 0,035 Platinspulen (Target, USA) mit einem Durchmesser von 3–4 mm nach Bedarf durchgeführt wurde. Die Embolisation diente dazu, eine unerwünschte Perfusion der vorderen Abdomenwand zu verhindern und gleichzeitig eine höhere Zytostatikakonzentration in der Verteilung der IMA innerhalb der Brust zu erzielen. Bei Brusttumoren im inneren Quadranten wird normalerweise die IMA verwendet. Für Tumore in den äußeren Quadranten werden hingegen gewöhnlich die A. thoracalis lateralis, die subscapuläre Abzweigung und gelegentlich die obere Thoraxarterie für die IAC genutzt. Nach der IMA-

Infusion wurde Tumoren, welche die äußeren Quadranten der Brust befallen hatten, selektiv Chemotherapeutika über die Arteria thoracica lateralis, die Arteria subscapularis und gelegentlich die obere Thoraxarterie zugeführt, sofern hierdurch kein Risiko einer Hautperfusion entstand. Wenn mehrere kleinere unbenannte Ausläufer unter dem Schlüsselbein oder in der Achsel identifiziert wurden, konnten ein oder zwei besonders geeignete Gefäße nach sorgfältiger Auswahl für eine effektive seitliche Brustperfusion genutzt werden. Sofern eine Katheterisierung einer oder mehrerer der den seitlichen Bereich der Brust versorgenden Hauptarterien nicht durchgeführt werden konnte, wurden die Zytostatika selektiv in die Arteria subclavia infundiert. Während der Infusion in die Arteria subclavia wurde eine Oberarmmanschette eines Blutdruckmessgeräts auf 10 mmHg über dem systolischen Blutdruck aufgepumpt, um eine lokale Toxizität des ipsilateralen Arms zu verhindern. Vor der IAC wurden 2 ml Patentblau-Lösung mit 1 ml Xylocain 2% durch den Katheter in die Arteria mammaria interna und die Arteria thoracica lateralis injiziert, um die Blutgefäße zu identifizieren, die den Tumorbereich versorgen. Anschließend wurde die IAC über den geeigneten Weg mit Epirubicin 30 mg/mq verdünnt in 1 mg/1 ml für zehn Minuten und Mitoxantron 10 mg/mq gelöst in 30 ml normaler Kochsalzlösung für zehn Minuten verabreicht. Die Zyklen wurden alle drei Wochen wiederholt. Die antiemetische Behandlung bestand aus einem antiserotonergen Wirkstoff plus Dexamethason, verabreicht in einer 15-minütigen Infusion vor dem Beginn der Chemotherapie. Bei schmerzhaften lokalen Hautreaktionen oder wenn die absolute Neutrophilenzahl weniger als 1.500 oder die Thrombozytenzahl weniger als 100.000/μl betrug, wurde die Therapie um maximal zwei Wochen verschoben. Die Chemotherapeutika wurden mithilfe einer Infusionspumpe über einen Gesamtzeitraum von 20 Minuten verabreicht. Jede Patientin wurde 3–6 Zyklen unterzogen.

Die Analyse vor der Behandlung umfasste die Prüfung der Krankengeschichte und eine ärztliche Untersuchung, ein automatisiertes Blutbild, ein biochemisches Profil, Thorax-Röntgenaufnahmen, Ultraschall der Leber, Knochen-Scan, EKG und Ermittlung des Ruhe-LVEF durch Echokardiographie oder MUGA-Scan. Das Blutbild und das biochemische Profil wurden alle drei Wochen wiederholt. Alle messbaren Parameter der Erkrankung wurden bei jedem Zyklus neu bewertet. Die Herzüberwachung wurde vor Behandlungsbeginn und nach dem Abschluss der Behandlung durchgeführt. Im Fall eines LVEF-Rückgangs von mehr als 10% bzw. unterhalb der Untergrenze des Normalbereichs war eine Wiederholung der Messung nach drei Monaten erforderlich. Ansonsten wurde die Kardiotoxizität während der Nachuntersuchungen nur im Fall klinischer Anzeichen und Symptome einer kongestiven Herzinsuffizienz (CHF) geprüft.

Das Ansprechen der Patientinnen auf die Chemotherapie wurde nach jedem Therapiezyklus untersucht und von mindestens zwei Studienbeobachtern bewertet. Das Tumoransprechen wurde durch Mammographie, kontrastmittelverstärkte Spiralcomputertomographie (CT) oder Magnetresonanztomographie (MRT) analysiert. Die Quantifizierung des Tumoransprechens erfolgte anhand der Response Evaluation Criteria in Solid Tumors (RECIST).

Alle unerwünschten Ereignisse wurden entsprechend den Normen und Terminologievorgaben der Cancer Therapy Evaluation Program Common Terminology Criteria for Adverse Events, Version 3.0, protokolliert.

Die Zeit bis zur Operation und die Dauer des Ansprechens wurden ab dem Beginn der Behandlung gemessen. Die Zeit bis zum Fortschreiten der Krankheit und die Überlebenszeit wurden ab dem Datum des ersten IAC-Zyklus bis zum Datum der Krankheitsprogression bzw. des Todeszeitpunkts (oder der letzten Analyse der Nachuntersuchung) berechnet.

Das primäre Ziel der Studie bestand in der Einschätzung der Gesamtansprechrate des IAC-Therapieplans, der Resektabilität der Brust und der Zeit bis zur Mastektomie. Das zweistufige Phase-II-Studiendesign nach Simon wurde zur Bestimmung der Probengröße verwendet. Der Therapieplan galt als weiterer Tests würdig, wenn mindestens 20 von 35 in die Studie aufgenommenen Patientinnen objektiv auf die Therapie (60%) – mit einem Signifikanzwert von 5% und einer Stärke von 90% – ansprachen. Für die zweite Stufe wurden 37 Patientinnen bei einer Gesamtprobengröße von 72 qualifizierten Patientinnen benötigt. Die Dauer des Ansprechens, die Zeit bis zum Fortschreiten und das Gesamtüberleben wurden anhand der Kaplan-Meier-Methode für beschreibende Daten ermittelt und Vergleiche anhand des k2-Tests gezogen.

11.4 Ergebnisse

Zwischen Oktober 1997 und März 2006 wurden 109 Patientinnen für die Teilnahme an der Studie berücksichtigt, doch nur 72 von ihnen wiesen lokal fortgeschrittene Mammakarzinome ohne nachweisbare klinische Metastasen auf. Die Nachuntersuchungen wurden im März 2011 abgeschlossen. Von den aufgenommenen Patientinnen hatten acht T4-Tumore (> 13 cm Tumordurchmesser) und 16 ulzerierte T4-Tumore, von denen fünf Patientinnen ein vollständiges Verschwinden des normalen Brustdrüsengewebes aufwiesen. 20 Patientinnen wiesen T3a- und 28 Patientinnen T3b-Tumore auf. 29 Patientinnen hatten zwei IAC-Chemotherapie-Sitzungen. 39 Patientinnen wurde ein dritter Zyklus verabreicht und die übrigen vier Patientinnen wurden einem vierten Zyklus unterzogen. Während dieser 248 Katheterisierungen traten keine wesentlichen technischen Probleme oder verfahrensbezogenen Komplikationen auf. Die Analyse der fotografischen Aufnahmen der Patentblau-Verteilung zeigte, dass der Brusttumor bei 18 Patientinnen nicht ausschließlich durch die IMA allein versorgt wurde. Bei 14 Patientinnen wurde der Tumor nicht ausreichend durch die IMA oder LTA (laterale Thoraxarterie) versorgt. Bei zwei Patientinnen zeigte das Arteriogramm der Arteria subclavia dextra, dass der Ursprung der IMA genau gegenüber der Verbindung zwischen der Arteria subclavia und der Arteria vertebralis dextra lag. Von den 72 Patientinnen wiesen 6 (8,3%) Komplettremissionen und 44 (61%) partielle Remissionen auf, während bei 22 Patientinnen (30,5%) aufgrund einer lokalen Progression (8 Fälle) oder einer systemischen Erkrankung (14 Fälle) kein klarer Nachweis eines Ansprechens festgestellt werden konnte. Die Anwendung der IAC führte zu einer Gesamtansprechrate von 50 Patientinnen (70%) und ermöglichte somit eine operative Entfernung der Brust bei 50 Patientinnen (70%). Es wurden keine signifikanten Unter-

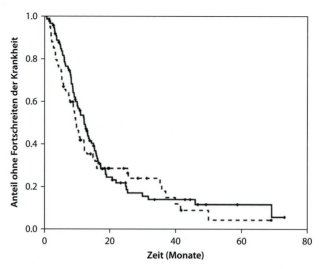

Abb. 11.1 Rezidivfreie Überlebenszeit (T4 = unterbrochene Linie; T3a–b = durchgezogene Linie)

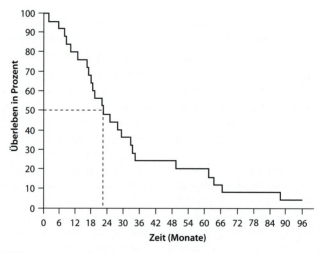

Abb. 11.2 Gesamtüberleben

schiede der Ansprechrate in Bezug auf Östrogenrezeptorstatus, Herceptin-Positivität, Alter, die vorherige Chemotherapie und Ansprechen sowie den krankheitsfreien Intervall festgestellt. Die durchschnittliche Anzahl der infundierten Zyklen betrug 2,7 (Spanne: 1–4). Die mediane Zeit bis zur Remission betrug 3 Wochen ab der ersten Verabreichung der Medikamente (Spanne: 1–7 Wochen) ohne Unterschiede zwischen einer vollständigen und teilweisen Remission. Die mediane krankheitsfreie Überlebenszeit ohne ein systemisches Fortschreiten betrug 13 Monate (Spanne: 5–34 Monate)

(Abb. 11.1), und in 66 Fällen bildeten sich Metastasen an folgenden Stellen: Knochen: 18, Lungen: 10, Leber: 14, mehrere Lokalisationen: 24. Die mediane Überlebenszeit betrug 23 Monate (Spanne: 9–39 Monate) (Abb. 11.2).

Die Dauer bis zur Mastektomie war kurz: 9 Wochen nach dem Abschluss der IAC (Spanne: 3–14). Die Toxizitätsdaten sind in Tab. 11.2 aufgeführt. Bei keiner Patientin war eine Dosisreduzierung erforderlich. Bei 20 Patientinnen wurde die Behandlung jedoch aufgrund lokaler Schmerzen oder entzündlicher Hautreaktionen verschoben. Übelkeit

Tab. 11.2 Beobachtete Toxizität			
Art der Toxizität	**Grad 1 (% der Patientinnen)**	**Grad 2 (% der Patientinnen)**	**Grad 3 (% der Patientinnen)**
Thrombozytopenie	12	6	0
Anämie	8	4	0
Mukositis	16	10	0
Übelkeit/Erbrechen	12	6	6
Hautverätzungen	20	6	0
Neutropenie	12	6	0
Vorübergehende Neurotoxizität	20	4	0
Schmerzen an der Injektionsstelle	10	0	0
Myalgie	10	0	0
Kardiotoxizität	0	0	0
Haarausfall	10	0	0

und Erbrechen (Grad 1) traten bei 12% der Patientinnen auf, und jeweils 6% der Patientinnen litten unter Übelkeit (Grad 2 bzw. 3). 16% (10) der Patientinnen klagten über Mukositis (Grad 1 und Grad 2). 15 (20%) und 3 (4%) der Patientinnen wiesen eine vorübergehende periphere Neurotoxizität (Grad 1 bzw. 2) ipsilateral zum Verfahren auf. Lokale Schmerzen (Grad 1) an der Stelle der arteriellen Injektion sowie Myalgie wurden bei 8 Patientinnen (10%) festgestellt. Es wurden keine Fälle von kongestiver Herzinsuffiziete (CHF) oder Kardiotoxizität (Grad 1 bis 3) festgestellt. Zwei Patientinnen starben jedoch drei Jahre nach der Mastektomie mit Lungen- und Lebermetastasen an einem plötzlichen Herzinfarkt. Bei allen resezierten Gewebeproben wurden eine Tumornekrose (vollständig in 6 Fällen, teilweise in 32 Fällen und minimal in 12 Fällen) sowie Fibrose (umfangreich in 33 Fällen, mild in 17 Fällen) beobachtet.

11.5 Diskussion

Brustkrebs gilt als systemische Erkrankung, sodass die regionale Chemotherapie, die sich nur auf das Ziel richtet, nicht als gerechtfertigt galt. Das Problem besteht jedoch darin, dass es mithilfe der systemischen Chemotherapie im Fall eines voluminösen Primärtumors kaum möglich ist, den Tumor einer ausreichenden Konzentration des Medikaments auszusetzen, um ein Schrumpfen des Tumors zu initiieren. Da Forschungen gezeigt haben, dass die besten langfristigen Überlebensraten bei Patientinnen, deren Primärtumor vollständig beseitigt wurde, erzielt werden, sollte das vorrangige Ziel der Brustkrebstherapie in der vollständigen Beseitigung des Primärtumors bestehen.

Die IAC ist kein isoliertes und ausschließlich auf ein bestimmtes Segment des Körpers beschränktes Verfahren wie die Chirurgie oder Bestrahlung. Sie ist eine regionale und systemische Therapie, die im ersten Durchlauf dem zuerst zu behandelnden Bereich zugeführt wird, d. h. dem primären Tumor in der Brust und seinen lymphatischen Drainagen. Der erste Durchlauf durch die arterielle Versorgung führt zu einer konzentrationsabhängigen höheren Gewebeabsorption des Zytostatikums in dem zu behandelnden Bereich, aber auch zu einer systemischen Zytostatikabelastung durch die den Tumorbereich über die venöse Ableitung verlassenden Medikamente.

Anthracyclin-haltige Kombinationen induzieren bei lokal fortgeschrittenem Mammakarzinom oder systemischen Erkrankungen objektive Ansprechraten im Bereich zwischen 40 und 80% mit einer medianen Ansprechdauer von 10 bis 18 Monaten und einer medianen Überlebenszeit zwischen 18 und 24 Monaten [2–6]. Patientinnen, die auf die Therapie ansprechen, verzeichnen üblicherweise kurze Remissionen, und nur ein geringer Prozentsatz erreicht einen operablen Zustand. Wenn dies der Fall ist, ist eine Mastektomie erst nach einer längeren toxischen Chemotherapie möglich. Aus diesem Grund werden neue Kombinationen und Strategien wie die Induktions-IAC mit aktiven Wirkstoffen notwendig. Dieser Ansatz erscheint besonders vielversprechend angesichts hoher Ansprechraten, eines schnellen Ansprechens und einer kurzen Dauer bis zur Möglichkeit eines chirurgischen Eingriffs [8–26] selbst bei älteren Patientinnen [27].

Die IAC hat sich zu einer attraktiven Therapie für lokal fortgeschrittene Mammakarzinome (LABC) entwickelt, um die lokale Erkrankung innerhalb kurzer Zeit besser kontrollieren zu können, die Entfernung eines ansonsten nicht resektablen Tumors zu ermöglichen und die schädlichen Nebenwirkungen einer systemischen Chemotherapie zu minimieren [10–26]. Die selektive Infusion von Chemotherapeutika in Arterien, die das tumortragende Gewebe versorgen, verhindert ein Auslaufen des Chemotherapeutikums in angrenzende Bereiche und ermöglicht gleichzeitig eine höhere Medikamentenkonzentration in dem Gewebe [10–14]. Es liegen zunehmend Nachweise vor, dass eine selektive intraarterielle Infusion chemotherapeutischer Wirkstoffe effektiver in der lokalen Kontrolle ist als die systemische Chemotherapie, wenn dieselben Dosen intravenös verabreicht werden.

Takatsuka et al. berichteten über eine prospektive randomisierte Studie zur Induktionschemotherapie bei 73 Patientinnen mit lokal fortgeschrittenem Brustkrebs. Gruppe A (n = 26) erhielt keine Induktionschemotherapie, Gruppe B (n = 22) erhielt intraarterielle Infusionen mit Epirubicin, und Gruppe C (n = 25) erhielt Epirubicin intravenös. Die Regression des Primärtumors war bei Gruppe B wesentlich höher als bei Gruppe C (68,2 im Vergleich zu 36,0%, P < 0,05). Die postoperative Überlebenszeit der Patientinnen, die auf die Induktionschemotherapie ansprachen, war besser als die der Non-Responder. Die Nebenwirkungen waren in Gruppe B milder als in Gruppe C. Es bestand jedoch zwischen den drei Gruppen kein Unterschied im Hinblick auf die gesamte und krankheitsfreie Überlebenszeit. Die neoadjuvante intraarterielle Chemotherapie ermöglichte daher eine loko-regionale Kontrolle lokal fortgeschrittener Mammakarzinome bei geringer Toxizität, konnte aber die Überlebensrate nicht verbessern [18]. Auch wenn keine Patientin in unserer Studienreihe deutliche Symptome einer systemischen Toxizität aufwies, traten lokale Nebenwirkungen in dem perfundierten Bereich bei einer signifikanten Anzahl von Patientinnen auf, wie die relativ zahlreichen dokumentierten Fälle dieser Komplikationen bestätigen [10–26]. 8 der 72 (10%) Patientinnen wiesen Hautverätzungen unterschiedlichen Grades auf. Dieser Prozentsatz ist absolut mit den von anderen Forschern berichteten Ergebnissen vergleichbar [8–13]. Neben den hohen Zytostatikakonzentrationen im Gewebe durch die IAC besteht einer der Hauptgründe für lokale Hautkomplikationen in dem relativ hohen Infusionsdruck, unter dem die Zytostatika verabreicht werden. Dies führt zu einer Ansammlung der Chemotherapeutika unter der Haut durch das gedehnte anastomotische Netzwerk zwischen der intrathorakalen IMA, tief liegenden seitlichen Arterien und oberflächlichen Hautgefäßen [9–13]. Um die Penetration des Medikaments in die Tumormasse zu unterstützen, muss der intraarterielle Druck den interstitiellen Tumordruck übersteigen, der im Allgemeinen höher ist als der Druck des angrenzenden, gesunden Gewebes [10, 13, 24]. Auch wenn das Verabreichen des Medikaments durch eine konstante Flusspumpe eine anfängliche Erhöhung des intraarteriellen Drucks verursacht, hält die Pumpe diesen während der gesamten Infusion stabil und verhindert so eine weitere Dehnung der Hautkapillaren und reduziert letztendlich Hautverätzungen. Bei allen 20 Patientinnen mit Hautverätzungen in unserer Studienreihe wurde eine Bolusinjektion über eine Handspritze anstelle einer Dauer-Flusspumpe verwendet, was zu Schwankungen des intraarteriellen Drucks führte.

Es ist allgemein anerkannt, dass die Wahrscheinlichkeit systemischer Nebenwirkungen mit zunehmender Selektivität der Infusion sinkt und die Konzentration des Medikaments in dem perfundierten Bereich steigt. Die distale Coil-Embolisation der Arteria mammaria interna (IMA) wurde beschrieben und genutzt, um eine ungewünschte Perfusion in andere Bereiche als der Brust zu verhindern [8–15]. Doch auch wenn 26 Patientinnen in unserer Reihe keiner distalen Coil-Embolisation ihrer IMA unterzogen wurden und die Chemotherapeutika so die obere Hälfte der vorderen Bauchwand über die oberen epigastrischen Arterien perfundieren konnten, wies keine der Patientinnen im Gegensatz zu den Beobachtungen anderer Forscher Hautverätzungen oder Geschwürbildungen der oberen Abdomenwand auf [10–15, 23–25]. Interessanterweise zeigte sich hier im Vergleich zu den einer Coil-Embolisation unterzogenen Patientinnen das gleiche Ansprechverhalten auf die Verabreichung der Chemotherapeutika im Hinblick auf die Tumorschrumpfung. Die distale Coil-Embolisation erhöht den intraluminalen Druck in der IMA während der Perfusion der Medikamentenlösung und erzeugt so potentiell einen Rückfluss in den Arterienstamm unter dem Schlüsselbein. Chemotherapeutika können daher diffus in die von dieser Arterie perfundierten angrenzenden Bereiche entweichen. Dies kann der Grund für die Entwicklung neurologischer Symptome bei 6 (16%) unserer Patientinnen kurz nach der Verabreichung der Medikamente sein. Bei einem präoperativen Arteriogramm einer Patientin wurde festgestellt, dass der Ursprung der IMA direkt gegenüber der Verbindung zwischen den vertebralen Arterien unter dem rechten Schlüsselbein lag. Das Auftreten neurologischer Symptome könnte durch den Rückfluss der chemotherapeutischen Wirkstofflösung aus der distal verschlossenen IMA ipsilateral zu der Vertebralarterie erklärt werden. Wir empfehlen eine ausführliche Interpretation des Arteriogramms bei Brustkrebs-Patientinnen, bevor eine Coil-Embolisation der distalen IMA angewendet wird.

Die IMA (Arteria mammaria interna) und die LTA (Arteria thoracica lateralis) sind die Hauptarterien, die für die selektive Infusion von Chemotherapeutika genutzt werden. Es ist jedoch hinreichend bekannt, dass Gefäße, die den seitlichen Bereich der Brust versorgen, sich anatomisch unterscheiden, während die IMA ein bemerkenswert konstantes angiographisches Erscheinungsbild aufweist [8–15]. Es ist auch bekannt, dass eine erhebliche Variabilität zwischen den von einer perfundierten Arterie versorgten Bereichen der Brust verschiedener Menschen besteht [10–16]. Daher können eventuell bestimmte Bereiche der Brust hypoperfundiert oder überhaupt nicht perfundiert werden, selbst wenn die Medikamente durch beide der vorgenannten versorgenden Hauptarterien infundiert werden. Angesichts der Tatsache, dass die Hautperfusion die Perfusion des darunter liegenden Brustgewebes angemessen wiedergibt, zeigt die Injektion von Patentblau durch beide Arterien die Verteilung in den Blutgefäßen und ihren Beitrag zu der Perfusion des tumortragenden Gewebes exakt an [9, 22, 24]. Bei 28 der 72 in unsere Studie aufgenommenen Patientinnen stellte sich nach der Injektion von Patentblau heraus, dass der Brusttumor von mehreren Arterien außer der IMA perfundiert wurde. Der Tumor einer Patientin wurde weder von der IMA noch der LTA ausreichend versorgt. In beiden Fällen würde die Infusion von Chemotherapeutika allein durch die IMA zu einem Therapieversagen führen. Doughty et al. berichteten über 28 Patientinnen mit lokal fortgeschrittenem Mammakarzinom, welche vier Dosen einer regionalen Chemotherapie über angiographisch platzierte perkutane Katheter in der IMA und LTA erhielten. Patentblau wurde injiziert, um die Mitwirkung der einzelnen Blutgefäße an der Perfusion abzubilden. Es wurde festgestellt, dass die IMA 67% (Bereich 20–95) der Brust und die LTA 15% (Bereich 0–35) perfundiert. Bei einem Drittel der Patientinnen trug die LTA nicht zur Brustperfusion bei, und ein großer Teil des seitlichen Bereichs der Brust wurde von einer weiteren Abzweigung der Arteria subclavia oder der Arteria axillaris versorgt. Die Blutversorgung der Brust ist extrem variabel und muss bei jeder Patientin vor der Verabreichung einer regionalen Chemotherapie ermittelt werden. Wir empfehlen daher dringend eine detaillierte Abbildung der Verteilung des Patentblaus in der Brust aller Patientinnen vor der Infusion der Chemotherapeutika. Gemäß der üblichen Praktik [8–24] gilt: Wenn der seitliche Bereich des Brusttumors unzureichend über die LTA oder andere Hauptarterienstämme perfundiert wird, wird die Arteria subclavia für die Medikamenteninfusion verwendet. Hierbei wird ein Tourniquet verwendet, um den Arm vor einer unerwünschten Perfusion zu schützen.

In unserer Studie erwies sich die intraarterielle Induktionschemotherapie (IAC) als wirksames Mittel zur lokalen Tumorkontrolle, da sechs Patientinnen (9%) eine komplette Tumorremission und eine histologisch gesicherte vollständige Tumornekrose aufwiesen. In der Studienreihe von Gorich et al. wurde bei 20% der Patientinnen nach der IAC kein Resttumor mehr festgestellt [10]. Dennoch – und im Gegensatz zu unseren Erkenntnissen – wies ein erheblicher Anteil der Patientinnen in dieser Studienreihe eine Tumorremission von weniger als 50% auf. Obwohl Murakami et al. [16] über eine vollständige klinische Remission bei 9% der Patientinnen mit primären lokal fortgeschrittenen oder rezidivierten Mammakarzinomen nach der IAC berichteten, wurden gleichzeitig Tumore in dem Resektionsrand nach der Mastektomie bei 67% der Fälle festgestellt.

14 von 39 Patientinnen (36%) in der Studienreihe von Gorich et al. entwickelten innerhalb von 18 Monaten nach der IAC Fernmetastasen, und 9 starben an systemischer Erkrankung. Obwohl die lokalen Kontrollraten 5 Jahre nach der IAC in der Studienreihe von Murakami et al. 90% betrugen, wurden bei einem großen Anteil der Patientinnen mit primären (44%) oder rezidivierten Tumoren (63%) Fernmetastasen festgestellt. Da 66 Patientinnen in unserer Studienreihe während der Nachuntersuchungen Metastasen aufwiesen – Knochen: 18, Lungen: 10, Leber: 14, multiple Lokalisationen: 24 – und die mediane Überlebenszeit 23 Monate betrug (Spanne: 9–39 Monate), ist es offensichtlich, dass die systemische Ausbreitung der Krankheit trotz einer angemessenen lokalen Tumorkontrolle möglich ist, wie auch nach Strahlentherapie oder chirurgischen Eingriffen.

Verschiedene IAC-verbundene Komplikationen wurden beschrieben, die größtenteils geringfügig sind [10–20]. Lokale Dissektionen der IMA, Hämatome in der Leistengegend, arterielle Thrombosen und eine Katheterdislokation waren die am häufigsten protokollierten Komplikationen, die jedoch einfach perkutan zu behandeln waren. Gelegentlich kann das Vorliegen von fortgeschrittenen Atheromen oder eines Arterial-Tortuosity-Syndroms (ATS) zum Versagen der selektiven Katheterisierung führen, wie von McCarter et al. [11] berichtet und durch unsere Ergebnisse bestätigt. Sechs Patientinnen in unserer Studienreihe erhielten keine distale Coil-Embolisation ihrer IMA, da die selektive Katheterisierung der Arterien aufgrund einer fortgeschrittenen Atheromatose unvollständig war. Die Infusion der Chemotherapeutika über die Arteria subclavia in Kombination mit der Unterbrechung des Blutflusses in den Arm durch Anwendung eines Tourniquets ist eine akzeptable Alternative. Pacetti et al. berichteten über eine interessante Studie an älteren Patientinnen, in deren Rahmen die Durchführbarkeit, die Toxizität und die lokalen Ansprechraten der IAC bei Patientinnen über 75 Jahren mit lokal fortgeschrittenem Mammakarzinom (LABC) untersucht wurden. Bei zehn Patientinnen wurde die Katheterspitze in der Arteria mammaria interna platziert. Um die den Tumor perfundierenden Blutgefäße zu bewerten, wurde eine Patentblau-Lösung vor der Verabreichung des Medikaments infundiert. Die Patientinnen erhielten Fluorouracil 750 mg/m2, Epirubicin 30 mg/m^2 und Mitomycin 7 mg/m^2 durch Bolusinfusion. Bei allen Patientinnen wurden die Toxizität und das Ansprechen evaluiert. 22 Zyklen wurden verabreicht. Die Toxizität war mild und hatte keinen Einfluss auf die Lebensqualität der Patientinnen. Eine Ansprechrate von 80% (8 von 10) wurde erreicht. Das mediane Gesamtüberleben betrug 33,5 Monate, und keine der Patientinnen erlitt lokale Rezidive. Die Autoren schlossen hieraus, dass die IAC eine effektive und sichere Therapie für fortgeschrittene Mammakarzinome (LABC) bei älteren Patientinnen ist. Andere Autoren berichten von einer mit unseren Daten vergleichbaren interessanten Wirkung bei T4-Tumoren. Chang et al. berichteten über elf Patientinnen mit T4-Brusttumoren, welche die IAC als ersten Schritt einer multidisziplinären Therapie erhalten hatten. Die IAC-Wirkstoffe (Epirubicin und Mitomycin C) wurden wöchentlich in der ambulanten Abteilung durch Bolusinjektion über ein implantierbares Port-Kathetersystem verabreicht. Hierzu wurde eine modifizierte Methode der Implantierung des Port-Kathetersystems verwendet. Die genaue Lokalisierung des Katheters wurde doppelt überprüft, durch Angiographie und Färbetest. Die Effektivität der Therapie wurde anhand des klinischen Erscheinungsbilds, durch Bildanalysen und mikroskopische Untersuchungen bewertet. Eine Ansprechrate von 91% wurde erreicht, und die

Läsionen waren in ≤ 8 Wochen resezierbar. Die IAC führte zu keiner sichtbaren systemischen Toxizität. Die Autoren zeigten, dass die wöchentliche IAC durch Bolusinjektion über ein Port-Kathetersystem für die Behandlung lokal fortgeschrittener T4-Mammakarzinome durchführbar und effizient ist [19]. Um die Auswirkungen der IAC auf lokal fortgeschrittene Mammakarzinome (LABC) zu bewerten, untersuchten Toda et al. den Grad der histologischen Tumorremission in Bezug auf eine präoperative IAC zum Zeitpunkt der Operation und schätzten die Prognosen der Patientinnen für einen Zeitraum von 19 Jahren ein. Die IAC erfolgte präoperativ mit epochenweisen Chemotherapeutika an 105 Patientinnen mit lokal fortgeschrittenem (Stadium IIIa und IIIb) und metastatisiertem (Stadium IV) Brustkrebs. Die Überlebensrate der Stadium-IIIb-Patientinnen, die ein gutes histologisches Ansprechen auf die IAC aufwiesen (Grad ≤ IIb), betrug 68,1% für 5 Jahre bzw. 62,4% für 10 Jahre. Dies steht im Gegensatz zu dem Ergebnis der als Stadium IIIb klassifizierten Patientinnen, die ein schlechtes histologisches Ansprechen auf die IAC zeigten (Grad ≥ IIa). Andererseits bestand kein wesentlicher Unterschied zwischen den Überlebensraten der Patientinnen der Stadien IIIa und IV mit einem guten und schlechten histologischen Ansprechen auf die IAC. Die Ergebnisse zeigten jedoch, dass sich ein gutes histologisches Ansprechen auf die IAC in einer verlängerten Überlebenszeit ausdrückt, während bei Patientinnen der Stadien IIIb und IV eine klinische Herabstufung (Downstaging) durch die IAC möglich war. Diese Ergebnisse weisen deutlich darauf hin, dass die IAC eine nützliche Modalität in der multidisziplinären Behandlung bei fortgeschrittenem Mammakarzinom und insbesondere bei Stadium-IIIb-Patientinnen zu sein scheint.

Kitagawa et al. berichteten über eine Studie an sieben Patientinnen mit lokal fortgeschrittenen Mammakarzinomen (LABC) (Stadium IIIb), die 1- bis 3-mal einer IAC unterzogen wurden (Durchschnitt: 1,7), bis die Tumore resektabel waren. Chemotherapeutika wurden in die IMA und die distalen Arterien unter dem Schlüsselbein injiziert. Bei dem Verfahren traten keine größeren Komplikationen auf. Die durchschnittliche Tumorgröße konnte deutlich von 10,0+/−3,9 auf 5,1+/−2,5 cm

(P = 0,0086) reduziert werden. Bei zwei Patientinnen konnten Tumorinfiltrationen in Haut und Muskeln verbessert werden (28%), und Lymphknotenmetasasen verschwanden bei einer Patientin (14%). Bei zwei Patientinnen (28%) wurde ein Downstaging von Stadium IIIb auf Stadium IIIa erzielt. Alle Tumore wurden resezierbar, und die Mastektomie wurde nach einem medianen Zeitraum von 35 Tagen (Spanne: 9–60 Tage) nach der IAC durchgeführt. Die deutliche Reduzierung der Tumorgröße ermöglichte bei einer Patientin eine brusterhaltende Operation. Keine der Patientinnen wies lokale Rezidive auf. Fünf Patientinnen (71%) verzeichneten jedoch Fernmetastasen. Die dreijährige rezidivfreie und gesamte Überlebensraten betrugen 0 bzw. 71,4%.

Die Autoren stellen fest, dass die IAC bei lokal fortgeschrittenem Mammakarzinom (LABC) hilfreich ist, um die Tumorgröße zu verkleinern und in relativ kurzer Zeit eine Herabstufung zu erreichen, was die Indikation für einen chirurgischen Eingriff erweitert [21]. Shimamoto et al. berichteten 2011 über eine Studie zur Bewertung der Wirksamkeit und Sicherheit einer umverteilten Infusionschemotherapie in die Arteria subclavia (RESAIC). Die Autoren konzentrierten sich auf das lokale Ansprechen, die Lebensqualität (QoL) und Komplikationen. Darüber hinaus wurden Faktoren untersucht, welche das lokale Therapieansprechen auf die RESAIC beeinflussen. Die Studienteilnehmer waren Patientinnen mit lokal fortgeschrittenem Brustkrebs (LABC), deren Tumore gegenüber der systemischen Standardchemotherapie (mindestens mehr als zwei Zyklen) resistent waren, welche die systemische Chemotherapie körperlich nicht vertragen haben, und Patientinnen mit lokal rezidivierten Mammakarzinomen. Der Erfassungszeitraum lag zwischen April 2006 und Mai 2009. Insgesamt wurden 24 Fälle an 22 Patientinnen (Durchschnittsalter 59,5 Jahre; Spanne: 36–82 Jahre) in die Studie aufgenommen. Die lokale Ansprechrate der RESAIC betrug 77,3% (17/22). Hinsichtlich der Lebensqualität zeigte sich im Durchschnitt eine Verbesserung des QoL-Score. Während der Implantierung des Portkatheters traten keine ernsthaften Komplikationen auf. Bei 27,3% (6/22) der Patientinnen wurde eine hämatologische Toxizität höher als Grad 3 festgestellt. Ein signifikanter Unterschied zwischen Respondern und Non-Respondern wurde bei Patientinnen mit »Replaced-Type«-Tumoren (bei der Bildgebung wurde in den gesamten Quadranten eine diffuse Kontrastverbesserung beobachtet) (P = 0,043) und den einer Strahlentherapie unterzogenen Patientinnen festgestellt (P = 0,043). Die Autoren kamen zu dem Schluss, dass die RESAIC eine effektive und sichere Therapie für das lokal fortgeschrittene Mammakarzinom (LABC) ist [23]. Koyama berichtete über eine multidisziplinäre Behandlung einschließlich intraarterieller Infusionschemotherapie als Induktionstherapie an 55 Patientinnen mit lokal fortgeschrittenem Brustkrebs. Die präoperativ durchgeführte intraarterielle Chemotherapie führte zu erkennbarem Ansprechen der primären Läsionen und Lymphknoten-Läsionen mit 78% vollständiger und partieller Remission (CR + PR), die anschließend eine umfangreiche radikale Mastektomie ermöglichte. Die histologische Untersuchung der resezierten Proben zeigte darüber hinaus, dass 33% der Patientinnen keine lebensfähigen Krebszellen mehr in ihren Läsionen aufwiesen. Die 5-Jahres- und die 10-Jahres-Überlebensraten betrugen 57% bzw. 41% im Vergleich zu 24% bzw. 18% bei den 17 einer historischen Kontrolle unterzogenen Patientinnen. Patientinnen, die lokal besser auf die intraarterielle Chemotherapie ansprachen, erzielten eine längere Überlebenszeit mit weniger häufigen Lokalrezidiven.

Die intraarterielle Chemotherapie ist eine wirksame Behandlungsmodalität bei lokal fortgeschrittenem Brustkrebs [22]. Noguchi berichtete über 28 Patientinnen mit entzündlichem Brustkrebs, die mit einer multimodalen Therapie – bestehend aus (1) IAC durch die A. mammaria interna und die Arteria subclavia, (2) chirurgische Ablation, (3) umfangreiche radikale Mastektomie und (4) adjuvante Chemotherapie (in dieser Reihenfolge) – behandelt wurden. Die IAC-Chemotherapie umfasste Adriamycin (n = 14) und Mitomycin plus 5-Fluorouracil (n = 14). Die Ansprechrate der primären Brustläsionen auf die IAC-Chemotherapie betrug 83%, und eine vollständige Tumornekrose wurde in 43% der Fälle histologisch dokumentiert. Das mediane Intervall vom Beginn der IAC bis zur Operation betrug sieben Wochen. Die Toxizität war akzeptabel, und alle Patientinnen schlossen die Behandlung ab. Die 5- und 10-jährigen krankheitsfrei-

en Überlebensraten betrugen 59% bzw. 53%. Diese Ergebnisse deuten darauf hin, dass die IAC eine sehr nützliche Induktionstherapie bei entzündlichem Brustkrebs im Hinblick auf eine hervorragende lokale Wirkung und den kurzen Zeitaufwand der Therapie vor dem chirurgischen Eingriff ist [23]. De Dycker verabreichte eine IAC mit Mitoxantron an 18 Patientinnen mit primären lokal fortgeschrittenen Mammakarzinomen des entzündlichen oder ulzerierten Typs. Zwei Patientinnen litten unter beidseitigen Karzinomen. Acht Wochen nach der regionalen Chemotherapie waren 18 der 20 Tumoren operabel. Bei 7 Patientinnen wurde eine Regression der Tumorgröße um mindestens 50% (geprüft durch Mammographie) erreicht. Eine axilläre Lymphadenektomie ergab bei 6 von 17 Patientinnen negative Befunde. Eine Veränderung des Rezeptorstatus trat nur bei 2 von 12 Patientinnen auf. Es wurden nur wenige Nebenwirkungen festgestellt: Alopezie bei 20%, Leukopenie bei 18% und Thrombozytopenie bei 7% der Patientinnen. Nach einem Nachbeobachtungszeitraum von 28 Monaten wurden lokale Rezidive in zwei und Fernmetastasen in drei Fällen festgestellt. 14 Patientinnen erreichten einen Zeitraum vollständig ohne Rezidive [24]. Bilbao berichtete über 18 geeignete Patientinnen (Durchschnittsalter: 50,5 Jahre) mit entzündlichen Mammakarzinomen, die mit einer induktiven IAC behandelt worden waren. Das Therapieschema umfasst Cisplatin, Adriamycin, Mitomycin C und Thiotepa am ersten Tag sowie 5-Fluorouracil, intravenös am 1. und 2. Tag. Hierbei wurde eine objektive klinische Ansprechrate von 100% (8 vollständig und 10 teilweise) beobachtet. Die medianen rezidivfreien und gesamten Überlebenszeiten betrugen 27 Monate (Spanne: 5–85 + Monate) bzw. 33 Monate (Bereich: 8–85 + Monate). 6 (33,3%) Patientinnen überlebten den medianen Nachsorgezeitraum von 21,5 Monaten rezidivfrei, und 12 Patientinnen starben an Fernmetastasen. Es wurden keine lokalen Rezidive beobachtet.

Die IAC ist eine attraktive Methode zur Behandlung von lokal fortgeschrittenen Mammakarzinomen bei milder Toxizität und einer hohen lokalen Kontrollrate [25]. Wir schließen hieraus, dass die Induktions-IAC mit Epirubicin und Mitoxantron eine sichere und gut verträgliche Methode zur Behandlung von lokal fortgeschrittenen Mammakarzinomen ist, die hervorragende Ergebnisse im Hinblick auf ein schnelles lokales Ansprechen – gefolgt von einer Mastektomie oder einem brusterhaltenden chirurgischen Eingriff – ermöglicht. Wenn das Anwendungsverfahren ausgereift und standardisiert ist, kann die IAC ein wichtiges Instrument sein, das neben einer Tumorschrumpfung innerhalb kurzer Zeit auch eine bessere Lebensqualität bewirken kann. Das Vorliegen von Resttumoren in den axillären Lymphknoten nach der IAC ist jedoch ein Prognosefaktor für lokale Rezidive, und bei Patientinnen mit einer besseren klinischen Remission bestand überdies eine geringere Wahrscheinlichkeit lokaler Tumorrezidive. Anhand der Größe und des Grades der pathologischen Remission ließ sich die Wahrscheinlichkeit eines Krankheitsrezidivs der Patientinnen nicht prognostizieren.

Literatur

1. Giordano SH: Update on locally advanced breast cancer. Oncologist; 2003; 8(6): 521–30.
2. Specht J, Gralow JR: Neoadjuvant chemotherapy for locally advanced breast cancer. Semin Radiat Oncol. 19(4):222–8,2009.
3. Bergh J, Jönsson PE, Glimelius B, Nygren P: A systematic overview of chemotherapy effects in breast cancer. Acta Oncol 40(2–3):253–812001.
4. Carrick S, Parker S, Thornton CE, Ghersi D, Simes J, Wilcken N: Single agent versus combination chemotherapy for metastatic breast cancer. Cochrane Database Syst Rev. 15;(2):CD003372, 2009.
5. Heidemann E, Stoeger H, Souchon R, Hirschmann WD, Bodenstein H, Oberhoff C, Fischer JT, Schulze M, Clemens M, Andreesen R, Mahlke M, König M, Scharl A, Fehnle K, Kaufmann M: Is first-line single-agent mitoxantrone in the treatment of high-risk metastatic breast cancer patients as effective as combination chemotherapy? No difference in survival but higher quality of life were found in a multicenter randomized trial. Ann Oncol. 2002 Nov; 13(11):1717–29.
6. Mathew J, Asgeirsson KS, Cheung KL, Chan S, Dahda A, Robertson JF: Neoadjuvant chemotherapy for locally advanced breast cancer: a review of the literature and future directions.Eur J Surg Oncol. 35(2):113–22, 2009.
7. Singletary SE, Greene FL; Breast Task Force. Revision of breast cancer staging: the 6th edition of the TNM Classification. Semin Surg Oncol 21(1):53–9, 2003.
8. Lewis WG, Walker VA, Ali HH, Sainsbury JR. Intra-arterial chemotherapy in patients with breast cancer: a feasibility study.Br J Cancer 71(3):605–610, 1995.
9. Stephens FO: Intra arterial induction chemotherapy in locally advanced stage III breast cancer. Cancer 15;66(4): 645–650, 1990.
10. Gorich J, Hasan I, Majdali R et al: Previously treated, locally recurrent breast cancer: Treatment with superselective intra arterial chemotherapy. Radiology 197: 199–203, 1995.
11. McCarter DHA, Doughty JC, Cooke TG, Mc Ardle CS and Reid AW: Angiographic embolization of the distal internal mammary artery as an adjunct to regional chemotherapy in inoperable breast carcinoma. JVIR 6: 249–251, 1995.
12. Doughty JC, Anderson JH, Wilmutt N and Mc Ardle CS: Intra arterial administration of Adriamycin-loaded albumin microspheres for locally advanced breast cancer. Postgrad Med J 71: 47–49, 1995.
13. Doughty JC, McCarter DH, Kane E, Reid AW, Cooke TG, McArdle CS: Anatomical basis of intra-arterial chemotherapy for patients with locally advanced breast cancer. Br J Surg. 83(8):1128–30,1996.
14. Cantore M, Fiorentini G, Cavazzini G, Molani L, Morandi C, Caforio M, Caleffi G, Mambrini A, Zamagni D, Smerieri F: Four years experience of primary intra-arterial chemotherapy (PIAC) for locally advanced and recurrent breast cancer.Minerva Chir. 52(9):1077–82,1997.
15. McCarter DHA, Doughty JC, Cooke TG, Mc Ardle CS and Reid AW: Selective angiographically delivered regional chemotherapy in patients with locally advanced or recurrent breast cancer: A feasibility study. JVIR 9: 91–96, 1998.
16. Murakami M,Kuroda Y, Nishimura S et al: Intra arterial infusion chemotherapy and radiotherapy with or without surgery for patients with locally advanced or recurrent breast cancer. Am J Clin Oncol 24(2):185–191, 2001.
17. Ichikawa W, Osanai T, Shimizu C, Uetake H, Iida S, Yamashita T, Nishi N, Togo S, Miyanaga T, Nihei Z, Sugihara K. Intra-arterial injection therapy of mitoxantrone for locally advanced breast cancer. Gan To Kagaku Ryoho 25(9):1333–5, 1998.
18. Takatsuka Y, Yayoi E, Kobayashi T, Aikawa T, Kotsuma Y.Neoadjuvant intra-arterial chemotherapy in locally advanced breast cancer: a prospective randomized study. Osaka Breast Cancer Study Group. Jpn J Clin Oncol. 24(1):20–5, 1994.
19. Chang HT, Mok KT, Tzeng WS Induction intraarterial chemotherapy for T4 breast cancer through an implantable port-catheter system. Am J Clin Oncol. 20(5): 493–9, 1997.
20. Yuyama Y, Yagihashi A, Hirata K, Ohmura T, Suzuki Y, Okamoto J, Yamada T, Okazaki Y, Watanabe Y, Okazaki A, Toda K, Okazaki M, Yajima T, Kameshima H, Araya J, Watanabe N.Neoadjuvant intra-arterial infusion chemotherapy combined with hormonal therapy for locally advanced breast cancer. Oncol Rep. 7(4):797–801, 2000.
21. Kitagawa K, Yamakado K, Nakatsuka A, Tanaka N, Matsumura K, Takeda K, Kawarada Y Preoperative transcatheter arterial infusion chemotherapy for locally advanced breast cancer (stage IIIb) for down-staging and increase of resectability.Eur J Radiol 43(1):31–6, 2002.

22. Koyama H, Nishizawa Y, Wada T, Kabuto T, Shiba E, Iwanaga T, Terasawa T, Wada A.Intra-arterial infusion chemotherapy as an induction therapy in multidisciplinary treatment for locally advanced breast cancer. A long-term follow-up study.Cancer. 1985 Aug 15;56(4): 725–9.

23. Noguchi S, Miyauchi K, Nishizawa Y, Koyama H, Terasawa T.Management of inflammatory carcinoma of the breast with combined modality therapy including intraarterial infusion chemotherapy as an induction therapy. Long-term follow-up results of 28 patients.Cancer. 1988 Apr 15;61(8):1483–91.

24. de Dycker RP, Timmermann J, Neumann RL, Wever H, Schindler AE: Arterial regional chemotherapy of advanced breast cancer. Dtsch Med Wochenschr. 1988 Aug 5;113(31–32):1229–33.

25. Bilbao JI, Rebollo J, Longo JM, Mansilla F, Muñoz-Galindo L, Vieitez JM: Neoadjuvant intra-arterial chemotherapy in inflammatory carcinoma of the breast.Br J Radiol. 65(771):248–51, 1992.

26. Fiorentini G,Tsetis D, Bernardeschi P, Varveris C, Rossi S, Kalogeraki A, Athanasakis E, Dentico P, Kanellos P, Biancalani M, Almarashdah S, Zacharioudakis G, Saridaki Z, Chalkiadakis G, Xynos E, Zoras O: First-line intra-arterial chemotherapy (IAC) with epirubicin and Mitoxantrone in locally advanced breast cancer. Anticancer research 23, 4339–4346, 2003.

27. Pacetti P, Mambrini A, Paolucci R, Sanguinetti F, Palmieri B, Della Seta R, Muttini MP, Fiorentini G, Cantore M : Intra-arterial chemotherapy: a safe treatment for elderly patients with locally advanced breast cancer. In Vivo 20(6A): 761–4, 2006.

28. Aigner KR, Gailhofer S, Selak E: Subclavian artery infusion as induction and adjuvant chemotherapy for breast conserving treatment of primary breast cancer. Cancer Ther 6, 67–72, 2008.

29. Shimamoto H, Takizawa K, Ogawa Y, Yoshimatsu M, Yagihashi K, Okazaki H, Kanemaki Y, Nakajima Y, Ohta T, Ogata H, Fukuda M : Clinical efficacy and value of redistributed subclavian arterial infusion chemotherapy for locally advanced breast cancer. Jpn J Radiol 29(4):236–43, 2011.

30. Takizawa K, Shimamoto H, Ogawa Y, Yoshimatsu M, Yagihashi K, Nakajima Y, Kitanosono T: Development of a new subclavian arterial infusion chemotherapy method for locally or recurrent advanced breast cancer using an implanted catheter-port system after redistribution of arterial tumor supply. Cardiovasc Intervent Radiol 32(5): 1059–66, 2009.

31. Toda K, Hirata K, Sato T, Okazaki M, Asaishi K, Narimatsu E: Histological evaluation of the effects of intra-arterial chemotherapy for advanced breast cancer: a long-term follow up study with respect to the survival rate. Surg Today 28(5):509–16, 1998.

Regionale Chemotherapie beim Thoraxwandrezidiv und metastasierten Mammakarzinom

Karl R. Aigner, Stefano Guadagni und Giuseppe Zavattieri

12.1 Einleitung

Beim Mammakarzinom hat sich die Behandlungsstrategie in den letzten drei Jahrzehnten grundlegend verändert. Galten früher lokal radikale chirurgische Maßnahmen wie die Mastektomie unter Mitnahme des M. pectoralis major als indiziert, so wandelte sich nach zunächst alleiniger Mastektomie der Therapiestandard zunehmend in Richtung brusterhaltender Maßnahmen. Radikale chirurgische Eingriffe werden als lokale Überbehandlung angesehen. Ebenso wurde die primäre Axilladissektion zugunsten der initialen diagnostischen Entfernung des Wächterlymphknotens verlassen. Nachdem das Mammakarzinom potentiell früh metastasieren kann und somit als systemische Erkrankung gilt, strebt man in Behandlungsprotokollen vorrangig die brusterhaltende lokale Tumorexzision mit Entfernung des Sentinellymphknotens anstelle invasiver Verfahren an. Die Strahlentherapie indessen ist fester Bestandteil von Kombinationstherapien zur Zerstörung eventuell noch vorhandener mikroskopischer axillärer Lymphknotenmetastasen oder zur Prophylaxe von Lokalrezidiven an der Thoraxwand. Der Indikationsbereich antihormoneller Therapie ist klar definiert, ebenso wie die Induktions- und adjuvante Chemotherapie. Dennoch bleibt das Mammakarzinom ein Tumor, bei dem zu jedem Zeitpunkt – zwei Monate oder 15 Jahre und mehr nach einer leitliniengerechten Therapie – Lokalrezidive oder Fernmetastasen auftreten können. Die Patientin hat im Stadium der Metastasierung mittel- oder langfristig eine infauste Prognose. Aufgrund dessen ist der Lebensqualität unter jeglichen therapeutischen Maßnahmen besondere Bedeutung beizumessen. Zur Behandlung vorwiegend auf eine definierte Region wie der Thoraxwand, Lunge oder Leber lokalisierter Tumormassen, welche dort vorwiegend oder ausschließlich Beschwerden verursachen oder lebensbedrohlich sind, bieten sich regionale Therapieverfahren an. Diese haben den Vorteil des schnelleren Wirkungseintritts bei weniger Nebenwirkungen und besserer Lebensqualität.

12.2 Thoraxwandrezidive

12.2.1 Indikation

Die Indikation zur regionalen Chemotherapie von Thoraxwandrezidiven ist abhängig von der Vorbehandlung. Liegt eine Strahlentherapie der Thoraxwand mehr als 6–8 Monate zurück, so besteht aufgrund der Strahlenfibrose des Bindegewebes eine lokale Minderdurchblutung des zu therapierenden Areals. Dies kann vor der Therapie mit intraarterieller Blaufärbung abgeklärt werden. Färbt sich das zu therapierende Tumorareal nicht an, so hat keine Form der Chemotherapie Aussicht auf Erfolg, weder regional noch systemisch. Zur regionalen Chemotherapie von Thoraxwandrezidiven kommen abhängig von der lokalen Ausbreitung zwei Verfahren zur Anwendung: die arterielle Infusion über A. subclavia und A. mammaria oder die isolierte Thoraxperfusion.

12.2.2 Intraarterielle Infusion

A. subclavia Angiokatheter

Initial wird meist angiographisch in Seldinger-Technik über die A. femoralis therapiert. Zur arteriellen Infusion der Thoraxwand samt Axilla liegt die Katheterspitze in der A. subclavia platziert. Befindet sich das Thoraxwandrezidiv ausschließlich im Versorgungsbereich der A. mammaria, was durch Injektion von Indigocarminblau in selbige klar abgegrenzt werden kann (vgl. Abb. 12.3b), so erfolgt die Therapie darüber. Da eine Mikrometastasierung außerhalb des Infusionsgebietes der A. mammaria letztlich nie ausgeschlossen werden kann, bewährte sich eine Kombinationstherapie aus zwei arteriellen Infusionen über die A. mammaria, gefolgt von zwei Infusionen über die A. subclavia nach Umplatzierung der Katheterspitze. Die Therapieschemata bestehen situationsadaptiert in der Dosierung aus 5-Fluorouracil, Mitomycin C, Adriamycin und Cisplatin. Bei eingetretener Zytostatikaresistenz kann auf Mitoxantron, Gemcitabine oder Taxane gewechselt werden. Die bevorzugten arteriellen Infusionszeiten sind 7–15 Minuten. Bei der arteriellen Infusion der A. mammaria muss auf ausreichende Verdünnung im Infusionsvolumen des

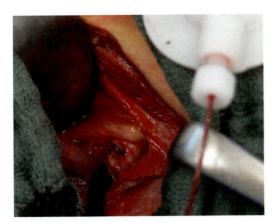

Abb. 12.1 Arterieller Jet Port Allround Katheter

Chemotherapeutikums geachtet werden. Andernfalls treten lokale Schäden infundierter Haut und Weichteile im Sinne des »Strömungsphänomens« auf.

A. subclavia Jet Port Katheter

Der **A. subclavia Jet Port Katheter** besteht aus einem Kunststoffport mit Silikonmembran und einem Polyurethankatheter von 0,6 mm Innen- und 1,05 mm Außendurchmesser.[1] Zur Fixation an der Arterie ist die Spitze mit einer wulstförmigen Olive versehen. Die Implantation geschieht über eine Querinzision lateral des Jugulums oberhalb der Clavicula. Nach Freilegung und Lateralverdrängung der V. jugularis wird die A. carotis identifiziert und dorsolateral davon die A. subclavia angeschlungen. Die Katheterspitze wird nach Stichinzision End-zu-Seit in die A. subclavia eingeführt und mit einer Prolene-Tabaksbeutelnaht an der extravasal liegenden Olive fixiert (■ Abb. 12.1). Die feine Katheterspitze ragt nur ein bis zwei Millimeter in das Gefäßlumen. Als Thromboseprophylaxe ist die tägliche Gabe von Aspirin über zwei Monate ausreichend. Jet Port Allround A. subclavia Katheter werden nicht regelmäßig gespült, da dies die Gefahr der Portkammerinfektion und Katheterthrombosierung erhöht. Das A. subclavia Jet Port Kathetersystem hat den Vorteil, dass die Patientin, im Gegensatz zur angiographischen Therapie, mobil ist.

---

1 Jet Port Allround Katheter PfM Köln

12.2.3 **Fallbeispiele**

Vorbestrahlung

Eine Patientin mit ausgedehntem Thoraxwandrezidiv, vor allem im cranialen Bereich über das Infusionsgebiet der A. mammaria hinaus, war postoperativ mit systemischer Chemotherapie und lokaler Radiatio behandelt worden. Sechs Monate nach der Strahlentherapie wurde bei einem sich rapide ausbreitenden Lokalrezidiv eine regionale Chemotherapie als Infusion über einen axillär implantierten und mit der Katheterspitze 1 cm hinter dem Abgang der A. subclavia liegenden Jetport Allround Katheter durchgeführt. Die unter systemischer Chemotherapie progrediente Metastasierung war unter regionaler arterieller Infusion stark regredient. Nach drei Zyklen bestand klinisch eine Komplettremission (■ Abb. 12.2).

Dosis- oder Konzentration-Wirkung-Verhalten

Das Dosis-Wirkung-Verhalten gilt sowohl bei der antibiotischen als auch der zytostatischen Chemotherapie [1]. Ein anschauliches Beispiel bietet ein Fall von Lokalrezidiv in der Mittellinie prästernal nach Mastektomie rechts. Die intraarterielle Infusion über die rechte A. subclavia führte infolge der erhöhten Anflutungskonzentration bei der Kurzzeitinfusion zu einer Komplettremission der rechten Tumorhälfte. Die kurze arterielle Expositionszeit von 7–15 Minuten mit hohen Zytostatikakonzentrationen reicht aus, um die erforderlichen Wirkkonzentrationen im Tumorgewebe zu schaffen. Im venösen Rückfluss aus dem Tumorareal kommt die applizierte Zytostatikadosis im »zweiten Kreislaufdurchgang«, jedoch verdünnt auf beiden Seiten über beide Aa. mammariae zur Wirkung. Die lokal zu niedrige Wirkkonzentration reicht hier nicht aus, um eine Remission in der linken Tumorhälfte zu bewirken (■ Abb. 12.3). Im vorliegenden Fall wurde nach Therapie über die linke A. subclavia im zweiten Therapiezyklus eine komplette Response auch des linken Tumoranteils induziert.

Rezidiv nach Lumpektomie

Nach lokaler Exzision eines Karzinoms von 23 mm Durchmesser zwischen beiden unteren Quadranten trat ein Jahr später ein massives Rezidiv auf, welches

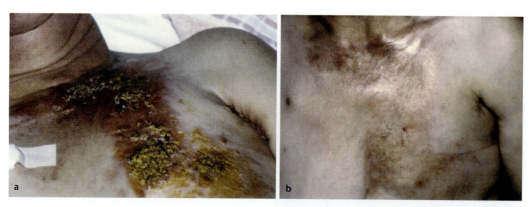

Abb. 12.2 (a) Thoraxwandrezidiv nach Radiochemotherapie; (b) Komplettremission nach drei Zyklen A. subclavia Infusion mit Mitomycin C, Adriamycin und Cisplatin

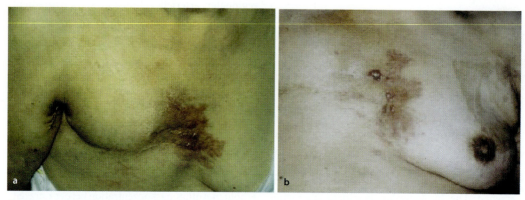

Abb. 12.3 (a) Praesternales Rezidiv nach Mastektomie rechts; (b) Komplettremission der rechten Tumorhälfte nach arterieller Infusion der rechten A. subclavia

fast das halbe Volumen der rechten Brust einnahm (Abb. 12.4a). Die Patientin hatte nach der Resektion jegliche adjuvante Therapie abgelehnt. Zur Abklärung der Tumordurchblutung wurde über einen von femoral in Seldinger-Technik eingeführten A. mammaria Katheter Indigocarminblau injiziert. Dabei färbte sich das Versorgungsgebiet der rechten A. mammaria unter Einschluss des gesamten Tumorvolumens intensiv blau (Abb. 12.4b). Der erste Zyklus intraarterieller Therapie wurde mit zwei Infusionen über die A. mammaria (1. Tag: Mitomycin, 2. Tag: Adriamycin) begonnen und nach Umplatzierung der Katheterspitze nach proximal kurz vor dem Abgang der A. mammaria mit zwei Kurzzeitinfusionen von Adriamycin und Cisplatin über je 15 Minuten durch die A. subclavia komplettiert. Schon nach dem ersten Therapie-

zyklus war ein Schrumpfen des Tumors zu erkennen, welches nach zwei Zyklen weiter zugenommen hatte (Abb. 12.4c). Aufgrund des guten Ansprechens auf die erste Behandlung wurde zum zweiten Zyklus ein Jet Port Allround Katheter in die rechte A. subclavia implantiert. Über diesen wurden alle folgenden Therapiezyklen gegeben. Nach sechs Zyklen bestand klinisch und histologisch nach Exzision der wieder sichtbar gewordenen alten Lumpektomienarbe eine komplette Remission. Das gesamte Infusionsgebiet der A. subclavia wies eine rötlich-braune Hyperpigmentierung im Sinne eines milden Strömungsphänomens auf (Abb. 12.4d).

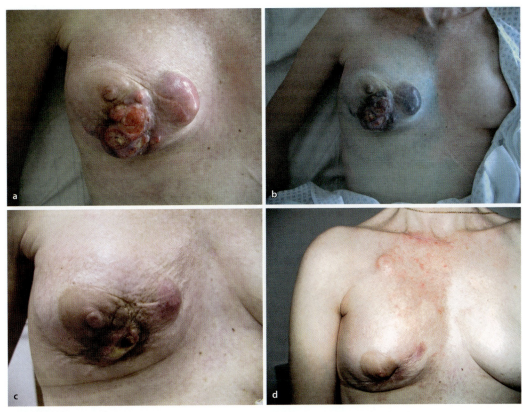

Abb. 12.4 (a) Tumorrezidiv nach Lumpektomie; (b) Indigocarminblaufärbung des Versorgungsgebietes der A. mammaria; (c) Lokalbefund nach zwei Therapiezyklen; (d) Klinische und histologische Komplettremission nach sechs Zyklen (an der vorderen Thoraxwand zeigt sich im arteriellen Infusionsgebiet eine Hyperpigmentation im Sinne eines milden Strömungsphänomens)

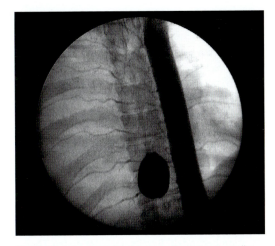

Abb. 12.5 Kontrastmittelinjektion durch den Zentralkanal des Stop-Flow-Ballonkatheters nach Ballonblockade der Aorta. Die Intercostalarterien stellen sich dar, daneben der kontrastmittelgefüllte V. cava Ballon

12.2.4 Isolierte Thoraxperfusion

Die Indikation zur isolierten Thoraxperfusion besteht, wenn sich das Metastasierungsmuster außerhalb des Versorgungsgebietes der A. subclavia und A. mammaria erstreckt. Die Technik der isolierten Thoraxperfusion beim metastasierten Mammakarzinom ist identisch mit dem Vorgehen beim Bronchialkarzinom [2]. Nach Blockierung von Aorta und V. cava in Zwerchfellhöhe und beider Oberarme mit Blutdruckmanschetten wird die Chemotherapie über den zentralen Therapiekanal des Perfusionskatheters als protrahierter Bolus in die thorakale Aorta injiziert. Dies ermöglicht eine zusätzliche kollektive arterielle Infusion der Intercostalarterien, welche die Thoraxwand versorgen (**Abb. 12.5**). Die dabei erreichte hohe lokale Zytostatikaexposition führt in nicht vorbestrahlten Be-

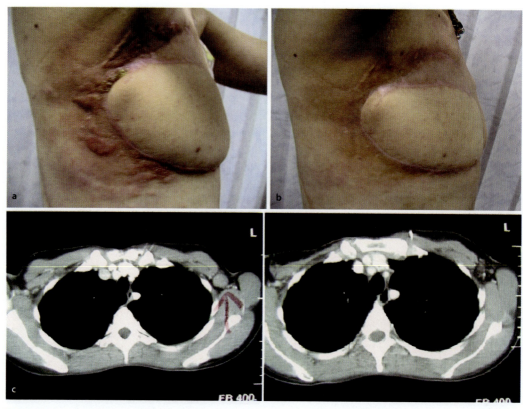

Abb. 12.6 (a) Progredientes, frühes Lokalrezidiv nach M.-latissimus-Schwenklappen und systemischer Chemotherapie. Situs drei Wochen postoperativ mit noch verkrustetem oberen Wundrand; (b) Situs acht Wochen später, nach zwei isolierten Thoraxperfusionen; (c) CR an axillären Lymphknotenmetastasen nach isolierter Thoraxperfusion

12

zirken in der weit überwiegenden Zahl der Fälle zu sehr schnellen Remissionen.

Thoraxwandrezidiv nach Rezidivexzision und gestielter Lappenplastik

Bei einer 40-jährigen Patientin wurde ein Lokalrezidiv nach Mastektomie weit exzidiert und der Defekt mit einem M.-latissimus-Schwenklappen gedeckt (■ Abb. 12.6). Drei Wochen nach dem Eingriff traten unter laufender systemischer Chemotherapie mit Taxol und Gemcitabine erneut Haut- und Weichteilmetastasen an der lateralen Thoraxwand, angrenzend an das gestielte Hautweichteilimplantat, auf (Abb. 12.6a). Nach zwei Zyklen isolierter Thoraxperfusion mit Chemofiltration unter Verwendung von Mitomycin C, Adriamycin und Cisplatin konnte acht Wochen nach der initialen Perfusionsbehandlung eine komplette Remission

erreicht werden (Abb. 12.6b). Kontralaterale axilläre Lymphknotenmetastasen waren innerhalb von zwei Wochen nach der ersten Thoraxperfusion erheblich verkleinert tastbar. Vier Wochen nach der zweiten isolierten Perfusion zeigte sich im Kontroll-CT ein hypodenser Bezirk im Sinne einer Destruktion der Metastasen (Abb. 12.6c).

Großes Lokalrezidiv mit Thoraxinvasion

Eine 38-jährige Patientin mit monströsem, teils exulceriertem Tumor der linken Mamma, welcher auch den linken Lungenoberlappen und das Perikard infiltriert hatte, wurde als einzig verbleibende Option mit isolierter Thoraxperfusion und Chemofiltration behandelt. Bereits nach der ersten Therapie kam es zu einer deutlich sichtbaren Verkleinerung des Tumors mit lokalen Nekrosen. Die Patientin hatte in der ersten posttherapeutischen Woche

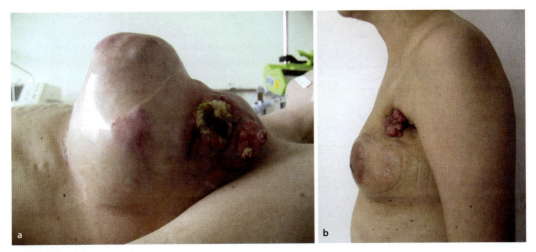

☐ **Abb. 12.7** (a) Monströses Mammakarzinom; (b) Befund nach drei isolierten Thoraxperfusionen

täglich nachmittags hohes Fieber, welches sich wieder besserte, nachdem sich aus dem Tumor nekrotisches Gewebe entleert hatte. Nach der zweiten und dritten Thoraxperfusion in vierwöchigen Abständen kam es zu einer kontinuierlichen Tumorverkleinerung (☐ Abb. 12.7). Der Resttumor an der linken Axilla war chemoresistent, sprach auf eine weitere Perfusionsbehandlung nicht mehr an und wurde lokal exzidiert. In der angiographischen Indigocarminblaufärbung hatte sich dieser Tumoranteil kaum kontrastiert.

12.2.5 Ansprechverhalten und Prognose

Die meisten Thoraxwandrezidive treten im vorbestrahlten Gebiet auf oder wurden bereits bestrahlt. In über der Hälfte der Fälle besteht andernorts, wie in Leber oder Knochen, eine weitere Metastasierung. Hier geschieht die lokale Therapie in rein palliativer Absicht, um einen blutenden oder aufgrund von Nerven- oder Nervenplexusirritation schmerzhaften Tumor möglichst rasch zu verkleinern. Dies gelingt bei nicht vorbestrahltem Befund häufig innerhalb von 2–3 isolierten Perfusionen und vor allem (aufgrund der begleitenden Chemofiltration) ohne die Lebensqualität der Patienten negativ zu beeinflussen. Großflächige vorbestrahlte Thoraxwandrezidive sprechen jedoch auch auf isolierte

Perfusion mit intensivierter Zytostatikaexposition aufgrund der lokalen Minderdurchblutung bei strahlenbedingter Bindegewebsfibrose kaum oder meist gar nicht an. Aufgrund der palliativen Indikation bei intensiv vorbehandelten und sekundär metastasierten Patienten beträgt die Überlebenszeit bei 25% der Fälle 27 Monate, die mediane Überlebenszeit nur 15 Monate. Wird klinisch eine komplette Remission ohne sichtbare und tastbare Haut- und Weichteilinfiltration und ohne regionale Lymphknotenmetastasen erreicht, so beträgt die mediane Remissionsdauer 11,8 Monate, nach partieller Remission 6,7 Monate und nach schwachem Ansprechen oder stable disease 4,4 Monate [3].

12.3 Toxizität und Nebenwirkungen

Hämatologische Toxizität ist durchweg gering ausgeprägt. Der Leukozytenabfall unterschreitet selten 1.000–1.200/m³, ebenso tritt eine klinisch relevante Thrombozytopenie unter 60.000–100.000/µl äußerst selten auf. Das subjektive Befinden wird durch die Therapie aufgrund der Chemofiltration nicht oder kaum beeinträchtigt. Über Übelkeit berichten weniger als 5% aller Patienten. Aufgrund der 15-minütigen Ischämie der Körperabschnitte unterhalb des Zwerchfells tritt eine temporäre Erhöhung der Leberenzyme auf, welche sich aber innerhalb von acht Tagen normalisiert. Eine temporäre Erhöhung

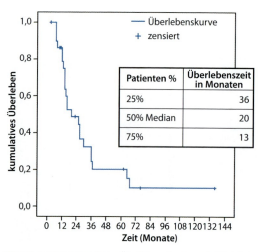

Patienten %	Überlebenszeit in Monaten
25%	36
50% Median	20
75%	13

Abb. 12.8 Kaplan-Meier-Überlebenskurve nach ITP-F bei Lungenmetastasen des Mammakarzinoms

Eisblase im Mundhöhlenbereich, welche gleich nach Beginn der Vollnarkose eingesetzt wird, verhindert diese Komplikation komplett. Die bei weitem überwiegende Komplikation nach isolierter Thoraxperfusion ist die Lymphfistel aus dem femoralen Kanülierungsgebiet in der Leiste. Diese tritt bei femoralem Zugang in 30–50% der Fälle auf, bei parailiacalem Zugang so gut wie nie. Zu frühes Entfernen der Redondrainage kann zu Wunddehiszenzen und lokalen Infektionen mit sekundärer Wundheilung führen. Wird die Drainage bei starker Lymphsekretion 14 Tage belassen, so besteht ein konsistenter Drainagekanal, der sich in der Regel innerhalb weniger Tage komplikationslos verschließt. Die posttherapeutische Liegezeit beträgt zur sicheren Beurteilung einer primären Wundheilung 4–5 Tage.

des Kreatininwertes ist in der Regel auch bis zum Zeitpunkt der zweiten Therapie nach vier Wochen wieder im Normbereich. In unter 1% der Fälle beobachtet man eine Mitomycin-induzierte Nephrotoxizität mit lang anhaltender, aber meist auch rückläufiger Kreatininerhöhung. Bei diesen Patienten wird Mitomycin nicht mehr eingesetzt.

Die einzige, bei 98% der Patienten auftretende Nebenwirkung ist trotz Applizierens einer Kühlkappe während der Therapie die Alopezie. Die Stomatitisprophylaxe zur Verhinderung von Mund- und Schleimhauttoxizität durch lokale Applikation einer

12.4 Ansprechkriterien

Innerhalb der ersten fünf postoperativen Tage werden bei Ansprechen der Läsionen auf die Therapie bereits eine messbare Verkleinerung und zentrale Einschmelzung der Metastasen beobachtet. Bei disseminiert über die Thoraxwand verstreuten Herden sieht man häufig zentrale Verflüssigungen und schmierige Auflagerungen ab dem dritten (bis fünften) Tag. Ein Abfall des Tumormarkers CA 15-3 ist bei Ansprechen der Metastasen schon kontinuierlich nach der Therapie zu beobachten. Kommt es

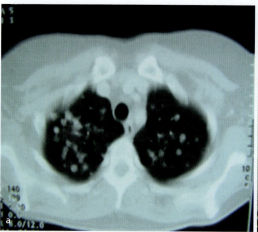

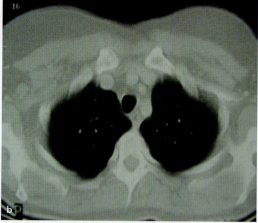

Abb. 12.9 Disseminierte Lungenmetastasen des Mammakarzinoms vor (**a**) und vier Wochen nach ITP-F (**b**)

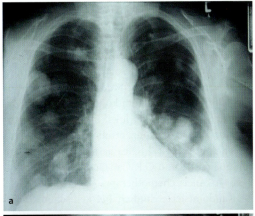

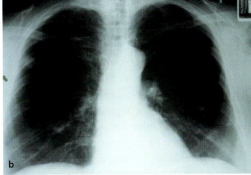

☑ **Abb. 12.10** Lungenmetastasen beidseits vor (**a**) und nach drei Zyklen isolierter Thoraxperfusion mit Chemofiltration (**b**)

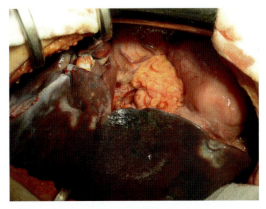

☑ **Abb. 12.11** Kraterförmige Einziehungen bei regressiven Lebermetastasen. Histologisch: Komplettremission nach regionaler Chemotherapie

zu einer Spontannekrose eines größeren Areals, so äußert sich dies in einem Anstieg des Tumormarkers um ca. 20–100% und mehr, schon ab dem ersten und zweiten postoperativen Tag, gefolgt von einem steilen Abfall in den darauffolgenden Tagen.

12.5 Isolierte Thoraxperfusion bei Lungenmetastasen des Mammakarzinoms

Lungenmetastasen des Mammakarzinoms reagieren auf erhöhte Zytostatikaexpositionen wie bei der isolierten Thoraxperfusion sehr sensibel. Die Gesamtansprechrate liegt bei 71%, davon 26% komplette Remission und 45% partielle Remissionen. 25% der Patientinnen überleben drei Jahre. Die mediane Überlebenszeit beträgt 20 Monate, und nach 13 Monaten sind noch 75% der Patientinnen am Leben

(☑ Abb. 12.8). Die mediane progressionsfreie Überlebenszeit (PFS) beträgt 14 Monate. Ist eine Perfusionstherapie wirksam, so ist dies beim Mammakarzinom generell mit bildgebenden Verfahren sehr rasch zu verifizieren. ☑ Abb. 12.9 zeigt disseminierte Lungenmetastasen eines Mammakarzinoms in beiden Lungenoberfeldern vor und vier Wochen nach isolierter Thoraxperfusion. Selbst sehr große Metastasen dieses Tumors zeigen oft ein sehr zügiges Regressionsverhalten. ☑ Abb. 12.10 zeigt ein komplettes Verschwinden der Lungenmetastasen nach dem dritten Zyklus isolierter Thoraxperfusion (bis auf einen kleinen Residualdefekt im linken Unterfeld).

12.6 Lebermetastasen

Lebermetastasen nehmen im Spektrum der Fernmetastasierung eine Sonderstellung ein und sind die das Leben des Patienten am unmittelbarsten bedrohende Metastasenlokalisation. Sitzen sie zentral im Leberhilus, so kann ein rascher Verschluss der Hauptgallengänge die Folge sein. Treten sie multipel und disseminiert auf, so verursachen sie diffuse Stenosen und Verschlüsse kleinerer und mittlerer Gallengänge, was einen progredienten, therapeutisch nicht mehr zu beeinflussenden Ikterus zur Folge hat. Die Prognose ist kurzfristig infaust.

Nachdem das Mammakarzinom per se im Falle des Ansprechens auf eine Chemotherapie im Gegensatz zu manchen anderen Tumorentitäten bei ausreichender Exposition sehr rasch schrumpft, ist dies eine Option die Manifestation des Gallestaus zu verhindern. Die Therapie erfolgt über angiographisch platzierte A. hepatica Katheter, auf die an anderer Stelle in diesem Buch eingegangen wird [4, 5]. Alternativ kann die arterielle Infusion oder Chemoembolisation auch über implantierte Portkatheter erfolgen. Die Rate der Komplettremissionen liegt wie bei Thoraxwandrezidiven oder Lungenmetastasen bei ziemlich konstant 25%. Kommt es zu einer Komplettremission unter regionaler Chemotherapie bei adäquater Zytostatikaapplikationsform, so entstehen innerhalb von 2–4 Therapiezyklen, anstelle der ehemaligen Metastasen im Lebergewebe, tiefe bindegewebig umgewandelte Schnürfurchen (◨ Abb. 12.11). Die mediane Überlebenszeit bei systemisch vorbehandelten Patientinnen mit nicht resektablen Metastasen beträgt 15,3 Monate, bei nicht vorbehandelten 20,2 Monate.

12.7 Diskussion

Sobald das Mammakarzinom die Grenzen der Primärtumorlokalisation überschritten hat, ist die Erkrankung potentiell systemisch. Logischerweise besteht damit die Indikation zur systemischen Chemotherapie, da ja nicht bekannt ist, wohin der Tumor letztlich überall metastasiert ist. Stünde ein Medikament zur Verfügung, welches – systemisch verabreicht – an allen klinisch manifesten und noch unbekannten Mikrometastasen ankommt und diese auch zerstört, so wäre das Krebsproblem gelöst. In der klinischen Praxis ist dies jedoch nicht realisierbar [6]. Die Therapie kommt zwar an, zerstört aber nicht alle Metastasen, weil die lokale Exposition – Konzentration × Zeit – nicht ausreicht. Dies ist in dem Fall der in Sternummitte gelegenen und von zwei Seiten arteriell versorgten Metastase sehr gut veranschaulicht (Abb. 12.3).

Daraus folgend ergibt sich: Kann der ganze Patient nicht mit der erforderlichen tumoriziden Exposition behandelt werden, da dies entweder zu nicht mehr verträglichen Nebenwirkungen führen oder das Leben des Patienten gefährden würde, bleibt nur der Ausweg, den Patienten »segmental« zu behandeln. Damit ist es möglich, bezogen auf

Körpersegmente wie den Thorax, die Leber, das Abdomen, eine ausreichende Zytostatikaexposition zu generieren, um im jeweils therapierten Gebiet auch ein nachhaltiges Ansprechen des Tumors ohne größere systemische Nebenwirkungen für den Patienten zu erreichen. In einer Studie an 100 Patientinnen mit Mammakarzinom konnte gezeigt werden, dass eine Eskalation der lokal intraarteriell verabreichten Zytostatikakonzentration zu höheren Ansprechraten führt [7]. Dies bestätigte die Aussage von E. Frei III und G.P. Canellos: »Dose a critical factor in cancer chemotherapy« [8].

Randomisierte Studien bei kritischem Befall eines Organs oder einer Körperregion durchzuführen ist schwierig, da die meisten Patienten multipel vortherapiert und auf eine alternative Therapieform fixiert sind. Eine randomisierte Studie, welche die Frage »Regionale oder systemische Chemotherapie?« klären könnte, ist aber mit nicht vorbehandelten Patienten möglich. Bezogen auf die Lebermetastasierung, hat die regionale Chemotherapie den Vorteil des sehr schnellen Ansprechens und der hohen kompletten Remissionsrate. Werden zentral sitzende oder die Gallengänge obstruierende Metastasen rasch geschrumpft oder beseitigt, so hat dies einen lebensverlängernden Effekt.

Bei Lungenmetastasen verhält es sich ähnlich. Sprechen sie auf regionale Chemotherapie an, so geschieht dies fast ausschließlich innerhalb der ersten 2–3 Zyklen. Lungenmetastasen sind jedoch im Gegensatz zu Lebermetastasen nicht als imminent lebensbedrohlich angesehen, sodass auch hier die Fragestellung nach einer regionalen oder systemischen Chemotherapie mit einer randomisierten Studie geklärt werden könnte.

Ausgedehnte Thoraxwandrezidive entziehen sich, sofern intensiv vorbehandelt, jeglicher weiterer sinnvoller Therapiemaßnahme. Nach häufigen systemischen Chemotherapien kann eine unüberwindliche Zytostatikaresistenz aufgetreten sein, und nach über 6–8 Monate zurückliegender Strahlentherapie ist auch die hochkonzentrierte regionale Chemotherapie in Folge der bindegewebigen Strahlenfibrose wirkungslos. Es können andererseits ausgedehnte, heroische chirurgische Eingriffe unter Mitnahme von Rippenserien und/oder des gesamten oder eines Teils des Sternums mit technisch komplizierten Defektdeckungen durchgeführt werden [9, 10, 11]. Dies könnte man angesichts der potentiell systemischen Natur des Mammakarzinoms auch als Überbehandlung sehen. Es ist keine Garantie gegeben, dass sich nicht nach dem Eingriff Metastasen an anderer Stelle manifestieren, ähnlich wie in dem klinischen Fall aus Abbildung 12.5a.

Die persistierende Frage beim Thoraxwandrezidiv oder beim metastasierten Mammakarzinom ist nach wie vor: »Wie geht man damit um?« Man kann die gesamte Patientin systemisch behandeln. Mit entsprechenden und gut dosierten Therapieschemata [9] sind durchaus mit regionaler Chemotherapie vergleichbare komplette Ansprechraten von 25% zu erreichen. Die Studie von Xin Yao mit Docetaxel, Doxorubicin und Cyclophosphamid [12] umfasste nur 20 Patienten, aber immerhin hatten fünf davon ein histologisch bestätigtes komplettes Ansprechen. Nachdem das Mammakarzinom auch im Gegensatz zu manchen anderen Tumoren, wie zum Beispiel dem Pankreaskarzinom, in allen Manifestationen, Primärtumor und Metastasen gleicht reagiert, sind bei entsprechend eingestellter systemischer Chemotherapie vergleichbare Ergebnisse zu erreichen.

Was für die regionale Chemotherapie in diesem Zusammenhang spricht, ist die eingangs getroffene Feststellung, dass die metastasierte Patientin eine begrenzte Lebenserwartung mit infauster Prognose hat. Gerade aus diesem Grund sollten alle Anstrengungen getroffen werden, in diesen Fällen die verbleibende Lebenszeit so angenehm wie möglich zu gestalten. Mit Hochdosis- oder dosisdichten Therapieschemata können hohe Ansprechraten erreicht werden, wie in der genannten Studie mit 25% Komplettremissionen. Problematisch ist dabei nur die systemische Toxizität, zum Beispiel mit febriler Neutropenie in gut einem Drittel der Fälle oder auch das die Lebensqualität sehr einschränkende Hand-Fuß-Syndrom. Die Nebenwirkungen unter regionaler Chemotherapie überschreiten äußerst selten WHO Grad 1 bis 2 und werden von den Patientinnen mitunter kaum wahrgenommen. In diesem Erkrankungsstadium dürften auch Surrogatparameter wie progressionsfreies Überleben nur eine untergeordnete Rolle spielen [13]. Das anzustrebende Therapieresultat ist progressionsfreies Überleben bei guter Lebensqualität.

Literatur

1. Aigner KR, Gailhofer S, Selak E: Subclavian artery infusion as induction and adjuvant chemotherapy for breast conserving treatment of primary breast cancer. Cancer Therapy Vol 6, 67–72, 2008.
2. Aigner KR, Selak E: Isolated Thoracic Perfusion with Chemofiltration (ITP-F) for Advanced and Pre-treated Non-Small-Cell-Lung Cancer. In: Induction Chemotherapy, K. R. Aigner and F. O. Stephens (eds), pp 321–329, Springer Verlag, 2011.
3. Aigner KR, Müller H, Jansa J, Kalden M: Regional chemotherapy for locally recurrent breast cancer – a phase II study with mitomycin C, fluorouracil/folinic acid. In: Mitomycin C in Cancer Chemotherapy Today, Tetsuo Taguchi and Karl R. Aigner (eds), pp 17–26, Excerpta Medica, 1991.
4. Arai Y: Interventionell-radiologische Verfahren zur Port-katheter-Implantation. In: Aigner KR et al. (Hrsg) Regionale Therapie maligner Tumoren. Springer, Berlin Heidelberg New York Tokyo (in Vorb.).
5. Vogl T, Eichler K, Zangos S: Regionale Therapieverfahren bei Lebermetastasen unterschiedlicher Primärtumoren: Lokale Chemotherapie und Thermoablatio. In: Aigner KR et al. (Hrsg) Regionale Therapie maligner Tumoren. Springer, Berlin Heidelberg New York Tokyo (in Vorb.).
6. Aigner KR, Gailhofer S, Selak E, Jansa J: Das metastasierte Mammakarzinom – State of the Art. Pharma Fokus Gynäkologie, 5. Jahrg. 2010.
7. Aigner KR: Regional chemotherapy for breast cancer – the effect of different techniques of drug administration on tumor response. Reg Cancer Treat. 1996;7:127–31.
8. Frei III E, Canellos GP: Dose: a critical factor in cancer chemotherapy. Am J Med. 1980;69:585–94.
9. Gazyakan E, Engel H, Lehnhardt M, Pelzer M: Bilateral Double Free-Flaps for Reconstruction of Extensive Chest Wall Defect. Ann Thorac Surg 2012;96:1289–1291.
10. Dast S, Berna P, Qassemyar Q, Sinna R: A New Option for Autologous Anterior Chest Wall Reconstruction: The Composite Thoracodorsal Artery Perforator Flap. Ann Thorac Surg 2012;93:e67–e69.
11. Nierlich P; Funovics P, Dominkus M, Aszmann O, Frey M, Klepetko W: Forequarter Amputation Combined With Chest Wall Resection: A Single-Center Experience. Ann Thorac Surg 2011;91:1702–1708.
12. Yao X, Hosenpund J, Chitambar CR, Charlson J, Chung Cheng Y: A Phase II Study of Concurrent Docetaxel, Epirubicin and Cyclophosphamide as a Neoadjuvant Chemotherapy Regimen in Patients with Locally Advanced Breast Cancer. J Cancer. 2012; 3: 145–151.
13. Aigner KR, Stephens FO. Guidelines and Evidence-Based Medicine – Evidence of What? EJCMO 2012. Published online. http://www.slm-oncology.com/Guidelines_and_Evidence_Based_Medicine_Evidence_of_What_,1,272.html

Zytoreduktive Chirurgie und Hypertherme Intraperitoneale Chemotherapie (HIPEC)

Markus Hirschburger, Andreas Hecker, Thilo Schwandner
und Winfried Padberg

13.1   Einleitung

Die Manifestation eines malignen Tumors am Peritoneum, die Peritonealkarzinose (PC), wurde lange Zeit als terminale Tumormanifestation angesehen. Therapeutisch kamen daher medikamentös wie auch chirurgisch nur palliative Ansätze in Frage, die darauf abzielten, die Lebensqualität möglichst lange zu erhalten. Diese Ansätze wurden unter dem Begriff »best supportive care« zusammengefasst.

Zu unterscheiden sind hierbei Tumore mit primär peritonealer Manifestation wie das peritoneale Mesotheliom und peritoneale Karzinome von den sekundär das Peritoneum befallenden gynäkologischen Tumoren und den Tumoren des Gastrointestinaltraktes.

Das mediane Überleben unter diesen Voraussetzungen wurde für Tumoren mit Ursprung im Gastrointestinaltrakt in der französischen EVOCAPE-1-Studie untersucht [1]. Es fand sich für Magenkarzinome ein medianes Überleben von drei Monaten, bei kolorektalen Karzinomen von knapp sechs Monaten. Beim fortgeschrittenen Ovarialkarzinom dagegen kann das mediane Überleben bis zu zwei Jahre betragen [2–4].

Unter der Annahme, dass ein peritonealer Tumorbefall keine systemische Erkrankung, sondern, wie schon durch den Erstbeschreiber Sampson 1931 [5] beobachtet, einen lokalen Tumorprogress in die Peritonealhöhle darstellt, wurden bereits in den 80er Jahren erste aggressive intraperitoneale Therapiekonzepte entwickelt [6, 7]. Die Wirksamkeit aggressiver Chirurgie beim Vorliegen einer PC wurde erstmals für das Ovarialkarzinom im Rahmen eines multimodalen Therapieansatzes gezeigt [8].

Der Nachweis verlängerten Überlebens nach aggressiver Chirurgie kolorektaler Lebermetastasen [9] hat zu einem Paradigmenwechsel in der onkologischen Therapie dieser Erkrankung und in der Folge in der Therapie der PC geführt. Ende der 80er Jahre wurde vor allem durch die Arbeitsgruppe um Paul Sugarbaker das Konzept der Kombination aus radikaler chirurgischer Resektion peritonealer Tumoraussaat – zytoreduktive Chirurgie – und intraoperativer Hyperthermer Intraperitonealer Chemotherapie (HIPEC) entwickelt [10]. Er konnte zeigen, dass mit diesem Konzept für eine selektionierte Patientengruppe eine deutliche Prognoseverbesserung erzielt wurde [11–13]. In den 90er Jahren wurden hierzu mehrere Phase-II-Studien publiziert [14–19], die für Patienten, die zytoreduktiv operiert und anschließend mittels HIPEC behandelt wurden, deutlich verbesserte Überlebenszeiten und teilweise sogar kurative Verläufe zeigten. Die erste Meta-Analyse von Glehen von 2004 [20] aus insgesamt 28 Phase-II-Studien mit 506 Patienten bei vorwiegend kolorektalem Karzinom konnte diese Ergebnisse bestätigen. Das mediane Überleben lag bei 19,2 Monaten, wobei Patienten, bei denen eine makroskopisch vollständige Zytoreduktion erfolgt war, mit 32,4 Monaten ein deutlich besseres Überleben zeigten, als Patienten, bei denen eine vollständige Resektion nicht möglich war. Hier lag das mediane Überleben bei 8,4 Monaten und damit nicht wesentlich über dem Überleben für Patienten, die nur »best supportive care« erhielten. Die Morbidität von knapp 23% und eine Letalität von 4% sind vor dem Hintergrund der eingeschränkten Behandlungsalternativen vertretbar. Jedoch zeigt sich, dass nur für den vollständig resezierten Patienten dieses perioperative Risiko akzeptabel ist, da nur dann die Chance auf eine Prognoseverbesserung, im Einzelfall sogar Heilung durch die Therapie besteht [13, 20–22]. So kommt vor allem dem operierenden Chirurgen bei seiner Entscheidung eine ganz wesentliche Verantwortung zu, aber auch das gesamte Team aus perioperativer anästhesiologischer und intensivmedizinischer Betreuung beeinflusst wesentlich den Erfolg des Verfahrens [23, 24].

13.2   Epidemiologie und Pathophysiologie

Die Häufigkeit peritonealer Manifestation von Tumoren ist unterschiedlich. Während primäre peritoneale Tumoren selten sind, ist ein sekundärer Befall des Peritoneums durch gynäkologische oder gastrointestinale Tumoren relativ häufig. Exemplarisch liegt beim Kolonkarzinom bei Erstdiagnose in 10–15% der Fälle eine PC vor [20, 25, 26]. Von diesen 10% liegt bei 25% der Patienten eine isolierte PC vor. Bei ca. 70.000 Neuerkrankungen in Deutschland pro Jahr [27] sind dies etwa 1.800 Patienten. Im Falle eines Tumorrezidivs liegt eine isolierte PC sogar in 10–35% der Fälle vor [25, 28].

Das Vorhandensein eines verschleimenden Karzinoms sowie Tumorperforation oder Eröffnung des Tumors unter der Operation stellen weitere Risikofaktoren für die Entstehung einer PC dar. Über sekundäre Adhäsion von freien Tumorzellen kann es dann zum Tumorprogress kommen. Aufgrund der eingeschränkten Vaskularisation des Peritoneums können im Rahmen systemischer Therapien häufig keine ausreichenden Wirkspiegel am Peritoneum erreicht werden [28].

13.3 Patientenauswahl und präoperative Diagnostik

Der Patientenauswahl kommt bei der zytoreduktiven Chirurgie und HIPEC eine entscheidende Bedeutung zu, da eine echte Prognoseverbesserung nur für Patienten gezeigt werden konnte, bei denen eine optimale Zytoreduktion erreicht wurde [29]. Aufgrund des häufig sehr ausgedehnten Eingriffs ist für die Therapie präoperativ ein guter Gesundheitszustand zu fordern (ECOG Performance Status < 2). Die Tumorentität spielt ebenso wie die Tumorausdehnung eine wesentliche Rolle. Bei der Diagnostik der Tumorausdehnung stehen alle modernen Schnittbildverfahren zur Verfügung. Es hat sich jedoch gezeigt, dass die in der präoperativen Bildgebung gemessene Tumorausdehnung häufig nicht mit dem intraoperativen Befund übereinstimmt [30]. In der CT-Diagnostik wird die Ausdehnung der PC oft unterschätzt. Dies betrifft vor allem die Tumorausdehnung am Dünndarm, wo ein disseminierter Befall mit kleinen Tumorherden häufig Ursache für eine inkomplette Resektion sein kann. Hier empfiehlt sich in Einzelfällen eine diagnostische Laparoskopie [29]. Trotz der eingeschränkten Einschätzung der Peritonealkarzinoseausdehnung ist die CT-Untersuchung fester Bestandteil der präoperativen Diagnostik, nicht nur, um die lokale Tumorausdehnung zu beurteilen, sondern auch, um eine weitere Metastasierung auszuschließen.

Die Peritoneal Surface Malignancy Group hat für kolorektale Karzinome acht klinische und radiologische Kriterien formuliert, die die Wahrscheinlichkeit einer vollständigen Zytoreduktion erhöhen: 1) ECOG Performance Status ≤ 2; 2) keine extraabdominelle Tumormanifestation; 3) nicht mehr als

drei kleine, resektable Lebermetastasen; 4) kein Gallestau; 5) keine Uretereinengung; 6) nicht mehr als eine Darmstenose; 7) Dünndarmbefall ohne wesentlichen Befall des Mesenterialstiels; 8) nur geringer Befall im Ligamentum hepatoduodenale. Unter Berücksichtigung von tumorspezifischen Besonderheiten können diese Kriterien auch für andere Entitäten Berücksichtigung finden [31, 32].

13.4 Zytoreduktion

Nach erfolgter Bildgebung und dem Entschluss zur Exploration kommt der intraoperativen Befunderhebung die entscheidende Bedeutung zu. Zunächst gilt es, die Ausdehnung der Peritonealkarzinose sowohl in der Größe der einzelnen Herde als auch in ihrer Verteilung über die peritoneale Oberfläche zu erfassen. Hierzu wurden unterschiedliche Indizes erstellt. Der international am häufigsten verwendete ist der »Peritoneal Cancer Index (PCI)« nach Paul Sugarbaker [13] (◘ Abb. 13.1). Um einen Indexwert zu bestimmen, wird das Abdomen in 13 Regionen unterteilt. Der Dünndarm wird in vier Abschnitte aufgeteilt, um seine Gewichtung widerzuspiegeln. Für jede dieser 13 Regionen wird die Größe der dort befindlichen Tumorherde bestimmt (Lesion size, LS). Hierbei gibt ein LS-0 an, dass makroskopische Tumorfreiheit besteht. Ein LS-Wert von 3 dagegen beschreibt Tumorherde von > 5 cm in der entsprechenden Region. Insgesamt kann somit ein maximaler Indexwert von 39 erreicht werden. Abhängig von den unterschiedlichen Tumorentitäten werden bestimmte PCI-Werte als Grenze für eine sinnvolle Resektion angesehen. Beim Kolonkarzinom hat sich beispielsweise gezeigt, dass bei einem PCI < 20 häufig eine Resektion möglich ist. Beim Magenkarzinom dagegen sollte der PCI zwischen 10 und 15 liegen [31, 33], während beim Pseudomyxoma peritonei auch ein PCI von > 20 kein Ausschlusskriterium für eine sinnvolle Resektion darstellt. Allgemein gilt jedoch, dass der Index nur ein Hilfsmittel zur Erfassung der Tumorausdehnung sein kann. Der Indexwert lässt dabei keine definitive Aussage über eine vollständige Tumorresektabilität zu. Ein ausgedehnter Dünndarmbefall oder der Befall anatomisch heikler Regionen kann trotz niedrigem Index zu einer unvoll-

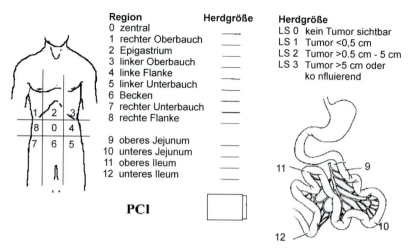

Region	Herdgröße		Herdgröße
0 zentral	___		LS 0 kein Tumor sichtbar
1 rechter Oberbauch	___		LS 1 Tumor <0,5 cm
2 Epigastrium	___		LS 2 Tumor >0.5 cm - 5 cm
3 linker Oberbauch	___		LS 3 Tumor >5 cm oder
4 linke Flanke	___		ko nfluierend
5 linker Unterbauch	___		
6 Becken	___		
7 rechter Unterbauch	___		
8 rechte Flanke	___		
9 oberes Jejunum	___		
10 unteres Jejunum	___		
11 oberes Ileum	___		
12 unteres Ileum	___		

PCI

Abb. 13.1 Peritoneal Cancer Index (PCI) nach Sugarbaker zur intraoperativen Bestimmung der Peritonealkarzinose Ausdehnung

ständigen Tumorreduktion und damit schlechten Prognose führen. Um die Prognose abschätzen zu können ist es daher wichtig, auch die Vollständigkeit der Tumorentfernung zu bestimmen. Diese wird im »Completeness of cytoreduction score (CC)« gemessen [13] (Tab. 13.1). Ein CC-Wert von 0 beschreibt eine makroskopische Tumorfreiheit am Ende der OP. Bei einem CC-Wert von 1 liegen noch Tumorreste kleiner als 2,5 mm vor, während bei einem CC-Wert von 2 Herde zwischen 2,5 mm und 2,5 cm zurückbleiben. Ein CC-Wert von 3 schließlich beschreibt Tumorreste von > 2,5 cm. Die prognostische Relevanz des CC-Wertes konnte in mehreren Studien belegt werden [34–37].

Um eine vollständige Zytoreduktion zu erreichen, muss das komplette viszeral und parietal befallene Peritoneum reseziert werden. Im Bereich des parietalen Peritoneums der lateralen Bauchwand ist dies relativ einfach möglich. Im Bereich des Beckens und der Zwerchfelle dagegen wird die Peritonektomie ungleich schwieriger, ebenso im Bereich des viszeralen Peritoneums des Dünndarms sowie in der Leberpforte und am Magen. Dies führt häufig zu multiviszeralen Resektionen mit mehreren visceralen Anastomosen. Sugarbaker hat hierzu Techniken für die häufigsten visceralen und parietalen Peritonektomieprozeduren beschrieben [11, 38] und diese in sechs operative Abschnitte gegliedert.

Der Zugang zum Abdomen erfolgt über eine mediane Laparotomie vom Xyphoid bis zur Symphyse, um eine vollständige Exploration auch im Bereich der Zwerchfelle und des kleinen Beckens zu ermöglichen. Bei Befall des Omentum majus bzw. der Ausbildung eines Omental cake wird zunächst eine Omentektomie durchgeführt. Diese erfolgt unter Mitnahme der gastroepiploischen Gefäßarkade und der Brevisgefäße entlang der großen Magenkurvatur. Im linken Oberbauch wird der Befall der Milz und des Milzhilus exploriert und ggf. eine Splenektomie angeschlossen. Anschließend erfolgt die Peritonektomie im linken Oberbauch (Abb. 13.2). Der peritoneale Überzug des Zwerchfells und der Rektusscheidenhinterwand, der Nebenniere, der Gerotafaszie und von Anteilen des Pankreas sowie des Kolon transversums werden entfernt. Bei Tumormanifestation im Milzhilus und im Bereich des Pankreasschwanzes kann eine Pankreaslinksresektion mit dem Risiko der Ausbildung

Tab. 13.1 Ausmaß der Zytoreduktion (Completeness of cytoreduction, CC)

Score	Ausmaß des Tumorrestes
CC-0	Makroskopische Tumorfreiheit
CC-1	< 0,25 cm
CC-2	0,25 cm–2,5 cm
CC-3	> 2,5 cm

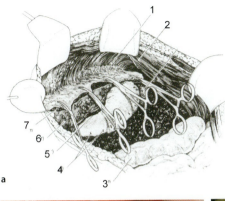

1 linke Zwerchfellmuskulatur
2 Peritoneum
3 Kolon transversum
4 große Magenkurvatur mit abgesetzten
  Ästen der A. gastroepiploica
5 Omentum minus (mit Tumor)
6 Leber (mit oberflächlichem Tumorbefall
7 Tumor unterhalb des linken Zerchfells

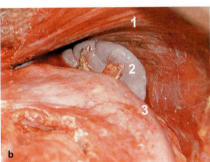

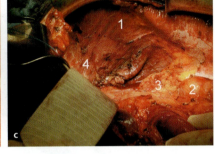

1 linke Zwerchfellmuskulatur
2 Milz
3 große Magenkurvatur mit abgesetzten Ästen
  der A. gastroepiploica

1 linksseitige Zwerchfellmuskulatur
2 Kolon transversum
3 Pankreasschwanz
4 Verschluss nach partieller
  Zwerchfellresektion

◻ **Abb. 13.2** (**a**) Peritonektomie im linken Oberbauch nach Sugarbaker; (**b**) Intraoperativer Situs nach Peritonektomie im linken Oberbauch unter Erhalt der Milz; (**c**) Intraoperativer Situs nach Peritonektomie im linken Oberbauch mit Splenektomie und Teilresektion des tendinösen Zwerchfells

einer Pankreasfistel [39] notwendig werden. Rechtsseitig wird entsprechend vorgegangen (◻ Abb. 13.3) und das Präparat in Gänze entlang der lateralen Bauchwand, des Zwerchfells und des Morrison Pouches hin zur Vena cava inferior und der rechten Lebervene entfernt. Häufig muss bei Tumoradhärenz im Bereich des tendinösen Zwerchfellanteils eine Zwerchfellteilresektion erfolgen. Mit der Präparation der Bursa omentalis entlang dem Lig. hepatoduodenale und des Pankreasoberrandes zum Truncus coeliacus unter sorgfältiger Schonung der Arteria gastrica sinistra und unter Mitnahme von befallenen Anteilen des Omentum minus wird die Resektion im Oberbauch abgeschlossen.

Bci der pelvinen Peritonektomie (◻ Abb. 13.4) wird das Peritoneum entlang der Laparotomie mobilisiert. Nach kaudal stellt sich zunächst die Rek-

tusmuskulatur dar. Das Peritoneum wird in der Folge von der Harnblase abgelöst. Von lateral werden die Ureteren dargestellt und bis zur Mündung in die Harnblase verfolgt. Bei weiblichen Patienten werden das linke und rechte Lig. rotundum sowie die Vena ovarica durchtrennt. Anschließend wird die mesorektale Schicht eröffnet und das Rektum bis unterhalb der peritonealen Umschlagfalte mobilisiert, um den gesamten Peritonealkegel des kleinen Beckens zu resezieren. Bei weiblichen Patienten wird die Arteria uterina an der Kreuzungsstelle mit den Harnleitern abgesetzt und der Uterus mit Adnexen mit dem Gesamtpräparat des kleinen Beckens reseziert.

Unabhängig von den beschriebenen Prozeduren kommt dem Befall des viszeralen Peritoneums für die Resektabilität eine entscheidende Bedeutung

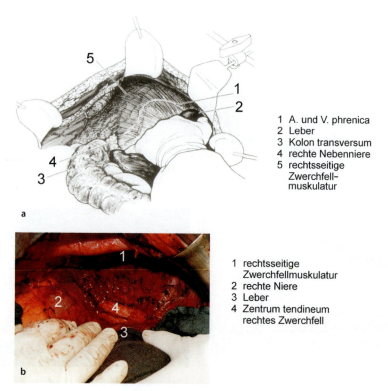

1 A. und V. phrenica
2 Leber
3 Kolon transversum
4 rechte Nebenniere
5 rechtsseitige
  Zwerchfell-
  muskulatur

1 rechtsseitige
  Zwerchfellmuskulatur
2 rechte Niere
3 Leber
4 Zentrum tendineum
  rechtes Zwerchfell

■ **Abb. 13.3** (**a**) Peritonektomie im rechten Oberbauch nach Sugarbaker; (**b**) Intraoperativer Situs nach Peritonektomie

13

zu. So führt eine ausgedehnte zytoreduktive Resektion häufig zu einer multiviszeralen Resektion mit parietaler und viszeraler Peritonektomie, Omentektomie, Splenektomie, Pankreasteilresektion, Dissektion der Bursa omentalis mit Resektion des kleinen Netzes, Entfernung der Leberkapsel, atypische Leberresektion, Cholezystektomie, Magen(teil)resektion, Dünndarmteilresektion(en), Kolon- und Rektumresektion, Hysterektomie, Ovarektomie und ggf. Harnblasenteilresektion. Hier muss vor dem Hintergrund der zu erwartenden postoperativen Lebensqualität mit Sorgfalt über das Resektionsausmaß entschieden werden.

13.5 Rationale und Technik der Hyperthermen Intraperitonealen Chemotherapie

Nach abgeschlossener zytoreduktiver Chirurgie schließt sich die Hypertherme Intraperitoneale Chemotherapie (HIPEC) an. Die HIPEC stellt die am häufigsten durchgeführte Art der lokalen perioperativen Chemotherapie dar. Die Rationale der intraperitonealen Chemotherapie beruht darauf, dass durch diese Form der Applikation lokal hohe Konzentrationen des Chemotherapeutikums bei gleichzeitig niedrigen systemischen Medikamentenspiegeln erreicht werden können [40]. Dieser Konzentrationsgradient wird durch die sogenannte Peritoneum-Plasma-Schranke (PPS) aufrechterhalten [41, 42]. Erstaunlicherweise führen auch ausgedehnte Resektionen des Peritoneums nicht zu einer Änderung der Pharmakokinetik intraperitoneal applizierter Chemotherapeutika [43]. Die PPS führt jedoch zu einer geringen Gewebepenetration durch das Chemotherapeutikum, was die Wirkung der intraperitonealen Chemotherapie einschränkt. Die Einschätzung der Penetrationstiefe reicht von wenigen Zelllagen bis zu einer Tiefe von 5 mm [44–48]. Aus diesem Grund geht die zytoreduktive Chirurgie der Chemotherapie voraus, und eine Resektion wird dann als optimal eingestuft, wenn allenfalls Tumorknoten < 2,5 mm zurückbleiben. Die Hyperthermie

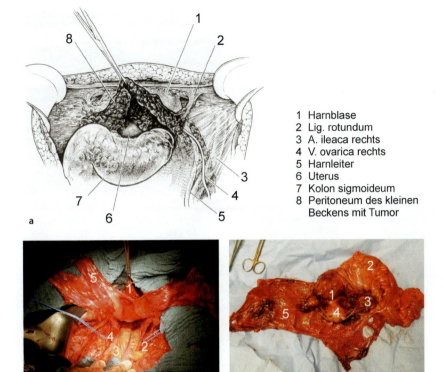

1 Harnblase
2 Lig. rotundum
3 A. ileaca rechts
4 V. ovarica rechts
5 Harnleiter
6 Uterus
7 Kolon sigmoideum
8 Peritoneum des kleinen
  Beckens mit Tumor

1 Harnblase
2 rechter Harnleiter
3 Kolon sigmoideum
4 linker Harnleiter
5 Peritoneum kleines Becken

1 Excavatum uteria (Douglas)
2 Kolon sigmoideum
3 rechte Adnexe
4 Uterus
5 Peritoneum kleines Becken

◘ **Abb. 13.4** (**a**) Peritonektomie im kleinen Becken nach Sugarbaker; (**b**) intraoperativer Situs mit angezügelten Ureteren beidseitig; (**c**) Präparat des kleinen Beckens mit Rektum, Uterus, beiden Adnexen und dem parietalen Peritonealkegel

hat unterschiedliche Effekte. Zum einen hat die Hyperthermie zwischen 41 und 43°C selbst eine zytotoxische Wirkung, speziell auf maligne Zellen [49–51]. Die Hyperthermie führt zu einer Zunahme von Lysosomen und lysosomaler Enzymaktivität in malignen Zellen. Zum anderen führt die Hyperthermie in malignen Tumoren zu einer Reduktion der Perfusion [52] mit konsekutiver Azidose, was lokal zur weiteren Steigerung der lysosomalen Aktivität und damit zum beschleunigten Zelltod maligner Zellen führt [50]. Durch eine erhöhte Membranpermeabilität und gesteigerte Transportmechanismen maligner Zellen kommt es zur vermehrten Medikamentenaufnahme und damit zur Steigerung der Medikamentenaktivität [47, 51, 53]. Der synergistische Effekt einzelner Chemotherapeutika unter Hyperthermie ist jedoch unterschiedlich.

13.6 Durchführung der HIPEC

Die HIPEC wird – wie beschrieben – nach Abschluss der zytoreduktiven Chirurgie durchgeführt. Uneinigkeit herrscht hierbei noch, ob die Rekonstruktion am Gastrointestinaltrakt vor oder nach der HIPEC durchgeführt werden soll. Die Sorge um Anastomosenrezidive spricht einerseits für eine Rekonstruktion nach HIPEC, andererseits werden keine vermehrten Anastomosenrezidive nach vorangegangener Rekonstruktion beobachtet [40]. Das

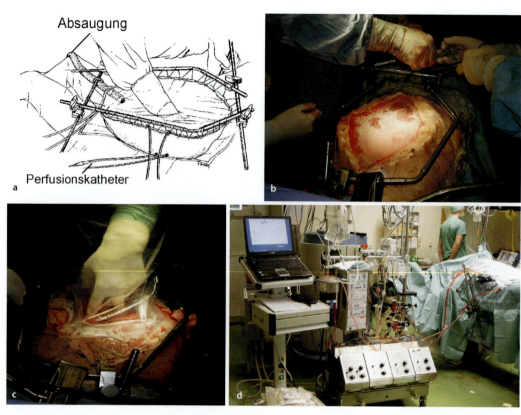

◘ Abb. 13.5 (a) Koliseum-Technik nach Sugarbaker; (b) Abgewandelte Form der Koliseum-Technik, wie sie in Gießen durchgeführt wird; (c) Manipulation am Intestinum während der Perfusion; (d) Herz-Lungen-Maschine zur Erzeugung der Hyperthermie

Medikament wird in einer auf die Körperoberfläche und die Trägerlösungsmenge [54, 55] standardisierten Dosis zugegeben. Prinzipiell kann die HIPEC am offenen oder geschlossenen Abdomen durchgeführt werden. Die offene Technik wird auch als »Koliseum-Technik« nach Sugarbaker bezeichnet [13]. Hierbei bleibt die Laparotomiewunde offen, die Hautkante wird fortlaufend an einem Rahmen fixiert und eleviert, sodass eine kraterförmige Öffnung entsteht. Zulauf- und Ablaufkatheter werden durch die Abdominalwand eingebracht und fixiert. Zwei Temperatursonden zur Kontrolle der Zulauf- und Ablauftemperatur dienen der Überwachung der Zieltemperatur während der Perfusion. Um die Kontamination im OP so gering wie möglich zu halten, wird das System mit einer Folie abgedeckt und ein Absaugsystem darunter eingebracht. Lediglich zur intrakorporalen Manipulation wird die Folie so weit eröffnet, dass der Operateur während der Per-

fusion intraabdominell manipulieren kann, um sämtliche Regionen für das Chemotherapeutikum zugänglich zu machen (◘ Abb. 13.5). Über ein Rollerpumpensystem und einen Wärmetauscher wird die Perfusionslösung in das Abdomen eingebracht und mit 1l/min zirkuliert (c in Abb. 13.5). Nach Erreichen der Zieltemperatur zwischen 41 und 43°C intraabdominell wird das Chemotherapeutikum zugegeben, und je nach Regime wird nun zwischen 30 und 90 Minuten perfundiert. Der Vorteil der offenen Technik liegt in der homogenen Verteilung, jedoch liegt ein höherer Wärmeverlust vor. Zudem ist die potentielle Gefährdung des OP-Personals erhöht, wenngleich eine Arbeit von Stuart für Mitomycin keine erhöhte Gefährdung zeigte [56]. In der geschlossenen Technik wird nach Einbringen der Perfusionskatheter die Haut wasserdicht verschlossen und die Perfusion begonnen. Vorteile der geschlossenen Technik liegen in dem raschen Errei-

◻ Tab. 13.2 Beispiel für ein Schema intraperitoneal angewendeter Chemotherapeutika. (Mit freundlicher Genehmigung von P. Piso)

Tumorentität	Chemotherapeutikum und Applikation	Perfusionsdauer	Zieltemperatur
Kolon, Rektum, Appendix	Oxaliplatin 300 mg/m² Körperoberfläche i.p. 5 FU 400 mg/m² Körperoberfläche i.v. 20 mg/m² Körperoberfläche Leukovorin i.v.	30 min	41–43°C
PMP	Oxaliplatin 300 mg/m² Körperoberfläche i.p. 5 FU 400 mg/m² Körperoberfläche i.v. 20 mg/m² Körperoberfläche Leukovorin i.v	30 min	41–43°C
Magenkarzinom	Cisplatin 75 mg/m² Körperoberfläche i.p. Doxorubicin 15 mg/m² Körperoberfläche i.p.	60 min	41–43°C
Mesotheliom	Cisplatin 75 mg/m² Körperoberfläche i.p. Doxorubicin 15 mg/m² Körperoberfläche i.p.	60 min	41–43°C
Ovarialkarzinom	Cisplatin 75 mg/m² Körperoberfläche i.p. Doxorubicin 15 mg/m² Körperoberfläche i.p.	60 min	41–43°C

i.p. = intraperitoneal; i.v. = intravenös

chen der Zieltemperatur und stabilen hyperthermen Bedingungen. Ferner besteht für das Personal im Operationssaal ein vermindertes Kontaminationsrisiko. Nachteile liegen in einer nachweislich inhomogenen Perfusion, bei der nicht alle intraabdominellen Abschnitte in gleichem Ausmaß mit dem Chemotherapeutikum in Kontakt kommen, sowie in der Gefahr von lokaler Überhitzung und Anreicherung von Chemotherapeutikum mit dem potentiellen Risiko vermehrter postoperativer Komplikationen [40].

Zu den reinen HIPEC-Applikationen haben sich in den letzten Jahren bidirektionale HIPEC-Verfahren etabliert. Hierbei wird die intravenöse Applikation parallel zur Hyperthermen Intraperitonealen Chemotherapie durchgeführt. Elias hat dies erstmals für 5-FU, Folinsäure i.v. und intraperitoneale Gabe von Oxaliplatin beschrieben [54]. Van der Speeten konnte zeigen, dass es unter diesen Bedingungen zu einer Anreicherung von 5-FU in der Peritonealhöhle kommt [57].

Für die verwendeten Chemotherapeutika sowie Perfusionsdauern gibt es bis jetzt keine standardisierten Vorgaben. So haben sich zahlreiche unterschiedliche Protokolle mit verschiedenen Therapeutika teils auch in Kombinationen mit unterschiedlichen Perfusionsdauern für die jeweiligen Tumorentitäten weltweit entwickelt (◻ Tab. 13.2).

13.7 Risiken und Sicherheitsaspekte für das OP-Personal

Durch die intraoperative Anwendung der Chemotherapeutika ist eine potentielle Gefährdung des Personals im Operationssaal gegeben. Vor allem die offene Koliseum-Technik birgt Risiken der Kontamination von OP-Tisch und Personal. Stuart hatte für den Gebrauch von Mitomycin bei der Koliseum-Technik Urinproben aller im OP-Saal anwesenden Personen auf den Nachweis von Mitomycin untersucht, Luftproben oberhalb und unterhalb der Abdeckung genommen und schließlich die OP-Handschuhe auf Permeabilität für das Chemotherapeutikum untersucht. Alle Untersuchungen auf Kontamination waren negativ [56]. In einer weiteren Untersuchung für platinhaltige Chemotherapeutika wurden Wischproben von der HIPEC-Pumpe sowie von Fußboden und Operateur bzw. Perfusionist genommen [58]. Hierbei zeigten sich meist geringe Kontaminationen, jedoch konnten an der HIPEC-Pumpe deutlich erhöhte Konzentrationen gemessen werden, vor allem, wenn das Chemotherapeutikum mittels Spritze in das Pumpenreservoir eingebracht wurde. Unter Berücksichtigung einiger Sicherheitsvorkehrungen ist es jedoch möglich, die Kontamination gering zu halten [40, 59]. Schon bei Beginn der Operation sollte darauf geachtet werden, dass keine mehrfach verwendbaren Tücher und OP-Feldabdeckungen verwendet werden. Während und nach der Perfusion sollte die Anzahl der im OP-Saal Tätigen auf ein Minimum reduziert werden. Um unnötige Luftbewegungen im OP-Saal zu vermeiden, sollten die OP-Türen mit dem Hinweis der HIPEC versehen werden, um möglichst wenig Personalverkehr während der Prozedur zu gewährleisten. Der Fußboden um den OP-Tisch sollte mit flüssigkeitsaufnehmenden Einmaltüchern ausgelegt werden. Alle an dem Eingriff beteiligten Mitarbeiter müssen wasserabweisende Schutzkleidung tragen. Nach der HIPEC sollte sämtliches potentiell kontaminiertes Material in extra gekennzeichneten stabilen Containern entsorgt werden, bevor weiteres Reinigungspersonal mit den Abdeckungen etc. in Kontakt kommen kann. Sämtliche Körperflüssigkeiten des Patienten müssen innerhalb der ersten 48 Stunden als potentiell kontaminiert angesehen und auch so behandelt werden. Bei Kontakt mit dem Chemotherapeutikum sollten immer doppelte Handschuhe mit geringer Permeabilität getragen werden [56]. Diese Handschuhe sollten bei kontinuierlichem Kontakt mit dem Chemotherapeutikum alle 30 Minuten gewechselt werden. Eine Luftabsaugung im Bereich des OP-Feldes muss gewährleistet sein. Sollte es dennoch zu einer Kontamination kommen, gilt es, diese so rasch wie möglich unter Wahrung des Eigenschutzes zu beseitigen, ohne zusätzliche Aerosole zu erzeugen. Das Instrumentarium sollte vor endgültiger Freigabe mehrfach gewaschen werden. Unter Berücksichtigung dieser Vorkehrungen sollte die Gefahr einer Kontamination von OP-Personal auf ein Minimum reduziert werden können.

13.8   Perioperatives Management

Das perioperative Management bei der Zytoreduktion und HIPEC ist gekennzeichnet durch unterschiedliche Phasen, die individueller Betreuung bedürfen [24]. So kommt es während der Resektionsphase durch die große Laparotomiewunde, die lange OP-Dauer und die enorme Wundfläche zu einem erheblichen Flüssigkeitsverlust [60]. Zudem besteht die Gefahr einer Hypothermie mit Folgen für die Blutgerinnung, den neurologischen Status

des Patienten, die immunologischen Effekte sowie die metabolische Situation [61–63]. Während der Perfusionsphase bleibt das Flüssigkeitsmanagement wichtig, es kommt jedoch über eine Hyperthermie von bis zu 40,5°C zu einer erhöhten Stoffwechsellage mit vermehrtem O_2-Bedarf [64], zu einem Anstieg der Herzfrequenz und des Laktats sowie einer metabolischen Azidose [60, 64–67], die durch Anpassung der Beatmung therapiert werden muss. Ein ganz wesentliches Ziel der Narkoseführung ist daher, die Normothermie zu erhalten, auf Abweichungen der Körpertemperatur aber im Einzelfall adäquat zu reagieren [24]. Neben dem Temperaturmanagement stellt das Flüssigkeitsmanagement die zweite wichtige Säule in der intraoperativen Betreuung der Patienten dar. Die Normovolämie hat entscheidenden Einfluss auf den Erhalt der systemischen wie auch der regionalen Perfusion, was vor allem unter HIPEC-Bedingungen von entscheidender Bedeutung ist. Unter Hyperthermie kommt es zum Abfall des peripheren Widerstandes und damit zu einer weiteren Flüssigkeitsverschiebung. Bei einem bestehenden Volumendefizit kann dies zu lokaler Minderperfusion im Splanchnikusgebiet mit Nierenversagen führen [66]. Andererseits führt eine Hypervolämie ebenfalls zu schweren Nebenwirkungen im weiteren Verlauf [68].

Um das Ausmaß des Substitutionsbedarfs abschätzen zu können, müssen einige Faktoren berücksichtigt werden. Der Flüssigkeitsbedarf übersteigt das normale Maß und kann bis zu 12 ml/kg/h liegen, die ausgedehnte Resektion kann über die große Wundfläche zu einem erheblichen Proteinverlust führen [69], und der Blutverlust selbst kann von Fall zu Fall hoch sein. Vor diesem Hintergrund und auch im Bezug auf die Gerinnungssituation muss eine balancierte Volumentherapie mit kristalloiden und kolloidalen Lösungen, aber auch Frischplasmen und Erythrozytenkonzentraten erfolgen [24]. Unter HIPEC-Bedingungen müssen ferner die Trägerlösung und auch das Chemotherapeutikum selbst berücksichtigt werden. So kommt bei der Anwendung von Oxaliplatin eine 5%ige Glukoselösung als Trägersubstanz zum Einsatz, was zur Hyperglykämie und auch zur Hyponatriämie führen kann [70, 71]. Bei der Perfusion mit Cisplatin muss dagegen die kardiotoxische Wirkung berücksichtigt werden [72].

In der ersten postoperativen Phase steht das Volumenmanagement nach wie vor im Zentrum der Bemühungen, da es durch die große Wundfläche nach wie vor zu erheblichem Volumen aber auch zu Proteinverlust mit konsekutiver zusätzlicher Volumenverschiebung kommt [23, 67, 73]. Es ist daher nachvollziehbar, dass ein postoperatives Atemtraining mit kontinuierlichem positivem Druck (CPAP) die pulmonale Situation und die Rekonvaleszenz verbessert [23].

Im Rahmen der perioperativen Schmerztherapie weist der thorakale Periduralkatheter viele Vorteile auf. Die postoperative Nachbeatmungszeit ist verkürzt und die intravenöse Opioidtherapie ist vermindert, sodass die Darmtätigkeit rascher in Gang kommt. Eine neuere Arbeit hat gezeigt, dass eventuell sogar onkologische Vorteile bei Anwendung einer zusätzlichen Periduralanästhesie zu erwarten sind [74]. Auf der anderen Seite gibt es aber auch eine Reihe von Arbeiten, die im Rahmen der HIPEC ein erhöhtes Komplikationsrisiko der Periduralanästhesie beschreiben [75–77]. Als Alternative könnte hier eine kontinuierliche lokale Wundinfiltration zur Schmerztherapie erwogen werden, wie wir sie in unserem Zentrum bei fraglicher Gerinnungsstörung mithilfe eines Painbuster Systems® durchführen [78].

13.9 Morbidität, Mortalität und Quality of Life

Um Komplikationen nach Zytoreduktion und HIPEC zu erfassen gibt es bislang kein einheitliches System. Postoperative Komplikationen können von der ausgedehnten Operation oder durch toxische Effekte auf dem Boden der hyperthermen Chemotherapie entstehen. Diese können auch additiv wirken. In dem Konsensuspapier von Milan [79] hat sich ein Expertenkommitee darauf geeinigt, zur Dokumentation postoperativer Komplikationen nach Zytoreduktion und HIPEC die »Common Terminology Criteria for Adverse Events (CTCAE)« des National Institutes of Health (NIH) als allgemeingültige Klassifikation zu verwenden. Hierbei werden Minorkomplikationen (Grad 0–2) und Majorkomplikationen (Grad 3–5) unterschieden, sowie eine ausführliche Klassifikation an 28 Kategorien festgelegt, um das Ausmaß der Morbidität klar zu erfassen.

Häufige postoperative Komplikationen sind hierbei verstärkte Flüssigkeitsverschiebungen, aus-geprägte Darmatonie, Anastomoseninsuffizienzen, Nachblutungen, Thrombosen, Lungenembolien und Wundheilungsstörungen. Direkte Komplikationen durch das verwendete Chemotherapeutikum können durch die Hämatotoxizität oder Kardiotoxizität sowie durch Schädigung von Niere und Leber entstehen. Majorkomplikationen Grad III und IV werden in 30–40% der Fälle beschrieben, wobei die Mortalität bei 0–8% liegt [29]. In großen Zentren ist die Morbiditäts- und Mortalitätsrate nach Zytoreduktion und HIPEC mit der Rate anderer multiviszeraler Resektionen vergleichbar [80].

Aufgrund des ausgedehnten Eingriffs und der häufig komplikationsträchtigen postoperativen Phase ist die Lebensqualität bei Patienten nach Zytoreduktion und HIPEC zunächst deutlich eingeschränkt. Arbeiten von McQuellon zeigen jedoch, dass Patienten nach einer initialen Verschlechterung 3, 6 und 12 Monate nach der Operation im Verhältnis zum Ausgangswert eine verbesserte Lebensqualität zeigen. 74% der Patienten haben nach einem Jahr wieder mehr als die Hälfte ihrer Alltagsaktivitäten aufgenommen. Eine akzeptable Lebensqualität mit wenig Schmerzen ist nach 3–6 Monaten erreichbar. Allerdings weisen ein Drittel der Patienten zum OP-Zeitpunkt depressive Symptome auf, die auch nach einem Jahr bei immer noch 24% der Patienten anzutreffen waren [81, 82].

Die Kombination aus Zytoreduktion und HIPEC zeigt bei der Größe des Eingriffs und der Prognose, mit der die Patienten präoperativ konfrontiert sind, akzeptable Ergebnisse in Bezug auf die postoperative Lebensqualität.

13.10 Ergebnisse zu einzelnen Tumorentitäten

13.10.1 Primäre peritoneale Malignome

Malignes peritoneales Mesotheliom (MPM)

Das maligne Mesotheliom ist ein seltener Tumor, der von der Pleura, dem Peritoneum, dem Perikard oder der Tunica vaginalis testis ausgehen kann [83]. Die Häufigkeit nimmt aufgrund der weitverbreiteten Asbestexposition in den letzten Jahrzehnten immer noch zu und wird voraussichtlich erst in den nächsten 20 Jahren ihren Höhepunkt erreichen [84]. Das diffuse maligne peritoneale Mesotheliom (DMPM) macht etwa 10–30% aller Mesotheliom-Erkrankungen aus [85]. Der Kausalzusammenhang zwischen Asbestexposition und Erkrankung ist hierfür wesentlich weniger eindeutig als für das Pleuramesotheliom [86, 87]. Histologisch werden drei Subtypen unterschieden: der Epitheliale, der Sarkomatöse und der Mischtyp. Da die Tumormorphologie sehr variabel ist, ist die diagnostische Einteilung nicht leicht, und es fällt oft schwer, das Mesotheliom von benignen reaktiven Veränderungen oder der Metastase eines Adenokarzinoms zu unterscheiden [88]. Hilfreich ist die Immunhistologie, wobei es auch hier keinen typischen Mesotheliom-Marker gibt. Häufig beschreibt die Konstellation der positiven oder negativen Immunreaktivität den Tumor.

Klinisch beschränkt sich die Erkrankung in aller Regel auf die Abdominalhöhle. Eine Autopsiestudie hat gezeigt, dass in 78% der Fälle die Patienten an Komplikationen der loko-regionalen Tumorausbreitung verstarben [89]. Aufgrund des loko-regionären Progresses scheint für diese Patienten die Kombination aus Zytoreduktion und HIPEC sinnvoll. Das mediane Überleben ohne aggressive Therapie liegt aufgrund des raschen Tumorprogresses zwischen 6 und 12 Monaten [90]. Unter der Kombination aus Zytoreduktion und HIPEC konnte es deutlich verlängert werden und liegt unter diesen Bedingungen zwischen 30 und 92 Monaten [91]. Patienten mit einem epitheloiden Mesotheliom haben ein deutlich verlängertes medianes Überleben [92]. Bei Progress der Erkrankung ist in einem hohen Prozentsatz der Dünndarm beteiligt [91]. In einer aktuellen Arbeit von Baratti wurde in einer kontrollierten Studie das Outcome zwischen Patienten verglichen, bei denen eine Peritonektomie lediglich des makroskopisch befallenen Peritoneums durchgeführt wurde, und einer Gruppe, bei der unabhängig von der Tumorausdehnung eine vollständige Peritonektomie durchgeführt wurde. Das mediane Überleben in der subtotal resezierten Gruppe lag bei 29,6 Monaten, in der zweiten Gruppe war das mediane Überleben nach einem Beobachtungszeitraum von 50,3 Monaten noch nicht erreicht. Das 5-Jahres-Überleben lag in der ersten Gruppe bei 40,0% und in der zweiten Gruppe bei 63,9%. Dieser Unterschied war signifikant, sodass die vollständige Peritonektomie mit einem signifikant verlängerten Überleben vergesellschaftet ist [93].

Sonderformen des peritonealen Mesothelioms sind das multizystische peritoneale Mesotheliom (MPM) sowie das gut differenzierte papilläre Mesotheliom (WDPPM). Beide Subtypen sind sehr selten und zeigen ein fraglich malignes Wachstumsverhalten. Ein Rezidivieren ist häufig, und auch die Transformation in ein malignes Mesotheliom ist möglich. Beide Formen treten vorwiegend abdominell bei Frauen im gebärfähigen Alter auf, die bezüglich Asbestoseexposition eine leere Anamnese aufweisen. Aufgrund des rezidivierenden Wachstumstyps und der Gefahr der Entartung wurden unterschiedliche Therapiestrategien entwickelt, die aber alle wegen der geringen Fallzahlen nicht zum Standard erhoben werden können. In einer Arbeit von Baratti [94] wurde bei zwölf Patienten eine Zytoreduktion und HIPEC mit einem 5-Jahres-Überleben von 90% durchgeführt. Unter den Patienten war auch ein Fall beschrieben, in dem es zur Transformation in ein malignes Mesotheliom gekommen war. Vor diesem Hintergrund scheint die Zytoreduktion und HIPEC bei diesen seltenen Mesotheliomformen eine gerechtfertigte Strategie.

13.10.2   Sekundäre peritoneale Malignome

Kolorektales Karzinom und Appendixkarzinom

Das kolorektale Karzinom mit PC stellt die häufigste Indikation zur zytoreduktiven Chirurgie und HIPEC dar. Da in vielen Studien das Appendixkarzinom ebenfalls in die Untersuchungsgruppen eingeht, wird dieses hier mit berücksichtigt. In einer Meta-Analyse von Glehen [20], die insgesamt 506 Fälle umfasste, konnte erstmals an einem großen Kollektiv gezeigt werden, dass das mediane Überleben bei Patienten mit makroskopisch vollständiger Tumorentfernung und anschließender HIPEC bei 32,4 Monaten lag. Im Vergleich hierzu lag das mediane Überleben in der EVOCAPE-1-Studie [1] für diese Patienten mit »best supportive care« bei

6 Monaten. Für Patienten, bei denen eine vollständige Resektion nicht möglich war, konnte durch die kombinierte Therapie kein Vorteil erzielt werden.

Das kolorektale Karzinom ist die einzige Tumorentität, bei der mittels einer randomisiert kontrollierten Studie durch die Arbeitsgruppe um Verwaal in den Niederlanden [21] die Wirksamkeit der Kombinationstherapie untersucht wurde. Im Gesamtkollektiv fand sich im Standardtherapiearm ein medianes Überleben von 12,6 Monaten gegenüber 21,6 Monaten in dem experimentellen Arm mit zytoreduktiver Chirurgie und HIPEC. Für Patienten, bei denen eine makroskopisch vollständige Tumorfreiheit erzielt werden konnte, waren die Ergebnisse noch besser. Die Folgedaten aus dieser niederländischen Studie nach einem Nachbeobachtungszeitraum von 8 Jahren zeigten, dass für radikal operierte Patienten mit initial vollständiger Tumorentfernung die 5-Jahres-Überlebensrate bei 45% lag [22]. Zu ähnlichen Ergebnissen gelangen auch mehrere aktuelle Phase-II-Studien, die eine 5-Jahres-Überlebensrate bis zu 50% zeigen [95, 96]. Auf dem Boden dieser Ergebnisse ist die Kombination aus zytoreduktiver Chirurgie und HIPEC in Frankreich und den Niederlanden als Therapie der Wahl für Patienten mit PC bei kolorektalem Karzinom in die Therapieempfehlungen eingegangen.

In der Gruppe der kolorektalen Karzinome scheint das Rektumkarzinom weniger auf die Therapie anzusprechen als Kolonkarzinome anderer Lokalisationen. Da Silva konnte zeigen, dass das mediane Überleben bei Patienten mit Rektumkarzinom bei 17 Monaten lag, während das mediane Überleben für Kolonkarzinome anderer Lokalisationen bei 33 Monaten lag [97]. Ferner scheint auch der histologische Typ eine entscheidende Rolle für den Erfolg der Therapie zu spielen. So konnte gezeigt werden, dass der Nachweis eines Siegelringzellkarzinoms mit einer deutlich schlechteren Langzeitprognose vergesellschaftet ist [98].

Da bekanntermaßen der Erfolg bei Patienten mit wenig ausgeprägter PC größer ist als bei Patienten mit ausgedehnter PC, hatte Elias [99] für Patienten mit einem hohen Risiko, eine PC zu entwickeln, im Verlauf nach primärer Resektion systematisch nach einem Jahr eine Second-look-Laparotomie durchgeführt. In diesem Kollektiv von 29 Patienten fand sich bei 16 Patienten (55%) eine meist in der CT-Diagnostik nicht darstellbare PC. Kriterien für die Second-look-Laparotomie waren: lokale PC beim Ersteingriff, synchrone Metastasen am Ovar oder ein initial perforiertes Karzinom. Wenngleich hier noch keine Langzeitergebnisse für dieses Kollektiv vorliegen, scheint eine solche Strategie für Patienten mit einem hohen Risiko für die Entwicklung einer PC sinnvoll.

Pseudomyxoma peritonei (PMP)

Das PMP ist eine seltene Erkrankung, die durch muzinösen Aszites sowie peritoneale Absiedlungen gekennzeichnet ist [100, 101]. Im Verlauf bilden sich klassischerweise große Mengen des muzinösen Aszites aus, und es kommt zur Obstruktion und Ileus-Symptomatik. Die Erstbeschreibung erfolgte durch Rokitansky 1842 bei einem Patienten mit einer Mukozele der Appendix [102]. Uneinigkeit herrschte lange Zeit über den Ursprung und die pathologische Klassifikation des PMP. Pathologie-Arbeiten haben gezeigt, dass die Mehrzahl der klassischen PMP von Low-grade-Tumoren der Appendix ausgehen [103–105]. Gleichwohl kommen in seltenen Fällen auch andere Organe als Ursprung in Frage. In erster Linie ist das das Ovar, aber auch Magen, Kolon, Pankreas und andere intraabdominelle Organe sind beschrieben [106, 107]. PMPs unterscheiden sich aber nicht nur in ihrem Ursprung, sondern auch in ihrem Wachstumsverhalten. Eine gängige Klassifizierung wurde von Ronnett [103] auf dem Boden einer retrospektiven Analyse vorgeschlagen. Low-grade-Tumore wurden als disseminierte peritoneale Adenomukose (DPAM), High-grade-Tumore als peritoneale muzinöse Karzinomatose (PMCA) beschrieben. Dazwischen gibt es einen intermediären Typ (IG), der sich im Langzeitverlauf aber nicht anders verhält als die PMCA. Weitere Klassifikationen wurden vorgeschlagen, die jedoch alle ebenfalls zwischen einer weniger aggressiven und einer aggressiven Form des PMP unterscheiden.

Klassischerweise wurden bei PMP-Patienten wiederholte Tumorreduktionen in Abhängigkeit von der Symptomatik durchgeführt. Dies führte zwar kurzfristig zur Symptomlinderung, hatte jedoch nur begrenzten Einfluss auf das Langzeitüberleben [100, 101]. Bei praktisch allen Patienten kam es im Laufe der Zeit zu Rezidiven, wobei mit zunehmender Anzahl an Eingriffen die Therapie ineffektiver und komplikationsträchtiger wurde. Histopathologisch kam es teilweise zu einem Wandel von einer weniger aggressiven in eine aggressive Form. Unter den beschriebenen Voraussetzungen können 10-Jahres-Überlebensraten zwischen 20 und 30% erreicht werden [108, 109], wenngleich auch in diesen Untersuchungen teilweise aggressive Therapieansätze mit intraperitonealer Bestrahlung und Chemotherapie durchgeführt wurden.

Der Therapieansatz aus zytoreduktiver Chirurgie und HIPEC hat in vielen Studien verbesserte Überlebenszeiten im Vergleich zu den historischen Kontrollgruppen gezeigt [111]. Die Gruppe von Sugarbaker konnte an einer Gruppe von 501 Patienten zeigen, dass ein medianes Überleben von 156 Monaten sowie eine 5- und 10-Jahres-Überlebensrate von 72 bzw. 55% erreicht werden kann [110]. Auf dem Boden dieser Daten wurde 2008 in einem Konsensuspapier der führenden HIPEC-Zentren, die sich mit der Therapie des Pseudomyxoma peritonei beschäftigen, die Kombination aus zytoreduktiver Chirurgie und HIPEC als wissenschaftlich fundiertester, erfolgversprechender Therapieansatz angesehen, wenngleich große randomisierte Studien fehlen [111].

In einer aktuellen Arbeit von Chua et al. [112] wurden die Daten aus einer multizentrischen retrospektiven Datenbank publiziert, in die aus 16 Zentren 2.298 Patienten eingeschleust wurden. Es zeigten sich bei dieser großen Patientenzahl eine Mortalität von 2% sowie eine Komplikationsrate von 24% für die Kombination aus zytoreduktiver Chirurgie und HIPEC. Das mediane Überleben lag bei 196 Monaten mit einer 10- und 15-Jahres-Überlebensrate von 63 bzw. 59%. Unabhängige Faktoren für ein schlechteres Überleben waren hohes Lebensalter, schwere postoperative Komplikationen, präoperativ stattgehabte Chemotherapie und ein aggressiver histologischer Typ (PMCA).

13.10.3   Magenkarzinom

Bei geplant kurativer Gastrektomie bei Magenkarzinom wird in 5–20% der Fälle eine PC gefunden [113, 114]. Die PC ist hierbei mit einer sehr eingeschränkten Prognose und einem medianen Überleben von ca. 3 Monaten vergesellschaftet [1]. In 60% der Fälle sterben die Patienten mit einem Magenkarzinom an den Folgen einer PC [115]. Beim fortgeschrittenen Magenkarzinom ist die Polychemotherapie die Therapie der Wahl und der »best supportive care« überlegen [116]. Mehrere Arbeiten haben jedoch gezeigt, dass, ähnlich wie bei anderen Tumorentitäten, aufgrund der Blut-Peritoneum-Schranke die PC im Vergleich zu anderen Metastasierungslokalisationen auf die i.v. Chemotherapie weniger gut anspricht [117–120]. Aufgrund des biologisch aggressiveren Verhaltens waren die Ergebnisse für zytoreduktive Chirurgie und HIPEC beim Magenkarzinom lange nicht überzeugend. Der Schwellenwert des PCI, bei dem eine Resektion sinnvoll erscheint, liegt für das Magenkarzinom niedriger als für das Kolonkarzinom [121–123], und eine vollständige Zytoreduktion (CC-0) ist für eine Verbesserung der Prognose unabdingbar. Eine Meta-Analyse und ein systematischer Review zeigen unter diesen Bedingungen eine Prognoseverbesserung beim Magenkarzinom für Patienten, die mittels zytoreduktiver Chirurgie und HIPEC therapiert wurden [124, 113]. Das mediane Überleben in den hier zusammengefassten Studien lag zwischen 7,9 und 15 Monaten, und die 5-Jahres-Überlebensrate lag zwischen 6 und 16%. Darüber liegen zwei Arbeiten von Glehen und Yonemura, in denen für Patienten mit vollständiger Zytoreduktion (CC-0) ein medianes Überleben zwischen 15,4 und 21,3 Monaten sowie eine 5-Jahres-Überlebensrate von 15–29,4% erreicht werden konnte [125, 126].

Aufgrund der hohen Rate an PC und der nur begrenzten Resektabilität kommt dem präoperativen Staging beim Magenkarzinom ein hoher Stellenwert zu. Leider ist jedoch die Schnittbildgebung bezüglich der für das Magenkarzinom typischen kleinen PC-Herde ungeeignet. So konnte gezeigt werden, dass Herde < 5mm mit einer Sensitivität von nur 11% detektiert werden konnten [127] und der im CT gemessene PCI häufig die Ausdehnung unterschätzte [123].

Im Gegensatz hierzu zeigt die Staging-Laparoskopie hervorragende Ergebnisse mit einer Genauigkeit von über 90%. Valle konnte zeigen, dass bei nur 2 von 97 Patienten der in der Laparoskopie erhobene PCI von dem intraoperativen PCI abwich [128]. Vor dem Hintergrund neuer neoadjuvanter Therapieansätze kommt der adäquaten initialen Staging-Untersuchung ein sehr hoher Stellenwert zu, sodass die Staging-Laparoskopie hier das Verfahren der Wahl ist.

Neoadjuvante Therapieansätze beim fortgeschrittenen Magenkarzinom mit PC

Um auch initial nicht resektable Magenkarzinome mit PC in ein resektables Stadium zu überführen wurden unterschiedliche neoadjuvante Konzepte entwickelt. Die klassische neoadjuvante intravenöse Chemotherapie mit unterschiedlichen Präparatekombinationen kann den Anteil der Patienten, bei denen eine vollständige Zytoreduktion möglich ist erhöhen und zu verbesserten Überlebenszeiten führen [118, 129].

Aufgrund der Vorteile lokaler Chemotherapie mit dem Nachteil geringer Penetrationstiefe hat Yonemura einen bidirektionalen neoadjuvanten intraperitonealen und systemischen Chemotherapie Ansatz (NIPS) entwickelt. Die Ergebnisse zeigen für diese Kombinationstherapie ein gutes Ansprechen. In einer Gruppe von 79 Patienten zeigten 65 bei Erstdiagnose eine positive Zytologie des Aszites, nach NIPS war in 41 der 65 positiven Patienten (63%) die Zytologie negativ. In der Hälfte der Fälle mit nachgewiesener PC bestand sogar eine vollständige Remission der PC und in den verbliebenen Patienten war der Anteil einer vollständigen Zytoreduktion sehr hoch [126, 130, 131]. Insgesamt ist die Studienzahl aktuell noch sehr gering und eine Therapie sollte nur im Rahmen von Studien erwogen werden.

Ovarialkarzinom

Das Ovarialkarzinom ist eine der häufigsten malignen gynäkologischen Erkrankungen [132]. Unter diesen Karzinomen stellt das epitheliale Ovarialkarzinom mit über 70% die häufigste Tumorform dar. Bei Diagnose liegt häufig ein fortgeschrittenes Stadium mit peritonealem Befall vor [133]. Da das Ovarialkarzinom in aller Regel initial chemosensibel ist, besteht die Standardtherapie aus zytoreduktiver Chirurgie, gefolgt von einer adjuvanten Chemotherapie aus Paclitaxel und einem platinhaltigen

Präparat [134]. Es kommt jedoch häufig zum Rezidiv und der Entwicklung einer Chemoresistenz. So liegt die 5-Jahres-Überlebensrate für fortgeschrittene Tumorstadien bei < 25% [135]. Das Ausmaß der Zytoreduktion beim Ovarialkarzinom ist von entscheidender Bedeutung. Eine Meta-Analyse an knapp 7000 Patientinnen zeigte, dass eine maximale Zytoreduktion die wichtigste Determinante für das Überleben ist [8]. Aufgrund der initial guten Chemosensibilität wurden bereits adjuvante intraperitoneale Therapieansätze mit Erfolg untersucht [136]. So liegt der Schluss nahe, dass optimale zytoreduktive Chirurgie und HIPEC bei dieser Tumorentität erfolgversprechend eingesetzt werden können. Die Datenlage ist jedoch bis heute unklar, was mehrere Ursachen hat. Häufig sind die Untersuchungsgruppen uneinheitlich. Chua et al. zeigen in einem systematischen Review [137], dass in den untersuchten Gruppen häufig Patientinnen mit Erstdiagnose eines Ovarialkarzinoms, Patientinnen mit Rezidiv, Patientinnen mit stattgehabten Chemotherapien, Patientinnen mit chemoresistenten Tumoren und Patientinnen mit chemosensiblen Tumoren in einer Untersuchungsgruppe zusammengefasst sind, was die Wertigkeit der Ergebnisse in Frage stellt. Ferner gibt es unterschiedliche Vorstellungen, was das Ausmaß einer »optimalen« Zytoreduktion angeht [138]. Einerseits bringt eine extensive multiviszerale Resektion zur Erlangung einer kompletten Zytoreduktion (CC-0) ein erhöhtes Maß an Morbidität bei chemosensiblem Tumor mit sich, andererseits wird auf Kosten einer geringeren Morbidität die Radikalität reduziert. Jedes Lager findet aktuell ausreichend Argumente, das eigene Vorgehen zu rechtfertigen. In einer Studie von Winter et al. [139] wird an 360 Patienten gezeigt, dass bei gleichem Therapieschema postoperativ für die radikal resezierten Patientinnen ein deutlicher Überlebensvorteil besteht.

Um den Stellenwert der zytoreduktiven Chirurgie und HIPEC beim Ovarialkarzinom zu klären, laufen aktuell drei kontrollierte randomisierte Studien. In der Studie des niederländischen Cancer Institutes wird die zytoreduktive Chirurgie mit HIPEC mit einer Gruppe ohne HIPEC verglichen [140]. Die zweite Studie (aus Sydney) untersucht die Wirkung zytoreduktiver Chirurgie und HIPEC bei primärem Ovarialkarzinom und beim Rezidiv

[141]. Die dritte Studie (CHIPOR, aus Frankreich) untersucht die HIPEC beim Rezidiv [142]. Nach Abschluss dieser Arbeiten ist mit einer neuen Bewertung der Kombination aus zytoreduktiver Chirurgie und HIPEC beim Ovarialkarzinom zu rechnen.

13.11 Zusammenfassung

Die Kombination aus zytoreduktiver Chirurgie und HIPEC hat für einige Tumorentitäten das Stadium der experimentellen Therapie verlassen. Für das PMP, das kolorektale Karzinom und das Appendixkarzinom sowie das peritoneale Mesotheliom konnten in großen Meta-Analysen gute Erfolge nachgewiesen werden, für das kolorektale Karzinom sogar in randomisierten Studien. Dies hat dazu geführt, dass in den Niederlanden und Frankreich die Therapie in die Leitlinien für die Behandlung des kolorektalen Karzinoms aufgenommen wurde. Für das Magenkarzinom und das Ovarialkarzinom fehlen diese Nachweise aktuell noch, wenngleich es Hinweise gibt, dass auch hier unter bestimmten Voraussetzungen der Therapieansatz sinnvoll sein kann. Jedoch sind nach wie vor viele Fragen ungeklärt. Es gibt keine standardisierten Schemata, weder für das zu verwendende Chemotherapeutikum noch für die Perfusionsdauer. Das Ausmaß der Peritonektomie ist ebenfalls nicht festgelegt, so wird in den meisten Zentren das makroskopisch befallene Peritoneum reseziert, in anderen Zentren jedoch bei entsprechender Tumorentität standardisiert auch nicht befallene Anteile mit nachweisbarem Langzeiterfolg [93].

Entscheidend für den Erfolg des Therapieansatzes ist in jedem Fall die Patientenselektion, da nur im Falle einer maximalen Zytoreduktion (CC-0, CC-1) eine Prognoseverbesserung erreicht werden kann.

Literatur

1. Sadeghi, B, Arvieux C, Glehen O, Beaujard AC, Rivoire M, Bauliuex J, Fontaumard E, Brachet A, Caillot JL, Faure JL, Porcheron J, Peix JL, Francois Y, Vignal J, Gilly FN. Peritoneal carcinomatosis from non-gynecologic malignancies. Cancer 2000;15:358–63.

2. Hardy JR, Wiltshaw E, Blake PR, Slevin M, Perren TJ, Tan S. Cisplatin and carboplatin in combination for the treatment of stage IV ovarian carcinoma. Ann Oncol 1991; 2:131–6.

3. Curtin JP, Malik R, Venkatramann ES, Barakat RR, Hoskins WJ. Stage IV ovarian cancer: impact of surgical debulking. Gynecol Oncol 1997;64:9–12.

4. Akahira Ji, Yoshikawa H, Shimizu Y, Tsunematsu R, Hirakawa T, Kuramoto H, ShiromizuK, Kuzuya K, Kamura T, Kikuchi Y, Kodama S, Yamamoto K, Sato S. Prognostic factors of stage IV epithelial ovarian cancer: a multicenter retrospective study. Gynecol Oncol 2001;81:398–403.

5. Sampson JA.. Implantation peritoneal carcinomatosis of ovarian origin. The American Journal of Pathology 1931; 7:423–26.

6. Spratt JS, Adcock RA, Muskovin M, Sherrill W, McKeown J. Clinical delivery systems for intraperitoneal hyperthermic chemotherapy. Cancer Res 40:256–260, 1980.

7. Fujimoto S, Shrestha RD, Kokubun M, Kobayashi K, Kiuchi S, Konno C, Takahashi M, Okui K. Pharmacokinetic analysis of mitomycin C for intraperitoneal hyperthermic perfusion in patients with far-advanced or recurrent gastric cancer. Reg Cancer Treat 1989;2:198–202.

8. Bristow RE, Tomacruz RS, Armstrong DK, Trimble EL, Montz FJ. Survival effect of maximal cytoreductive surgery for advanced ovarian carcinoma during the platinum era: a meta-analysis. J Clin Oncol 2002;20:1248–59.

9. Sugarbaker PH, Hughes KA.. Surgery for colorectal metastasis to liver. In: Wanebo H (ed) Colorectal cancer. Mosby, St.Louis, 405–13, 1993.

10. Sugarbaker PH, Cunliffe WJ, Belliveau J, de Brujin EA, Graves T, Mullins RE, Schlag P. Rationale for integrating early postoperative intraperitoneal chemotherapy into the surgical treatment of gastrointestinal cancer. Semin Oncol 1989;16:83–97.

11. Sugarbaker PH. Peritonectomy procedures. Annals of Surgery 1995;221:29–42.

12. Sugarbaker PH. Observations concerning cancer spread within the peritoneal carcinomatosis: principles and management. Boston Kluwer Academic Publ 79–100, 1996.

13. Sugarbaker PH. Management of peritoneal-surface malignancy: the surgeon's role. Langenbeck's Arch Surg 1999;384:576–87.

14. Glehen O, Mithieux F, Osinsky D, Beaujard AC, Freyer G, Guertsch P, Francois Y, Peyrat P, Panteix G, Vignal J, Gilly FN. Surgery combined with peritonectomy procedures and intraperitoneal chemohyperthermia in abdominal cancers with peritoneal carcinomatosis: a phase II study. J Clin Oncol 2003;21:799–806.

15. Elias D, Blot F, El Otmany A, Antoun S, Lasser P, Boige V, Rougier P, Ducreux M. Curative treatment of peritoneal carcinomatosis arising from colorectal cancer by complete resection and intraperitoneal chemotherapy. Cancer 2001;92:71–6.

16. Glehen O, GillyFN, Sugarbaker PH. New perspectives in the management of colorectal cancer: What about peritoneal carcinomatosis ? Scand J Surg 2003;92:178–9.

17. Shen P, Levine EA, Hall J, Case D Russell G, Fleming R, Mc-Quellon R, Geisinger KR, Loggie BW. Factors predicting survival after intraperitoneal hyperthermic chemotherapy with mitomycin C after cytoreductive surgery for patients with peritoneal carcinomatosis. Arch Surg 2003;138, 26–33.

18. Pestieau SR, Sugarbaker PH. Treatment of primary colon cancer with peritoneal carcinomatosis: comparison of concomitant vs. delayed management. Dis Colon Rectum 2000;43:1341–6.

19. Witkamp AJ, de Bree E, Kaag MM, Boot H, Beijnen JH, van Slooten GW, van Coevorden F, Zoetmulder FA. Extensive cytoreductive surgery followed by intra-operative hyperthermic intraperitoneal chemotherapy with mitomycin C in patients with peritoneal carcinomatosis of colorectal origin. Eur J Cancer 2001;37:979–84.

20. Glehen O, Kwiatkowski F, Sugarbaker PH, Elias D, Levine EA, De Simone M, Barone R, Yonemura Y, Cavaliere F, Quenet F, Gutman M, Tentes AA, Lorimier G, Bernard JL, Bereder JM, Porcheron J, Gomez-Portilla A, Shen P, Deraco M, Rat P. Cytoreductive surgery combined with perioperative intraperitoneal chemotherapy for the management of peritoneal carcinomatosis from colorectal cancer: a multi-institutional study. J Clin Oncol 2004;22:3284–92.

21. Verwaal VJ, van Ruth S, de Bree E, van Sloothen GW, van Tinteren H, Boot H, Zoetmulder FA. Randomized trial of cytoreduction and hyperthermic intraperitoneal chemotherapy versus systemic chemotherapy and palliative surgery in patients with peritoneal carcinomatosis of colorectal cancer. J Clin Oncol 2003;20:3737–43.

22. Verwaal VJ, Bruin S, Boot H, van Slooten G, van Tinteren H. 8-year follow-up of randomized trial: cytoreduction and hyperthermic intraperitoneal chemotherapy versus systemic chemotherapy in patients with peritoneal carcinomatosis of colorectal origin. Ann Surg Oncol 2008; 15: 2426–32.

23. Arakeljan E, Gunningberg L, Larsson J, Norlen K, Mahteme H. Factors influencing early postoperative recovery after cytoreductive surgery and hyperthermic intraperitoneal chemotherapy. Eur J Surg Oncol 2011;37:897–903.

24. Raspe C, Piso P, Wiesnack C, Bucher M. Anesthetic management in patients undergoing hyperthermic chemotherapy. Curr Opin Anesthesiol 2012;25:348–55.

25. Dawson LE, Russell AH, Tong D. Adenocarcinoma of the sigmoid colon: Sites of initial dissemination and clinical patterns of recurrence following surgery alone. J Surg Oncol 1983;22:95–99.

26. Chu DZ, Lang NP, Thompson C. Peritonael carcinomatosis in nongynecologic malignancy: A prospective study of prognostic factors. Cancer 1989;63:364–67.

27. Glockzin G, Ghali N, Lang SA, Schlitt HJ, Piso P. Results of cytoreductive surgery and hyperthermic intraperitoneal chemotherapy for peritoneal carcinomatosis from colorectal cancer. J Surg Oncol 2009;100:306–10.

28. Brodsky JT, Cohen AM. Peritoneal seeding following potentially curative resection of colonic carcinoma: Implications for adjuvant therapy. Dis Colon Rectum 1991; 34:723–27.

29. Glockzin G, Schlitt HJ, Piso P. Peritoneal carcinomatosis: patients selection, perioperative complications and quality of life related to cytoreductive surgery and hyperthermic intraperitoneal chemotherapy. World Journal Surg Oncol 2009 8;7:5.

30. Esquivel J, Chua TC, Stojadinovic A, Torres Melero J, Levine EA, Gutman M, Howard R, Piso P, Nissan A, Gomez-Portilla A, Gonzalez-Bayon L, Gonzalez-Moreno S, Shen P, Stewart JH, Sugarbaker PH, Barone RM, Hoefer R, Morris DL, Sardi A, Sticca RP. Accuracy and clinical relevance of computed tomography scan interpretation of peritoneal cancer Index in colorectal cancer peritoneal carcinomatosis: a multi-institutional study. Journal Surg Oncol 2010; 102: 565–70

31. Esquivel J, Elias D, Baratti D, Kusamura S, Deraco M. Consensus statement on the loco regional treatment of colorectal cancer with peritoneal dissemination. J Surg Oncol 2008;98:263–67.

32. Esquivel J, Sticca R, Sugarbaker P, Levine E, Yan TD, Alexander R, Baratti D, Bartlett D, Barone R, Barrios P, Bieligk S, Bretcha-Boix P, Chang CK, Chu F, Chu Q, Daniel S, de Bree E, Deraco M, Dominguez-Parra L, Elias D, Flynn R, Foster J, Garofalo A, Gilly FN, Glehen O, Gomez-Portilla A, Gonzalez-Bayon L, Gonzalez-Moreno S, Goodman M, Gushchin V, Hanna N, Hartmann J, Harrison L, Hoefer R, Kane J, Kecmanovic D, Kelley S, Kuhn J, Lamont J, Lange J, Li B, Loggie B, Mahteme H, Mann G, Martin R, Misih RA, Moran B, Morris D, Onate-Ocana L, Petrelli N, Philippe G, Pingpank J, Pitroff A, Piso P, Quinones M, Riley L, Rutstein L, Saha S, Alrawi S, Sardi A, Schneebaum S, Shen P, Shibata D, Spellman J, Stojadinovic A, Stewart J, Torres-Melero J, Tuttle T, Verwaal V, Villar J, Wilkinson N, Younan R, Zeh H, Zoetmulder F, Sebbag G. Cytoreductive surgery and hyperthermic intraperitoneal chemotherapy in the management of peritoneal surface malignancies of colonic origin: a consensus statement. Society of surgical Oncology. Ann Surg Oncol. 2007 Jan;14(1):128–33.

33. Bozzetti F, Yu W, Baratti D, Kusamura S, Deraco M. Locoregional treatment of peritoneal carcinomatosis from gastric cancer. J Surg Oncol 2008;98:273–6.

34. Gomez-Portilla A, Sugarbaker PH, Chang D. Second-look surgery after cytoreductive and intraperitoneal chemotherapy for peritoneal carcinomatosis from colorectal cancer: analysis of prognostic features. World J Surg 1999;23:23–9.

35. Berthet B, Sugarbaker TA, Chang D, Sugarbaker PH. Quantitative methodologies for selection of patients with recurrent abdominopelvic sarcoma for treatment. Eur J Cancer 1999;3:413–9.

36. Sugarbaker PH. Successful management of microscopic residual disease in large bowel cancer. Cancer Chemother Pharmacol 1999;42:S15–S25.

37. Sugarbaker PH, Schellinx MET, Chang D, Koslowe P, von Meyerfeldt M. Peritoneal carcinomatosis from adenocarcinoma of the colon. World J Surg 1996;20:585–92.

38. Deraco M, Baratti D, Kusamura S, Laterza B, Balestra MR. Surgical technique of parietal peritonectomy for peritoneal surface malignancies. J Surg Oncol 2009;100:321–8.

39. Kusamura S, Baratti D, Antonucci A, Younan R, Laterza B, Oliva GD, Gavazzi C, Deraco M. Incidence of postoperative pancreatic fistula and hyperamylasemia after cytoreductive surgery and hyperthermic intraperitoneal chemotherapy. Ann Surg Oncol 2007;14:3443–52.

40. Gonzalez-Moreno S, Gonzalez-Bayon LA, Ortega-Perez G. Hyperthermic intraperitoneal chemotherapy: Rationale and technique. World J Gastrointest Oncol 2010;2:68–75.

41. Jacquet P, Sugarbaker PH. Peritoneal-plasma barrier. Cancer treat res 1996;82:53–63.

42. Flessner MF. The transport barrier in intraperitoneal therapy. Am J Physiol renal Phsiol 2005;288:F433–F442.

43. De Lima Vazquez V, Stuart OA, Mohamed F, Sugarbaker PH. Extent of parietal peritonectomy does not change intraperitoneal chemotherapy pharmacokinetics. Cancer Chemother Pharmacol 2003;52:108–12.

44. El-Kareh AW, Secomb TW. A theoretical model for intraperitoneal delivery of cisplatin and the effect of hyperthermia on drug penetration distance. Neoplasia 2004;6:117–27.

45. Los G, Verdegal EM, Mutsaers PH, Mc Vie JG. Penetration of carboplatin and cisplatin into rat peritoneal tumor nodules after intraperitoneal chemotherapy. Cancer Chemother Pharmacol 1991;28:159–65.

46. Fujimoto S, Takahashi m, Kobayashi K, Nagano K, Kure M, Mutoh T, Ohkubo H. Cytohistologic assessment of antitumor effects of intraperitoneal hyperthermic perfusion with mitomycin C for patients with gastric cancer with peritoneal metastasis. Cancer 1992;70:2754–60.

47. Panteix G, Guillaumont M, Cherpin L, Cuichard J, Gilly FN, Carry PY, Sayag A, Salle B, Brachet A, Bienvenu J. Study of the pharmacokinetics of mitomycin C in humans during intraperitoneal chemohyperthermia with special mention of the concentration in local tissues. Oncology 1993;50:366–70.

48. Van de Vaart PJ, Van der Vange N, Zoetmulder FA, van Goethem AR, van Tellingen O, ten Bokkel Huinink WW, Beijnen JH, Bartelink H, Begg AC. Intraperitoneal cisplatin with regional hyperthermia in advanced ovarian cancer: pharmacokinetics and cisplatin-DNA adduct formation in patients and ovarian cancer cell lines. Eur J Cancer 1998; 34:148–54.

49. Cavaliere R, Ciocatto EC, Giovanella BC, Heidelberger C, Johnson RO, Margottini M, Mondovi B, Moricca G, Rossi-Fanelli A. Selective heat sensitivity of cancer cells. Biochemical and clinical studies. Cancer 1967;20:1351–81.

50. Overgaard J. Effect of hyperthermia on malignant cells in vivo. A review and a hypothesis. Cancer 1977;39:2637–46.

51. Sticca RP, Dach BW. Rationale for hyperthermia with intraoperative intraperitoneal chemotherapy agents. Surg Oncol Clin N Am 2003;12:689–701.

52. Dudar TE, Jain RK. Differential response of normal and tumor microcirculation to hyperthermia. Cancer Res 1984;44:605–12.

53. Benoit L, Duvillard C, Rat P, Chauffert B. The effect of intraabdominal temperature on the tissue and tumor diffusion of intraperitoneal cisplatin in a model of peritoneal carcinomatosis in rats. Chirurgie 1999;124:375–9.

54. Elias D, Bonnay M, Puizillou JM, Antoun S, Demirdjian S, El OA, Pignon JP, Drouard-Troalen L, Ouellet JF, Ducreux M. Heated intra-operative intraperitoneal oxaliplatin after complete resection of peritoneal carcinomatosis: pharmacokinetics and tissue distribution. Ann Oncol 2002; 13:267–72.

55. Sugarbaker PH, Mora JT, Carmignani P, Stuart OA, Yoo D. Update on chemotherapeutic agents utilized for perioperative intraperitoneal chemotherapy. Oncologist 2005; 10:112–22.

56. Stuart OA, Stephens AD., Welch L, Sugarbaker PH. Safety monitoring of the coliseum technique for heated intraoperative intraperitoneal chemotherapy with mitomycin C. Ann Surg Oncol 2002;9:186–91.

57. Van der Speeten K, Stuart OA, Sugarbaker PH. Pharmacokinetics and pharmacodynamics of perioperative cancer chemotherapy in peritoneal surface malignancy. Cancer J 2009;15:216–24.

58. Schierl R, Novotna J, Piso P, Böhlandt A, Nowak D. Low surface contamination by cis/oxaliplatin during hyperthermic intraperitoneal chemotherapy (HIPEC). Eur J Surg Oncol 2012;38:88–94.

59. Gonzalez-Bayon L, Gonzalez-Moreno S, Ortega-Perez G. Safety considerations for operating room personnel during hyperthermic intraoperative intraperitoneal chemotherapy perfusion. Eur J Surg Oncol 2006;32:619–24.

60. Esquivel J, Angulo F, Bland RK, Stephens AD, Sugarbaker PH. Hemodynamic and cardiac function parameters during heated intraoperative intraperitoneal chemotherapy using the open »coliseum technique«. Ann Surg Oncol 2000;7:296–300.

61. Michelson AD, MacGregor H, Barnard MR, Kestin AS, Rohrer MJ, Valeri CR. Reversible inhibition of human platelet activation by hypothermia in vivo and in vitro. Thromb Haemost 1994;71:633–40.

62. Morris DL, Chambers HF, Morris MG, Sande MA. Hemodynamic characteristics of patients with hypothermia due to occult infection and other causes. Ann Intern Med 1985;102:153–7.

63. Seekamp A, van Griensven M, Hildebrandt F, Wahlers T, Tscherne H. Adenosine-triphosphate in trauma-related and elective hypothermia. J Trauma 1999;47:673–83.

64. Kanakoudis F, Petrou A, Michaloudis D, Chortaria G, Konstantinidou A. Anaesthesia for intra-peritoneal perfusion of hyperthermic chemotherapy. Haemodynamic changes, oxygen consumption and delivery. Anaesthesia 1996;51:1033–6.

65. Shime N, Lee M, Hatanaka T. Cardiovascular changes during continous hyperthermic peritoneal perfusion. Anesth Analg 1994;78:938–42.

66. Cafiero T, Di Iorio C, Di Minno RM, Sivolella G, Confuorto G. Non-invasive cardiac monitoring by aortic blood flow determination in patients undergoing hyperthermic intraperitoneal intraoperative chemotherapy. Minerva Anestesiol 2006;72:207–15.

67. Schmidt C, Creutzenberg M, Piso P, Hobbahn J, Bucher M. Peri-operative anaesthetic management of cytoreduc-

tive surgery with hyperthermic intraperitoneal chemotherapy. Anaesthesia 2008;63:389–95.

68. Raue W, Tsilimparis N, Bloch A, Menenakos C, Hartmann J. Volume therapy and cardiocircular function during hyperthermic intraperitoneal chemotherapy. Eur Surg Res 2009;43:365–72.

69. Vorgias G, Iavazzo C, Mavromatis J, Leontara J, Katsoulis M, Kalinoglou N, Akrivos T. Determination of the necessary total protein substitution requirements in patients with advanced stage ovarian cancer and ascites, undergoing debulking surgery. Correltaion with plasma proteins. Ann Surg Oncol 2007;14:1919–23.

70. De Somer F, Ceelen W, Delanghe J, De Smet D, Vanackere M, Pattyn P, Mortier E. Severe hyponatremia and hyperlactatemia are associated with intraoperative hyperthermic intraperitoneal chemoperfusion with oxaliplatin. Perit Dial Int 2008;28:61–6.

71. Raft J, Parisot M, Marchal F, Tala S, Desandes E, Lalot JM, Guillemin F, Longrois D, Meistelman C. Impact of the hyperthermic intraperitoneal chemotherapy on the fluid-electrolytes changes and on the acid-base balance. Ann Fr Anesth Reanim 2010;29:676–81.

72. Thix CA, Königsrainer I, Kind R, Wied P, Schroeder TH. Ventricular tachycardia during hyperthermic intraperitoneal chemotherapy. Anaesthesia 2009;64:1134–6.

73. Cooksley TJ, Haji-Michael P. Postoperative critical care management of patients undergoing cytoreductive surgery and heated intraperitoneal chemothetrapy (HIPEC). World J Surg Oncol 2011;9:169.

74. Synder G, Greenberg S. Effect of anaesthetic technique and other perioperative factors on cancer recurrence. Br J Anaesth 2010;105:106–15.

75. De la Chapelle A, Perus O, Soubielle J, Raucoulles-Aime M, Bernard JL, Bereder JM. High potential for epidural analgesia neuraxial block-associated hypotension in conjunction with heated intraoperative intraperitoneal chemotherapy. Reg Anaesth Pain Med 2005;30:313–4.

76. Desgranges FP, Steghens A, Rosay H, Méeus P, Stoian A, Daunizeau AL, Pouderoux-Martin S, Piriou V. Epidural analgesia for surgical treatment of peritoneal carcinomatosis: a risky technique ? Ann Fr Anesth Reanim. 2012 Jan; 31(1):53–9.

77. Desgranges FP, Steghens A, Mithieux F, Rosay H. Potential risks of thoracic epidural analgesia in hyperthermic intraperitoneal chemotherapy. J Surg Oncol 2010;101: 442.

78. Mann V, Mann S, Hecker A, Röhrig R, Müller M, Schwandner T, Hirschburger M, Sprengel A, Weigand MA, Padberg W. Continous local wound infusion with local anesthetics: for thoracotomy and major abdominal interventions. Chirurg 2011;82:906–12.

79. Younan R, Kusamura S, Bratti D, Cloutier AS, Deraco M. Morbidity, toxicitiy and mortality classification systems in the local regional treatment of peritoneal surface malignancy. J Surg Oncol 2008;98:253–7.

80. Roviello F, Caruso S, Marrelli D, Pedrazzani C, Neri A, De Stefano A, Pinto E. Treatment of peritoneal carcinoma-

tosis with cytoreductive surgery and hyperthermic intraperitoneal chemotherapy: state of the art and future developments. Surg Oncol 2011;20:e38–54.

81. McQuellon RP, Loggie BW, Fleming RA, Russell GB, Lehmann AB, Rambo TD. Quality of life after intraperitoneal hyperthermic chemotherapy (IPHC) for peritoneal carcinomatosis. Eur J Surg Oncol 2001;27:65–73.

82. McQuellon RP, Danhauer SC, Russell GB, Shen P, Fenstermaker J, Stewart JH, Levine EA. Monitoring health outcomes following cytoreductive surgery plus intraperitoneal hyperthermic chemotherapy for peritoneal carcinomatosis. Ann Surg Oncol 2007;14:1105–13.

83. Robinson BW, Lake RA. Advances in malignant mesothelioma. N Engl J Med 2005;353:1591–603.

84. Robinson BW, Musk AW, Lake RA. Malignant meothelioma. Lancet 2005;366:397–408.

85. Price B. Analysis of current trends in United States mesothelioma incidence. Am J Epidemiol 1997;145: 211–8.

86. Peterson JT Jr.,Greenberg SD, Buffler PA. Non-asbestos-related malignant mesothelioma. A review. Cancer 1984;54:951–60.

87. Sugarbaker PH, Welch LS, Mohamed F, Glehen O. A review of peritoneal mesothelioma at the Washington Cancer Insititute. Surg Oncol Clin N Am 2003;12: 605–21.

88. Husain AN, Colby TV, Ordonez NG, Krausz T, Borczuk A, Cagle PT, Chirieac LR, Churg A, Galateau-Salle F, Gibbs AR, Gown AM, Hammar SP, Litzky LA, Roggli VL, Travis WD, Wick MR. Guidelines for pathologic diagnosis of malignant meothelioma: a consensus statement from the international mesothelioma interest group. Arch Pathol Lab Med 2009;133:1317–31.

89. Antmann KH Blum RH, Greenberger JS, Flowerdew G, Skarin AT, Canellos GP. Multimodality therapy for malignant mesothelioma based on a study of natural history. Am J Med 1980;68:356–62.

90. Yan TD, Welch L, Black D, Sugarbaker PH. A systematic review on the efficacy of cytoreductive surgery combined with perioperative intraperitoneal chemotherapy for diffuse malignancy peritoneal mesothelioma. Ann Oncol 2007;18:827–34.

91. Deraco M Baratti D, Cabras AD, Zaffaroni N, Perrone F, Villa R, Jocolle J, Balestra MA, Kusamura S, Laterza B, Pilotti S. Experience with peritoneal mesothelioma at the Milan National Cancer Institute. World J Gastrointest Oncol 2010;2:76–84.

92. Chua TC, Yan TD, Morris DL. Outcomes of cytoreductive surgery and hyperthermic intraperitoneal chemotherapy for peritoneal mesothelioma: the Australian experience. J Surg Oncol 2009;99:109–13.

93. Baratti D, Kusamura S, Cabras AD, Deraco M. Cytoreductive surgery with selective versus complete parietal peritonectomy followed by hyperthermic intraperitoneal chemotherapy ion patients with diffuse malignant peritoneal mesothelioma: a controlled study. Ann Surg Oncol 2012:19:1416–24.

94. Baratti D, Kusamura S, Nonaka D, Oliva GD, Laterza B, Deraco M. Multicystic and well-differentiated papillary peritoneal mesothelioma treated by surgical cytoreduction and hyperthermic intra peritoneal chemotherapy (HIPEC). Ann Surg Oncol 2007;14:1790–7.

95. Elias D, Lefevre JH, Chevalier J, Brouquet A, Marchal F, Classe JM, Ferron GF, Guilloit JM, Meeus P, Goere D, Bonastre J. Complete cytoreductive surgery plus intraperitoneal chemohyperthermia with oxaliplatin for peritoneal carcinomatosis of colorectal origin. J Clin Oncol 2008;27:681–85.

96. Verwaal VJ, Van Ruth S, WitkampA, Boot H, van Slooten G, Zoetmulder FA. Long-term survival of peritoneal carcinomatosis of colorectal origin. Ann Surg Oncol. 2005 Jan;12(1):65–71.

97. Da Silva GR, Cabanas J, Sugarbaker PH. Limited survival in the treatment of carcinomatosisi from rectal canacer. Dis Colon Rectum 2005;48:2258–63.

98. Pelz JO, Stojadinovic A, Nissan A, Hohenberger W, Esquivel J. Evaluation of a peritoneal surface disease severity score in patients with colon cancer with peritoneal carcinomatosis. J Surg Oncol 2009;99:9–15.

99. Elias D, Goerer D, di Pietrantonio D, Boige V, Malka D, Kohneh-Shahri N, Dromain C, Ducreux M. Results of systematic second-look surgery in patients at high risk of developing colorectal peritoneal carcinomatosis. Ann Surg 2008;247:445–50.

100. Moran BJ, Cecil TD. The etiology, clinical presentation and management of pseudomyxoma peritonei. Surg Oncol Clin N Am 2003;12:585–603.

101. Sugarbaker PH. New standard of care for appendiceal epithelial neopalsma and pseudomyxoma peritonei syndrome ? Lancet Oncol 2006;7:69–76.

102. Weaver CH. Mucocele of the appendix with pseudomucinous degeneration. Am J Surg 1937;36:523–6.

103. Ronnett BM, Zahn CM, Kurman RJ Kass ME, Sugarbaker PH, Shmookler BM. Disseminated peritoneal adenomucinousis and peritoneal mucinous carcinomatosis: a clinicopathologic analysis of 109 cases with emphasis on distinguishing pathologic features, site of origin, prognosis and relationship to »pseudomyxoma peritonei«. Am J Surg Pathol 1995;19:1390–408.

104. Szych C, Staebler A, Connoly DC Wu R, Cho KR, Ronnett BM. Molecular genetic evidence supporting the clonality and appeniceal origin of pseudomyxoma peritonei in women. Am J Path 1999;154:1849–55.

105. Carr NJ, Emory TS, Sobin LH. Epithelial neoplasms of the appendix and colorectum: an analysis of cell proliferation apoptosis and expression of p53, CD44, bcl-2. Arch Pathol Lab Med 2002;126:837–41.

106. Kahn MA, Demopoulos RI. Mucinous ovarian tumors with pseudomyxoma peritonei: a clinicopathological study. Int J Gynecol Pathol 1992;11:15–23.

107. Chejfec G, Rieker WJ, Jablokow VR, Gould VE. Pseudomyxoma peritonei associated with colloid carcinoma of the pancreas. Gastroenterology 1986;90:202–5.

108. Gough DB, Donohue JH, Schutt AJ Gonchoroff N, Goellner JR, Wilson TO, Naessens JM, O'Brien PC, van Heerden JA. Pseudomyxoma peritonei. Long-term patient survival with an aggressive regional approach. Am Surg 1994;219:112–9.

109. Miner TJ, Shia J, Jaques DP, Klimstra DS, Brennan MF, Coit DG. Long-term survival following treatment of pseudomyxoma peritonei: an analysis of surgical therapy. Ann Surg 2005;241:300–8.

110. Gonzaelz-Moreno S, Sugarbaker PH. Right hemicolectomy does not confer a survival advantage in patients with mucinous carcinoma of the appendix and peritoneal seeding . Br J Surg 2004;91:304–11.

111. Moran B, Baratti D, Yan TD, Kusamura S, Deraco M. Consensus statement on the loco-regional treatment of appendical mucinous neoplasms with peritoneal dissemination (pseudomyxoma peritonei). J Surg Oncol 2008; 98:277–82.

112. Chua TC, Moran BJ, Sugarbaker PH, Levine EA, Glehen O, Gilly FN, Baratti D Deraco M, Elias D, Sardi A. Liauw W, Yan TD, Barrios P, Gomez-Portilla A, de Hingh IH, Ceelen WP, Pelz JO, Piso P, Gonzalez-Moreno S, Van der Speeten K, Morris DL. Early- and long-term outcome data of patients with pseudomyxoma peritonei from appendiceal origin treated by a strategy of cytoreductive surgery and hyperthermic intraperitoneal chemotherapy. J Clin Oncol 2012; 21 (Epub ahead of print).

113. Gill RS, Al-Adra DP, Nagendran J, Campbell S, Shi X, Haase E, Schiller D. Treatment of gastric cancer with peritoneal carcinomatosis by cytoreductive surgery and HIPEC: a systematic review of survival, mortality and morbiditiy. J Surg Oncol 2011;104:692–98.

114. Ikeguchi M, Oka A, Tsujitani S, Maeta M, Kaibara N. Relationship between area of serosal invasion and intraperitoneal free cancer cells in patients with gastric cancer. Anticancer Res 1994;2131–4.

115. Yonemura Y, Endou Y, Sasaki T, Hirano M, Mizumoto A, Matsuda T, Takao N, Ichinose M, Miura M, Li Y. Surgical treatment for peritoneal carcinomatosis from gastric cancer Eur J Surg Oncol 2010;36:1131–8.

116. Roth AD, Fazio N, Stupp R, Falk S, Bernhard J, Saletti P, Köberle D, Borner MM, Rufibach K, Maibach R, Wernli M, Leslie M, Glynne-Jones R, Widmer L, Seymour M, de Braud F; Swiss Group for Clinical Cancer Research .Docetaxel, cisplatin, and fluorouracil; docetaxel and cisplatin; and epirubicin, cisplatin, and fluorouracil as systemic treatment for advanced gastric carcinoma: a randomized phase II trial of the Swiss Group for Clinical Cancer Research. J Clin Oncol 2007;25:3217–23.

117. Ross P, Nicolson M, Cunningham D, Valle J, Seymour M, Harper P, Price T, Anderson H, Iveson T, Hickish T, Lofts F, Norman A. Prospective randomized trial comparing mitomycin, cisplatin, and protracted venous-infusion fluorouracil (PVI 5-FU) With epirubicin, cisplatin, and PVI 5-FU in advanced esophagogastric cancer. J Clin Oncol 2002; 20: 1996–2004.

13

118. Kochi M, Fujii M, Kanamori N, Kaiga T, Takahashi T, Kobayashi M, Takayama T. Neoadjuvant chemotherapy with S-1 and CDDP in advanced gastric cancer. J Cancer Res Clin Oncol 2006;132:781–5.

119. Yabusaki Y, Nashimoto A, Tanaka O. Evaluation of TS-1 combined with cisplatin for neoadjuvant chemotherapy in patients with advanced gastric cancer. Jpn J Cancer Chemother 2003;30:1933–40.

120. Baba H, Yamamoto M, Endo K, Ikeda Y, Toh Y, Kohnoe S, Okamura T. Clinical efficacy of S-1 combined with cisplatin for advanced gastric cancer.

121. Swellengrebel HA, Zoetmulder FA, Smeenk RM, Antonini N, Verwaal VJ. Quantitative intra-operative assessment of peritoneal carcinomatosis – a comparison of three prognostic tools. Eur J Surg Oncol 2009;35:1078–84.

122. Yang XJ, Li Y, Yonemura Y. Cytoreductive surgery plus hyperthermic intraperitoneal chemotherapy to treat gastric cancer with ascites and/or peritoneal carcinomatosis: Results from a Chinese center. J Surg Oncol 2010;101: 459–64.

123. Yonemura Y, Elnemr A, Endou Y, Hirano M, Mizumoto A, Takao N, Ichinose M, Miura M, Li Y. Multidisciplinary therapy for treatment of patients with peritoneal carcinomatosis from gastric cancer. World J Gastrointestinal Oncol 2010;2:85–97.

124. Yan TD, Black D, Sugarbaker PH, Zhu J, Yonemura Y, Petrou G, Morris DL. A systematic review and meta-analysis of the randomized controlled trials on adjuvant intraperitoneal chemotherapy for resectable gastric cancer. Ann Surg Oncol 2007;14:2702–13.

125. Glehen O, Gilly FN, Arvieux C, Cotte E, Boutitie F, Mansvelt B, Bereder JM, Lorimier G, Quenet F, Elias D. Peritoneal carcinomatosis from gastric cancer: a multi-institutional study of 159 patients treated by cytoreductive surgery combined with perioperative intraperitoneal chemotherapy. Ann Surg Oncol 2010;17:2370–7.

126. Yonemura Y, Endou Y, Shinbo M, Sasaki T, Hirano M, Mizumoto A, Matsuda T, Takao N, Ichinose M, Mizuno M, Miura M, Ikeda M, Ikeda S, Nakajima G, Yonemura J, Yuuba T, Masuda S, Kimura H, Matsuki N. Safety and efficacy of bidirectional chemotherapy for treatment of patients with peritoneal dissemination from gastric cancer: Selection for cytoreductive surgery. J Surg Oncol 2009;100: 311–6.

127. Koh JL, Yan TD, Glenn D, Morris DL. Evaluation of preoperative computed tomography in estimating peritoneal cancer index in colorectal peritoneal carcinomatosis. Ann Surg Oncol 2009;16:327–33.

128. Valle M, Garofalo. A Laparoscopic staging of peritoneal surface malignancies Eur J Surg Oncol 2006;32:625–7.

129. Yano M, Shiozaki H, Inoue M, Tamura S, Doki Y, Yasuda T, Fujiwara Y, Tsujinaka T, Monden M. Neoadjuvant chemotherapy followed by salvage surgery: effect on survival of patients with primary noncurative gastric cancer. Worl F Surg 2002;26:1155–9.

130. Yonemura Y, Shinbo M, Hagiwara A. Treatment for potentially curable gastric cancer patients with intraperitoneal free cancer cells. Gastroenterological Surg 2008;31: 802–12.

131. Yonemura Y, Bandou E, Sawa T, Yoshimitsu Y, Endou Y, Sasaki T, Sugarbaker PH. Neoadjuvant treatment of gastric cancer with peritoneal dissemination. Eur J Surg Oncol 2006;32:661–5.

132. Siegel R, Naishadham R, Jemal A. Cancer statistics, 2012. CA Cancer J Clin 2012;62:10–29.

133. Goff BA, Mandel L, Muntz HG, Melancon CH. Ovarian carcinoma diagnosis. Cancer 2000;89:2068–75.

134. McGuire WP, Hoskins WJ, Brady MF, Kucera PR, Partridge EE, Look KY, Clarke-Pearson DL, Davidson M. Cyclophosphamide and cisplatin compared with paclitaxel and cisplatin in patients with stage III and stage IV ovarian cancer. N Engl J Med 1996;334:1–6.

135. Ozols RF. Treatment goals in ovarian cancer.Int J Gynecol Cancer2005;15:3–11.

136. Armstrong DK, Bundy B, Wenzel L, Huang HQ, Baergen R, Lele S, Copeland LJ, Walker JL, Burger RA; Gynecologic Oncology Group. Intraperitoneal cisplatin and paclitaxel in ovarian cancer. N Engl J Med 2006;354:34–43.

137. Chua TC, Robertson G, Liauw W, Farrell R, Yan TD, Morris DL. Intraoperative hyperthermic intraperitoneal chemotherapy after cytoreductive surgery in ovarian cancer peritoneal carcinomatosis: systematic review of current results. J Cancer Res Clin Oncol 2009;135:1637–45.

138. Deraco M, Baratti D, Laterza B, Balestra MR, Mingrone E, Macri A, Virzi S, Puccio F, Ravenda PS, Kusamura S. Advanced cytoreduction as surgical standard of care and hyperthermic intraperitoneal chemotherapy as promising treatment in epithelial ovarian cancer. Eur J Surg Oncol 2011;37:4–9.

139. Winter WE 3rd, Maxwell GL, Tian C, Sundborg MJ, Rose GS, Rose PG, Rubin SC, Muggia F, McGuire WP. Tumor residual after surgical cytoreduction in prediction of clinical outcome in stage IV epithelial ovarian cancer: a Gynecologic Oncology Group Study. J Clin Oncol 2008;26:83–9.

140. OVIHIPEC trial; ClinicalTrials.gov identifier:NCT00426257. http://clinicaltrials.gov/ct2/show/NCT00426257.

141. Chua TC, Liauw W, Robertson G, Chia WK, Soo KC, Alobaid A, Al-Mohaimeed K, Morris DL. Towards randomized trials of cytoreductive surgery using peritonectomy and hyperthermic intraperitoneal chemotherapy for ovarian cancer peritoneal carcinomatosis. Gynecol Oncol 2009; 114:137–9.

142. Classe JM, Muller M, Frenel JS, Berton Rigaud D, Ferron G, Jaffré I, Gladieff L. Intraperitoneal chemotherapy in the treatment of advanced ovarian cancer. J Gynecol Obstet Biol Reprod 2010;39:183–90.

Bidirektionale Induktionschemotherapie für Magenkarzinome mit Peritonealmetastasierung

Yutaka Yonemura und Paul H. Sugarbaker

14.1   Einleitung

Patienten mit peritonealer Metastasierung durch Magenkrebs suchen zuweilen einen Chirurgen auf, ohne zu wissen, dass sie an einer fortgeschrittenen Erkrankung leiden. Bei 10–20% der zum Zweck einer kurativen Resektion untersuchten Patienten wird bei der Untersuchung des Bauchraums eine Peritonealkarzinose festgestellt. Dies tritt am häufigsten bei Patienten auf, die ein Siegelringzellkarzinom anstelle eines Darmkarzinoms haben. Manchmal weist eine geringe Menge Flüssigkeit bei einem CT-Scan oder einer Ultraschalluntersuchung den Arzt auf eine Peritonealkarzinose hin. Auf dem CT deuten eventuell feine lineare Verdichtungen in Verbindung mit dem Fett des Omentums oder Dünndarmmesenteriums auf eine Peritonealkarzinose (PC) hin. Oftmals kann die Diagnose, ob eine Peritonealkarzinose vorliegt oder nicht, nur durch eine Laparoskopie gestellt werden. Wenn eine peritoneale Dissemination des Magenkarzinoms vorliegt, muss der Arzt eine Entscheidung hinsichtlich der Risiken und Vorteile aggressiver Therapien im Vergleich zur bestmöglichen Supportivtherapie (»best supportive care«) treffen. Bei anderen Erkrankungen, in deren Rahmen peritoneale Oberflächentumore behandelt werden, liegen Berichte zu einem kurativen Ansatz vor. Die beeindruckendsten Beispiele hierfür sind Appendixkarzinome und das Pseudomyxoma-peritonei-Syndrom [1].

Keine anderen Therapien haben sich bei Magenkarzinomen mit peritonealer Metastasierung als wirksam erwiesen. Die systemische Chemotherapie hat sich bei Patienten mit Peritonealkarzinose allgemein als wenig effektiv erwiesen. Preusser et al. veröffentlichten eine Ansprechrate auf aggressive Chemotherapien von 50% bei Patienten mit fortgeschrittenem Magenkrebs. Die Ansprechrate war jedoch bei Patienten mit Peritonealkarzinose am geringsten [2]. Ajani et al. behandelten Patienten vor der Gastrektomie [3]. Bei der Untersuchung stellte sich die Peritonealkarzinose als häufigstes Anzeichen für ein Versagen des intensiven Chemotherapieplans heraus. Die systemische Chemotherapie allein ist keine geeignete Behandlungsstrategie für primäre Magentumore mit Peritonealkarzinose.

Wir beschreiben eine neue Art der Induktionschemotherapie für Magenkrebs mit Peritonealkarzinose. Diese Behandlungsmethode kombiniert die intraperitoneale mit der systemischen Chemotherapie, um die Erkrankung auf viszeralen peritonealen Oberflächen zu beseitigen und somit den Anteil der Patienten, bei denen eine vollständige Zytoreduktion vorgenommen werden kann, zu erhöhen. Um Tumorknoten durch bidirektionale Chemotherapie zu beseitigen, greift die Chemotherapie den Tumor bei diesem Ansatz nicht nur über den systemischen Blutkreislauf, sondern auch mit einer Chemotherapielösung in der Peritonealhöhle an [4]. Eine prospektive Phase-II-Studie wurde initiiert, um den palliativen Effekt dieser Behandlung bei Patienten mit Magenkrebs und Karzinose zu demonstrieren. Die bisherigen Ergebnisse und Toxizitäten werden in dieser Darstellung erläutert.

14.1.1 Behandelte Patienten

Die Patienten wurden zwischen dem 1. April 2001 und dem 20. April 2009 in die Studie aufgenommen. Die Karzinose wurde anhand von Biopsien durch Laparotomie, Laparoskopie oder zytologische Untersuchung des Aszites diagnostiziert. Die Einschlusskriterien umfassten: (1) histologisch oder zytologisch nachgewiesene Peritonealkarzinose durch Magenadenokarzinom, (2) Abwesenheit hämatogener Metastasen oder Metastasen in entfernten Lymphknoten, (3) Höchstalter: 65 Jahre, (4) ein Performance-Status von 2 oder weniger gemäß ECOG(Eastern Clinical Oncology Group)-Skala, (5) ausreichende Knochenmarks-, Leber-, Herzund Nierenfunktionen und (6) keine anderen schweren oder gleichzeitigen malignen Erkrankungen.

Von allen Patienten wurde eine Einwilligung nach Aufklärung gemäß den institutionellen Richtlinien eingeholt.

Nach der zytologischen oder histologischen Diagnose der peritonealen Dissemination wurde ein peritoneales Portsystem (Bard Port, C.R. Bard Inc., USA) unter lokaler Anästhesie in die Bauchhöhle eingeführt und die Spitze im Douglas-Raum platziert.

14.1.2 Chemotherapieschema

Für die intraperitoneale Chemotherapie wurden 40 mg Taxotere und 150 mg Carboplatin für 30 Minuten in 1.000 ml NaCl zugeführt. Am gleichen Tag wurden 100 mg/m^2 Methotrexat und 600 mg/m^2 5-Fluorouracil in 100 ml NaCl über 15 Minuten durch eine periphere Vene infundiert. Diese Prozedur wurde nach einer Woche wiederholt. Vor dem Beginn der bidirektionalen Chemotherapie wurden 500 ml NaCl durch den Port in die Peritonealhöhle injiziert und Flüssigkeit für die Zytologie entnommen. Nach den beiden bidirektionalen Therapiezyklen wurde eine peritoneale Spülzytologie durchgeführt. Im Fall eines positiven zytologischen Befunds wurde die Induktionschemotherapie noch zweimal wiederholt. Anschließend wurde der Test nach vier Therapiezyklen wiederholt und im Fall positiver Ergebnisse der peritonealen Spülzytologie fortgesetzt.

Bei den Patienten mit negativem zytologischen Befund vor Behandlungsbeginn wurden nach zwei Therapiezyklen endoskopische Untersuchungen und CT-Scans durchgeführt. Sofern keine Wirkung auf die Tumore festgestellt wurde, erhielten die Patienten zwei weitere Therapiezyklen. Die Anzahl der bidirektionalen Therapiezyklen richtete sich nach der chemotherapeutischen Wirkung auf die Tumore oder dem Status der peritonealen Zytologie.

Alle Studien, die sich mit der Karzinosetherapie befassen, setzen eine vollständige Zytoreduktion zur Verlängerung der Überlebenszeit im Rahmen der Behandlung dieser Erkrankung voraus [5–9]. Aus diesem Grund bestand das Ziel der bidirektionalen Induktionschemotherapie in einer vollständigen oder nahezu vollständigen Remission des Krebses auf peritonealen Gewebeoberflächen.

Das Stadium der Peritonealkarzinose wurde auf der Grundlage der Japanese General Rules for Gastric Cancer Study ermittelt: Metastasen im angrenzenden Peritoneum (P1), vereinzelte Metastasen in weiter entfernten Peritonealbereichen (P2) und multiple Metastasen in weiter entfernten Peritonealbereichen (P3) [10]. Die Verteilungen und Größen der Peritonealmetastasen wurden bei allen laparoskopischen oder chirurgischen Eingriffen protokolliert. Die Effektivität der Induktionsthera-

pie wurde durch den Vergleich der Größe und der Anzahl der Tumorknoten vor und nach den Behandlungen bewertet.

Sofern bei der peritonealen Spülzytologie negative Befunde diagnostiziert wurden oder die Tumore teilweise auf die Therapie ansprachen, wurden laparotomische Gastrektomien oder Peritonektomien durchgeführt. Patienten mit einem progressiven Krankheitsverlauf wurden keiner Laparotomie unterzogen, und Patienten, die auch nach 4–6 systemischen Induktionschemotherapie-Zyklen einen positiven zytologischen Befund aufwiesen, wurden einer systemischen Chemotherapie als endgültige Behandlung unterzogen.

14.1.3 Chirurgische Eingriffe bei Magenkarzinomen mit Peritonealkarzinose

Das Hauptziel der palliativen Resektion von Magenkarzinomen besteht in der Vermeidung schwerwiegender Komplikationen durch Primärtumore. Darüber hinaus reduziert die Resektion von Magenkarzinomen das Resttumorvolumen erheblich. Durch eine Peritonektomie können die sichtbaren Tumormanifestationen weiter reduziert und bei einigen Patienten vollständig beseitigt werden. Sugarbaker und Yonemura berichteten über die Anwendung von Peritonektomie-Verfahren bei Karzinose [11, 12]. Im Rahmen dieses Berichts wurden spezielle Peritonektomie-Verfahren für Patienten mit Magenkarzinomen vorgestellt [13–15]. Diese Peritonektomie-Verfahren dienen einer maximalen Reduzierung der peritonealen Oberflächentumore und der Unterstützung der vollständigen Resektion primärer Magenkarzinome. Die Peritonektomie im Oberbauch umfasst jede vorherige mediane Bauchnarbe in Fortführung des präperitonealen Fettpolsters, den Processus xiphoideus sowie des Ligamentum teres hepatis und des Ligamentum falciforme (◘ Abb. 14.1). Bei der anterolateralen Peritonektomie werden das Omentum majus mit der vorderen Schicht des Peritoneums von dem Mesocolon transversum, das Peritoneum des rechten Sulcus paracolicus zusammen mit dem Appendix und das Peritoneum im rechten subhepatischen Raum entfernt. Bei einigen Patienten muss das die linke parakolische

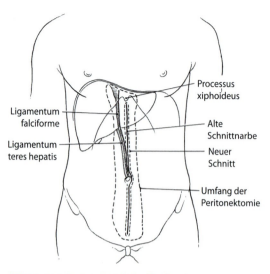

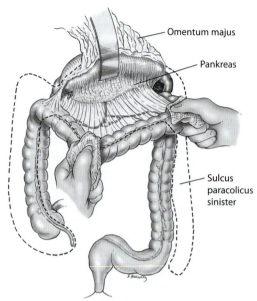

☐ **Abb. 14.1** Peritonektomie im Oberbauch

Rinne bedeckende Peritoneum freigelegt werden (☐ Abb. 14.2). Bei der subphrenischen Peritonektomie werden die peritonealen Oberflächen des medialen rechten und linken Hemidiaphragmas im Rahmen der Resektion des Ligamentum triangulare sinistrum entfernt (☐ Abb. 14.3). Die Peritonektomie der Bursa omentalis beginnt mit einer Cholezystektomie. Die peritoneale Abdeckung der Porta hepatis, das Peritoneum, das die anteriore und posteriore Seite des Ligamentum hepatoduodenale abdeckt, und der Peritonealboden der Bursa omentalis einschließlich des den Pankreas bedeckenden Peritoneums werden reseziert (☐ Abb. 14.4). Bei Patienten mit einem Tumor im Douglas-Raum ist eine Peritonektomie des Beckenbereichs indiziert. Das Peritoneum wird durch Elektrokauterisierung vom Douglas-Raum abgelöst (☐ Abb. 14.5). Die Peritonektomie im Beckenraum erfordert in einigen Fällen die Entfernung des Rektosigmoids, um den Tumor vollständig aus dem Douglas-Raum entfernen zu können. Das Ziel viszeraler Resektionen und Peritonektomien besteht in der vollständigen Entfernung aller sichtbaren Tumore.

Komplikationen wurden prospektiv identifiziert und anhand einer Tabelle geprüft. Alle mit der Induktionschemotherapie und der Peritonektomie verbundenen Komplikationen wurden protokolliert.

Die Ergebnisse wurden aus ärztlichen Berichten und Patientenbefragungen ermittelt. Statistische

☐ **Abb. 14.2** Anterolaterale Peritonektomie

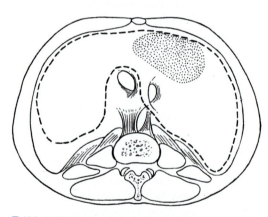

☐ **Abb. 14.3** Subphrenische Peritonektomie

Analysen wurden mithilfe der SPSS-Software (SPSS Inc., Chicago, USA) erstellt und Überlebenskurven anhand der Kaplan-Meier-Methode berechnet.

14.2   Therapieergebnisse

Die klinischen Merkmale der 133 Patienten sind in ☐ Tab. 14.1 enthalten. Das Durchschnittsalter betrug 50,6 Jahre. Je 15 und 118 Patienten hatten eine P2- bzw. P3-Dissemination. Aszites wurde bei 78 Patienten festgestellt. 28 Patienten hatten einen primä-

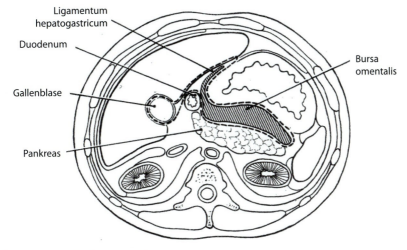

Abb. 14.4 Peritonektomie der Bursa omentalis

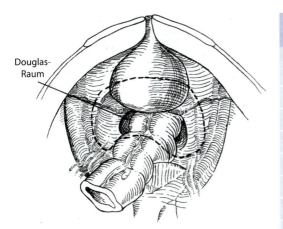

Abb. 14.5 Peritonektomie im Beckenraum

Tab. 14.1 Merkmale der Patienten		
Alter	50,6 ± 13,2 (Spanne 18–81)	
Geschlecht		
Männlich	64	
Weiblich	69	
Grad der Dissemination		
P1	0	
P2	15	
P3	118	
Aszites		
Nein	65	
Ja	68	
Peritoneale Spülzytologie		
Negativ	48	
Positiv	85	
Primär oder Rezidiv		
Primär	67	
Rezidiv	66	
NIPS-Zyklen	5,2	(1–20)
Gesamt	133	

ren Magentumor und die verbleibenden 66 Patienten eine rezidivierende Peritonealkarzinose.

Vor dem Beginn der bidirektionalen Induktionschemotherapie ergab die Peritonealflüssigkeitszytologie bei 85 Patienten einen positiven Befund. Bei 50 Patienten wurde nach der Behandlung ein negativer zytologischer Befund verzeichnet. Von 68 Patienten mit Aszites verschwand bei 33 Patienten die gesamte Peritonealflüssigkeit nach der Induktionstherapie. 76 Patienten wiesen eine partielle Remission auf (Tab. 14.2). Nach der Induktionsbehandlung wurden 78 Patienten einem operativen Eingriff unterzogen. Bei 45 Patienten wurde aufgrund des Fortschreitens der Erkrankung ($n = 33$) oder der

▣ **Tab. 14.2** Wirkung der bidirektionalen Induktionschemotherapie auf die peritoneale Dissemination

	Chirurgische Exploration	Keine Exploration	Gesamt (%)
Keine Veränderung oder Progression	19	37	56 (42%)
Partielle Remission	68	8	76 (57%)
Komplettremission	1	0	1 (1%)

▣ **Tab. 14.3** Operative Eingriffe

Keine Operation	45
Komplette Resektion	45
Unvollständige Resektion	33
Operationsverfahren	
▬ Vollständige Gastrektomie	54
▬ Kolektomie	38
▬ Vollständige Hysterektomie/ einschl. Eileiter und Eierstöcke	26
▬ Dünndarmresektion	23
▬ Resektion des Dünndarmmesenteriums	25
▬ Linke subdiaphragmatische Peritonektomie	19
▬ Rechte subdiaphragmatische Peritonektomie	15
▬ Peritonektomie im Beckenraum	31
▬ Elektrochirurgische Fulguration	60

Ablehnung einer Operation ($n = 12$) auf einen chirurgischen Eingriff verzichtet.

▣ Tab. 14.3 beschreibt die operativen Eingriffe. Eine vollständige Gastrektomie wurde bei 54 primären Fällen, eine teilweise Kolektomie bei 38, eine vollständige Hysterektomie in Kombination mit einer beidseitigen Salpingo-Oophorektomie bei 26 Patienten, eine Resektion des Dünndarms bei 23 Patienten und eine Resektion des Dünndarmmesenteriums bei 25 Patienten vorgenommen. Eine linke und rechte subdiaphragmatische Peritonektomie wurde bei 19 bzw. 15 Patienten durchgeführt. Eine Peritonektomie im Becken wurde bei 31 Patienten vorgenommen. Bei 60 Patienten wurde als zusätzliche operative Methode eine Fulguration der Peritonealknoten durchgeführt. Bei 45 (58%) von 78 Patienten wurde eine vollständige Zytoreduktion erreicht.

Bei zehn Patienten wurde eine Knochenmarksdepression 3. oder 4. Grades und bei vier Patienten Diarrhoe beobachtet. Die Knochenmarksdepression entwickelte sich nach drei Zyklen bei drei, nach fünf Zyklen bei drei und nach sechs Zyklen bei vier Patienten. Bei zwei Patienten wurde eine Infektion der Portstelle festgestellt. Bei einem Patient trat Nierenversagen auf.

Bei 18 Patienten (14%) traten nach einem zytoreduktiven Eingriff mit Peritonektomie Komplikationen auf. Bei zwei Patienten entwickelte sich eine Lungenentzündung und ein Patient litt unter Nierenversagen. In sechs Fällen trat eine Anastomoseninsuffizienz und in zwei Fällen ein Abszess im Bauchraum auf. Die gesamte operative Mortalitätsrate betrug 1,5% (2/133). Die Todesursache war mehrfaches Organversagen aufgrund einer Sepsis durch den Abszess im Bauchraum.

Bei allen Patienten mit Aszites konnten die Symptome seitens der Peritonealflüssigkeit vollständig beseitigt werden. 44 Patienten lebten zum Zeitpunkt der Analyse. Die Verteilung der Überlebensdauer aller Patienten wird in ▣ Abb. 14.6 angegeben. Die mediane Überlebenszeit (mÜZ) aller Patienten betrug 13,9 Monate. 54% der Patienten überlebten ein Jahr. Die mÜZ der 78 Patienten, die einem chirurgischen Eingriff unterzogen worden waren, betrug 13,9 Monate, während die mÜZ der Patienten ohne operativen Eingriff 9,7 Monate betrug (vgl. Abb. 11.2). Es bestanden erhebliche Unterschiede in der Überlebenszeit zwischen den beiden Gruppen ($P < 0,001$, $Z = 20,98$). Patienten mit einer vollständigen Resektion überlebten im Durchschnitt ca. 20,5 Monate und Patienten mit einer teilweisen Zytoreduktion 10,9 Monate (▣ Abb. 14.7). Es bestand kein Unterschied in der Überle-

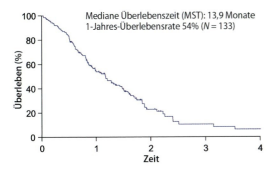

Abb. 14.6 Gesamtüberlebenszeit von 52 Patienten mit peritonealer Dissemination P3 bei Magenkarzinom nach bidirektionaler Chemotherapie

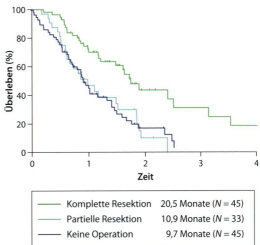

Komplette Resektion	20,5 Monate ($N = 45$)
Partielle Resektion	10,9 Monate ($N = 33$)
Keine Operation	9,7 Monate ($N = 45$)

Abb. 14.7 Überlebenszeitkurven der Patienten im Verhältnis zur Vollständigkeit der Zytoreduktion

benszeit zwischen primären und wiederaufgetretenen Fällen. Die mÜZ der primären und rezidivierenden Fälle nach der Zytoreduktion betrug 18,0 bzw. 17,4 Monate. Bei Patienten ohne Operation betrug die Überlebenszeit in diesen Fällen 9,6 bzw. 8,2 Monate.

14.3 Diskussion

14.3.1 Klinische Daten unterstützen die vollständige Zytoreduktion als Therapieziel für Magenkrebs-Patienten mit peritonealer Metastasierung

Im Hinblick auf die chirurgische Behandlung der Karzinose durch Appendix- und Darmkarzinome wurde die vollständige Zytoreduktion als wesentliche Voraussetzung für das langfristige Überleben identifiziert. Culliford et al. verzeichneten eine Überlebenszeit von fünf Jahren bei 54% der Patienten mit einer vollständigen Zytoreduktion und 15% der Patienten mit einer teilweisen Zytoreduktion [16]. Darüber hinaus verzeichneten Glehen et al. eine mediane Überlebensrate bei kolorektalen Karzinomen mit Peritonealkarzinose von 32 Monaten bei Patienten mit einer kompletten makroskopischen Resektion und 8,4 Monaten bei Patienten mit makroskopische unvollständiger Zytoreduktion [17]. Für die Karzinose durch Magenkarzinome stellten Yonemura et al. fest, dass Patienten mit Magenkarzinomen, die einer vollständigen Zytore-

duktion unterzogen worden waren, eine wesentlich höhere Überlebensdauer hatten als Patienten mit Resttumoren [18]. Trotz der erheblichen Unterschiede im biologischen Verhalten des Magen- und Darmkrebs könnte eine vollständige makroskopische Zytoreduktion die wichtigste chirurgische Voraussetzung in der Karzinose-Behandlung sein, um eine langfristige Überlebensrate zu erzielen. Leider ist eine vollständige Zytoreduktion bei einer P3-Dissemination selbst durch die aggressivste Peritonektomie allein nicht möglich. Eine komplette Zytoreduktion kann durch Chirurgie allein nicht erreicht werden, wenn der Dünndarm und sein Mesenterium diffus infiltriert sind.

In dieser Studie haben wir versucht, die Krankheit von den Oberflächen des Verdauungstrakts durch bidirektionale Induktionschemotherapie zu entfernen. Dies gelang uns bei ungefähr der Hälfte der Patienten.

14.3.2 Palliative Vorteile für alle Patienten mit malignem Aszites

Für alle 78 Patienten mit malignem Aszites ergaben sich klinische Vorteile. Die Symptome konnten bei allen Patienten zu 100% gemildert werden. Diese klinischen Vorteile traten in der Gruppe der Patienten mit primären Magenkarzinomen ebenso auf wie bei den Patienten, die zuvor einer Gastrektomie unterzogen worden waren.

14.3.3 Beweggründe für die bidirektionale Induktionschemotherapie

Die bidirektionale Induktionschemotherapie wurde entwickelt, um den Prozentsatz der vollständigen Zytoreduktion durch die Entfernung von Tumorknoten aus der Peritonealhöhle zu erhöhen. Die vorliegende Studie deutet darauf hin, dass diese Therapie die Erfolgsquote der vollständigen Zytoreduktion aufgrund einer Reduzierung der Verteilung und der Größe der peritonealen Tumorknoten erhöhen kann.

Darüber hinaus konnte die bidirektionale Induktionschemotherapie freie Krebszellen in der Peritonealhöhle vor der Operation eliminieren. Freie intraperitoneale Krebszellen können bei 65% der Patienten mit peritonealer Dissemination festgestellt werden [19]. Diese Zellen sind lebensfähig und können in der durch den chirurgischen Eingriff entstandenen Peritonealwunde eingeschlossen werden. Demzufolge sollten freie Krebszellen vor der Peritonektomie entfernt werden.

In-vitro-Chemosensitivitätstests gelten als Indikator für die klinische Chemosensitivität [20]. Tanaka et al. haben Ergebnisse dieser Tests an klinisch entnommenen Proben aus primären Magenkarzinomen unter Anwendung der Kollagengel-Methode präsentiert [21]. Carboplatin, Taxotere, 5-Fluorouracil, Cisplatin und Mitomycin C weisen eine hohe Chemosensitivität gegenüber Magenkarzinomen auf. Auf der Grundlage dieser Ergebnisse wurden Taxotere, Carboplatin und 5-Fluorouracil für die Induktionschemotherapie ausgewählt. Methotrexat wurde als 5-Fluorouracil-Modulator eingesetzt [22].

Laut Cunliffe kann die Versorgung der Tumorknoten auf der peritonealen Oberfläche aus der Aszites-Flüssigkeit sowie der Blutzufuhr abgeleitet werden [23]. In unserem Behandlungsplan wird der peritoneale Tumorknoten bidirektional penetriert, also nicht nur durch intraperitoneale, sondern auch intravenöse Therapie. Die intravenöse Chemotherapie hat im Allgemeinen nur eine geringe Wirkung auf die Peritonealkarzinose [2, 3, 13]. Die intraperi-

toneale Chemotherapie allein erzielte eine Ansprechrate von weniger als 30% [24–26]. Die vorliegende Studie ergab eine Ansprechrate von 57% nach kombinierter intravenöser und intraperitonealer Chemotherapie.

14.3.4 Für die bidirektionale Induktionschemotherapie ausgewählte Zytostatika

Morgan et al. stellten in der Studie zur dosisbeschränkenden Toxizität der intraperitonealen Verabreichung von Taxotere eine maximal verträgliche Dosis (MTD) von 125 mg/m^2 fest. Nach der intraperitonealen Verabreichung von weniger als 80 mg/m^2 wurden keine Toxizitäten 3. oder 4. Grades festgestellt [22]. Fusida et al. berichteten darüber hinaus, dass nach einer wöchentlichen intraperitonealen Gabe von 45 mg/m^2 Taxotere keine hämatologischen Toxizitäten festgestellt wurden [26]. Für die intraperitoneale Verabreichung von Carboplatin wurde eine maximal verträgliche Dosis von 500 mg/m^2 ermittelt, und die intraperitoneale Verabreichung von 300 mg/m^2 Carboplatin erwies sich als sichere Dosis bei japanischen Patientinnen mit Ovarialkarzinomen [27, 28]. Die für die vorliegende Studie verwendeten Dosen von 40 mg/m^2 Taxotere und 150 mg/m^2 Carboplatin gelten als sicher. Der kombinierte Ansatz der systemischen und intraperitonealen Chemotherapie zeichnete sich durch fehlende Mortalität und eine äußerst akzeptable Morbidität aus. Darüber hinaus war die Therapie durchgehend wirksam gegen Aszites.

14.4   Schlussfolgerung

Diese Kombination aus systemischer und lokalregionaler Chemotherapie sollte bei Patienten mit Karzinose durch Magenkrebs erwogen werden. Die Therapie könnte eventuell noch wirksamer bei Patienten mit geringerer Tumormasse und weniger symptomatischem Aszites sein. Dementsprechend kann die bidirektionale Chemotherapie die bevorzugte Strategie für die präoperative Chemotherapie der Karzinose bei Magenkrebs sein und sollte für Phase-III-Studien in Betracht gezogen werden.

Literatur

1. Sugarbaker PH. Epithelial appendiceal neoplasms. Cancer J. 2009;15:225–35.
2. Preusser P, Wilke H, Achterrath W, et al. Phase II study with the combination etoposide, doxorubicin, and cisplatin in advanced measurable gastric cancer. J Clin Oncol. 1989;7(9):1310–7.
3. Ajani JA, Ota DM, Jessup JM, et al. Resectable gastric carcinoma. An evaluation of preoperative and postoperative chemotherapy. Cancer. 1991;68:1501–6.
4. Yonemura Y, Bandou E, Sawa T, Yoshimitsu Y, Endou Y, Sasaki T, et al. Neoadjuvant treatment of gastric cancer with peritoneal dissemination. Eur J Surg Oncol. 2006;32(6):661–5.
5. Yonemura Y, Bandou E, Kinoshita K, Kawamura T, Takahashi S, Endou Y, et al. Effective therapy for peritoneal dissemination in gastric cancer. Surg Oncol Clin N Am. 2003; 12: 635–48.
6. Yonemura Y, Fujimura T, Fushida S, Takegawa S, Kamata T, Katayama K, et al. Hyperthermochemotherapy combined with cytoreductive surgery for the treatment of gastric cancer with peritoneal dissemination. World J Surg. 1991; 15:530–6.
7. Hirose K, Katayama K, Iida A, Yamaguchi A, Nakagawara G, Umeda S, et al. Efficacy of continuous hyperthermic peritoneal perfusion for the prophylaxis and treatment of peritoneal metastasis of advanced gastric cancer. Oncology. 1999;57:106–14.
8. Glehen O, Mithieux F, Osinsky D, Beaujard AC, Freyer G, Guertsch P, et al. Surgery combined with peritonectomy procedures and intraperitoneal chemohyperthermia in abdominal cancers with peritoneal carcinomatosis: a phase II study. J Clin Oncol. 2003;21:799–806.
9. Sugarbaker PH. Results of treatment of 385 patients with peritoneal surface spread of appendiceal malignancy. Ann Surg Oncol. 1999;6(8):727–31.
10. Japanese Research Society for Gastric Cancer. The general rules for gastric cancer study. 1st ed. Tokyo: Kanehara Shuppan; 1995.
11. Sugarbaker PH. Peritonectomy procedures. Ann Surg. 1995;21:29–42.
12. Yonemura Y, Fujimura T, Fushida S, Fujita H, Bando E, Taniguchi K, et al. Peritonectomy as a treatment modality for patients with peritoneal dissemination from gastric cancer. In: Nakashima T, Yamaguchi T, editors. Multimodality therapy for gastric cancer. Tokyo: Springer; 1999. p. 71–80.
13. Sugarbaker PH, Yu W, Yonemura Y. Gastrectomy, peritonectomy and perioperative intraperitoneal chemotherapy: the evolution of treatment strategies for advanced gastric cancer. Semin Surg Oncol. 2003;21:233–48.
14. Yonemura Y, Fujimura T, Fushida S, et al. Techniques of peritonectomy for advanced and recurrent gastric cancer with peritoneal dissemination. In: Siewert JR, Roder JD, editors. 2nd International gastric cancer congress. Bologna, Monduzzi; 1997, p 1365–9.
15. Yonemura Y, Fujimura T, Fushida S, et al. A new surgical approach (peritonectomy) for the treatment of peritoneal dissemination. Hepatogastroenterology. 1999;46:601–9.
16. Culliford AT, Brooks AD, Sharma S, Saltz LB, Schwartz GK, O'Reilly EM, et al. Surgical debulking and intraperitoneal chemotherapy for established peritoneal metastases from colon and appendix cancer. Ann Surg Oncol. 2001; 8:787–95.
17. Glehen O, Kwiatkowski F, Sugarbaker PH, et al. Cytoreductive surgery combined with perioperative intraperitoneal chemotherapy for the management of peritoneal carcinomatosis from colorectal cancer: a multi-institutional study. J Clin Oncol. 2004;22:3284–92.
18. Yonemura Y, de Aretxabala X, Fujimura T, Fushida S, Katayama K, Bandou E, et al. Intraoperative chemohyperthermic peritoneal perfusion as an adjuvant to gastric cancer: final results of a randomized controlled study. Hepato-Gastroenterology. 2001;48:1776–82.
19. Bandou E, Yonemura Y, Takeshita Y, Taniguchi K, Yasui T, Yoshimitsu Y, et al. Intraoperative lavage for cytological examination in 1,297 patients with gastric carcinoma. Am J Surg. 1999;178:256–62.
20. Kubota T, Sasano N, Abe O, Nakao I, Kawamura E, Saito T, et al. Potential of the histoculture drug-response assay to contribute to cancer patient survival. Clin Cancer Res. 1995;1: 1537–43.
21. Tanaka M, Obata T, Sasaki T. Evaluation of antitumor effects of docetaxel (Taxotere®) on human gastric cancers in vitro and in vivo. Eur J Cancer. 1996;32:226–30.
22. Newman EM, Lu Y, Kashani-Sabet M, Kesavan V, Scanlon KJ. Mechanisms of cross- resistance to methotrexate and 5-fluorouracil in an A2780 human ovarian carcinoma cell subline resistant to cisplatin. Biochem Pharmacol. 1988; 37:443–7.
23. Cunliffe WJ. The rationale for early postoperative intraperitoneal chemotherapy for gastric cancer. In: Sugarbaker P, editor. Management of gastric cancer. Boston: Kluwer; 1991. p. 143–57.
24. Fujimoto S, Takahashi M, Kobayashi K, Kure M, Mutou T, Masaoka H, et al. Relation between clinical and histologic outcome of intraperitoneal hyperthermic perfusion for patients with gastric cancer and peritoneal metastasis. Oncology. 1993;50:338–43.
25. Morgan RJ, Doroshow JH, Synold T, Lim D, Shibata S, Margolin K, et al. Phase I trial of intraperitoneal Docetaxel in the treatment of advanced malignancies primarily confined to the peritoneal cavity: dose-limiting toxicity and pharmacology. Clin Cancer Res. 2003;9: 5896–901.
26. Fusida S, Furui N, Kinami S, Ninomiya I, Fujimura T, Nishimura G, et al. Pharmacologic study of intraperitoneal docetaxel in gastric cancer patients with peritoneal dissemination. Jpn J Cancer Chemother. 2002;29: 1759–63.
27. Malmstrom H, Larsson D, Simonsen E. Phase I study of intraperitoneal carboplatin as adjuvant therapy in early ovarian cancer. Gynecol Oncol. 1990;39:289–94.
28. Ohno M, Hirokawa M, Hando T. Pharmacokinetics of carboplatin after intraperitoneal administration and clinical effect in ovarian cancer. Jpn J Cancer Chemother. 1992;19: 2355–61.

Ösophaguskarzinom

Tetsuo Taguchi

15.1 Arterielle Infusionschemo-therapie als Induktionsbe-handlung bei fortgeschrittenen Ösophaguskarzinomen

Ösophaguskarzinome wurden bislang hauptsächlich chirurgisch in Kombination mit verschiedenen anderen Modalitäten wie etwa Strahlentherapie, Chemotherapie, Immuntherapie und Hyperthermie behandelt [1]. Die arterielle Infusionschemotherapie wurde bei Ösophaguskarzinomen aufgrund der anatomischen Komplexität nicht so weitreichend erforscht wie für die Behandlung anderer Krebsarten.

Derzeit besteht keine bestätigte optimale Indikation für die arterielle Infusion bei Ösophaguskarzinomen. Ishida et al. [1, 2] ermittelten geeignete Kandidaten für diese Therapie durch die Einbindung verschiedener, zum Zeitpunkt der Hospitalisierung erhaltener Testergebnisse und wählten Patienten aus, die unter Ösophaguskarzinomen im Thoraxbereich mit vermuteter Infiltration anderer Organe leiden und bei denen die krebsbedingten Läsionen gemäß der angefertigten Angiographie durch Blutgefäße versorgt werden. Diese Entscheidung richtete sich jedoch nach dem Ort der Läsion und dem Allgemeinzustand des Patienten. Ishida et al. führten diese Therapie als präoperative Behandlung durch. Die meisten Patienten wiesen jedoch bereits ein fortgeschrittenes Stadium mit Mangelernährung und Beeinträchtigung verschiedener Organe auf.

Die Ziele der arteriellen Infusionstherapie umfassen die direkte Verabreichung des Krebsmedikaments in die Arterie bzw. Arterien, die das Krebsgewebe versorgt/versorgen, um so eine Verbesserung der Antitumorwirkung durch höhere Zytostatikakonzentrationen in dem Gewebe zu erreichen, systemische Nebenwirkungen zu minimieren und die Dosis des Medikaments und der Bestrahlung bei gleichzeitiger Anwendung beider Therapien zu verringern.

Diese Therapie basiert auf den folgenden Konzepten: (1) Eine angewendete lokale Therapie in Kombination mit chirurgischem Eingriff sollte das Ergebnis des Eingriffs nicht nachteilig beeinträchtigen und die Reduzierung und Eingrenzung der Tumormasse bewirken, sodass mehr Patienten einer Operation unterzogen werden können. (2)

Die Therapie sollte Fernmetastasen berücksichtigen und schädliche Nebenwirkungen auf den Allgemeinzustand der Patienten minimieren und deren Wohlbefinden aufrechterhalten, damit diese eine systemische Therapie für subklinische oder manifeste Fernmetastasen vor und nach der Operation gut vertragen.

Praktische Anwendung der arteriellen Infusions-chemotherapie Die arterielle Infusionschemotherapie wird mit ösophagealer Angiographie durchgeführt. Ein Katheter wird unter Anwendung der Seldinger-Technik eingeführt. Hierbei ist durch Röntgenaufnahmen sicherzustellen, dass die Spitze des Katheters in die Thoraxarterie eingeführt wird. Die Spitze muss entlang der Arterienwand geführt werden, bis die Öffnung der Zielarterie gefunden wird. Das Medikament kann durch kontinuierliche oder Bolus-Infusion verabreicht werden. Das verabreichte Medikament ist CDDP (50–100 mg in 50 ml NaCl, infundiert mit einer Flussrate von 3 ml/min über einen Katheter). Gleichzeitig wurden die Patienten einer Strahlentherapie unterzogen. Nach der Verabreichung von 75 mg CDDP intraarteriell und 30 Gy Bestrahlung wurden langfristige Ergebnisse durch die arterielle Infusionstherapie bei Ösophaguskarzinomen erzielt. ◘ Abb. 15.1 zeigt die Überlebenskurven präoperativ bestrahlter Patienten mit oder ohne arterielle CDDP-Infusion, die zwischen 1984 und 1987 in ihrer Klinik behandelt wurden. Alle Patienten wiesen eine sehr weit fortgeschrittene Erkrankung auf und waren zum Zeitpunkt der Aufnahme nicht für eine vollständige Resektion vorgesehen. Die 1-Jahres- und 3-Jahres-Überlebensraten betrugen 28% bzw. 0% bei Patienten ohne arterielle Infusionsbehandlung im Vergleich zu 57% und 45% bei mit arterieller Infusion behandelten Patienten. Der Unterschied zwischen den beiden Gruppen war statistisch nicht signifikant ($p = 0,069$ Log-Rank-Test). Dennoch deuten die Ergebnisse darauf hin, dass die Anwendung einer arteriellen Infusionschemotherapie bei gleichzeitiger Bestrahlung eine Verbesserung der Überlebensraten bei Patienten mit sehr weit fortgeschrittenen Ösophaguskarzinomen unterstützen kann.

15

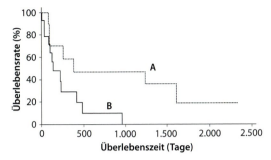

◻ Abb. 15.1 (**A**) Präoperative Bestrahlung mit arterieller CDDP-Infusion. (**B**) Nur präoperative Bestrahlung. Log-Rank-Test: p = 0,069 ohne Todesfälle während der Hospitalisierung

15.2 (Neoadjuvante) Induktions-Radiochemotherapie zur Behandlung von Ösophaguskarzinomen

Die Standardtherapie bei fortgeschrittenen Ösophaguskarzinomen in Japan besteht in einer Ösophagektomie mit Drei-Felder-Lymphadenektomie. Die Ergebnisse der Ösophagektomien sind jedoch im Vergleich zu den Ergebnissen der chirurgischen Behandlung bei Magen- oder Darmkrebs weiterhin nicht zufriedenstellend. In der definitiven Radiochemotherapie (CRT) als Behandlungsmodalität

für resektable Ösophaguskarzinome wurden in jüngster Zeit Fortschritte erzielt. Die Daten weisen auf eine potentielle Wirksamkeit einer kombinierten Therapie aus Radiochemotherapie und Ösophagektomie hin. Aus diesem Grund entwickelt sich die präoperative Radiochemotherapie für resektable Tumore zu einer Standardtherapie in Europa und Nordamerika. Matsubara [3] veröffentlichte kürzlich eine Übersicht, die sich auf die (neoadjuvante) Induktions-Radiochemotherapie als Therapie bei resektablen Ösophaguskarzinomen konzentriert.

◻ Tab. 15.1 zeigt durchgeführte randomisierte Studien der Induktions-CRT in Kombination mit chirurgischen Eingriffen im Vergleich zu einer rein chirurgischen Behandlung.

Nygaard et al. [4] berichteten 1992 über die erste randomisierte Kontrollstudie zur (präoperativen) Induktions-Radiochemotherapie für Ösophaguskarzinome und stellten fest, dass die präoperative Strahlen- und Chemotherapie die Überlebenszeit verlängerte. Seitdem haben jedoch viele Phase-III-Studien, welche die Kombination aus Radiochemotherapie und anschließender Operation mit einer reinen chirurgischen Behandlung vergleichen, keinen Vorteil der präoperativen Radiochemotherapie ergeben. Nur Walsh et al. [5] berichteten

◻ Tab. 15.1 Randomisierte Studien der neoadjuvanten Radiochemotherapie (CRT) in Kombination mit chirurgischem Eingriff im Vergleich zu einer rein chirurgischen Behandlung [3]

Autor	Nur Chirurgie (n)	CRT +Chirurgie (n)	Pathologie	Strahlendosis (Gy)	Chemotherapie	Chirurgischer Zugang
Apinop et al.	34	35	SCC	40	CDD/5-FU	T/A
Bosset et al.	139	143	SCC	37	CDDP	T/A
Le Prise et al.	42	39	SCC	20	CDD/5-FU	Unbekannt
NyGaard et al.	41	41	SCC	35	CDDP/Bleo	T/A
Lee et al.	51	50	SCC	45,6	CDDP/5-FU	T/A
Urba et al.	50	50	SCC/ Ademo	45	CDDP/5-FU/ VBL	Th
Burmeister et al.	128	128	Ademo	35	CDDP/5-FU	T/A
Tepper et al.	26	30	Ademo	50,4	CDDP/5-FU	T/A
Walsh et al.	55	58	Ademo	40	CDDP/5-FU	T/A, Th

SCC Plattenepithelkarzinom, *Ademo* Adenokarzinom, *CDDP* Cisplatin, *5-FU* 5-Flurouracil, *T/A* transthorakaler und abdominaler Zugang, *Th* transhiataler Zugang, *n* Anzahl der Patienten

über die Wirksamkeit der präoperativen Radiochemotherapie bei der Verbesserung der Überlebensrate. Diese randomisierte Kontrollstudie ist jedoch problematisch, da die Überlebensdaten der ausschließlich chirurgisch behandelten Gruppe nicht ausreichend waren, um sie mit nicht standardisierten chirurgischen Verfahren zu vergleichen.

Hiernach analysierten Visser et al. [6] 2003, Malthaner et al. [7] 2004 und Burmeister et al. [8] 2005 die adjuvante und die Induktions-Therapie (präoperativ, neoadjuvant) für Ösophaguskarzinome. Sie kamen zu dem Schluss, dass die präoperative Radiochemotherapie nicht als Therapiestandard (Standard of Care) angesehen werden könne und daher außerhalb klinischer Studien nicht anzuwenden sei.

Gebski et al. [9] stellten jedoch 2007 als Ergebnis einer Meta-Analyse im Hinblick auf die (neoadjuvante) Induktions-Radiochemotherapie bei resektablen Ösophaguskarzinomen einen signifikanten Überlebensvorteil aufgrund einer Behandlungsentscheidung zugunsten einer evidenzbasierten Behandlung von Ösophaguskarzinomen fest. Ihre Analyse basierte auf acht veröffentlichten randomisierten Kontrollstudien und zwei unveröffentlichten randomisierten Kontrollstudien.

Die zusammengefassten Ergebnisse dieser zehn randomisierten Kontrollstudien zeigten eine relative Reduzierung der Mortalität bei Patienten, die eine Induktions-Radiochemotherapie erhalten hatten (HR 0,81, 95% CI, 0,70–0,93; p = 0,002). Gebski et al. [9] berichteten hingegen, dass der Vorteil der (neoadjuvanten) Induktionstherapie durch das erhöhte Sterberisiko nach dem chirurgischen Eingriff verlorengeht.

Tepper et al. [10] meldeten 2008 ein vorteilhaftes Ergebnis der (neoadjuvanten) Induktions-Radiochemotherapie mit anschließendem chirurgischen Eingriff. Diese Studie wurde jedoch aufgrund des zu geringen Zugangs abgebrochen. Die wesentliche Beschränkung dieser Studie bestand in der geringen Fallzahl. Aus diesem Grund liegen weiterhin keine unterstützenden Daten für die Induktions-Radiochemotherapie mit anschließender Operation im Vergleich zu einem rein chirurgischen Ansatz im Rahmen einer sorgfältig konzipierten groß angelegten randomisierten Kontrollstudie vor.

15.2.1 Umfassend in Studien untersuchte chemotherapeutische Wirkstoffe

5-FU und Cisplatin waren die häufigsten in den meisten dieser Studien verwendeten Zytostatika. Mehrere Studien fanden einen Nachweis für eine Dosis-Wirkung-Beziehung zwischen der Erhöhung der durch das Protokoll vorgeschriebenen Bestrahlungsdosis, der 5-FU-Dosis, der Cisplatin-Dosis und der pathologischen Komplettremission (pCR). Bemerkenswerterweise werden Epirubicin, 5-FU und Cisplatin in Europa, Nordamerika sowie Japan weithin verwendet. Cunninghams Gruppe [11] stellte fest, dass Capecitabin und Oxaliplatin ebenso wirksam waren wie 5-FU und Cisplatin. Diese neuen Wirkstoffkombinationen, die Docetaxel, Paclitaxel bzw. andere molekulare Zielwirkstoffe enthalten, können möglicherweise den Überlebensvorteil der präoperativen Radiochemotherapie bei resektablen Ösophaguskarzinomen verbessern.

Die JCOG [12] veröffentlichte 2008 vielversprechende Daten der japanischen Gruppe. Patienten mit lokal fortgeschrittenen SCC (Plattenepithelkarzinomen) des Ösophagus wurden zufallsbasiert einem chirurgischen Eingriff mit anschließender Chemotherapie oder Induktionschemotherapie mit anschließender Operation zugewiesen. Für die prä- und postoperative Chemotherapie wurde derselbe Behandlungsplan mit Cisplatin und 5-FU angewendet. Die JCOG stellte fest, dass die präoperative Chemotherapie die Gesamtüberlebensrate verbesserte. Aus diesem Grund müssen neue randomisierte Kontrollstudien mit der Induktionschemotherapie als Standardarm anstelle einer rein chirurgischen Behandlung durchgeführt werden.

Bisher hat nur eine Studie von Luu et al. im Jahr 2008 die Radiochemotherapie mit alleiniger Chemotherapie vor einer Ösophagusresektion verglichen [13]. Diese Studie war keine prospektive randomisierte Studie, sondern eine retrospektive Analyse. Insgesamt wurden 122 Fälle erfasst. Chirurgische Komplikationen waren kein Unterscheidungsmerkmal zwischen den beiden Gruppen. Die mediane Überlebensdauer betrug 20,7 Monate in der Chemotherapie-Gruppe und 17,2 Monate in der Radiochemotherapie-Gruppe (p = 0,14). Die 1-Jahres-, 3-Jahres- und 5-Jahres-Überlebensraten in der

Gruppe mit Induktionschemotherapie unterschieden sich nicht wesentlich von den Überlebensraten in der präoperativen Radiochemotherapie-Gruppe. Die Induktionschemotherapie-Gruppe wies jedoch eine erheblich längere mediane krankheitsfreie Überlebensdauer von 15,8 Monaten im Vergleich zu 13,7 Monaten in der präoperativen Radiochemotherapie-Gruppe ($p = 0,02$) auf. Die Radiochemotherapie führte zu einer signifikant höheren pCR-Rate als die alleinige Chemotherapie. Die Radiochemotherapie-Gruppe wies jedoch keine bessere Überlebensrate auf. Darüber hinaus verzögert die präoperative Radiochemotherapie den chirurgischen Eingriff. Luu et al. schlussfolgerten, dass die (präoperative) Induktionschemotherapie die bevorzugte präoperative Modalität sein könnte, welche die Resektabilität fördern und somit die Überlebensdauer bei Patienten mit lokal fortgeschrittenen Ösophaguskarzinomen verbessern könnte.

Matsubara [3] kam nach intensiven Analysen zu dem Schluss, dass eine sorgfältig strukturierte, umfangreiche randomisierte Kontrollstudie (RCT) erforderlich ist, um den Nutzen der Induktions-Radiochemotherapie zu bestimmen.

15.3 Zusammenfassung

Die praktische Anwendung der arteriellen Infusionschemotherapie: Arterielle Infusionschemotherapie in Kombination mit ösophagealer Angiographie unter Verwendung von CDDP (50–100 mg, in 50 ml NaCl, infundiert mit einer Flussrate von 3 ml/min über einen Katheter), erzielte in Verbindung mit einer Strahlentherapie die vielversprechendsten langfristigen Ergebnisse in der Behandlung von Ösophaguskarzinomen (Abb. 13.1).

Eine dreiarmige Studie ist erforderlich, um die Ergebnisse der präoperativen Induktionschemotherapie allein (durch intraarterielle und systemische Verabreichung der Chemotherapie) mit den Ergebnissen der präoperativen (Induktions-)Radiochemotherapie zu vergleichen.

Literatur

1. Taguchi T, Nakamura H, editors. Arterial infusion chemotherapy. Tokyo, Japan: Japanese Journal of Cancer and Chemother Publishers Inc; 1994. ISBN 0385-0684.
2. Ishida K, Murakami K. Protocol of therapy for esophageal cancer. Rinsho Geka (JPN). 1987;42:741–9.
3. Matsubara H. Neoadjuvant chemoradiation therapy for the treatment of esophageal carcinoma. Int J Clin Oncol. 2008;13(6):474–8. ISSN 1341–9625.
4. Nygaard K, Hagen S, Hansen HS, et al. Preoperative radiotherapy prolongs survival in operable esophageal carcinoma; a randomized, multicenter study of pre-operative radiotherapy and chemotherapy. The second Scandinavian trial in esophageal cancer. World J Surg. 1992; 16(6): 1104–9. discussion 1110.
5. Walsh TN, Noonan N, Hollywood D, et al. A comparison of multimodal therapy and surgery for esophageal adenocarcinoma. N Engl J Med. 1996;335:462–7.
6. Visser BC, Venook AP, Patti MG. Adjuvant and neoadjuvant therapy for esophageal cancer; a critical reappraisal. Surg Oncol. 2003;12:1–7.
7. Malthaner RA, Wong RK, Rumble RB, et al. Neoadjuvant or adjuvant therapy for resectable esophageal cancer; a systemic review and meta-analysis. BMC Med. 2004;2:35.
8. Burmeister BH, Smithers BM, Gebski V, et al. Surgery alone versus chemoradiotherapy followed by surgery for resectable cancer of the esophagus; a randomized controlled phage III trial. Lancet Oncol. 2005;6(9):659–68.
9. Gebski V, Burmeister B, Smithers BM, et al. Chemoradiotherapy or chemotherapy in oesophageal carcinoma; a meta-analysis. Lancet Oncol. 2007;8:226–34.
10. Tepper J, Krasna MJ, Niedzwiecki D, et al. Phase III trial of trimodality therapy with cisplatin, fluorouracil, radiotherapy and surgery compared with surgery alone for esophageal cancer: CALGB 9781. J Clin Oncol. 2008; 26: 1086–92.
11. Cunningham D, Starling N, Rao S, et al. Capecitabine and oxaliplatin for advanced esophageal gastric cancer. N Engl J Med. 2008;358:36–46.
12. Igaki H, Kato H, Ando N, et al. A randomized trial of postoperative adjuvant chemotherapy with cisplatin and 5-fluorouracil versus neoadjuvant chemotherapy for clinical stage II/III squamous cell carcinoma of the thoracic esophagus (JCOG 9907). J Clin Oncol. 2008; 26(suppl):4510.
13. Luu TD, Gaur P, Force SD, et al. Neoadjuvant chemoradiation versus chemotherapy for patients undergoing esophagectomy for esophageal cancer. Ann Thorac Surg. 2008;85(4): 1217–23.

Magenkarzinom

Tetsuo Taguchi

Das gemeingültige Ziel der Induktionschemotherapie ist traditionsgemäß die Senkung des Risikos einer rezidivierenden Erkrankung mit Fernmetastasen. Die Begründung einer risikoorientierten Vorgehensweise zur definitiven Lokalbehandlung wird zum Zeitpunkt der Diagnosestellung individuell geprüft (und nicht erst nach Beurteilung des Ansprechens auf die Induktionschemotherapie), um ausgewählten Patienten eine unnötige und potentiell toxische begleitende Radiochemotherapie zu ersparen.

Die Durchführung der Chemotherapie vor jeglicher weiterer Behandlung ist mit zahlreichen theoretischen Vorteilen verbunden. Mithilfe der Induktionschemotherapie kann ein Downstaging von Tumoren erzielt werden, wodurch der Anteil schonender oder radikaler Operationen erhöht wird.

Im Fall von Erkrankungen in einem weiter fortgeschrittenen Stadium kann durch Induktionstherapie die Resektabilität zuvor inoperabler Tumore erreicht werden. Zu den weiteren Vorteilen der Induktionstherapie gehört die Möglichkeit, Informationen über das Tumoransprechen zu erhalten, die zur Analyse der biologischen Wirkung der Chemotherapie sowie zur Beurteilung des langfristigen krankheitsfreien Überlebens und des Gesamtüberlebens verwendet werden können.

Mehrere Studien und Meta-Analysen belegen, dass die Bildung von Metastasen mithilfe der Induktionschemotherapie als ein Bestandteil der Primärtherapie eingedämmt werden kann.

Heute werden Begriffe wie Induktion, primär, präoperativ, basal und neoadjuvant allesamt zur Beschreibung der Chemotherapie als Initialtherapie verwendet.

Magenkrebs ist weltweit die zweithäufigste Ursache krebsbedingter Todesfälle und ist für mehr als 20 Todesfälle je 100.000 Einwohner jährlich in Ostasien, Osteuropa sowie Teilen Mittel- und Südamerikas verantwortlich.

Aufgrund der schlechten Prognose von fortgeschrittenem oder rezidivierendem Magenkrebs stellt dieser in Japan außerdem nach Lungenkrebs die zweithäufigste Todesursache durch Krebs dar (und dies trotz der deutlich höheren Heilungschancen durch die Früherkennung und einen operativen Eingriff als in westlichen Ländern). Es muss dringend eine wirksame Chemotherapie als Standardtherapie entwickelt werden.

Die Prognosen von Patienten mit fortgeschrittenen Magenkarzinomen, bei denen kein chirurgischer Eingriff vorgenommen wird oder die lediglich einer nicht kurativen therapeutischen Chemotherapie unterzogen werden, sind aller Voraussicht nach nicht gut genug, um sich hinreichend auf das langfristige Überleben auszuwirken.

Die Kombination aus Induktionschemotherapie und Radikaloperation ist möglicherweise ein vielversprechenderer Ansatz zur Behandlung nicht resektabler Krebsarten. Eine Voraussetzung für die präoperative Chemotherapie ist jedoch, dass die Vitalfunktionen dadurch nicht derartig beeinträchtigt werden, dass die Durchführung eines invasiven chirurgischen Eingriffes unter Vollnarkose gefährdet würde. Um ein gutes lokales Ansprechen ohne schwere Toxizität zu erzielen, muss im Rahmen der Chemotherapie eine hohe Wirkstoffkonzentration im Tumor, jedoch eine geringe Konzentration im peripheren Blut erreicht werden. Etwa seit den 1950er Jahren [1] belegen zahlreiche Berichte den klinischen Nutzen der regionalen Chemotherapie bei diversen Krebserkrankungen wie Kopf- und Halstumoren, Weichteilsarkomen und metastatischem Leberkrebs.

16.1 Arterielle Infusionschemotherapie als Primärtherapie bei fortgeschrittenen Magenkarzinomen

Die arterielle Infusionschemotherapie ist eine vielversprechende Methode der Wirkstoffzufuhr [1]. Diese Therapiemethode gewinnt durch modifizierte Wirkstoffdosierungen, einschließlich der Entwicklung von Kombinationstherapien, sowie mithilfe verbesserter Dosierungsmethoden an Wirksamkeit. In Japan wurde die arterielle Infusionstherapie erstmals um 1963 von Shiraha et al. beschrieben [2].

Die arterielle Infusionstherapie mit 5-FU (5-Fluorouracil) + MMC (Mitomycin C) als Induktionstherapie bei fortgeschrittenen Magenkarzinomen wurde in den 1970er Jahren im Rahmen klinischer Studien von Yoshikawa et al. [3], Taguchi et al. [4], Nakano et al. [5], Fujita et al. [6] und Awane et al. [7] untersucht. Die klinischen Ergebnisse dieser Studien lassen erkennen, dass die Ansprechrate um

◘ **Tab. 16.1** Klassifikation nach chemotherapeutischem Behandlungsplan [1]		
Gruppe	**Anzahl der Fälle**	**Chemotherapeutischer Behandlungsplan**
Intensive intraarterielle Chemotherapie	40	5-FU in einer Dosis von 250 mg (täglich), Gesamtdosis ≥ 5 g mit MMC + ACNU oder ACNU oder CQ + ADM i. a. als Bolus
Unvollständige intra-arterielle Chemotherapie	16	MMC, ACNU oder CQ + ADM i. a. als Bolus mit oder ohne 5-FU in einer Dosis von 250 mg (täglich), Gesamtdosis ≤ 5 g
Keine intraarterielle Chemotherapie	47	MMC, 5-FU ADM oder ACM i. v. als Bolus, MFC i. v., 5-FUd.s. oder FT p. o. oder Suppo., BRM etc.

5-FU = 5-Fluorouracil, MMC = Mitomycin C, ACNU = Nimustin-Hydrochlorid, CQ = Carbazilquinone, ADM = Adriamycin, ACM = Aclacinomycin, MFC = MMC+5-FU+Zytosinarabinosid, 5-FUd.s. = 5-FU Trockensirup, FT = Tegafur, BRM = Biological Response Modifier, i. a. = intraarteriell, i. v. = intravenös, p. o. = oral, Suppo. = Suppositorium

20–30% gesteigert werden kann, wenn die Chemotherapie durch intraarterielle Infusion statt systemisch verabreicht wird.

Indikationen für die arterielle Chemotherapie:
1. Patienten mit inoperablem Magenkarzinom im fortgeschrittenen Stadium sowie Patienten mit multiplen metastatischen Läsionen in der Leber.
2. Zur zweiten Gruppe, die von dieser Therapiemethode profitieren könnte, gehören Patienten mit einer Infiltration anderer angrenzender Organe als die Leber oder einer starken Metastasierung des dritten Lymphknotens oder weiter entfernterer Lymphknoten.
3. Zur dritten Gruppe, für die diese Methode von Vorteil sein könnte, zählen Patienten mit Peritonealkarzinose. Auch bei Vorliegen eines Aszites könnte die arterielle Infusionstherapie vorteilhaft sein. Die Therapie zielt auf Metastasen oder infiltrierte Bauchorgane unter dem Zwerchfell ab.

Bei Patienten mit Hirn-, Lungen- sowie Knochenmetasten oder supraklavikulären Lymphknotenmetastasen ist die Therapie nicht indiziert.

Wenn metastatische Läsionen in der Leber lokalisiert sind, wird ein Therapiekatheter in die Arteria hepatica communis eingeführt. Sind keine vorhanden, so sollte die Katheterspitze generell proximal der Bifurkation des Truncus coeliacus platziert werden.

■ **Wirkstoffdosierungen**

Es gibt für kein Zytostatikum ein etabliertes Dosierungsschema. Taguchi et al. [8] haben in den 1960er Jahren erstmals 5-FU und MMC eingesetzt. So wird täglich 5-FU in einer Dosis von 250 mg/Tag sowie Urokinase in einer Dosierung von 6.000 Einheiten/Tag mittels intraarterieller Infusion (über eine Dauer von 1 Std.) zugeführt. Insgesamt sollten mindestens 10 g 5-FU verabreicht werden. Begleitend zu dieser Therapie sollte MMC in einer wechselnden Dosis von 6–20 mg verabreicht werden (wobei 6 mg wöchentlich, 10 mg zweiwöchentlich und 20 mg einmal alle 4 Wochen injiziert werden). Man kam zu der Schlussfolgerung, dass 6 mg wöchentlich einer angemessenen Dosis entsprächen.

Das Ansprechen nicht resezierbarer Magenkarzinome auf die Infusionschemotherapie über einen subselektiven Aortenkatheter ist in ◘ Tab. 16.1 und ◘ Tab. 16.2 sowie in ◘ Abb. 16.1 dargestellt. Das Ansprechen rezidivierender Magenkarzinome auf die arterielle Infusionschemotherapie ist ◘ Abb. 16.2 zu entnehmen. ◘ Tab. 16.3 zeigt das Ansprechen nachweisbarer Läsionen auf die arterielle Infusion. Die Therapieantwort von Magenkrebs-Patienten mit nachweisbaren Läsionen ohne Tumoransprechen ist in ◘ Tab. 16.4 dargestellt. Eine Verbesserung der subjektiven Symptome ohne einen Rückgang der nachweisbaren Läsionen ist kaum zu verzeichnen.

Die nicht anhand von messbarer Tumorverkleinerung zu beurteilenden Ansprechraten von Patienten mit Magenkrebs auf die arterielle Infusionschemotherapie sind ◘ Tab. 16.5 zu entnehmen. ◘ Tab. 16.6 zeigt das Tumoransprechen auf die einzelnen Substanzen, die mittels intraarterieller Infusion zugeführt wurden, sowie die Anzahl von Patienten mit einem Überleben von mindestens

◘ Tab. 16.2 Ansprechen von Patienten mit nicht resezierbarem Magenkarzinom auf die Chemotherapie [1]

Gruppe	Anzahl der Fälle	mediane Überlebensdauer (in Tagen), 50%	Fälle mit einem Ansprechen ≥ 1-A[a]	Anzahl der Fälle mit einer Überlebensdauer ≥ 1 Jahr
Intensive intraarterielle Chemotherapie	40	253[b]	189	11	8[b]
Unvollständige intra-arterielle Chemotherapie	16	150	134	0	0
Keine intraarterielle Chemotherapie	47	135	131	0	0

Quelle: Research Institute for Microbial Diseases, Osaka University, Januar 1978 bis Dezember 1981
[a]Kriterien nach Karnofsky
[b]A:C; $P < 0,01$

◘ Tab. 16.3 Ansprechen nachweisbarer Läsionen auf die arterielle Infusionschemotherapie [1]

Magenkarzinom	Anzahl der Fälle	Tumoransprechen		
		Kein Ansprechen	< 50%	≥ 50%
nicht resezierbar	15	10 (66,7%)	1 (6,7%)	4 (26,7%)
rezidivierend	26	14 (53,8%)	4 (15,4%)	8 (30,8%)

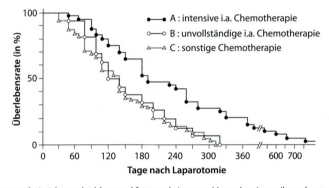

◘ Abb. 16.1 Überlebensrate bei nicht resektablem und fortgeschrittenem Magenkarzinom (berechnet nach Kaplan-Meier) [1]

16

einem Jahr. Die arterielle Infusionschemotherapie sowie die Nebenwirkungen der einzelnen mittels intraarterieller Infusion verabreichten Chemotherapeutika sind in ◘ Tab. 16.7 dargestellt.

Mehrere Studien berichten über die hypertensive arterielle Chemotherapie unter Verwendung von MMC+5-FU in Kombination mit Angiotensin II bei fortgeschrittenem oder rezidivierendem Magenkarzinom [1, 7, 9]. Durch die Injektion von Angiotensin II in Verbindung mit der arteriellen Infusionschemotherapie soll theoretisch eine erhöhte Zufuhr der Chemotherapeutika in das Zieltumorgewebe durch eine bessere Durchblutung des Tumorgewebes erzielt werden.

Bei auf die Bauchhöhle begrenzten Tumoren wurde die Infusionschemotherapie über einen subselektiven Aortenkatheter durchgeführt. Im Fall einer ausschließlichen Lokalisierung des Tumors in

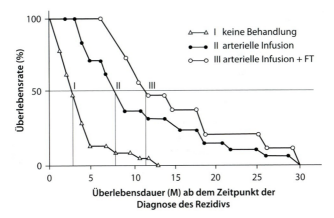

■ **Abb. 16.2** Überlebenskurve von Patienten mit rezidivierendem Magenkarzinom

■ **Tab. 16.4** Therapieantwort von Magenkrebspatienten mit nachweisbaren Läsionen ohne Tumoransprechen [1]

Art der Therapie-antwort	Nicht resek-tabel [10]	Rezidivierend [14]
Keine	8	11
Erhöhter Appetit	1	1
Schmerzlinderung	0	0
Verschwinden des Aszites	1	1
Verbesserte Darm-passage	0	1

■ **Tab. 16.5** Nicht anhand von messbarer Tumorverkleinerung zu beurteilendes Ansprechen von Magenkrebs-Patienten auf die arterielle Infusionschemotherapie [1]

Art der Therapieantwort	Nicht resektabel [27]	Rezidivierend [8]
Keine	8	3
Erhöhter Appetit	1	0
Schmerzlinderung	5	1
Linderung der Dysphagie	3	0
Verschwinden des Aszites	1	0
Verbesserter Allgemein-zustand	1	2
Besserung des Ikterus	0	2
Radiologische und endos-kopische Effekte	8	0

der Leber wurde eine Infusionschemotherapie über die Leberarterie durchgeführt. Die Zufuhr des blutdruckerhöhenden Mittels erfolgte nicht durch intraarterielle, sondern mittels intravenöser Injektion von Angiotensin II. Nach Stabilisierung des erhöhten Blutdrucks wurde MMC durch intraarterielle Infusion über einen Zeitraum von 5–10 Minuten verabreicht.

Die Ergebnisse dieser Studien waren insofern äußerst interessant, als die gleichzeitige Verabreichung von Angiotensin II eine Verstärkung des Ansprechens gut differenzierter, hypervaskulärer Magenkarzinome bewirkt hat, wobei diese wesentlich stärker ausfiel als bei Karzinomen anderer Art. Siegelringzellenkarzinome sprachen nicht auf diese Therapie an.

Im Rahmen der randomisierten Studie wurde ein stärkeres Ansprechen bei gleichzeitiger Gabe von Angiotensin II nachgewiesen, dieses war jedoch nicht mit einer längeren Lebenserwartung verbunden. Der Grund dafür ist nicht bekannt, sollte aber im Rahmen weiterer Studien geklärt werden.

Nakajima et al. [10] versuchten 1989, Patienten mit einem nicht resezierbaren fortgeschrittenen Magenkarzinom mittels Polychemotherapie in Form einer systemisch und regional zugeführten Induktionschemotherapie mit vier verschiedenen

Tab. 16.6 Tumoransprechen auf die einzelnen mittels intraarterieller Infusion zugeführten Wirkstoffe und Fälle mit einem Überleben von mehr als 1 Jahr (nicht resezierbares und rezidivierendes Magenkarzinom) [1]

Art der Zufuhr		Wirkstoffe	Anzahl d. Fälle	Tumoran- sprechen	Effekte[a]		Patienten mit einem Überleben ≥ 1 Jahr
					MR	PR	
Bolus [26]		MMC	9	1	1		
		ADR	5				
		MMC+5-FU	10	2	1	1	1
		sonstige	2	1	1		
5-FU täglich, sonst Bolus		MMC	4				
	5-FU, 5 g [19]	ADR+CQ	8	5	4	1	
		ACNU	2				
		ACM	5				
	5-FU [23] 5–10 g	MMC	9	2	1	1	2
		ADR+CQ	5	2	1	1	
		ACNU	7	2	1	1	1
		ACM	2	1	1		
	5-FU [44] 10 g	MMC	10	4	1	3	3
		ADR+CQ	6	3	1	2	3
		ACNU	24	10	1	9	9
		ACM	4	3	3	2	
Gesamt			112	36	14	22	21

[a] Kriterien der Japan Society for Cancer Therapy

Wirkstoffen, gefolgt von einer radikalen Gastrektomie, zu behandeln.

■ **Patienten und Methoden**

Von 1989 bis 1995 wurden 30 von 42 Patienten mit unheilbarem Magenkrebs (Stadium IV, M1) in eine Kombinationstherapiestudie eingeschlossen, in deren Rahmen eine hochdosierte Chemotherapie mit 5-FU, Leukovorin, Etoposid und Cisplatin (FLEP-Therapie) sowie ein chirurgischer Eingriff durchgeführt wurden (■ Tab. 16.8).

Die Einschlusskriterien sahen wie folgt aus: (a) bisher unbehandeltes, histologisch nachgewiesenes Adenokarzinom des Magens, (b) Alter des Patienten < 75 Jahre, Performance-Status ≤ 3 sowie nor-

male Leber-, Nieren- und Knochenmarkfunktion, (c) nicht resektabler Tumor aufgrund einer großflächigen lokalen Ausdehnung, mit intra- oder extraabdominalen Metastasen, (d) Einwilligungserklärung des Patienten nach Aufklärung und (e) die Möglichkeit der regelmäßigen Nachuntersuchung des Patienten im Anschluss an den chirurgischen Eingriff.

Die Chemotherapie umfasste die systemische Zufuhr von 5-FU in einer Dosis von 370 mg/m^2 sowie 30 mg Leukovorin, an den Tagen 1–5 intravenös verabreicht, gefolgt von Cisplatin in einer Dosis von 70 mg/m^2 sowie 70 mg/m^2 Etoposid, an den Tagen 6 und 20 intraarteriell über einen Aortenkatheter zugeführt. Beide Wirkstoffe wurden separat in

Tab. 16.7 Nebenwirkungen der einzelnen Antikrebs-Wirkstoffe, zugeführt durch intraarterielle Infusion (nicht resektables und rezidivierendes Magenkarzinom) [1]

Art der Zufuhr		Wirkstoffe	Anzahl der Fälle	Nebenwirkungen[a]									
				0	1	2	3	4	5	6	7	8	9
Bolus [26]		MMC	9	8						1			
		ADR	5	3	2								
		MMC+5-FU	10	5	3			1	1				
		Sonstige	2	1				1					
5-FU täglich, Sonstige als Bolus		MMC	4	2	1	1			2	1		1	
	5-FU, 5 g [19]	ADR+CQ	8	1	4				1	4	1		
		ACNU	2		1				1				
		ACM	5	3							2		
		MMC	9	1	5		1		3		2		
	5-FU, 5–10 g [23]	ADR+CQ	5	2	1		3			1	1		
		ACNU	7		1				1		4		1
		ACM	2								2		
		MMC	10	5	5	1	1				1		
	5-FU, 10 g [44]	ADR+CQ	6	2	4			2	2	1	2	1	
		ACNU	24	9	8	7	7	2	4		6	2	3
		ACM	4	1					1		1		
Gesamt			112	43	35	9	9	9	12	7	43	4	4

[a] 0 = keine, 1 = Leukozytopenie, 2 = Thrombozytopenie, 3 = GOT↑, GPT↑, 4 = Albuminurie, 5 = Dermatitis und Pigmentation, 6 = Haarausfall, 7 = Störungen des Gastrointestinaltraktes, 8 = Infektion, 9 = Sonstige

200 ml physiologischer Kochsalzlösung aufgelöst und jeweils über einen Zeitraum von einer Stunde mithilfe einer Infusionspumpe infundiert.

Bei den meisten Patienten wurde die Katheterspitze in der Aorta in Höhe des neunten Brustwirbels platziert, wenige Zentimeter oberhalb des Ursprungs des Truncus coeliacus; das andere Ende wurde an einen subkutanen implantierbaren Portkatheter angeschlossen. Der Katheter wurde über einen Abgang der Arteria profunda femoris oder über die Arteria thoracoacromialis in der Aorta platziert. Jeder Behandlungszyklus wurde zweimal im Abstand von fünf Wochen vor dem operativen Eingriff wiederholt.

▪ Ergebnisse

Bei 27 von 30 Patienten mit einer unheilbaren Krebserkrankung wurden zwei Chemotherapien durchgeführt; bei den übrigen 3 Patienten wurde die Behandlung aufgrund einer Toxizität oder Krankheitsprogression eingestellt. Zu den Hauptnebenwirkungen gehörten gastrointestinale Störungen, einschließlich Übelkeit und Erbrechen (44%), sowie Mukositis (20%) im Bereich des Gastrointes-

■ **Tab. 16.8** Charakteristik von Patienten, die eine FLEP-Therapie erhielten [10]

Merkmale	Anzahl der Fälle	
Geschlecht		
Männlich	18	
Weiblich	12	
Alter (in Jahren)		
Durchschnitt	53	± 16,2
≤ 39	4	
40–59	13	
≥ 60	13	
Nicht resektable Läsionen		
Eine intraabdominale Läsion		
H_3 (H)	1	
$N_3 + {}^4$(N)	10	
Zwei intraabdominale Läsionen		
$N_4 H_3$ (H)	5	
$N_4 P_1$ (N)	1	
$N_4 P_3$ (P)	1	
$T_4 P_3$ (P)	3	
Drei intraabdominale Läsionen $N_4 P_2 H_2$ (N)	1	
$T_4 N_3 H_1$ (N)	1	
$T_4 N_3 H_3$ (H)	1	
$T_4 N_4 H_1$ (N)	1	
$T_4 N_4 P_2$ (N)	1	
$T_4 N_4 P_2$ (P)	1	
Intra- und extraabdominale Läsion $N_4 H_3$ M (M)	1	
$T_4 P_3$ M (M)	1	
$S_3 N_4$ M (M)	1	
Gesamt	30	

H = Lebermetastasen, H1 = solitäre Läsion in einem Lappen, H2 = einige Läsionen in beiden Lappen, H3 = zahlreiche Läsionen in beiden Lappen, N3 = Lymphknotenmetastasen in Station 3 (retropankreatisch, Ligamentum hepatoduodenale, an Arteria und Vena mesenterica superior), N4 = paraaortale Lymphknotenmetastasen, P1 = einige disseminierte Läsionen um den Magen, P2 = einige disseminierte Herde auf dem Zwerchfell oder auf dem Mesocolon transversum, P3 = zahlreiche Läsionen innerhalb der gesamten Bauchhöhle, T4 = primäre Läsion, die ein angrenzendes Organ (angrenzende Organe) oder angrenzendes Gewebe infiltriert hat; M = extraabdominale hämatogene Metastasierung der Lunge, Knochen oder des Gehirns. So bedeutet zum Beispiel $N_4 H_2$, dass der Patient gleichzeitig paraaortale Lymphknotenmetastasen und Metastasen in beiden Leberlappen hatte. Die Buchstaben in Klammern geben die vorherrschende Art der Metastasen an.

16

tinaltraktes und Knochenmarksdepression (4%) (■ Tab. 16.9).

Drei Patienten entwickelten eine gleichzeitige Nierenunterfunktion und Knochenmarkfunktionsstörung, die bei einem Patienten mit ausgedehnten multiplen Lebermetastasen tödlich ausging.

Das lokale Ansprechen auf die Chemotherapie wurde anhand der vorherrschenden Art der Tumorausdehnung bewertet, auf Basis des durchschnittlichen Messwerte für jede einzelne Tumorstelle (■ Tab. 16.10). Bei 15 von 30 Patienten (50%) wurde eine Teilremission (PR) verzeichnet. 8 Patienten (28,9%) zeigten keine Veränderung (NC), und 7 (21,1%) ließen eine Progression (PD) erkennen. Die höchste Ansprechrate in Bezug auf den Ort des überwiegenden Tumorbefalls war in der Gruppe mit Lymphknotenbefall (N) zu beobachten: 13 von 15 Patienten zeigten eine partielle Remission, und bei 9 von diesen 13 wurde eine kurative Gastrektomie durchgeführt (radikale Dissektion bzw. Residual-Disease-Operation). Selbst bei Patienten mit Lymphknoten-Fernmetastasen in Verbindung mit anderen Arten von Metastasen, bei denen keine Teilremission erreicht wurde, war ein gutes Ansprechen der Lymphknotenmetastasen zu erkennen: 20 von 27 Läsionen (74,1%) mit paraaortalen Lymphknotenmetastasen sprachen gut an, wobei zwei vollständige Remissionen verzeichnet wurden, die durch eine histologische Untersuchung der resezierten Proben belegt werden konnten. Bei zwei Patienten wurde ein vollständiges makroskopisches Verschwinden der Schwellung des supraklavikulären Lymphknotens beobachtet. Die primären Läsionen ließen in 13 von 30 Fällen (43,3%) ein Ansprechen auf die Chemotherapie erkennen. Bei den Patienten, bei denen entweder Lebermetastasen oder eine Peritonealkarzinose vorlagen, konnten nur geringe Ansprechraten verzeichnet werden, wobei die Gesamtbeurteilung keinen Responder in den Kategorien hepatische Metastasen (H), peritoneale Metastasen (P) und Fernmetastasen (M) ergab.

Neben 9 kurativen Gastrektomien wurde bei 6 von 15 Patienten mit einer Teilremission, bei 3 von 8 Patienten ohne Veränderung sowie bei einem von 7 Patienten mit einer Progression eine palliative Gastrektomie durchgeführt (■ Tab. 16.11). Die Resektabilitätsrate belief sich auf 63% (19 von 30),

■ Tab. 16.9 Toxizitäten (≥ WHO-Grad 3) [10]

Knochenmarkspezifisch		
Leukozytopenie	12	(40,0%)
Thrombozytopenie	3	(8,0%)
Gastrointestinal		
Übelkeit, Erbrechen	12	(44,0%)
Stomatitis, Diarrhö	5	(20,0%)
Nierenversagen	3	(12,0%)

■ Tab. 16.10 Lokales Ansprechen auf die Chemotherapie nach vorherrschender Art der Tumorausdehnung [10]

Vorherrschende Ausdehnungsart	PR	NC+PD	Summe	Ansprechrate (RR) (in %)
H	2	5	7	13,3
N	13	2	15	86,7
P	0	5	5	0
M		3	3	0
Gesamt	15	15	30	50,0

wobei in 47% der Fälle (9 von 19) eine kurative Resektion vorgenommen wurde. Die radikale »kurative« Gastrektomie war in den meisten Fällen mit einer Resektion der betroffenen angrenzenden Organe sowie einer extensiven Dissektion paraaortaler Lymphknoten verbunden. Komplikationen während des operativen Eingriffes sowie im Anschluss daran wurden jedoch häufiger in Verbindung mit einem palliativen Eingriff als bei einer kurativen Resektion beobachtet.

Die postoperativen Überlebenskurven sind in ■ Abb. 16.3 dargestellt. Die mediane Überlebenszeit (MST) belief sich bei Behandlung aller Fälle auf 6,5 Monate, in Bezug auf die Responder auf 12,7 Monate sowie bei Non-Respondern auf 4,7 Monate. Die Überlebensrate von Patienten, bei denen eine »kurative« Gastrektomie durchgeführt wurde, ist noch nicht auf ein Niveau von 50% gesunken (55,6%

Tab. 16.11 Lokales Ansprechen und chirurgische Behandlung [10]

	RO	R1	Keine chirurgische Behandlung	Summe
PR	9 (60,0)	6 (40,0)	0	15
NC		3 (37,5)	5 (62,5)	8
PD		1 (14,3)	6 (85,7)	7
Gesamt	9 (30,0)	10 (33,3)	11 (36,7)	30

RO = Radikaloperation, R1 = Palliativoperation

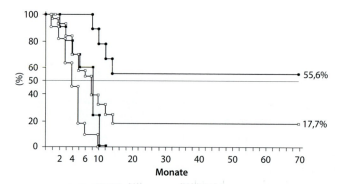

Abb. 16.3 Überlebenskurven nach Behandlungsmethoden [10], □–□ alle Fälle behandelt (n = 30, MST = 6,5); ●–● Responder mit Chemotherapie und kurativem chirurgischem Eingriff behandelt, MST nicht erreicht (n = 9,5-Jahres-Überlebensrate 55,6%); ■–■ Responder und Non-Responder mit Chemotherapie und nicht kurativem chirurgischem Eingriff behandelt (n = 10, MST = 6,5); ○–○ Non-Responder mit Chemotherapie behandelt (n = 11, MST = 4,7)

nach 5 Jahren), während Patienten, die einem palliativen chirurgischen Eingriff unterzogen oder gar nicht operiert wurden, jeweils nicht länger als 13 bzw. 11 Monate überlebten.

Im Laufe der letzten 50 Jahre haben zahlreiche Studien den klinischen Nutzen der regionalen Chemotherapie bei Magenkrebs im fortgeschrittenen Stadium belegt.

Stephens et al. [11] sowie Aigner et al. [12] berichten außerdem über die potentiellen Vorteile der Infusionschemotherapie über den Truncus coeliacus bei fortgeschrittenem Magenkarzinom. Die Szintigraphie mit Technetium zeigte eine unterschiedliche Wirkstoffverteilung für die regionale und systemische Zufuhr: Ungefähr die Hälfte des über einen Aortenkatheter infundierten Wirkstoffs verteilte sich in die Organe und Gewebe, wobei dies die Wirkstoffkonzentration auf zellulärer Ebene nicht exakt reflektierte, obwohl diese grob mit der

lokalen Wirkstoffmenge nach der ersten Exposition korrelieren könnte. Nakajima et al. [10] setzten die Polychemotherapie mit regionaler (CDDP und Etoposid über die Aorta verabreicht) und systemischer Zufuhr (5-FU und Leukovorin) zur Kontrolle sowohl lokaler als auch disseminierter Krebserkrankungen in den intra- und extraabdominalen Regionen ein.

Die im Rahmen jüngster Studien verzeichnete Gesamtansprechrate (50%) ihrer Therapie (FLEP) ist mit Ansprechraten von 30–50% äußerst ermutigend. Das höchste Ansprechen war in den Lymphknoten-Fernmetastasen sowie in primären Läsionen zu beobachten, während peritoneale Metastasen und extraabdominale Läsionen nicht auf die FLEP-Therapie ansprachen. Eine Gesamtbewertung nach vorherrschender Ausdehnungsart zeigt, dass die FLEP-Therapie anscheinend am besten für Patienten mit einer lokal fortgeschrittenen Erkrankung und ausgedehnter lymphatischer Streuung geeignet ist.

Ein langfristiges Überleben war ausschließlich bei den neun Patienten zu beobachten, die ein ausreichendes lokales Ansprechen für die Durchführung einer Radikaloperation erreichten. Die Tumore dieser Patienten wurden ursprünglich aufgrund einer weitläufigen lokalen Ausdehnung sowie ausgedehnter lymphatischer Metastasen entlang des Truncus coeliacus und der Aorta abdominalis als nicht resezierbar eingestuft. Patienten mit einer partiellen Remission, bei denen ein kurativer chirurgischer Eingriff durchgeführt worden war, verzeichneten sehr gute Ergebnisse, die im Gegenzug bei Patienten mit einer partiellen Remission, die einer palliativen Gastrektomie unterzogen worden waren, genauso schlecht ausfielen wie bei Non-Respondern.

Die vorstehenden Ergebnisse zeigen, dass der synergistische Effekt beider Verfahren die Überlebenszeit verlängert, obwohl die temporäre lokale Tumorreduktion mittels Chemotherapie oder Operation im Grunde unzureichend ist, um eine komplette Remission der Krebserkrankung zu bewirken.

Die Ergebnisse dieser Pilotstudie legen jedoch nahe, dass mithilfe der Kombinationstherapie eine ausreichende Tumorreduktion induziert wird, um eine anschließende radikale Gastrektomie bei einem Drittel der Patienten zu ermöglichen, deren Magenkarzinom ursprünglich als nicht resektabel eingestuft wurde; dies trifft insbesondere auf Patienten mit ausgedehnter lymphatischer Metastasierung zu.

Die klinischen Ergebnisse zahlreicher Studien zur alleinigen arteriellen Infusionschemotherapie als Induktionschemotherapie bei fortgeschrittenem Magenkrebs lassen erkennen, dass die Ansprechrate um 20–30% gesteigert werden kann. Doch verlängerte Überlebensraten sowie eine verbesserte Lebensqualität waren nicht durchweg realisierbar. Diese Methoden fanden keine breite Anerkennung und werden nicht als Erstlinientherapie bei Magenkrebs angewendet.

Die arterielle Infusionschemotherapie stellt jedoch weiterhin nur einen Teil der interdisziplinären Behandlung von Magenkrebs dar.

16.2 Systemische Chemotherapie als Primärtherapie bei fortgeschrittenem Magenkarzinom

Die Entwicklung einer wirksamen Therapie bei fortgeschrittenen Magenkarzinomen schreitet immer noch langsam voran, und bisher konnte sich noch keine weltweit anerkannte Standardtherapie etablieren.

Mehrere Phase-III-Studien haben gezeigt, dass das Überleben von Patienten mit nicht resektablem oder rezidivierendem Magenkrebs, die einer Therapie auf der Basis von 5-FU unterzogen werden, gegenüber alleiniger Supportivtherapie (»best supportive care«) verbessert werden kann [13–15]. So wurden bis Anfang der 1990er Jahre zwar etliche randomisierte Studien [16–22] durchgeführt, in deren Rahmen Anthracyclin, MMC, 5-FU, MTX und Cisplatin verabreicht wurden, doch keine der Chemotherapien ließ einen Überlebensvorteil gegenüber alleiniger 5-FU-Chemotherapie erkennen, und es wurde keine weltweit anerkannte Standardtherapie festgelegt.

Bis heute werden sowohl die CF-Therapie (Cisplatin + 5-FU) als auch die ECF-Therapie (Epirubicin + Cisplatin + 5-FU) als Referenzschemata betrachtet; im Rahmen dieser Therapien wurde jedoch eine mediane Überlebenszeit (MST) von maximal nur 7–10 Monaten erreicht [23].

In jüngster Zeit wurden verschiedene Wirkstoffe zur systemischen Behandlung von Magenkarzinomen eingesetzt: Taxane, Irinotecan (CPT-11), Oxaliplatin, S-1 und Capecitabin sowie seit kurzem biologische Wirkstoffe wie Cetuximab und Bevacizumab [24].

Aktuelle Studien konzentrieren sich daher auf »Wirkstoffe der neuen Generation«, und es wurde viel Mühe in die Entwicklung der bestmöglichen Therapie für unterschiedliche Fälle investiert. In einer Reihe solcher Studien wurden verschiedene Therapieschemata entwickelt, die zum Standard werden könnten: Dazu gehören die Verabreichung von Docetaxel + Cisplatin + 5-FU (DCF) sowie Cisplatin + S-1 bei fortgeschrittenem und metastatischem Krebs sowie die S-1-Monotherapie als adjuvante Behandlung. Verglichen mit den Ergebnissen ähnlicher Studien aus den 1990er Jahren, wurde in diesen ein verlängertes Überleben erzielt [24].

Zwei kürzlich in Japan durchführte Studien, die 9912-Studie der Japan Clinical Oncology Group (JCOG) (in deren Rahmen der S-1-Arm die höchste Überlebenszeit verzeichnete) [25] und die SPIRITS-Studie (in deren Rahmen innerhalb des S-1 + Cisplatin-Arms die höchste Überlebensdauer festgestellt wurde) [26], zeigten bessere Ergebnisse als die frühere JCOG-Studie (9205) [27]. Wenn man diese Ergebnisse betrachtet, dann würde die Verabreichung von S-1 + Cisplatin die sinnvollste Standardtherapie bei fortgeschrittenem Magenkrebs darstellen. Es gibt jedoch immer noch offene Fragen, die in der nächsten Zeit geklärt werden müssen: ob die Verabreichung von S-1 plus Cisplatin mehr Vorteile bietet als die weltweit häufigste Therapieform – 5-FU plus Cisplatin – und ob Cisplatin und S-1 die bestmögliche Wirkstoffkombination darstellen. Diese Fragen werden im Rahmen laufender Studien untersucht, wie zum Beispiel der FLAGS-Studie (5-FU + Cisplatin vs. S-1 + Cisplatin), der TOP002-Studie (S-1 vs. S-1 + Irinotecan) und der JACCROGC-03-Studie (S-1 vs. S-1 + Docetaxel) [24–26, 28–32].

Seit der Entwicklung von S-1 wird in Japan vermehrt von Patienten mit nicht resezierbarem Magenkarzinom berichtet, bei denen eine klinische oder pathologische Komplett- oder Teilremission nach der Behandlung mit S-1/CDDP, S-1/Irinotecan sowie S-1/Docetaxel als Induktionschemotherapie präoperativ, verzeichnet wurde [33–36].

Diese Ergebnisse legen nahe, dass durch die Behandlung auf der Basis von S-1 eine ausreichende Tumorreduktion ausgelöst wird, um eine anschließende radikale Gastrektomie bei 10–20% der Patienten mit einem ursprünglich als nicht resektabel eingestuften Magenkarzinom zu ermöglichen, insbesondere bei denen mit ausgedehnter lymphatischer Metastasierung.

Nun muss eine randomisierte Prospektivstudie zum Nachweis des klinischen Nutzens dieser systemischen Induktionschemotherapie bei fortgeschrittenem Magenkrebs durchgeführt werden (JCOG0501-Studie noch nicht abgeschlossen).

Literatur

1. Taguchi T, Nakamura H, editors. Arterial infusion chemotherapy. Tokyo, Japan: Japanese Journal Cancer and Chemother Publishers Inc; 1994. ISBN 0385-0684.
2. Shiraha Y et al. Intraarterial infusion of anti-cancer drugs for malignant tumors. Diag Ther (Shindan to Chiryou). 1964;53:43.
3. Yoshikawa K. Chemotherapy for gastric cancer evaluation of clinical response followed by intraaortic infusion treatment. Jpn J Cancer Clin. 1973;19:776–8.
4. Taguchi T et al. Arterial infusion chemotherapy for advanced gastrointestinal cancer. Gastroentero Surg (Shoukaki-Geka). 1979;2:1081–8.
5. Nakano Y et al. Effect of intra-aortic chemotherapy on advanced gastric cancer and colorectal cancers. Jpn J Cancer Chemother. 1978;5:321–7.
6. Fujita F et al. Chemotherapy for the patients with non-resectable gastric cancer of Bormann type IV. Jpn J Cancer Chemother. 1977;4:1315–22.
7. Awane Y, Katayanagi T, Kitamura M, et al. Local intra-arterial therapy with adriamycin and 5-FU in progressive cancer. Jpn J Cancer Chemother. 1981;8:1593–9.
8. Taguchi T et al. Intra-arterial chemotherapy for advanced gastrointestinal cancer. Jpn J Gastroenterol Surg (Shoukaki-Geka). 1974;2:1081–8.
9. Kitamura M, Awane Y, Katayanagi T, et al. An evaluation of complications associated with continued intra-arterial therapy with carcinostatic drugs. Jpn J Cancer Chemother. 1980;7:1432–8.
10. Nakajima T et al. Combined intensive chemotherapy and radical surgery for incurable gastric cancer. Ann Surg Oncol. 1997;4(3):203–8.
11. Stephens FO, Adams BG, Grea P. Intra-arterial chemotherapy given preoperatively in the management of carcinoma of the stomach. Surg Gynecol Obstet. 1986; 162:370–4.
12. Aigner KR, Benthin F, Müller H. Celiac axis infusion (CA1) chemotherapy for advanced gastric cancer. In: Sugarbaker PH, editor. Management of gastric cancer. Boston: Kluwer Academic; 1991. p. 357–62.
13. Murad AM, Santiago FF, Petroianu A, et al. Modified therapy with 5-fluorouracil, doxorubicin and methotrexate in advanced gastric cancer. Cancer. 1993;72:37–41.
14. Glinetius B, Huffmann K, Hoglund U, et al. Initial or delayed chemotherapy with best supportive. Ann Oncol. 1994;5:189–90.
15. Pyrhonen S, Kuitumen T, Nyandoto P, et al. Randomized comparison of fluorouracil, epidoxorubicin and methotrexate (FEMTX) plus best supportive care alone in patients with non-resectable gastric cancer. Br J Cancer. 1995; 71:587–91.
16. Cullinan SA, Moertel CG, Fleming TR, et al. A comparison of three chemotherapeutic regimens in the treatment of advanced pancreatic and gastric carcinoma, Fluorouracil versus fluorouracil and doxorubicin versus fluorouracil, doxorubicin and mitomycin. JAMA. 1985; 253(14):2061–7.

17. Wils JA, Klein HO, Wagener DJ, et al. Sequential high-dose methotrexate and fluorouracil combined with doxorubicin: a step ahead in the treatment of gastric cancer: a trial of European Organization for Research and Treatment of Gastrointestinal Tract Co-operative Group. J Clin Oncol. 1991;9:827–31.

18. Kelsen D, Atiqu OT, Saltz L, et al. FAMTX versus etoposide, doxorubicin and cisplatin: a randomized trial in gastric cancer. J Clin Oncol. 1992;10:541–8.

19. Kim NK, Park YS, Heo DS, et al. A phase III randomized study of 5-fluorouracil and cisplatin versus 5-fluorouracil, doxorubicin and mitomycin C versus 5-fluorouracil alone in the treatment of advanced gastric cancer. Cancer. 1993;71:3813–8.

20. Culliman SA, Moertel CG, Wieand HS, et al. Controlled evaluation of three drug combination regimen versus fluorouracil alone in the therapy of advanced gastric cancer. J Clin Oncol. 1994;12:412–6.

21. Cocconi G, Bella M, Zironi S, et al. Fluorouracil, doxorubicin and mitomycin combination versus PELF chemotherapy in advanced gastric cancer: a prospective randomized trial of the Italian Oncology Group for Clinical Research. J Clin Oncol. 1994;12(12):2687–93.

22. Webb A, Cunningham D, Scarffe JH, et al. Randomized trial comparing epirubicin, cisplatin and fluorouracil versus fluorouracil, doxorubicin and methotrexate in advanced esophagogastric cancer. J Clin Oncol. 1997; 15: 261–7.

23. Van Cutsem E, Moiseyenko VM, Tjulandin S, et al. Phase III study of docetaxel and cisplatin plus fluorouracil compared with cisplatin and fluorouracil as first line therapy for advanced gastric cancer: a report of the V325 Study Group. J Clin Oncol. 2006;24:4991–7.

24. Ohtsu A, Fuse N, Yoshino T, et al. Future perspectives of chemotherapy for advanced gastric cancer. Gastric Cancer. 2009;12:60–6.

25. Boku N, Yamamoto S, Shirao K, et al. Randomized phase III study of 5-FU alone versus combination of irinotecan and cisplatin (CP) versus S-1 alone in advanced gastric cancer (JCOG 9912). J Clin Oncol. 2007;25:LBA 4513.

26. Koizumi W, Narahara H, Hara T, et al. S-1 plus cisplatin versus S-1 alone for first line treatment of advanced gastric cancer (SPIRITS trial): a phase III trial. Lancet Oncol. 2008;9: 215–21.

27. Ohtsu A, Shimada Y, Shirao K, et al. Randomized phase III trial of fluorouracil alone versus fluorouracil plus cisplatin versus uracil and tegaful plus mitomycin in patients with unresectable advanced gastric cancer: the Japan Clinical Oncology Group Study, (JCOG 9205). J Clin Oncol. 2003;21:54–9.

28. Imamura H, Iiishi H, Tsuburaya A, et al. Randomized phase III study of irinotecan plus S-1 (IRIS) versus S-1 alone as first-line treatment for advanced gastric cancer (GC0301/ TOP002). Gastrointestinal cancers symposium, Orlando; 2008, abstract 5.

29. Jin M, Lu H, Li J, et al. Randomized three-armed phase III study of S-1 monotherapy versus S-1/CDDP versus 5-FU/ CDDP in patients with advanced gastric cancer SC-101 study. J Clin Oncol. 2008;26:221s (abstract 4533).

30. Boku N. JCOG trials of systemic chemotherapy for unresectable or recurrent gastric cancer. Gastric Cancer. 2009; 12:43–9.

Systemische und regionale Chemotherapie beim fortgeschrittenen und metastasierten Pankreaskarzinom

Karl R. Aigner, Sabine Gailhofer und Gur Ben-Ari

17.1   Einleitung

Das Pankreaskarzinom stellt nach wie vor eine Herausforderung in der Krebsbehandlung dar. Aufgrund der sehr spät eintretenden Symptome erreicht die 5-Jahres-Überlebensrate kaum 5%, und es sterben jedes Jahr etwa genauso viele Patienten am Pankreaskarzinom wie neu diagnostiziert werden. Dies spiegelt die schlechte Prognose dieses Tumors wider. Zum Zeitpunkt der Diagnose ist nur bei 10–15% der Patienten das Tumorwachstum lokal noch so begrenzt, dass eine chirurgische Resektion möglich ist. Die systemische Chemotherapie ist bislang noch von sehr geringem Nutzen und geht meist mit einer nicht unwesentlichen Toxizität einher.

In den letzten zwei Jahrzehnten wurden eine Reihe gut angesetzter randomisierter Phase-III-Studien durchgeführt, um die optimale Behandlungsstrategie beim fortgeschrittenen oder metastasierten Pankreaskarzinom zu eruieren. Obwohl große Erwartungen darin gesetzt wurden, substantielle Verbesserungen bei der Behandlung dieses Tumors zu erreichen, waren die Ergebnisse im Großen und Ganzen sehr spärlich. Die Induktionschemotherapie zur Behandlung lokal fortgeschrittener oder metastasierter Tumoren findet ihre besondere Indikation bei den sehr spät diagnostizierten Pankreaskarzinomen. Da zum Zeitpunkt der Diagnose die Lebenserwartung bislang bei 2–4 Monaten lag, bedeutete die Studie von Burris mit Gemcitabin als Erstlinientherapie beim fortgeschrittenen Pankreaskarzinom mit einem signifikanten Überlebensvorteil von zwei Monaten, bereits einen wesentlichen Schritt nach vorne [1]. Gemcitabin verbesserte vor allem die »clinical benefit response (CBR)« und wurde bislang in der Effizienz noch von keiner anderen Monotherapie übertroffen. Jedoch bestand ein Bedarf nach neuen Strategien, nachdem in zahlreichen Studien die Gesamtüberlebensrate unter Gemcitabin-Monotherapie die medianen sechs Monate nicht überschritten hatte.

Verständlicherweise wurden, da Monotherapien keine Ergebnisverbesserungen mehr brachten, Kombinationstherapien eingesetzt um die Überlebenszeiten zu verbessern. Die Studien von Cunningham, welche Gemcitabin mono mit Gemcitabin in Kombination mit Capecitabin verglichen [2, 3], erzielten eine mediane Überlebensrate von 7,4 Mo-naten in der Kombinationstherapie, verglichen mit 6 Monaten bei Gemcitabin-Monotherapie, was sich in einer absoluten Verbesserung der 1-Jahres-Überlebenszeit um 7% (26% versus 19%) niederschlug. In zwei weiteren Studien von W. Scheithauer [4] und R. Hermann [5], welche die Gemcitabin-Monotherapie mit der Kombination mit Capecitabin verglichen, wurden keine wesentlichen Unterschiede in der Effizienz zwischen beiden Therapiegruppen gefunden.

Auch Kombinationstherapie von Gemcitabin mit 5-FU [6], Cisplatin [7], Irinotecan [8], Oxaliplatin [9, 10], Cisplatin und 5-FU [11] oder ISIS-2503 [12] vermochten die Ergebnisse nicht zu verbessern. Aufgrund der negativen Ergebnisse einer randomisierten Phase-II-Studie von M.H. Kulke mit Gemcitabin bei feststehender Dosierung oder in Kombination mit Cisplatin, Docetaxel oder Irinotecan bei Patienten mit metastasiertem Pankreaskarzinom wurde keiner dieser Therapieansätze für die klinische Routine empfohlen [13]. Andere Phase-III-Studien hatten absolut negative Ergebnisse ohne jeden Anhalt für eine Wirkungssteigerung, zum Beispiel 5-FU versus 5-FU + Cisplatin [14], Gemcitabin Monotherapie oder in Kombination mit Cisplatin [15], 5-FU mono oder mit Mitomycin kombiniert [16], aber auch die Kombination von Gemcitabin mit Exatecan [17], Pemetrexed [18] oder die zielgerichteten Substanzen Tipifarnib [19] oder Marimastat [20]. Ebenso konnte in der Studie von Van Cutsem [21] die Kombination mit zielgerichteten Substanzen wie Bevacizumab oder Erlotinib mit Gemcitabin keine Vorteile gegenüber der Gemcitabin-Monotherapie zeigen; ebenso wie die Kombination mit Bevacizumab versus der Kombination mit Placebo keine Verbesserung bzw. keinen Unterschied im Gesamtüberleben zeigte. In diesem Therapieansatz haben sich noch weitere antiangiogenetische Substanzen als unwirksam erwiesen.

In einer Phase-III-Studie von Moore et al. [22] zeigte die Kombination von Gemcitabin mit dem Thyrosinkinaseinhibitor Erlotinib einen statistisch signifikanten Überlebensvorteil gegenüber Gemcitabin allein. Dies war die erste Studie, welche einen Überlebensvorteil unter Gemcitabin-Kombinationstherapie zeigte. Bei 569 Patienten mit lokal fortgeschrittenem Pankreaskarzinom war der Überlebensvorteil 6,24 Monate versus 5,91 Monate. Die 1-Jahres-Überlebensrate stellte sich etwas besser dar: 23% versus 17%. Eine Analyse zur Findung der Patientenpopulation, welche am meisten von dieser Therapie profitiert, zeigte, dass der Nebeneffekt »Hautausschlag«, ein Indikator für ein Ansprechen war. Es wurde auch festgestellt, dass Frauen im Gegensatz zu Männern nicht von der Erlotinibtherapie profitierten. Obwohl die Gemcitabin/Erlotinib-Kombinationstherapie einen merklichen Vorteil in einer selektierten kleinen Patientengruppe zeigt, kann festgestellt werden, dass allgemein gesehen, Kombinationstherapien enttäuschten. Das Pankreaskarzinom tendiert generell zu Chemoresistenz und auch dosisintensivierte systemische Chemotherapien konnten diese Resistenz nicht durchbrechen.

In zahlreichen jüngst veröffentlichten Studien wurden an Stelle des vorrangigen Behandlungsziels »Gesamtüberlebenszeit« Ersatzendpunkte wie Verbesserung der objektiven Ansprechraten, Abfall des Tumormarkers CA 19-9 oder vor allem das progressionsfreie Überleben (PFS) gewählt, welches letztlich jedoch keinen wesentlichen Einfluss auf die Gesamtüberlebenszeit hatte. Außerdem zeigte sich in den meisten Studien, dass Patienten mit reduziertem Leistungsspektrum und schlechter Prognose von der Chemotherapie nicht profitierten. Was bislang bezüglich Überlebenszeit und Lebensqualität bei der Therapie des Pankreaskarzinoms erreicht wurde, ist im Grunde dürftig, aber sehr kostenintensiv und oft mit Einbußen an Lebensqualität verbunden. Es wurde vielerseits festgestellt, dass Patienten, welche ohnehin schon genug an ihrer bösartigen Erkrankung leiden, nicht auch noch die Belastung therapiebedingter Nebenwirkungen ertragen sollten [11]. Überlebensvorteile von statistisch signifikanten höchstens zwei Monaten auf Kosten von Nebenwirkungen und nicht akzeptabler Toxizität, fordern die Entwicklung innovativer Strategien mit besseren Optionen auf Überlebens- und Lebensqualitätsverbesserung bei der Behandlung des Pankreaskarzinoms.

17.2 Dem Ziel näher

Bislang basierten Studien auf der Bewertung des Effekts verschiedener Chemotherapiekombinationen auf die Überlebenszeit. Nach alledem scheint es ver-

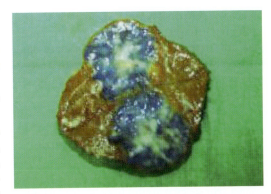

Abb. 17.1 Intraarterielle Blaufärbung einer Lebermetastase des Pankreaskarzinom. Das Präparat ist durchtrennt und aufgeklappt. Die Metastase hat mehr Methylenblau aufgenommen als das umgebende Leberparenchym

nünftig, von Studien auf der Basis des Experimentierens und Fehler- oder Lösungsfindens Abstand zu nehmen [23]. Zielgerichtete Substanzen, welche theoretisch und in Xenograft-Modellen aktiv sind, könnten in der Zukunft eine überragende Rolle spielen, wenn ein besseres Wissen und Verständnis der komplexen Interaktionen der vielen Signalwege und ihrer möglichen Blockaden vorhanden ist.

In vielen Tumormodellen ist die Erhöhung der lokalen Zytostatikaexposition ein wichtiger Parameter zur Verbesserung der klinischen Ergebnisse [24].

Im Unterschied zu anderen Tumoren hat das Pankreaskarzinom Charakteristika, welche die Ursache des schlechten Ansprechens von Primärtumoren im Gegensatz zu den Metastasen erklären. Primärtumore sind stark bindegewebig durchsetzt mit entsprechend eingeschränkter Gefäßversorgung [25–29]. Intraoperativ erscheinen Pankreaskarzinome auf der Schnittfläche fast avaskulär, ohne Gefäßversorgung, wohingegen Lebermetastasen desselben Tumors über eine exzellente Blutversorgung verfügen, wie sich zeigt, wenn Methylen- oder Indigocarminblau zur Färbung durch die Leberarterie injiziert wird (□ Abb. 17.1). Das normale Pankreasgewebe zeigt im Gegensatz zum Primärtumor selbst eine wesentlich bessere Anfärbung wenn Blaulösung intraarteriell injiziert wird als der Primärtumor. Ein besseres Ansprechen der Lebermetastasen wurde in einigen Beobachtungen zur intraarteriellen Chemotherapie berichtet [30–33]. Diesem Phänomen wurde in einer bereits erwähnten Studie [13] Rechnung getragen, als Patienten mit nur einem lokal fortgeschrittenem Primärtumor, aber ohne Metastasen, aus der Studie ausgeschlossen wurden, um eine irreführende Auswertung der Ansprechraten und Ergebnisse zu vermeiden.

17.3 Intraarterielle Chemotherapie

Studien mit intraarterieller Chemotherapie sind bislang sehr heterogen und beziehen die Anwendung verschiedener Chemotherapeutika in völlig unterschiedlichen Dosierungen und Applikationszeiten ein [30–33]. Insofern gibt es bislang keinen einheitlichen Standard, und man weiß nicht, welche Applikationsform die beste ist. Trotz dieser großen Vielfalt der Applikationsformen in allen Studien ist die Überlebenszeit generell besser und die Toxizität niedriger als nach systemischer Chemotherapie beschrieben. Es gibt zwei randomisierte Phase-III-Studien, welche die systemische mit der regionalen Chemotherapie beim fortgeschrittenen Pankreaskarzinom vergleichen. Eine Studie vergleicht intravenöse Applikation mit Truncus-coeliacus-Infusion der Dreierkombination Mitomycin, Mitoxantron und Cisplatin. Sie wurde wegen der offensichtlichen Diskrepanz in den Überlebenszeiten zugunsten der intraarteriellen Chemotherapie und wesentlich gesteigerter Toxizität im systemischen Arm frühzeitig abgebrochen [34]. Die italienische SITILO prospektiv randomisierte Phase-III-Studie wurde mit einem systemischen Arm von Standard Gemcitabin und einem loko-regionalen Arm mit 5-Fluorouracil, Leucovorin, Epirubicin und Carboplatin durchgeführt. Ein dritter Arm mit 5-Fluorouracil und Leucovorin allein systemisch wurde bald verlassen und die Studie mit dem systemischen und intraarteriellen Arm weitergeführt [25]. Diese Phase-III-Studie ist von großem Interesse, weil die mediane Überlebenszeit von 5,85 Monaten unter systemischer Chemotherapie die Ergebnisse früherer Untersuchungen mit Gemcitabin bestätigt. Die intraarteriell therapierte Patientengruppe hatte einen signifikanten Überlebensvorteil von 7,9 Monaten. Die 12-Monats- und 18-Monats-Überlebenszeiten lagen bei 35% und 15%. In dieser Studie ist interessant, dass auch der intraarterielle Arm von einer wesent-

lichen systemischen Toxizität begleitet war; dies ist wohl zurückzuführen auf die unterschiedliche nichtgemcitabinhaltige intraarterielle Zytostatikakombination und eine erhöhte systemische Zytostatikaexposition im venösen Abfluss aus dem Tumorareal nach der ersten Passage über das zuführende arterielle System.

17.4 Induktionschemotherapie

Der Sinn der Induktionschemotherapie bei lokal fortgeschrittenen Erkrankungen ist die Verkleinerung und das sogenannte Downstaging des Primärtumors, um ungeachtet von begleitenden Leber- oder lokalen Lymphknotenmetastasen Resektabilität zu erreichen. Ein Tumor im Pankreaskopf selbst ist lebensbedrohlicher als dessen lokoregionale und Fernmetastasen.

In einer Meta-Analyse von 111 Studien und 4.400 Patienten mit primär nicht resektablen oder grenzwertig resektablen Pankreastumoren, welche präoperativ mit Induktions-Radiochemotherapie oder Induktionschemotherapie behandelt worden waren, wurde eine 33,2%ige Resektabilitätsrate nach systemischer Induktionschemotherapie berichtet [35]. Eine vergleichsweise ähnliche Rate wurde nach intraarterieller Mikrochemoembolisation mit Stärkemikrosphären in einer Phase-II-Studie mit 265 Patienten erzielt [31]. 80 Patienten überlebten ein Jahr oder mehr, von diesen 80 Patienten mit guten Ergebnissen nach regionaler Chemotherapie wurden 39% resektabel. Dies bedeutet eine Resektabilitätsrate von 12% innerhalb der gesamten Patientengruppe. Chirurgische Verfahren bei Langzeitüberlebenden sind in ☐ Tab. 17.1 gelistet. Dies waren 15 von 80 (19%) Whipple-Resektionen, 12 von 80 (15%) Corpusschwanzresektionen und 4 von 80 (5%) Enukleationen von nekrotischem Gewebe nach intraarterieller Therapie (☐ Abb. 17.2). Während die Resektionen nach Größenminderung der Primärtumore elektiv durchgeführt wurden, erfolgten Nekroseausräumungen in der Regel innerhalb der ersten Woche nach regionaler Chemotherapie nach Auftreten von Symptomen wie undulierendem Fieber, Lethargie, niedrigem und instabilem Blutdruck, bei hohen Pulsraten entsprechend den Symptomen eines Tumorlysissyndroms. In der ge-

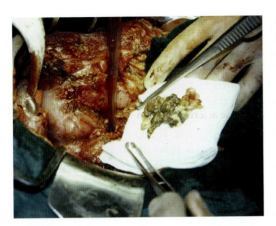

Abb. 17.2 Ausräumung nekrotischen Tumorgewebes aus dem Pankreaskopf nach regionaler Chemotherapie mit Mikrochemoembolisation

Tab. 17.1 Operationsverfahren nach Induktionschemotherapie

	Patienten	Prozent
Tumorresektionen	31/80	39
Whipple-Resektionen	15/80	19
Corpusschwanzresektionen	12/80	15
Nekroseausräumungen	4/80	5

samten Gruppe der 265 Patienten betrug die mediane Überlebensrate 9 Monate. Die 1-Jahres- und 18-Monats-Überlebensraten waren 30% und 25%. Das paradoxe Ansprechverhalten von Lebermetastasen, verglichen mit den Primärtumoren, spiegelt sich auch in den Todesursachen wider. Etwa jeder zweite Patient (48%) verstarb infolge von Progression des Primärtumors, und nur 8% starben infolge von Lebermetastasen, 7% von peritonealer Aussaat und 4% von Lungenmetastasen.

17.5 Diskussion

Während der letzten zwei Dekaden wurden Verbesserungen der Überlebenszeit bei der Behandlung des Pankreaskarzinoms durchweg in sehr kleinen Schritten erzielt. Der größte kleine Schritt vorwärts war die Einführung von Gemcitabin in die systemi-

sche Chemotherapie des fortgeschrittenen und metastasierten Pankreaskarzinoms [1]. Dies war eine grundlegende Studie, deren Ergebnisse – eine Verbesserung des medianen Überlebens von 4 auf 6 Monate – von einer ganzen Reihe weiterer Studien der vorerwähnten Arbeitsgruppen bestätigt und bislang mit keiner anderen Kombinationstherapie übertroffen wurden. Dies beinhaltet sowohl konventionelle Chemotherapien als auch neuere zielgerichtete Substanzen. Herkömmliche Studien beleuchteten den Effekt verschiedener Zytostatikakombinationen auf die Überlebenszeit in Form eines sogenannten »trial and error testing«, ohne die potentiellen Vorteile einer modifizierten Anwendung von Chemotherapeutika unter Veränderung von Parametern wie Exposition (AUC) und Zytostatikakonzentration im Zielgebiet unter verschiedenen Anwendungsbedingungen in Betracht zu ziehen. Die dosisabhängige Tumortoxizität von Zytostatika ist ein gut bekanntes Prinzip [36–39]. Das Dosis-Wirkung-Verhalten spiegelt sich in einer steilen Kurve wider [40]. In der klinischen Praxis mit systemischer Chemotherapie ist die erforderliche Zytostatikaexposition bei soliden Tumoren jedoch durch die eskalierende systemische Toxizität begrenzt. Um die Konzentrationskomponente bei der Zytostatikaexposition (Zeit × Konzentration) zu erhöhen, können Techniken wie die regionale Chemotherapie eingesetzt werden, deren Zweck es ist, eine wesentlich höhere Dosis und Konzentration der Wirksubstanz an den Tumor zu bringen, als es mit systemischer Applikation möglich ist.

Als C.T. Klopp 1950 zum ersten Mal N-LOST (nitrogen mustard) in eine Arterie injizierte, erschien ihm der lokale Effekt wie eine »chemotherapeutische Bestrahlung« [41]. Dies war der Beginn der regionalen Chemotherapie. Während der Jahre und Jahrzehnte danach waren Missergebnisse mit regionaler Chemotherapie im Allgemeinen auf mangelnde Erfahrung mit Anwendungstechniken und mangelndes Wissen um pharmazeutische und pharmakokinetische Prinzipien zurückzuführen.

Die Therapie des Pankreaskarzinoms insbesondere schien eine unüberwindbare Herausforderung. In den vergangenen Jahren wurden Fortschritte bezüglich des lokalen Effekts der intraarteriellen Chemotherapie bei Lebermetastasen des Pankreaskarzinoms gemacht [30–33]. Dies ist ganz offensichtlich auf die bessere Blutversorgung verglichen mit dem Primärtumor des Pankreas zurückzuführen. Dieses Phänomen zeigte sich eindrucksvoll bei Second-look-Operationen zwölf Monate nach regionaler Chemotherapie. Lebermetastasen, parapankreatische Lymphknotenmetastasen und der Primärtumor selbst zeigten unterschiedliches histologisches Ansprechverhalten. Wurde in Lebermetastasen histologisch kein vitales Tumorgewebe mehr beobachtet, so zeigten Lymphknotenmetastasen zentrale Nekrosen mit einigen intakten Tumorzellen in der Peripherie. Die Biopsie des Primärtumors zeigte zwar ein massives zytoplasmatisches Ödem und eine Tumorzelldegeneration, aber – im Vergleich zu Lymphknoten- und Lebermetastasen – insgesamt gesehen die wesentlich schlechtere Ansprechrate [30]. In diesem paradoxen Ansprechverhalten zwischen Primärtumor und Metastasen liegt der entscheidende Schwachpunkt in der Therapie des Pankreaskarzinoms. Da ein komplettes Ansprechen am Primärtumor kaum erreicht werden kann und die meisten Resektionen R1-Resektion sind – es sei denn, es handelt sich um ein frühes Tumorstadium –, sind die häufigsten Todesursachen das Rezidiv und die Tumorprogression an der Stelle des Primärtumors. Die systemische Chemotherapie kann die erforderliche Zytostatikaexposition nicht generieren, in welcher Kombination auch immer. Dies mag der Grund dafür sein, warum letztlich alle Kombinationstherapien versagten bzw. keinen essentiellen, klinisch relevanten Fortschritt brachten. So ist auch eine mediane Lebensverlängerung von 5,91 Monaten auf 6,24 Monate kein Durchbruch und klinisch nicht sehr überzeugend, jedoch mit hohen Kosten verbunden [22].

Die regionale Chemotherapie jedoch erzielt höhere Responseraten mit durchweg besseren medianen Überlebenszeiten von 8–10 Monaten und wesentlich geringeren Nebenwirkungen, mit welchen ein Patient bei ohnehin geringer Lebenserwartung und bereits eingeschränkter Lebensqualität durch sein Tumorleiden nicht noch obendrein belastet werden sollte. Die prospektiv randomisierte Phase-III-Studie der italienischen SITILO-Gruppe zeigte klar die Vorteile der regionalen Chemotherapie [25].

Die Behandlung des resistenten Primärtumors ist nach wie vor ein therapeutisches Problem und eine große Herausforderung. Regionale Therapie-

verfahren beinhalten noch ein Potential für Verbesserungen durch Optimierung der Anwendungstechniken. Obwohl laufende Studien mit Mikroembolisation und Isolationstechniken (zum Beispiel der Oberbauchorgane) en bloc Fortschritte zeigen (in Bearbeitung), ist das Problem noch lange nicht gelöst.

Eine effektive Therapie des Primärtumors ist insbesondere in Form der Induktionschemotherapie bei grenzwertig resektablen oder primär nicht resektablen Tumoren wichtig [35]. Es gibt derzeit keine Phase-III-Studie zum Effekt der systemischen oder intraarteriellen Induktionschemotherapie auf die Resektabilität. Wer beurteilt oder entscheidet über Resektabilität? Entscheidungen dazu können individuell unterschiedlich sein. Gut definierte und reproduzierbare Parameter zur Definition der Resektabilität sind eine unabdingbare Voraussetzung, um zu entscheiden, welcher Tumor resektabel ist und welcher nicht. Dies hängt auch von der klinischen und operativen Erfahrung des Chirurgen ab. Aus diesem Grund kann solch eine Studie kaum als Multicenter-Studie geführt werden, solange nicht die lokale Therapie so effizient ist, dass sie wirklich in einem hohen Prozentsatz, am besten in der überwiegenden Zahl der Fälle, eine Tumorverkleinerung oder Tumornekrose und damit Resektabilität bewirkt. Es ist zumindest derzeit sehr unwahrscheinlich, dass dies mit systemischer Chemotherapie gelingt. Die regionale Chemotherapie hat ein großes therapeutisches, zum Teil noch ungenutztes Potential bei geringerer Beeinträchtigung der Lebensqualität (▶ Kap. 33) und bedarf auch noch technischer Verbesserungen in der Anwendung, um der Chemoresistenz von Pankreastumoren im großen Stil zu begegnen. Fortschritte werden gemacht, doch sie sind nach wie vor mühsam und klein.

Literatur

1. Burris HA 3rd, Moore MJ, Andersen J et al: Improvements in survival and clinical benefit with gemcitabine as first-line therapy for patients with advanced pancreas cancer: a randomized trial. J Clin Oncol 15: 2403-2413, 1997.
2. Cunningham D, Chau I, Stocken D, et al. Phase III randomised comparison of gemcitabine (GEM) with gemcitabine plus capecitabine (GEM-CAP) in patients with advanced pancreatic cancer. Eur J Cancer Suppl (2005) 3(2):12.

3. Cunningham D, Chau I, Stocken D, et al. Phase III randomised comparison of gemcitabine (GEM) versus gemcitabine plus capecitabine (GEM-CAP) in patients with advanced pancreatic cancer. J Clin Oncol 27:5513-5518, 2009.

4. Scheithauer W, Schull B, Ulrich-Pur H, et al: Biweekly high-dose gemcitabine alone or in combination with capecitabine in patients with metastatic pancreatic adenocarcinoma: A randomized phase II trial: Ann Oncol 14: 97-104, 2003.

5. Herrmann R, Bodoky G, Ruhstaller T, et al: Gemcitabine plus capecitabine compared with gemcitabine alone in advanced pancreatic cancer: A randomized, multicenter, phase III trial of the Swiss Group for Clinical Cancer Research and the Central European Cooperative Oncology Group. J Clin Oncol 25:2212-2217, 2007.

6. Berlin JD, Catalano P, Thomas JP, et al: Phase III study of gemcitabine in combination with Fluorouracil versus gemcitabine alone in patients with advanced pancreatic carcinoma: Eastern Cooperative Oncology Group Trial E2297. J Clin Oncol 20:3270-3275, 2002.

7. Heinemann V, Quietzsch D, Gieseler F, et al: A phase III trial comparing gemcitabine plus cisplatin vs. gemcitabine alone in advanced pancreatic carcinoma. Proc Ann Soc Clin Oncol 22:250, 2003.

8. Rocha Lima CM, Green MR, Rotche R, et al: Irinotecan plus gemcitabine results in no survival advantage compared with gemcitabine monotherapy in patients with locally advanced or metastatic pancreatic cancer despite increased tumor response rate. J Clin Oncol 22:3776-3783, 2004.

9. Louvet C, Labianca R, Hammel P, et al: Gemcitabine in Combination with Oxaliplatin Compared With Gemcitabine Alone in Locally Advanced or Metastatic Pancreatic Cancer: Results of a GERCOR and GISCAD Phase III Trial. J Clin Oncol 23:3509-3516, 2005.

10. Poplin E, Feng Y, Berlin J, et al: Phase III, Randomized Study of Gemcitabine and Oxaliplatin Versus Gemcitabine (fixed-dose rate infusion) Compared With Gemcitabine (30-minute infusion) in Patients With Pancreatic Carcinoma E6201: A Trial of the Eastern Cooperative Oncology Group. J Clin Oncol 27:3778-3785, 2009.

11. El-Rayes BF, Zalupski MM, Shields AF, et al: Phase II study gemcitabine, cisplatin, and infusional fluorouracil in advanced pancreatic cancer. J Clin Oncol 21: 2920-2925, 2003.

12. Alberts SR, Schroeder M, Erlichman C, et al: Gemcitabine and ISIS-2503 for patients with locally advanced or metastatic pancreatic adenocarcinoma. A North Central Cancer Treatment Group Phase II Trial. J Clin Oncol 22: 4944-4950, 2004.

13. Kulke Matthew H, Tempero Margaret A, Niedzwiecki Donna, et al: Randomized Phase II Study of Gemcitabine Administered at a Fixed Dose Rate or in Combination With Cisplatin, Docetaxel, or Irinotecan in Patients With Metastatic Pancreatic Cancer: CALGB 89904. J Clin Oncol 27:5506-5512, 2009.

14. Ducreux M, Rougier P, Pignon JP, et al: A randomised trial comparing 5-FU with 5-FU plus cisplatin in advanced pancreatic carcinoma. Ann Oncol 13:1185-1191, 2002.

15. Colucci G, Giuliani F, Gebbia V, et al: Gemcitabine alone or with cisplatin for the treatment of patients with locally advanced and/or metastatic pancreatic carcinoma: a prospective, randomized phase III study of the Gruppo Oncologia dell'Italia Meridionale. Cancer 94:902-910, 2002.

16. Maisey N, Chau I, Cunningham D, et al: Multicenter randomized phase III trial of protracted venous infusion of 5-fluorouracil with PVI 5-FU plus mitomycin in inoperable pancreatic cancer. J Clin Oncol 20:3130-3136, 2002.

17. Abou-Alfa GK, Letourneau R, Harker G, et al: Randomized phase III study of exatecan and gemcitabine compared with gemcitabine compared with gemcitabine alone in untreated advanced pancreatic cancer. J Clin Oncol 24: 4441-4447, 2006.

18. Oettle H, Richards D, Ramanathan RK, et al: A phase III trial of pemetrexed plus gemcitabine versus gemcitabine in patients with unresectable or metastatic pancreatic cancer. Ann Oncol 16:1639-1645, 2005.

19. Van Cutsem E, van de Velde H, Karasek P, et al: Phase III trial of gemcitabine plus tipifarnib compared with gemcitabine plus placebo in advanced pancreatic cancer. J Clin Oncol 22:1430-1438, 2004.

20. Bramhall SR, Schulz J, Nemunaitis J, et al: A double-blind placebo-controlled, randomised study comparing gemcitabine and marimastat with gemcitabine and placebo as first line therapy in patients with advanced pancreatic cancer. Br J Cancer 87:161-167, 2002.

21. Van Cutsem E, Vervenne W, Bennouna J, et al: Phase III trial of bevacizumab in combination with gemcitabine and erlotinib in patients with metastatic pancreatic cancer. J Clin Oncol 27:2231-2237, 2009.

22. Moore MJ, Goldstein D, Hamm J, et al: Erlotinib plus gemcitabine compared with gemcitabine alone in patients with advanced pancreatic cancer: a phase III trial of the National Cancer Institute of Canada Clinical Trials Group. J Clin Oncol (2007) 25(15):1960-1966.

23. Chua YJ, Zalcberg JR: Pancreatic Cancer – is the Wall Crumbling? Ann Oncol. 19(7):1224-1230, 2008.

24. Stephens FO: Why use regional chemotherapy? Principles and pharmacokinetics. Reg Cancer Treat (1988) 1:4-10.

25. Cantore M, Fiorentini G, Luppi G, et al: Randomised Trial of Gemcitabine Versus Flec Regimen Given Intra-Arterially for Patients with Unresectable Pancreatic Cancer. J. Exp. Clin. Cancer Res., 22, 4, 2003.

26. Miller DW, Fontain M, Kolar C, et al: The expression of multidrug resistance-associated protein (MRP) in pancreatic adenocarcinoma cell lines. Cancer Lett 1996; 107: 301-306.

27. Verovski VN, Van den Berge DL, Delvaeye MM, et al: Low-level doxorubicin resistance in P-glycoprotein-negative human pancreatic tumor PSN1/ADR cells implicates a brefeldin A-sensitive mechanism of drug extrusion. Br J Cancer 1996; 73:596-602.

28. Kartner N, Riorden JR, Ling V: Cell surface P-glycoprotein associated with multidrug resistance in mammalian cell lines. Science 221: 1285-8, 1983.
29. Goldstein LJ, Galski H, Fojo A, et al: Expression of the multidrug resistance gene product P-glycoprotein in human cancer. J. Natl Cancer Inst. 81: 116, 1989.
30. Aigner KR, Müller H, Basserman R: Intra-arterial chemotherapy with MMC, CDDP and 5-FU for nonresectable pancreatic cancer – a phase II study. Reg Cancer Treat (1990) 3: 1-6.
31. Aigner KR, Gailhofer S: Celiac Axis Infusion and Microembolization for Advanced Stage III/IV Pancreatic Cancer – A Phase II Study on 265 Cases. Anticancer Research 25:4407-4412, 2005.
32. Ishikawa O, Ohigashi H, Imaoka S, et al: Regional chemotherapy to prevent hepatic metastasis after resection of pancreatic cancer. Hepatogastroenterology 1997 Nov-Dec;44(18):1541-6.
33. Beger HG, Gansauge F, Büchler MW, et al: Intraarterial adjuvant chemotherapy after pancreaticoduodenectomy for pancreatic cancer: significant reduction in occurrence of liver metastasis. World J Surg 1999 Sep;23(9): 946-9.
34. Aigner KR, Gailhofer S, Kopp S: Regional Versus Systemic Chemotherapy for Advanced Pancreatic Cancer: A Randomized Study. Hepato-Gastroenterology 1998; 45: 1125-1129.
35. Gillen S, Schuster T, Meyer Zum Buschenfelde C, Friess H, et al: Preoperative/neoadjuvant therapy in pancreatic cancer: A systematic review and meta-analysis of response and resection percentages. PLoS medicine 2010; 7:el 000267.
36. Collins, J.M.: Pharmacologic rationale for regional drug delivery. J. clin. Oncol. 2: 498-504 (1984).
37. Stephens FO, Harker GJS, Dickinson RTJ, Roberts BA (1979): Preoperative basal chemotherapy in the management of cancer of the stomach: a preliminary report. Aus NZ J Surg 49: 331.
38. Stephens FO, Crea P, Harker GJS, Roberts BA, Hambly CK (1980): Intra-arterial chemotherapy as basal treatment in advanced and fungating primary breast cancer. Lancet 2: 435.
39. Stephens FO (1983) Clinical experience in the use of intra-arterial infusion chemotherapy in the treatment of cancers in the head and neck, the extremities, the breast and the stomach. In: Schwemmle K, Aigner KR (eds) Vascular perfusion in cancer therapy. Springer, Berlin Heidelberg New York, (Recent results in cancer research, vol 86, p 122).
40. Frei, E., III; Canellos, G.P.: Dose: A critical factor in cancer chemotherapy. Am. J. Med. 69: 585 – 594 (1980).
41. Klopp CT, Alford TC, Bateman J, Berry GN, Winship T (1950) Fractionated intra-arterial cancer chemotherapy with methyl bis-amine hydrochloride; a preliminary report. Ann Surg 132: 811-832.

17

Induktionschemotherapie bei hepatozellulären Karzinomen

Takumi Fukumoto und Yonson Ku

18.1   Einleitung

Das hepatozelluläre Karzinom (HCC) ist die weltweit fünfthäufigste Krebsart und die vierthäufigste
Ursache krebsbedingter Todesfälle [1]. Die Inzidenz
von Leberzellkarzinomen unterliegt geographi-
schen Schwankungen, wobei die Mehrzahl der Fälle
in Entwicklungsländern – insbesondere in Asien
und Afrika – zu verzeichnen ist, aufgrund der hohen Prävalenz von Hepatitis-B-Virus-Infektionen
(HBV-Infektionen) in diesen Endemiegebieten. In
den westlichen Ländern einschließlich Nordamerika [2], Europa [3] und Japan ist hingegen eine
Zunahme der HCC-Fälle infolge von Hepatitis-C-
Virus-Infektionen (HCV-Infektionen) und alkoholischer Leberzirrhose zu beobachten. Die Inzidenz
von Leberzellkarzinomen nimmt aufgrund einer
zunehmenden Prävalenz nicht alkoholischer Stea-
tohepatitis infolge von Adipositas sowie des metabolischen Syndroms fortlaufend zu [4].

Die chirurgische Resektion bietet sorgfältig ausgewählten HCC-Patienten die besten Aussichten
auf eine Verlängerung des Überlebens. Die lokale
Ablation einschließlich der perkutanen Ethanol-
Injektionstherapie (PEI-Therapie) sowie der Radiofrequenzablation (RFA) haben sich ebenso als kurative Therapie bei HCC etabliert, sind jedoch normalerweise auf hepatozelluläre Karzinome mit einem
Durchmesser von < 3 cm beschränkt. Doch aufgrund einer späten Diagnose und/oder einer fortgeschrittenen zugrunde liegenden Leberzirrhose
kommen für die Mehrzahl der Patienten kurative
Maßnahmen dieser Art nicht in Frage [5]. Darüber
hinaus sind selbst nach einer kurativen Behandlung
von Leberzellkarzinomen mithilfe dieser Therapien
intra- oder extrahepatische Rezidive häufig zu beobachten, wobei die Rezidivrate nach zwei Jahren
sogar 50% beträgt [6, 7]. Aus diesem Grund ist die
Entwicklung einer wirksamen Therapie für Patienten mit fortgeschrittenem HCC dringend erforderlich. Diese Übersicht behandelt die Rolle der systemischen und loko-regionalen Chemotherapie bei
der Behandlung von Patienten mit fortgeschrittenem Leberzellkarzinom.

18.2   Systemische Chemotherapie bei HCC

18.2.1   Zytotoxische Chemotherapie

Das hepatozelluläre Karzinom ist ein Tumor mit
einer relativ hohen Chemoresistenz; HCC-Zellen
besitzen eine intrinsische oder erworbene Wirkstoffresistenz, die durch ein verstärktes Ausströmen
diverser Zytostatika aus den Zellen induziert wird.
Dieses Phänomen wird mit einem Konzentrations-
anstieg in einer Wirkstofftransporter-Familie in
Verbindung gebracht: die Adenosintriphosphat-
bindenden (ATP-bindenden) Kassettenproteine, zu
denen das Multidrug-Resistance-Protein-1 (MDR1),
das Multidrug Resistance-Related Protein (MRP)
bzw. das P-Glykoprotein (P-gp) zählen. Innerhalb
der HCC-Zelllinie wurde eine Überexpression von
MDR1 mit einem gleichzeitigen Abfall der Akkumulation von Doxorubicin beobachtet [8]. Durch
den Rückgang des H19-Gens wurde die Expression
von MDR1/P-Glykoprotein supprimiert und die
Akkumulation von Doxorubicin innerhalb der
Zellen erhöht [8].

Chemotherapeutika benötigen p53 zur Induktion der Apoptose; aus diesem Grund sind Tumore
mit einer Unterbrechung des p53-Signalweges
chemoresistent. Eine Mutation von p53 kann zur
Chemoresistenz innerhalb von HCC-Zelllinien beitragen [9]. In der Tat zeigten Leberzellkarzinome in
fortgeschrittenen Stadien eine erworbene Chemoresistenz, die Herunterregulierung oder Inaktivie-
rung proapoptotisch wirkender Moleküle wie p53,
Bax oder Bid sowie eine Überaktivierung antiapop-
totisch wirkender Signale [10]. Darüber hinaus
codiert Topoisomerase II-alpha ein Enzym, auf das
Chemotherapeutika wie Etoposid und Doxorubicin
abzielen, das mit der Chemoresistenz in Verbindung gebracht wird [11] und dessen Expression mit
einem aggressiven Tumorphänotyp assoziiert wird
[12]. Schließlich legen neuere Erkenntnisse einen
Zusammenhang zwischen diesen Chemoresisten-
zen und der Hypoxie sowie Angiogenese bei hepatozellulären Karzinomen nahe [13].

Doxorubicin gehört zur Stoffgruppe der Anthracycline (ringförmig strukturierte Antibiotika)
und verfügt über ein breites antitumorales Wir-
kungsspektrum; es wird am häufigsten als Zytosta-

tikum im Rahmen der Mono- oder Polychemo-therapie eingesetzt [14,15]. Der Wirkstoff erreicht nachweislich eine Ansprechrate von etwa 10–15%, wobei allerdings kein Überlebensvorteil festzustellen ist [16]. Bei den mit Doxorubicin behandelten Patienten traten signifikante hämatologische und gastrointestinale Toxizitäten (Grad 3 oder höher) auf [17].

Andere Chemotherapeutika wie Epirubicin [18], Cisplatin [19–21], 5-Fluorouracil [22], Etoposid [23], Mitoxantron [24] und Fludarabin ließen weder im Rahmen der Monotherapie noch in Verbindung mit einer Kombinationstherapie eine signifikante Wirkung erkennen [19, 33–25]. Mit neueren Chemotherapeutika wie Gemcitabin [26–28] und Irinotecan [29] wurden ebenfalls enttäuschende Ergebnisse erzielt.

Im Rahmen einer randomisierten kontrollierten Phase-III-Studie wurde der innovative Thymidylat-Synthase-Inhibitor Nolatrexed mit Doxorubicin verglichen. Es war jedoch kein Überlebensvorteil zu beobachten. Bei den Patienten, die mit Nolatrexed behandelt worden waren, wurden mehr behandlungsinduzierte Toxizitäten und Therapieabbrüche verzeichnet [17].

Die Ansprechrate konnte mithilfe der Polychemotherapie anscheinend gesteigert werden, jedoch ohne Auswirkung auf das Überleben. In einer Phase-II-Studie erreichte 5-Fluorouracil plus Leukovorin eine Ansprechrate von 28% [30], 5-Fluorouracil plus Doxorubicin 13% [31] und Epirubicin plus Etoposid 39% [32]. Zu den möglicherweise interessantesten Polychemotherapien gehören diejenigen auf der Basis von Interferon. Die Bedeutung der Kombinationstherapie mit Cisplatin, Interferon alpha-2b, Doxorubicin und Fluorouacil (PIAF) wurde bereits früher herausgestellt. Im Rahmen einer Phase-II-Studie verzeichneten Leung et al. eine durchschnittliche Teilremission von 26%, wobei vier Patienten eine pathologische Komplettremission erreichten [33]. Obwohl mithilfe dieser Kombination anscheinend höhere Ansprechraten erzielt wurden als bei anderen Kombinationstherapien, konnte in der Phase-III-Studie im Vergleich zur alleinigen Supportivtherapie kein Überlebensvorteil festgestellt werden, während im Gegenzug erhebliche Toxizitäten zu beobachten waren [34]. Kürzlich ließen Phase-II-Studien, bei denen eine

Kombination neuerer Wirkstoffe einschließlich Gemcitabin, Capecitabin und/oder Oxaliplatin eingesetzt wurden, eine gute Tumorkontrollrate erkennen [35, 36]. Diese positiven Ergebnisse müssen jedoch wie im Fall der PIAF-Studie[34] im Rahmen randomisierter, kontrollierter Phase-III-Studien näher überprüft werden, bevor diese Therapie als Standardbehandlung bei HCC anerkannt wird.

Insgesamt gibt es keine überzeugenden Belege für eine Verbesserung des Gesamtüberlebens (OS) bei Patienten mit fortgeschrittenem HCC durch die Verabreichung von Zytostatika [37, 38] (◘ Tab. 18.1). Derzeit kommt die zytotoxische Chemotherapie nur für die HCC-Patienten infrage, bei denen die Standardtherapien nicht indiziert sind. Um das Ergebnis für Patienten mit fortgeschrittenem Leberzellkarzinom zu verbessern, müssen daher unbedingt alternative Zytostatika entwickelt und bewertet werden.

Hormontherapie

Die in Verbindung mit HCC-Inzidenzraten beobachteten geschlechtsspezifischen Unterschiede haben zahlreiche Forscher dazu angeregt, Tumorprofile im Hinblick auf hormonelle Faktoren zu untersuchen und klinische Studien zu unterschiedlichen hormonellen Behandlungsmodalitäten in die Wege zu leiten. Östrogen ist ein wichtiges Angriffsziel der Hormontherapie bei HCC, weil es an der Stimulation der Proliferation von Leberzellen in vitro beteiligt ist und das Wachstum von Leberkarzinomen in vivo fördern kann. Der antiöstrogene Wirkstoff Tamoxifen reduziert nachweislich die Östrogenrezeptor-Konzentration in der Leber [39]. Vor dem Hintergrund dieser Beobachtungen initiierten Barbare et al. eine randomisierte Phase-III-Studie zur Behandlung von Patienten mit fortgeschrittenem HCC mit Tamoxifen, bei der jedoch kein Überlebensvorteil festgestellt werden konnte [40]. Chow et al. berichten ebenfalls, dass eine Therapie mit Tamoxifen nicht zu einer Verlängerung des Überlebens von Patienten mit inoperablem Leberzellkarzinom führte [41]. Ebenso wenig konnte im Rahmen randomisierter Studien an Patienten mit fortgeschrittenem HCC eine Verbesserung des Überlebens infolge einer Therapie mit Antiandrogenen verzeichnet werden [42, 43]. Ungeachtet zahlreicher Studien waren die Ergebnisse insgesamt

▢ Tab. 18.1 Klinische Pivotstudien zur zytotoxischen Chemotherapie bei fortgeschrittenem HCC

Jahr	Studie	Therapieschema	Stich-proben-umfang	Ansprechrate (%)	medianes Überleben (in Monaten)
Monochemotherapie					
1983	Melia [82]	Doxorubicin vs. VP-16	35	28 vs. 18	o. A.
1984	Chlebowski [83]	Doxorubicin	52	11	4,2
1985	Colombo [84]	Doxorubicin	66	24,5	8,0
1988	Lai [85]	Doxorubicin vs. Placebo	106	3,3	10,6 vs. 7,5
1999	Mok [86]	Nolatrexed vs. Doxorubicin	54	0	4,9 vs. 3,7
2000	Halm [87]	pegyliertes liposomales Doxorubicin	16	0	4,7
2001	Pohl [18]	Epirubicin	52	9	13,7
2007	Gish [17]	Nolatrexed vs. Doxorubicin	54	0	4,9 vs. 3,7
1986	Ravry [20]	Cisplatin	42	2,3	o. A.
1987	Falkson [21]	Cisplatin vs. Mitoxantron	74	17 vs. 8	3,3 vs. 3,3
1997	Wall [88]	Topotecan	36	13,9	8,0
2001	O'Reilly [29]	Irinotecan	17	7	8,2
2000	Yang [26]	Gemcitabin	28	17,8	18,7
2002	Fuchs [27]	Gemcitabin	30	0	6,9
2003	Guan [28]	Gemcitabin	48	2,1	3,2
Polychemotherapie					
1984	Ravry [89]	Doxorubicin + Bleomycin	60	16	
1990	Al-Idrissi [90]	5-FU+Adriamycin+Mitomycin C	40	44	
2004	Lee [15]	Doxorubicin + Cisplatin	37	18,9	7,3
2005	Yeo [34]	PIAF vs. Adriamycin	188	21 vs. 10,5	8,6 vs. 6,8

PIAF: Cisplatin, Interferon, Doxorubicin und 5-Fluorouracil; o. A.: ohne Angabe

enttäuschend, und die Überlebensaussichten sind weiterhin schlecht. Trotzdem sind diese Therapieansätze interessant, da die während der Hormontherapie verabreichten Wirkstoffe im Allgemeinen mit einer geringen Toxizität verbunden sind.

Therapie mit Somatostatin

Somatostatin besitzt eine antimitotische Wirkung gegen eine Vielzahl von Tumoren nicht endokriner Herkunft, und HCC-Zellen verfügen über Somatostatin-Rezeptoren [44]. Daher wurden zur Behandlung hepatozellulärer Karzinome das synthetische Somatostatin-Analogon Octreotid sowie die lang wirkende Form Lanreotid verwendet. Eine frühe von Kouroumalis et al. durchgeführte randomisierte Studie wies einen Überlebensvorteil nach der subkutanen Applikation von Octreotid im Rahmen der Therapie von Patienten mit fortgeschrittenem HCC nach [45]. Die von Becker et al. durchgeführte, groß angelegte placebokontrollierte Doppelblind-Studie konnte jedoch keinerlei Überlebensvorteil nach der Therapie von Patienten mit fortgeschrittenem HCC mit lang wirkendem Octreotid belegen [46].

Therapie mit Thalidomid

Thalidomid wurde in den 1960er Jahren ursprünglich als Sedativum entwickelt [47] und kürzlich als Chemotherapeutikum einer erneuten Bewertung unterzogen. Der Wirkstoff wurde zur Behandlung von Patienten mit fortgeschrittenem HCC eingesetzt, in erster Linie aufgrund seiner antiangiogenen Eigenschaft. Die Wirksamkeit von Thalidomid, entweder im Rahmen einer Monotherapie oder in Kombination mit Epirubicin oder Interferon, wurde in mehreren Phase-II-Studien untersucht; das Ergebnis war ein eingeschränkter Therapieeffekt bei HCC-Patienten [48–50].

Therapie mit Interferon

Interferon wird normalerweise zur Behandlung viraler Hepatitis verwendet und wurde ebenfalls als Therapie von HCC untersucht. Das Protein besitzt mehrere Wirkmechanismen, einschließlich einer direkten antiviralen Wirkung, einer immunmodulatorischen Wirkung sowie einer direkten und indirekten antiproliferativen Wirkung. Frühe Studien über eine Hochdosis-Therapie mit Interferon ließen mit einer Ansprechrate von 30% und einer verbesserten Gesamtüberlebensrate vielversprechende Ergebnisse erkennen. Bei den Patienten, denen hochdosiertes Interferon verabreicht wurde, waren jedoch signifikante behandlungsinduzierte Toxizitäten zu beobachten [51]. Andererseits war im Rahmen von Studien über eine Interferon-Therapie in einer niedrigeren Dosierung kein signifikanter Vorteil festzustellen [52].

Molekular gezielte Therapie

Sorafenib ist ein Wirkstoff aus der Gruppe der Multi-Kinase-Inhibitoren und wird oral verabreicht; er hemmt die Proliferation der Tumorzellen, indem er auf Ebene der Raf-1 und B-Raf Serin/Threonin-Proteinkinasen gezielt auf die intrazellulären Signalwege wirkt. Zudem übt Sorafenib eine antiangiogene Wirkung aus, indem es auf die Wachstumsfaktoren Vascular Endothelial Growth Factor-Rezeptoren (VEGF-Rezeptoren) 1, 2 und 3 sowie auf die Platelet-derived Growth Factor-B-Rezeptor-Tyrosinkinasen (PDGF-B-RTKs) wirkt

[53]. Zwei aktuelle erfolgreiche klinische Sorafenib-Studien – die SHARP-Studie (randomisierte Phase-III-Studie zur Bewertung der Therapie mit Sorafenib bei hepatozellulären Karzinomen) [53] und eine im asiatisch-pazifischen Raum durchgeführte Studie [54] – stellen einen deutlichen Fortschritt im Bereich der Behandlung von Patienten mit fortgeschrittenem HCC ohne Aussicht auf Heilung dar. Sie haben die Ära der molekular gezielten Therapie von fortgeschrittenen Leberzellkarzinomen eingeleitet, wenn sie auch mit gewissen Einschränkungen verbunden sind. Zunächst wurden zur SHARP-Studie nur Patienten mit einer Leberzirrhose Child-Pugh-Stadium A zugelassen. Für die Wirksamkeit und Sicherheit der Therapie mit Sorafenib bei Patienten mit einer Leberzirrhose Child-Pugh-Stadium B und C gibt es keine Belege. Zweitens lassen die Ergebnisse beider Studien ein stark unterschiedliches Ansprechen innerhalb einer Teilpopulation von HCC-Patienten erkennen. Es existieren keine zuverlässigen klinischen Parameter für eine Prognose des Ansprechens auf Sorafenib. Drittens wird durch die Sorafenib-Therapie bei Patienten mit fortgeschrittenem HCC lediglich ein Überlebensvorteil von drei Monaten erreicht. Dabei belaufen sich die Kosten von Sorafenib auf ungefähr > $ 5000 je Patient und Monat. Zurzeit liegen noch keine Daten über die Kosteneffizienz der Sorafenib-Therapie von Patienten mit fortgeschrittenem HCC vor. Viertens ist der geringe Überlebensvorteil, der aus der SHARP-Studie hervorgeht, für HCC-Patienten mit einer schlechten Prognose immer noch unbefriedigend. Fünftens sind keine Daten über die Wirksamkeit von Sorafenib in Kombination mit anderen Chemotherapeutika und/oder Behandlungsmodalitäten in Bezug auf eine weitere Verbesserung des Überlebensvorteils verfügbar. In diesem Zusammenhang konnte eine Phase-III-Studie zur Sorafenib-Therapie bei Patienten mit fortgeschrittenem HCC nach transarterieller Chemoembolisation (TACE) in Japan und Korea keinen Überlebensvorteil nachweisen. Die zuvor beschriebenen Einschränkungen werden zurzeit im Rahmen der STORM-Studie (Sorafenib als adjuvante Therapie zur Vermeidung von Rezidiven bei hepatozellulären Karzinomen) und der SPACE-Studie (Sorafenib oder Placebo in Verbindung mit einer transarteriellen Chemoembolisation bei

HCC in einem mittleren Erkrankungsstadium) näher untersucht.

Sunitinib ist ein mehrfach zielgerichteter Tyrosinkinase-Inhibitor mit antiangiogenen Eigenschaften. In einer Phase-II-Studie an Patienten mit nicht resektablem Leberzellkarzinom wurde ein medianes progressionsfreies Überleben von 3,9 Monaten und ein Gesamtüberleben von 9,8 Monaten verzeichnet [55]. Die Phase-III-Studie zum Vergleich zwischen Sunitinib und Sorafenib zur Behandlung von Patienten mit fortgeschrittenem HCC wurde jedoch aufgrund schwerer Nebenwirkungen abgebrochen. Der Versuch, die überlegene Wirksamkeit nachzuweisen, schlug fehl. Folglich wurde die weitere Untersuchung der Therapie mit Sunitinib bei Leberzellkarzinomen eingestellt.

Erlotinib ist ein Tyrosinkinase-Inhibitor, der oral verabreicht wird und auf den Epidermal Growth Factor-Rezeptor (EGF-Rezeptor) wirkt. Der Wirkstoff hat sich bei der Therapie fortgeschrittener hepatozellulärer Karzinome als sicher und relativ wirksam erwiesen [56] und wird zurzeit in einer Phase-III-Studie weiter untersucht.

Brivanib ist ein einzigartiger dualer Inhibitor der FGF- und VEGF-Signalwege. In einer Phase-II-Studie zeigte Brivanib eine vielversprechende Antitumorwirkung sowie eine akzeptable Verträglichkeit als Erst- oder Zweitlinientherapie bei Patienten, die zuvor nicht auf eine Therapie mit Sorafenib angesprochen hatten [57]. Die Inzidenz des Hand-Fuß-Syndroms belief sich auf lediglich 8%. Brivanib wird derzeit in Phase-III-Studien sowohl als Erstlinientherapie (BRISK-FL, Brivanib vs. Sorafenib) als auch als Zweitlinientherapie (BRISK-PS und BRISK-APS, nach Sorafenib-Versagen) bei fortgeschrittenem HCC näher untersucht.

Linifanib (ABT-869) ist ein mehrfach zielgerichteter Tyrosinkinase-Inhibitor, der mehrere Mitglieder der VEGFR- und PDGFR-Familien hemmt. In Phase-II-Interimsstudien an Patienten mit fortgeschrittenem HCC wurde nach einer Therapie mit ABT-869 ein medianes Zeitintervall bis zur Krankheitsprogression von 3,7 Monaten verzeichnet [58]. ABT-869 wird derzeit in Phase-III-Studien als Erstlinientherapie bei fortgeschrittenen hepatozellulären Karzinomen im Vergleich zu Sorafenib untersucht.

18.2.2 Loko-regionale Chemotherapie

Transarterielle Chemoembolisation (TACE)

Die Beweggründe für eine loko-regionale Chemotherapie sind die Intensivierung der Dosiszufuhr zytotoxischer Chemotherapeutika mit einer steilen Dosis-Wirkung-Kurve innerhalb eines tumortragenden Organs bei gleichzeitiger Minimierung der systemischen Exposition gegenüber diesen Zytostatika. Die TACE stellt die am häufigsten eingesetzte loko-regionale Chemotherapie zur palliativen Behandlung nicht resektabler Leberzellkarzinome dar. Sie ist normalerweise nicht als Erstlinientherapie indiziert, da die nach einer TACE verzeichneten Therapieergebnisse schlechter als die nach einer Leberresektion oder perkutanen Ablation verzeichneten Ergebnisse ausfielen [59]. Die TACE basiert auf einer Okklusion der Arterien zur potentiellen Induktion einer ischämischen Tumornekrose in Verbindung mit einer intraarteriellen Chemotherapie. Embolische Partikel (in der Regel jodiertes Öl), die das Zytostatikum (Cisplatin, Doxorubicin oder Mitomycin C) enthalten, werden über den Katheter selektiv in die tumorversorgende Leberarterie injiziert. Die TACE kann bei 15–61% der Patienten ein objektives Therapieansprechen erreichen [60–66] und unterbindet anscheinend ein signifikantes Tumorwachstum im Vergleich zu konservativen oder inaktiven Behandlungsmethoden [60, 61]. Im Rahmen erster randomisierter kontrollierter Studien (RCTs) konnte jedoch kein Überlebensvorteil der TACE nachgewiesen werden, und bis vor kurzem war die Anwendung der TACE bei HCC-Patienten umstritten. Zwei aufwändige RCTs aus dem Jahr 2002 konnten jedoch die Überlebensvorteile der TACE gegenüber der konservativen Behandlung belegen [62, 66]. Darüber hinaus bestätigten Meta-Analysen unter Einbeziehung dieser RCTs außerdem einen Gesamtüberlebensvorteil in Bezug auf die TACE im Vergleich zur Kontrollgruppe [67, 68]. Die Rolle der Zytostatika innerhalb der TACE ist jedoch noch nicht geklärt, weil Meta-Analysen zum Vergleich der TACE mit der transarteriellen Embolisation (TAE) allein keinen Überlebensunterschied nachweisen konnten [69].

Die Verwendung eines intraarteriellen Wirkstofffreisetzungssystems in Form Medikamente

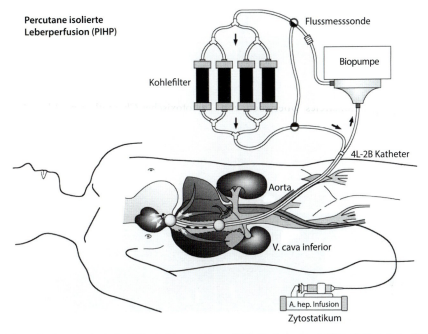

Abb. 18.1 Einzelkatheter-Technik der PIHP: ein 4-Lumen-Doppelballonkatheter wurde über die Vena femoralis in die retrohepatische Vena cava inferior eingeführt; das isolierte Blut aus der Vena hepatica wurde der extrakorporalen Pumpen-Filter-Einheit zugeführt. Während der PIHP werden die Chemotherapeutika in die Arteria hepatica appliziert. Die Pfeile geben die Richtung des Blutflusses an (Ao = Aorta; IVC = Vena cava inferior; HAI = Infusions-Chemotherapie über die Leberarterie)

freisetzender Partikel (Drug-Eluting Beads, DEB) stellt eine neue Strategie zur Verbesserung des Behandlungsergebnisses der TACE dar [70]. DEB bestehen aus Polyvinylalkohol-Partikeln (PVA-Partikeln), die mit Doxorubicin beladen sind und eine Zufuhr großer Zytostatikamengen in Tumoren über einen längeren Zeitraum ermöglichen. Die pharmakokinetischen Profile des injizierten Doxorubicins waren bei der TACE unter Verwendung von DEB deutlich besser als bei einer konventionellen TACE, wobei die 1-Jahres- und 2-Jahres-Überlebensraten nach einer TACE mit DEB jeweils 93% und 89% betrugen [70].

Perkutane isolierte Leberperfusion (PIHP)

Als letzte loko-regionale Chemotherapie der Leber haben wir [71–74] und andere Forschungsgruppen [75–77] unabhängig voneinander die perkutane isolierte Leberperfusion (PIHP) entwickelt. Die PIHP ist ein neuartiges und einfaches System zur Isolation der Vena hepatica, mit dessen Hilfe Zyto-

statika in einer bis zu 10fach höheren Dosis als die zulässige Maximaldosis appliziert werden können, bei gleichzeitiger Minimierung der systemischen Exposition gegenüber den Hauptnebenwirkungen der Zytostatika (■ Abb. 18.1). Häufig eingesetzte Chemotherapeutika wie Doxorubicin [71, 75], MMC72, Cisplatin [73, 74] und Melphalan [78] können mithilfe des PIHP-Systems im Fall der Applikation über die Leberarterie wirksam eliminiert werden.

Verschiedene Forschungsgruppen haben über die Ergebnisse klinischer Phase-I- und Phase-II-Studien in Bezug auf die Behandlung von HCC mittels PIHP berichtet. Wir berichteten erstmals im Jahr 1998 über die langfristigen Ergebnisse der PIHP-Therapie auf Doxorubicin-Basis bei 28 Patienten mit multiplen fortgeschrittenen HCC (mehr als fünf Tumorherde) [79]. Die Ansprechrate lag bei etwa 63%, wobei sich die mediane Ansprechdauer auf zehn Monate belief. Die 1-Jahres- und 5-Jahres-Gesamtüberlebensrate betrug jeweils 67,5% und 39,7%. Bis zum 31. Dezember 2009 haben wir 136

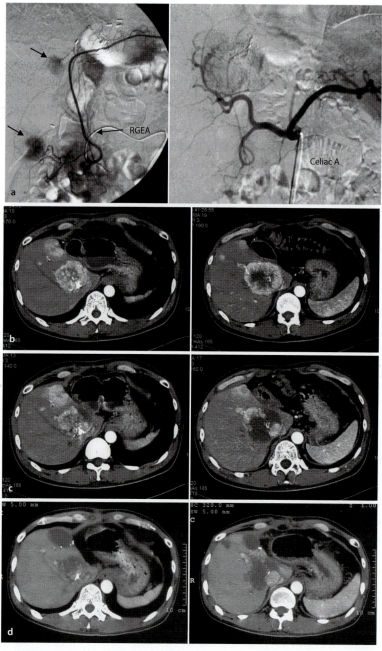

◘ Abb. 18.2 Abdominale Angiographie und CT-Scan eines 36-jährigen Mannes mit multiplen HCC-Rezidiven nach linksseitiger Lobektomie. Er wurde nacheinander einer ersten PIHP, einer tumorreduzierenden partiellen Hepatektomie mit Entfernung der arteriellen Kollateralen und einer zweiten PIHP unterzogen (wobei während jeder PIHP jeweils 100 mg/m² Doxorubicin und 30 mg/m² MMC verabreicht wurden). (**a**) Die vor der Behandlung durchgeführte Angiographie ließ zwei große Rezidive erkennen, die sowohl durch die Arteria hepatica dextra als auch die Arteria gastroepiploica dextra versorgt wurden. (**b**) Auf dem vor der Behandlung erstellten CT-Scan waren außerdem zwei massive Tumoren im rechten Lappen dargestellt. (**c**) CT-Scan nach erster PIHP: Im Perfusionsbereich der Arteria gastroepiploica dextra in den Rezidiven war keine eindeutige Antitumorwirkung zu beobachten. (**d**) CT-Scan ein Monat nach partieller Hepatektomie mit Entfernung der arteriellen Kollateralen plus zweite PIHP: Bestätigt eine fast vollständige Nekrose der Resttumormasse (RGEA = Arteria gastroepiploica dextra)

18

HCC-Patienten einer PIHP unterzogen und eine ähnliche Ansprechrate von 60% erreicht, wobei die 1-Jahres- und 5-Jahres-Überlebensrate von Patienten mit einem hepatozellulären Karzinom Stadium IV-A jeweils bei 80,6% und 20,3% lag (unveröffentlichte Daten). Curley et al. setzten dasselbe PIHP-System zur Behandlung von 11 Patienten mit nicht resektablem HCC ein [80]. Die Patienten wurden insgesamt 17 Behandlungen mit Doxorubicin in einer Dosis von 60–120 mg/m^2 unterzogen. Im Rahmen dieser Phase-I-Studie konnte bei 7 von 10 evaluierbaren Patienten eine partielle Remission verzeichnet werden, wobei 2 dieser 7 Patienten eine deutliche Reduzierung der Tumormasse aufwiesen. Derzeit werden in den USA Phase-II- und Phase-III-Studien zu HCC mit verschiedenen Chemotherapeutika als multizentrische Studie durchgeführt.

Wir haben bereits über den Einsatz der PIHP in Kombination mit einer tumorreduzierenden Operation bei primär nicht resektablen Leberzellkarzinomen berichtet [81]. Diese duale Behandlungsstrategie ist mit mehreren onkologischen Vorteilen verbunden: 1) Ein großvolumiges HCC ist häufig mit arteriellen Kollateralen angrenzender Organe verbunden, durch welche die Wirkung der transarteriellen Chemotherapie eingeschränkt werden könnte; diese Kollateralen könnten im Rahmen der chirurgischen Resektion als Erstlinientherapie entfernt werden. 2) Durch eine tumorreduzierende Hepatektomie wird das Gefäßbett der Leber reduziert, was für eine Erhöhung der in die Resttumormasse applizierten relativen Dosisrate theoretisch von Vorteil ist (◘ Abb. 18.2). Die in diesem Fall mithilfe der PIHP erzielte, beeindruckend hohe Ansprechrate (88%) spricht für diese duale Behandlungsstrategie bei Patienten mit fortgeschrittenem HCC [81].

18.3   Schlussfolgerungen

Der kürzlich entwickelte Multi-Kinase-Inhibitor Sorafenib stellt einen bedeutenden Fortschritt im Bereich der systemischen Chemotherapie fortgeschrittener hepatozellulärer Karzinome dar. Der in Verbindung mit Sorafenib erreichte Überlebensvorteil ist jedoch für HCC-Patienten mit einer ausgedehnten Erkrankung immer noch nicht zufrieden-

stellend. Man geht davon aus, dass durch die Entwicklung neuer Therapieansätze wie zum Beispiel die PIHP oder neuer Wirkstoffe, die gezielt auf alternative zentrale Signalwege oder Moleküle innerhalb der HCC-Zellen wirken, eine wesentliche Verbesserung der Ergebnisse bei fortgeschrittenen hepatozellulären Karzinomen möglich wird.

Literatur

1. Parkin DM, Bray F, Ferlay J, et al. Global cancer statistics, 2002. *CA Cancer J Clin* 2005; 55(2):74-108.
2. El-Serag HB, Mason AC. Rising incidence of hepatocellular carcinoma in the United States. *N Engl J Med* 1999; 340(10):745-50.
3. Bosetti C, Levi F, Boffetta P, et al. Trends in mortality from hepatocellular carcinoma in Europe, 1980-2004. *Hepatology* 2008; 48(1):137-45.
4. Caldwell SH, Crespo DM, Kang HS, et al. Obesity and hepatocellular carcinoma. *Gastroenterology* 2004; 127 (5 Suppl 1):S97-103.
5. Fan ST, Lo CM, Liu CL, et al. Hepatectomy for hepatocellular carcinoma: toward zero hospital deaths. *Ann Surg* 1999; 229(3):322-30.
6. Nagasue N, Kohno H, Chang YC, et al. Liver resection for hepatocellular carcinoma. Results of 229 consecutive patients during 11 years. *Ann Surg* 1993; 217(4):375-84.
7. Tanaka H, Kubo S, Tsukamoto T, et al. Recurrence rate and transplantability after liver resection in patients with hepatocellular carcinoma who initially met transplantation criteria. *Transplant Proc* 2005; 37(2):1254-6.
8. Tsang WP, Kwok TT. Riboregulator H19 induction of MDR1-associated drug resistance in human hepatocellular carcinoma cells. *Oncogene* 2007; 26(33):4877-81.
9. Chan KT, Lung ML. Mutant p53 expression enhances drug resistance in a hepatocellular carcinoma cell line. *Cancer Chemother Pharmacol* 2004; 53(6):519-26.
10. Fabregat I, Roncero C, Fernandez M. Survival and apoptosis: a dysregulated balance in liver cancer. *Liver Int* 2007; 27(2):155-62.
11. Okada Y, Tosaka A, Nimura Y, et al. Atypical multidrug resistance may be associated with catalytically active mutants of human DNA topoisomerase II alpha. *Gene* 2001; 272(1-2):141-8.
12. Watanuki A, Ohwada S, Fukusato T, et al. Prognostic significance of DNA topoisomerase IIalpha expression in human hepatocellular carcinoma. *Anticancer Res* 2002; 22(2B):1113-9.
13. Zhu H, Chen XP, Luo SF, et al. Involvement of hypoxia-inducible factor-1-alpha in multidrug resistance induced by hypoxia in HepG2 cells. *J Exp Clin Cancer Res* 2005; 24(4):565-74.
14. Hong RL, Tseng YL. A phase II and pharmacokinetic study of pegylated liposomal doxorubicin in patients with ad-

vanced hepatocellular carcinoma. *Cancer Chemother Pharmacol* 2003; 51(5):433-8.

15. Lee J, Park JO, Kim WS, et al. Phase II study of doxorubicin and cisplatin in patients with metastatic hepatocellular carcinoma. *Cancer Chemother Pharmacol* 2004; 54(5): 385-90.

16. Lai EC, Choi TK, Cheng CH, et al. Doxorubicin for unresectable hepatocellular carcinoma. A prospective study on the addition of verapamil. *Cancer* 1990; 66(8):1685-7.

17. Gish RG, Porta C, Lazar L, et al. Phase III randomized controlled trial comparing the survival of patients with unresectable hepatocellular carcinoma treated with nolatrexed or doxorubicin. *J Clin Oncol* 2007; 25(21):3069-75.

18. Pohl J, Zuna I, Stremmel W, et al. Systemic chemotherapy with epirubicin for treatment of advanced or multifocal hepatocellular carcinoma. *Chemotherapy* 2001; 47(5):359-65.

19. Okada S, Okazaki N, Nose H, et al. A phase 2 study of cisplatin in patients with hepatocellular carcinoma. *Oncology* 1993; 50(1):22-6.

20. Ravry MJ, Omura GA, Bartolucci AA, et al. Phase II evaluation of cisplatin in advanced hepatocellular carcinoma and cholangiocarcinoma: a Southeastern Cancer Study Group Trial. *Cancer Treat Rep* 1986; 70(2):311-2.

21. Falkson G, Ryan LM, Johnson LA, et al. A random phase II study of mitoxantrone and cisplatin in patients with hepatocellular carcinoma. An ECOG study. *Cancer* 1987; 60(9):2141-5.

22. Stuart K, Tessitore J, Huberman M. 5-Fluorouracil and alpha-interferon in hepatocellular carcinoma. *Am J Clin Oncol* 1996; 19(2):136-9.

23. Shiu W, Mok SD, Leung N, et al. Phase 2 study of high dose etoposide (VP16-213) in hepatocellular carcinoma. *Jpn J Clin Oncol* 1987; 17(2):113-5.

24. Davis RB, Van Echo DA, Leone LA, et al. Phase II trial of mitoxantrone in advanced primary liver cancer: a Cancer and Leukemia Group B Study. *Cancer Treat Rep* 1986; 70(9):1125-6.

25. Zhu AX. Systemic therapy of advanced hepatocellular carcinoma: how hopeful should we be? *Oncologist* 2006; 11(7):790-800.

26. Yang TS, Lin YC, Chen JS, et al. Phase II study of gemcitabine in patients with advanced hepatocellular carcinoma. *Cancer* 2000; 89(4):750-6.

27. Fuchs CS, Clark JW, Ryan DP, et al. A phase II trial of gemcitabine in patients with advanced hepatocellular carcinoma. *Cancer* 2002; 94(12):3186-91.

28. Guan Z, Wang Y, Maoleekoonpairoj S, et al. Prospective randomised phase II study of gemcitabine at standard or fixed dose rate schedule in unresectable hepatocellular carcinoma. *Br J Cancer* 2003; 89(10):1865-9.

29. O'Reilly EM, Stuart KE, Sanz-Altamira PM, et al. A phase II study of irinotecan in patients with advanced hepatocellular carcinoma. *Cancer* 2001; 91(1):101-5.

30. Porta C, Moroni M, Nastasi G, et al. 5-Fluorouracil and d,l-leucovorin calcium are active to treat unresectable hepatocellular carcinoma patients: preliminary results of a phase II study. *Oncology* 1995; 52(6):487-91.

31. Baker LH, Saiki JH, Jones SE, et al. Adriamycin and 5-fluorouracil in the treatment of advanced hepatoma: a Southwest Oncology Group study. *Cancer Treat Rep* 1977; 61(8):1595-7.

32. Bobbio-Pallavicini E, Porta C, Moroni M, et al. Epirubicin and etoposide combination chemotherapy to treat hepatocellular carcinoma patients: a phase II study. *Eur J Cancer* 1997; 33(11):1784-8.

33. Leung TW, Patt YZ, Lau WY, et al. Complete pathological remission is possible with systemic combination chemotherapy for inoperable hepatocellular carcinoma. *Clin Cancer Res* 1999; 5(7):1676-81.

34. Yeo W, Mok TS, Zee B, et al. A randomized phase III study of doxorubicin versus cisplatin/interferon alpha-2b/doxorubicin/fluorouracil (PIAF) combination chemotherapy for unresectable hepatocellular carcinoma. *J Natl Cancer Inst* 2005; 97(20):1532-8.

35. Louafi S, Boige V, Ducreux M, et al. Gemcitabine plus oxaliplatin (GEMOX) in patients with advanced hepatocellular carcinoma (HCC): results of a phase II study. *Cancer* 2007; 109(7):1384-90.

36. Boige V, Raoul JL, Pignon JP, et al. Multicentre phase II trial of capecitabine plus oxaliplatin (XELOX) in patients with advanced hepatocellular carcinoma: FFCD 03-03 trial. *Br J Cancer* 2007; 97(7):862-7.

37. Johnson PJ. Hepatocellular carcinoma: is current therapy really altering outcome? *Gut* 2002; 51(4):459-62.

38. Palmer DH, Hussain SA, Johnson PJ. Systemic therapies for hepatocellular carcinoma. *Expert Opin Investig Drugs* 2004; 13(12):1555-68.

39. Jiang SY, Shyu RY, Yeh MY, et al. Tamoxifen inhibits hepatoma cell growth through an estrogen receptor independent mechanism. *J Hepatol* 1995; 23(6):712-9.

40. Barbare JC, Bouche O, Bonnetain F, et al. Randomized controlled trial of tamoxifen in advanced hepatocellular carcinoma. *J Clin Oncol* 2005; 23(19):4338-46.

41. Chow PK, Tai BC, Tan CK, et al. High-dose tamoxifen in the treatment of inoperable hepatocellular carcinoma: A multicenter randomized controlled trial. *Hepatology* 2002; 36(5):1221-6.

42. Manesis EK, Giannoulis G, Zoumboulis P, et al. Treatment of hepatocellular carcinoma with combined suppression and inhibition of sex hormones: a randomized, controlled trial. *Hepatology* 1995; 21(6):1535-42.

43. Grimaldi C, Bleiberg H, Gay F, et al. Evaluation of antiandrogen therapy in unresectable hepatocellular carcinoma: results of a European Organization for Research and Treatment of Cancer multicentric double-blind trial. *J Clin Oncol* 1998; 16(2):411-7.

44. Verhoef C, van Dekken H, Hofland LJ, et al. Somatostatin receptor in human hepatocellular carcinomas: biological, patient and tumor characteristics. *Dig Surg* 2008; 25(1):21-6.

45. Kouroumalis E, Skordilis P, Thermos K, et al. Treatment of hepatocellular carcinoma with octreotide: a randomised controlled study. *Gut* 1998; 42(3):442-7.

46. Becker G, Allgaier HP, Olschewski M, et al. Long-acting octreotide versus placebo for treatment of advanced

18

HCC: a randomized controlled double-blind study. *Hepatology* 2007; 45(1):9-15.

47. Somers GF. Pharmacological properties of thalidomide (alpha-phthalimido glutarimide), a new sedative hypnotic drug. *Br J Pharmacol Chemother* 1960; 15:111-6.

48. Lin AY, Brophy N, Fisher GA, et al. Phase II study of thalidomide in patients with unresectable hepatocellular carcinoma. *Cancer* 2005; 103(1):119-25.

49. Patt YZ, Hassan MM, Lozano RD, et al. Thalidomide in the treatment of patients with hepatocellular carcinoma: a phase II trial. *Cancer* 2005; 103(4):749-55.

50. Zhu AX, Fuchs CS, Clark JW, et al. A phase II study of epirubicin and thalidomide in unresectable or metastatic hepatocellular carcinoma. *Oncologist* 2005; 10(6):392-8.

51. Lai CL, Lau JY, Wu PC, et al. Recombinant interferon-alpha in inoperable hepatocellular carcinoma: a randomized controlled trial. *Hepatology* 1993; 17(3):389-94.

52. Llovet JM, Sala M, Castells L, et al. Randomized controlled trial of interferon treatment for advanced hepatocellular carcinoma. *Hepatology* 2000; 31(1):54-8.

53. Wilhelm SM, Carter C, Tang L, et al. BAY 43-9006 exhibits broad spectrum oral antitumor activity and targets the RAF/MEK/ERK pathway and receptor tyrosine kinases involved in tumor progression and angiogenesis. *Cancer Res* 2004; 64(19):7099-109.

54. Cheng AL, Kang YK, Chen Z, et al. Efficacy and safety of sorafenib in patients in the Asia-Pacific region with advanced hepatocellular carcinoma: a phase III randomised, double-blind, placebo-controlled trial. *Lancet Oncol* 2009; 10(1):25-34.

55. Zhu AX, Sahani DV, Duda DG, et al. Efficacy, safety, and potential biomarkers of sunitinib monotherapy in advanced hepatocellular carcinoma: a phase II study. *J Clin Oncol* 2009; 27(18):3027-35.

56. Thomas MB, Chadha R, Glover K, et al. Phase 2 study of erlotinib in patients with unresectable hepatocellular carcinoma. *Cancer* 2007; 110(5):1059-67.

57. Raoul JL FR, Kang YK, et al. Phase 2 study of first- and second-line treatment with brivanib in patients with hepatocellular carcinoma. *ILCA Third Annual Conference, Milan, September 4–6, 2009, abstr O-030.* 2009.

58. Toh H CP, Carr BI, Knox JJ, Gill S, Steinberg J, Carlson DM, Qian J, Qin Q, Yong W. A phase II study of ABT-869 in hepatocellular carcinoma (HCC): Interim analysis [abstract]. *J Clin Oncol* 2009; 27 (15s): A4581.

59. Arii S, Yamaoka Y, Futagawa S, et al. Results of surgical and nonsurgical treatment for small-sized hepatocellular carcinomas: a retrospective and nationwide survey in Japan. The Liver Cancer Study Group of Japan. *Hepatology* 2000; 32(6):1224-9.

60. Bruix J, Llovet JM, Castells A, et al. Transarterial embolization versus symptomatic treatment in patients with advanced hepatocellular carcinoma: results of a randomized, controlled trial in a single institution. *Hepatology* 1998; 27(6):1578-83.

61. A comparison of lipiodol chemoembolization and conservative treatment for unresectable hepatocellular carcinoma. Groupe d'Etude et de Traitement du Carcinome Hepatocellulaire. *N Engl J Med* 1995; 332(19):1256-61.

62. Llovet JM, Real MI, Montana X, et al. Arterial embolisation or chemoembolisation versus symptomatic treatment in patients with unresectable hepatocellular carcinoma: a randomised controlled trial. *Lancet* 2002; 359(9319): 1734-9.

63. Lin DY, Liaw YF, Lee TY, et al. Hepatic arterial embolization in patients with unresectable hepatocellular carcinoma--a randomized controlled trial. *Gastroenterology* 1988; 94(2):453-6.

64. Pelletier G, Roche A, Ink O, et al. A randomized trial of hepatic arterial chemoembolization in patients with unresectable hepatocellular carcinoma. *J Hepatol* 1990; 11(2):181-4.

65. Pelletier G, Ducreux M, Gay F, et al. Treatment of unresectable hepatocellular carcinoma with lipiodol chemoembolization: a multicenter randomized trial. Groupe CHC. *J Hepatol* 1998; 29(1):129-34.

66. Lo CM, Ngan H, Tso WK, et al. Randomized controlled trial of transarterial lipiodol chemoembolization for unresectable hepatocellular carcinoma. *Hepatology* 2002; 35(5): 1164-71.

67. Camma C, Schepis F, Orlando A, et al. Transarterial chemoembolization for unresectable hepatocellular carcinoma: meta-analysis of randomized controlled trials. *Radiology* 2002; 224(1):47-54.

68. Llovet JM, Bruix J. Systematic review of randomized trials for unresectable hepatocellular carcinoma: Chemoembolization improves survival. *Hepatology* 2003; 37(2): 429-42.

69. Marelli L, Stigliano R, Triantos C, et al. Transarterial therapy for hepatocellular carcinoma: which technique is more effective? A systematic review of cohort and randomized studies. *Cardiovasc Intervent Radiol* 2007; 30(1):6-25.

70. Varela M, Real MI, Burrel M, et al. Chemoembolization of hepatocellular carcinoma with drug eluting beads: efficacy and doxorubicin pharmacokinetics. *J Hepatol* 2007; 46(3):474-81.

71. Ku Y, Saitoh M, Nishiyama H, et al. [Extracorporeal adriamycin-removal following hepatic artery infusion: use of direct hemoperfusion combined with veno-venous bypass]. *Nippon Geka Gakkai Zasshi* 1989; 90(10):1758-64.

72. Ku Y, Saitoh M, Nishiyama H, et al. Extracorporeal removal of anticancer drugs in hepatic artery infusion: the effect of direct hemoperfusion combined with venovenous bypass. *Surgery* 1990; 107(3):273-81.

73. Maekawa Y, Ku Y, Saitoh Y. Extracorporeal cisplatin removal using direct hemoperfusion under hepatic venous isolation for hepatic arterial chemotherapy: an experimental study on pharmacokinetics. *Surg Today* 1993; 23(1):58-62.

74. Kusunoki N, Ku Y, Tominaga M, et al. Effect of sodium thiosulfate on cisplatin removal with complete hepatic venous isolation and extracorporeal charcoal hemoperfusion: a pharmacokinetic evaluation. *Ann Surg Oncol* 2001; 8(5):449-57.

75. Curley SA, Byrd DR, Newman RA, et al. Hepatic arterial infusion chemotherapy with complete hepatic venous isolation and extracorporeal chemofiltration: a feasibility study of a novel system. *Anticancer Drugs* 1991; 2(2): 175-83.
76. Beheshti MV, Denny DF, Jr., Glickman MG, et al. Percutaneous isolated liver perfusion for treatment of hepatic malignancy: preliminary report. *J Vasc Interv Radiol* 1992; 3(3):453-8.
77. August DA, Verma N, Vaerten MA, et al. Pharmacokinetic evaluation of percutaneous hepatic venous isolation for administration of regional chemotherapy. *Surg Oncol* 1995; 4(4):205-16.
78. Pingpank JF, Libutti SK, Chang R, et al. Phase I study of hepatic arterial melphalan infusion and hepatic venous hemofiltration using percutaneously placed catheters in patients with unresectable hepatic malignancies. *J Clin Oncol* 2005; 23(15):3465-74.
79. Ku Y, Iwasaki T, Fukumoto T, et al. Induction of long-term remission in advanced hepatocellular carcinoma with percutaneous isolated liver chemoperfusion. *Ann Surg* 1998; 227(4):519-26.
80. Curley SA, Newman RA, Dougherty TB, et al. Complete hepatic venous isolation and extracorporeal chemofiltration as treatment for human hepatocellular carcinoma: a phase I study. *Ann Surg Oncol* 1994; 1(5):389-99.
81. Ku Y, Iwasaki T, Tominaga M, et al. Reductive surgery plus percutaneous isolated hepatic perfusion for multiple advanced hepatocellular carcinoma. *Ann Surg* 2004; 239(1):53-60.
82. Melia WM, Johnson PJ, Williams R. Induction of remission in hepatocellular carcinoma. A comparison of VP 16 with adriamycin. *Cancer* 1983; 51(2):206-10.
83. Chlebowski RT, Brzechwa-Adjukiewicz A, Cowden A, et al. Doxorubicin (75 mg/m2) for hepatocellular carcinoma: clinical and pharmacokinetic results. *Cancer Treat Rep* 1984; 68(3):487-91.
84. Colombo M, Tommasini MA, Del Ninno E, et al. Hepatocellular carcinoma in Italy: report of a clinical trial with intravenous doxorubicin. *Liver* 1985; 5(6):336-41.
85. Lai CL, Wu PC, Chan GC, et al. Doxorubicin versus no antitumor therapy in inoperable hepatocellular carcinoma. A prospective randomized trial. *Cancer* 1988; 62(3):479-83.
86. Mok TS, Leung TW, Lee SD, et al. A multi-centre randomized phase II study of nolatrexed versus doxorubicin in treatment of Chinese patients with advanced hepatocellular carcinoma. *Cancer Chemother Pharmacol* 1999; 44(4):307-11.
87. Halm U, Etzrodt G, Schiefke I, et al. A phase II study of pegylated liposomal doxorubicin for treatment of advanced hepatocellular carcinoma. *Ann Oncol* 2000; 11(1): 113-4.
88. Wall JG, Benedetti JK, O'Rourke MA, et al. Phase II trial to topotecan in hepatocellular carcinoma: a Southwest Oncology Group study. *Invest New Drugs* 1997; 15(3):257-60.
89. Ravry MJ, Omura GA, Bartolucci AA. Phase II evaluation of doxorubicin plus bleomycin in hepatocellular carcinoma: a Southeastern Cancer Study Group trial. *Cancer Treat Rep* 1984; 68(12):1517-8.
90. al-Idrissi HY. Combined 5-fluorouracil, adriamycin and mitomycin C in the management of adenocarcinoma metastasizing to the liver from an unknown primary site. *J Int Med Res* 1990; 18(5):425-9.

18

Regionale Therapieverfahren bei Lebermetastasen unterschiedlicher Primärtumoren: Lokale Chemotherapie und Thermoablation

Thomas J. Vogl, Katrin Eichler und Stephan Zangos

19.1   Einleitung

Maligne Tumorerkrankungen in einem metastasierten Stadium wurden bisher in palliativer Intention behandelt. Neueste Fortschritte im Bereich der
Bildgebung, der perioperativen Behandlung, der
chirurgischen und interventionell regionalen Therapie sowie die Einführung wirksamer Chemothe-
rapieprotokolle haben zu einer signifikanten Prognoseverbesserung für diese Patientengruppen geführt [1]. Dabei sind Faktoren wie die Tumorgröße,
Anzahl der Metastasen sowie vorhandene Restleber
entscheidende Parameter für eine entsprechende
Indikationsstellung [2]. Der Fokus ist dabei gerichtet auf die noch funktionierende Restleber. Unabhängig von der zugrunde liegenden Histologie muss
bei der Therapieentscheidung bei Lebermetastasen
prinzipiell zwischen palliativer Therapie, symptomatischer Therapie und neoadjuvanter Therapieindikationsstellung bis hin zur kurativen Therapie
unterschieden werden. In der Regel sind heute
insbesondere beim kolorektalen Karzinom die Therapiekonzepte der Behandlung von Metastasen
multimodal.

19.2   Inzidenz und Epidemiologie von Lebermetastasen

Maligne Raumforderungen der Leber sind zu 90%
Metastasen verschiedener Primärtumoren, 10% aller
Malignome der Leber basieren auf der Präsenz von
hepatozellulären Karzinomen und cholangiozellulä-
ren Karzinomen [3, 4, 5]. In der Gruppe der klinisch
relevanten Lebermetastasen stellen die Metastasen
des kolorektalen Karzinoms die häufigste und wichtigste Tumorentität dar [6]. Weitere 20% verteilen
sich auf Lebermetastasen des Mammakarzinoms,
Pankreas-, Magen- und Lungenneoplasien. Weiterhin finden sich Lebermetastasen auch bei neurokri-
nen Tumoren und malignen Melanomen [6].

Derzeit erkranken in Deutschland ca. 70.000
Menschen pro Jahr am kolorektalen Karzinom. Im
Krankheitsverlauf treten bei 40% der Patienten
Lebermetastasen auf, diese liegen in 20% der Fälle
bereits bei der Erstdiagnose vor (synchrone Metastasierung). Metachrone Metastasierungen treten
bei weiteren 15–20% auf [6].

Die therapeutische Strategie bei Lebermetastasen des kolorektalen Karzinoms beruht auf einer
interdisziplinären Entscheidung aus den Gebieten
der onkologischen Chirurgie, der Onkologie mit
Chemotherapie, der Gastroenterologie und der
Radiologie.

Für die präinterventionelle, prächirurgische
und präonkologische Diagnostik müssen bei Leber-
metastasen folgende Punkte evaluiert werden:
- Evaluation von Größe, Anzahl, Verteilung der
  Läsionen in der Leber,
- Differenzierung von malignen Veränderungen
  wie Lebermetastasen gegenüber benignen Ver-
  änderungen,
- Abschätzungen der lokalen Resektabilität oder
  Möglichkeit einer Ablation oder lokalen
  Chemotherapie/SIRT,
- Ausschluss extrahepatischer Metastasen,
- Ausschluss von Rezidiven des Primärtumors,
- präoperative Einschätzung des noch vorhande-
  nen funktionell regelhaften Leberparenchyms.

Als präoperatives Diagnostikverfahren stellt die
Sonographie mit der B-Bild-Sonographie sowie
kontrastmittelverstärkter Sonographie (CEUS) die
einfachste Methode dar. Mittels CT und MRT können die Lokalisation der Metastasen, extrahepatische Tumormanifestation sowie Lokalrezidive
erfasst, dargestellt und diagnostisch eingeordnet
werden. Mittels MRT und kontrastmittelverstärkter
MRT können Gefäßinvasionen optimal ausgeschlossen und eine Volumetrie der Leber durchgeführt werden, mittels einer ^{18}F-Fluorodeoxygluxo-
xe-Positronenemissions-Tomographie (FDG-PET)
kann ein möglichst exaktes Staging der Tumorerkrankung vorgenommen werden [7].

Kontrovers wird derzeit der Stellenwert einer
präoperativen Verifizierung von Metastasen durch
eine Biopsie diskutiert. Bei potentiell resektablen
Befunden kann auf die Biopsie verzichtet werden,
insbesondere aufgrund des Risikos von Implantati-
onsmetastasen entlang des Stichkanals. Die Entscheidung sollte jeweils in den interdisziplinären
Tumorboards besprochen werden.

19

19.3   Kriterien für eine Ablation

Die chirurgische Disziplin definiert bei fokalen Lebermalignomen den Unterschied zwischen Resektabilität, potentieller Resektabilität und Irresektabilität. Die Zielsetzung ist bei der Resektion die R0-Resektion intra- wie extrahepatisch mit abgrenzbarem Absetzungsrand zum Tumor. Weiterhin muss eine ausreichende Leberfunktion nach der Resektion gewährleistet sein. Weiteres Ziel ist eine geringe Morbidität und Letalität (◘ Abb. 19.1).

Als potentiell resektabel sind Lebermalignome definiert, die zu diesem Zeitpunkt zwar eine R0-Resektion nicht erlauben, die aber im Rahmen multimodaler Therapiekonzepte möglicherweise erreichbar erscheinen. Die aktuelle Stadieneinteilung ist dabei wie folgt:

— Stadium 4a: einfach resezierbare Lebermetastasen,
— Stadium 4b: resektable Lebermetastasen,
— Stadium 4c: Lebermetastasen, die durch Downstaging resektabel werden,
— Stadium 4d: Lebermetastasen, die wahrscheinlich nicht resektabel werden,
— Stadium 5a und b: resektable Lebermetastasen mit dem Vorliegen von extrahepatischen Tumormanifestationen.

Entscheidend ist dabei insbesondere der Erfolg, nämlich das Erreichen einer R0-Resektion von Lebermetastasen im Rahmen der Leberchirurgie; hierbei ist das adäquate Restvolumen von entscheidender Bedeutung (future liver remnant, FLR). Als Kontraindikationen für die Resektabilität gelten irresektable extrahepatische Tumormanifestationen, ein Metastasen-Befall von mehr als 70% der Leber, allgemeine Inoperabilität, Tumorbefall aller drei Lebervenen.

Übertragen auf die thermische Ablation und lokale intraarterielle Therapieverfahren, muss damit auch unterschieden werden zwischen potentiell abladierbaren und ablativ zu therapierenden Herden. Die Einschlusskriterien beinhalten dabei primär entweder irresektable Lebermetastasen oder Zustand nach vorausgegangenen Resektionen. Eine schlechtere Prognose gilt auch für Patienten, die mit Thermoablation behandelt werden, insbesondere bei

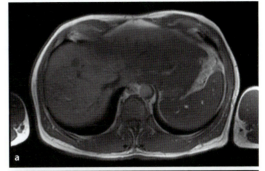
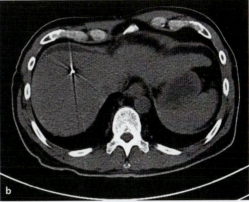
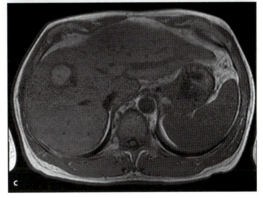

◘ **Abb. 19.1** Thermoablation eines Leberzellkarzinoms; (**a**) MRT-Sequenz vor Ablation; (**b**) CT-Kontrolle des Mikrowellenapplikationssystems innerhalb des Tumors; (**c**) MRT-Kontrolle 24 Stunden nach der Ablation, komplette Ablation erzielt, keine lokalen Komplikationen, keine Hämorrhagie, keine Einblutung

— extrahepatischer Tumormanifestation,
— fortgeschrittenem Stadium des Primärtumors mit regionalen Lymphknotenmetastasen,
— synchroner Lebermetastasierung,
— tumorinfiltriertem Resektionsrand.

Tab. 19.1 Score zur Einschätzung der Prognose kolorektaler Lebermetastasen nach Nordlinger [7]

A: 1 Punkt pro zutreffendem Kriterium

Alter > 60 Jahre	Durchmesser größte Metastase > 5 cm	positiver Lymph-knotenstatus Primarius	Primärtumor-stadium > pT3	Tumorfreies Intervall < 2 Jahre	Anzahl Metastasen > 4	Resektions-abstand < 1 cm

B: Punktsumme ergibt Zugehörigkeit in Risikogruppe

Punkte	Risiko		2-Jahres-Überlebensrate
0–2	Gering		79%
3–4	Mittel		69%
5–7	Hoch		43%

Tab. 19.2 Clinical Risk Score für kolorektale Lebermetastasen nach Fong [8]

jeweils 1 Punkt für:	Größe der Einzelmetastasen > 5 cm
	Krankheitsfreies Intervall < 12 Monate
	Anzahl der Metastasen > 1
	Nodal positiver Primärtumor
	CEA (karzinoembryonales Antigen) > 200 ng/ml

Punkte	5-Jahres-Überlebensrate
0–1	57%
2	47%
3	16%
4	8%
5	0%

Als klinische Indikationsstellung zur Resektion von Lebermetastasen des kolorektalen Karzinoms gilt der Nordlinger-Score [8] (Tab. 19.1) sowie der Clinical Risk Score nach Fong [9] (Tab. 19.2). Bei beiden Systemen verschlechtert sich die Risikoprognose des Patienten mit einer zunehmenden Zahl der definierten Risikofaktoren.

19.4 Primär resektable Lebermalignome

Beim Vorliegen einer primären Resektabilität ist derzeit die A0-Resektion ein adäquates Vorgehen; alternativ bei einer Größe bis 3 cm kommt die Durchführung einer thermischen Ablation mittels Techniken wie der Radiofrequenzablation (RFA), der Mikrowellenablation (MWA) und der laser-induzierten Thermotherapie (LITT) in Frage. Die Rolle einer neoadjuvanten Chemotherapie bezüglich des Überlebensvorteils ist hierbei nicht geklärt.

Für die jeweilige Therapieentscheidung sind tumorbiologische Faktoren von außerordentlicher Bedeutung. Patienten mit solitären metachronen Metastasen oder auch oligonodulären Metastasen sollten primär ablativen bzw. resektiven Verfahren zugeführt werden. Bei Patienten mit primär resektablen, multifokalen, synchron aufgetretenen Metastasen sollte neoadjuvant vorbehandelt werden.

Eine neoadjuvante lokale Chemotherapie in Form einer Chemoperfusion und Embolisation dient dabei

- zur Reduktion der Tumorlast,
- ggf. zum Erreichen einer funktionellen Möglichkeit zur Resektion oder Ablation.

Ähnlich wie bei einer Resektion können mithilfe einer neoadjuvanten regionalen Chemotherapie, Perfusion und Embolisation etwa 20–40% der Patienten von einem nicht abladierbaren Befund in ein kurativ abladierbares Stadium geführt werden.

Systemisch kommen im Rahmen palliativer Therapiekonzepte bei kolorektalen Karzinomen Chemotherapieschemata wie FOLFOX oder FOLFIRI zum Einsatz (Tab. 19.3). Die Ansprechrate kann durch die gleichzeitige Therapie mit monoklonalen Antikörpern wie Cetuximab oder Bevacizumab weiter gesteigert werden.

19

◨ Tab. 19.3 Schemata für die neoadjuvante Chemotherapie kolorektaler Lebermetastasen	
Folfox	**Folfiri**
Oxaliplatin 5-Fluorouracil Folinsäure	Irinotecan 5-Fluorouracil Folinsäure
Bei KRAS-Wildtyp + Cetuximab oder + Bevacizumab	

Durch die Blockade des epithelialen Wachstumsfaktor-Rezeptors (EGFR) hemmt der monoklonare Antikörper Cetuximab nachgeschaltete Signaltransduktionswege. Derzeit wird Cetuximab bei Tumoren eingesetzt, die einen KRAS-Wildtyp aufweisen (60% aller Patienten mit kolorektalem Karzinom). Hierbei ist eine Steigerung der Ansprechquoten zu erzielen, wobei in der CELIM-Studie Ansprechraten bis zu 70% beschrieben wurden [10]. In der Crystal-Studie wurden diese Daten bestätigt. Weniger Daten gibt es derzeit zu einem zusätzlichen Einsatz von Bevacizumab, jedoch lassen sich wohl Ansprechraten steigern. Sollte unter einer systemischen Chemotherapie ein komplettes Ansprechen verifiziert werden, kann davon ausgegangen werden, dass es sich hier um eine komplette Remission handelt. Studien konnten zeigen, dass hier in der Pathologie in der Regel Tumorzellen verifiziert werden können [7]. Mögliche Nebenwirkung, insbesondere bei einer Oxaliplatin-basierten Chemotherapie, kann eine Lebertoxizität sein, die zum Bild einer »chemo blue liver« führen kann. Ursächlich ist eine sinusoidale Obstruktion. Die Substanz Irinotecan kann zu einer chemotherapieassoziierten Steatosis hepatis (CASH-Syndrom) führen. Weitere interventionelle Möglichkeiten wie eine Pfortadervenenembolisation und chirurgische Pfortaderligatur kommen zur Anwendung, wenn Metastasen zwar technisch resektabel scheinen, aber das verbleibende Restgewebe (future liver remnant [FLR]) ein zu kleines Volumen aufweisen würde. Interventionell wird dabei eine Pfortaderembolisation selektiv über einen transhepatischen Zugang durchgeführt. Eine Hypertrophie des kontralateralen Leberanteils ermöglicht dann im Abstand von 4–6 Wochen in einer relevanten Prozentzahl der Fälle eine Resektion. Bei lebergesunden Patienten kann dabei das FLR durchschnittlich um 9% gesteigert werden und ermöglicht damit bei 50% der Patienten die Resektion. Alternativ kann eine operative Pfortaderligatur durchgeführt werden.

Die hepatobiliäre Chirurgie definiert dabei bei einem ausgedehnten bilobären Befall von Lebermetastasen die Möglichkeit einer zweizeitigen Leberresektion (two-stage hepatectomy). Nachteile sind die Stimulation des metastatischen Wachstums in dem verbliebenen Lebergewebe, welches hypertrophiert. Dies kann im Einzelfall zu einer Progressive-disease-Situation führen.

Alternativ wird in dem FLR in einer ersten Operation durch Minorresektion Tumorfreiheit erzielt und der Leberlappen, der die Haupttumorlast trägt, belassen. Es erfolgt eine ipsilaterale Pfortaderligatur, die dann zur Hypertrophie anregt.

Diese Konzepte können auch auf die Intervention unter Einsatz von TACE und Ablation übertragen werden. Insbesondere bieten sich hier Konzepte an in Verbindung mit TACE, Ablation und Resektion.

In enger Kooperation mit leberchirurgischen Zentren kann bei intraoperativen Befunden, die nicht R0-resezierbar sind, durch lokale Ablationsverfahren die Prognose verbessert werden. Eine Mehrzahl der Studien gibt es hier zur RFA, die sowohl perkutan als auch laparoskopisch intraoperativ anwendbar ist [11]. Weitere thermische Ablationsverfahren stellen dann die MWA und die LITT dar.

19.5 Fragestellung zur Indikation regionaler Therapien von Lebermetastasen

Klärung der Therapieindikationsstellung:
- Intention: kurativ, palliativ, zytoreduktiv
- allgemeine Resektabilität
- Entität des Primärtumors und spezifische Prognose
- Befall von Organsystemen:
  - solitär hepatisch, extrahepatisches Befallsmuster
  - Lunge, Lymphknoten
- perioperatives, periinterventionelles Risiko

- Konversion primär nicht resektabler in eine resektable Situation
- primär nicht abladierbare Läsion in eine abladierbare Situation

Zu beantwortende Fragestellungen beinhalten in der Regel:
- Anzahl der Metastasen
- Größe der Metastasen
- extrahepatische Tumormanifestationen

19.6   Transarterielle Chemoembolisation (TACE)

Die transarterielle Chemoembolisation (TACE) als eine Behandlungsmaßnahme der irresektablen, chemotherapierefraktären, primären (CCC) und sekundären (Lebermetastasen verschiedener Primärtumoren) Lebermalignome wird anhand des lokalen Tumoransprechens, des klinischen Ansprechens und der Überlebensdaten evaluiert.

19.6.1 Prinzip und Indikationen der TACE

Die TACE ist ein Katheter-basiertes minimalinvasives, loko-regionales Verfahren zur Behandlung inoperabler Malignome der Leber und ist definiert als ein selektives Verfahren, bei dem die Applikation eines oder mehrerer Zytostatika mit gleichzeitiger gezielter Okklusion tumorversorgender Arterien kombiniert wird.

Für Patienten mit inoperablen Malignomen der Leber ist TACE ein effektives und empfehlenswertes Behandlungsverfahren. In den letzten Jahren wurde das Konzept der TACE im Behandlungsmanagement von Patienten sowohl bei Lebermetastasen des kolorektalen Karzinoms und des Mammakarzinoms als auch bei irresektablem hepatozellulärem Karzinom (HCC) angewandt [12, 13, 14].

Der Erfolg einer TACE ist abhängig von der Gefäßanatomie und dem TACE-Konzept. Das TACE-Konzept basiert auf der dualen Blutversorgung der Leber, d. h., dass die Blutversorgung eines Lebertumors durch die Äste der A. hepatica und nur in geringem Maß durch Pfortaderäste erfolgt, wobei

das gesunde Leberparenchym seine Blutversorgung überwiegend über die V. portae und nur zu einem kleinen Teil über die A. hepatica bezieht. Diese Erkenntnis gibt die Möglichkeit, die arteriellen Tumorgefäße mit einem Angiographiekatheter aufzusuchen und so Lebertumore gezielt zu behandeln. Durch Applikation eines Zytostatikums und folgender Embolisation der tumorversorgenden Gefäße wird die Kontaktzeit des Zytostatikums mit dem Tumorgewebe verlängert und gleichzeitig eine Tumorhypoxie induziert. Gegenüber der systemischen Applikation des Chemotherapeutikums können so die systemischen Nebenwirkungen auf ein Mindestmaß beschränkt und die Wirksamkeit gesteigert werden. Die Embolisation der den Lebertumor versorgenden Arterien verursacht eine Nekrose im Bereich des Tumors, während das normale Leberparenchym fast unberührt bleibt. Es hat sich gezeigt, dass die durch Hypoxie bedingten Schäden auch die vaskuläre Permeabilität erhöhen und so das Eindringen von Zytostatika in den Tumor fördern. Dabei haben Anzahl der Tumorläsionen sowie deren Lage, Größe und Blutversorgung Einfluss auf das Tumoransprechen.

Abhängig vom Ort des Gefäßverschlusses können rasch intra- und extrahepatische Kollaterale entstehen, die den embolisierten Bereich weiterversorgen. Man versucht, durch kürzere temporäre und oft wiederholte Gefäßembolisationen eine Kollateralenbildung so weit wie möglich zu minimieren. Es muss auch beachtet werden, dass weit zentral durchgeführte Gefäßembolisationen am schnellsten zur Bildung der unerwünschten Kollateralen führen. Bei zu weit peripher durchgeführter Gefäßembolisation kann wiederum zusätzlich die portalvenöse Perfusion beeinträchtigt werden. Vorteilhaft ist der kapillare Verschlusstyp, der mit kleinen, partiell resorbierbaren, gefäßokkludierenden Partikeln erreicht werden kann. Das Verfahren kann nahezu beliebig oft wiederholt werden. Nach dem Prinzip des kapillaren Verschlusstyps wirkt Lipiodol, das nicht nur therapeutische, sondern auch diagnostische Eigenschaften aufweist.

Bei Inoperabilität der Lebertumore sowie bei fehlendem Ansprechen auf systemische Chemotherapie wird TACE als alternative Methode angesehen. Die TACE wird ebenfalls zur Behandlung eines nicht beeinflussbaren Kapsel- oder Dehnungsschmerzes, zur Vorbehandlung vor Resektion und postoperativ zur Behandlung verbliebener Tumorreste eingesetzt.

19.6.2 Technik der transarteriellen Chemoembolisation (TACE)

Die TACE gehört zu den minimalinvasiven Verfahren, die durch einen arteriellen Zugang durchgeführt werden. Nach sterilem Abdecken der Leistenregion sowie Infiltration eines Lokalanästhetikums wird in Seldinger-Technik die A. femoralis superficialis retrograd punktiert. Anschließend wird eine Schleuse in den Stichkanal platziert. Durch die Schleuse wird ein Angiographiekatheter eingeführt und ein jodhaltiges Kontrastmittel injiziert, um die intrarterielle Lage des Katheters unter Durchleuchtung zu überprüfen. Danach wird der Angiographiekatheter in die Aorta abdominalis vorgeschoben. In DSA-Technik wird eine Übersichtsaufnahme angefertigt, um die Aorta darzustellen. Es wird besonders auf Gefäßvariationen geachtet und die Tumorvaskularisation beurteilt. Anschließend werden die A. mesenterica superior, A. lienalis und die Aa. hepaticae dargestellt. Die selektive Darstellung mesenterialer Gefäße erfolgt zur Abklärung einer atypischen Leberperfusion, einer atypischen Gefäßversorgung des Tumors, der Kollateralenbildung sowie zur Durchführung einer indirekten Portographie [15].

Durch die indirekte Portographie, die mittels Darstellung der A. mesenterica superior oder A. lienalis durchgeführt wird, kann die Pfortader dargestellt und die portale Zirkulation in der venösen Phase bestimmt werden. Dadurch kann ein Pfortaderverschluss ausgeschlossen werden. Aufgrund erhöhter Gefahr einer therapieinduzierten ischämischen Leberschädigung bis hin zum terminalen Leberversagen wird eine Pfortaderthrombose als relative Kontraindikation für die TACE angesehen.

Die Lokalisation der aus dem Truncus coeliacus abgehenden A. hepatica communis oder deren Hauptäste, A. hepatica sinistra bzw. dextra, werden mittels selektiver Angiographie bestimmt. Die selektive angiographische Darstellung des Truncus coeliacus dient auch der Bestimmung des Gefäßpotentials und der Tumorvaskularisation. Nach möglichst selektiver Sondierung der tumorversorgenden arteriellen Äste der A. hepatica, distal des Abganges der A. gastroduodenalis, erfolgen erneut DSA-Aufnahmen. Sie dienen der Dokumentation des Ausgangsbefundes und der Lagekontrolle des Katheters. Je nach Größe, Lage und arterieller Versorgung des Lebertumors wird die Spitze des für die Embolisation geeigneten Katheters weiter in die segmentalen oder subsegmentalen Arterien vorgeschoben. Dabei versucht man, den Katheter ganz nah am Tumor zu positionieren, sodass eine höhere Konzentration des Zytostatikums im Tumor erreicht werden kann. In manchen Fällen wird ein sogenannter Mikrokatheter statt eines Selektivkatheters benötigt, der durch den Selektivkatheter in kleinere Segmentarterien vorgeschoben werden kann.

Diese in superselektiver Technik durchzuführende TACE führt zu einer genauen Embolisation der Tumorgefäße und zum Vermeiden einer unerwünschten Verschleppung des Embolisates. Bei der Verschleppung des Embolisates können die Pankreas, Magen und Dünndarm versorgenden Gefäße mitemboliert werden (»non-target-embolization« über die A. gastroduodenalis). Nachdem der Katheter im tumorversorgenden Gefäß platziert ist, können Zytostatika injiziert werden. Der letzte Behandlungsschritt schließt die langsame Gabe eines Embolisates ein, um eine Anreicherung des Zytostatikums im Tumorgewebe zu gewährleisten und um die Wirkungsdauer zu verlängern. Abschließend dokumentiert eine letzte Angiographie den Erfolg der selektiven Okklusion von tumorversorgenden Gefäßen bei erhaltener Perfusion des gesunden Leberparenchyms.

19.6.3 Mögliche Komplikationen der TACE

Zu den Komplikationen der TACE zählen neben den oben erwähnten auch technische Komplikationen, die durch Punktion, Katheterimplantation und Applikation der Medikamente hervorgerufen werden können. Die technischen Komplikationen treten selten auf, da sie im Rahmen der diagnostischen Angiographie bekannt sind (◻ Tab. 19.4).

Bei der Gefäßpunktion können folgende Komplikationen auftreten: Blutung, Hämatombildung,

□ Tab. 19.4 Übersicht über interventionelle radiologische Therapieverfahren bei kolorektalen Lebermetastasen

Thermoablations-verfahren	Transarterielle Therapieverfahren
Radiofrequenzablation (RFA)	Transarterielle Chemoembolisation (TACE)
Mikrowellenablation (MWA)	Hepatische arterielle Infusion (HAI)
Laserablation (LITT)	Chemoembolisation mit Mikrosphären (DEBs)
	Transarterielle Embolisation (TAE)
	Selektive interne Radiotherapie (SIRT)

Gefäßdissektion, Pseudoaneurysmabildung sowie AV-Fistelbildung und Nervenirritationen. Das Vorschieben des Katheters in die kleinen Gefäße kann zu einem Vasospasmus führen, der durch einfaches Zuwarten oder Applikation vasodilatativer Medikamente gelöst werden kann. Werden immer dieselben Gefäße im Rahmen einer TACE genutzt, kann es zu Lumenunregelmäßigkeiten des Gefäßes kommen. Dies führt oft zum kompletten Gefäßverschluss, sodass für folgende TACE-Sitzungen andere tumorversorgende Gefäße gesucht werden müssen [16, 17, 18].

Bei der Chemoembolisation können als zusätzliche unerwünschte Nebenwirkungen Gallenblasen- und Gallenwegsentzündungen oder -nekrosen, Leberfunktionsstörungen, Leberinfarkte und andere Folgen der Embolisatverschleppung wie Pankreatitiden oder Ulzerationen auftreten. Das Risiko einer Cholangitis ist bei bereits erhöhtem Bilirubinwert auf ein Mehrfaches erhöht. Da die Gallenwege ausschließlich arteriell versorgt werden, führt die transarterielle Chemoembolisation bei bereits vorgeschädigten Gallenwegen (erhöhte Cholestaseparameter) zur Entwicklung einer Cholangitis. Leberversagen kann die Folge der Chemoembolisation eines Lebertumors sein, wenn das Volumen des Lebertumors mehr als 70% des Lebervolumens beträgt. Bei eingeschränkter Leberfunktion sind auch die Blutungsgefahr und das Risiko des hepatorenalen Syndroms deutlich erhöht.

Die verwendeten Medikamente zeigen ebenfalls unerwünschte Nebenwirkungen, sodass der Therapieerfolg in den meisten Fällen nicht nur nach radiologischen Parametern, sondern auch nach dem klinischen Befinden des Patienten geschätzt werden sollte.

Im Zeitraum von 1999 bis 2011 wurden in unserem Tumorzentrum 1166 Patienten mit CCC und Lebermetastasen mittels TACE behandelt [19, 20]. Die behandelten Tumorentitäten waren im Einzelnen das cholangiozelluläre Karzinom (CCC) (n = 115; 9,9%) sowie Lebermetastasen des kolorektalen Karzinoms (CRC) (n = 564; 48,4%), des Mammakarzinoms (n = 208; 17,8%), des Aderhautmelanoms (n = 67; 5,7%), des Nierenzellkarzinoms (n = 22; 1,9%), des neuroendokrinen Karzinoms (NET) (n = 48; 4,1%), des Magenkarzinoms (n = 56; 4,8%), des Ovarialkarzinoms (n = 65; 5,6%) und des nicht kleinzelligen Bronchialkarzinoms (NSCLC) (n = 21; 1,8%). Als Zytostatika wurden Mitomycin C (8 mg/m²), Gemcitabine (1000 mg/m²), Irinotecan (150 mg/m²) und Cisplatin (60 mg/m²) verwendet, als Embolisat Lipiodol und Microsphären (EmboCept®S). Mindestens drei TACE-Sitzungen pro Patient wurden in vierwöchigen Abständen ambulant durchgeführt. Das radiologische Tumoransprechen wurde mittels Magnetresonanztomographie (MRT) und/oder Computertomographie (CT) bestimmt und nach den RECIST-Kriterien klassifiziert. Das klinische Ansprechen wurde im Verlauf der Behandlung in neoadjuvant, palliativ und symptomatisch eingeteilt. Die Überlebensdaten wurden nach der Kaplan-Meier-Methode berechnet.

Die Mindestzahl der durchgeführten TACE war drei. Bei 115 Patienten mit CCC wurden in 8,7% partial remission (PR), in 57,4% stable disease (SD) und in 33,9% progressive disease (PD) bei einer medianen Überlebenszeit von 13 Monaten dokumentiert. 2,2% der Patienten wurden neoadjuvant, 73,9% palliativ und 23,9% symptomatisch behandelt. Bei 564 Patienten mit Lebermetastasen des CRC wurden in 16,7% PR, in 48,2% SD und in 35,1% PD dokumentiert. Die mediane Überlebenszeit lag bei 14,3 Monaten. 14,9% der Patienten wurden neoadjuvant, 70,4% palliativ und 14,7% symptomatisch behandelt. Bei 208 Patienten mit Lebermetastasen des Mammakarzinoms wurden in 13% PR, in 50,5% SD und in 36,5% PD bei einer media-

19

◘ Tab. 19.5 Gegenüberstellung thermoablativer Verfahren

	Vorteile	Nachteile
RFA	Direkte, einfache Punktion der Läsion	Impedanzprobleme Kleine Ablationsvolumen Keine Thermometrie möglich
MWA	Direkte, einfache Punktion der Läsion Größere Ablationsvolumen Keine Impedanzprobleme	Keine Thermometrie möglich Verkohlung von Gewebe
LITT	Größere Ablationsvolumen Thermometrie möglich Keine Impedanzprobleme	Applikatoren werden über ein deutlich dickeres Koaxialsystem eingeführt Deutlich mehr Aufwand Verkohlung von Gewebe

nen Überlebenszeit von 18,5 Monaten dokumentiert. Die Patienten wurden zu 18,75% neoadjuvant, zu 15,38% symptomatisch und zu 65,87% palliativ behandelt. Bei Patienten mit Lebermetastasen des Aderhautmelanoms wurden in 1,5% PR, in 50,7% SD und in 47,8% PD dokumentiert. Die mediane Überlebenszeit betrug 18 Monate. Die klinische Situation war zu 3% neoadjuvant, zu 24,2% symptomatisch und zu 72,8% palliativ. Bei Patienten mit Lebermetastasen des Nierenzellkarzinoms wurde in 13,7% PR, in 59% SD und in 27,3% PD bei einer medianen Überlebenszeit von 6,6 Monaten dokumentiert. Die klinische Situation war zu 81,8% palliativ und zu 18,2% symptomatisch. Bei Patienten mit Lebermetastasen des neuroendokrinen Tumors (NET) wurden bei 18,8% PR, bei 52,1% SD und bei 29,1% PD dokumentiert. 81,2% der Patienten wurden palliativ und 18,8% symptomatisch behandelt. Patienten mit Lebermetastasen des Magenkarzinoms hatten eine mediane Überlebenszeit von 13 Monaten. PR wurde bei 3,6%, SD bei 51,8% und PD bei 44,6% dokumentiert. 76% der Patienten wurden palliativ und 24% symptomatisch behandelt. Bei den Patientinnen mit Lebermetastasen des Ovarialkarzinoms wurden bei 16,9% PR, bei 58,5% SD und bei 24,6% PD dokumentiert. Die mediane Überlebenszeit betrug 14 Monate bei folgendem klinischen Ansprechen: 13,3% symptomatisch und 86,7% palliativ. Für Patienten mit Lebermetastasen des nicht kleinzelligen Lungenkarzinoms (NSCLC) wurden bei 14,3% PR, bei 47,6% SD und bei 38,1% PD bei medianer Überlebenszeit von 11,7 Monaten

dokumentiert. 81% der Patienten wurden palliativ und 19% symptomatisch behandelt.

Die TACE der primären (CCC) und sekundären (Lebermetastasen verschiedener Primärtumore) Lebermalignome stellt ein gut verträgliches, minimalinvasives, loko-regionales Verfahren dar, das zu einem guten Tumoransprechen, zu einer Lebensverlängerung sowie zu einer Verminderung der Symptomatik führt.

19.6.4 Radiofrequenzablation (RFA) und Mikrowellenablation (MWA)

Hier stehen sich zwei thermoablative Verfahren gegenüber, die sich im Wesentlichen durch die physikalischen Prinzipien unterscheiden. Bei der Radiofrequenzablation (RFA) werden sehr hochfrequente Wechselströme (bis 500kHz) zwischen zwei Elektroden induziert, infolge dessen es zur Erwärmung des umgebenden Gewebes kommt. Bei der Mikrowellenablation (MWA) werden elektromagnetische Wellen ausgestrahlt, die zu einer lokalen Erwärmung der Wassermoleküle führen.

In die zu abladierende Läsion wird in der Regel sonographisch oder CT-gesteuert eine Sonde eingeführt. Bei der RFA handelt es sich um eine Elektrode, bei der MWA um eine Mikrowellenantenne. Durch die Elektrode wird Energie zugeführt, wobei es zur Erhitzung und Zerstörung des Gewebes kommt. Beide Verfahren werden in der Regel in Lokalanästhesie durchgeführt, oder auch intraoperativ (◘ Tab. 19.5).

Indikationen und Kontraindikationen

Die Indikationen zur Behandlung von Lebermetastasen sind die Herstellung eines operablen Stadiums (wenn beispielsweise ein bilobulärer Befall vorliegt), ferner Kontraindikationen für eine Operation, Progress der Filiae unter Chemotherapie, Rezidive nach Teilresektion oder das Ablehnen anderer Verfahren seitens des Patienten. Es sollten maximal fünf Herde vorliegen, wobei der größte Herd kleiner als 5 cm sein sollte. Für die Ablation von Lungenherden gelten ähnliche Indikationen wie für die chirurgische Resektion. Auch hier sollten weniger als fünf Herde pro Lungenflügel (jeweils kleiner als 3 cm) vorliegen. Allgemein kann man sagen, dass die Indikation gegeben ist, wenn bei Abwesenheit extrapulmonaler Herde die pulmonale Situation vollständig therapiert werden kann oder wenn andere Verfahren zum Beispiel aufgrund der Komorbidität nicht durchführbar sind. Aufgrund der zugrunde liegenden Physik (◘ Abb. 19.2) ist die Größe der Ablationsherde theoretisch beschränkt auf 2,5 cm bei der RFA und bis 3,5 cm bei der MWA. Durch modernes Elektrodendesign können jedoch bis 5 cm erreicht werden. Aufgrund der Stromflüsse kann bei der RFA nur ein Herd gleichzeitig behandelt werden. Bei der RFA steigt mit zunehmender Nekrose die Impedanz, sodass sich dann die Energie schlechter ausbreitet.

19.6.5 Laserinduzierte Thermotherapie (LITT)

Dieses Verfahren ist das am besten kontrollierbare, aber auch das aufwendigste thermoablative Verfahren. Hier wird die Hitze durch ein Lasersystem appliziert und mittels MR-Thermometrie kontrolliert.

Mittels sonographischer, MR- oder CT-gesteuerter Punktion werden unter Lokalanästhesie ein oder mehrere Applikatoren in die Läsionen eingebracht. Nachdem der Patient mit liegenden Applikatoren in ein MRT positioniert wurde, wird das Lasersystem angeschlossen, die Energiezufuhr erfolgt dann unter Bildkontrolle. Dabei wird ein physikalischer Effekt ausgenutzt, der es möglich macht, im MRT die Temperatur zu messen. Somit kann die Energie sehr genau dosiert und die Größe des Ablationsgebietes gut gesteuert werden [9, 17, 19].

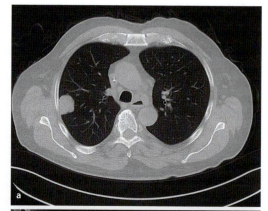

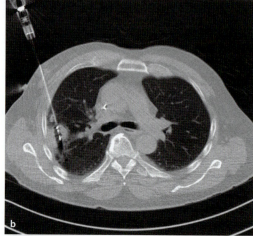

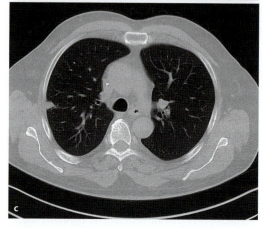

◘ **Abb. 19.2** Lungenmetastase bei Z.n. Rektumkarzinom, minimalinvasive Ablation mittels Mikrowellenablation, Positionierung in Seitenlage; (**a**) CT-Kontrolle mit Raumforderung im rechten Mittellappen lateral gelegen, 30 × 35 mm messend; (**b**) Mikrowellenablationssonde intratumoral mit beginnender Vaporisation, folgende komplette Destruktion; (**c**) Herdbildung bei Z.n. Ablation mit Residuum, 8 mm

Indikationen

Die Indikationen für die LITT an der Leber sind prinzipiell dieselben wie für andere thermoablative Verfahren oder wenn andere Thermoablationsverfahren ausscheiden. Jedoch muss der Patient zusätzlich MRT-tauglich sein [11]. Allgemein gilt die Größe der Herde bis zu einem maximalen Durchmesser von 5 cm.

Komplikationen

Als Komplikation thermoablativer Verfahren zählen insbesondere Blutungen, diese können gerade in der Lunge unbeherrschbar werden. Des Weiteren sind Schmerzen zu nennen; hier ist eine Grundkenntnis schmerztherapeutischer Verfahren notwendig. Infektionen sind sehr selten. Ferner besteht prinzipiell die Möglichkeit, benachbarte Strukturen zu schädigen, im Bereich der Leber wären dies u.a. die Gallenwege, die Pleura, der Darm oder die Nebennieren bzw. Nieren. Bei Ablationen in der Lunge tritt ein Pneumothorax häufiger auf, meist jedoch ohne Interventionsbedarf. Des Weiteren wird extrem selten auch über eine Tumorzellverschleppung berichtet (Impfmetastasen).

Literatur

1. Mack MG, Lehnert T, Eichler K, Vogl TJ. MR-guided laser ablation. Magn Reson Imaging. 2005 13(3):583-94.
2. Mack MG, Straub R, Eichler K, Roggan A, Böttger M, Woitaschek D, Vogl TJ. MR-guided laser-induced thermotherapy in recurrent extrahepatic abdominal tumors. Eur Radiol 2001, 11(10):2041-6.
3. Vogl TJ, Naguib NN, Nour-Eldin NE, Farshid P, Lehnert T, Gruber-Rouh T, Engels KS. Retrospective Study on the Use of Different Protocols for Repeated Transarterial Chemoembolization in the Treatment of Patients with Hepatocellular Carcinoma. Acad Radiol. 2012 Jan 21.
4. Lencioni R, de Baere T, Burrel M, Caridi JG, Lammer J, Malagari K, Martin RC, O'Grady E, Real MI, Vogl TJ, Watkinson A. Geschwind JF.Transcatheter Treatment of Hepatocellular Carcinoma with Doxorubicin-loaded DC Bead (DEBDOX): Technical Recommendations. Cardiovasc Intervent Radiol. 2011 Oct 19.
5. Vogl TJ, Naguib NN, Nour-Eldin NE, Bechstein WO, Zeuzem S, Trojan J, Gruber-Rouh T. Transarterial chemoembolization in the treatment of patients with unresectable cholangiocarcinoma: Results and prognostic factors governing treatment success. Int J Cancer. 2011 Aug 30. doi: 10.1002/ijc.26407.
6. Vogl TJ, Mack MG, Eichler K, Zangos S, Naguib NN, Gruber-Rouh T. Chemoperfusion and embolization in the treatment of liver metastases. Rofo. 2011 Jan;183(1):12-23.
7. Azizi A, Naguib NN, Mbalisike E, Farshid P, Emami AH, Vogl TJ. Liver metastases of pancreatic cancer: role of repetitive transarterial chemoembolization (TACE) on tumor response and survival. Pancreas. 2011 Nov; 40(8):1271-5.
8. Nordlinger B, Guiguet M, Vaillant J-C. Surgical resection of colorectal carcinoma metastases to the liver. A prognostic scoring system to improve case selection, based on 1568 patients. Cancer. 1996;77:1254-1262.
9. Fong Y, Fortner J, Sun RL, Brennan MF, Blumgart LH. Clinical score for predicting recurrence after hepatic resection for metastatic colorectal cancer: analysis of 1001 consecutive cases. Ann Surg. 1999;230:309-318.
10. Folprecht G, Gruenberger T, Hartmann JT. Cetuximab plus FOLFOX6 or cetuximab plus FOLFIRI as neoadjuvant treatment of nonresectable colorectal liver metastases: A randomized multicenter study (CELIM-study). Gastrointestinal Cancers symposium (ASCO GI) 2009, Abstract 296.
11. Grundmann, R T, P Hermanek, S Merkel, C-T Germer, R T Grundmann, J Hauss, D Henne-Bruns, et al 2008. [Diagnosis and treatment of colorectal liver metastases - workflow]. *Zentralblatt Für Chirurgie* 133, Nr. 3 (Juni): 267-284. doi:10.1055/s-2008-1076796.
12. Vogl TJ, Naguib NN, Lehnert T, Nour-Eldin NE, Eichler K, Zangos S, Gruber-Rouh T. Initial experience with repetitive transarterial chemoembolization (TACE) as a third line treatment of ovarian cancer metastasis to the liver: indications, outcomes and role in patient's management. Gynecol Oncol. 2012 Feb;124(2):225-9.
13. Vogl TJ, Lammer J, Lencioni R, Malagari K, Watkinson A, Pilleul F, Denys A, Lee C. Liver, gastrointestinal, and cardiac toxicity in intermediate hepatocellular carcinoma treated with PRECISION TACE with drug-eluting beads: results from the PRECISION V randomized trial.AJR Am J Roentgenol. 2011 Oct;197(4):W562-70.
14. Vogl TJ, Nour-Eldin NE, Emad-Eldin S, Naguib NN, Trojan J, Ackermann H, Abdelaziz O. Portal vein thrombosis and arterioportal shunts: effects on tumor response after chemoembolization of hepatocellular carcinoma. World J Gastroenterol. 2011 Mar 14;17(10):1267-75.
15. Vogl TJ, Naguib NN, Nour-Eldin NE, Mack MG, Zangos S, Abskharon JE, Jost A. Repeated chemoembolization followed by laser-induced thermotherapy for liver metastasis of breast cancer. AJR Am J Roentgenol. 2011 Jan; 196(1):W66-72.
16. Vogl TJ, Gruber T, Naguib NN, Hammerstingl R, Nour-Eldin NE.Liver metastases of neuroendocrine tumors: treatment with hepatic transarterial chemotherapy using two therapeutic protocols. AJR Am J Roentgenol. 2009 Oct; 193(4):941-7.
17. Vogl TJ, Naguib NN, Nour-Eldin NE, Lehnert T, Mbalisike E. C-arm computed tomography for transarterial chemoperfusion and chemo-embolization of thoracic lesions. Radiologe. 2009 Sep;49(9):837-41.

18. Vogl TJ, Naguib NN, Nour-Eldin NE, Eichler K, Zangos S, Gruber-Rouh T. Transarterial chemoembolization (TACE) with mitomycin C and gemcitabine for liver metastases in breast cancer. Eur Radiol. 2010 Jan;20(1):173-80.

19. Vogl TJ, Gruber T, Balzer JO, Eichler K, Hammerstingl R, Zangos S. Repeated transarterial chemoembolization in the treatment of liver metastases of colorectal cancer: prospective study. Radiology. 2009 Jan;250(1):281-9.

20. Vogl TJ, Naguib NN, Nour-Eldin NE, Rao P, Emami AH, Zangos S, Nabil M, Abdelkader A. Review on transarterial chemoembolization in hepatocellular carcinoma: palliative, combined, neoadjuvant, bridging, and symptomatic indications. Eur J Radiol. 2009 Dec;72(3):505-16. Epub 2008 Oct 2.

Beckenperfusion bei Rektumkarzinomen

*Stefano Guadagni, Karl R. Aigner, Giammaria Fiorentini,
Maurizio Cantore, Evangelos Kanavos, Alessandro Chiominto,
Giuseppe Zavattieri und Veronica Guadagni*

20.1   Einleitung

Wie bereits in ▶ Kap. 1 beschrieben, kann die Induktionschemotherapie Änderungen auslösen, welche die Erfolgsaussichten einer anschließenden Operation bzw. Strahlentherapie erhöhen. Die Beckenperfusion kann als Induktionschemotherapie für die Behandlung von Rektumkarzinomen vornehmlich bei Lokalrezidiven, aber auch bei bestimmten Patienten mit fortgeschrittenen Primärtumoren eingesetzt werden. Dies ist ein innovativer Ansatz, da die Beckenperfusion normalerweise als letztes Glied in einer multimodalen Therapiesequenz verwendet wurde. Die Anwendung der Beckenperfusion mit Hämofiltration zu Beginn einer Therapiesequenz ist hauptsächlich in Anbetracht der Nebenwirkungen der systemischen Chemotherapie und der Strahlentherapie zu empfehlen.

20.2   Lokalrezidive des Rektumkarzinoms

Die Inzidenzrate lokaler Rezidive im Beckenbereich nach einer »kurativen« Standardoperation bei Rektumkarzinomen variiert erheblich je nach angewendeter Definition, Genauigkeit der Diagnose, Vollständigkeit der Nachsorge und ob und wie oft Obduktionen stattgefunden haben [1–5]. In den Kontrollgruppen prospektiver randomisierter oder epidemiologischer Studien liegen die 5-Jahres-Lokalrezidivraten zwischen 20 und 35% [6–13].

Die Behandlung lokaler Rezidive bleibt eine Herausforderung, da die verzeichnete Überlebensrate bei Patienten mit lokal rezidivierenden Rektumkarzinomen ohne chirurgischen Eingriff nach fünf Jahren weniger als 4% und die mediane Lebenserwartung sieben Monate beträgt [6]. Obwohl 50% der Rezidive metastatische Erkrankungen sind [14], sterben die meisten Patienten eher an einem lokalen und/oder regionalen Fortschreiten der Erkrankung und nicht an systemischen Metastasen [15]. Eine umfassende Resektion (abdomino-sakrale Resektion mit oder ohne pelvine Exenteration) bietet die besten Überlebensaussichten [16–18]. Die operative Mortalitätsrate liegt zwischen 0 und 10%, die 5-Jahres-Überlebensrate zwischen 20 und 30% und die mediane Lebenserwartung zwischen 39

und 44 Monaten [16–18]. Die Ergebnisse von solchen radikalen chirurgischen Eingriffe scheinen durch die Anwendung multimodaler Ansätze einschließlich externer Strahlentherapie, sensibilisierender Chemotherapie und intraoperativer Strahlentherapie verbessert werden zu können [19–21]. Die rechnerische 2-Jahres-Gesamtüberlebensrate beträgt ca. 50% und die rechnerische rezidivfreie 5-Jahres- Überlebensrate ca. 35% [19–21]. Wenn das resezierte Karzinomrezidiv bei der histopathologischen Untersuchung keine tumorfreien Ränder aufweist, ist die statistische 2-Jahres-Überlebensrate deutlich niedriger (ca. 35%). Leider ist ein umfassender chirurgischer Eingriff bei nahezu zwei Dritteln der Patienten mit rezidivierenden Rektumkarzinomen nicht durchführbar [22]. Im Allgemeinen stellen der Nachweis eines Befalls der seitlichen Beckenwand, der Infiltration in die Incisura ischiadica, ein Befall des ersten und/oder zweiten Kreuzbeinwirbels und/oder einer Umschließung der Blase oder der iliakalen Blutgefäße eine Kontraindikation für einen chirurgischen Eingriff dar [19].

Obwohl in einzelnen Fällen eine vollständige Remission erzielt wurde [23], bietet die Strahlentherapie allein oder in Verbindung mit einer Chemotherapie palliative Vorteile und verlängert die mittlere oder durchschnittliche Überlebensrate. Die langfristige Überlebenszeit (> 2 Jahre) ist jedoch selten [24–27]. Jüngste Studien unter Verwendung einer alleinigen Strahlentherapie berichten eine mediane Überlebenszeit von 17,9 Monaten in einer Patientengruppe, der eine Dosis von 50–60 Gy verabreicht werden konnte [28]. Andererseits wurde nach einer Bestrahlung mit einer durchschnittlichen Dosis von 30 Gy eine mediane Überlebenszeit von 14 Monaten bei chemotherapie- und strahlentherapienaiven Patienten beobachtet [29]. Bei einer palliativen Nachbestrahlung wurde eine mediane Überlebenszeit von 12 Monaten verzeichnet [30].

20.3   Beckenperfusion

Bei Patienten mit nicht resektablen Rektumkarzinomen erzielen weder die intravenöse systemische Chemotherapie noch die intraarterielle Chemotherapie zufriedenstellende Ergebnisse im Hinblick auf die Schmerzlinderung und das Tumoransprechen [31–38]. Um die klinische Remission zu verbessern, wurden verschiedene Methoden zur Verabreichung einer regionalen Chemotherapie vorgeschlagen. Eine dieser Methoden ist die Beckenperfusion. Creech et al. [39] empfahlen 1958 das Verfahren der isolierten Perfusion, bei der die Blutzufuhr einer Körperregion isoliert wurde: Die Aorta und die Vena cava wurden mit Gefäßklemmen abgeklemmt und unter Anlegung von Oberschenkel-Tourniquets und Kanülen perfundiert, um den kollateralen Kreislauf zu reduzieren. Das perfundierte Kompartment war eigentlich nicht völlig isoliert. Pharmakokinetische Analysen von 5-Fluorouacil (5-FU) bei Patienten mit rezidivierten Kolorektalkarzinomen im Beckenbereich [40] zeigten, dass die isolierte Perfusion gegenüber der intraarteriellen oder intravenösen Verabreichung Vorteile bot. Dieses Verfahren wird weiterhin genutzt [41].

Die isolierte Perfusion durch laparotomische aortale und cavale Kanülierung wurde durch die Anwendung der femoralen Kanülierung verändert [42–47]. Watkins et al. [48] beschrieben 1960 eine Methode unter Verwendung eines Ballonkatheters zur Blockierung der Aorta und der Vena cava inferior. Lawrence et al. [49] beschrieben 1963 ein Verfahren unter Verwendung von Ballon-Okklusionskathetern und einem großen externen abdominalen Tourniquet. Wile und Smolin [45] berichteten im Rahmen einer 1987 durchgeführten Studie der hyperthermischen Beckenperfusion mit 5-FU über den Verschluss der großen Blutgefäße durch Ballonkatether und die femorale Kanülierung bei 11 von 27 Patienten mit therapierefraktären Tumoren im Beckenbereich. Turk et al. [50] beschrieben 1993 ein ähnliches Verfahren an sechs Patienten mit nicht resektablen Rektumkarzinomen, die einer Perfusion mit 5-FU, Cisplatin und Mitomycin C (MMC) unterzogen worden waren. Wanebo et al. [57] veröffentlichten 1996 die Ergebnisse einer normothermen Beckenperfusion mit demselben Therapieplan bei 14 Patienten mit nicht resezierbaren und 5 Patienten mit resezierbaren rezidivierenden Rektumkarzinomen. 1994 präsentierten Aigner und Kaevel [52] die Ergebnisse der Beckenperfusion mit MMC und Melphalan bei 41 Patienten mit rezidivierenden

nicht resektablen Rektumkarzinomen. Hierbei erfolgten der Verschluss der großen Blutgefäße und die Perfusion mit nur zwei Kathetern, die chirurgisch durch die femoralen Blutgefäße eingeführt wurden. Die 2-Jahres-Überlebensrate in der mit Strahlentherapie und/oder Chemotherapie vorbehandelten Patientengruppe betrug 35%. Ein vergleichbares Verfahren unter Verwendung eines perkutanen Katheters wurde später von Thompson et al. [53] an sieben Patienten mit rezidivierenden Rektumkarzinomen durchgeführt, die einer Perfusion mit MMC und 5-FU oder Cisplatin unterzogen wurden.

Während der isolierten Beckenperfusion traten Veränderungen der Mikroumgebung einschließlich Gewebehypoxie und geringer Zell-pH-Werte auf. MMC ist unter hypoxischen Bedingungen 10fach toxischer für Tumorzellen [54, 55]. Die Pharmakokinetik von MMC im Blut der peripheren und unteren Hohlvene wurde von unserer Gruppe [56] an vier Patienten mit nicht resektablen rezidivierten Rektumkarzinomen unter verschiedenen Arten der Okklusion der großen Blutgefäße untersucht. Für die Art der Beckenperfusion entsprechend der von Aigner und Kaevel verwendeten Methode [52] betrug der Bereich unter dem PlasmakonzentrationsZeit-Kurvenverhältnis (AUC) für das Blut der unteren Hohlvene im Vergleich zum systemischen Kreislauf 11,7 : 1.

20.4 Hypoxische Beckenperfusionsmethode (Stop-Flow)

20.4.1 Positionierung der Katheter

Es gibt zwei Methoden. Bei der ersten Methode, die zwingend anzuwenden ist, wenn eine damit verbundene Lymphadenektomie indiziert ist, müssen die Femoralarterie und -vene durch einen kurzen Längsschnitt in der Leiste freigelegt werden. Nach der systemischen Heparinisierung (150 U/kg) muss ein Drei-Lumen 12-French-Ballonkatheter (PfM, Köln, Deutschland) über die Vena saphena in die untere Vena cava und ein zweiter Katheter über die Femoralarterie in die Aorta eingeführt werden. Die Katheter wurden unter fluoroskopischer Kontrolle unterhalb der Nieren-Blutgefäße und oberhalb der

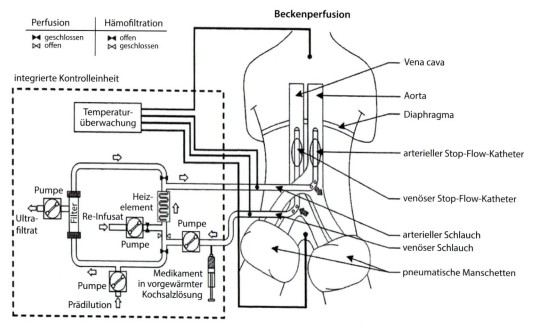

Abb. 20.1 Schema der hypoxischen Beckenperfusion und des extrakorporalen Kreislaufs mit Hämofiltrationssystem und Heiz-/Kühleinheit

aortalen und venösen Bifurkation mithilfe eines Führungsdrahts eingeführt. Bei der zweiten Methode, die nützlich ist, wenn das Verfahren mehrfach wiederholt werden muss, ist eine perkutane Punktion der femoralen Blutgefäße erforderlich. Die für dieses Verfahren verwendeten Instrumente basieren im Wesentlichen auf zwei 11-French-Schleusen mit einem hämostatischen Ventil und einem Dilatator. Darüber hinaus werden zwei Doppel-Lumen 7-French-Ballonkatheter (PfM, Köln, Deutschland) benötigt. Die Blutzirkulation und die Perfusion finden in dem Raum zwischen der Wand der Schleuse und dem Katheter statt. Dieser Raum entspricht einem langen hohlen Zylinder an der Oberseite, wo das Blut über eine ringförmige Fläche ein- und ausfließt.

20.4.2 Okklusion des Kreislaufs

Beide Ballons wurden mit einer isotonischen Kochsalzlösung befüllt, die das Kontrastmittel Diatrizoat enthielten, und dann blockiert. Zur Isolierung des Beckens wurden zwei orthopädische Tourniquets

mit großen Manschetten um die oberen Oberschenkel direkt unter der Unterseite des femoralen Dreiecks angelegt und unmittelbar vor dem Beginn der Perfusion aufgeblasen.

20.4.3 Medikamentenperfusion

Die Infusionskanäle der arteriellen und venösen Stop-Flow-Katheter wurden zu einem hypoxischen Perfusionsset auf einer Rollenpumpe (RAND, Medolla, Italien) verbunden. Das Set wurde mit einer isotonischen heparinhaltigen (10.000 U/l) Kochsalzlösung befüllt. Nach Herstellung des Flusses (ca. 200 ml/min) wurde die Chemotherapie gestartet. Das in 250 ml isotonischer Kochsalzlösung mit 16 mg Dexamethason-Natriumphosphat aufgelöste Zytostatikum wurde über drei Minuten verabreicht. Der extrakorporale Kreislauf (Abb. 20.1) enthielt auch ein Hämofiltrationssystem und eine Heiz-/Kühleinheit. Der hypoxische Perfusionskreislauf wurde über 20 Minuten (Durchschnitt: 22 ± 4 min) aufrechterhalten. Die Temperatur des Perfusats betrug 38,5°C.

20.4.4 Wiederherstellung des normalen Kreislaufs

Nach der Perfusion wurden die beiden Katheterballons entblockt, die Luft aus den pneumatischen Manschetten herausgelassen und der Kreislauf wiederhergestellt. Der extrakorporale Kreislauf wurde außerdem in dem Hämofiltrationsabschnitt für 80 ± 20 min verwendet. Hierzu wurde ein Polyamid-Hämofilter mit einer Oberfläche von 2,1 m² verwendet. Im Anschluss wurden die Katheter entfernt und die Blutgefäße verschlossen. Die Hämostase erfolgte perkutan durch Kompression für ungefähr 30 Minuten.

20.5 Vorteile und Beschränkungen der Beckenperfusion

Derzeit wird in klinischen Studien für Patienten mit nicht resektablen rezidivierenden Rektumkarzinomen und insbesondere Patienten, bei denen eine umfassende chirurgische Resektion der rezidivierten Tumoren nicht möglich ist, die präoperative externe Bestrahlung plus kontinuierlicher Infusionschemotherapie, intraoperativer Bestrahlung, maximaler chirurgischer Resektion und systemischer Chemotherapie untersucht [19–21, 57]. Wenn Komorbiditäten gegen einen umfassenden palliativen chirurgischen Eingriff sprechen, eine intraoperative Bestrahlung nicht zur Verfügung steht oder eine externe Bestrahlung nicht praktikabel ist, bietet sich die hypoxische Beckenperfusion als effektive Alternative an [53].

Der relative Vorteil der intraarteriellen im Vergleich zur intravenösen Chemotherapie (R_D) verhält sich proportional zur Erhöhung der Zytostatikakonzentration im Zielorgan oder Kompartment (R_T) und zur Reduzierung der Zytostatikakonzentration im systemischen Kreislauf (R_S), wie anhand der nachfolgenden Gleichung zu erkennen ist:

$$RD = [(RT/RS)] = 1 + [ClT/Q(1-E)]$$

Hierbei steht Cl_T für die Gesamtmenge des entgifteten Bluts im gesamten Körper pro Minute (Wirkstoffclearance im gesamten Körper), Q für den Blutfluss in der Arterie, in die der Wirkstoff infundiert, und E für die Menge des eliminierten oder von dem Organ oder Kompartment, in das der Wirkstoff infundiert wurde, gehaltenen Wirkstoffs [58]. Der relative Vorteil der intraarteriellen gegenüber der intravenösen Chemotherapie (R_D) kann gesteigert werden, indem man Q reduziert und Cl_T und E erhöht. Die hypoxische Perfusion mit der Ballonokklusionstechnik kann eine effektive Methode sein, um Q zu reduzieren. Die Hämofiltration des venösen Bluts aus dem infundierten Organ oder Kompartment kann Cl_T erhöhen.

Die hypoxische Beckenperfusion bietet potentielle therapeutische Vorteile gegenüber der intraarteriellen Zytostatika-Infusion, wie kürzlich im Rahmen einer Pilotstudie festgestellt wurde, bei der eine ca. 10fache beckensystemische Expositionsrate von MMC für die hypoxische Beckenperfusion im Vergleich zur intraaortalen Infusion bei Patienten mit lokal rezidivierten nicht resektablen Rektumkarzinomen festgestellt wurde [56]. Nach der intravenösen Druckinjektion von 20 mg/m² MMC stellte Door [59] fest, dass die periphere C_{max} 6,0 µg/ml bei einer AUC von 73,3 µg/ml × Minuten betrug. Im Rahmen unserer Studie betrug die durchschnittliche C_{max} im Beckenraum nach der intraaortalen Verabreichung von 25 mg/m² MMC während der hypoxischen Beckenperfusion 54,8 µg/ml, die durchschnittliche periphere C_{max} ergab 25 µg/ml und die durchschnittliche periphere AUC 50,2 µg/ml × Minuten [60].

Die Effizienz der während unserer Studie [60] verwendeten vereinfachten Ballonokklusionsmethode für die hypoxische Beckenperfusion zeigte sich durch das in unserer Studienreihe von elf Behandlungen gemessene gute durchschnittliche beckensystemische MMC-AUC-Verhältnis (13,3 : 1), das über dem von Wanebo et al. berichteten Wert von 9,0 : 1 [51] und dem von Turk et al. gemessenen Wert von 4,4 : 1 [50] liegt. Die hohe Variabilität der MMC-AUC-Verhältniswerte (4,3 : 1–25,7 : 1), die unserer Ansicht nach den unterschiedlichen Bedingungen bei den verschiedenen Patienten geschuldet ist (d.h. anastomotisches venöses Leck aus dem Becken- in den systemischen Kreislauf), erklärt, warum die Art des Tumoransprechens und der Umfang der toxischen Wirkung bei diesem Patiententyp nicht genau vorhersehbar sind.

20.5.1 Auswahl der Medikamente

Für die Beckenperfusion werden verschiedene chemotherapeutische Programme verwendet, oftmals als Teil einer einzelnen Studie. Für die Behandlung rezidivierter rektaler Karzinome werden häufiger die Zytostatika 5-FU [45, 50, 51] und Cisplatin [45, 50, 51] in Mono- oder Polychemotherapien eingesetzt. Die Anwendung von Stickstoff-Lost [42, 43, 49], Cyclophosphamid [49], 2-Deoxy-5-Fluorouridin [49], Melphalan [52] und Mitoxantron [41] wird weniger häufig und oftmals in kleinen Studienreihen beschrieben. Der wahre Wert der Beckenperfusion im Hinblick auf die Tumorremission lässt sich daher nur schwer bestimmen. Nach einer Pilotstudie zur hypoxischen Beckenperfusion [56] planten wir eine Phase-II-Studie, basierend auf der Verwendung der Monochemotherapie mit MMC, das sich als zunehmend zytotoxisch in einer hypoxischen Umgebung erwies [53, 54]. Obwohl 5-FU als wirksamer gegen Adenokarzinome des Rektums gilt als MMC – auch bei Verabreichung durch Beckenperfusion [50] –, wurde 5-FU nicht für diese Studie ausgewählt; hauptsächlich, weil die meisten Patienten nach der systemischen Chemotherapie mit diesem Wirkstoff eine Krankheitsprogression verzeichneten.

Bei unserer ausgewählten Patientenreihe führte ein Zyklus einer hypoxischen Beckenperfusion mit 25 mg/m^2 MMC zu einer Gesamtansprechrate von 36,3%. Diese Ergebnisse sind mit den von Turk et al. berichteten Ergebnissen [50] vergleichbar, die ca. 30% bei Verwendung von 5-FU (3000 mg/m^2), Cisplatin (25–75 mg/m^2) und MMC (10 mg/m^2) betrugen. Aigner und Keavel [52] verzeichneten eine Gesamtansprechrate von 32% bei einer Reihe von 41 mit MMC (12,5 mg/m^2) und Melphalan (12,5 mg/m^2) behandelten Patienten. Wile und Smolin [45] berichteten eine Gesamtansprechrate von 40% bei 17 mit 5-FU (750–1500 mg/m^2) durch hyperthermische Perfusion behandelten Patienten.

Angesichts dieser Daten scheint die Ansprechrate bei mit einer Polychemotherapie behandelten Patienten nicht wesentlich höher zu sein als bei Patienten, die eine Monochemotherapie erhalten. Weitere Studien sind erforderlich, um andere unter hypoxischen Bedingungen wirksame Zytostatika

(d.h. Doxorubicin, Tirapazamine), die Rolle der Hyperthermie und Oxygenierung bei verlängerter isolierter Perfusion [45] oder die Anwendung von eine multiple Zytostatikaresistenz modulierenden Wirkstoffen zu untersuchen [50].

Strocchi et al. [61] verzeichneten eine Gesamtansprechrate von 30% bei einer Reihe von 10 Patienten mit nicht resezierbaren Rezidiven eines kolorektalen Karzinoms im Beckenbereich, die mit einer Kombination aus MMC (20 mg/m^2) plus Doxorubicin (75 mg/m^2; 8 Patienten) oder Epirubicin (75 mg/m^2; 2 Patienten), infundiert in den isolierten Beckenraum, behandelt worden waren. Bei 8 von 10 Patienten wurde eine Schmerzlinderung beobachtet.

Seit kurzem bestimmen neue Überlegungen die Medikamentenwahl. Die Fortschritte in der Genforschung bieten die Möglichkeit, eine maßgeschneiderte Chemotherapie anzuwenden. So ist es insbesondere möglich geworden, die Krebszellen eines Patienten im peripheren Blut zu isolieren, diese Zellen mithilfe molekularbiologischer Verfahren (Micro-Array, PCR, RT-PCR, Southern- und Northern-Blot etc.) zu analysieren und nach Genen zu suchen, die für die Expansion und das Überleben des Tumors notwendig sind und gleichzeitig als Ziel der chemotherapeutischen Verbindungen dienen. Ebenso kann der Mechanismus, durch den die Krebszellen den Chemotherapeutika widerstehen (MDR1-Protein, LRP-Protein, Glutathiontransferase, Genverstärkung etc.) untersucht werden. Gleichzeitig können die Mechanismen der Neovaskularisierung und Infiltration des Tumors, die als für die Bildung von Tumormetastasen notwendig gelten, lokalisiert werden. Auf diese Weise könnte ein Patient mit nicht resektablem rezidivierendem Rektumkarzinom Chemotherapeutika auf der Grundlage der Sensitivität seiner neoplastischen Zellen erhalten. ◘ Abb. 20.2 und ◘ Abb. 20.3 zeigen für einen Zeitraum von sechs Tagen das In-vitro-Überleben neoplastischer Zellen in verschiedenen Kulturen nach Einbringung verschiedener Chemotherapeutika in das Kulturmedium.

Dieser Beweggrund für die Auswahl von Zytostatika impliziert, dass jeder Patient einer homogenen Gruppe von Patienten mit rezidivierenden Rektumkarzinomen ein unterschiedliches Chemo-

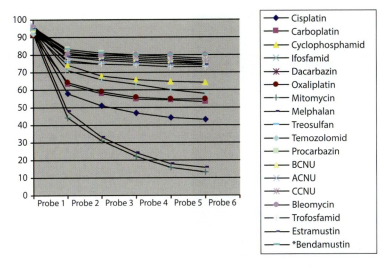

Abb. 20.2 Chemosensitivitätstest (Teil 1) bei einem Patienten mit rezidiviertem Rektumkarzinom. Nur zwei Medikamente (Mitomycin und Melphalan) bestimmen die Nekrose von mehr als 80% der Tumorzellen

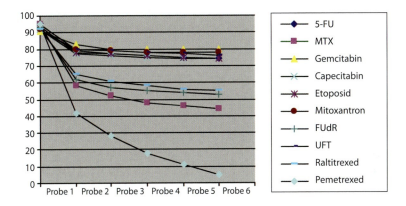

Abb. 20.3 Chemosensitivitätstest (Teil 2) desselben Patienten mit rezidiviertem Rektumkarzinom. Nur Pemetrexed bestimmt die Nekrose von mehr als 80% der Tumorzellen

therapieprogramm erhalten könnte. In einer Pilotstudie an 25 Patienten mit nicht resezierbaren Rektumkarzinomen erzielte die hypoxische Perfusion mit auf Chemosensitivitätstests basierenden, ausgewählten Medikamenten (RGCC, Filotas, Griechenland) 13% partielle Remissionen, 38% geringfügige Remissionen, 39% Stabilisierung der Erkrankung und eine Krankheitsprogression bei 10%. Die Gesamtansprechrate betrug mehr als 50%. Diese Ergebnisse übertreffen die mit traditionellen Therapieplänen erzielbaren Ergebnisse und regen zu weiteren Studien an.

20.5.2 Vergleichende Ansprech- und Überlebensraten

Wenn eine Beckenperfusion bei gegenüber der systemischen Chemotherapie bzw. der erneuten Bestrahlung resistenten Patienten durchgeführt wird, beträgt die Ansprechrate für die Schmerzlinderung mehr als 45%. Dieses Ergebnis fördert in Verbindung mit einer lokalen Kontrolle des Tumorwachstums (durchschnittlich 6 Monate bis zum Fortschreiten der Krankheit) die Lebensqualität. Die Tumoransprech- und Überlebensraten sind

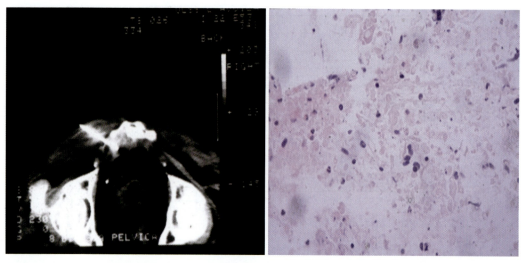

◘ Abb. 20.4 Computertomographie-assistierte Biopsie einer das Kreuzbein infiltrierenden Masse. Der histopathologische Befund wies eine umfangreiche Nekrose und ein Rest-Adenokarzinom nach

mindestens mit denen im Rahmen anderer Second-Line-Therapien bei FU-resistenten metastatischen Kolorektalkarzinomen (wie etwa Irinotecan oder Oxaliplatin) vergleichbar [62–64], während gleichzeitig die systemische Toxizität erheblich geringer ist [65]. Die nach einem Zyklus hypoxischer Beckenperfusion verzeichnete mediane Überlebenszeit (12,2 Monate) ist mit der durch Bestrahlung oder wiederholte Bestrahlung bei Patienten ohne Vorbehandlung erzielten Überlebenszeit vergleichbar [29, 30]. Angesichts des Gefäßschadens nach einer Strahlentherapie könnte eine andere Reihenfolge der multimodalen Behandlung nicht resektabler rezidivierter Rektumkarzinome sinnvoller sein.

Wenn eine Beckenperfusion als Induktionschemotherapie bei Patienten mit nicht resezierbaren rezidivierten Rektumkarzinomen durchgeführt wird, ist die Tumoransprechrate unserer Erfahrung nach höher als 60%. ◘ Abb. 20.4 zeigt ein Beispiel der Remission bei einem weißen männlichen Patienten im Alter von 82 Jahren. Der Patient erhielt eine Chemotherapie mit MMC (15 mg/m²), 5-FU (1000 mg/m²) und Cisplatin (100 mg/m²).

20.5.3 Beschränkungen

Die regionale Beckenperfusion hat seit ihrer ersten Beschreibung trotz verschiedener Innovationen und signifikanter Ansprechraten [39] keine weitverbreitete Anwendung gefunden. Dies ist zum einen der inhärenten Komplexität und zum anderen den ernsten Nebenwirkungen durch lokale und systemische Toxizitäten geschuldet. Lawrence et al. [49] berichteten 1963 von lokalen toxischen Nebenwirkungen in 70% der Fälle (30% davon schwer) nach einer Beckenperfusion mit MMC bei einer Dosis von 1 mg/kg. Bei einer Dosis von 25 mg/m² und regionaler Verabreichung von Dexamethason-Natriumphosphat wurden in unserer Reihe keine lokalen toxischen Wirkungen beobachtet. Um die systemische Belastung zu reduzieren, wendeten wir für unsere Untersuchungen einen niedrigen Druck und eine niedrige Flussrate in dem extrakorporalen Kreislauf an, um die Leckrate [51] sowie die Hämofiltration [66] zu reduzieren. Es wurde festgestellt, dass die Chemofiltration die unmittelbaren zytotoxischen Wirkungen vermindert und kumulative toxische Effekte bei mit abdominaler Stop-Flow-Infusion behandelten Patienten verzögert [67]. Die Bioverfügbarkeit von MMC im peripheren venösen Blut kann durch sichere Hämofiltration über 60 Minuten reduziert werden [56]. Zum Ende des Verfahrens können ca. 10% der gesamten MMC-Dosis im Urin und Ultrafiltrat festgestellt werden [60].

20.6 Beckenperfusion bei fortgeschrittenen primären Rektumkarzinomen

Auch wenn die postoperative systemische Chemotherapie und Strahlentherapie bei Patienten mit Rektumkarzinomen im Stadium II und III eine akzeptable Option bleibt, gilt die präoperative Radiochemotherapie heute als bevorzugte Behandlungsmodalität [68]. Zu den Vorteilen der präoperativen Radiochemotherapie zählen die Tumorregression, die Herabstufung und Verbesserung der Resektabilität sowie eine höhere Rate der Sphinktererhaltung und lokalen Tumorkontrolle [68]. Die präoperative Strahlentherapie ist jedoch mit erhöhten akuten und späteren Komplikationen im Vergleich zu einem alleinigen chirurgischen Eingriff verbunden [69, 70]. Die Intervallzeit vor dem chirurgischen Eingriff ist ein weiteres Diskussionsthema. In verschiedenen europäischen Instituten wird die präoperative Strahlentherapie eine Woche (25 Gy in 5 täglichen Fraktionen) vor dem chirurgischen Eingriff verabreicht. Im Gegensatz hierzu wird in den USA eine längere Radiochemotherapie bevorzugt (50,4 Gy in 28 täglichen Dosen mit 5-FU und Folsäure), da hierbei weniger schwere spätere Nebenwirkungen (zum Beispiel Funktionsstörungen des

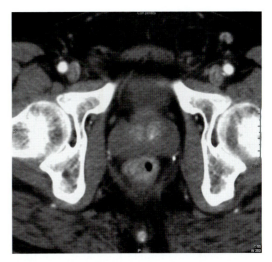

☐ **Abb. 20.5** Computertomographie eines T_3-Rektumkarzinoms

Darms) im Vergleich zu einer höheren Strahlendosis pro Fraktion zu erwarten sind. Darüber hinaus ist zu berücksichtigen, dass in verschiedenen Regionen und hauptsächlich in Ländern mit medizinischer Unterversorgung ca. 30% der Patienten die präoperative Radiochemotherapie nicht akzeptieren oder aus verschiedenen Gründen keinen Zugang zu dieser haben oder sie abbrechen. In diesen speziellen Fällen kann die Beckenperfusion als Induktionschemotherapie 20 Tage vor dem chirurgischen Eingriff bei Rektumkarzinomen eingesetzt werden. ☐ Abb. 20.5 zeigt eine Computertomographie eines T_3-Rektumkarzinoms, die unmittelbar

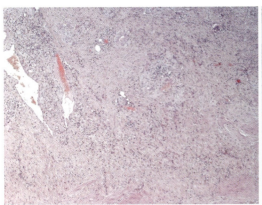
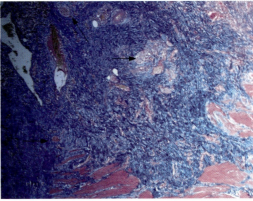

☐ **Abb. 20.6** Ausgedehnte Fibrose des Mesorektums, besser sichtbar in der dreifarbigen Färbung (rechte Seite). Die drei Herde des Restkarzinoms sind durch Pfeile markiert

vor der Beckenperfusion bei einem 52 Jahre alten Patienten durchgeführt wurde.

Der Patient wurde 20 Tage nach der hypoxischen Beckenperfusion einer anterioren Resektion des Rektums unterzogen. ◻ Abb. 20.6 zeigt die resezierte Gewebeprobe, in der eine ausgedehnte Fibrose des Mesorektums mit Infiltration der Muskelschicht und Restkarzinomen in drei Foci zu erkennen ist.

Auch bei diesem Patienten wurde eine postoperative Radiochemotherapie angewendet. Weitere Studien sind erforderlich, um festzustellen, ob die hypoxische Beckenperfusion vor einem chirurgischen Eingriff die Dissektion im Vergleich zur präoperativen Radiochemotherapie vereinfacht und ob hierbei seltener bestimmte Komplikationen (d.h. Wundinfektionen) auftreten. Eine Pilotstudie an einer kleinen Anzahl von Patienten hat gezeigt, dass die Intervallzeit zwischen der Perfusion und der Resektion immer 15–20 Tage betragen kann, ohne dass bestimmte Komplikationen auftreten. Die vorläufigen Ergebnisse deuten auf eine mit der präoperativen Radiochemotherapie vergleichbare Ansprechrate hin. Unsere Erfahrungen zeigen, dass klinische Studien zur Prüfung, ob die hypoxische Beckenperfusion eine Alternative bei Patienten sein kann, die aus verschiedenen Gründen keiner präoperativen Radiochemotherapie unterzogen wurden, empfehlenswert sind.

Literatur

1. Quirke P, Durdey P, Dixon MF, Williams NS. Local recurrence of rectal adenocarcinoma due to inadequate surgical resection. Histopathological study of lateral tumor spread and surgical excision. Lancet 1986;2:996-999.
2. Wiig JN, Wolff PA, Tveit KM, Giercksky KE. Location of pelvic recurrence after curative low anterior resection for rectal cancer. Eur J Surg Oncol 1999;25:590-594.
3. Bufalari A, Boselli C, Giustozzi G, Moggi L. Locally advanced rectal cancer: multivariate analysis of outcome risk factors. J Surg Oncol 2000;74:2-10.
4. Holm T, Cedermark B, Rutqvist LE. Local recurrence of rectal adenocarcinoma after »curative« surgery with and without preoperative radiotherapy. Br J Surg 1994;81:452-455.
5. Marsh PJ, James RD, Schofield PF. Definition of local recurrence after surgery for rectal carcinoma. Br J Surg 1995;82:465-468.
6. Sagar PM, Pemberton JH. Surgical management of locally recurrent rectal cancer. Br J Surg 1996;83:293-304.
7. Luna-Perez P, Trejo-Valdivia B, Labastida S, Garcia-Alvarado S, Rodriguez DF, Delgado S. Prognostic factors in patients with locally advanced rectal adenocarcinoma treated with preoperative radiotherapy and surgery. World J Surg 1999;23:1069-1064.
8. Medical Research Council Rectal Cancer Working Party. Randomised trial of surgery alone versus radiotherapy followed by surgery for potentially operable locally advanced rectal cancer. Lancet 1996;348:1605-1610.
9. Marsh PJ, James RD, Schofield PF. Adjuvant preoperative radiotherapy for locally advanced rectal carcinoma. Results of a prospective, randomised trial. Dis Colon Rectum 1994;37:1205-1214.
10. Swedish Rectal Cancer Trial. Improved survival with preoperative radiotherapy in resectable rectal cancer. N Engl J Med 1997;336:980-987.
11. Heald RJ, Husband EM, Ryall RD. The mesorectum in rectal cancer surgery - the clue to pelvic recurrence? Br J Surg 1982;69:613-616.
12. Bokey EL, Ojerskog B, Chapuis PH, Dent OF, Newland RC, Sinclair G. Local recurrence after curative excision of the rectum for cancer without adjuvant therapy: role of total anatomical dissection. Br J Surg 1999;86:1164-1170.
13. Merchant NB, Guillem JG, Paty PB, et al. T3N0 rectal cancer: results following sharp mesorectal excision and no adjuvant therapy. J Gastrointest Surg 1999;3:642-647.
14. Huguier M, Houry S. Treatment of local recurrence of rectal cancer. Am J Surg 1998;175:288-292.
15. Pilipshen SJ, Heilweil M, Quan SHQ, Sternberg SS, Enker WE. Patterns of pelvic recurrence following definitive resections of rectal cancer. Cancer 1984;53:1354-1362.
16. Wanebo HJ, Koness RJ, Vezeridis MP, Cohen SI, Wrobleski DE. Pelvic resection of recurrent rectal cancer. Ann Surg 1994;220:586-597.
17. Suzuki K, Dozois RR, Devine RM, et al. Curative reoperations for locally recurrent rectal cancer. Dis Colon Rectum 1996;39:730-736.
18. Maetani S, Onodera H, Nishikawa T, et al. Significance of local recurrence of rectal cancer as a local or disseminated disease. Br J Surg 1998;85:521-525.
19. Magrini S, Nelson H, Gunderson LL, Sim FH. Sacropelvic resection and intraoperative electron irradiation in the management of recurrent anorectal cancer. Dis Colon Rectum 1996;39:1-9.
20. Lowy AM, Rich TA, Skibber JM, Dubrow RA, Curley SA. Preoperative infusional chemoradiation, selective intaoperative radiation, and resection for locally advanced pelvic recurrence of colorectal adenocarcinoma. Ann Surg 1996;223:1612-1613.
21. Harrison LB, Minsky BD, Henker WE, et al. High dose rate intraoperative radiation therapy (HDR-IORT) as part of the management strategy for locally advanced primary and recurrent rectal cancer. Int J Radiat Oncol Biol Phys 1998;42:325-330.
22. Hoffman JP, Riley L, Litwin S. Isolated locally recurrent rectal cancer: a review of incidence, presentation, and management. Semin Oncol 1993;20:506-519.

23. Hayashi I, Shirai Y, Hatakeyama. Complete remission after radiotherapy for recurrent rectal cancer. Hepatogastroenterology 1997;44:1612-1613.

24. Rominger CJ, Gelber R, Gunderson LL. Radiation therapy alone or in combination with chemotherapy in the treatment of residual or inoperable carcinoma of the rectum and rectosigmoid or pelvic recurrents following colorectal surgery. Am J Clin Oncol 1985;8:118-127.

25. Wong CS, Cummings BJ, Keane TJ, O'Sullivan B, Catton CN. Results of external beam irradiation for rectal carcinoma locally recurrent after local excision or electrocoagulation. Radiother Oncol 1991;22:145-148.

26. Minsky BD, Cohen AM, Enker WE, Sigurdson E, Harrison LB. Radiation therapy for unresectable rectal cancer. Int J Radiat Oncol Biol Phys 1991;21:1283-1289.

27. Dobrowsky W. Mitomycin C, 5-fluorouracil and radiation in advanced, locally recurrent rectal cancer. Br J Radiol 1992;65:143-147.

28. Guiney MJ, Smith JG, Worotniuk V, Ngan S, Blakey D. Radiotherapy treatment for isolated loco-regional recurrents of rectosigmoid cancer following definitive surgery: Peter McCallum Cancer Institute experience, 1981-1990. Int J Radiat Oncol Biol Phys 1997;38:1019-1025.

29. Wong CS, Cummings BJ, Brierley JD, et al. Treatment of locally recurrent rectal carcinoma: results and prognostic factors. Int J Radiat Oncol Biol Phys 1998;40:427-435.

30. Lingareddy V, Ahmad NR, Mohiuddin M. Palliative reirradiation for recurrent rectal cancer. Int J Radiat Oncol Biol Phys 1997;38:785-790.

31. Bayer JR, von Heyden HW, Bartsch HH, et al. Intra-arterial perfusion therapy with 5-fluorouracil in patients with metastatic colorectal carcinoma and intractable pelvic pain. Recent Results Cancer Res 1983;86:33-36.

32. Patt YZ, Peters RE, Chuang VP, Wallace S, Claghorn L, Mavligit G. Palliation of pelvic recurrence of colorectal cancer with intraarterial 5-fluorouracil and mitomycin. Cancer 1985;56: 2175-2180.

33. Estes NC, Morphis JG, Hornback NB, Jewell WR. Intraarterial chemotherapy and hyperthermia for pain control in patients with recurrent rectal cancer. Am J Surg 1986; 152:597-601.

34. Percivale P, Nobile MT, Vidili MG, et al. Treatment of colorectal cancer pelvic recurrences with hypogastric intraarterial 5-fluorouracil by means of totally implantable port systems. Reg Cancer Treat 1990;3:143-146.

35. Muller H, Aigner KR. Palliation of recurrent rectal cancer with intrarterial mitomycin C/5-fluorouracil via Jet Port aortic bifurcation catheter. Reg Cancer Treat 1990;3: 147-151.

36. Tseng MH, Park HC. Pelvic intrarterial mitomycin C infusion in previously treated patients with metastatic, unresectable pelvic colorectal cancer and angiographic determination of tumor vascularity. J Clin Oncol 1985;3:1093-1098.

37. Hafstorm L, Jonsson PE, Landberg T, Owman T, Sundkvist K. Intraarterial infusion chemotherapy (5-fluorouracil) in patients with inextirpable or locally recurrent rectal cancer. Am J Surg 1979;137:757-762.

38. Carlsson C, Hafstrom L, Jonsson PE, Ask A, Kallum B, Lunderquist A. Unresectable and locally recurrent rectal cancer treated with radiotherapy or bilateral internal iliac artery infusion of 5-FU. Cancer 1986;58:336-340.

39. 39. Creech O, Krementz ET, Ryan RF, Winbald JN. Chemotherapy of cancer: regional perfusion utilizing an extracorporeal circuit. Ann Surg 1958;148:616-632.

40. Wile AG, Stemmer EA, Andrews PA, Murphy MP, Abramson IS, Howell SB. Pharmacokinetics of 5-fluorouracil during hypothermic pelvic isolation-perfusion. J Clin Oncol 1985;3:849-852.

41. Vaglini M, Cascinelli F, Chiti A, et al. Isolated pelvic perfusion for the treatment of unresectable primary or recurrent rectal cancer. Tumori 1996;82:459-462.

42. Asten WA, Monaco AP, Richardson GS, Baker WH, Shaw RS, Raker JW. Treatment of malignant pelvic tumors by extracorporeal perfusion with chemotherapeutic agents. N Engl J Med 1959;261: 1037-1045.

43. Ryan RF, Schramel RJ, Creech O Jr. Value of perfusion in pelvic surgery. Dis Colon Rectum 1963 ;6: 297-300.

44. Shingleton WW, Parker RT, Mahaley S. Abdominal perfusion for cancer chemotherapy with hypothermia and hyperthermia. Surgery 1961;50:260-265.

45. Wile A, Smolin M. Hypertermic pelvic isolation-perfusion in the treatment of refractory pelvic cancer. Arch Surg 1987;122:1321-1325.

46. Lawrence W, Kuehn P, Mori S, Poppel JW, Clarkson B. Regional perfusion of the pelvis: consideration of the »leakage« problem. Surgery 1961;50:248-259.

47. Lathrop JC, Leone LA, Sodeberg CH, Colbert MP, Vargas LL. Perfusion chemotherapy for gynaecological malignancy. Trans N Engl Obstet gynecol Soc 1963;17:47-56.

48. Watkins E, Hering AC, Luna R, Adams HD. The use of intravascular balloon catheters for isolation of the pelvic vascular bed during pump-oxygenator perfusion of cancer chemotherapeutic agents. Surg gynecol Obstet 1960; 111:464-468.

49. Lawrence W, Clarkson B, Kim M, Clapp P, Randall HT. Regional perfusion of pelvis and abdomen by an indirect technique. Cancer 1963;16:567-582.

50. Turk PS, Belliveau JF, Darnowsky JW, Weinberg MC, Leenen L, Wanebo HJ. Isolated pelvic perfusion for unresectable cancer using a balloon occlusion tecnique. Arch Surg 1993;128:533-539.

51. Wanebo HJ, Chung MA, Levy AI, Turk PS, Vezeridis MP, Belliveau JP. Preoperative therapy for advanced pelvic malignancy by isolated pelvic perfusion with the balloon-occlusion technique. Ann Surg Oncol 1996, 3: 295-303.

52. Aigner KR, Kaevel K. Pelvic stopflow infusion (PSI) and hypoxic pelvic perfusion (HPP) with mitomycin and melphalan for recurrent rectal cancer. Reg Cancer Treat 1994;7:6-11.

53. Thompson JF, Liu M, Waugh RC, et al. A percutaneous aortic »stop-flow« infusion technique for regional cytotoxic therapy of the abdomen and pelvis. Reg Cancer Treat 1994;7:202-207.

54. Teicher B A, Lazo JS, Sartorelli AC. Classification of antineo-plastic agents by their selective toxicities toward oxigena-ted and hypoxic tumor cells. Cancer Res 1981;41:73-81.

55. Rockwell S. Effect of some proliferative and environmen-tal factors on the toxicity of mitomycin to tumor cells in vitro. Int J Cancer 1986;38:229-235.

56. Guadagni S, Aigner KR, Palumbo G, et al. Pharmacokine-tics of mitomycin C in pelvic stopflow infusion and hypo-xic pelvic perfusion with and without hemofiltration: a pilot study of patients with recurrent unresectable rectal cancer. J Clin Pharmacol 1998;38:936-944.

57. Suzuki K, Gunderson LL, Devine RM, et al. Intraoperative irradiation after palliative surgery for locally recurrent rectal cancer. Cancer 1995;75:939-952.

58. Graham RA, Siddik ZH, Hohn DC. Extracorporeal hemofil-tration: a model for degreasing systemic drug exposure with intraarterial chemotherapy. Cancer Chemother Pharmacol 1990;26:210-214.

59. Door RT. New findings in the pharmacokinetic metabolic and drug resistance aspects of mitomycin C. Semin Oncol 1998;15:32-41.

60. Guadagni S, Fiorentini G, Palumbo G, et al. Hypoxic pelvic perfusion with mitomycin C using a simplified balloon-occlusion technique in the treatment of patients with unresectable locally recurrent rectal cancer. Arch Surg 2001;136:105-112.

61. Strocchi E, Iaffaioli RV, Facchini G, et al. Stop-flow tech-nique for loco-regional delivery of high dose chemothe-rapy in the treatment of advanced pelvic cancers. EJSO 2004;30:663-670.

62. Hengelberg H. Actions of heparin that may affect the malignant process. Cancer 1999;85:257-272.

63. Fuchs CS, Moore MR, Harker G, Villa L, Rinaldi D, Hecht JR. Phase III comparison of two irinotecan dosing regimens in second-line therapy of metastatic colorectal cancer. J Clin Oncol 2003;21:807-814.

64. Carrato A, Gallego J, Diaz-Rubio E. Oxaliplatin: results in colorectal carcinoma. Crit Rev Oncol Hematol 2002;44: 29-44.

65. Pilati P, Mocellin D, Miotto D, et al. Stop-flow technique for loco-regional delivery of antiblastic agents: literature review and personal experience. Eur J Surg Oncol 2002; 28:544-553.

66. Guadagni S, Fiorentini G, D'Alessandro V, et al. Intrahepa-tic artery high-dose chemotherapy with concomitant post-hepatic venous blood detoxification: comparison between drug removal systems. Reg Cancer Treat 1995; 8:140-150.

67. Aigner KR, Gailhofer S. High dose MMC: aortic stopflow infusion (ASI) with versus without chemofiltration: a com-parison of toxic side effects (abstract). Reg Cancer Treat 1993;6(Suppl 1):3.

68. Sauer R, Becker H, Hohemberger W, et al. Preoperative versus postoperative chemoradiotherapy for rectal can-cer. N Engl J Med 2004;351:1731-1740.

69. Peeters KC, van de Velde CJ, Leer JW, et al. Late side effects of short-course preoperative radiotherapy combined with total mesorectal excision for rectal cancer: increased bowel dysfunction in irradiated patients – a Dutch colo-rectal cancer group study. J Clin Oncol 2005;23: 6199-6206.

70. Marijnen CA, Kapiteijn E, van de Velde CJ, et al. Acute side effects and complications after short-term preoperative radiotherapy combined with total mesorectal excision in primary rectal cancer: report of a multicenter rando-mized trial. J Clin Oncol 2002;20:817-825.

Induktionschemotherapie bei Tumoren des Beckens – das Zervixkarzinom

Karl R. Aigner und Josef Jansa

21.1   Einleitung

Nach dem Mammakarzinom ist das Zervixkarzinom weltweit die zweithäufigste, tumorbedingte Todesursache bei Frauen. In der westlichen Welt sterben jährlich etwa 40.000 Frauen am fortgeschrittenen Zervixkarzinom; in Entwicklungsländern sind es sechsmal so viele. Diese schlechte Prognose bei einer grundsätzlich vermeidbaren Krebserkrankung kann durch die Frühdiagnose mittels Papanicolaou-Screening entscheidend verbessert werden.

Im Frühstadium ist das Zervixkarzinom durch Operation oder Strahlentherapie allein heilbar. Im fortgeschrittenen Stadium besteht jedoch eine hohe Rezidivgefahr, und aus diesen Fällen rekrutieren sich die meisten Sterbefälle. Die Lösung dieses Problems bedarf zweier Voraussetzungen – die Frequenz der Frühdiagnosen durch konsequentes Papanicolaou-Screening muss erhöht werden, und zweitens bedarf die Behandlung insbesondere der fortgeschrittenen Fälle neuer, effektiver therapeutischer Optionen zur Verbesserung der Gesamtüberlebenszeit und auch der Lebensqualität. Angesichts der hohen Inzidenz weit fortgeschrittener Fälle, gerade in Entwicklungsländern, wäre eine, im Vergleich zur derzeit bestehenden Behandlungsmaßnahmen kostengünstigere, aber dennoch effektive Therapie ein anzustrebendes Ziel.

21.2   Therapie des fortgeschrittenen Zervixkarzinoms

Die Therapie des fortgeschrittenen Zervixkarzinoms richtet sich nach dem Stadium zur Zeit der ersten Diagnosestellung. Die Strahlentherapie hat bei auf das Becken beschränkten Tumoren vorrangige Bedeutung. Wird Cisplatin als Kombinationstherapie eingesetzt, so sinkt das Sterberisiko um etwa 50% durch Reduzierung der Beckenrezidive und auch der Fernmetastasen [1–5]. Erkrankungen im Stadium 1b2 mit auf die Zervix beschränkten Tumoren können zwar mit einer Operation alleine behandelt werden, aber die Chancen einer kurativen Behandlung liegen nur bei 12% [6]. Daher sind Primärtumoren im Stadium 1b2 mit mehr als 4 cm Durchmesser, jedoch ohne Infiltration der Parame-

trien, schon als fortgeschrittene Erkrankungen angesehen, welche einer postoperativen adjuvanten Radio- oder Radio-Chemotherapie unterzogen werden sollten. Daher erstreckt sich die Indikation zur Radio-Chemotherapie auf alle Stadien von 1b2 mit Tumoren von mehr als 4 cm Durchmesser bis Stadium 4a, mit Infiltration der Blase und/oder des Rektums. Auch im Falle einer vorgesehenen Beckenexenteration, im Stadium 4a, ohne Infiltration der seitlichen Beckenwand und ohne Hinweis auf Metastasierung jenseits des Beckens, ist der Goldstandard zur präoperativen Tumorverkleinerung, die Induktionschemotherapie, kombiniert mit externer Strahlentherapie und intracavitärer Brachytherapie um das Rezidivrisiko zu mindern [7].

21.3   Brachytherapie

Die intracavitäre Brachytherapie ist das einzige Verfahren zur Applikation einer effektiven Strahlendosis zur wirkungsvollen Behandlung des fortgeschrittenen Zervikalkarzinoms. Sie ist wesentlich effektiver als die externe Strahlentherapie. Abhängig vom Stadium und dem lokalen Metastasierungsmuster wird sie mit externer Strahlentherapie kombiniert. Trotzdem kann auch diese Strahlentherapie die Tumorprogression in 35–90% der Fälle nicht verhindern [8].

In modernen Dosimetriesystemen wird die Strahlenquelle in einem Applikator in den voraus berechneten Dosen, bezogen auf das Volumen des Behandlungsareals, angebracht. Da bislang die Brachytherapie die einzige Methode ist, welche eindrucksvolle und lang dauernde Remissionen durch die extrem hohe Strahlenexposition erreicht, sollten grundsätzlich tumortoxische Dosen angestrebt werden, auch wenn vulnerable, benachbarte Gewebe mit einer etwas höheren Dosis belastet werden [9, 10].

Die risikoadaptierte Dosimetrie ist jedoch nicht genügend sicher oder präzise, um einen Kollateralschaden angrenzender Gewebe sicher auszuschließen. Trotz alledem: Angesichts der festen Position in Behandlungsprogrammen und ohne derzeit bessere alternative Behandlungsmöglichkeit sollten die durch Brachytherapie häufig induzierten lokalen toxischen Schäden nicht bagatellisiert werden. Solange es keine weniger toxische Behandlungsmöglichkeit gibt, müssen die Patientinnen zwangsläufig die Nebenwirkungen in Kauf nehmen, welche durch radikale Bestrahlung an Rektum und Blase auftreten können. Dies sind Irritationen von psychosozialer und Sexualfunktion, oft schwere Spätschäden wie Lymphödeme der Beine, Ureterstenosen, welche der Platzierung von Stents oder Nierenfisteln bedürfen, und nicht zuletzt die rektovaginalen oder vesikovaginalen Fisteln, welche die Lebensqualität auf ein Minimum reduzieren können [11, 12].

21.4 Intraarterielle Infusionschemotherapie

Das Ziel der regionalen Chemotherapie ist, die Effektivität der Chemotherapeutika zu steigern, ohne größere Nebenwirkungen zu verursachen [13]. Bei chemosensiven Tumoren, wie dem Zervixkarzinom, kann die regionale Chemotherapie eine wesentlich höhere lokale Zytostatikaexposition bei geringerer Toxizität erreichen als die systemische Chemotherapie.

Derzeit gibt es nur wenige Studien zu diesem Thema. In einer Studie an 12 Patienten mit klinischen Stadien 1 bis 2b, mit Tumoren unter 4 cm Durchmesser, wurde eine intraarterielle Chemotherapie über die A. uterina durchgeführt. Bei 7 der 12 Fälle kam es zu einer Tumormassenreduktion von mehr als 50% des initialen Volumens nach nur zwei Behandlungszyklen [14]. In einer weiteren Studie, in der intraarterielle Infusionschemotherapie mit Cisplatin, Adriamycin und Melphalan über beide Arteriae iliacae internae infundiert wurde, erzielte man eine Remissionsrate von 65%. 8,3% (4 von 48 Patienten) hatten Komplettremissionen und die restlichen Patienten partielle Remissionen. 2 Fälle der klinisch kompletten Remissionen wurden auch histologisch bestätigt [15].

In einer weiteren Studie wurde die intraarterielle Infusionschemotherapie mit Cisplatin über die Aa. hypogastricae bei 25 Patienten mit fortgeschrittenem (14 von 25 Patientinnen) oder rezidiviertem (11 von 25 Patienten) Zervixkarzinom durchgeführt. Es wurden auf jeder Seite 40 mg Cisplatin über 60 Minuten infundiert. 11 der 14 Patientinnen (78%) zeigten ein gutes Ansprechen des Tumors und wurden radikal hysterektomiert, lymphadenektomiert und erhielten externe Strahlentherapie. Bei Patientinnen mit Rezidiverkrankung war die Gesamtansprechrate 36%. Bei allen Patientinnen wurde eine Schmerzlinderung erzielt. Nach 23 Monaten war noch kein Rezidiv im Becken aufgetreten [16].

Vergleicht man diese Daten vor dem Hintergrund intensiver Radiotherapie, so scheint es offensichtlich, dass die Erzielung optimaler Ergebnisse, ohne drohende spontane Toxizität, auch bei der regionalen Chemotherapie von der optimalen Dosierung der lokalen Zytostatikaexposition abhängt.

21.5 Isolierte Beckenperfusion

Die Zytostatikaexposition vor Ort kann am besten mit isolierten Perfusionstechniken kontrolliert werden. Die Isolation des Beckens erfolgt über einen arteriellen und venösen femoralen Zugang. Beide Femoralgefäße werden mit sogenannten Stopflow-Ballonkathetern kanüliert. Nach Positionierung der Katheterspitzen über den Bifurkationen der Aorta und der Vena cava wird die gesamte Chemotherapie als Bolus in den arteriellen Katheter injiziert. Unmittelbar darauf werden beide Katheter oberhalb der Bifurkationen geblockt. Nach distal ist das Becken durch zwei pneumatische Oberschenkelstaumanschetten isoliert (◘ Abb. 21.1). Nach einer 15-minütigen isolierten Perfusion des Beckens werden die Ballonkatheter und Oberschenkelstaumanschetten entblockt und die nun im systemischen Kreislauf entstehenden Zytostatikakonzentrationen durch Chemofiltration über die beiden Stopflow-Perfusionskatheter in den klinisch nicht wesentlich toxischen Bereich reduziert. Demzufolge reduzieren sich auch die systemische Toxizität und subjektive klinische Begleiterscheinungen. Ein lokaler Perfusionsschaden an Beckenorganen wurde nie beobachtet, und die Lebensqualität ist normalerweise nicht beeinträchtigt. Eine Patientin im fortgeschrittenem Stadium 4a mit Tumorinvasion in die Blase, die regionären Lymphknoten und beide Parametrien war nach systemischer Chemotherapie progredient, hatte aber nach vier Zyklen isolierter Beckenperfusion mit Cisplatin, Adriamycin und Mitomycin histologisch eine komplette Remission.

21

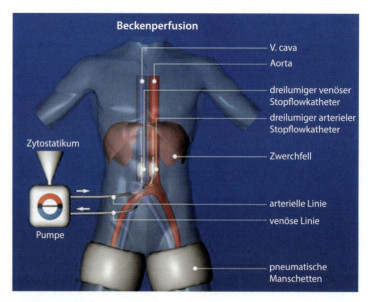

Beckenperfusion

V. cava

Aorta

dreilumiger venöser
Stopflowkatheter

dreilumiger arterieler
Stopflowkatheter

Zytostatikum

Zwerchfell

arterielle Linie

venöse Linie

Pumpe

pneumatische
Manschetten

◘ **Abb. 21.1** Schema der isolierten Beckenperfusion

Eine relevante systemische oder auch lokale Toxizität war nicht aufgetreten, und die Patientin ist weiterhin – nach sieben Jahren – in kompletter Remission [17].

21.6   Diskussion

Die überragende Bedeutung der Strahlentherapie zur Behandlung des fortgeschrittenen Zervixkarzinoms beruht auf dem einzigartigen tumortoxischen Effekt der Brachytherapie. Diese ist eine »loko-regionale« Therapie in Form der Bestrahlung. Da es derzeit keine Studien mit gleich wirkungsvollen Behandlungsmodalitäten gibt, hat die Brachytherapie ihren festen Platz bei der Behandlung des Zervixkarzinoms. Die lokal verstärkte Strahlentherapie birgt, trotz ihrer Effektivität, das Risiko schwerer lokaler Nebenwirkungen.

Eine in jüngster Zeit zunehmend aufgeworfene Frage ist die, ob eine kurze Lebensverlängerung die mitunter extreme Toxizität und nicht akzeptable Spätfolgen rechtfertigt. Vor dem Hintergrund zahlreicher chronischer behandlungsbedingter, psychosozialer und auch physischer Probleme und Dysfunktionen sind dringend neue Verfahren gefordert, welche bei gleicher Wirkung mit weniger

Nebenwirkungen einhergehen [8]. Wenn eine dosisintensivierte Radiotherapie komplett oder teilweise durch ein weniger toxisches Verfahren mit gleicher Wirkung ersetzt werden könnte, wäre dies ein großer Fortschritt bezüglich der Lebensqualität der Patientinnen. Dies unterstreicht den dringenden Bedarf einer gleich wirksamen, aber weniger toxischen Alternative. Die regionale Chemotherapie könnte einen guten Ansatz darstellen, aber bislang gibt es dazu wenig Erfahrung in kleinen Studien [14–16], welche jedoch vielversprechende Ergebnisse in Bezug auf Ansprechraten und auch Überlebenszeit bringen. Bislang wurde die intraarterielle Chemotherapie nicht auf Grundlage evidenzbasierter Protokolle durchgeführt; trotzdem waren, ungeachtet der Applikationsart, die Ergebnisse bemerkenswert. Eine andauernde komplette Remission über 23 Monate und mehr, ohne relevante Toxizität, wie in der Studie von de Dycker nach intraarterieller Infusion der Beckenarterien berichtet wurde, ist bemerkenswert. Ein weiterer beachtlicher Aspekt zur regionalen Chemotherapie beim Zervixkarzinom ist das Schrumpfen des Tumors unmittelbar nach einem oder zwei Zyklen intraarterieller Therapie [14, 15]. Ein sogenanntes Downsizing lokal fortgeschrittener Tumore mit anschließender Operabilität wird in den meisten Fällen beobachtet. Dies lässt einen vagen Vergleich der intraarteriellen Induktionschemotherapie mit Brachytherapie zu, jedoch ohne Kollateralschaden angrenzender Gewebe.

Aus diesem Grund scheint es eminent wichtig, die optimale Applikationsweise regionaler Induktionschemotherapie zu bestimmen, ob intraarterielle Infusion oder isolierte Perfusion. Es erfordert sicher viel Erfahrung mit vaskulären Infusions- und Perfusionstechniken, kann aber extrem wirksam sein und komplette Tumornekrosen auslösen. Daher kann eine kontrollierte Studie zur Klärung der Effektivität und Toxizität der nebenwirkungsarmen regionalen Chemotherapie im Vergleich zur Strahlen- bzw. Brachytherapie wesentliche neue Erkenntnisse bringen.

Literatur

1. Rose PG, Bundy BN, Watkins EB, et al: Concurrent cisplatin-based radiotherapy and chemotherapy for locally advanced cervical cancer. N Engl J Med 340: 1144-1153, 1999.
2. Peters WA III, Liu PY, Barret RJ Jr, et al: Concurrent chemotherapy and pelvic radiation therapy compared with pelvic radiation therapy alone as adjuvant therapy after redical surgery in high-risk early-stage cancer of the cervix. J Clin Oncol 18: 1606-1613, 2000.
3. Keys HM, Bundy BN, Stehman FB, et al: Cisplatin, radiation and adjuvant hysterectomy compared with radiation and adjuvant hysterectomy for bulky stage IB cervical carcinoma. N Engl J Med 340:1154-1161, 1999.
4. Morris M, Eifel PJ, Lu J, et al: Pelvic irradiation with concurrent chemotherapy compared with pelvic and para-aortic radiation for high-risk cervical cancer: N Engl J Med 340:1137-1143, 1999.
5. Eifel PJ, Winter K, Morris M, et al: Pelvic irradiation with concurrent chemotherapy versus pelvic and para-aortic irradiation for high-risk cervical cancer: An update of Radiation Therapy Oncology Group trial (RTOG) 90-01. J Clin Oncol 22:872-880, 2004.
6. Yessaian A, Magistris A, Burger RA, et al: Radical hysterectomy followed by tailored postoperative therapy in the treatment of stage IB2 cervical cancer: Feasibility and indications for adjuvant therapy. Gynecol Oncol 94:61-66, 2004.
7. Bradley JM, Krishnansu ST, Wui-Jin K, et al: Multimodality therapy for locally advanced cervical carcinoma: State of the art and future directions. J Clin Oncol 25:2952-2965, 2007.
8. Monk B J, Tewari KS, Wui-Jin Koh: Multimodality therapy for locally advanced cervical carcinoma: state of the art and future directions. J Clin Oncol 25: 2952-2965, 2007.
9. Petereit DG, Pearcey R: Literature analysis of high dose rate brachytherapy fractionation schedules in the treatment of cervical cancer: Is there an optimal fractionation schedule? Int J Radiat Oncol Biol Phys 43:359-366, 1999.
10. Mai J, Erickson B, Rownd J, et al: Comparison of four different dose specification methods for high-dose-rate Intracavitary radiation for treatment of cervical cancer. Int J Radiat Oncol Biol Phys 51:1131-1141, 2001.
11. Vistad I, Fossa SD, Dahl AA: A critical review of patient-rated quality of life studies of long-term survivors of cervical cancer: Gynecol Oncol 102:563-573, 2006.
12. Wenzel L, DeAlba I, Habal R, et al: Quality of life in long-term cervical cancer survivors. Gynecol Oncol 97:310-317, 2005.
13. Stephens FO, Why use regional chemotherapy? Principles ande Pharmacokinetics. Reg Cancer Treat 1: 4-10, 1988.
14. Villena-Heinsen C, Mink D, Lung-Kurt S, et al: Preoperative intraarterial chemotherapy for bulky cervical carcinoma in stage Ib – IIb. Reg Cancer Treat 1:17-21, 1994.
15. Scarabelli C, Zarrelli A, Gallo A, et al: Pelvic recurrences in cervical cancer : multimodal treatment with sequential intra-arterial chemotherapy and surgery. Reg Cancer Treat 1:12-16, 1994.
16. de Dycker RP: Pelvic arterial chemotherapy in cervical cancer. Reg Cancer Treat 7:43-46, 1994.
17. Aigner KR, Gailhofer S: 6 years disease free survival after isolated hypoxic pelvic perfusion with chemofiltration for advanced cervical carcinoma. J Nucl Med Radiat Ther 2012 S2:007. DOI:10.4172/2155-9619.S2-007

Behandlung von Peniskarzinomen durch intraarterielle Infusions- chemotherapie

Maw-Chang Sheen

22.1 Einleitung

Peniskarzinome sind eine seltene bösartige Tumorart in Industrieländern. In einigen Entwicklungsländern machen sie jedoch 20% aller Krebserkrankungen bei Männern aus [8, 19]. Der Penis ist im Verhältnis zum restlichen Körper klein, hat aber sehr wichtige Funktionen und gilt als Symbol der Männlichkeit. Die häufigste Behandlungsmethode bei Peniskarzinomen besteht in einer partiellen oder totalen Penektomie mit oder ohne Lymphadenektomie der Leistenregion. In den meisten Fällen führt die Amputation des Penis zu schwerwiegenden psychosexuellen Problemen und beeinträchtigt die Lebensqualität erheblich. Aus diesem Grund schrecken viele Patienten vor einer Behandlung zurück und suchen oftmals erst in einem fortgeschrittenen Krankheitsstadium einen Arzt auf. Peniskarzinome breiten sich lokal aus und metastasieren hauptsächlich in die Lymphknoten der Leistenregion und des Beckens. Fernmetastasen treten nur selten und im Allgemeinen in einem späten Stadium auf. Die aortale Infusionschemotherapie im unteren Bauchraum bietet vor allem den Vorteil, eine sehr hohe Konzentration des Krebsmedikaments im gesamten Beckenbereich zuführen zu können, um so eine schnelle Schrumpfung des Primärtumors und der metastatischen Lymphknoten auszulösen. Dies ist von wesentlicher Bedeutung für die Behandlung dieser lokalen Läsion. Um anatomische und funktionelle Beeinträchtigungen zu vermeiden, wurde die intraarterielle Chemotherapie zur Behandlung von Peniskarzinomen eingesetzt.

22.2 Materialien

Von 1985 bis 2009 wurden 30 Fälle zuvor unbehandelter Peniskarzinome einer intraarteriellen Infusionschemotherapie unterzogen. Diese bestanden aus Plattenepithelkarzinomen bei 19 (63%), verrukösen Karzinomen bei 6 (20%), In-situ-Karzinomen bei 3 (10%), papillärem Adenokarzinom bei einem (3%) und Morbus Paget bei einem (3%) Patienten. Das Durchschnittsalter betrug 56,5 Jahre (Spanne: 27–94 Jahre, Mittelwert: 56,6 Jahre). Anatomisch stellte sich die Verteilung wie folgt dar: die Eichel bei 13 (43%), Eichel und Vorhaut bei 3 (10%), der Übergang von der Eichel zur Vorhaut (sulcus coronarius) bei 4 (13%), der Penisschaft bei 6 (20%) und der gesamte Penis bei 4 (13%) Patienten. Die durchschnittliche Dauer der Symptome betrug 9 Monate, variierend von der Eichelmasse einen Monat bis zu erythematösem infiltrativem Plaque am Penisschaft 30 Jahre. Alle Patienten wurden auf der Grundlage der TNM-Klassifikation der International Union Against Cancer (UICC) 2002 eingestuft. Von den 18 auswertbaren Fällen der Plattenepithelkarzinome waren 7 (39%) T1-Tumore, 6 (33%) T2 und 5 (28%) T4. Acht Fälle wurden dem Differenzierungsgrad 1 (44,5%), acht (44,5%) Grad 2 und zwei Grad 3 (11%) zugeordnet. Die N-Klassifikation (Nodalstadium) war wie folgt verteilt: 7 (37%) Patienten mit N0, 1 (5%) mit N1 und 11 (58%) mit N2. Die Bewertung des Ausmaßes des Befalls regionaler Lymphknoten erfolgte durch ärztliche Untersuchung und Bildgebung, die relativ ungenau waren. Ein Anschwellen der regionalen Lymphknoten aufgrund einer sekundären Infektion ist häufig zu beobachten, und lymphatische Metastasen werden histologisch in nur ca. 45% dieser Fälle nachgewiesen (8). Die Verteilung der Patienten nach TNM-Stadium stellte sich wie folgt dar: Stadium I, 4 Patienten (22%); Stadium II, 4 Patienten (22%); Stadium III, 7 Patienten (39%) und Stadium IV, 3 Patienten (17%). Da verruköse Peniskarzinome nur selten Metastasen in regionalen Lymphknoten oder entfernten Bereichen bilden, werden in Tab. 22.3 nur die Tumoreigenschaften angegeben.

22.3 Methoden

Ein 90 cm langer Jet-Port-Plus-Allround-Katheter mit einem Innendurchmesser von 0,60 mm und einem Außendurchmesser von 1,05 mm (PFM, Köln, Deutschland) wurde für die Katheterisierung verwendet. Der Katheter wurde durch die Arteria circumflexa femoris lateralis retrograd in die Bauchschlagader eingeführt. Die Spitze des Katheters wurde auf der Höhe des dritten Lendenwirbels platziert, wie durch Röntgenaufnahmen bestätigt wurde. Patentblau V (Guebet, Frankreich) wurde durch den Katheter injiziert, um die ausreichende Tumorperfusion zu verifizieren. Nach der korrekten Platzierung und Fixierung des Katheters wurde das

Distalende an den Port angeschlossen, der subkutan seitlich unter dem Bauchnabel implantiert wurde. Der implantierbare arterielle Portkatheter stand erst ab 1990 zur Verfügung. Zuvor wurden Teflonkatheter mit einem Innendurchmesser von 0,5 mm und einem Außendurchmesser von 1 mm für die Katheterisierung verwendet.

Die Patienten wurden zunächst kontinuierlich mit 50 mg Methotrexat über 24 Stunden mithilfe einer tragbaren Pumpe (CADD-1, Deltec, St. Paul, Minn, USA) infundiert. Vor 1990 wurden in Japan hergestellte tragbare Sharp MP 22-Pumpen verwendet. Citrovorum-Faktor (6 mg) wurde während der Methotrexat-Infusion alle 6 Stunden intramuskulär verabreicht. Ab 2005 wurde Citrovorum-Faktor (15 mg) alle 12 Stunden intramuskulär verabreicht. Der durchschnittliche kontinuierliche Infusionszeitraum betrug 10 Tage (Spanne: 6–16 Tage). Anschließend wurden alle Patienten in einer ambulanten Klinik einer intensiven Nachsorge unterzogen. Nach Abschluss der kontinuierlichen Infusion erhielten die Patienten mit vollständiger Remission keine weitere Krebsbehandlung. Patienten mit teilweiser Remission erhielten anschließend eine langfristige intermittierende intraarterielle Infusion von 2 mg Mitomycin C und 250 mg 5-Fuorouracil oder 50 mg Methotrexat alle 1–2 Wochen, bis der Tumor verschwunden war und alle Wunden verheilt waren. Cisplatin, Bleomycin und Epirubicin, die mehr Nebenwirkungen verursachen können, waren den Patienten mit partieller Remission, die nicht auf die vorgenannte Behandlung ansprachen, vorbehalten. Nur in einem Fall mit einem In-situ-Karzinom wurde aufgrund niedriger Leukozyten- und Thrombozyten-Werte vor der Behandlung eine intermittierende Bleomycin-Infusion anstelle der kontinuierlichen Methotrexat-Infusion verabreicht.

22.3.1 Ergebnisse

Das Ansprechen wurde durch Sichtuntersuchung und Palpation während des Behandlungszeitraums geprüft. Eine komplette Remission (CR) wurde als vollständige klinische Rückbildung des Tumors definiert. Eine partielle Remission (PR) entsprach einer Reduzierung der Tumorgröße um mehr als

50%. Eine progressive Erkrankung (PD) entsprach einer Vergrößerung des lokalen Tumors um mehr als 25% oder dem Auftreten neuer Läsionen. Lokale Tumorreaktionen, die keiner der vorstehenden Definitionen entsprachen, wurden als stabile Erkrankung bezeichnet (SD). Nach der Behandlung konnten 29 Fälle evaluiert werden. In der frühen Phase unserer Studie zur Behandlung von Peniskarzinomen verstarb ein 42 Jahre alter Patient plötzlich und unerwartet drei Tage nach dem Absetzen einer Langzeitinfusion über einen Zeitraum von acht Tagen. Dieser Fall wurde ausgeschlossen. Der Patient, der eine Bleomycin-Infusion anstelle von Methotrexat erhielt, wurde separat bewertet. Nach der Methotrexat-Infusion zeigten 14 (50%) der 28 Patienten eine Komplettremission (CR), 11 (39%) eine partielle Remission (PR) und 3 (11%) keine Remission (NR) (◘ Tab. 22.1). Von den 18 Patienten mit Plattenepithelkarzinomen hatten 8 (44%) eine vollständige Remission, 8 (44%) eine teilweise und 2 (11%) keine Remission (◘ Tab. 22.2). Von den 6 Patienten mit verrukösen Karzinomen wiesen 4 (67%) eine komplette Remission und 2 eine partielle Remission (◘ Tab. 22.3) auf. Bei den Patienten mit kompletter Remission konnte eine hervorragende Erhaltung des Organs und der Funktion fest-

◘ **Tab. 22.1** Ergebnisse der intraarteriellen Infusion mit Methotrexat bei Peniskarzinomen (1985–2010)

Tumor/Remission	CR	PR	NR
Plattenepithel-karzinom: 18*	8 (44%)	8 (44%)	2 (11%)
Verruköses Karzinom: 6	4 (67%)	2 (33%)	–
In-situ-Karzinom: 2**	2	–	–
Morbus Paget: 1	–	1	–
Papilläres Adenokarzinom: 1	–	–	1
Gesamt: 28	14 (50%)	11 (39%)	3 (11%)

* Ein Patient, der plötzlich 3 Tage nach der MTX-Infusion verstarb, wurde ausgeschlossen.
** Ein Patient, der mit Bleomycin behandelt wurde, wurde ausgeschlossen.
Nachuntersuchung: Oktober 2010

◘ Tab. 22.2 Ergebnisse der intraarteriellen Infusion mit Methotrexat bei Penis-Plattenepithelkarzinomen

Tumor/Remission	CR	PR	NR
Anatomische Lage			
Eichel	3	6	1
Sulcus		1	–
Schaft	–	1	–
Gesamter Penis	2	–	1
Histologische Differenzierung (Grading)			
1	5	3	–
2	3	3	2
3	–	2	–
Tumorstadium			
1	–	2	–
2	–	4	1
3	–	–	–
4	2	2	1
Stadium I			
I	3	1	–
II	–	2	1
III	2	4	1
IV	2	1	–
Gesamt: 18	8 (44%)	8 (44%)	2 (11%)

* Ein Patient, der plötzlich drei Tage nach der MTX-Infusion verstarb, wurde ausgeschlossen.
Nachuntersuchung: Oktober 2010

gestellt werden. Überflüssige Amputationen wurden vermieden.

In dieser eingeschränkten Fallstudie wurde für verruköse Karzinome eine höhere vollständige Remissionsrate als für Plattenepithelkarzinome (67% gegenüber 44%) festgestellt. Bei den Plattenepithelkarzinomen sprachen Tumore mit niedrigerem Differenzierungsgrad und eines früheren Stadiums besser auf die Therapie an. Alle CR-Patienten bis auf zwei lebten rezidivfrei über einen Zeitraum von 1 Jahr und 7 Monaten bis 24 Jahren und 10 Monaten nach der ersten Therapie zum Zeitpunkt der Nachuntersuchung (Oktober 2010). Einer der Patienten mit Komplettremission – ein 36 Jahre alter Mann mit einem Plattenepithelkarzinom (T1, G1) – erlitt 4 Jahre und 5 Monate nach der vollständigen Remission Rezidive und sprach nur teilweise auf eine weitere Behandlung an. Er starb zweieinhalb Jahre später. Der andere Patient mit einem In-situ-Karzinom verstarb 8 Jahre und 2 Monate nach der Behandlung an einer nicht krebsbezogenen Erkrankung. Bei den acht Plattenepithelkarzinomen betrug die Überlebenszeit der Patienten mit vollständiger Remission 1 Jahr und 7 Monate bis 24 Jahre und 10 Monate (3 Patienten mehr als 20 Jahre, 2 Patienten mehr als 10 Jahre und 2 Patienten

◘ Tab. 22.3 Ergebnisse und Nebenwirkungen der intraarteriellen Infusion mit Methotrexat bei verrukösen Peniskarzinomen (1991–2010)

Fall	Alter (Jahre)	Tumorlage und -größe (cm)	Symptomdauer	MTX (mg)	Ergebnisse (Überleben)	Grund für Absetzung der Dauerinfusion
1	27	Eichel (5 × 5)	1 Jahr	500	CR (> 19 Jahre)	Hautausschlag, Juckreiz
2	65	Eichel (4 × 3)	3 Monate	600	CR (> 14 Jahre und 11 Monate)	Thrombozyten 96 × 10³/UL (Nadir 62 × 10³/UL)
3	31	Schaft (5 × 5)	4 Jahre	500	PR + Penektomie (> 13 Jahre und 7 Monate)	Leukozyten 2,76 × 10³/UL (Nadir)
4	75	Eichel (2 × 2)	10 Jahre	400	CR (> 9 Jahre und 10 Monate)	Hautausschlag, Juckreiz
5	47	Drüse, Vorhaut (4 × 3)	3 Monate	550	PR + Penektomie (3 Jahre und 1 Monat)	Hautausschlag, Juckreiz
6	28	Drüse, Vorhaut (5 × 4)	6 Jahre	650	–	Hautausschlag, Juckreiz, GOT- und GPT-Erhöhung
				450	–	Hauttascheninfektion
				800	CR (> 4 Jahre und 11 Monate)	GOT- und GPT-Erhöhung

Nachuntersuchung: Oktober 2010

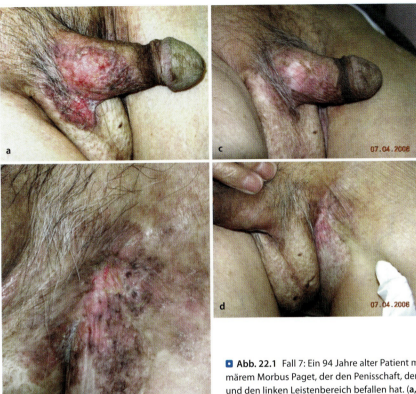

Abb. 22.1 Fall 7: Ein 94 Jahre alter Patient mit extramammärem Morbus Paget, der den Penisschaft, den Hodensack und den linken Leistenbereich befallen hat. (**a, b**) Vor der Behandlung; (**c, d**) Nach der Behandlung. Der Patient erhielt in unserer Tagesklinik bei stabilem Zustand regelmäßig intermittierende Infusionen und starb schließlich im Alter von 100 Jahren an einer nicht krebsbedingten Krankheit (2011)

mehr als 5 Jahre). Die teilweisen Remissionen waren jedoch nicht gut genug. Trotz kontinuierlicher Methotrexat-Infusionen und intermittierender Infusionen mit verschiedenen Wirkstoffen einschließlich Cisplatin (20–30 mg), Epirubicin (20 mg), Mitomycin C (4–8 mg) und Bleomycin (15–30 mg) nach der Anfangstherapie waren sie nur von kurzer Dauer. Von den 14 Patienten mit Peniskarzinomen, die teilweise oder nicht auf die Methotrexat-Infusionen ansprachen, erschienen 2 nicht mehr zur Nachuntersuchung, und 7 Patienten verstarben nach einer Überlebenszeit von 5 Monaten bis 2,5 Jahren (Durchschnitt: 1 Jahr). 4 Patienten wurden im Anschluss einer Penektomie unterzogen. 2 von ihnen lebten noch: ein Patient mit einem verrukösen Karzinom seit 13 Jahren und 7 Monaten und ein Patient mit einem Plattenepithelkarzinom seit 1 Jahr und 1 Monat nach der Erstbehandlung. Der andere Patient mit

einem Plattenepithelkarzinom verstarb 5 Jahre nach der Penektomie an einer nicht krebsbezogenen Krankheit. Ein verruköses Karzinom entwickelte sich zu einem invasiven Plattenepithelkarzinom, und der Patient verstarb 3 Jahre und 1 Monat nach dem Beginn der Behandlung. Der 94 Jahre alte Patient mit extramammärem Morbus Paget sprach teilweise auf die Methotrexat-Infusion an (Abb. 22.1). Bei der Biopsie der Läsion wurde ein Resttumor festgestellt. Der Patient erhielt intermittierende Infusionen mit Mitomycin C (2 mg) plus 5 FU (250 mg) oder Methotrexat (25–50 mg) alle 1–2 Wochen in unserer Tagesklinik bei stabilem Krankheitszustand und starb 2011 im Alter von 100 Jahren an einer nicht krebsbedingten Erkrankung. Ein 72 Jahre alter Mann mit einem In-situ-Karzinom, der Bleomycin anstatt einer Methotrexat-Infusion erhalten hatte, sprach partiell auf die Therapie an. Der Tumor bildete sich 2 Jahre nach der Behandlung zu einem Plattenepithelkarzinom (Grad 2) zurück. Der Tumor zeigte ein teilweises Ansprechen auf 5 FU-Infusionen. Der Patient verstarb ein Jahr und 2 Monate später an einer nicht mit Krebs verbundenen Krankheit.

Als Nebenwirkungen der Medikamente nach der dauerhaften Methotrexat-Infusion stellten sich Hautausschlag (75%), ein Anstieg des GOT- und GPT-Werts (36%), Leukopenie (36%), Thrombozytopenie (29%), Unwohlsein (21%), Anorexie (18%), Übelkeit (14%), Fieber (7%) und Durchfall (7%) ein. Die Gründe für einen Abbruch der kontinuierlichen Methotrexat-Infusion waren Hautausschlag (21%), Thrombozytopenie (21%), Anstieg der GOT- und GPT-Werte (21%), Leukopenie (18%), Wundinfektion (11%) und Unwohlsein (7%). 25 Patienten (89%) verzeichneten Nebenwirkungen Grad 1~2 gemäß der WHO-Klassifikation. 2 Patienten (7%) verzeichneten eine Leukopenie Grad 3 und erhöhte GOT- und GPT-Werte. Ein Patient (4%) verzeichnete eine Leukopenie Grad 4. Während der langfristigen intermittierenden Infusionen bei den Patienten mit einer teilweisen Remission wurden Erbrechen nach Gabe von Cisplatin und Erytheme auf den Handflächen nach der Verabreichung von Bleomycin festgestellt. Diese Nebenwirkungen waren mild und auch für ältere Patienten erträglich. 9 (30%) unserer Patienten waren älter als 70 Jahre (Spanne: 70–94 Jahre, Durchschnitt: 75 Jahre).

Bei Patienten mit schlechtem Allgemeinzustand oder älteren Patienten sollte Methotrexat mit Vorsicht verabreicht werden. Während der Behandlung wurden keine wesentlichen Komplikationen bei der Implantierung des Portkatheters festgestellt. In einem Fall wurden bei einem 65 Jahre alten Patienten mit einem verrukösem Karzinom 4 Monate nach der Behandlung jedoch Wundinfektionen in der Leistengegend und Pseudoaneurysmen der Femoralarterie festgestellt. Die Wunde verheilte problemlos nach der Entfernung des Portkatheters, einer Aneurysmektomie und Wundausschneidung.

22.4   Diskussion

Chirurgische Eingriffe bei Peniskarzinomen reichen von teilweiser (T1 > 2 cm, T2, distal) bis zur vollständigen (T2, proximal, T3, T4) Penektomie, die zu anatomischen, seelischen und funktionellen Beeinträchtigungen führt [8, 19]. Um den Verlust des Penis durch umfangreiche chirurgische Resektion zu verhindern, wurden in der Vergangenheit verschiedene Behandlungsmethoden versucht; einschließlich Mohs mikrographischer Chirurgie, Lasertherapie (CO$_2$ oder Neodym:Yttrium-Aluminium-Granat (Nd-YAG) [7], Kryochirurgie [1] und Interferon, entweder systemisch oder intraläsional [5, 6]. Konservative organerhaltende Behandlungen wurden jedoch nur für verruköse Peniskarzinome und Plattenepithelkarzinome des Penis im frühen Stadium (T1) oder geringen bis mittleren Grades empfohlen [8, 19]. Externe Strahlentherapie und Brachytherapie wurden eingesetzt, um die Sexualfunktion zu erhalten. Diese Behandlungen können jedoch Harnröhrenstrikturen, Hautveränderungen und sogar Penisatrophien oder Nekrosen nach sich ziehen [3, 2]. Die Strahlentherapie ist für verruköse Karzinome wegen der potentiellen malignen Transformation und Metastasierung umstritten [4]. Die systemische Chemotherapie wird bei fortgeschrittenen Peniskarzinomen aufgrund der kurzen Dauer der Remission und der vereinzelten Assoziierung mit Morbidität und Mortalität nur selten angewendet [10]. Peniskarzinome breiten sich lokal aus und metastasieren hauptsächlich in die Lymphknoten der Leisten- und Beckenregion. Fernmetastasen bilden sich selten und üblicherweise nur im Spätstadium.

Die aortale Infusionschemotherapie im unteren Bauchraum bietet den Vorteil, dass die Krebsmedikamente den gesamten Beckenbereich in hoher Konzentration erreichen und ein schnelles Schrumpfen des Haupttumors und der metastatischen Lymphknoten induzieren. Die Therapie eignete sich selbst für T4-Karzinome [12, 15] (◨ Abb. 22.2 und ◨ Abb. 22.3). Unsere Analyse der seriellen licht- und elektronenmikroskopischen Veränderungen des Primärtumors nach dem Beginn der intraarteriellen Infusion mit Methotrexat hat gezeigt, dass die Veränderungen bereits am ersten Tag sowohl makroskopisch als auch mikroskopisch auftraten. Das Schrumpfen der Masse tritt im Durchschnitt eine Woche nach dem Beginn der Therapie am deutlichsten auf. Bei einer hohen lokalen Methotrexat-Konzentration im Gewebe durch arterielle Infusion kann eine gleichzeitige Toxizität der Mitochondrien

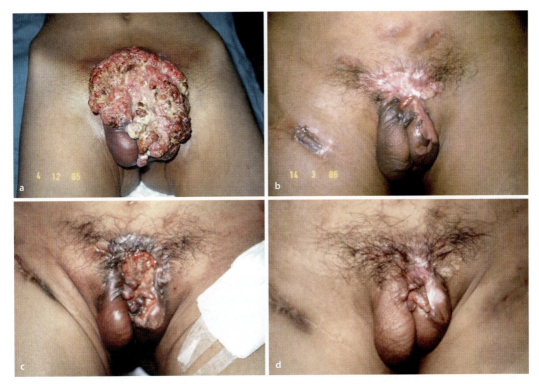

Abb. 22.2 Fall 1: Ein 42 Jahre alter Patient mit fortgeschrittenem Penis-Plattenepithelkarzinom (14 × 13cm, T4N2M0, Grad 2, Stadium IV). (**a**) Vor der Behandlung; (**b**) Drei Monate nach der Infusion mit 450 mg Methotrexat; (**c**) Rezidiv (8 × 4cm) 9 Monate nach vollständiger Remission; (**d**) Drei Monate nach der 700 mg Methotrexat-Infusion. Der Patient lebt seit 24 Jahren und 10 Monaten nach der Behandlung rezidivfrei

eine wichtige Rolle im Frühstadium der Tumornekrose spielen [14, 15].

Die gut ausgebildete Hyperpigmentierung der infundierten Region der äußeren Genitalien und des unteren Bauchraums 17 Tage nach dem Therapiebeginn zeigte die Wirkung einer hohen Methotrexat-Konzentration auf die Haut (◘ Abb. 22.4). Die Haut über dem Portimplantationsbereich war aufgrund der geringeren Durchblutung nach dem Einsetzen des Ports weniger pigmentiert.

Verruköse Karzinome sind eine besondere Variante des Plattenepithelkarzinoms, die sich durch langsames Wachstum auszeichnet und lokal aggressiv ist, aber seltener Metastasen in regionalen Lymphknoten oder entfernten Regionen bildet. In unseren vorherigen Studien wiesen verruköse Karzinome verschiedener Körperregionen – einschließlich des Penis, der Mundhöhle und der Finger – alle ein hervorragendes Ansprechen auf die

intraarterielle Methotrexat-Infusionstherapie auf [13, 16, 17, 18, 20]. Nach der Behandlung hatten vier von sechs Patienten mit warzigen Peniskarzinomen eine vollständige Remission. Diese vier Patienten lebten 19 Jahre, 14 Jahre und 11 Monate, 9 Jahre und 10 Monate und 4 Jahre und 11 Monate nach der ersten Behandlung ohne Rezidive (Tab. 22.3). Zwei Patienten im Alter von 27 Jahren (Fall 4) und 28 Jahren (Fall 6) waren jung und ledig. Fall 4 war der einzige Sohn und hatte sich gerade verlobt. Ihre Tumore wurden zufällig nach einer Beschneidung entdeckt. Die beiden Patienten lehnten eine Penektomie ab und suchten nach einer peniserhaltenden Therapie. Fall 4 zeigte eine Komplettremission nach nur 10 Tagen Methotrexat-Infusion (500 mg). Er heiratete 1 Jahr und 10 Monate nach der Behandlung, hatte ein normales Sexualleben und ein Kind im Alter von 15 Jahren [16]. Fall 4 zeigt als Ergebnis nicht nur den Vorteil der Erhaltung der anatomi-

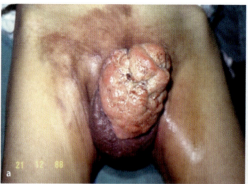
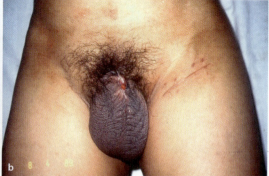

■ **Abb. 22.3** Fall 3: Ein 58 Jahre alter Patient mit fortgeschrittenem Penis-Plattenepithelkarzinom (15 × 13 cm, T4N2M0, Grad 1, Stadium IV). (**a**) Vor der Behandlung; (**b**) Drei Monate nach nur 6 Tagen Methotrexat-Infusion (300 mg). Es wurden keine weiteren Krebsmedikamente verabreicht. Der Patient lebt 21 Jahre und 10 Monate nach der Behandlung rezidivfrei

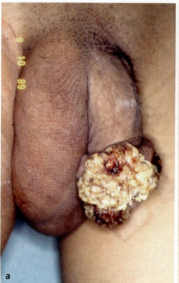
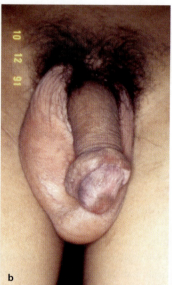
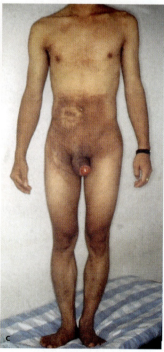

■ **Abb. 22.4** Fall 4: Ein 27 Jahre alter lediger Patient mit einem warzigen Peniskarzinom an der Eichel (5 × 5 cm). (**a**) Vor der Behandlung; (**b**) Zwei Monate nach 10 Tagen Methotrexat-Infusion (500 mg). Es wurde keine weitere Antikrebstherapie angewendet. Der Patient heiratete 1 Jahr und 10 Monate nach der Behandlung. Er genoss ein normales Sexualleben und hat ein 15 Jahre altes Kind. Der Patient lebt 19 Jahre und 10 Monate nach der Behandlung ohne Rezidive; (**c**) Die deutlich abgegrenzte Hyperpigmentierung des Infusionsbereichs 17 Tage nach der Infusion zeigt die Wirkung der hohen Konzentration auf die Haut

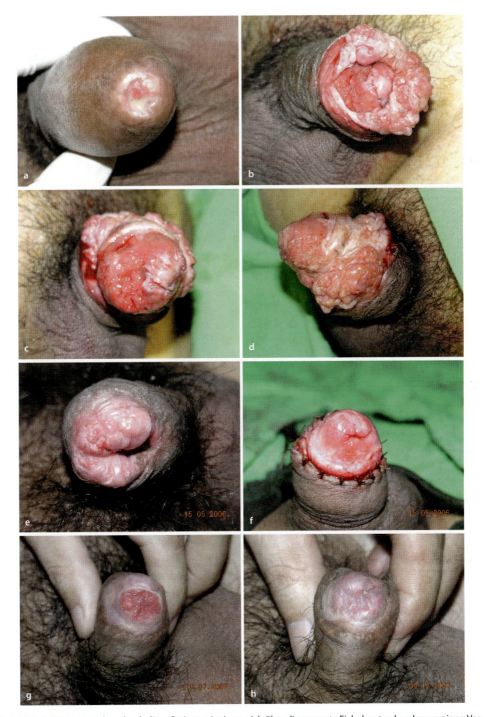

■ **Abb. 22.5** Fall 6: Ein 28 Jahre alter lediger Patient mit einem sich über die gesamte Eichel erstreckenden warzigen Vor-
hautkarzinom (5 × 4 cm). (**a**) Penisspitze bei Einweisung; (**b**) Nach dem Dorsalschnitt; (**c, d**) Nach dem Zurückziehen der Vorhaut – Vorder- und Seitenansicht; (**e, f**) Vor und nach der Beschneidung; (**g**) Gut umschriebene Abtragung auf der Eichel; (**h**)
Zwei Jahre nach der Behandlung zeigten alle Nachuntersuchungen einschließlich der Spermaanalyse und der Erektionsfunk-
tion normale Ergebnisse. Der Patient lebt 4 Jahre und 11 Monate nach der Behandlung ohne Rezidive

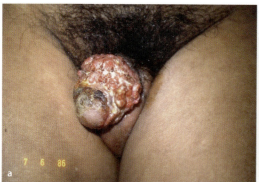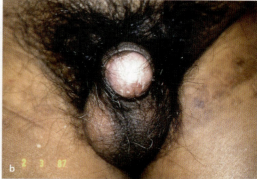

Abb. 22.6 Fall 2: Ein 52 Jahre alter Patient mit einem Penis-Plattenepithelkarzinom (6 × 4 cm, T2N2M0, Grad 2, Stadium III). (**a**) Vor der Behandlung; (**b**) Sechs Monate nach der Behandlung; Die Eichel ist verheilt, und der Penis sowie die sexuelle Funktion sind intakt. Der Patient lebt 24 Jahre und 2 Monate nach der Behandlung ohne Rezidive

schen Unversehrtheit und der sexuellen Funktion, sondern auch der Zeugungsfähigkeit. Fall 6 mit einem verrukösen Karzinom an der Vorhaut einschließlich der Eichel verzeichnete eine Rückbildung des Tumors nach einer kontinuierlichen Infusion mit 650 mg Methotrexat und weiteren 6 Monaten mit 50 mg Methotrexat wöchentlich, sodass eine Beschneidung möglich wurde [17] (Abb. 22.5a–e). Ein weiterer Therapiezyklus erfolgte als 450 mg Methotrexat-Infusion, da an der Eichel noch ulzerierte Masse festgestellt wurde. Ein Jahr später wurde ein dritter Zyklus mit Infusionen mit 800 mg Methotrexat verabreicht, da eine Biopsie einer Abtragung von der Eichel ein verruköses Restkarzinom zeigte (Abb. 22.5g). Die gesamte Wunde verheilte 4 Monate später (Abb. 22.5h). Die Nachuntersuchung einschließlich der Analyse des Spermas und der Erektionsfähigkeit erzielte normale Ergebnisse. Die Sexualfunktion des Patienten wurde auf der Grundlage des International Index of Erectile Function (IIEF-5) beurteilt, und die Nachsorge kann im normalen Rahmen bleiben (> 21) [9, 11]. Heute hat sich der Tumor komplett und anhaltend zurückgebildet, und der Patient hat 4 Jahre und 11 Monate nach dem Beginn der Behandlung einen funktionsfähigen Penis.

Zwei Patienten mit teilweiser Remission wiesen keine relevante Reaktion trotz verschiedener verabreichter Medikamente auf. Da eine partielle Remission für den Patienten keine Bedeutung hat, wurde anschließend eine Penektomie vorgenommen. Einer der beiden Patienten lebt 13 Jahre und

8 Monate nach der Behandlung immer noch. Der andere Patient entwickelte Metastasen in den Lymphknoten auf beiden Seiten der Leiste, sodass eineinhalb Jahre nach der Infusionschemotherapie eine Penektomie durchgeführt wurde. Die histologische Untersuchung der Masse auf der Eichel wies ein Plattenepithelkarzinom Grad 2 nach. Die Erkrankung des Patienten schritt schnell fort, und er starb elf Monate nach der Penektomie. Ob es sich hierbei um eine durch die Chemotherapie ausgelöste Veränderung oder Zufall handelt, kann nicht geklärt werden. Bisher stehen keine Publikationen zur malignen Transformation von verrukösen Karzinomen nach einer Chemotherapie zur Verfügung.

22.5 Schlussfolgerung

Die intraarterielle Infusionschemotherapie ist eine einfache und effektive regionale Behandlungsmethode für fortgeschrittene Peniskarzinome, die den einzigartigen Vorteil der Erhaltung der Struktur und Funktion des Organs bietet (Abb. 22.4, Abb. 22.5, Abb. 22.6, Abb. 22.7). Die Therapie ist indiziert für T1- bis T4-Tumore (Abb. 22.2 und Abb. 22.3). Die Nebenwirkungen der Wirkstoffe sind mild und tolerierbar, und die Wirkstoffe eignen sich sogar für sehr alte Patienten bis zu einem Alter von 98 Jahren. Bei jungen Patienten mit Komplettremission konnten nicht nur die anatomische Struktur und Sexualfunktion, sondern auch die Fortpflan-

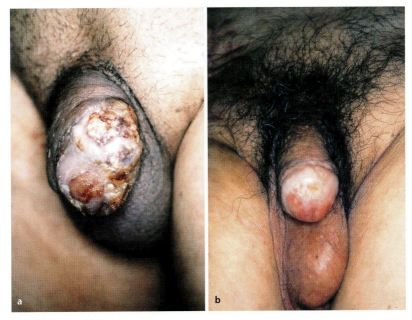

🔹 **Abb. 22.7** Fall 5: Ein 65 Jahre alter Patient mit einem verrukösen Peniskarzinom auf der Eichel (4 × 3 cm). (**a**) Vor der Behandlung; (**b**) 28 Tage nach dem Beginn der Infusion mit Methotrexat über 10 Tage. Der Patient lebt 14 Jahre und 11 Monate nach der Behandlung rezidivfrei

zungsfähigkeit bewahrt werden [16] (Abb. 22.4 und Abb. 22.5). Angesichts einer akzeptablen vollständigen Remissionsrate von 50% für Peniskarzinome, 67% für verruköse Karzinome [16, 17] (Abb. 22.4, Abb. 22.5, Abb. 22.7) und 44% für Plattenepithelkarzinome [12, 14, 15] (Abb. 22.2, Abb. 22.3, Abb. 22.6) kann diese Behandlungsmethode als peniserhaltende Therapie für Peniskarzinome insbesondere bei jüngeren Patienten vor Erwägung einer Amputation in Betracht gezogen werden. Durch diese einfache Methode können unnötige Penektomien vermieden werden.

Literatur

1. Carson TE (1978) Verrucous carcinoma of the penis: Successful treatment with cryosurgery and topical fluorouracil therapy. Arch Dermatol 114:1546-1547.
2. Culkin DJ, Beer TM (2003) Advanced penile carcinoma: J Urol 170:359-365.
3. de Crevoisier R, Slimane K, Sanfilippo N et al (2009) Long-term results of brachytherapy for carcinoma of the penis confined to the glans (N-or NX). Int J Radiat Oncol Biol Phys 15; 1150-1156.
4. Fukunaga M, Yokoi K, Miyazawa Y, et al (1994) Penile verrucous carcinoma anaplastic transformation following radiotherapy: A case report with human papillomavirus typing and flow cytometric DNA studies. Am J Surg Patho 18:501-505.
5. Gomez De La Fuente E, Castuno Suarez E, Vanacolocha Sebastian F et al (2000) Verrucous carcinoma of the penis completely cured with shaving and intralesional interferon. Dermatology 200:152.
6. Maiche AG, Pyrhonen S (1997) Verrucous carcinoma of the penis: three cases treated with interferon-alpha. Br. J Urol 79:481-483.
7. Meijer RP, Boon TA , van Venrooij GE et al (2007) Long-term follow-up after laser therapy for penile carcinoma. Urology 69:759-762.
8. Micali G, Nasca MR, Innocenzi D (2006) Penile cancer. J Am Acard 54:369-391.
9. Mulhall JP, King R, Kirby M et al (2008) Evaluating the sexual experience in men: validation of the sexual experience questionnaire. J Sex Med 5:365-76.
10. Protzel C, Hakenberg OW (2009) Chemotherapy in patients with penile carcinoma. Urol Int 82:1-7.
11. Rosen RC, Riley A, Wagner G et al (1997) The international index of erectile function (IIEF): a multidimentional scale for assessment of erectile dysfunction. Urology 49: 822-30.
12. Sheen MC (1988) Intra-aortic infusion chemotherapy in previously untreated squamous cell carcinoma of the penis. Reg Cancer Treat 1:123-125.

22

13. Sheen MC, Sheen YS, Sheu HM et al (2005) Subungual verrucous carcinoma of the thumb treated by intra-arterial infusion with methotrexate. Dermatol Surg 31: 787-789.

14. Sheen MC, Sheu HM, Chai CY et al (1994) Clinical and histological effects of aortic infusion of methotrexate for penile squamous cell carcinoma. Reg Cancer Treat 7: 27-32.

15. Sheen MC, Sheu HM, Huang SL et al (1990) Serial clinical, light and electron-microscopic changes of penile squamous cell carcinoma after intra-aortic infusion chemotherapy. Reg Cancer Treat 3:185-191.

16. Sheen MC, Sheu HM, Huang CH et al (2003) Penile verrucous carcinoma successfully treated by intra-aortic infusion with methotrexate. Urology 61:1216-1220.

17. Sheen MC, Sheu HM, Jang MY et al (2010) Advanced penile verrucous carcinoma; treated with intra-aortic infusion chemotherapy. J Urol (in press.).

18. Sheen MC, Sheu HM, Lai FJ et al (2004) A huge verrucous carcinoma of the lower lip treated with intra-arterial infusion of methotrexate. Br J Dermatol 51:727-729.

19. Solsona E, Algaba F, Horenblas S et al (2004) EAU Guidelines on penile cancer. Eur Urol 46:1-8.

20. Wu CF, Chen CM, Shen YS et al (2008) Effective eradication of oral verrucous carcinoma with continuous infusion chemotherapy. Head Neck 30:611-617.

Systemische Induktions-chemotherapie bei fortge-schrittenem epithelialem Ovarialkarzinom

Maurie Markman

23

23.1　Einleitung

Das epitheliale Ovarialkarzinom stellt (mit Ausnahme von Keimzelltumoren) bekanntlich den solidesten Tumor mit der höchsten Sensitivität gegenüber traditionellen zytotoxischen Chemotherapeutika dar. Die inhärente Sensitivität des Ovarialkarzinoms ist in der Tat seit mehr als 50 Jahren bekannt, seit Veröffentlichung der ersten Ergebnisse von Humanstudien zur Untersuchung von Antikrebs-Wirkstoffen, die ursprünglich als chemische Kampfstoffe entwickelt wurden [1, 2].

Im Rahmen dieser Studien war bei nicht weniger als der Hälfte der behandelten Teilnehmerinnen eine Tumorregression sowie eine Besserung der Symptome (insbesondere in Verbindung mit malignem Aszites) zu beobachten [3, 4]. Doch im Vergleich zu jüngeren Bemühungen gestaltet sich eine genaue Beurteilung der Gesamtwirkung der in diesem Zeitraum verabreichten Therapien schwierig; eine ausreichende Quantifizierung der Toxizität fand nicht statt. Der letztgenannte Punkt wird durch anschließende Berichte von einem erhöhten Risiko der Entstehung einer nicht behandelbaren, therapieinduzierten akuten myeloischen Leukämie (AML) bei Patientinnen mit Ovarialkarzinom, die mit einer ausgedehnten Alkylanzien-Chemotherapie behandelt wurden, unterstrichen [5–7].

Die Dokumentation der Vorteile einer zytotoxischen Chemotherapie von Ovarialkarzinomen stand mit der Etablierung randomisierter Phase-III-Studien als definitive Methode zur Bestimmung des Therapienutzens, welche einen Paradigmenwechsel ausgelöst hat, auf wesentlich stabileren Beinen [4, 8, 9]. Im Laufe einer Reihe von Phase-III-Studien, die in den letzten Jahrzehnten von großen kooperativen Gruppen weltweit durchgeführt wurden, hat sich der aktuelle Behandlungsstandard seit dem Zeitalter der Alkylanzien-Monotherapie erheblich verändert. Die historische Entwicklung der Primärtherapie-Paradigmen (Induktionstherapie) in Bezug auf Ovarialkarzinome lässt sich wie folgt zusammenfassen:

- Alkylanzien-Monotherapie,
- platinfreie Polychemotherapie,
- platinbasierte Polychemotherapie,
- platin-/taxanbasierte Polychemotherapie,

◻ Tab. 23.1 Definition des aktuellen Behandlungsstandards in der Induktionschemotherapie von Ovarialkarzinomen: Überlegenheit von Cisplatin-Paclitaxel gegenüber Cisplatin-Cyclophosphamid

	Progressions-freies Überleben (median)	Gesamt-überleben (median)
Studie 1 [14]		
Cisplatin + Paclitaxel	18 Monate	38 Monate
Cisplatin + Cyclophosphamid	13 Monate $p < 0,001$	24 Monate $p < 0,001$
Studie 2 [15]		
Cisplatin + Paclitaxel	15,5 Monate	35,6 Monate
Cisplatin + Cyclophosphamid	11,5 Monate $p = 0,0005$	25,8 Monate $p = 0,0016$

- platin-/taxanbasierte Polychemotherapie (Cisplatin intraperitoneal),
- platin-/taxanbasierte Polychemotherapie (Paclitaxel wöchentlich).

Im Rahmen der ersten Phase-III-Studien konnte eine Verbesserung der objektiven Ansprechraten sowie eine geringfügige Veränderung des Überlebens durch die Kombination verschiedener (platinfreier) Wirkstoffe (zum Beispiel 5-Fluorouracil, Doxorubicin, Altretamin, Methotrexat) im Vergleich zur Alkylanzien-Monotherapie nachgewiesen werden [9]. Eine beeindruckende biologische und klinische Aktivität des zum damaligen Zeitpunkt »neuen« Zytostatikums Cisplatin bei Frauen, die im Rahmen ihrer Primärchemotherapie Fortschritte erzielt hatten, führte zur Einführung dieses Wirkstoffs in die Erstlinientherapie [10]. Anschließend durchgeführte Phase-III-Studien belegen den Überlebensvorteil von Behandlungsprogrammen, die diesen Wirkstoff einschlossen, gegenüber nicht platinbasierten Schemata [11–13].

Die derzeit anerkannte Standardbehandlung für Ovarialkarzinome wurde vor mehr als einem Jahrzehnt begründet, und zwar auf der Grundlage einer richtungsweisenden Studie, die von der Gynecologic Oncology Group (GOG) durchgeführt wurde

Tab. 23.2 Definition des aktuellen Behandlungsstandards in der Induktionschemotherapie fortgeschrittener Ovarialkarzinome		
	Progressionsfreies Überleben (median)	Gesamtüberleben (median)
Studie 1 [16]		
Cisplatin + Paclitaxel	19,1 Monate	44,1 Monate
Carboplatin + Paclitaxel	17,2 Monate nicht signifikant	43,3 Monate nicht signifikant
Studie 2 [17]		
Cisplatin + Paclitaxel	19,4 Monate	48,7 Monate
Carboplatin + Paclitaxel	20,7 Monate nicht signifikant	57,4 Monate nicht signifikant
Studie 3 [18]		
Cisplatin + Paclitaxel	14,8 Monate	48,7 Monate
Carboplatin + Docetaxel	15,0 Monate nicht signifikant	–

und in deren Rahmen die Kombination Cisplatin plus Cyclophosphamid (eine der zum damaligen Zeitpunkt angewandten »goldenen Standardtherapien«) mit Cisplatin plus Paclitaxel (zu dem Zeitpunkt ein experimenteller Wirkstoff) verglichen wurde (Tab. 23.1) [14]. Die Therapie mit Cisplatin plus Paclitaxel führte nachweislich zu einer Verbesserung der Ansprechrate sowie des progressionsfreien Überlebens und des Gesamtüberlebens. Diese Studie wurde anschließend durch eine zweite, in Kanada und Europa durchgeführte randomisierte Phase-III-Studie untermauert [15].

Seitdem haben zahlreiche Studien eine Veränderung der Therapie mit sich gebracht (wie zum Beispiel die Ersetzung von Cisplatin durch Carboplatin vor dem Hintergrund von Toxizitätsproblemen; die Akzeptanz der Verwendung von Docetaxel anstatt Paclitaxel), es gibt jedoch keine Belege dafür, dass eine dieser Veränderungen eine weitere Verbesserung des Ausgangs im Vergleich zur ursprünglichen Therapie mit Cisplatin plus Paclitaxel bewirkt (Tab. 23.2) [16–19].

Darüber hinaus wurden zahlreiche Optionen untersucht, die keinerlei Vorteil (eine verbesserte Wirksamkeit oder Toxizität) gegenüber der Standardtherapie mit Platin plus Taxan erkennen lassen [20–25]. Erstlinien-Chemotherapiestrategien (Induktionschemotherapie), die den Ausgang epithelialer Ovarialkarzinome nachweislich nicht verbessern sind:

- Verdoppelung der Platindosis (Cisplatin oder Carboplatin),
- Hochdosis-Chemotherapie,
- Verlängerung der Paclitaxel-Chemotherapie,
- Ergänzung der Platin-/Taxan-Chemotherapie durch einen »dritten Wirkstoff«.

Eine kürzlich von der japanischen Gynecologic Oncology Group durchgeführte provokative Phase-III-Studie hat die traditionelle Methode der Verabreichung von Paclitaxel bei epithelialem Ovarialkarzinom in Frage gestellt. In dieser Studie wurden Patientinnen mit einer fortgeschrittenen Erkrankung randomisiert entweder einer »Standardbehandlung« mit Carboplatin plus Paclitaxel unterzogen, wobei Paclitaxel alle drei Wochen verabreicht wurde, oder sie erhielten die gleiche Dosis Carboplatin mit dem gleichen Applikationszeitplan, wobei Paclitaxel jedoch in einer Dosis von 80 mg/m^2 wöchentlich zugeführt wurde [26]. Die Studie belegt eine Verbesserung der objektiven Ansprechrate, des Zeitraums bis zur Krankheitsprogression sowie der 3-Jahres-Überlebensrate in Verbindung mit dem wöchentlichen Behandlungsplan.

Im Allgemeinen wird in der Onkologie mehr als eine »positive Studie« mit einem erkennbaren Überlebensvorteil für notwendig erachtet, bevor eine neue Therapie als neuer »Behandlungsstandard« betrachtet wird. Doch in diesem besonderen Fall kann man berechtigterweise anmerken, dass zwei randomisierte Phase-III-Studien zum Mammakarzinom (eine zur adjuvanten Chemotherapie und eine zur Therapie metastasierender Mammakarzinome) eine Überlegenheit des wöchentlichen Applikationszeitplans gegenüber dem traditionellen 3-wöchentlichen Behandlungsplan erkennen lassen [27, 28]. Man kann diese Daten also vernünftigerweise als angemessenen Beleg für die Schlussfolgerung betrachten, dass eine wöchentliche Zufuhr von Paclitaxel einer Dosierung in größeren Zeitabständen überlegen ist.

Ein wichtiger, noch zu klärender Punkt ist die Frage nach der wahrscheinlichsten biologischen Erklärung für dieses klinische Ergebnis. Dabei können zwei Hypothesen berechtigterweise vorgebracht werden. Erstens besteht die Möglichkeit, dass durch die wöchentliche Zufuhr dieses zellzyklusspezifischen Wirkstoffs ein größerer Anteil der sich relativ langsam teilenden Ovarialkarzinomzellen auf die zytotoxische Wirkung dieses bedeutenden Zytostatikums anspricht.

Eine alternative Erklärung lautet, dass Paclitaxel – wöchentlich verabreicht – als relativ potente antiangiogene Substanz wirkt, in Übereinstimmung mit Daten, die im Rahmen präklinischer Laboruntersuchungen ermittelt wurden [29].

Das Verständnis der Relevanz der Angiogenese für die Stimulation des Wachstums von Ovarialkarzinomen sowie – im Gegenzug – der potentiellen Bedeutung einer Unterbindung dieses Prozesses stellt eine der spannendsten aktuellen Entwicklungen im Bereich der Behandlung von Ovarialkarzinomen dar.

Es ist nicht ganz sicher, ob die Ergebnisse der japanischen Studie den Behandlungsstandard in Bezug auf die systemische Verabreichung von Zytostatika weltweit verändern werden. Es besteht jedoch zumindest Grund zu der Annahme, dass eine wöchentliche Verabreichung von Paclitaxel in Verbindung mit Carboplatin im Abstand von drei Wochen eine akzeptable Standardbehandlungsoption für diese Krebserkrankung darstellt.

23.2   Erhaltungstherapie

Trotz der hohen objektiven Ansprechraten (70–80%) epithelialer Ovarialkarzinome auf die platinbasierte Induktionschemotherapie (als Primärtherapie) ist bei einem Großteil der Patientinnen letztlich ein Krankheitsrezidiv festzustellen. Daher besteht ein großes Interesse daran, herauszufinden, ob eine Verbesserung des Überlebens durch eine Fortsetzung der zytotoxischen Chemotherapie über die traditionellen 5–6 Zyklen hinaus möglich ist.

Eine Verlängerung der Therapiedauer gibt Anlass zu Bedenken hinsichtlich des potentiellen Risikos einer Verstärkung der Toxizitäten, die während der Erstbehandlungsphase auftreten (wie Erbrechen, Neuropathien), oder der Entstehung neuer Nebenwirkungen (wie Herzversagen). Die bereits beschriebene Beobachtung der Entwicklung einer sekundären akuten Leukämie bei Patientinnen mit Ovarialkarzinom, die über einen längeren Zeitraum (zum Beispiel 12–24 Monate) mit Alkylanzien behandelt werden, unterstreicht die potentiellen schwerwiegenden Folgen einer »Erhaltungschemotherapie« [5–7].

In der Tat wurde im Rahmen mehrerer randomisierter Phase-III-Studien der Nutzen einer Chemotherapie auf Cisplatin-Basis in 5 oder 6 Zyklen im Vergleich zu jeweils 10 oder 12 Zyklen untersucht [30–32]. Leider konnten diese Studien weder eine Verbesserung des Zeitraums bis zur Krankheitsprogression noch des Gesamtüberlebens in Verbindung mit einer längeren Behandlungsdauer belegen – jedoch wurde eine erhöhte Toxizität festgestellt.

Nicht randomisierte Studien lassen eine erstaunliche Überlebensrate bei einer Gruppe intensiv vorbehandelter Patientinnen mit Ovarialkarzinom erkennen, die einer Paclitaxel-Monotherapie unterzogen wurden [33]. Neben dem kontroversen Überleben dieser Patientenpopulation gab es keine Hinweise auf die Entwicklung neuer Nebenwirkungen in Verbindung mit der verlängerten Verabreichung des Wirkstoffs im Vergleich zu den Beobachtungen bei einer kürzeren Behandlungsdauer (wie etwa Haarausfall bis zum Abschluss der Therapie, Neutropenie bei jedem Zyklus, periphere Neuropathie).

Diese nicht randomisierten Studien haben eine Phase-III-Studie angeregt, die von der Southwest Oncology Group (SWOG) sowie der Gynaecology Oncology Group (GOG) durchgeführt wurde und in deren Rahmen ein direkter Vergleich der monatlichen Verabreichung einer Paclitaxel-Monotherapie in zwölf Zyklen gegenüber drei Zyklen bei Patientinnen mit fortgeschrittenem Ovarialkarzinom erfolgte, die eine klinisch definierte Komplettremission nach einer Chemotherapie auf Platin-/Paclitaxelbasis erreicht hatten [34]. Die Studie wurde frühzeitig durch das Data Safety and Monitoring Committee abgebrochen, als im Rahmen einer planmäßigen Zwischenanalyse eine deutliche statistisch signifikante Verbesserung des progressionsfreien Überlebens zugunsten der Erhaltungstherapie in zwölf Zyklen festgestellt wurde. Im Rahmen der Nachkontrolle konnte die positive Wirkung auf das progressionsfreie Überleben bestätigt werden, eine definitive Aussage in Bezug auf das Gesamtüberleben war jedoch aufgrund des letztlich begrenzten Gesamtstichprobenumfangs nicht möglich [35].

Dabei ist jedoch anzumerken, dass eine kleinere Phase-III-Studie mit einem komplett anderen Studiendesign die vorteilhafte Wirkung von Paclitaxel während der Erhaltungstherapie nicht bestätigen konnte [36]. Eine laufende Studie, die von der GOG durchgeführt wird und bei der erneut die Frage der Erhaltungstherapie mit Paclitaxel untersucht wird, kann hoffentlich eine definitive Antwort auf diese klinisch hochrelevante Frage liefern, insbesondere in Bezug auf die Frage nach einer positiven Auswirkung auf das Gesamtüberleben.

23.3 Re-Induktionstherapie von Ovarialkarzinomen

Bei rezidivierenden Ovarialkarzinomen kamen diverse Behandlungsstrategien zum Einsatz, und von einigen Monotherapien ist bekannt, dass sie zumindest eine mäßige biologische und klinische Aktivität in Bezug auf den Tumor besitzen [37]. Von besonderem Interesse für die Induktionschemotherapie von Ovarialkarzinomen ist die Beobachtung, dass Patientinnen, die auf die Primärchemotherapie ansprechen und anschließend Anzeichen für ein Krankheitsrezidiv erkennen lassen, mitunter ein zweites Mal auf das gleiche Behandlungsschema (wie Carboplatin plus Paclitaxel) oder ein ähnliches (wie Carboplatin plus Gemcitabin, Carboplatin plus pegyliertes liposomales Doxorubicin) ansprechen [38–40].

Je größer der Zeitabstand zwischen dem Abschluss der Primärtherapie und der Dokumentation eines Krankheitsrezidivs ist, desto höher fällt die statistische Wahrscheinlichkeit aus, dass die Patientin ein objektives Ansprechen und/oder einen klinisch relevanten Vorteil erkennen lässt. So beläuft sich zum Beispiel bei einem behandlungsfreien Intervall von 6–12 Monaten die erwartete objektive Ansprechrate auf 25–30%, während die Ansprech-

rate bei einem behandlungsfreien Intervall von > 18–24 Monaten nachweislich bei > 50–60% liegt [41, 42].

Diese Beobachtung wirft die Frage auf, ob durch eine Änderung der Strategie für die Induktionschemotherapie möglicherweise eine Abtötung dieser potentiell chemosensitiven Zellen möglich wird, die sich im Ruhezustand befinden, aber eindeutig lebensfähig sind. Dies stellt einen wichtigen Bereich für die zukünftige Forschung auf dem Gebiet des Ovarialkarzinoms dar.

23.4 Induktionschemotherapie (neoadjuvante Chemotherapie)

Phase-II-Studien sowie retrospektive klinische Studien belegen den potentiellen Nutzen der Zufuhr einer zytotoxischen Chemotherapie vor dem Versuch einer maximalen Zytoreduktion bei Frauen mit sehr großvolumigem intraperitonealen Ovarialkarzinom oder Ovarialkarzinom Stadium IV oder in Fällen, in denen das Risiko eines chirurgischen Eingriffs aufgrund vorliegender komorbider Begleiterkrankungen erhöht ist (etwa bei bestehenden Herzfunktionsstörungen) [43–46]. Veröffentlichte Daten untermauern außerdem die Tatsache, dass eine Resektion, die im Anschluss an mehrere Zyklen einer initialen (»neoadjuvanten«) Induktionschemotherapie durchgeführt wird, im Allgemeinen mit einer verringerten Morbidität im Vergleich zu der nach einer Primäroperation solcher Patientinnen zu erwartenden Morbidität verbunden ist, wobei bei einem relativ großen Teil dieser Patientinnen eine Zytoreduktion ohne nachweisbare Resttumormasse durchgeführt werden konnte [43–46].

Die Ergebnisse einer kürzlich durchgeführten internationalen randomisierten Phase-III-Studie belegen ein identisches Überleben bei einem Induktionschemotherapie-Ansatz, dem eine zytoreduktive Intervalloperation folgte, und einer Primäroperation von Frauen mit großvolumigem epithelialen Ovarialkarzinom [47]. Während die Auswirkungen dieser wichtigen Studienergebnisse auf die Standardbehandlung von Ovarialkarzinomen noch nicht absehbar sind, ist die Schlussfolgerung vertretbar, dass eine Primärchemotherapie, der eine maximale chirurgische Zytoreduktion folgt, als akzeptable Standardbehandlungsoption für Patientinnen mit Ovarialkarzinom betrachtet werden sollte, bei denen eine optimale Zytoreduktion bei der Erstuntersuchung als nicht möglich erachtet wird.

23.5 Perspektiven der Induktionstherapie epithelialer Ovarialkarzinome

Auf der Grundlage von Belegen für eine in gewisser Weise überraschende biologische und klinische Aktivität der Bevacizumab-Monotherapie bei rezidivierenden und platinresistenten Ovarialkarzinomen (objektive Ansprechrate: 15–20%) [48, 49] wurden mehrere Phase-III-Studien angestoßen, in deren Rahmen dieser antiangiogene Wirkstoff zusätzlich zu Carboplatin plus Paclitaxel während der Primärtherapie von Ovarialkarzinomen verabreicht wurde. Vorläufige Daten (progressionsfreies Überleben) aus diesen wichtigen Studien werden erwartet.

Wenn man von positiven Ergebnissen in Verbindung mit dem Zusatz antiangiogener Wirkstoffe ausgeht, wird die Dreifach-Wirkstoffkombination (mit Carboplatin plus Paclitaxel) berechtigterweise als potentieller neuer »Behandlungsstandard« im klinischen Bereich betrachtet. Dabei ist jedoch anzumerken, dass die Kosten von Bevacizumab (sowie zahlreicher neuer Wirkstoffe, die kürzlich im Bereich der Onkologie in die klinische Praxis eingeführt wurden) eine flächendeckende Einführung dieses Wirkstoffs sowie anderer Wirkstoffe in die Standard-Erstlinientherapie von Ovarialkarzinomen beschränken könnten.

Wie allgemein im Bereich der Onkologie besteht ein erhebliches Interesse an der Einführung einer Reihe »gezielter Wirkstoffe« in die Behandlungsparadigmen für Ovarialkarzinome. Leider hatten einige dieser Behandlungsstrategien bis heute keinen Erfolg, einschließlich der auf den epidermalen Wachstumsfaktor-Rezeptor (EGF-Rezeptor) und den humanen epidermalen Wachstumsfaktor-Rezeptor 2 (HER-2) abgezielten Therapie [50–52]. Dieses Ergebnis ist in kleineren Phase-II-Studien zur Untersuchung einer Reihe von Ansätzen schon fast zur Gewohnheit geworden, obwohl in Ovarialkarzinomzellen molekulare Anomalien nachgewiesen werden können, die jenen gleichen, die in Tumorarten (wie Kolon-, Lungen-, Mammakarzinom) beobachtet wurden, bei denen sich diese Strategien nachweislich vorteilhaft auf das Überleben ausgewirkt haben. Die wahrscheinlichste Erklärung für diesen eher beunruhigenden und in gewisser Weise verblüffenden Stand der Dinge ist die zunehmend bekannt werdende Tatsache, dass molekulare Mechanismen innerhalb der verschiedenen Tumorarten sowie einzelner Krebszellen selbst außergewöhnlich komplex sind und dass die Expression (oder fehlende Expression) eines bestimmten Markers auf (oder innerhalb) einer Zelle einen nur sehr begrenzten Einblick in die Prozesse liefert, die den bösartigen Phänotyp letztlich anregen [53].

Eine wichtige Ausnahme in diesem Zusammenhang stellen jüngste Hinweise für eine potentielle Rolle von poly(ADP-ribose)-Polymerase 1-Inhibitoren bei der Behandlung von Frauen mit Ovarialkarzinom dar, bei denen BRCA-1- und BRCA-2-Anomalien bekannt sind [54]. Diese Wirkstoffklasse hemmt nachweislich die Fähigkeit von Krebszellen zur Reparatur von DNA-Schäden, und präklinische Daten zeigen, dass diese Wirkstoffe die höchste Ansprechrate bei Krebsarten erzielen, die intrinsische Defekte in Bezug auf ihre Fähigkeit zur Reparatur solcher Schäden aufweisen [55]. Dazu gehören vor allem Tumore mit Keimlinien-Mutationen oder somatischen Mutationen des BRCA-1- oder -2-Gens.

In Bezug auf diese Wirkstoffklasse wurde eine beeindruckende biologische und klinische Aktivität im Rahmen der Monotherapie einer Population vorbehandelter Patientinnen mit Ovarialkarzinom beobachtet, und es laufen derzeit Studien, in denen die Wirkstoffe mit einer platinbasierten Therapie kombiniert werden. Man geht davon aus, dass Studien zur Induktionschemotherapie mit diesen Wirkstoffen in der nahen Zukunft initiiert werden, die wahrscheinlich bestimmte relevante Patientenpopulationen adressieren (beispielsweise ein dokumentiertes Vorliegen von Keimlinien-Mutationen oder somatischen Mutationen des BRCA-1- oder -2-Gens).

Literatur

1. Bateman JC. Chemotherapeutic management of advanced ovarian carcinoma. Med Ann Dist Columbia. 1959; 28:537–44.
2. Kottmeier HL. Treatment of ovarian cancer with thiotepa. Clin Obstet Gynecol. 1968; 11:428–38.
3. Thigpen T, Vance R, Lambuth B, et al. Chemotherapy for advanced or recurrent gynecologic cancer. Cancer. 1987; 60:2104–16.
4. Omura GA, Morrow CP, Blessing JA, et al. A randomized comparison of melphalan versus melphalan plus hexamethylmelamine versus adriamycin plus cyclophosphamide in ovarian carcinoma. Cancer. 1983;51:783–9.
5. Greene MH, Boice Jr JD, Greer BE, Blessing JA, Dembo AJ. Acute nonlymphocytic leukemia after therapy with alkylating agents for ovarian cancer: a study of five randomized clinical trials. N Engl J Med. 1982;307: 1416–21.
6. Travis LB, Curtis RE, Boice Jr JD, Platz CE, Hankey BF, Fraumeni Jr JF. Second malignant neoplasms among long-term survivors of ovarian cancer. Cancer Res. 1996; 56:1564–70.
7. Travis LB, Holowaty EJ, Bergfeldt K, et al. Risk of leukemia after platinum-based chemotherapy for ovarian cancer. N Engl J Med. 1999;340:351–7.
8. Katz ME, Schwartz PE, Kapp DS, Luikart S. Epithelial carcinoma of the ovary: current strategies. Ann Intern Med. 1981;95:98–111.
9. Young RC, Chabner BA, Hubbard SP, et al. Advanced ovarian adenocarcinoma. A prospective clinical trial of melphalan (L-PAM) versus combination chemotherapy. N Engl J Med. 1978;299:1261–6.
10. Wiltshaw E, Subramarian S, Alexopoulos C, Barker GH. Cancer of the ovary: a summary of experience with cis-dichlorodiammineplatinum(II) at the Royal Marsden Hospital. Cancer Treat Rep. 1979;63:1545–8.
11. Advanced Ovarian Cancer Trialists Group. Chemotherapy in advanced ovarian cancer: four systematic meta-analyses of individual patient data from 37 randomized trials. Advanced Ovarian Cancer Trialists' Group. Br J Cancer. 1998;78:1479–87.
12. Advanced Ovarian Cancer Trialists Group. Chemotherapy in advanced ovarian cancer: an overview of randomised clinical trials. Br J Cancer. 1991;303:884–93.
13. Omura GA, Bundy BN, Berek JS, Curry S, Delgado G, Mortel R. Randomized trial of cyclophosphamide plus cisplatin with or without doxorubicin in ovarian carcinoma: a Gynecologic Oncology Group study. J Clin Oncol. 1989;7:457–65.
14. McGuire WP, Hoskins WJ, Brady MF, et al. Cyclophosphamide and cisplatin compared with paclitaxel and cisplatin in patients with stage III and stage IV ovarian cancer. N Engl J Med. 1996;334:1–6.
15. Piccart MJ, Bertelsen K, James K, et al. Randomized intergroup trial of cisplatin-paclitaxel versus cisplatin-cyclophosphamide in women with advanced epithelial ovarian cancer: three-year results. J Natl Cancer Inst. 2000; 92:699–708.
16. du Bois A, Luck HJ, Meier W, et al. A randomized clinical trial of cisplatin/paclitaxel versus carboplatin/paclitaxel as first-line treatment of ovarian cancer. J Natl Cancer Inst. 2003; 95:1320–9.
17. Ozols RF, Bundy BN, Greer BE, et al. Phase III trial of carboplatin and paclitaxel compared with cisplatin and paclitaxel in patients with optimally resected stage III ovarian cancer: a Gynecologic Oncology Group study. J Clin Oncol. 2003;21:3194–200.
18. Vasey PA, Jayson GC, Gordon A, et al. Phase III randomized trial of docetaxel-carboplatin versus paclitaxel-carboplatin as first-line chemotherapy for ovarian carcinoma. J Natl Cancer Inst. 2004;96:1682–91.
19. Covens A, Carey M, Bryson P, Verma S, Fung Kee FM, Johnston M. Systematic review of first-line chemotherapy for newly diagnosed postoperative patients with stage II, III, or IV epithelial ovarian cancer. Gynecol Oncol. 2002; 85:71–80.
20. McGuire WP, Hoskins WJ, Brady MF, et al. Assessment of dose-intensive therapy in suboptimally debulked ovarian cancer: a Gynecologic Oncology Group study. J Clin Oncol. 1995;13:1589–99.
21. Gore M, Mainwaring P, A'Hern R, et al. Randomized trial of dose-intensity with single-agent carboplatin in patients with epithelial ovarian cancer. London Gynaecological Oncology Group. J Clin Oncol. 1998;16:2426–34.
22. Grenman S, Wiklund T, Jalkanen J, et al. A randomised phase III study comparing high-dose chemotherapy to conventionally dosed chemotherapy for stage III ovarian cancer: the Finnish Ovarian Cancer (FINOVA) study. Eur J Cancer. 2006;42:2196–9.
23. Schilder RJ, Brady MF, Spriggs D, Shea T. Pilot evaluation of high-dose carboplatin and paclitaxel followed by high-dose melphalan supported by peripheral blood stem cells in previously untreated advanced ovarian cancer: a Gynecologic Oncology Group study. Gynecol Oncol. 2003;88:3–8.
24. du Bois A, Weber B, Rochon J, et al. Addition of epirubicin as a third drug to carboplatinpaclitaxel in first-line treatment of advanced ovarian cancer: a prospectively randomized gynecologic cancer intergroup trial by the Arbeitsgemeinschaft Gynaekologische Onkologie Ovarian Cancer Study Group and the Groupe d'Investigateurs Nationaux pour l'Etude des Cancers Ovariens. J Clin Oncol. 2006;24:1127–35.
25. Bookman MA, Brady MF, McGuire WP, et al. Evaluation of new platinum-based treatment regimens in advanced-stage ovarian cancer: a Phase III Trial of the Gynecologic Cancer Intergroup. J Clin Oncol. 2009;27:1419–25.
26. Katsumata N, Yasuda M, Takahashi F, et al. Dose-dense paclitaxel once a week in combination with carboplatin every 3 weeks for advanced ovarian cancer: a phase 3, open-label, randomised controlled trial. Lancet. 2009;374:1331–8.
27. Seidman AD, Berry D, Cirrincione C, et al. Randomized phase III trial of weekly compared with every-3-weeks

paclitaxel for metastatic breast cancer, with trastuzumab for all HER-2 overexpressors and random assignment to trastuzumab or not in HER-2 nonoverexpressors: final results of Cancer and Leukemia Group B protocol 9840. J Clin Oncol. 2008;26:1642–9.

28. Sparano JA, Wang M, Martino S, et al. Weekly paclitaxel in the adjuvant treatment of breast cancer. N Engl J Med. 2008;358:1663–71.

29. Miller KD, Sweeney CJ, Sledge Jr GW. Redefining the target: chemotherapeutics as antiangiogenics. J Clin Oncol. 2001;19:1195–206.

30. Lambert HE, Rustin GJ, Gregory WM, Nelstrop AE. A randomized trial of five versus eight courses of cisplatin or carboplatin in advanced epithelial ovarian carcinoma. A North Thames Ovary Group study. Ann Oncol. 1997; 8:327–33.

31. Bertelsen K, Jakobsen A, Stroyer J, et al. A prospective randomized comparison of 6 and 12 cycles of cyclophosphamide, adriamycin, and cisplatin in advanced epithelial ovarian cancer: a Danish Ovarian Study Group trial (DACOVA). Gynecol Oncol. 1993;49:30–6.

32. Hakes TB, Chalas E, Hoskins WJ, et al. Randomized prospective trial of 5 versus 10 cycles of cyclophosphamide, doxorubicin, and cisplatin in advanced ovarian carcinoma. Gynecol Oncol. 1992;45:284–9.

33. Markman M, Hakes T, Barakat R, Curtin J, Almadrones L, Hoskins W. Follow-up of Memorial Sloan-Kettering Cancer Center patients treated on National Cancer Institute Treatment.

34. Referral Center protocol 9103: paclitaxel in refractory ovarian cancer. J Clin Oncol. 1996;14:796–9.

35. Markman M, Liu PY, Wilczynski S, et al. Phase III randomized trial of 12 versus 3 months of maintenance paclitaxel in patients with advanced ovarian cancer after complete response to platinum and paclitaxel-based chemotherapy: a Southwest Oncology Group and Gynecologic Oncology Group trial. J Clin Oncol. 2003;21:2460–5.

36. Markman M, Liu PY, Moon J, et al. Impact on survival of 12 versus 3 monthly cycles of paclitaxel (175 mg/m^2) administered to patients with advanced ovarian cancer who attained a complete response to primary platinum-paclitaxel: follow-up of a Southwest Oncology Group and Gynecologic Oncology Group phase 3 trial. Gynecol Oncol. 2009;114:195–8.

37. Pecorelli S, Favalli G, Gadducci A, et al. Phase III trial of observation versus six courses of paclitaxel in patients with advanced epithelial ovarian cancer in complete response after six courses of paclitaxel/platinum-based chemotherapy: final results of the after-6 protocol 1. J Clin Oncol. 2009;27:4642–8.

38. Markman M, Bookman MA. Second-line treatment of ovarian cancer. Oncologist. 2000;5:26–35.

39. Dizon DS, Hensley ML, Poynor EA, et al. Retrospective analysis of carboplatin and paclitaxel as initial second-line therapy for recurrent epithelial ovarian carcinoma: application toward a dynamic disease state model of ovarian cancer. J Clin Oncol. 2002;20:1238–47.

40. The ICON and AGO Collaborators. Paclitaxel plus platinum-based chemotherapy versus conventional platinum-based chemotherapy in women with relapsed ovarian cancer: the ICON4/ AGO-OVAR-2.2 trial. Lancet. 2003; 361:2099–106.

41. Pfisterer J, Plante M, Vergote I, et al. Gemcitabine plus carboplatin compared with carboplatin in patients with platinum-sensitive recurrent ovarian cancer: an intergroup trial of the AGO-OVAR, the NCIC CTG, and the EORTC GCG. J Clin Oncol. 2006;24:4699–707.

42. Gore ME, Fryatt I, Wiltshaw E, Dawson T. Treatment of relapsed carcinoma of the ovary with cisplatin or carboplatin following initial treatment with these compounds. Gynecol Oncol. 1990;36:207–11.

43. Markman M, Rothman R, Hakes T, et al. Second-line platinum therapy in patients with ovarian cancer previously treated with cisplatin. J Clin Oncol. 1991;9:389–93.

44. Vergote I, De Wever I, Tjalma W, Van GM, Decloedt J, van Dam P. Neoadjuvant chemotherapy or primary debulking surgery in advanced ovarian carcinoma: a retrospective analysis of 285 patients. Gynecol Oncol. 1998;71:431–6.

45. Kuhn W, Rutke S, Spathe K, et al. Neoadjuvant chemotherapy followed by tumor debulking prolongs survival for patients with poor prognosis in International Federation of Gynecology and Obstetrics Stage IIIC ovarian carcinoma. Cancer. 2001;92:2585–91.

46. Hou JY, Kelly MG, Yu H, et al. Neoadjuvant chemotherapy lessens surgical morbidity in advanced ovarian cancer and leads to improved survival in stage IV disease. Gynecol Oncol. 2007;105:211–7.

47. Markman M, Belinson J. A rationale for neoadjuvant systemic treatment followed by surgical assessment and intraperitoneal chemotherapy in patients presenting with non-surgically resectable ovarian or primary peritoneal cancers. J Cancer Res Clin Oncol. 2005;131: 26–30.

48. Bessette AR, Benedetti-Panici PL, Boman K, et al. Randomised trial comparing primary debulking surgery (PDS) with neoadjuvant chemotherapy (NACT) followed by interval debulking (IDS) in stage IIIC-IV ovarian, fallopian tube and peritoneal cancer. IGCS biennial meeting proceedings 2008.

49. Burger RA, Sill M, Monk BJ, Greer BE, Sorosky JI. Phase II trial of bevacizumab in persistent or recurrent epithelial ovarian cancer or primary peritoneal cancer: a Gynecologic Oncology Group study. J Clin Oncol. 2007;25: 5165–71.

50. Cannistra SA. Bevacizumab in patients with advanced platinum-resistant ovarian cancer. J Clin Oncol. 2006; 34: Abstract No. 5006.

51. Bookman MA, Darcy KM, Clarke-Pearson D, Boothby RA, Horowitz IR. Evaluation of monoclonal humanized anti-HER2 antibody, trastuzumab, in patients with recurrent or refractory ovarian or primary peritoneal carcinoma with overexpression of HER2: a phase II trial of the Gynecologic Oncology Group. J Clin Oncol. 2003;21:283–90.

52. Schilder RJ, Sill MW, Chen X, et al. Phase II study of gefitinib in patients with relapsed or persistent ovarian or primary peritoneal carcinoma and evaluation of epidermal growth factor receptor mutations and immunohistochemical expression: a Gynecologic Oncology Group study. Clin Cancer Res. 2005;11:5539–48.

53. Coleman RL, Broaddus RR, Bodurka DC, et al. Phase II trial of imatinib mesylate in patients with recurrent platinum- and taxane-resistant epithelial ovarian and primary peritoneal cancers. Gynecol Oncol. 2006;101:126–31.

54. Lynch TJ, Bell DW, Sordella R, et al. Activating mutations in the epidermal growth factor receptor underlying responsiveness of non-small-cell lung cancer to gefitinib. N Engl J Med. 2004;350:2129–39.

55. Fong PC, Boss DS, Yap TA, et al. Inhibition of poly(ADP-Ribose) polymerase in tumors from BRCA mutation carriers. N Engl J Med. 2009;361:123–34 (published online June 24, 2009).

56. Farmer H, McCabe N, Lord CJ, et al. Targeting the DNA repair defect in BRCA mutant cells as a therapeutic strategy. Nature. 2005;434:917–21.

Regionale Chemotherapie beim rezidivierenden platin-refraktären Ovarialkarzinom

Karl R. Aigner und Sabine Gailhofer

24

24.1   Einleitung

Die Standardtherapie beim peritoneal metastasierten Ovarialkarzinom besteht in ausgedehnter Zytoreduktion, verbunden mit einer Kombinationschemotherapie auf Platinbasis wie Cis- oder Carboplatin und Paclitaxel. Obwohl dieser Tumor sehr chemosensitiv ist und die Ansprechraten sich zwischen 70 und 80% bewegen, tritt bei fast der Hälfte der Patienten, welche gut auf die initiale Behandlung ansprechen, innerhalb von zwei Jahren ein Rezidiv auf. Die Wahrscheinlichkeit eines zweiten Ansprechens der Chemotherapie nach einem Rezidiv steht in enger Korrelation mit dem rezidivfreien Intervall. Je kürzer der zeitliche Abstand bis zur Tumorprogression ist, umso geringer sind die Chancen auf das Ansprechen auf weitere Chemotherapien [1, 2].

Tritt ein Rezidiv innerhalb von sechs Monaten auf, so geht dies meist mit einer schlechten Prognose einher, und das Behandlungsspektrum ist sehr limitiert. Eine kurative Behandlung ist nicht mehr möglich [3]. Verschiedene Ansätze die Platinresistenz zu überwinden, wie Dosiserhöhung [4–10], Hochdosis-Chemotherapie [11, 12] oder verschiedene Kombinationstherapien [13, 14], vermochten keinen klinisch wirklich relevanten Überlebensvorteil zu erzielen. Toxizität und Nebenwirkungen sind jedoch unter erhöhter Zytostatikaexposition erheblich verstärkt und mitunter nicht tolerabel.

Aktuell gibt es beim rezidivierten Ovarialkarzinom keine Heilung, und objektiv messbare Ansprechraten übersteigen kaum die 15%-Grenze. Die Behandlung des platinresistenten Ovarialkarzinoms bleibt nach wie vor eine Herausforderung. Im Bezug auf Studien, die eine Erhöhung der Ansprechrate nach dosisintensivierten Therapien zeigen konnten, wäre mit Erhöhung der Zytostatikaexposition theoretisch eine Verbesserung der Ansprechraten und des Gesamtüberlebens zu erzielen. Diese Option ist jedoch durch überschießende Toxizität sehr begrenzt. In einer Phase-III-Studie zur Erhaltungstherapie von zwölf gegenüber drei Zyklen Paclitaxel [15, 16] wurde definitiv ein positiver Einfluss auf das progressionsfreie Überleben bei den Patienten mit zwölf Therapiezyklen beobachtet. Die Studie wurde jedoch an diesem Punkt abgebrochen, sodass letztlich keine Aussage über ein möglicherweise verlängertes Gesamtüberleben getroffen werden konnte. Aufgrund der stark zunehmenden Toxizität in Form von Neuropathien konnte die Studie jedoch klinisch keinen Vorteil bezüglich Überleben mit Lebensqualität vorweisen.

Basierend auf der Beobachtung, dass eine Erhöhung der Zytostatikaexposition mit einer erhöhten zytotoxischen Wirkung einhergeht und als Konsequenz das klinische Ergebnis verbessern könnte, durch die begleitende Toxizität aber limitiert wird, besteht eine dringende Notwendigkeit nach einer Änderung oder Verbesserung der Induktionschemotherapie.

Aufbauend auf dieser Erkenntnis lag es nahe, zu ergründen, ob eine weitere wesentliche Erhöhung der applizierten Zytostatikakonzentration mit einem isolierten Perfusionsverfahren mit extrakorporalem Kreislauf erreicht werden könnte. Solch ein System vermag eine wesentlich höhere Zytostatikaexposition zu generieren, unter Umständen stark genug, um die Chemoresistenz zu durchbrechen und alle oder wenigstens einen erheblichen Teil der residualen Tumorzellverbände, möglicherweise auch Tumorstammzellen, zu zerstören [17].

Die Hypothese, dass die Chemoresistenz mit hoher Zytostatikaexposition durchbrochen und gleichzeitig die Nebenwirkungen durch extrakorporale Chemofiltration minimiert oder verhindert werden könnten, wurde in einer kontrollierten Studie an Patienten mit fortgeschrittenen und rezidivierten platinresistenten FIGO IIIc und IV Ovarialkarzinomen untersucht [18].

24.2   Isolierte abdominelle Perfusion

Isolierte Perfusionstechniken sind nicht neu, aber ihr klinischer Einsatz ist bislang limitiert.

Es gibt zwei Formen der isolierten abdominellen Perfusion. Im Perfusionssystem mit einer Herz-Lungen-Laschine und oxygeniertem extrakorporalem Kreislauf kann die Perfusionszeit auf eine Stunde und mehr ausgedehnt werden, sofern Zytostatika mit gesteigerter Zytotoxizität unter Hyperoxygenierung eingesetzt werden [19, 20].

Die sogenannte hypoxische abdominelle Perfusion (HAP) nützt die gesteigerte Zytotoxizität einiger Chemotherapeutika wie Adriamycin und

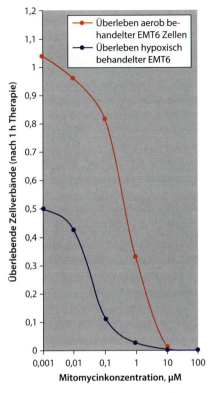

Abb. 24.1 Mytomycintoxizität an Tumorzellen in aerobischen und hypoxischen Medien [21]

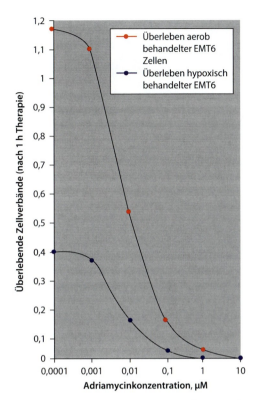

◼ **Abb. 24.2** Adriamycintoxizität an Tumorzellen in aerobischen und hypoxischen Medien [21]

Mitomycin unter hypoxischen Bedingungen (◼ Abb. 24.1 und ◼ Abb. 24.2). Cisplatin als die Basissubstanz bei der Behandlung des Ovarialkarzinoms ist sowohl unter hypoxischen als auch unter hyperoxischen Bedingungen gleichermaßen wirksam [21].

24.3   Material und Methoden

24.3.1 Technik der hypoxisch abdominellen Perfusion

Die Isolation des abdominellen Segmentes in Verbindung mit einem extrakorporalen Kreislauf wird unter Allgemeinnarkose durchgeführt. Durch eine kleine Längsincision in der Leiste werden die femoralen oder ileofemoralen Blutgefäße unterhalb oder oberhalb des Leistenbands freigelegt und mit Tourniquets angeschlungen. Ein venöser Stop-Flow-Katheter wird durch eine vorgelegte Prolene-Tabaksbeutelnaht und Stichincision eingeführt und vorgeschoben. Die Femoralarterie wird durch eine Querincision kanüliert (◼ Abb. 24.3). Beide Stop-Flow-Katheter werden mit der Ballonspitze in Zwerchfellhöhe platziert, wobei der venöse Katheter knapp oberhalb der Einmündung der Lebervenen in die V. cava platziert wird (◼ Abb. 24.4). Nach der korrekten Positionierung werden beide Katheter wieder entblockt, um eine unmittelbar zu früh auftretende Hypoxie im abdominellen Segment zu vermeiden. Beide Oberschenkel werden mit pneumatischen Manschetten blockiert. Die Chemotherapeutika werden nun unter guter Oxygenierung als 1- bis 2-Minuten-Bolus durch die arterielle Linie gegeben. Unmittelbar danach werden beide Stop-Flow-Katheter blockiert und der extracorporale Kreislauf über 15 Minuten aufrechterhalten (◼ Abb. 24.5). Wegen der unmittelbar nachfolgenden Chemofiltration hat sich eine Leckkontrolle im isolierten Kreis-

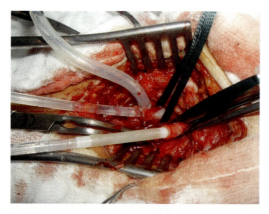

◘ **Abb. 24.3** Kanülierung der Femoralgefäße. Die Vene ist durch eine Tabaksbeutelnaht kanüliert und die Arterie über eine Querincision und mit Tourniquet gesichert. Der arterielle Ballon ist in der Abbildung partiell außerhalb der Arterie sichtbar. Die Perforationen unterhalb des Ballons drainieren den weitlumigeren Kanal der drei Lumina des Stop-Flow-Katheters. Ein dünnerer Kanal dient zur Insufflation des Ballons mit einem Kochsalzkontrastmittelgemisch, ein zweiter dünner Kanal endet an der Katheterspitze und dient zur Einführung des Führungsdrahts zum gefahrlosen Hochschieben des Katheters im Falle von stark abgeknickten oder gewundenen Iliacalarterien

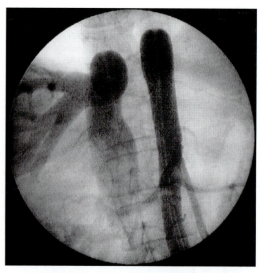

◘ **Abb. 24.4** Kontrastdarstellung der abdominellen Aorta und V. cava nach Kontrastmittelfüllung beider Ballons mit einem Kochsalzkontrastmittelgemisch und Injektion von Kontrastmittel durch die Perforationen des weitlumigen Kanals des Stop-Flow-Katheters

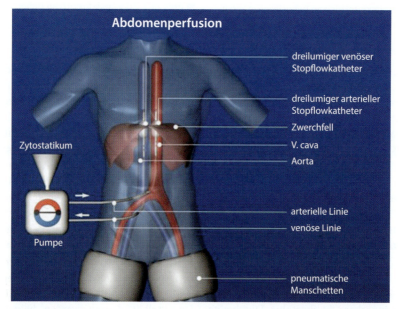

◘ **Abb. 24.5** Schema der hypoxisch abdominellen Perfusion. Die weitlumigeren Kanäle des aortalen und venösen Stop-Flow-Katheters sind mit einem extrakorporalen Perfusionskreislauf verbunden. Nach einer 15-minütigen Zytostatikaexposition werden die Ballons entblockt und wird die Chemofiltration durch dieselben Katheter begonnen

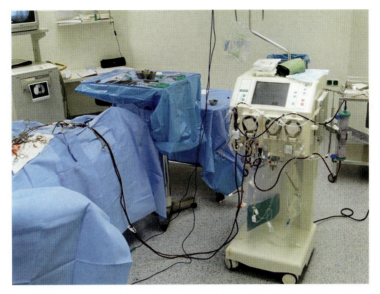

◘ Abb. 24.6 Chemofiltration nach lokaler Zytostatikaexposition. Die arterielle und venöse Linie des Systems sind aus der Leiste ausgeleitet und mit dem Chemoprozessor verbunden

lauf als nicht notwendig erwiesen. Nachdem beide Stop-Flow-Ballonkatheter entblockt sind, wird die Chemofiltration durch selbige begonnen (◘ Abb. 24.6) und bei einer maximalen Förderleistung von 500 ml pro Minute bis zur Substitution von mindestens 4 Litern Filtrat aufrechterhalten. In einer vergleichenden Studie intraaortaler Chemotherapie mit versus ohne Chemofiltration hat es sich gezeigt, dass die posttherapeutische Chemofiltration die Zytostatikaexposition durch Minderung der Spitzenkonzentration herabsetzt, und somit sowohl die unmittelbare als auch die spätere kumulative Toxizität, wie im Falle von Mitomycin und Adriamycin, reduziert [22, 23]. Nach dem Eingriff und der Therapie werden die Katheter entfernt und die Gefäße fortlaufend vernäht.

24.4 Behandlungsprotokoll

Vier Zyklen isolierter hypoxischer abdomineller Perfusion wurden in vierwöchigen Abständen durchgeführt. Es wurde jeweils Cisplatin, Adriamycin und Mitomycin eingesetzt [18]. Nach jedem Behandlungszyklus wurden Leukozyten und Thrombozyten wöchentlich kontrolliert, wobei zwei Wochen nach der Therapie im Bereich des Nadirs in Zweitagesabständen kontrolliert wurde. Der Tumormarker CA 12-5 wurde direkt vor jedem Zyklus und am fünften Tag danach, bevor die Patientin aus stationärer Behandlung entlassen wurde, bestimmt. Nach der zweiten und vierten Therapie wurde eine bildgebende, computertomographische Kontrolle veranlasst.

Patienten, welche ihr Einverständnis dazu abgegeben hatten, wurden nach dem letzten Zyklus explorativ zum Restaging und der Evaluierung der histologischen Ansprechrate laparotomiert. Dem Verlauf des Tumormarkers CA 12-5 wurde während der ganzen Therapien spezielle Bedeutung beigemessen, insbesondere wenn ein positiver Effekt auf das Allgemeinbefinden der Patientin durch Reduktion oder völliges Verschwinden von Aszites und sonstigen Symptomen zu beobachten war.

Ausschlusskriterien waren schwere Begleiterkrankungen wie kardiovaskuläre Insuffizienz durch Koronarerkrankung oder absolute Arrhythmie, unkontrollierter Diabetes oder schwerwiegende Infektionskrankheiten. Die Leukozytenzahl sollte nicht unter 2.500/μl liegen (nicht mit fallender Tendenz) und die Thrombozytenzahl 150.000/μl nicht unterschreiten. Zytostatika wurden aufgrund der hypoxischen Perfusionstherapie bezüglich ihrer vorwiegenden Toxizität unter hypoxischen Bedingungen

◘ Tab. 24.1 Patientencharakteristika

Stadium	FIGO IIIb	4% (n = 3 Patienten)
	FIGO IIIc	71% (n = 56 Patienten)
	FIGO IV	25% (n = 20 Patienten)
Peritoneal-karzinose	4-Quad-ranten	78% (n = 62 Patienten)
	2-Quad-ranten	21,5% (n = 17 Patienten)
Malignitäts-grad	G3	39% (n = 31 Patienten)

◘ Tab. 24.2 Ergebnisse

Ansprechraten		
Klinisch	CR 25%/PR 39%	Total 64%
Histologisch	CR 13%/PR 35%	Total 48%

Aszites		
Komplette Rückbildung	43%	Total 62%
Reduktion	19%	

Überlebens-raten	PFS (Monate)	Gesamtüber-leben (Monate)
25%	12	30
50% (median)	8	14
75%	4	8

(Abb. 24.1 und 24.2) gewählt, wie von B. Teicher beschrieben [21]. Die aortal im abdominellen Segment verabreichte Gesamtdosis von Cisplatin überschritt nicht die 70-mg-Grenze. Für Adriamycin lag die Grenzdosis bei 50 mg, für Mitomycin bei 20 mg.

Die in die Studie aufgenommenen Patientinnen waren überwiegend im Stadium FIGO IIIc (71%) und FIGO IV (25%). 87,5% hatten eine 4-Quadranten-Peritonealkarzinose, und interessanterweise zeigten 39% (n = 31) histologisch einen Malignitätsgrad G3 (◘ Tab. 24.1). 79% aller Patientinnen waren stark vorbehandelt, sechs hatten Drittlinien- und eine Patienten Viertlinientherapien hinter sich [18].

24.5 Ergebnisse

Endpunkte der Studie waren Lebensqualität, Überlebenszeit und Ansprechrate. Die klinische Ansprechrate in Form des Abfalls des Tumormarkers CA 12-5, Computertomographie und Lebensqualität, besonders in Form des Rückgangs oder des kompletten Verschwindens von Aszites, von Schmerzen oder allgemeinem Unbehagen lag bei 64%, im Vergleich zu 48% histologischem Ansprechen nach explorativer Second-look-Operation. Ein komplettes Verschwinden des Aszites wurde bei 43% der Patientinnen nach zwei Behandlungen beobachtet, und weitere 19% der Patientinnen erfuhren einen substantiellen Rückgang des abdominellen Flüssigkeitsvolumens bei geschätzten mehr als 50%. 74%, dies sind drei von vier Patientinnen, berichteten über ein definitives Nachlassen der abdominellen Beschwerden und eindeutige Verbesserung der Schmerzsitu-

ation (◘ Tab. 24.2). Das mediane progressionsfreie Überleben war 8 Monate und das mediane Gesamtüberleben 14 Monate. Acht Patientinnen überlebten zwischen 6 und 18 Jahren. Von vier Patientinnen, welche aktuell zwischen 11 und 19 Jahren überleben, hatten drei ursprünglich G3-Tumore. Zwischen vorbehandelten und nicht vorbehandelten Patienten war statistisch kein Überlebensunterschied zu verzeichnen (◘ Abb. 24.7).

24.6 Toxizität

Die Knochenmarkstoxizität war nur gering ausgeprägt und bewegte sich zwischen WHO-Grad 1 und 2. Nur die Patientinnen mit vorangegangener schwerer Dritt- oder Viertlinienchemotherapie hatten Leukopenie und Thrombozytopenie (WHO-Grad 3). Eine Grad-4-Toxizität oder neutropenisches Fieber wurde nie beobachtet. Postoperatives Fatigue-Syndrom, welches, wenn es denn auftrat, ab dem dritten postoperativen Tag zu beobachten war, war meist von posttherapeutischer Tumornekrose und temporärem steilem Anstieg der LDH und des CA 12-5 begleitet. Diese Syndrome werden überwiegend während der ersten postoperativen Woche beobachtet, mit Schwerpunkt am zweiten und drit-

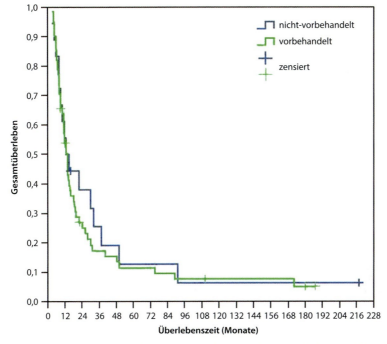

Abb. 24.7 Kaplan-Meier-Überlebenskurve nach hypoxischer abdomineller Perfusion (HAP) bei vorbehandelten (n = 63) und nicht vorbehandelten (n = 17) FIGO III/IV Ovarialkarzinomen

ten postoperativen Tag, und dies bei etwa 15–20% aller Patientinnen. Das vorherrschende klinische Symptom war in diesen Fällen Fieber und Fatigue. Eine häufige Begleiterscheinung war die postoperative Lymphfistel in der Leiste in über 30% aller Fälle. Diese verschloss sich jedoch komplikationslos, wenn die Redondrainage erst nach 14 Tagen gezogen wurde.

24.7 Diskussion

Der entscheidende Punkt bei der Behandlung des Ovarialkarzinoms ist, dass keine der Zytostatikakombinationen – außer der Standardtherapie mit Cisplatin und Paclitaxel – wirklich eine echte Verbesserung des progressionsfreien Überlebens (PFS), Gesamtüberlebens (OS) oder der Lebensqualität (QoL) gebracht hat. Der limitierende Faktor in allen Studien wie Langzeitchemotherapie, dosisdichte Chemotherapie oder Hochdosis-Chemotherapie war die Toxizität wie Neuropathie (Hand-Fuß-Syndrom), Neutropenie oder Müdigkeit und Abge-

schlagenheit (Fatigue). Zudem ließ das Fehlen einer formalen Bewertung der Lebensqualität in den allermeisten Studien keine Rückschlüsse auf lebensqualitätbezogenes Überleben zu. Angesichts der Tatsache, dass sich die Mortalitätsrate beim Ovarialkarzinom während der letzten 30 Jahre kaum geändert hat, schien es angebracht, andere Behandlungsoptionen zu eruieren. Aufgrund der angiogenetischen Eigenschaften des Ovarialkarzinoms mit ausgedehnter Gefäßneubildung war anzunehmen, dass zielgerichtete Therapien, welche die Blutversorgung der Neoplasien als Angriffsziel hatten, das Problem durch Erzielung einer hohen Tumoransprechrate bei gleichzeitiger Schonung gesunden Gewebes lösen könnten. Abgesehen von klinischer Effektivität, meist in Form einer Verlängerung des progressionsfreien Überlebens (PFS), wurde jedoch auch eine schwere Toxizität in Form von Bluthochdruck, Blutungen, Proteinurie, Kardiotoxizität und gastrointestinaler Toxizität mit Spontanperforationen beobachtet [32].

In einer Studie an 32 Patientinnen, welche mit multiplen Chemotherapien vorbehandelt waren, wurden gute Ergebnisse mit Bevacizumab [24] beobachtet. Die mediane Überlebenszeit war 6,9 Monate, bei einer medianen PFS von 5,5 Monaten. Diese Ergebnisse sind im Vergleich zu der isolierten abdominellen Perfusion mit einer medianen Überlebenszeit von 14 Monaten und einer PFS von 8 Monaten wesentlich geringer. In einer Phase-II-Studie zur Bewertung der Effektivität und Verträglichkeit von Bevacizumab wurde bei Patientinnen mit progredientem Ovarialkarzinom eine PFS von 4 Monaten und eine Gesamtüberlebensrate von 17 Monaten erreicht. Toxizität und Nebenwirkungen wurden mit Grad 3 bezüglich Hypertension und Grad 4 bezüglich Lungenembolien, Erbrechen, Konstipation und Proteinurie [25] berichtet. Obwohl diese Ergebnisse vielversprechend scheinen, sind Toxizität und Nebenwirkungen entschieden stärker als nach isolierter Perfusion und Chemofiltration.

Das erste Ziel bei jeglicher medikamentöser oder chirurgischer Krebsbehandlung sollte die Steigerung der Überlebensrate bei besserer Lebensqualität sein. Eine andere Begründung als Basis für eine Therapieempfehlung sollte es eigentlich nicht geben [26]. Es wurden jedoch Tausende von Patienten in vielen Studien [4–14] behandelt, ohne dass ein wesentlicher Fortschritt besonders in Bezug auf Lebensqualität oder Überleben mit verbesserter Lebensqualität verzeichnet worden wäre. Die chirurgische Tumormassenreduktion und auch die Zytoreduktion bei fortgeschrittenen Erkrankungen verlängern das progressionsfreie Überleben – doch dies ist auch auf frühere Stadien limitiert, wenn die sogenannte kurative Operation noch möglich ist [27].

Leider zielen die meisten Therapieregime auf eine Verbesserung des progressionsfreien Überlebens (PFS) unter Inkaufnahme einer größeren Toxizität ab, in der Annahme dass eine verlängerte PFS auch ein verlängertes Gesamtüberleben mit sich bringt. Dies trifft nicht immer zu aber, im Gegensatz, ist ein verlängertes Gesamtüberleben fast immer einer Verlängerung des PFS assoziiert.

Es ist anzunehmen, dass Fortschritte in der Therapie verschiedener Krebsarten wie Ovarialkarzinom, kolorektales oder Hodenkarzinom weitläufig mit der Chemoresistenz von Tumorstammzellen korrelieren. Während in den letzten drei Dekaden die Heilungsraten etwa des Hodenkarzinoms dra-

matisch gestiegen sind (von 23% auf 81%) und die des kolorektalen Karzinoms im Stadium 3 ebenso (von 29% auf 47%) [17], hat sich die Heilungsrate beim Ovarialkarzinom während desselben Zeitintervalls kaum verändert (von 12% auf 14%). Die relativ sehr niedrige Heilungsrate bei Ovarialkarzinom-Patientinnen mag mit der geringen Ansprechbarkeit epithelialer Ovarialkarzinomstammzellen zusammenhängen, wobei die geringe Zunahme des Gesamtüberlebens Folge der Reduktion des Nichtstammzellenanteils des Tumors sein kann. Dies könnte erklären, warum nach Rezidiven weitere Chemotherapien eine erneute Remission herbeiführen können und unter Umständen auch das Leben verlängern [26]. Solch eine Strategie könnte auch helfen, die Patienten geringerer Toxizität auszusetzen. Das Problem der chemoresistenten Stammzellen bleibt jedoch bestehen, und diese Patientinnen haben nur begrenzte Therapieoptionen.

Ein Grundprinzip zur Vermeidung systemischer »Zytostatikastreuung« und zur Steigerung der Zytostatikawirkung im Zielgebiet ist die Anwendung über die arterielle Blutversorgung von Tumoren, wobei insbesondere der Vorteil der sogenannten »first pass extraction«, der Zytostatikaextraktion bei der ersten Passage durch das Tumorbett, welche den weitaus effektivsten Teil jeglicher zytostatischer Behandlungen darstellt, genutzt wird [28–31]. Die isolierte Perfusionstechnik kann eine individuell angepasste Zytostatikaexposition (Fläche unter der Kurve AUC) bewirken und je nach Tumor und ausgeprägter Chemoresistenz in geeigneten Fällen die Chemoresistenz von Tumorstammzellen durchbrechen. Dies spiegelt sich bei einigen wenigen langzeitüberlebenden Patientinnen nach regionaler Therapie initial weit fortgeschrittener G3-Tumoren wider. Diese hatten trotz hochkonzentrierter regionaler Therapie im abdominellen Segment aufgrund der simultanen Chemofiltration kaum Nebenwirkungen und eine sehr gute Lebensqualität, auch während der Therapie. Durchgreifende Linderung von abdominellen Schmerzen und Unbehagen bei 74% sowie ein komplettes Verschwinden des Aszites bei 43% der Patientinnen sind wesentliche Komponenten in Bezug auf die Wertigkeit der isolierten Perfusionstherapie. Dies kann unter der Prämisse des Behandlungsziels eine Lebensverlängerung bei guter bzw. gebesserter

Lebensqualität einen wesentlichen Fortschritt bedeuten, berücksichtigt man, dass die Patientenklientel, die bei Behandlungsbeginn meist noch unter Nachwirkungen der vorangegangenen Chemotherapien und der Belastung durch einen ausgeprägten Aszites litt, bei Behandlungsbeginn eine Lebenserwartung von allenfalls 6–12 Wochen hatte. Die Überlebensvorteile nach isolierter regionaler Perfusionstherapie sind bei diesem überwiegend auf das abdominale Segment begrenzten Tumorgeschehen des peritoneal metastasierten und rezidiverten Ovarialkarzinoms ganz offensichtlich, da sich die geschätzte Lebenserwartung etwa vervierfacht und Patientinnen mit rezidivierten G3-Tumoren in Einzelfällen nach 11–19 Jahren immer noch rezidivfrei überleben. In dieser Konstellation dient der systemisch stark vortherapierte oder austherapierte Patient, welcher nach regionaler Chemotherapie wieder eine fortschreitende, oft über Monate und Jahre hinaus anhaltende Remission erfährt, als seine eigene Kontrolle. Es ist unmöglich, mit systemisch austherapierten Patienten, die noch unter Nachwirkungen der Toxizität leiden, eine prospektive Phase-III-Studie durchzuführen, die systemische versus regionale Chemotherapie untersucht, da zum einen die Knochenmarksreserven häufig erschöpft sind, die Patienten als austherapiert gelten und eine weitere Therapie in der Regel ablehnen.

Die Lebensqualität ist bei der Krebsbehandlung ein Parameter, welcher vorrangig in den Vordergrund rücken sollte, gerade weil neuere Therapieoptionen nur geringe Verlängerungen des PFS oder des Gesamtüberlebens zur Folge haben – wenn überhaupt, 1, 2 oder 3 Monate –, und dies auf Kosten einer ganz erheblichen Toxizität und auch immens steigender finanzieller Belastung [33]. Insofern wäre eine Phase-III-Studie, die regionale versus systemische Chemotherapie bei nicht vorbehandelten Patienten untersucht, sehr wichtig und könnte Auskünfte über zukünftig einzuschlagende Therapieoptionen ergeben.

Literatur

1. Gore ME, Fryatt I, Wiltshaw E, Dawson T. Treatment of relapsed carcinoma of the ovary with cisplatin or carboplatin following initial treatment with these compounds. Gynecol Oncol. 1990;36:207–11.

2. Markman M, Rothman R, Hakes T, et al. Second-line platinum therapy in patients with ovarian cancer previously treated with cisplatin. J Clin Oncol. 1991;9:389–93.

3. Ozols RF. Treatment of recurrent ovarian cancer: increasing options – »recurrent« results. J Clin Oncol. 1997; 15: 2177–80.

4. Dark GG, Calvert AH, Grimshaw R, Poole C, Swenerton K, Kaye S, et al. Randomized trial of two intravenous schedules of the topoisomerase I inhibitor liposomal lurtotecan in women with relapsed epithelial ovarian cancer: a trial of the National Cancer Institute of Canada Clinical Trials Group. J Clin Oncol. 2005;23:1859–66.

5. Gore M, Mainwaring P, A'Hern R, et al. Randomized trial of dose-intensity with single-agent carboplatin in patients with epithelial ovarian cancer. London Gynaecological Oncology Group. J Clin Oncol. 1998;16:2426–34.

6. Jodrell DI, Egorin MJ, Canetta RM, Langenberg P, Goldbloom EP, Burroughs JN, et al. Relationships between carboplatin exposure and tumor response and toxicity in patients with ovarian cancer. J Clin Oncol. 1992;10:520–8.

7. Levin L, Hryniuk WM. Dose intensity analysis of chemotherapy regimens in ovarian carcinoma. J Clin Oncol. 1987;5:756–67.

8. McGuire WP, Hoskins WJ, Brady MF, et al. Assessment of dose-intensive therapy in subopti- mally ovarian cancer: a Gynecologic Oncology Group study. J Clin Oncol. 1995; 13:1589–99.

9. Omura GA, Brady MF, Look KY, Averette HE, Delmore JE, Long HJ, et al. Phase III trial of paclitaxel at two dose levels, the higher dose accompanied by filgrastim at two dose levels in platinum-pretreated epithelial ovarian cancer: an intergroup study. J Clin Oncol. 2003;21:2843–8.

10. Thigpen JT. Dose-intensity in ovarian carcinoma: hold, enough? J Clin Oncol. 1997;15:1291–3.

11. Grenman S, Wiklund T, Jalkanen J, et al. A randomised phase III study comparing high-dose chemotherapy to conventionally dosed chemotherapy for stage III ovarian cancer: the Finnish Ovarian (FINOVA) study. Eur J Cancer. 2006;42:2196–9.

12. Möbus V, Wandt H, Frickhofen N, Bengala C, Champion K, Kimming R, et al. Phase III trial of high-dose sequential chemotherapy with peripheral blood stem cell support compared with standard dose chemotherapy for first-line treatment of advanced ovarian cancer: intergroup trial of the AGO-Ovar/AIO and EBMT. J Clin Oncol. 2007;25: 4187–93.

13. du Bois A, Weber B, Rochon J, et al. Addition of epirubicin as a third drug to Carboplatin- paclitaxel in first-line treatment of advanced ovarian cancer: a prospectively randomized gynecologic cancer intergroup trial by the Arbeitsgemeinschaft Gynaekologische Onkologie Ovarian Cancer Study Group and the Groupe d'Investigateurs Nationaux pour l'Etude des Cancers Ovariens. J Clin Oncol. 2006;24:1127–35.

14. Fung MF, Johnston ME, Eisenhauer EA, Elit L, Hirte HW, Rosen B, et al. Chemotherapy for recurrent epithelial ovarian cancer previously treated with platinum – a systema-

tic review of the evidence from randomized trials. Eur J Gynaec Oncol. 2002;23:104–10.

15. Markman M, Liu PY, Moon J, et al. Impact on survival of 12 versus 3 monthly cycles of paclitaxel (175 mg/m^2) administered to patients with advanced ovarian cancer who attained a complete response to primary platinum-paclitaxel: follow-up of a Southwest Oncology Group and Gynecologic Oncology Group phase 3 trial. Gynecol Oncol. 2009;114:195–8.

16. Markman M, Liu PY, Wilczynski S, et al. Phase III randomized trial of 12 versus 3 months of maintenance paclitaxel in patients with advanced ovarian cancer after complete response to platinum and paclitaxel-based chemotherapy: a Southwest Oncology Group and Gynecologic Oncology Group trial. J Clin Oncol. 2003;21:2460–5.

17. Huang Lan, Cronin Kathleen A, Johnson Karen A, Mariotto Angela B, Feuer Eric J. Improved survival time: what can survival cure models tell us about population-based survival improvements in late-stage colorectal, ovarian, and testicular cancer? Cancer. 2010;112:2289–300.

18. Aigner KR, Gailhofer S, et al. Hypoxic abdominal perfusion for recurrent platin refractory ovarian cancer. Cancer Ther. 2008;6:213-20.

19. Creech O, Krementz ET, Ryan RF, Winbald JN. Chemotherapy of cancer: regional perfusion utilizing an extracorporeal circuit. Ann Surg. 1958;148:616–32.

20. Kroon BBR. Regional isolated perfusion in melanoma of the limbs; accomplishments, unsolved problems, future. Eur J Surg Oncol. 1988;14:101–10.

21. Teicher BA, Lazo JS, Sartorelli A. Classification of antineoplastic agents by their selective toxicities toward oxygenated and hypoxic tumor cells. Cancer Res. 1981;41: 73–81. Cancer Research 1981.

22. Aigner KR, Gailhofer S. High dose MMC: aortic stopflow infusion (ASI) with versus without chemofiltration: a comparison of toxic side effects (abstract). Reg Cancer Treat. 1993;6 Suppl 1:3.

23. Muchmore JH, Aigner KR, Beg MH. Regional chemotherapy for advanced intraabdominal and pelvic cancer. In: Cohen AM, Winawer SJ, Friedman MA, Gunderson LL, editors. Cancer of the colon, rectum and anus. New York: McGraw Hill; 1995. p. 881–9. In Albert Cohn Colorectal Cancer.

24. Monk BJ, Han E, Joseph-Cowen CA, Pugmire G, Burger RA. Salvage bevacizumab- (rhuMABVEGF)-based therapy after multiple prior cytotoxics regimens in advanced refractory epithelial ovarian cancer. Gynecol Oncol. 2006; 102:140–4.

25. Burger RA, Sill MW, Monk BJ, Greer BE, Sorosky JI. Phase II trial of Bevacizumab in persistent or recurrent epithelial ovarian cancer of primary peritoneal cancer: a Gynecologic Oncology Group Study. J Clin Oncol. 2007;25: 5165–71.

26. Cannistra SA. The ethics of early stopping rules: who is protecting whom? J Clin Oncol 2004;22:1542–5.

27. Crawford SC, Vasey PA, Paul J, Hay A, Davis JA, Kaye SB. Does aggressive surgery only benefit patients with less advanced ovarian cancer? Results from an international comparison within the SCOTROC-1 trial. J Clin Oncol. 2005;23:8802–11.

28. Stephens FO, Harker GJS, Crea P. The intra-arterial Infusion of chemotherapeutic agents as «basal" treatment of cancer: evidence of increased drug activity in regionally infused tissues. Aust NZ J Surg. 1980;50:597–602.

29. Stephens FO. Why use regional chemotherapy? Principles and pharmacokinetics. Reg Cancer Treat. 1988;1:4–10.

30. Stephens FO. Induction (neo-adjuvant) chemotherapy systemic and arterial delivery techniques and their clinical applications. Aust NZ J Surg. 1995;65:699–707.

31. Stephens FO. Induction (neo-adjuvant) chemotherapy: the place and techniques of using chemotherapy to downgrade aggressive or advanced localised cancers to make them potentially more curable by surgery and/or radiotherapy. Eur J Surg Oncol. 2001;27(7):627–88.

32. Stone Rebecca L, Sood Anil K, Coleman Robert L. Collateral damage: toxic effects of targeted antiangiogenic therapies in ovarian cancer. Lancet Oncol. 2010;11:465–75.

33. Aigner KR, Stephens FO. Guidelines and Evidence-Based Medicine – Evidence of What? EJCMO 2012. Published online. http://www.slm-oncology.com/Guidelines_and_Evidence_Based_Medicine_Evidence_of_What_,1,272.html.

Isolierte Extremitätenperfusion bei Melanomen

Bin B.R. Kroon, Eva M. Noorda, Bart C. Vrouenraets, Joost M. Klaase,
Gooike W. van Slooten und Omgo E. Nieweg

25

25.1   Einleitung

Das Verfahren der isolierten Extremitätenperfusion unter Verwendung eines mit Sauerstoff angereicherten extrakorporalen Kreislaufs wurde erstmals 1957 von Creech et al. an der Tulane University, New Orleans, angewendet [1]. Eine vollständige Remission wurde bei einem 76 Jahre alten männlichen Patienten mit extensiv rezidivierenden Melanomen am Bein erzielt und hielt an, bis der Patient schließlich im Alter von 92 Jahren verstarb. Der Vorteil dieser faszinierenden Therapiemethode besteht darin, dass der von dem Tumor befallenen Extremität eine hohe Zytostatikadosis ohne das Risiko systemischer Nebenwirkungen zugeführt werden kann. Die isolierte Extremitätenperfusion ist eine wertvolle therapeutische Option bei Patienten mit nicht resezierbaren Tumoren an den Extremitäten und insbesondere bei Läsionen mit einem hohen Risiko lokoregionaler Rezidivierung, wie bei Melanomen bisweilen zu beobachten ist [2].

25.2   Perfusionsmethodik

25.2.1 Methode

Die Isolierung des Blutkreislaufs einer Extremität wird durch den offenen Zugang zu der Hauptarterie und der Vene, welche die Extremität versorgen, und durch Abbinden der Kollateralen erreicht. Ein Tourniquet wird um die Extremität in der Nähe der zu perfundierenden Region angebracht, um die kleineren Blutgefäße in den Muskeln und dem subkutanen Gewebe zusammenzupressen. Nach dem Einführen eines Katheters in die Hauptarterie und die Vene wird die isolierte Extremität durch einen extrakorporalen Kreislauf perfundiert, der durch eine Herz-Lungen-Maschine oxygeniert und angetrieben wird (◘ Abb. 25.1). Das Zytostatikum wird in diesen Kreislauf eingeführt. Das Füllvolumen des extrakorporalen Kreislaufs beträgt ca. 750 ml und besteht aus 300 ml autologem Vollblut, das mit einer physiologischen Elektrolytlösung zu einem Hämatokrit von ca. 30% verdünnt wurde. Das autologe Blut wird kurz vor dem Beginn der Isolierung aus dem venösen Katheter entnommen. Der flussgetriebene extrakorporale Kreislauf strebt eine möglichst hohe Flussrate ohne Erhöhung des Venendrucks um mehr als 10 cm über den Ausgangswert an. Der Venendruck der Extremität kann in einer subkutanen Vene am Distalende der Extremität überwacht werden. Die physiologischen Blutgaswerte können bei Flussraten von 30–40 ml/min/l Gewebe gemessen werden [3].

Die Perfusion kann bei der unteren Extremität mithilfe eines Zugangs über die äußeren iliakalen Gefäße, die Femoralgefäße oder poplitealen Gefäße und bei der oberen Extremität mithilfe eines Zugangs über die Arteria axillaris oder die Arteria brachialis durchgeführt werden. Bei einer Perfusion über den iliakalen Zugang werden die iliakalen Lymphknoten und die Lymphknoten der Fossa obturatoria entfernt. Eine aktuelle Studie zeigte, dass eine verbesserte Methode die Wirksamkeit erhöht [4].

25.2.2 Medikamente

Melphalan ist das zytostatische Medikament der Wahl bei Melanomen. Die Melphalandosis richtet sich nach dem Volumen der zu perfundierenden Extremität und kann durch deren Eintauchen in einen mit Wasser gefüllten Zylinder ermittelt werden [3]. Die maximale mit einem akzeptablen Toxizitätsrisiko in normalem Gewebe verbundene Dosis beträgt ca. 10 mg/l des perfundierten Gewebes für die unteren Extremitäten und 13 mg/l für die oberen Extremitäten [5]. Die unterschiedliche Dosierung resultiert aus der veränderten Medikamentenkonzentration in unterschiedlichen Kreislaufvolumen bei Perfusionen der oberen und unteren Extremitäten.

Der rekombinante Tumornekrosefaktor Alpha (TNFα) wird dem Melphalan in dem Kreislauf manchmal hinzugefügt. Die Hauptindikation für diesen Immunmodulator besteht in dem Vorliegen voluminöser, gut durchbluteter Melanomläsionen, da TNFα eine ausschließlich selektiv destruktive Wirkung auf neu gebildete Blutgefäße hat. Dies führt aufgrund einer stärkeren Durchlässigkeit der Gefäßwände typischerweise zu einer Thrombose mit akuter Nekrose des Tumorgewebes und einer selektiv erhöhten Melphalankonzentration in dem Tumorgewebe [6–8]. Die objektiven Ansprechdaten bei Verwendung anderer Medikamente wie Actinomycin D, Cisplatin, Vindesin, DTIC, Fotemustin,

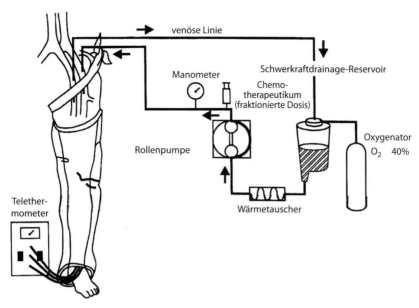

venöse Linie

Manometer

Schwerkraftdrainage-Reservoir

Chemo-
therapeutikum
(fraktionierte Dosis)

Oxygenator
O₂   40%

Rollenpumpe

Teletherー
mometer

Wärmetauscher

Abb. 25.1 Schematische Darstellung des isolierten Kreislaufs

Interleukin-2 und lymphokin-aktivierter Killerzellen sind nicht ermutigend [9–13]. Offensichtlich ist keines dieser Medikamente so effektiv wie Melphalan – weder als einzelner Wirkstoff noch in Kombination mit anderen Wirkstoffen.

25.2.3 Überwachung der Leckrate

Die extrem hohen Zytostatikadosierungen in der Extremität können tödlich sein, wenn sie lebenswichtige Organe erreichen. Bei Melphalan können beispielsweise Zytostatikakonzentrationen in der Extremität erzielt werden, die bis zu 20-mal höher sind als jene, die vom restlichen Körper vertragen werden könnte [5]. Ein potentielles Leck in den systemischen Kreislauf hinein muss daher sorgfältig überwacht werden. Zu diesem Zweck wird eine kleine Dosis eines Radiopharmazeutikums in den extrakorporalen Kreislauf gegeben, und ein über dem Herzen platzierter Detektor erkennt Radioaktivität, sofern sie in den systemischen Kreislauf eindringt. Ein erfahrenes Team hält die Leckrate nahezu ohne Ausnahme durchgehend bei unter 5%. In 438 Verfahren haben wir eine mediane kumulative systemische Leckrate von 0,9% (Spanne: 0,0–15,6%) nach 60 Minuten Perfusion verzeichnet [14].

25.2.4 Gewebetemperaturen

Da wir uns im Hinblick auf die physiologischen Bedingungen nur auf die Wirksamkeit des Medikaments konzentrieren, werden die Gewebetemperaturen der Extremität während der gesamten Zytostatika-Zirkulationszeit zwischen 37°C und 38°C auf normothermem Niveau gehalten. Dies wird als »kontrollierte« Normothermie bezeichnet, da besondere Maßnahmen wie die Erwärmung des Perfusats und die Anwendung einer Warmwasserhülle um die Extremität herum getroffen werden müssen, um zu verhindern, dass diese während des vorbereitenden chirurgischen Eingriffs abkühlt [2]. Das Medikament wird dem Perfusat hinzugefügt, sobald alle vier Temperaturfühler, die proximal und distal an der Extremität im Unterhautgewebe und der Muskulatur platziert wurden, eine Temperatur von 37°C anzeigen. Wir zweifeln den Nutzen der weithin verwendeten sogenannten »milden« Hyperthermie-Methode (mit Gewebetemperaturen zwischen 39°C und 40°C) an, da der spezifische zelltötende Effekt der Wärme hauptsächlich bei Temperaturen über 41,5°C erzielt wird [15]. Eine retrospektive Analyse zeigte vergleichbare Ergebnisse für Perfusionen mit milder Hyperthermie und Normothermie [16]. »Echte« Hyperthermie bedeutet die Erwärmung des Gewebes auf Temperaturen zwischen 41,5°C und 43°C. Solch hohe Temperaturen werden in der zytostatischen Perfusion aufgrund der inakzeptablen Potenzierung der Melphalantoxizität nicht mehr angewendet; auch wenn eine vielversprechende Antitumorwirkung erzielt wurde [17]. Die Anwendung echter Hyperthermie durch Perfusion ohne Zytostatika ist hingegen eine Option. Bei einer solchen Perfusion wird lediglich der zelltötende Effekt der hochdosierten Hyperthermie als therapeutische Modalität genutzt [18]. Im Hinblick darauf haben wir in unserem Institut einen doppelten Perfusionsplan getestet. Einer zweistündigen echten hyperthermen Perfusion (Gewebetemperaturen zwischen 42°C und 43°C) ohne Melphalan folgte eine Woche später eine einstündige normotherme Infusion mit Melphalan in einer Dosierung von 10 mg/l Gewebe [19]. Die hochdosierte hypertherme Perfusion diente dazu, Zellen in den hypoxischen Bereichen des Tumors abzutöten, während die normotherme Perfusion mit hochdosiertem Melphalan verabreicht wurde, um den restlichen, gut perfundierten Teil des Tumors anzugreifen [20]. In diesem sequentiellen Therapieprogramm wurden die hochdosierte Hyperthermie und das hochdosierte Zytostatikum bei maximaler Dosis ohne erhöhte Toxizität verabreicht, welche die Wärme bei gleichzeitiger Verabreichung von Melphalan verursacht hätte. Durch die Anwendung dieses Therapieplans konnten eine hohe komplette Ansprechrate (63%) und eine geringe lokale Rezidivrate (27%) bei 17 Patienten mit ausgedehnten rezidivierenden Melanomen beobachtet werden [21]. Hierbei wurde lediglich eine leichte Toxizität festgestellt. Dieses Schema könnte eine Alternative zur Perfusion mit der Kombination aus Melphalan und TNFα für Patienten mit umfangreichen oder großvolumigen Läsionen sein.

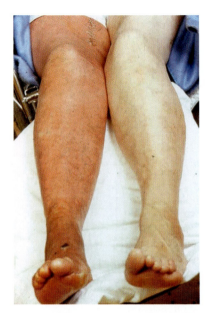

Abb. 25.2 Normale akute regionale Toxizitätsreaktion nach einer isolierten Extremitätenperfusion (Grad II). (Aus [75]; mit freundl. Genehmigung)

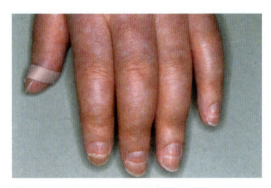

Abb. 25.3 Normale akute regionale Toxizitätsreaktion (Grad II) mit Verlust der Nägel

25.3   Toxizität und Morbidität

25.3.1 Regional

Eine akute regionale Toxizität nach einer isolierten Extremitätenperfusion drückt sich typischerweise in einem leichten Ödem, einem Erythem und Schmerzen in einer erwärmten Extremität aus und tritt üb-

licherweise innerhalb von 48 Stunden nach diesem Verfahren auf. Die Symptome klingen innerhalb von 14 Tagen ab (**Abb. 25.2**). Die Rötung nimmt eine braune Färbung an, die nach 3–6 Monaten heller wird. Nach ca. 6 Monaten bestehen üblicherweise keine sichtbaren Anzeichen mehr für eine Veränderung. Darüber hinaus werden manchmal andere lokale Symptome beobachtet (zum Beispiel vorübergehender Verlust der Nägel [**Abb. 25.3**], trockene Haut oder Blasenbildung der Haut an den Handinnenflächen oder der Fußsohle, Hemmung des Haarwuchses an der Extremität oder vorübergehende Neuralgie), die jedoch alle mit der Zeit nachlassen. Eine schwerere Toxizität kann sich in Form von Blasenbildung oder Muskelschäden ausdrücken. Schädigungen des tiefen Gewebes können dauerhafte Funktionsstörungen oder ein drohendes oder manifestes Kompartmentsyndrom verursachen, das nur in seltenen Fällen eine Amputation erfordert.

Das Einstufungssystem dieser toxischen Reaktionen des normalen Gewebes nach einer Perfusion mit Melphalan wurde 1982 von Wieberdink et al. eingeführt (◘ Tab. 25.1) [3]. Aus den veröffentlichten Daten umfangreicher Reihen lässt sich schlussfolgern, dass moderate bis ernsthafte akute Haut-/Weichgewebereaktionen (Grad III–V nach Wieberdink) bei 7–37% der Patienten auftreten. Der Grad der akuten regionalen Schäden hat wesentliche Auswirkungen auf die langfristige Morbidität [22]. Diese langfristige Morbidität wirkt sich hauptsächlich auf die Funktion aus und besteht aus Steifheit, Muskelatrophie und funktionellen Beeinträchtigungen. Funktionelle Einschränkungen der Fußgelenke treten bei 25% der Patienten auf [23–25], 5–8% der Patienten leiden aufgrund des Verfahrens unter starken chronischen Schmerzen [22, 25]. Das Auftreten einer langfristigen Neuropathie wurde am Institut der Autoren untersucht und bei 20% der Patienten nach einer Perfusion über einen axillären Gefäßzugang, bei 2% nach einer Perfusion über einen iliakalen Zugang festgestellt [26]. Diese Morbidität resultiert in den meisten Fällen aus einer zu engen Platzierung des Tourniquets zum Zeitpunkt der Operation. Die bedeutendsten Risikofaktoren für eine akute schwere regionale Toxizität sind Gewebetemperaturen über 40°C, eine hohe Melphalan-Spitzenkonzentration im Perfusat, weibliches Geschlecht und Fettleibigkeit [17, 27]. Der Grund für das höhere Toxizitätsrisiko bei adipösen Extremitäten besteht in der höheren Melphalanaufnahme im Muskel im Vergleich zum Fett. Da die Melphalandosierung auf dem Volumen der Extremitäten basiert, ist das Muskelgewebe in Extremitäten übergewichtiger Patienten daher einer relativ hohen Medikamentendosis ausgesetzt [28]. Verschiedene Strategien zur Reduzierung der toxischen Reaktionen wurden bereits empfohlen. Die Melphalan-Spitzenkonzentration kann ohne die Reduzierung der Gesamtmedikamentendosis gesenkt werden,

◘ Tab. 25.1 Klassifikationssystem der akuten regionalen Toxizität nach Wieberdink et al. [3]

Grad I	Keine Reaktion
Grad II	Leichtes Erythem und/oder Ödem
Grad III	Deutliches Erythem und/oder Ödem mit leichter Blasenbildung, geringe Beeinträchtigung der Motilität zulässig
Grad IV	Ausgedehnte Epidermolyse und/oder sichtbare Schädigung tiefer Gewebe und daraus resultierende bleibende Funktionsstörungen; drohendes oder manifestes Kompartmentsyndrom
Grad V	Schädigung, die eine Amputation erfordern könnte

indem man ein größeres Füllvolumen verwendet und das Medikament über einen längeren Zeitraum oder fraktioniert verabreicht [29, 30]. Bei adipösen Patienten wird die Melphalandosis häufig um 10% reduziert verabreicht [26].

25.3.2 Systemisch

Die systemische Toxizität sollte nicht vorhanden oder mild sein, wenn die Leckage aus der isolierten Extremität angemessen kontrolliert wird. Ein sorgfältiges Abbinden der Kollateralen, das Vermeiden hoher Flussraten und eines hohen Venendrucks sowie ein gründliches Auswaschen des isolierten Kreislaufs nach der Perfusion sind hier die wichtigsten Maßnahmen. Bei Anwendung dieser Vorsichtsmaßnahmen trat keine systemische Toxizität auf oder war bei den im Institut der Autoren perfundierten Patienten nach der Perfusion mit Melphalan allein oder in Kombination mit TNFα mild [31, 32].

In der allein mit Melphalan behandelten Gruppe waren Übelkeit und Erbrechen die häufigsten beobachteten Nebenwirkungen. Fieber direkt nach einer Operation wurde häufig nach der Zugabe von TNFα beobachtet. Eine von anderen Forschern berichtete systemische entzündliche Reaktion mit niedrigem Blutdruck und Atemproblemen [33] wurde bei unseren mit TNFα perfundierten Patienten nicht beobachtet.

25.4   Indikationen und Ergebnisse

25.4.1   Lokal fortgeschrittene Melanome

Die isolierte Perfusion mit Melphalan ist die bevorzugte Therapie bei Patienten mit lokal nicht resektablen Melanomen an den Extremitäten (◻ Abb. 25.4, ◻ Abb. 25.5 und ◻ Abb. 25.6). In der Vergangenheit mussten diese Patienten häufig einer Amputation unterzogen werden, die heute nur noch selten notwendig ist [34]. Bei großen und gut vaskularisierten Läsionen wurden hohe Ansprechraten berichtet, wenn Melphalan mit TNFα kombiniert wird [35, 36]. In einer aktuellen präklinischen Studie an Mäusen wurde festgestellt, dass die selektive Zielrichtung (Targeting) auf VE-Cadherin einer der Mechanismen ist, in denen TNFα die Integrität der Tumordurchblutung zerstört [37]. Wir haben eine vollständige Ansprechrate von 59% durch die Kombination von Melphalan und TNFα in einer Gruppe von 130 Patienten mit wirklich nicht resektablen Läsionen (d.h. mehr als zehn Knoten oder Knoten

mit einer Größe von mehr als 3 cm) erreichen können [38]. Mit Melphalan allein betrug die vollständige Ansprechrate 45%. Bei rund der Hälfte der Patienten mit einer kompletten Remission traten nach einem medianen Intervall von sechs Monaten nach der Behandlung Rezidive in der perfundierten Region auf. Diese Rezidive konnten durch einfache lokale Behandlungsmethoden wie etwa Exzision, Laserablation und Strahlentherapie bei 70% der Patienten beseitigt werden. Etwa 50% der Patienten ohne Komplettremission konnten ebenfalls durch eine einfache lokale extremitätenerhaltende Therapie behandelt werden. Die Rate der extremitätenerhaltenden Therapie betrug in der Studienpopulation 97%. Dies ist ein zufriedenstellender Prozentsatz angesichts der Tatsache, dass die Tumoren in allen Fällen absolut nicht resezierbar waren. Die Literatur zeigt eine komplette Ansprechrate nach einer alleinigen Melphalanperfusion bei fortgeschrittenen Melanomen an den Extremitäten von durchschnittlich 54%. Die in unserem Institut erreichte Rate betrug 45% [39–40]. Diese Differenz lässt sich durch die unterschiedliche Tumorlast erklären. Es hat sich

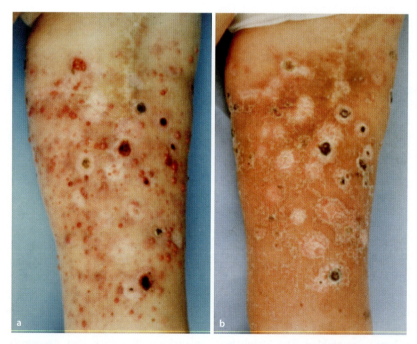

◻ **Abb. 25.4** (a) Multiple In-Transit-Metastasen am linken Oberschenkel; (b) Anhaltende Remission, sechs Wochen nach der Perfusion mit Melphalan. Die komplette Remission wurde einige Wochen später erreicht. (Aus [75]; mit freundl. Genehmigung)

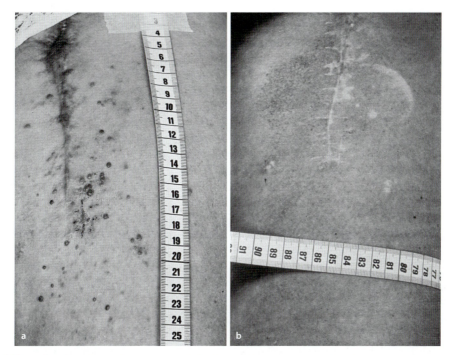

⬧ Abb. 25.5 (**a**) Multiple In-Transit-Metastasen um die Narbe einer linksseitigen inguinalen Lymphknotendissektion; (**b**) Vollständige Remission drei Monate nach der Perfusion. (Aus [75]; mit freundl. Genehmigung)

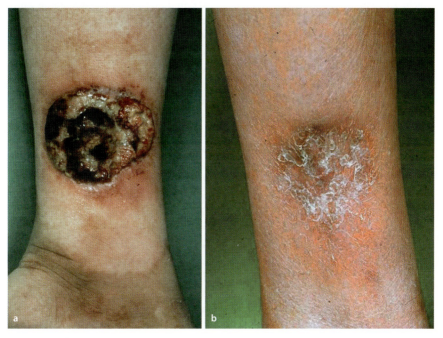

⬧ Abb. 25.6 (**a**) Vernachlässigtes primäres Melanom mit Knochenbefall; (**b**) Vollständige Remission sechs Monate nach der Perfusion. (Aus [75]; mit freundl. Genehmigung)

gezeigt, dass die Anzahl der Läsionen und die gesamte Oberflächengröße der Tumore wesentliche Prognosefaktoren für das Ansprechverhalten nach einer isolierten Extremitätenperfusion sind [41–42]. Die veröffentlichten vollständigen Ansprechraten nach einer isolierten Extremitätenperfusion mit der Medikamentenkombination liegen zwischen 26% und 90%, wobei die höheren Prozentsätze sicherlich einer allgemein geringeren Tumorlast zuzuordnen sind [36, 43–48]. Bei Patienten mit kompletter Remission fanden andere Forscher mit unseren Ergebnissen vergleichbare Lokalrezidivraten: 44% der Patienten erleiden nach einem medianen Intervall von 5–10 Monaten Rezidive [39].

Die Perfusion kann auch bei Vorliegen von Melanom-Fernmetastasen angewendet werden. Nicht resektable symptomatische loko-regionale Melanome der Extremitäten sind bei diesen Patienten selten. Wenn sie jedoch vorhanden sind, kann mit der Perfusion eine zufriedenstellende Palliation erreicht werden [48]. Das Verfahren ist insbesondere bei Patienten mit Hautfernmetastasen, subkutanen Fernmetastasen oder Lymphknoten-Fernmetastasen in Betracht zu ziehen, da diese Patienten tendenziell länger als ein Jahr überleben.

Ein potentieller Nachteil der Perfusion besteht darin, dass sie aus technischen Gründen nicht häufig wiederholt werden kann. Dennoch ist ein doppeltes Perfusionsschema mit Intervallen von 3–4 Wochen zwischen den Behandlungen durchführbar und wurde im Institut der Autoren untersucht [49]. Obwohl 77% der Patienten vollständig auf diesen Therapieplan ansprachen, erlitt die Hälfte von ihnen nach einem medianen Zeitraum von fünf Monaten im perfundierten Bereich Rezidive. Zu dieser Studie ist anzumerken, dass bei den Patienten mit einer Komplettremission ein erheblich kürzeres Zeitintervall zwischen den Perfusionen vorlag als bei Patienten ohne vollständige Remission.

25.4.2 Isolierte Extremitätenperfusion als adjuvante Behandlung bei primären und rezidivierenden Melanomen

Die isolierte Extremitätenperfusion als adjuvante Behandlung nach einer Exzision primärer Hochrisiko-Melanome (Breslow-Dicke ≥ 1,5 mm) wurde im Rahmen einer großen randomisierten klinischen Multicenter-Studie untersucht, an der 852 Patienten teilnahmen. Die Patienten wurden entweder einer weiten lokalen Exzision oder einer weiten lokalen Exzision plus Perfusion unterzogen [50]. Loko-regionale Rezidive traten in der Perfusionsgruppe seltener auf (3,3% im Vergleich zu 6,6%, P = 0,05). Die krankheitsfreie Überlebenszeit war in der Perfusionsgruppe während der ersten 2–3 Jahre nach der Behandlung besser (P = 0,02) – ein langfristiger Effekt konnte jedoch nicht beobachtet werden. Die Perfusion wirkte sich nicht vorteilhaft auf das Gesamtüberleben aus.

Es existiert nur eine randomisierte prospektive Studie zur isolierten Extremitätenperfusion bei Patienten mit resektablen rezidivierten Melanomen [51]. In dieser relativ kleinen Studie wurden 69 Patienten mit Lokalrezidiven, Satelliten-Metastasen bzw. In-Transit-Metastasen randomisiert einer alleinigen Exzision oder einer Exzision in Kombination mit einer Perfusion unterzogen. In der Perfusionsgruppe wurde mit 45% eine geringere loko-regionale Rezidivrate beobachtet als bei der reinen Exzisionsgruppe mit 67% (P = 0,13). Das mediane krankheitsfreie Intervall wurde nach der Perfusion auf 17 Monate verlängert, während dieses Intervall nach der alleinigen Exzision nur zehn Monate betrug (P = 0,04). Ein signifikanter Unterschied im Gesamtüberleben wurde nicht festgestellt. Die 5-Jahres-Überlebensrate betrug 44% bzw. 39% (P = 0,28).

Die Forscher beider Studien schlussfolgerten, dass die isolierte Extremitätenperfusion angesichts der Kosten und der mit dem Verfahren verbundenen Morbidität nicht als ergänzende Therapieoption zu empfehlen ist, da hierbei kein Vorteil in Bezug auf das Gesamtüberleben beobachtet wurde. Interessant ist jedoch die Beobachtung, dass die Perfusion definitiv eine destruktive Wirkung auf mikrometastatische Erkrankungen hat, die sich in einer geringeren Anzahl an Rezidiven und einer längeren krankheitsfreien Überlebenszeit in beiden Studien ausdrückte. Die adjuvante Perfusion kann daher eine wertvolle loko-regionale Tumorkontrolle bei Patienten mit häufig rezidivierenden und multiplen resektablen Läsionen bieten. Diese Hypothese wurde im Institut der Autoren an 43 Patienten überprüft, die einer ersten Perfusion für eine dritte oder weitere Rezidivbildung an den Extremitäten unterzogen worden waren [52]. Das mediane rezidivfreie Intervall in Bezug auf die Extremitäten hatte sich im Zeitraum zwischen der ersten Exzision und dem dritten oder vierten Rezidiv an den Extremitäten, für welche die Perfusion durchgeführt wurde, erheblich verkürzt (P < 0,001). Nach der Perfusion war das mediane rezidivfreie Intervall für die Extremität 4,7-mal länger als das letzte Intervall vor der Perfusion (P < 0,001). Die durchschnittliche Anzahl der Läsionen war 2,6-mal niedriger im Vergleich zu Patienten vor der Perfusion (P < 0,001). Die Perfusion verlängerte in dieser Studie daher das rezidivfreie Intervall in Bezug auf die Extremitäten und senkte die Anzahl der Rezidive deutlich. Wir schlossen hieraus, dass die Perfusion eine wertvolle adjuvante Therapie zur chirurgischen Exzision wiederholter loko-regionaler Melanomrezidive bei Patienten ist, deren rezidivfreie Intervalle sich im Lauf der Zeit tendentiell verkürzen [52].

25.5 Wiederholte isolierte Extremitätenperfusion

Nach einer erfolgreichen Behandlung loko-regionaler rezidivierender Melanome an Extremitäten durch isolierte Perfusion entwickeln 46–54% der Patienten weitere Rezidive [53]. Die Therapieoptionen in diesen Situationen variieren je nach Tumorausmaß und bestehen unter anderem in einer weiteren Exzision, CO_2-Laserablation[54], intraläsionaler Chemo- oder Immunoablation [55] und Strahlentherapie mit oder ohne lokaler Hyperthermie [56]. Wenn die Läsionen zu groß oder zu zahlreich sind, scheinen wiederholte Perfusionen die einzige Alternative zur Amputation zu sein. Die Autoren veröffentlichten 1996 ihre Ergebnisse der wiederholten isolierten Extremitätenperfusion mit Melphalan unter Verwendung unterschiedlicher Therapiepläne wie einfache und mehrfache, nor-

motherme und hypertherme Perfusion (Gewebetemperaturen über 41,5°C) [57]. Hierbei wurde eine hohe vollständige Ansprechrate (74%) mit einem rezidivfreien Intervall für die Extremitäten von neun Monaten erzielt. Die damit verbundene regionale Toxizität war erheblich und wurde durch die Nutzung intensiver Therapiepläne erklärt. Daten zur wiederholten Perfusion unter Verwendung der Kombination aus Melphalan und TNFα wurden 2006 veröffentlicht [58]. Die vollständige Ansprechrate betrug 62% und das mediane rezidivfreie Überleben 13 Monate. Die regionale Toxizität war mild und mit der ersten Perfusion vergleichbar. Diese Erkenntnis wurde auch von anderen Forschern veröffentlicht [59]. Eine wiederholte isolierte Extremitätenperfusion mit Melphalan und TNFα scheint mit einer relativ hohen kompletten Ansprechrate, einer beträchtlichen rezidivfreien Überlebenszeit und einer milden regionalen Toxizität möglich.

25.6 Isolierte Extremitätenperfusion bei älteren Patienten

Die mediane Lebenserwartung im Alter von 75 Jahren beträgt 8,5 Jahre bei Männern und 11 Jahre bei Frauen [60]. Die Aufrechterhaltung und Verbesserung der Lebensqualität ist in dieser Altersgruppe wünschenswert. Aus diesem Grund ist eine effektive Perfusion mit geringer Morbidität auch in dieser Lebensphase wichtig. In einer Studie an 202 Patienten wurden die Daten des Instituts der Autoren mit den Daten des Erasmus Medical Center – Daniel den Hoed Cancer Center, Rotterdam, Niederlande – kombiniert. Die Toxizität, die Komplikationen und die langfristige Morbidität waren bei Patienten unter und über 75 Jahren gleich [61]. Die Remissionen waren mit 56% Komplettremissionen bei den älteren und 58% bei den jüngeren Patienten ebenfalls ähnlich. Die Dauer des Krankenhausaufenthalts war bei den älteren Patienten etwas länger. In beiden Altersgruppen erzielte ungefähr die Hälfte der Patienten mit vollständiger Remission eine langfristige loko-regionale Tumorkontrolle. Hieraus wurde geschlossen, dass die Perfusion für ältere Patienten sicher ist und die gleichen Vorteile bietet wie für jüngere Patienten. Alter ist daher keine Kontraindikation für eine isolierte Extremitätenperfusion.

25.7 Prognosefaktoren für eine schlechte Überlebensaussicht nach der Perfusion

Patienten mit rezidivierenden Melanomen weisen 5-Jahres-Überlebensraten zwischen 27% und 56% auf. Einige dieser Patienten überleben die Behandlung nicht länger als ein Jahr. Angesichts der üblichen Dauer der loko-regionalen Toxizität nach der Perfusion (3–6 Monate) und der maximalen Remission der Läsionen von durchschnittlich 4 Monaten nach der Perfusion wäre die Ermittlung eines Parameters zur Auswahl von Patienten wünschenswert, die lange genug leben, um von den Vorteilen der Perfusion profitieren zu können.

Um die Prognosefaktoren für eine kurze Überlebenszeit zu bestimmen, wurde in unserem Institut eine Studie an 439 Patienten mit rezidivierenden Melanomen durchgeführt [62]. 69 Patienten (16%) starben innerhalb eines Jahres – 64 davon mit metastatischen Melanomen. Patienten mit regionalen Lymphknotenmetastasen oder regionalen Lymphknotenmetastasen in Kombination mit Satelliten- und/oder In-Transit-Metastasen wiesen ein relatives Risiko von 4,6 (95% CI 2,0–6,6) bzw. 3,6 (95% CI 2,1–10) auf, innerhalb eines Jahres nach der Perfusion zu sterben (p < 0,001). Bei Patienten mit Fernmetastasen betrug das relative Risiko 22 (95% CI 3,8–127, p = 0,001). Patienten mit Melanomen an den Extremitäten weisen daher ein erhöhtes Risiko auf, im ersten Jahr nach der Perfusion zu sterben, wenn regionale Lymphknoten- oder Fernmetastasen vorliegen. Bei diesen Patienten sollte die Indikation für eine Perfusion sorgfältig abgewogen werden.

25.8 Lebensqualität bei Langzeitüberlebenden nach der Perfusion

Die isolierte Extremitätenperfusion kann zu einer langfristigen Morbidität bei bis zu 40% der Patienten führen. Die Auswirkung der Langzeitmorbidität auf die Lebensqualität ist bisher noch nicht beurteilt worden. 51 krankheitsfreie Langzeitüberlebende, die wegen rezidivierender Melanome perfundiert worden waren (Durchschnittsalter: 71 Jahre (38–90),

medianer Zeitraum nach der Perfusion: 14 Jahre [3–25 Jahre]) wurden aus unserer Computerdatenbank ausgewählt [63]. Die Bewertung der Lebensqualität bei dieser Gruppe wurde mit einer nach Alter und Geschlecht vergleichbaren Gruppe der niederländischen Bevölkerung verglichen. Es zeigte sich, dass die Studiengruppe in allen Bereichen der Lebensqualität besser abschnitt. Der Unterschied im Hinblick auf körperliche Schmerzen, die allgemeine Wahrnehmung der Gesundheit und die seelischen und körperlichen Gesamt-Gesundheitswerte war statistisch signifikant. Dennoch berichteten die perfundierten Patienten von einer erheblichen krankheits- und behandlungsbezogenen Morbidität, Angst vor Rezidiven und kosmetischen Problemen. Dieses kontraintuitive Ergebnis kann auf die Zusammensetzung der Studiengruppe, einer gezielt positiven Auswahl von Langzeitüberlebenden und der Veränderung der Bewertung »Response Shift« (d.h., dass Patienten ihre Sichtweisen im Laufe der Zeit geändert und sich an ihre Beschwerden gewöhnt haben) zurückzuführen sein.

25.9 Zukunft

Die isolierte Extremitätenperfusion hat eine wesentliche Wirkung auf mikrometastatische Erkrankungen. Die Anwendung bei resektablen primären und rezidivierenden Melanomläsionen kann daher nützlich sein. Diesbezüglich könnte die kürzlich entwickelte Micro-Arry-Methode hilfreich bei der Auswahl von Perfusionspatienten mit einem hohen Lokalrezidivrisiko ohne Vorliegen von Fernmetastasen sein [64]. Um das rezidivfreie Intervall nach der Perfusion zu verlängern, wurden die vielversprechenden ersten Ergebnisse einer systemischen Konsolidierungs-Biotherapie veröffentlicht. Dieser kombinierte regionale und systemische Ansatz bedarf weiterer Untersuchungen [65]. Derzeit werden eine Reihe von Studien zur Verwendung einer systemischen Verabreichung zielgerichteter Therapien mit regionalen Behandlungsstrategien durchgeführt [66]. Diese zielgerichteten Therapien wie etwa systemisches Buthionin-Sulfomixin und systemisches ADH-1 (Exherin) als Ergänzungen zu Melphalan können verschiedene Zellsignalwege unterbrechen, die Tumore anfällig für die Wirkung des Chemotherapeutikums machen und so die Ansprechraten verbessern, ohne die Toxizität zu erhöhen [67].

Die isolierte Extremitäteninfusion wurde als minimalinvasive Alternative zur isolierten Extremitätenperfusion entwickelt. Die Behandlungsergebnisse zum Zeitpunkt der Entwicklung dieser Methode waren mit den durch die isolierte Extremitätenperfusion erzielten Ergebnissen vergleichbar [68, 69]. Aktuelle Berichte anderer Zentren verzeichnen eine etwas geringere Anzahl an Respondern [70–72]. Die Patientenauswahl, geringe technische Unterschiede und Probleme bei der Standardisierung eines Berichtssystems über das Ansprechen für In-Transit-Metastasen können für die Abweichungen zwischen den verschiedenen Berichten verantwortlich sein [73, 74]. Zusätzliche ausgereifte Daten aus anderen Zentren als dem Melanoma Institute Australia werden benötigt, um den genauen Stellenwert dieses minimalinvasiven Verfahrens zu definieren.

Literatur

1. Creech OJ, Krementz ET, Ryan RF, Winbald JN (1958) Chemotherapy of cancer: Regional perfusion utilizing an extracorporeal circuit. Ann Surg 148:616-632.
2. Kroon BBR (1988) Regional isolation perfusion in melanoma of the limbs; accomplishments, unsolved problems, future. Eur J Surg Oncol 14:101-110.
3. Wieberdink J, Benckhuijsen C, Braat RP, van Slooten EA, Olthuis GAA (1982) Dosimetry in isolation perfusion of the limbs by assessment of perfused tissue volume and grading of toxic tissue reactions. Eur J Cancer Clin Oncol 18:905-910.
4. Boesch CE, Meyer T, Waschke L, et al. (2010) Long-term outcome of hyperthermic isolated limb perfusion (HILP) in the treatment of locoregionally metastasized malignant melanoma of the extremities. Int J Hyperthermia 26 16-20.
5. Benckhuijsen C, Kroon BBR, van Geel AN, Wieberdink J (1988) Regional perfusion treatment with melphalan for melanoma in a limb: an evaluation of drug kinetics. Eur J Surg Oncol 14:157-163.
6. Lejeune FJ (1995) High dose recombinant tumour necrosis factor (rTNF alpha) administered by isolation perfusion for advanced tumours of the limbs: a model for biochemotherapy of cancer. Eur J Cancer 31A:1009-1016.
7. De Wilt JH, ten Hagen TL, de Boeck G, et al. (2000) Tumour necrosis factor alpha increases melphalan concentration in tumour tissue after isolated limb perfusion. Br J Cancer 82:1000-1003.
8. Van Etten B, de Vries MR, van IJken MG, et al. (2003) Degree of tumour vascularity correlates with drug accumulation and tumour response upon TNF-alpha-based isolated hepatic perfusion. Br J Cancer 88:314-319.
9. Aigner K, Hild P, Henneking K, Paul E, Hundeiker M (1983) Regional perfusion with cis-platinum and dacarbazine. Rec Res Canc Res 86:239-245.
10. Vaglini M, Belli F, Marolda R, Prada A, Santinami M, Cascinelli N (1987) Hyperthermic antiblastic perfusion with DTIC in stage IIIA-IIIAB melanoma of the extremities. Eur J Surg Oncol 13:127-129.
11. Vaglini M, Belli F, Santinami M, et al. (1995) Isolation perfusion in extracorporeal circulation with interleukin-2 and lymphokine-activated killer cells in the treatment of in-transit metastases from limb cutaneous melanoma. Ann Surg Oncol 2:61-70.
12. Hoekstra HJ, Schraffordt Koops H, de Vries LG, van Weerden TW, Oldhoff J (1993) Toxicity of hyperthermic isolated limb perfusion with Cisplatin for recurrent melanoma of the lower extremity after previous perfusion treatment. Cancer 72:1224-1229.
13. Bonenkamp JJ, Thompson JF, de Wilt JH, Doubrovsky A, de Faria Lima R, Kam PC (2004) Isolated limb infusion with fotemustine after dacarbazine chemosensitisation for inoperable loco-regional melanoma recurrence. Eur J Surg Oncol 30:1107-1112.
14. Klaase JM, Kroon BBR, van Geel AN, Eggermont AMM, Franklin HR (1993) Low frequency of isotopically measured systemic leakage in a flow and venous pressure controlled isolated perfusion methodology of the limbs. Br J Surg 80:1124-1126.
15. Hahn GM, ed. (1982) Hyperthermia and cancer. Plenum Press, New York-London.
16. Klaase JM, Kroon BBR, Eggermont AMM, et al. (1995) A retrospective comparative study evaluating the results of mild hyperthermic versus controlled normothermic perfusion for recurrent melanoma of the extremities. Eur J Cancer 31A:58-63.
17. Vrouenraets BC, Klaase JM, Nieweg OE, et al. (1998) Toxicity and morbidity of isolated limb perfusion: a review. Semin Surg Oncol 14:224-31.
18. Van der Zee J, Kroon BBR, Nieweg OE, van de Merwe SA, Kampinga HH (1997) Rationale for different approaches to combined melphalan and hyperthermia in regional isolated perfusion. Eur J Cancer 33:1546-1550.
19. Kroon BBR, Klaase JM, van Geel AN, Eggermont AMM (1992) Application of hyperthermia in regional isolated perfusion for melanoma of the limbs. Regional Cancer Treatment 4: 223-226.
20. Van der Zee, Kroon BBR (2008) Isolated limb perfusion for malignant melanoma; possibly better results with high dose hyperthermia. Int J Hyperthermia 24:602-603.
21. Noorda EM, Vrouenraets BC, Nieweg OE, Klaase JM, van der Zee J, Kroon BBR (2003) Long-term results of a double perfusion schedule using high-dose hyperthermia and melphalan sequentially in extensive melanoma of the lower limb. Melanoma Res 13:395-399.

22. Vrouenraets BC, Klaase JM, Kroon BBR, van Geel AN, Eggermont AMM, Franklin HR (1995) Long-term morbidity after regional isolated perfusion with melphalan for melanoma of the limbs. The influence of acute regional toxic reactions. Arch Surg 130:43-47.

23. Van Geel AN, van Wijk J, Wieberdink J (1989) Functional morbidity after regional isolated perfusion of the limb for melanoma. Cancer 63:1092-1096.

24. Olieman AF, Schraffordt Koops H, Geertzen JH, Kingma H, Hoekstra JH, Oldhoff J. (1994) Functional morbidity of hyperthermic isolated regional perfusion of the extremities. Ann Surg Oncol 15:382-388.

25. Knorr C, Melling N, Goehl J, Drachsler T, Hohenberger W, Meyer T (2008) Long-term functional outcome after hyperthermic isolated limb perfusion (HILP). Int J Hyperthermia 24:409-414.

26. Vrouenraets BC, Eggermont AMM, Klaase JM, van Geel AN, van Dongen JA, Kroon BBR (1994) Long-term neuropathy after regional isolated perfusion with melphalan for melanoma of the limbs. Eur J Surg Oncol 20:681-685.

27. Vrouenraets BC, Kroon BBR, Klaase JM, et al. (1995) Severe acute regional toxicity after normothermic or ›mild‹ hyperthermic isolated limb perfusion with melphalan for melanoma. Melanoma Res 5:425-431.

28. Klaase JM, Kroon BBR, Beijnen JH, et al. (1994) Melphalan tissue concentrations in patients treated with regional isolated perfusion for melanoma of the lower limb. Br J Cancer 70:151-153.

29. Klaase JM, Kroon BBR, van Slooten GW, et al. (1992) Relation between calculated melphalan peak concentrations and toxicity in regional isolated perfusion for melanoma. Regional Cancer Treatment 4:309-312.

30. Scott RN, Blackie R, Kerr DJ, et al. (1990) Melphalan in isolated limb perfusion for malignant melanoma, bolus or divided dose, tissue levels, the pH effect. In: Jakesz R, Rainer H, eds. Progress in regional cancer therapy, Springer-Verlag, Berlin-Heidelberg, p. 195-20017.

31. Sonneveld EJA, Vrouenraets BC, van Geel BN, et al. (1996) Systemic toxicity after isolated limb perfusion with melphalan for melanoma. Eur J Surg Oncol 22:521-527.

32. Vrouenraets BC, Kroon BBR, Ogilvie AC, et al. (1999) Absence of severe systemic toxicity after leakage-controlled isolated limb perfusion with high-dose TNFα + melphalan. Ann Surg Oncol 6:405- 412.

33. Liénard D, Lejeune F, Ewalenko P. In transit metastases of malignant melanoma treated by high dose rTNF in combination with interferon-γ and melphalan in isolation perfusion. World J Surg 1992; 16:234-240.

34. Kapma MR, Vrouenraets BC, Nieweg OE, et al. (2005) Major amputation for intractable extremity melanoma after failure of isolated limb perfusion. Eur J Sur Oncol 31:95-99.

35. Fraker DL, Alexander HR, Andrich M, Rosenberg SA (1995) Palliation of regional symptoms of advanced extremity melanoma by isolated limb perfusion with melphalan and high-dose tumour necrosis factor. Cancer J Sci Am 1:122-130.

36. Rossi CR, Foletto M, Mocelli S, Pilati P, Lise M (2004) Hyperthermic isolated limb perfusion with low-dose tumor necrosis factor-α and melphalan for bulky in-transit melanoma metastases. Ann Surg Oncol 11:173-177.

37. Menon C, Ghartey A, Canter R, Feldman M, Fraker DL (2006) Tumor necrosis factor-alpha damages tumor blood vessel integrity by targeting VE-cadherin. Ann Surg 244:781-791.

38. Noorda EM, Vrouenraets BC, Nieuweg OE, et al. (2004) Isolated limb perfusion for unresectable melanoma of the extremities. Arch Surg 139:1237-1242.

39. Vrouenraets BC, Nieweg OE, Kroon BBR (1996) 35 Years of isolated limb perfusion for melanoma: indications and results. Br J Surg 83:1319-1328.

40. Sanki A, Kam CA, Thompson JF (2007) Long-term results of hyperthermic isolated perfusion for melanoma. A reflection of tumor biology. Ann Surg 245:591-596.

41. Di Filippo F, Calabro, Giannarelli D, et al. (1989) Prognostic variables in recurrent limb melanoma treated with hyperthermic antiblastic perfusion. Cancer 63:2551-2561.

42. Klaase JM, Kroon BBR, van Geel AN, et al. (1994) Prognostic factors for tumor response and limb recurrence-free interval in patients with advanced melanoma of the limbs treated with regional isolated perfusion with melphalan. Surgery 115:39-45.

43. Cornett WR, McCall LM, Petersen RP, et al. (2006) Randomized multicenter trial of hyperthermic isolated limb perfusion with melphalan alone compared with melphalan plus tumor necrosis factor: American College of Surgeons Oncology Group Trial Z0020. J Clin Oncol 25: 4196-4201.

44. Grünhagen DJ, Brunstein F, Graveland WJ, van Geel AN, de Wilt JH, Eggermont AM (2004) One hundred consecutive isolated limb perfusions with TNF-alpha and melphalan in melanoma patients with multiple in-transit metastases. Ann Surg 240:939-947.

45. Fraker D, Alexander H, Ross M, et al. (2002) A phase III trial of isolated limb perfusion for extremity melanoma comparing melphalan alone versus melphalan plus tumor necrosis factor (TNF) plus interferon gamma. Ann Surg Oncol 9:S8.

46. Alexander HR, Fraker DL, Bartlett DL, et al. (2010) Analysis of factors influencing outcome in patients with in-transit malignant melanoma undergoing isolated limb perfusion using modern treatment parameters. J Clin Oncol 28:114-118.

47. Deroose JP, Grünhagen DJ, van Geel AN, de Wilt JH, Eggermont AM, Verhoef C (2011) Long-term outcome of isolated limb perfusion with tumour necrosis factor-α for patients with melanoma in-transit metastases. Br J Surg 98:1573-1580.

48. Takkenberg RB, Vrouenraets BC, van Geel AN, et al. (2005) Palliative isolated limb perfusion for advanced limb disease in stage IV melanoma patients. J Surg Oncol 91: 107-111.

49. Kroon BBR, Klaase JM, van Geel AN, Eggermont AMM, Franklin HR, van Dongen JA (1993) Results of a double

perfusion schedule with melphalan in patients with melanoma of the lower limb. Eur J Cancer 29A:325-328.

50. Schraffordt Koops H, Vaglini M, Suciu S, et al. (1998) Prophylactic isolated limb perfusion for localized, high-risk limb melanoma: results of a multicenter randomized phase III trial. J Clin Oncol 16:2906-2912.

51. Hafström L, Rudenstam CM, Blomquist E, et al. (1991) Regional hyperthermic perfusion with melphalan after surgery for recurrent malignant melanoma of the extremities. J Clin Oncol 9:2091-2094.

52. Noorda EM, Takkenberg B, Vrouenraets BC, et al. (2004) Isolated limb perfusion prolongs the limb recurrence-free interval after several episodes of excisional surgery for locoregional recurrent melanoma. Ann Surg Oncol 11:491-499.

53. Thompson JF, Hunt JA, Shannon KF, Kam PC (1997) Frequency and duration of remission after isolated limb perfusion for melanoma. Arch Surg 132:903-907.

54. Strobbe LJA, Nieweg OE, Kroon BBR (1997) Carbon dioxide laser for cutaneous melanoma metastases: indications and limitations. Eur J Surg Oncol 23:2435-2438.

55. Thompson JF, Hersey P, Wachter E (2007) Chemoablation of metastatic melanoma using intralesional Rose Bengal. Melanoma Res 18:405-411.

56. Overgaard J, Gonzalez Gonzalez D, Hulshoff MC, et al. (1995) Randomised trial of hyperthermia as adjuvant to radiotherapy for recurrent or metastastic malignant melanoma. Society for Hyperthermic Oncology. Lancet 345: 540-543.

57. Klop WM, Vrouenraets BC, van Geel AN, et al. (1996) Repeat isolated limb perfusion with melphalan for recurrent melanoma of the limbs. J Am Coll Surg 182:467-472.

58. Noorda EM, Vrouenraets BC, Nieweg OE, et al. (2006) Repeat isolated limb perfusion with TNF-alpha and melphalan for recurrent limb melanoma after failure of previous perfusion. Eur J Surg Oncol 32:318-324.

59. Grünhagen DJ, van Etten B, Brunstein F, et al. (2005) Efficacy of repeat isolated limb perfusions with tumor necrosis factor alpha and melphalan for multiple in-transit metastases in patients with prior isolated limb perfusion failure. Ann Surg Oncol 12:609-615.

60. Zenilman ME (1998) Surgery in the elderly. Curr Probl Surg 35:99-179.

61. Noorda EM, Vrouenraets BC, Nieweg OE, van Geel AN, Eggermont AMM, Kroon BBR (2002) Safety and efficacy of isolated limb perfusion in elderly melanoma patients. Ann Surg Oncol 9:968-974.

62. Noorda EM, van Kreij RH, Vrouenraets BC, et al. (2007) The health-related quality of life of long-term survivors of melanoma treated with isolated limb perfusion. Eur J Surg Oncol 33:776-78.

63. Noorda EM, Vrouenraets BC, Nieweg OE, Van Geel AN, Eggermont AMM, Kroon BBR (2003) Prognostic factors for poor survival after isolated limb perfusion for malignant melanoma. Eur J Surg Oncol 29: 916-921.

64. Van 't Veer LJ, Dai H, van de Vijver MJ, et al. (2002) Gene expression profiling predicts clinical outcome of breast cancer. Nature 415:530.

65. Rossi CR, Russano F, Mocellin S, et al. (2008) TNF-based isolated limb perfusion followed by consolidation biotherapy with systemic low-dose interferon alpha 2b in patients with in-transit melanoma metastases: a pilot trial. Ann Surg Oncol 15:1218-1223.

66. Beasley GM, Ross MI, Tyler DS (2008) Future directions in regional treatment strategies for melanoma and sarcoma. Int J Hyperthermia 24:301-309.

67. Tyler DS, Yoshimoto Y, Grubbs E, et al. (2006) Novel strategies to overcome chemoresistance in regional melanoma therapy by systemic modulation of tumor proteins. Melanoma Res 16(Suppl)1:S100.

68. Kroon HM, Moncrieff M, Kam PCA, Thompson JF (2008) Outcomes following isolated limb infusion for melanoma. A 14-year experience. Ann Surg Oncol 15:3003-3013.

69. Kroon HM, Moncrieff M, Kam PCA, Thompson JF (2009) Factors predictive of acute regional toxicity after isolated limb infusion with melphalan and actinomycin D in melanoma patients. Ann Surg Oncol 16:1184-1192.

70. Brady MS, Brown K, Patel A, et al. (2006) A phase II trial of isolated limb infusion with melphalan and dactinomycin for regional melanoma and soft tissue sarcoma of the extremity. Ann Surg Oncol 13:1123-1129.

71. Beasley GM, Petersen RP, Yoo J, et al. (2008) Isolated limb infusion for in-transit malignant melanoma of the extremity: a well tolerated but less effective alternative to hyperthermic isolated limb perfusion. Ann Surg Oncol 15: 2195-2205.

72. Beasley GM, Petersen RP, McMahon NS, et al. (2008) A multi-institutional experience of isolated limb infusion: defining response and toxicity in the United States. Southern Surgical Association meeting 2008.

73. Tyler D (2008) Regional therapeutic strategies in melanoma: not just local disease control, but an opportunity to develop novel therapeutic strategies with potential implications for systemic therapy. Ann Surg Oncol 15: 2987-2990.

74. Huismans AM, Kroon HM, Kam PC, Thompson JF (2011) Does increased experience with isolated limb infusion for advanced limb melanoma influence outcome? A comparison of two treatment periods at a single institution. An Surg Oncol 18: 1877-1883.

75. Thompson JF, Morton DL, Kroon HM (Eds) (2004) Textbook of Melanoma. Taylor & Francis, London.

Isolierte arterielle Infusion von Extremitäten

Anna M. Huismans, Hidde M. Kroon, Peter C.A. Kam und John F. Thompson

26.1   Einleitung

Die Behandlung von Patienten mit fortgeschrittenen oder rezidivierenden Malignomen der Extremitäten ist aufgrund der Größe und Anzahl der Satelliten- und/oder In-Transit-Metastasen beim malignen Melanom oder wegen der Invasion des Tumors in angrenzende Strukturen bei Weichteilsarkomen oft eine Herausforderung. Vor Mitte der 1950er Jahre war die Amputation der betroffenen Extremität die Therapie der Wahl. Nach der Einführung der isolierten Extremitätenperfusion (ILP) wurde dieser verstümmelnde Eingriff bei der Mehrzahl der Patienten vermieden [1]. Bei Anwendung dieser Technik werden hohe Dosen an Chemotherapeutika in die betroffene Gliedmaße verabreicht, nachdem sie vom systemischen Kreislauf isoliert ist, was zu kompletten Remissionsraten (CR) von 46% (7–90%) beim Melanom und 29% (8–40%) beim Sarkom geführt hat [2, 3]. Die Leckage von Zytostatika aus dem isolierten Kreislauf mit nachfolgender systemischer Toxizität ist durch die vaskuläre Isolation der betroffenen Extremität mit einem Tourniquet sehr niedrig [3, 4]. Die Technik der Extremitätenperfusion ist jedoch ein technisch komplexes Verfahren mit einem invasiven chirurgischen Eingriff. In der Vergangenheit wurde mehrfach versucht, eine einfachere und weniger invasive Alternative zur isolierten Perfusion zu entwickeln. Verfahren wie die intraarterielle Infusion [5] und die Tourniquetinfusion mit partieller Okklusion des venösen Rückflusses [6, 7] kamen bei dieser Indikation zum Einsatz, aber erzielten nicht die Ansprechraten wie nach isolierter Perfusion. In den frühen 1990er Jahren entwickelten Thompson und Kollegen am Melanoma Institute Australia (MIA; früher Sydney Melanoma Unit) eine vereinfachte, minimalinvasive Methode, welche sie isolierte »Extremitäteninfusion« (Isolated Limb Infusion, ILI) nannten. Mit dieser ILI-Technik versuchten sie die Vorteile der isolierten Perfusion (ILP) ohne deren Nachteile zu erreichen. ILI ist im Wesentlichen eine ILP mit niedriger Flussrate unter hypoxischen Bedingungen (ohne Oxygenierung des Perfusats) über perkutan platzierte Katheter. Diese vereinfachte Technik, welche derzeit in vielen Zentren weltweit zum Einsatz kommt, erzielt beim Melanom und Sarkom Ansprechraten, welche mit denen der isolierten Perfusion vergleichbar sind [10–13].

Bis jetzt wurde die ILI mit Zytostatika vorwiegend als therapeutisches Verfahren eingesetzt, hat aber aufgrund ihrer Einfachheit in der Durchführung und der geringen Morbidität ein großes Potential als Induktionstherapie bei fortgeschrittenen Tumoren der Extremitäten. Die bislang gemachte Erfahrung mit ILI als Induktionstherapie, welche später in diesem Kapitel beschrieben wird, lässt darauf schließen, dass dieses Verfahren in der Tat sehr geeignet ist, große, als inoperabel angesehene Tumoren von Extremitäten auf operable Ausmaße zu schrumpfen.

26.2   Isolierte Extremitäteninfusion

26.2.1 ILI-Technik

Eine schematische Übersicht über das Verfahren ist in ◻ Abb. 26.1 dargestellt [14]. In der radiologischen Abteilung werden Katheter mit zusätzlicher Seitenöffnung nahe der Spitze über die kontralaterale Leiste perkutan in Seldinger-Technik in die versorgende Arterie und Vene der tumortragenden Extremität eingeführt. Bei der ILI am Unterschenkel werden die Katheterspitzen in die A. und V. poplitea kurz oberhalb des Knies platziert, bei Tumoren am Unterarm werden die Katheterspitzen in die A. brachialis und V. basilica kurz oberhalb des Ellbogens positioniert. Mehr proximal, aber noch distal des Tourniquets gelegenen Tumoren werden ebenso retrograd über die kontralateralen Gefäße perfundiert. Nach Platzierung der Katheter wird der Patient mit einer Wärmedecke zugedeckt, um ein Absinken der Körpertemperatur während des Transports in den Operationssaal und der Zeit in der Anästhesievorbereitung zu verhindern. Die Therapie erfolgt in Vollnarkose und systemischer Heparinisierung. Nach Injektion von 30–60 mg Papaverin über den arteriellen Katheter direkt in die A. poplitea oder brachialis wird die tumortragende Extremität mit einem pneumatischen Tourniquet isoliert. Sofern der Fuß oder die Hand nicht in den tumorösen Prozess involviert sind, werden sie durch eine Esmarch-Bandage ausgegrenzt, um lokale Toxizität zu verhindern oder zu minimieren [15, 13].

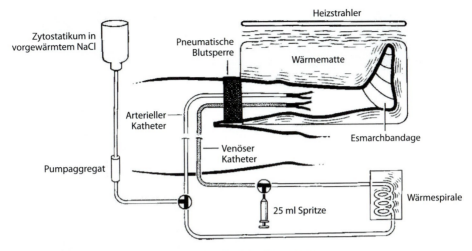

Abb. 26.1 Schematische Darstellung des isolierten Kreislaufs. (Mod. nach [14])

Findet sich distal des Knies oder des Ellbogens kein Tumorbefall, so kann ein zweites pneumatisches Tourniquet über der Wade oder dem Unterarm platziert werden, um einen größeren Volumenanteil der Extremität, der keiner Therapie bedarf, auszuklammern. Das Volumen der zu therapierenden Extremität distal des Oberschenkel- oder Oberarmtourniquets und proximal des distalen Tourniquets oder der Esmarch-Bandage (sofern eine angelegt wurde) wird schon bei präoperativen Volumenmessungen ermittelt. Diese Volumenmessung kann mit verschiedenen Techniken erfolgen; die einfachste ist die Wasserverdrängungsmethode, wie erstmals von Wieberdink et al. beschrieben [16]. Eine andere Methode ist die mathematische, basierend auf Umfangmessungen des Beins oder Arms in 1,5-cm-Abständen im zu therapierenden Segment. Beide Methoden weisen eine gewisse Fehlerbreite auf, ein genaueres Verfahren wurde jedoch bislang nicht beschrieben.

Die Chemotherapeutika werden in die isolierte Extremität über einen arteriellen Katheter infundiert. Während des gesamten ILI-Verfahrens (gewöhnlich 30 Minuten) wird die zytotoxische Infusionslösung kontinuierlich durch Aspiration aus dem venösen Katheter und Reinjektion in den arteriellen Katheter mittels einer an einem Dreiwegehahn am externen Kreislauf angebrachten Spritze zirkuliert. Abb. 26.2 zeigt eine Übersicht einer ILI im Operationssaal.

Subkutane und intramuskuläre Gewebetemperaturen werden während der gesamten Prozedur kontinuierlich aufgezeichnet und Blutproben in regelmäßigen Abständen zur Messung der Melphalankonzentrationen und Blutgase in der infundierten Extremität entnommen. Die Gewebetemperatur wird durch eine Wärmeaustauschspirale im extrakorporalen Kreislauf und Einhüllen der Extremität in eine Wärmematte mit einem darüber platzierten Heizstrahler erhöht. Nach 30 Minuten wird die Extremität mit einem Liter Hartmannscher Lösung über den arteriellen Katheter gespült und der venöse Rückfluss verworfen. Das Tourniquet wird anschließend entblockt, um den normalen Extremitätenkreislauf wiederherzustellen. Der Heparineffekt wird mit Protamin antagonisiert, und die Katheter werden entfernt. Bei Patienten mit Metastasen in der Leiste oder Axilla, welche neben der ILI-Therapie einer regionalen Lymphknotendissektion bedürfen, wird diese direkt nach Therapieende (und nach Heparinantagonisierung) in derselben Narkose durchgeführt. Die Zytostatikaleckage aus der isolierten Extremität in den systemischen Kreislauf wird retrospektiv bei allen Patienten durch Bestimmung der Melphalankonzentrationen ermittelt, welche auch routinemäßig während der Therapie im systemischen Blut erfolgt. Intraoperatives systemisches Leckagemonitoring, wie es routinemäßig während der isolierten Extremitätenperfusion ILP üblich ist, entfällt bei der ILI. Denn frühere Studien

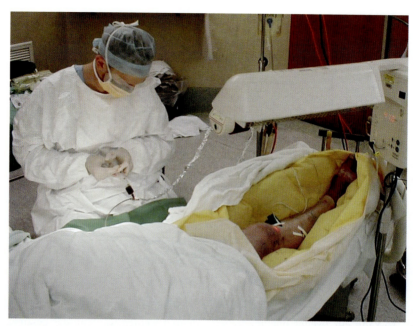

◘ **Abb. 26.2** Isolierte Extremitäteninfusion im Operationssaal. Die Esmarch-Bandage um den Fuß schützt vor posttherapeutischer Toxizität

haben gezeigt, dass die systemische Leckage stets unverändert niedrig ist. Postoperativ wird die Serum-Kreatin-Phosphokinase (CK) als Indikator für Muskel- und Gewebeschäden täglich bestimmt. CK-Spiegel über 1000 U/l nach ILI korrelieren mit erhöhter, potentiell ernsthafter Gewebetoxizität [17, 18]. Aus diesem Grund werden alle Patienten, bei denen die CK-Werte von 1000 U/l übersteigen und eine klinisch starke lokale Toxizität an der Extremität auftritt, mit systemischen Kortikosteroiden behandelt, bis die CK-Spiegel wieder unter 1000 U/l gefallen sind und die klinischen Zeichen lokaler Toxizität nicht mehr bestehen. Die lokale Gewebetoxizität und die systemische Toxizität werden täglich und das Ansprechen des Tumors in regelmäßigen Abständen postoperativ kontrolliert.

Die derzeitige ILI-Technik ist das Ergebnis kontinuierlicher Modifikationen aufgrund von mit der Zeit wachsender Erfahrung. Initial wurden eine Dosis von 5–7 mg Melphalan pro Liter und eine Zirkulationszeit von 15–20 Minuten gewählt. Im Laufe der Zeit wurde die Melphalandosis schrittweise bis auf gegenwärtig 7,5 mg pro Liter erhöht. 1998 wurde die Zirkulationszeit des Chemotherapeutikums auf 30 Minuten verlängert, als offensichtlich geworden war, dass die Gewebeaufnahme des Chemotherapeutikums nach 20 Minuten noch nicht vollständig war und auch eine zufriedenstellende Gewebetemperatur oft noch nicht erreicht worden war [11]. Durch diese verlängerte Zirkulationszeit erhöhte sich die Blockierungszeit des Tourniquets auf über 60 Minuten, mit dem Ergebnis einer verlängerten Ischämie der Extremität [19]. Die verlängerten Ischämiezeiten waren vor dem Hintergrund, dass in der orthopädischen Chirurgie noch längere Tourniquetzeiten routinemäßig ohne Nebenwirkungen möglich sind, kein Problem. Ganz offensichtlich hat eine Steigerung der Hypoxie und Azidose durch Verlängerung der Tourniquetzeiten einen positiven Effekt. In-vitro-Studien haben gezeigt, dass Hypoxie und Azidosis den zytotoxischen Effekt von Melphalan auf Tumore verdreifachen [20–23].

Wegen des synergistischen Antitumoreffekts von Hyperthermie und Melphalan sowie der Tatsache, dass Melphalan unter hypothermen Bedingungen ineffektiv ist, wurden alle Anstrengungen unternommen, die Gewebetemperatur der Extremität präoperativ aufrechtzuerhalten und intraoperativ zu erhöhen [24]. Um eine milde Hyperthermie der

Extremität zu erreichen, ideal sind 38–39°C, sind besondere Maßnahmen erforderlich, um ein Absinken der Körpertemperatur in der unmittelbaren präoperativen Zeit zu verhindern. Zu diesen Maßnahmen gehört die Abdeckung des Patienten mit einer Wärmematte, sobald vaskuläre Katheter eingebracht wurden. Diese Maßnahme ist sehr effektiv, weil die Körpertemperatur des Patienten nach der Platzierung der Katheter in der Röntgenabteilung, während des Transports in den Operationssaal und während der Anästhesievorbereitung normalerweise rasch absinkt. Intraoperativ werden spezielle Maßnahmen zur Aufrechterhaltung der Temperatur in der Extremität getroffen, etwa der Einsatz eines Wärmestrahlers, einer Wärmedecke und das Einpacken der betroffenen Extremität in eine Wärmematte [8, 11]. Die intraarterielle Applikation von Papaverin vor der Infusion des Zytostatikums ist entscheidend wichtig, um den Blutfluss durch die Kapillargefäße in kutane und subkutane Tumorherde zu verstärken. Das bewirkt eine höhere Zytostatikaexposition dieser Bezirke schon zu Beginn der Zirkulation. Dies ist besonders wichtig, da die Melphalankonzentration schon während der lokalen Expositionszeit aufgrund der kurzen Halbwertszeit des Melphalans abfällt [25, 26]. Aufgrund dieser Modifikationen und wachsender Erfahrung mit dem Verfahren sind die Ansprechraten mit denen nach isolierter Extremitätenperfusion (ILP) vergleichbar, trotz erhöhter Tumorlast bei ILI behandelten Patienten und der Tatsache, dass viele von ihnen auch systemische Tumormanifestationen haben [19].

26.2.2 Ähnlichkeiten und Unterschiede zwischen ILI und ILP

Beiden Verfahren, ILP und ILI, gemeinsam ist eine vaskuläre Isolation und Perfusion einer Extremität mit hohen Dosen von Zytostatika. Die Hauptunterschiede zwischen den beiden Verfahren sind die niedrigere Blutflussrate und die kürzere Zirkulationszeit in einer isolierten Extremität während der ILI (150–1000 ml pro Minute über 60 Minuten während der ILP gegenüber 50–100 ml pro Minute über 30 Minuten während der ILI) [11, 27]. Außerdem ist die ILI-Methode ein hypoxisches Verfahren, wel-

ches zu einer deutlichen Azidose im isolierten Kreislauf führt, im Gegensatz zur ILP, wo ein Oxygenator die volle Oxygenierung in der Extremität aufrechterhält. Der vaskuläre Zugang bei der ILP im Fall von wiederholten Therapien oder nach lokalen Lymphdissektionen kann aufgrund von Narbengewebe technisch schwierig sein und geht doch mit einem gewissen Morbiditätsrisiko einher. Eine wiederholte ILI ist andererseits nicht problematisch, da die Katheter über die kontralaterale Leiste eingeführt werden [28, 29]. Ebenso wenig sind Bluttransfusionen oder – wie in jüngster Zeit – der Einsatz von autologem Blut zur Füllung des ILP-Perfusionskreislaufs vor der Therapie bei der ILI nicht erforderlich. Eine Infusion von 400 ml normaler Kochsalzlösung in eine Gliedmaße ist für die ILI aufgrund des kleinen Volumens des Perfusionskreislaufs ausreichend. Nicht zuletzt ist die ILP auch ein technisch anspruchsvolles Verfahren, welches eine komplexe und teure Ausrüstung erfordert, viele Stunden im Operationssaal beansprucht und auch einen größeren Stab an Personal seitens der Chirurgie, Anästhesie und des Pflege- und technischen Personals beansprucht. Im Vergleich dazu ist die ILI viel einfacher durchzuführen und erfordert wesentlich weniger instrumentelle Ausrüstung, weniger Zeit im Operationssaal und weniger Personal. Abb. 26.1 gibt einen schematischen Abriss der ILI-Technik. Die Hauptunterschiede zwischen ILI und konventioneller ILP sind in ◘ Tab. 26.1 aufgelistet.

26.2.3 Zytostatika bei der isolierten Extremitätenperfusion

Melphalan bleibt der Goldstandard bei der Behandlung mit ILP oder ILI [11, 30]. In einigen Zentren wird Actinomycin D in Kombination mit Melphalan beim ILI-Verfahren wegen der guten Ansprechraten (CR: 73%) eingesetzt und auch ohne merkbare Erhöhung der Toxizität unter ILP-Bedingungen [4, 8]. Die üblicherweise bei der ILI applizierte Melphalandosis beträgt 7,5 mg/l infundierten Gewebes mit einer Maximaldosis von 100 mg für große Volumina und einer minimalen Dosis von 15–20 mg für sehr kleine Volumina. Melphalan wird in einer angewärmten heparinisierten Kochsalzlösung in-

▣ **Tab. 26.1** Unterschiede zwischen isolierter Extremitätenperfusion und isolierter Extremitäteninfusion

Isolierte Extremitätenperfusion	Isolierte Extremitäteninfusion
Technisch komplex	Technisch einfach
Operative Gefäßfreilegung zur Katheterplatzierung	Perkutane Katheterplatzierung in Seldinger-Technik
4–6 Stunden Gesamtdauer des Verfahrens	Zeitdauer etwa 1 Stunde
Kardiotechniker und Hilfspersonal erforderlich	Kein Kardiotechniker und weniger OP-Personal erforderlich
Komplexe und teure Ausrüstung erforderlich	Keine aufwändige technische Ausrüstung erforderlich
Aufwändiges Verfahren nicht für alle Patienten geeignet	Auch von schwächeren und älteren Patienten gut toleriert
Nicht möglich bei arterieller Verschlusskrankheit	Auch bei arterieller Verschlusskrankheit durchführbar
Bei systemischen Metastasen normalerweise kontraindiziert	Systemische Metastasen keine Kontraindikation
Verfahren technisch schwierig zu wiederholen	Wiederholte Therapien technisch einfach
Höhere Perfusionsdrucke prädisponieren zur systemischen Leckage	Niederdrucksystem, vaskuläre Isolation mit Tourniquet sehr effektiv
Extremitätengewebe oxygeniert unter Aufrechterhaltung normaler Blutgase	Therapie unter progressiver Hypoxie und Azidose
Hyperthermie (größer als > 41 Grad Celsius kann erreicht werden)	Hyperthermie über 40°C in der Extremität nicht möglich
Allgemeinnarkose erforderlich	Auch in Regionalanästhesie durchführbar

fundiert. Infusionslösungen mit Albumin sollten vermieden werden, da Albumin Melphalan bindet und die Gewebeaufnahme um den Faktor 3 vermindert [31]. Die Dosierung von Actinomycin D beträgt gewöhnlich 75 µg/l infundierten Gewebes mit einem Minimum von 200 µg für kleinere Extremitätenvolumina und einem Maximum von 500 µg für größere Volumina. Die Beziehung zwischen infundierter Melphalandosis in mg/Liter und dem klinischen Ergebnis ist noch unklar [10, 16, 18]. Roberts et al. [32] demonstrierten in einer Dosis-Wirkung-Studie, dass die Erhöhung der Melphalangewebekonzentration über einen Grenzbereich von 25 µg/l die Ansprechraten nicht weiter steigert, wohingegen höhere Melphalankonzentrationen mehr schwere Toxizität verursachen. Eine Erhöhung der Melphalandosis über einen bestimmten Schwellenwert erhöht nur noch die Toxizität, ohne das Ergebnis zu verbessern. Die Melphalankonzentrationsspiegel sind jedoch bei verschiedenen Patienten sehr individuell verschieden, und die Faktoren, welche diese Konzentrationen bestimmen, sind noch nicht klar erforscht [33, 34].

Um die Toxizität herabzusetzen, ohne klinische Ergebnis zu beeinträchtigen, haben Kliniker am Duke University Medical Center die Melphalandosis an das Idealkörpergewicht (IBW) angepasst [35].

Diese Anpassung war primär auf der Beobachtung begründet, dass der stärkste prognostische Toxizitätsfaktor bei mit ILP behandelten Patienten das Verhältnis des ermittelten Extremitätenvolumens (Vesti) zum Zytostatikaverteilungsvolumen ist. Hypothetisch haben dann übergewichtige Patienten eine höhere toxische Belastung, da die Melphalanaufnahme in Fettgewebe wesentlich geringer ist als in Muskelgewebe [36]. Die Forschergruppe der Duke University berichtete, dass eine Dosisanpassung an das ideale Körpergewicht die Toxizität herabsetzt, dies aber auf Kosten einer geringeren partiellen Remissionsrate (PR) geschieht, während die komplette Remissionsrate (CR) unbeeinträchtigt bleibt [10, 34]. Obwohl argumentiert werden kann, dass das Erreichen einer CR klinisch am wichtigsten ist, so ist doch auch eine Reduktion der PR-Rate aufgrund einer niedrigeren Melphalandosis klinisch relevant, da auch die partielle Remission und sogar das »stable disease« nach ILI bei den meisten Patienten die Lebensqualität doch erheblich verbessern. Überdies kann in vielen Fällen nach einer partiellen Remission eine Resektion des Residualtumors erfolgen, womit die ILI eine Induktionstherapie darstellt, welche nach dem palliativen chirurgischen Eingriff zu einer lokalen Komplettremission führt.

Eine retrospektive Studie am Melanoma Institute Australia in Sydney zeigte eine Korrelation zwischen größeren Extremitätenvolumina und absoluter Melphalandosis, aber es fand sich keine Korrelation des Körperidealgewichts mit Toxizität [37]. Dieser scheinbare Widerspruch wurde schon 30 Jahre früher von Wieberdink et al. beschrieben, welche darauf hinwiesen, dass das regionale Extremitätenvolumen in Prozenten des Körpergewichts eine Variabilität von +/−30% zeigte [16]. Zweifelsohne ist noch viel Forschungsarbeit in Bezug auf optimale Melphalankonzentrationen beim individuellen Patienten nötig, um die lokale Toxizität nach ILI weiter zu senken, ohne das Ergebnis zu beeinträchtigen.

Die einfache Durchführbarkeit der ILI macht diese zu einem idealen Modell, um andere Zytostatika zu testen. So wurde zum Beispiel die alkylierende Substanz Fotemustin in einer Pilotstudie bei Patienten mit fortgeschrittenem Melanom an einer Extremität getestet. In dieser Studie wurde nach ILI eine hohe Ansprechrate mit 31% CR und 61% PR erreicht. Unerwarteterweise war dieses Verfahren jedoch mit schwerer lokaler Toxizität vergesellschaftet. 4 von 13 Patienten (31%) erlitten einen Toxizitätsgrad 5 nach Wieberdink, was eine Amputation der infundierten Gliedmaße erforderlich machte [16, 38].

In jüngster Zeit wurde auch die alkylierende Substanz Temozolomid (TMZ) als neues Zytostatikum in der Melanombehandlung getestet. ILI mit TMZ ist ein verheißungsvoller Ansatz, da hiermit die Ansprechrate ziemlich genau vorausgesagt werden kann. Der Effekt dieser Substanz hängt ab von der Aktivität des DNA-Repair-Enzyms 06-Alkylguanine-DNA Alkyltransferase (AGT) in Tumorzellen. Im Tierversuch war die regionale Therapie mit TMZ bei einem Xenografttumor mit niedriger AGT-Aktivität effektiver als Melphalan, wohingegen Melphalan bei einem anderen Xenografttumor mit hoher AGT-Aktivität effektiver war als Temozolomid. Die Ergebnisse einer klinischen Phase-I-Studie mit TMZ werden mit großem Interesse erwartet.

Ein anderer Ansatz das Tumoransprechen zu erhöhen ist der Einsatz systemischer Modulatoren von Zytostatikaresistenzproteinen, um die regionale Chemoresistenz zu überwinden. Die TMZ-Chemomodulation mit 06-Benzylguanine (06BG),

einen Inhibitor des DNA-Repair-Enzyms AGT, verbesserte unter Therapie mit TMZ bei ILI das Ansprechen des Tumors in einem Melanomxenograft-Modell signifikant. Die Tumorresistenz auf Melphalan ging mit erhöhten intrazellulären GSH-Spiegeln einher. In einem Tiermodell erhöhte die systemische Kurzzeittherapie mit Butathione Sulfoximine (BSO), einem Inhibitor eines Enzyms in der GSA-Synthese den regionalen Melphalaneffekt, ohne die Toxizität zu erhöhen [41]. Phase-I-Studien dieser Substanzen sind noch nicht abgeschlossen. Mehr Zytostatikamodulatoren sind zurzeit in Entwicklung, und andere werden bereits in Phase-I-Studien getestet [42].

26.3   Toxizität und Nebenwirkungen nach ILI

Nach ILI mit Melphalan und Actinomycin D ist die regionale Toxizität normalerweise niedrig [9, 10, 35, 43]. Die toxische Reaktion erreicht gewöhnlich ein Maximum nach 3–5 Tagen und beginnt dann abzuklingen. In den meisten Fällen ist konservative Behandlung mit Bettruhe, Hochlagern des Beins und manchmal systemischen Steroiden ausreichend. Die Toxizität wird meist nach der Wieberdink-Toxizitätsskala (◘ Tab. 26.2) definiert [16]. Ein leichtes Erythem und Ödem tritt bei 41–57% der Patienten auf, und in 39–53% ist dies begleitet von Blasenbildung, entsprechend den Wieberdink-Toxizitätsgraden 2 und 3. Bei 3% der Patienten sind Muskulatur und andere tiefer liegende Gewebe betroffen, sodass in diesen Fällen eine prophylaktische Fasciotomie durchgeführt wird, um ein Kompartmentsyndrom zu verhindern. Bislang war es außer der Toxizität nach Fotemustin-Anwendung im Rahmen einer experimentellen Studie – wie bereits beschrieben – niemals nötig, eine Gliedmaße aufgrund schwerer Toxizität nach ILI zu amputieren.

Geringere Nebenwirkungen treten in Form einer oberflächlichen Hautablösung auf, welche oft nach 2–3 Wochen entsteht. Der Haarwuchs auf perfundierten Extremitäten stagniert normalerweise (bis zu drei Monaten nach einer ILI), und eine bleibende Pigmentation der Extremität kommt häufig vor. Wenn der Fuß oder die Hand nicht durch eine Esmarch-Binde oder durch ein pneumatisches

Tab. 26.2 Klassifikationssystem der akuten regionalen Toxizität nach Wieberdink et al. [3]

Grad I	Keine Reaktion
Grad II	Leichtes Erythem und/oder Ödem
Grad III	Deutliches Erythem und/oder Ödem mit leichter Blasenbildung, geringe Beeinträchtigung der Motilität zulässig
Grad IV	Ausgedehnte Epidermolyse und/oder sichtbare Schädigung tiefer Gewebe und daraus resultierende bleibende Funktionsstörungen; drohendes oder manifestes Kompartmentsyndrom
Grad V	Schädigung, die eine Amputation erfordern könnte

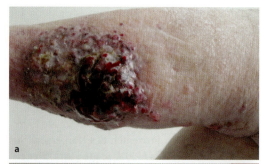

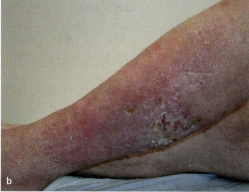

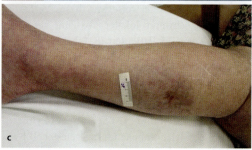

Abb. 26.3 (a) Ausgedehnte Melanom-In-Transit-Metastase des linken Unterschenkels vor ILI; (b) Remission vier Wochen vor ILI; (c) Komplette Remission vier Monate nach ILI

Tourniquet während der ILI aus dem Perfusionsgebiet ausgeschlossen ist, können oberflächliche Ablösungen der Epidermis der Fußsohle oder der Handfläche auftreten, welche vorübergehend eine sehr empfindliche neue Hautschicht exponieren. In diesem Fall dauert es viele Wochen, bis das Areal wieder von normaler plantarer oder palmarer Haut bedeckt ist. Außerdem könne Zehen oder Fingernägel 3–4 Monate nach der Behandlung abfallen [18]. Diese Nebenwirkungen sind identisch mit denen nach einer konventionellen ILP [28].

26.4 Indikationen und Ergebnisse

Wie für die ILP sind die primären Indikationen auch für die ILI inoperable In-Transit-Melanome einer Extremität und fortgeschrittene inoperable Weichteilsarkome [11, 13, 45]. ILI wurde auch erfolgreich bei Patienten mit therapieresistenten Warzen an den Händen [46], therapierefraktärer Mykosis [47], lokalisiertem kutanem T-Zell-Lymphom [48], Plattenepithelkarzinom und Merkellzellkarzinom [49] eingesetzt.

26.4.1 Melanom

In einer retrospektiven Multicenterstudie in den USA [10] hatten 31% der Patienten nach ILI eine Komplettremission, 33% eine partielle Remission und 36% kein Ansprechen auf die Behandlung. In einem Zentrum wurde bei Melanom-Patienten eine CR-Rate von 38% und 46% PR mit ILI erzielt. **Abb. 26.3** zeigt einen großen Melanomtumor vor und nach ILI. Die mediane rezidivfreie Zeit bei Patienten mit PR waren 13 Monate und für CR 22 Monate (Bereich 5 bis > 72: $p = 0,12$). Die mediane Überlebenszeit nach CR waren 53 Monate (Bereich 28 bis > 120), nach PR 26 Monate (Bereich 14 bis > 120) und nur 6 Monate für Patienten mit stabilem oder progredientem Befund nach der Therapie ($p =$

◼ Tab. 26.3 Isolierte Extremitäteninfusionsstudien mit Melphalan und Actinomyocin-D [10–12, 43, 44, 52, 53]						
Autor, Jahr	Patientenanzahl	Response-Kriterien	CR	PR	SD	PD
Mian et al. 2001	9*	Beste Response	44%	56%	0%	0%
Lindner 2002	128	Beste Response	41%	43%	12%	4%
Kroon et al. 2008	185	Beste Response	38%	46%	10%	6%
Brady et al. 2009	32**	3 Monate	25%	28%	6%	41%
Barbour et al. 2009	74	Beste Response	24%	30%	37%	7%
Beasley et al. 2009	128	3 Monate	31%	33%	7%	29%
Raymond et al. 2011	126	3 Monate	30%	13%	11%	29%

CR = Komplettremission; PR = partielle Remission; SD = stable disease; PD= Tumorprogression.
* 3 Patienten hatten > 1 ILI
** 1 Patient hatte ein fortgeschrittenes Sarkom

0,004). Am Duke University Medical Center wurden 126 Erst-ILIs mit einer CR-Rate von 30% und PR von 14% erreicht. Bei 88% dieser Anwendungen wurden die Chemotherapiedosierungen nach dem Körperidealgewicht korrigiert. Patienten mit einer Komplettremission hatten eine mediane Überlebenszeit von 31 Monaten, jene mit PR, SD oder PD hatten ein kombiniert medianes Überleben von 28 Monaten. Diese Ergebnisse und Überlebensdaten entsprechen denen nach ILP mit Melphalan [44, 50, 51].

Diese Studienergebnisse entsprechen den initialen Erfahrungen einer ganzen Reihe anderer Institutionen, die weltweit mit ILI arbeiten. Die Ergebnisse sind in ◼ Tab. 26.3 aufgelistet [10–12, 43, 44, 52, 53]. Die weit differierenden Ergebnisse in diesen Studien sind ganz offensichtlich auf die manchmal kleinen Patientenzahlen zurückzuführen und auch mit unterschiedlicher anfänglicher Erfahrung mit der ILI-Perfusionstechnik. Außerdem haben einige Institutionen nach Protokollen gearbeitet, die zwar nur gering, aber in potentiell wichtigen Bereichen von den Protokollen anderer Gruppen abweichen. Die Bedeutung von Protokolländerungen und der Effekt umfassender Erfahrung wurden kürzlich am Melanoma Institute Australia untersucht [19]. Diese Studie hatte gezeigt, dass die zunehmende Erfahrung und kleine Änderungen in der Ausführung des ILI-Protokolls während 14 Jahren eine positive

Auswirkung auf die Ergebnisse hatten. Eine andere Erklärung für die unterschiedlichen Ergebnisse könnte auch der Zeitpunkt sein, an dem die Ansprechrate bestimmt wurde. Beasley et al. [57] bestimmten die Ansprechrate genau drei Monate nach der ILI, während andere über die beste Ansprechrate unabhängig von der Zeit nach der Therapie berichteten.

26.4.2 Sarkom und andere nicht melanombezogene Hauttumore

Die Erfahrung mit ILI beim inoperablen Sarkom ist noch begrenzt. Am Melanoma Institute Australia wurde eine ILI-Studie an 21 Patienten mit Weichteilsarkomen durchgeführt. Bei 14 dieser Patienten wurde die ILI als Induktionschemotherapie und bei weiteren 7 Patienten als Palliativmaßnahme durchgeführt [13]. Die Gesamtansprechrate war 90% (mit 57 CR und 33% PR). Die Ansprechrate in der Induktionschemotherapie-Gruppe war 100% – mit einer histologisch bestätigten CR-Rate von 65%. In 65% der resezierten Tumore wurden also keine Tumorzellen mehr gefunden. Nach einer medianen Nachbeobachtungszeit von 28 Monaten war gerade die Extremitätenerhaltung 76%. Turaga et al. beschreiben eine Gruppe von 22 Patienten; 14 mit Sarkom, 7 mit Merkelzellkarzinom und einer mit

26

Plattenepithelkarzinom. Alle wurden mit ILI behandelt [49]. Die Gesamtansprechrate in dieser Studie war 79%, mit einer CR-Rate von 21% und einer PR-Rate von 58%. Bei 86% der Patienten konnte die Extremität erhalten werden. Interessanterweise blieben 4 von 5 Patienten, bei denen der Residualtumor nach der ILI chirurgisch entfernt wurde, eine mediane Nachbeobachtungszeit von 8,6 Monaten tumorfrei.

In einer weiteren Studie wurde ILI mit Doxorubicin eingesetzt, gefolgt von externer Strahlentherapie als Induktionstherapie, um lokale Tumorkontrolle und extremitätenerhaltende Operabilität zu erreichen. In dieser Studie zeigten 30% der Patienten eine PR und 55% ein minimales Ansprechen. Bei einer medianen Nachbeobachtungszeit von 15 Monaten war in 82,5% die Extremität zu erhalten [45].

26.5   Isolierte Extremitäteninfusion als Induktionstherapie

Neben der Möglichkeit, neue Zytostatika zu testen und systemische Modulatoren zur Überwindung der Chemoresistenz zu eruieren, kann die ILI-Technik auch als Induktionstherapie eingesetzt werden.

Ziel der therapeutischen ILI sind eine zufriedenstellende Palliation und Extremitätenerhaltung. Das Erreichen einer kompletten Remission verbessert die Lebensqualität deutlich, aber auch eine partielle Remission oder sogar ein »stable disease« können die Lebensqualität des Patienten erheblich verbessern. Nach einer PR, oder wenn Rezidive nach einer ILI auftreten, können einfache lokale Behandlungen residualer oder rezidivierender Läsionen mittels Excision, Laserablation, Elektrodissektion, lokale Injektionen oder Radiotherapie den Krankheitsbefund effektiv unter Kontrolle halten. Falls ein Rezidiv für eine einfache lokale Behandlung zu ausgedehnt ist, kann die wiederholte ILI in Erwägung gezogen und normalerweise aufgrund des minimalinvasiven Charakters des Verfahrens ohne Schwierigkeit auch durchgeführt werden [55]. Im Laufe von 15 Jahren war bei nur 14 von 235 Patienten, welche am Sydney Melanoma Unit mit ILI behandelt worden waren, eine Amputation wegen eines persistierenden oder rezidivierenden Tumors nötig

[56]. Bei Patienten mit inoperablem Sarkom kann die ILI – genau wie die ILP – als Induktionstherapie vor der chirurgischen Excision oder Radiotherapie eingesetzt werden. Mit diesem Vorgehen konnte die Extremität bei 76–86% erhalten werden [13, 45, 49]. Ein anderer Ansatz war die Kombination präoperativer ILI mit Doxorubicin und präoperativer externer Bestrahlung, um eine lokale Tumorkontrolle zu erreichen und die extremitäterhaltende Operation zu ermöglichen [45].

Eine interessante Strategie zur Induktionstherapie ist der Einsatz systemischer Modulatoren, um die zytotoxischen Effekte der regionalen Chemotherapie durch ILI zu verstärken. In einer Phase-II-Studie zur Prüfung, ob systemisches ADH1 das Ansprechen des Tumors auf ILI mit Melphalan verstärkt, wurde eine Gesamtansprechrate von 60% ohne verstärkte Toxizität erzielt, verglichen mit einer Gesamtansprechrate von 40% mit Melphalan – allein in einer Studie an derselben Institution [57, 58]. Dementsprechend wurde nach erfolgversprechenden Ergebnissen der systemischen Kombinationstherapien von Sorafenib mit DTIC der Effekt systemischer Sorafenib-Applikation in Kombination mit regionalem Melphalan oder Temozolomid beim Melanom in einem Tiermodell getestet [59–61]. Diese präklinische Studie zeigte, dass systemisches Sorafenib in Kombination mit regional appliziertem Melphalan oder Temozolomid das Tumorwachstum effektiver hemmte als jede andere Behandlung allein. Die Ergebnisse einer klinischen Phase-I-Studie werden mit großem Interesse erwartet.

26.6   Zusammenfassung

Mit dem Einsatz der isolierten Extremitäteninfusion ILI in therapeutischer Absicht oder als Induktionstherapie kann die Amputation melanom- oder sarkombefallener Extremitäten bei fast allen Patienten verhindert werden. Zur Palliation ausgedehnter oder rezidivierender Tumoren an Extremitäten wird in den meisten Fällen eine gute lokale Tumorkontrolle erreicht. ILI ist ein exzellentes Modell, um neue Chemotherapeutika oder Behandlungsmodalitäten zu testen. In einer Reihe von Studien wird derzeit die ILI-Technik getestet, um neue Behandlungsstrategien bei Melanomen und Sarkomen zu erforschen. Zudem sind neue Methoden mit ILI als Induktionstherapie, welche noch nicht umfassend genutzt sind, im Zuge der Entwicklung.

Literatur

1. Creech O, Jr., Ryan RF, Krementz ET. Regional chemotherapy by isolated perfusion in the treatment of melanoma of the extremities. *Plast Reconstr Surg Transplant Bull.* Oct 1961;28:333–346.

2. Noorda EM, Vrouenraets BC, Nieweg OE, Van Coevorden F, Kroon BB. Isolated limb perfusion: what is the evidence for its use? *Ann Surg Oncol.* Sep 2004;11(9):837–845.

3. Thompson JF, Hunt JA, Shannon KF, Kam PC. Frequency and duration of remission after isolated limb perfusion for melanoma. *Arch Surg.* Aug 1997;132(8):903–907.

4. Vrouenraets BC, Nieweg OE, Kroon BB. Thirty-five years of isolated limb perfusion for melanoma: indications and results. *Br J Surg.* Oct 1996;83(10):1319–1328.

5. Karakousis CP, Kanter PM, Lopez R, Moore R, Holyoke ED. Modes of regional chemotherapy. *J Surg Res.* Feb 1979; 26(2):134–141.

6. Bland KI, Kimura AK, Brenner DE, et al. A phase II study of the efficacy of diamminedichloroplatinum (cisplatin) for the control of locally recurrent and intransit malignant melanoma of the extremities using tourniquet outflow-occlusion techniques. *Ann Surg.* Jan 1989;209(1):73–80.

7. Karakousis CP, Kanter PM, Park HC, Sharma SD, Moore R, Ewing JH. Tourniquet infusion versus hyperthermic perfusion. *Cancer.* Mar 1 1982;49(5):850–858.

8. Thompson JF, Kam PC, Waugh RC, Harman CR. Isolated limb infusion with cytotoxic agents: a simple alternative to isolated limb perfusion. *Semin Surg Oncol.* Apr-May 1998;14(3):238–247.

9. Thompson JF, Waugh RC, Saw RP, Kam PC. Isolated limb infusion with melphalan for recurrent limb melanoma: a simple alternative to isolated limb perfusion. *Reg Cancer Treat.* 1994;7:188–192.

10. Santillan AA, Delman KA, Beasley GM, et al. Predictive Factors of Regional Toxicity and Serum Creatine Phosphokinase Levels After Isolated Limb Infusion for Melanoma: A Multi-Institutional Analysis. *Ann Surg Oncol.* Jun 19 2009;16(9):2570–2578.

11. Kroon HM, Moncrieff M, Kam PC, Thompson JF. Outcomes following isolated limb infusion for melanoma. A 14-year experience. *Ann Surg Oncol.* Nov 2008;15(11):3003–3013.

12. Lindner P, Doubrovsky A, Kam PC, Thompson JF. Prognostic factors after isolated limb infusion with cytotoxic agents for melanoma. *Ann Surg Oncol.* Mar 2002;9(2):127–136.

13. Moncrieff MD, Kroon HM, Kam PC, Stalley PD, Scolyer RA, Thompson JF. Isolated limb infusion for advanced soft tissue sarcoma of the extremity. *Ann Surg Oncol.* Oct 2008;15(10):2749–2756.

14. Thompson JF, Kam PC. Isolated limb infusion for melanoma: a simple but effective alternative to isolated limb perfusion. *J Surg Oncol.* Oct 1 2004;88(1):1–3.

15. Thompson JF, Lai DT, Ingvar C, Kam PC. Maximizing efficacy and minimizing toxicity in isolated limb perfusion for melanoma. *Melanoma Res.* Mar 1994;4 Suppl 1:45–50.

16. Wieberdink J, Benckhuysen C, Braat RP, van Slooten EA, Olthuis GA. Dosimetry in isolation perfusion of the limbs by assessment of perfused tissue volume and grading of toxic tissue reactions. *Eur J Cancer Clin Oncol.* Oct 1982; 18(10):905–910.

17. Lai DT, Ingvar C, Thompson JF. The value of monitoring serum creatine phosphokinase values following hyperthermic isolated limb perfusion for melanoma. *Reg Cancer Treat.* 1993;6:36–39.

18. Kroon HM, Moncrieff M, Kam PC, Thompson JF. Factors predictive of acute regional toxicity after isolated limb infusion with melphalan and actinomycin D in melanoma patients. *Ann Surg Oncol.* May 2009;16(5):1184–1192.

19. Huismans AM, Kroon HM, Kam PC, Thompson JF. Does increased experience with isolated limb infusion for advanced limb melanoma influence outcome? A comparison of two treatment periods at a single institution. *Ann Surg Oncol.* Jul 2011;18(7):1877–1883.

20. Skarsgard LD, Skwarchuk MW, Vinczan A, Kristl J, Chaplin DJ. The cytotoxicity of melphalan and its relationship to pH, hypoxia and drug uptake. *Anticancer Res.* Jan-Feb 1995;15(1):219–223.

21. de Wilt JH, Manusama ER, van Tiel ST, van Ijken MG, ten Hagen TL, Eggermont AM. Prerequisites for effective isolated limb perfusion using tumour necrosis factor alpha and melphalan in rats. *Br J Cancer.* Apr 1999;80(1-2):161–166.

22. Siemann DW, Chapman M, Beikirch A. Effects of oxygenation and pH on tumour cell response to alkylating chemotherapy. *Int J Radiat Oncol Biol Phys.* Feb 1991;20(2):287–289.

23. Chaplin DJ, Acker B, Olive PL. Potentiation of the tumour cytotoxicity of melphalan by vasodilating drugs. *Int J Radiat Oncol Biol Phys.* May 1989;16(5):1131–1135.

24. Kroon BB. Regional isolation perfusion in melanoma of the limbs; accomplishments, unsolved problems, future. *Eur J Surg Oncol.* Apr 1988;14(2):101–110.

25. Thompson JF, Ramzan I, Kam PCA, Yau DF. Pharmacokinetics of melphalan during isolated limb infusion for melanoma. *Reg Cancer Treat.* 1996;9:13–16.

26. Roberts MS, Wu ZY, Siebert GA, Anissimov YG, Thompson JF, Smithers BM. Pharmacokinetics and pharmacodynamics of melphalan in isolated limb infusion for recurrent localized limb malignancy. *Melanoma Res.* Aug 2001; 11(4):423–431.

27. Schraffordt Koops H, Lejeune FJ, Kroon BBR, Klaase JM, Hoekstra HJ. Isolated limb perfusion for melanoma: technical aspects. In: Thompson JF, Morton DL, Kroon BBR, eds. *Textbook of Melanoma.* London: Martin Dunitz; 2004: 404–409.

28. Vrouenraets BC, Klaase JM, Nieweg OE, Kroon BB. Toxicity and morbidity of isolated limb perfusion. *Semin Surg Oncol.* Apr-May 1998;14(3):224–231.

26

29. Thompson JF, Kam PC, De Wilt JH, Lindner P. Isolated limb infusion for melanoma. In: Thompson JF, Morton DL, Kroon BBR, eds. Textbook of Melanoma. London: Martin Dunitz; 2004:429–437.

30. Kroon BB, Noorda EM, Vrouenraets BC, Nieweg OE. Isolated limb perfusion for melanoma. J Surg Oncol. Apr 2002;79(4):252–255.

31. Wu ZY, Smithers BM, Parsons PG, Roberts MS. The effects of perfusion conditions on melphalan distribution in the isolated perfused rat hindlimb bearing a human melanoma xenograft. Br J Cancer. 1997;75(8):1160–1166.

32. Roberts MS, Wu ZY, Siebert GA, Thompson JF, Smithers BM. Saturable dose-response relationships for melphalan in melanoma treatment by isolated limb infusion in the nude rat. Melanoma Res. Dec 2001;11(6):611–618.

33. Cheng TY, Grubbs E, Abdul-Wahab O, et al. Marked variability of melphalan plasma drug levels during regional hyperthermic isolated limb perfusion. Am J Surg. Nov 2003;186(5):460–467.

34. McMahon N, Cheng TY, Beasley GM, et al. Optimizing melphalan pharmacokinetics in regional melanoma therapy: does correcting for ideal body weight alter regional response or toxicity? Ann Surg Oncol. Apr 2009;16(4):953–961.

35. Beasley GM, Petersen RP, Yoo J, et al. Isolated limb infusion for in-transit malignant melanoma of the extremity: a well-tolerated but less effective alternative to hyperthermic isolated limb perfusion. Ann Surg Oncol. Aug 2008;15(8):2195–2205.

36. Klaase JM, Kroon BB, Beijnen JH, van Slooten GW, van Dongen JA. Melphalan tissue concentrations in patients treated with regional isolated perfusion for melanoma of the lower limb. Br J Cancer. Jul 1994;70(1):151–153.

37. Huismans AM, Kroon HM, Haydu LE, Kam PCA, Thompson JF. Correcting melphalan dose for ideal body weight in isolated limb infusion for melanoma; does it influence toxicity or response? Ann Surg Oncol. 2012:in press.

38. Bonenkamp JJ, Thompson JF, de Wilt JH, Doubrovsky A, de Faria Lima R, Kam PC. Isolated limb infusion with fotemustine after dacarbazine chemosensitisation for inoperable loco-regional melanoma recurrence. Eur J Surg Oncol. Dec 2004;30(10):1107–1112.

39. Yoshimoto Y, Augustine CK, Yoo JS, et al. Defining regional infusion treatment strategies for extremity melanoma: comparative analysis of melphalan and temozolomide as regional chemotherapeutic agents. Mol Cancer Ther. May 2007;6(5):1492–1500.

40. Ueno T, Ko SH, Grubbs E, et al. Modulation of chemotherapy resistance in regional therapy: a novel therapeutic approach to advanced extremity melanoma using intra-arterial temozolomide in combination with systemic O6-benzylguanine. Mol Cancer Ther. Mar 2006;5(3):732–738.

41. Grubbs EG, Ueno T, Abdel-Wahab O, et al. Modulation of resistance to regional chemotherapy in the extremity melanoma model. Surgery. Aug 2004;136(2):210–218.

42. Beasley G, Tyler D. Standardizing Regional Therapy: Developing a Consensus on Optimal Utilization of Regional Chemotherapy Treatments in Melanoma. ann Surg Oncol. 2011;18:1814–1818.

43. Brady MS, Brown K, Patel A, Fisher C, Marx W. Isolated limb infusion with melphalan and dactinomycin for regional melanoma and soft-tissue sarcoma of the extremity: final report of a phase II clinical trial. Melanoma Res. Apr 2009;19(2):106–111.

44. Raymond AK, Beasley GM, Broadwater G, et al. Current trends in regional therapy for melanoma: lessons learned from 225 regional chemotherapy treatments between 1995 and 2010 at a single institution. J Am Coll Surg. Aug 2011;213(2):306–316.

45. Hegazy MA, Kotb SZ, Sakr H, et al. Preoperative isolated limb infusion of Doxorubicin and external irradiation for limb-threatening soft tissue sarcomas. Ann Surg Oncol. Feb 2007;14(2):568–576.

46. Damian DL, Barnetson RS, Rose BR, Bonenkamp JJ, Thompson JF. Treatment of refractory hand warts by isolated limb infusion with melphalan and actinomycin D. Australas J Dermatol. May 2001;42(2):106–109.

47. Damian DL, Barnetson RS, Thompson JF. Treatment of refractory chromomycosis by isolated limb infusion with melphalan and actinomycin D. J Cutan Med Surg. Jan-Feb 2006;10(1):48–51.

48. Elhassadi E, Egan E, O'Sullivan G, Mohamed R. Isolated limb infusion with cytotoxic agent for treatment of localized refractory cutaneous T-cell lymphoma. 5. Isolated Limb Infusion as an induction therapy Aug 2006;28(4):279–281.

49. Turaga KK, Beasley GM, Kane JM, 3rd, et al. Limb preservation with isolated limb infusion for locally advanced nonmelanoma cutaneous and soft-tissue malignant neoplasms. Arch Surg. Jul 2011;146(7):870–875.

50. Grunhagen DJ, de Wilt JH, van Geel AN, Eggermont AM. Isolated limb perfusion for melanoma patients--a review of its indications and the role of tumour necrosis factor-alpha. Eur J Surg Oncol. May 2006;32(4):371–380.

51. Noorda EM, Vrouenraets BC, Nieweg OE, van Geel BN, Eggermont AM, Kroon BB. Isolated limb perfusion for unresectable melanoma of the extremities. Arch Surg. Nov 2004;139(11):1237–1242.

52. Barbour AP, Thomas J, Suffolk J, Beller E, Smithers BM. Isolated limb infusion for malignant melanoma: predictors of response and outcome. Ann Surg Oncol. Dec 2009;16(12):3463–3472.

53. Mian R, Henderson MA, Speakman D, Finkelde D, Ainslie J, McKenzie A. Isolated limb infusion for melanoma: a simple alternative to isolated limb perfusion. Can J Surg. Jun 2001;44(3):189–192.

54. Feldman AL, Alexander HR, Jr., Bartlett DL, Fraker DL, Libutti SK. Management of extremity recurrences after complete responses to isolated limb perfusion in patients with melanoma. Ann Surg Oncol. Sep 1999;6(6):562–567.

55. Kroon HM, Lin DY, Kam PC, Thompson JF. Efficacy of repeat isolated limb infusion with melphalan and actinomycin D for recurrent melanoma. Cancer. 2009; 115(9):1932–1940.

56. Kroon HM, Lin DY, Kam PC, Thompson JF. Major amputation for irresectable extremity melanoma after failure of isolated limb infusion. *Ann Surg Oncol.* Jun 2009;16(6): 1543–1547.

57. Beasley GM, McMahon N, Sanders G, et al. A phase 1 study of systemic ADH-1 in combination with melphalan via isolated limb infusion in patients with locally advanced in-transit malignant melanoma. *Cancer.* Oct 15 2009; 115(20):4766–4774.

58. Beasley GM, Riboh JC, Augustine CK, et al. Prospective multicenter phase II trial of systemic ADH-1 in combination with melphalan via isolated limb infusion in patients with advanced extremity melanoma. *J Clin Oncol.* Mar 20 2011;29(9):1210–1215.

59. Eisen T, Marais R, Affolter A, et al. Sorafenib and dacarbazine as first-line therapy for advanced melanoma: phase I and open-label phase II studies. *Br J Cancer.* Jul 26 2011;105(3):353–359.

60. McDermott DF, Sosman JA, Gonzalez R, et al. Double-blind randomized phase II study of the combination of sorafenib and dacarbazine in patients with advanced melanoma: a report from the 11715 Study Group. *J Clin Oncol.* May 1 2008;26(13):2178–2185.

61. McMahon N, Beasley G, Sanders G, et al. A phase I study of systemic sorafenib in combination with isolated limb infusion with melphalan (ILI-M) in patients (pts) with locally advanced in-transit melanoma (abstract). *J Clin Oncol.* 2009;27 (15 Suppl).

62. Augustine CK, Toshimitsu H, Jung SH, et al. Sorafenib, a multikinase inhibitor, enhances the response of melanoma to regional chemotherapy. *Mol Cancer Ther.* Jul 2010;9(7):2090–2101.

Induktionstherapie bei Sarkomen

Maurice Matter, Beatrice Gay, Alexandre Christinat, Abderrahim Zouhair und Serge Leyvraz

27.1 Einleitung

Weichteilsarkome (WTS) (Soft Tissue Sarcomas, STS) repräsentieren eine heterogene Gruppe verschiedener Tumorentitäten mesenchymalen Ursprungs und machen weniger als 1% aller malignen Tumoren aus. Nach Schätzungen der American Cancer Society aus dem Jahr 2009 werden 10.660 Neuerkrankungen und 3.820 Todesfälle erwartet [1]. Die Tumorigenese bei Sarkomen kann von multipotenten mesenchymalen Knochenmarkstammzellen sowie von gewebeständigen mesenchymalen Zellen in Weichgeweben ausgehen [2]. Die Probleme bei der Behandlung von Weichteilsarkomen umfassen das allgemein aggressive onkologische Verhalten, eine geringe Inzidenz, welche ein Hindernis zur Durchführung großangelegter randomisierter Studien darstellt, und die Heterogenität der Subtypen mit regelmäßigen Änderungen in der Klassifikation, den Differenzierungsgraden (Grading) und der Stadieneinteilung [3–5]. Die Immunhistochemie und die Molekularbiologie bewirken derzeit eine Änderung der Klassifikation, der Prognosefaktoren und möglicherweise der Therapie entsprechend dem Verhalten der Weichteilsarkome [2, 6, 7]. Sogenannte pleomorphe Sarkome zählen mit rund 40% zu den häufigsten Weichteilsarkomen und wurden neu in verschiedene Subtypen undifferenzierter pleomorpher Sarkome gemäß der neuen WHO-Klassifikation eingeteilt [4, 8]. So könnte zum Beispiel anhand der molekularen Klassifizierung eines Rhabdomyosarkoms bei Kindern oder Jugendlichen die für diesen Subtyp spezifische Prognose und gezielte Therapieoptionen besser charakterisiert und bestimmt werden [9]. Zytogenetische Variablen aufgrund von Chromosomenaberration waren deutlich mit einem Metastasierungrisiko der Weichteilsarkome verbunden [10]. Eine andere Problematik bei der Behandlung von Weichteilsarkomen wird durch das Hämangioperizytom bzw. den solitären fibrösen Tumor veranschaulicht, deren Malignität entsprechend ihrer histopathologischen Charakteristika (Größe, Anzahl der Mitosefiguren, Zelltypie, Nekrose/Hämorrhagie) oder anhand ihrer Lokalisation im Retroperitoneal- und Beckenraum offengelegt werden kann. In diesem Fall kann eine Strahlentherapie als Induktionstherapie empfohlen werden [11]. In absehbarer Zukunft werden neu entwickelte Medikamente gegen Weichteilsarkome gemäß ihrer genetischen Eigenschaften biologisch zielgerichtet eingesetzt werden [12].

Diagnostik, Stadieneinteilung und Grading sind unerlässlich für die Beurteilung vor der Behandlung. Die Untersuchungen schließen Bildgebungsverfahren (kontrastmittelverstärkter CT-Scan, MRT) und die Tru-Cut-Biopsie ein, die mittels Ultraschall- oder CT-Kontrolle durchgeführt werden kann. Die Tru-Cut-Biopsie weist eine hohe Sensitivität und Spezifität bei der Differenzierung zwischen benignen und malignen Tumoren auf (99,4% bzw. 98,7%). Wie bei der Inzisionsbiopsie können mithilfe der Tru-Cut-Biopsie der Subtyp des Tumors und der Malignitätsgrad bei 80% der Patienten prognostiziert werden [13]. Die Positronenemissions-Tomographie wurde im Hinblick auf die Diagnosestellung und das Therapieansprechen ausgewertet. Eine Analyse früherer Studien ergab, dass die Anwendung der 18F-FDG-PET nicht empfohlen werden kann [14]. Eine kürzlich durchgeführte Untersuchung zeigte jedoch eine vielversprechende Zukunft für die PET (in Kombination mit der CT), die mit dem Tumorgrad korrelieren kann (und die Biopsie steuern kann), ein Hilfsmittel zur Bestimmung des Tumorstadiums, zur Bewertung des Tumoransprechens auf die Induktionstherapie sein und als Prognosefaktor dienen kann [15].

In Übereinstimmung mit dem AJCC Staging Manual, 7. Auflage 2010, wird ein dreistufiges System nun zusammen mit dem T-Stadium (Tumorausdehnung ≤ 5 oder > 5 cm) verwendet, um die Stadien IA/B-IIA/B zu differenzieren. Stadium III umfasst G3 oder N1 (ehemals Stadium-IV-Tumor) und M1 definiert jetzt Stadium IV [3]. Das FNCLCC-System zur Klassifikation des Tumorgrades mit der besten Vergleichspräzision und prognostischen Aussagekraft im Hinblick auf eine Metastasierung hat nun die AJCC- und NIH-Klassifikationssysteme ersetzt [16]. Trotz unterschiedlicher histologischer Subtypen sind die Tumorgröße und die Tumordifferenzierung (gemäß dem FNCLCC-Scoring-System) die beiden besten Prognosefaktoren [17].

27.1.1 Induktionstherapie bei Sarkomen: Beweggründe und allgemeine Grundsätze

Aufgrund der Seltenheit und der Komplexität der Behandlung muss der beste Therapieansatz nach einer interdisziplinären Teambesprechung individuell auf jeden Patienten zugeschnitten werden [18]. Ein multimodales Behandlungskonzept, das einen chirurgischen Eingriff, Strahlentherapie und Chemotherapie einschließt, zielt auf die Verlängerung des Gesamtüberlebens (OS), die lokale Tumorkontrolle und ein funktionelles Ergebnis bei minimaler Morbidität ab. Die Beweggründe für die Verabreichung einer Induktionschemotherapie beruhen auf Erfahrungen, die aus der Behandlung von Osteosarkomen im Zusammenhang mit einer gewissen Wirksamkeit gewonnen wurden und im Rahmen einer Meta-Analyse und einer randomisierten Studie von der Italian Sarcoma Group erwähnt werden [19]. Die Anwendung der Induktionstherapie bei Weichteilsarkomen ist immer noch umstritten und Gegenstand kontroverser Diskussionen. Die theoretischen Vorteile einer präoperativen Chemotherapie umfassen die Zytoreduktion (Reduzierung des Tumorvolumens und der Zellviabiliät, um beispielsweise extremitätenerhaltende Operationen zu ermöglichen), die Behandlung mikrometastatischer Erkrankungen [20] und die Beurteilung der Behandlungswirksamkeit und Ansprechempfindlichkeit in vivo (Zytostatikasensitivität). Eine geringe Proliferationsaktivität des Tumors (festgestellt anhand von Mitosezahl, Proliferationsindex und Apoptose) nach der isolierten Extremitätenperfusion (ILP) korreliert mit einem signifikant besseren Gesamtüberleben [21]. Da mikroskopisch positive Resektionsränder ein erhöhtes Risiko für nachfolgende Lokalrezidive und tumorspezifische Mortalität darstellen [22–26], zielt die Induktionstherapie im Idealfall darauf ab, das Risiko zu senken und den Umfang der positiven Ränder zu reduzieren. Es wurde ebenfalls postuliert, dass das Ansprechen auf eine Chemotherapie Informationen zur Prognose liefert [27, 28]. Die behandlungsinduzierte pathologische Nekrose wird als unabhängige prognostische Variable bei Osteosarkomen angesehen. Eilber et al. haben festgestellt, dass die pathologische Remission in Bezug auf eine Induktions-

Radiochemotherapie auch eine hohe prognostische Aussagekraft für Patienten mit Intermediate-grade- bis High-grade-Weichteilsarkomen der Extremitäten hatte [29]. Patienten, die mit einer pathologischen Nekrose von ≥ 95% auf die Therapie ansprachen, wiesen eine geringere Rezidivrate auf. Die 5- und 10-Jahres-Gesamtüberlebensraten betrugen 80% bzw. 71% sowie 62% bzw. 55% für Patienten mit einer Nekrose von weniger als 95% [29]. MacDermed beobachtete unlängst, dass das Ansprechen auf eine Induktions-Radiochemotherapie eine prognostische Bedeutung hat und eine Orientierungshilfe zur postoperativen systemischen Therapie bieten kann [30]. In einer anderen retrospektiven Studie, die sich nur auf die systemische Induktionstherapie mit Doxorubicin und Ifosfamid ohne nachfolgende Strahlentherapie konzentrierte, stimmten jedoch Tumornekrose, die Fibrose/Hyalinisation und die Zelldegeneration nicht mit dem Ergebnis überein [31].

Das Chemotherapie-Ansprechen wird allerdings nicht anhand derselben Faktoren prognostiziert wie die Gesamtüberlebenszeit [32]. Für die Weichteilsarkome wurden mehrere Prognosefaktoren festgestellt. Zu diesen Faktoren zählen die Primärlokalisation des Tumors, der histologische Typ, der Tumorgrad, das Krankheitsstadium, das Alter des Patienten und einige molekulare Faktoren. Die Definition und Selektion des sogenannten High-risk-Weichteilsarkoms ist schwierig. Von Pisters ermittelte schlechte Prognosefaktoren berücksichtigen das Alter > 60 Jahre, Tumoren > 5 cm und einen histologischen High-grade-Befund, wobei Rezidive mit positiven Resektionsrändern, mit einem Alter > 50 Jahren und mit einigen histologischen Subtypen (Fibrosarkome und maligne periphere Nervenscheidentumoren, MPNST) assoziiert werden. Aussagekräftige Faktoren für Fernmetastasen waren: hoher Malignitätsgrad, tiefe Lokalisation, mittlere Tumorgröße, Leiomyosarkom und andere histologische Befunde, außer dem Liposarkom [24]. Im Rahmen einer randomisierten Studie gelang es Gortzak et al. jedoch nicht, das rezidivfreie Intervall oder die Gesamtüberlebenszeit signifikant zu verlängern, indem sie High-risk-Sarkome (Tumoren ≥ 8 cm mit beliebigem Differenzierungsgrad, Grad-I/III-Tumoren < 8 cm, Lokalrezidive Grad-II/III oder Grad-II/III-Tumoren, die sechs Wochen zuvor unzureichend reseziert wurden und daher eines weiteren chirurgischen Eingriffs bedurften) auswählten [33]. Badellino und Toma empfehlen auf Patienten mit Weichteilsarkomen angepasste Richtlinien nach Tumorstadium [34], was exakt der Aufgabe interdisziplinärer Sarkomboards entspricht.

Drei mögliche Indikationen für die Induktionschemotherapie sind anerkannt [35]:

1. Tumoren, bei denen keine R0- oder R1-Resektionen durchgeführt werden konnten (mikroskopisch positive Randsäume).
2. Tumoren, die mittels einer verstümmelnden Operation behandelt werden würden. Zuweilen ist es möglich, nach einer Induktionschemotherapie einen erhaltenden chirurgischen Eingriff bei Patienten durchzuführen, die anfänglich für eine radikale Operation (Amputation) in Betracht gezogen wurden. Keine Behandlungsmethode ist der anderen überlegen (Bestrahlung, Chemotherapie und kombinierte Radiochemotherapie), da bislang keine prospektive randomisierte Studie vorliegt, in deren Rahmen dieses Modell untersucht wurde.
3. Tumoren, die durch eine erhaltende Operation reseziert werden könnten. Die EORTC-Studie der European Organization for Research and Treatment of Cancer stellte im Vergleich der Induktionstherapie mit anschließender lokoregionaler Behandlung gegenüber der alleinigen lokoregionalen Behandlung keine Unterschiede zwischen den beiden Studienarmen im Hinblick auf Amputation, rezidivfreies Überleben und Gesamtüberleben fest [19].

Die Nachteile der Induktionschemotherapie sind perioperative Komplikationen – basierend auf Wundkomplikationen, Knochenmarkdepression, Immunsuppression [36] – und verzögerte definitive Operation. In einer retrospektiven Studie wurde diese Morbidität anhand von 309 Patienten analysiert: 105 Patienten erhielten eine Induktionschemotherapie gegenüber 204 Patienten, die zuerst einem chirurgischen Eingriff unterzogen wurden. Präoperative Bestrahlung, körpereigene Lappenplastik und Tumoren der Extremitäten waren mit erhöhten Wundkomplikationen verbunden. Diese Studie erbrachte keinen Nachweis dafür, dass die Induktionschemotherapie die postoperative Morbi-

dität erhöht – weder für Patienten mit Sarkomen im Bereich der Extremitäten noch für Patienten mit retroperitonealen/viszeralen Sarkomen [37].

Die Ergebnisse nicht randomisierter Phase-II-Studien deuten darauf hin, dass die Induktionschemotherapie eine höhere Ansprechrate bewirkt als eine für Fernmetastasen indizierte Chemotherapie [20, 38]. Vergleichbare Daten stehen aus einer Studie zur Behandlung von Tumoren im Bereich der Kopf-Hals-Region, Osteosarkomen und Mammakarzinomen zur Verfügung [39]. Patienten, die eine Induktionstherapie erhalten, sind insgesamt fitter und können diese Behandlung besser vertragen als Patienten mit metastasierter Erkrankung. Dieser Punkt könnte auch eine Auswahlverzerrung darstellen.

In diesem Kapitel werden die verschiedenen Möglichkeiten induktiver Behandlung bei Sarkomen analysiert. Dabei setzen wir den Schwerpunkt auf einige Sarkomarten, wie Sarkome der Extremitäten, Osteosarkome, Weichteilsarkome (hauptsächlich der Körperwand und des Retroperitoneums) und metastasierende Primärsarkome. Die Behandlung der Ewing-Sarkome, der gastrointestinalen Stromatumoren (GIST) und mancher Sarkome im Kindesalter wie alveoläre oder embryonale Rhabdomyosarkome werden von uns nicht thematisiert, sofern diese nicht im Retroperitoneum oder im intraabdominellen Bereich lokalisiert sind. Für Informationen zur Behandlung von Sarkomen im Kindesalter verweisen wir auf ein Fachbuch für pädiatrische Onkologie. Das Gesamtkonzept der Behandlung kann je nach Lokalisation unterschiedlich ausfallen. Die Lokalisationen nach der AJCC-Klassifikation für Weichteilsarkome umfassen: Kopf- und Halsregion, Extremitäten (Gliedmaßen), oberflächliche Rumpfwand (Bauch- und Brustwand), gastrointestinaler, urogenitaler, viszeraler, retroperitonealer Bereich, weibliche Geschlechtsorgane, Brust, Pleura pulmonalis und Mediastinum sowie andere Lokalisationen [3].

27.2 Weichteilsarkome der Extremitäten und isolierte Extremitätenperfusion (ILP)

27.2.1 Chemotherapie

Die Anwendung der systemischen Chemotherapie wurde im Rahmen der adjuvanten Therapie als Ansatz zur Verbesserung des Ergebnisses bewertet. Ihre Anwendung ist bei Rhabdomyosarkomen und Ewing-Sarkomen, die überwiegend bei Kindern auftreten, gut etabliert, wobei widersprüchliche Daten zu resezierten Weichteilsarkomen der Extremitäten bei Erwachsenen vorliegen. Das Risiko der Fernmetastasierung erhöht sich mit dem Tumorgrad und der Tumorgröße (Spiro 1997, [204]). Nur 2 der 14 ersten randomisierten Studien zur adjuvanten Chemotherapie mit Doxorubicin im Vergleich zu alleinigen chirurgischen Eingriffen zeigten einen signifikanten Vorteil im Hinblick auf das Gesamtüberleben (OS) [41]. Bei der letzten Aktualisierung [42] der Meta-Analyse von 1997 unter Einbeziehung von 1.953 Patienten mit lokalisierten Weichteilsarkomen in 18 randomisierten Studien betrug die Odds Ratio (OR) für Lokalrezidive 0,73 (95% CI 0,56–1,94, p = 0,02) mit Chemotherapie. Die alleinige Gabe von Doxorubicin verbesserte die Überlebenszeit nicht wesentlich, aber die Kombination mit Ifosfamid war mit einer deutlichen Erhöhung der Gesamtüberlebenszeit verbunden (OR 0,56, 95% CI 0,36–0,85, p = 0,01) und führte zu einer absoluten Risikoreduktion (ARR) der Mortalität von 11% (30% gegenüber 41%) aber ebenso zu einer erhöhten Toxizität [43]. Das therapeutische Ziel bei Weichteilsarkomen (WTS) der Extremitäten liegt in der Verbesserung der lokalen Tumorkontrolle mit ausreichenden Resektionsrändern bei gutem funktionalen Ergebnis und in der Senkung des Risikos von Fernmetastasen für ein besseres Überleben. Einigen Patienten mit intermediär malignen oder großen hochmalignen Tumoren kann die Induktionstherapie dabei helfen, dieses Ziel mit eventuell adäquaten Resektionsrändern zu erreichen.

Eilber et al. berichteten 1984 über die Ergebnisse einer multimodalen Therapie für hochmaligne WTS mit intraarterieller Doxorubicin-Chemotherapie (30 mg Gesamtdosis über 24 Std. an 3 aufeinanderfolgenden Tagen), der eine Strahlentherapie folgte (3.500 rad in 10 Fraktionen) und 7–14 Tage danach eine En-bloc-Resektion [44]. Lokalrezidive wurden nur bei 3/100 Patienten mit einem hohen Anteil an primärem Extremitätenerhalt festgestellt. Ähnliche Ergebnisse wurden mit demselben Therapieschema veröffentlicht [45–47]. Die am häufigsten dokumentierte Komplikation war die Wundheilung, die in einigen Fällen eine anschließende Amputation erforderte. Frakturen und Lymphödeme traten seltener auf. Bislang sind keine deutlichen Unterschiede bei der lokalen Tumorkontrolle, dem Extremitätenerhalt und den Komplikationen zwischen der intraarteriellen und intravenösen Verabreichung nachgewiesen worden [48]. Die Induktionstherapie, die mehrere Chemotherapeutika kombiniert, und die Strahlentherapie zeigten eine höhere Ansprechrate. Über eine Behandlung von 48 Patienten mit großen (≥ 8 cm) High-grade-Tumoren durch präoperative MAID-Chemotherapie (Mesna, Adriamycin, Ifosfamid and Dacarbazin), alternierend mit einer Strahlentherapie von 44 Gy, gefolgt von einer Resektion und postoperativer Chemotherapie (und 16 Gy Nachbestrahlung nur für Patienten mit positiven Randsäumen) wurde berichtet [49]. Das Resultat war im Vergleich zu einer Kontrollgruppe aus der Datenbank der Forscher überlegen. Die mediane Nekroserate der resezierten Tumoren betrug 95% mit einer partiellen Remission von nur 10% (laut RECIST-Kriterien). Die behandelte Gruppe wies eine erhebliche Reduzierung der fünfjährigen fernmetastasenfreien Überlebenszeit (75% gegenüber 44%, p 0,0016), des krankheitsfreien Überlebens (DFS) (70% gegenüber 42%, p 0,0002) und des Gesamtüberlebens (87% gegenüber 58%, p 0,0003) auf. Bei der univariaten Analyse wurde keine signifikante Beziehung zwischen Tumornekrose und Fernmetastasen, krankheitsfreiem oder Gesamtüberleben festgestellt. Die Toxizität war erheblich mit fiebriger Neutropenie bei 25% und Wundkomplikationen bei 29% der Patienten. Ein Patient entwickelte eine Myelodysplasie mit tödlichem Ausgang. Größere Toxizitäten und ein schlechteres Ergebnis mit demselben Therapieschema wurden später festgestellt [50]. Die Rolle der systemischen Induktionschemotherapie wurde von Pezzi et al. an Extremitätensarkomen mit einer Größe von mehr als 5 cm retrospektiv untersucht [28]. Die präoperative Chemotherapie mit CYADIC

(Cyclophosphamid, Adriamycin, Dacarbazin ± Vincristin) wurde in 1–16 Zyklen (durchschnittlich 4,4 Zyklen) verabreicht. Die Strahlentherapie wurde präoperativ in bis zu 16 Sitzungen und postoperativ in bis zu 7 Sitzungen angewandt. Extremitätenerhaltende Operationen wurden bei 31 der 45 Patienten (67%) durchgeführt. 60% der Patienten sprachen nicht an, 11% wiesen eine komplette, 13% eine partielle und 15% eine minimale Remission auf. Die krankheitsfreie Überlebenszeit ohne Fernmetastasen (p 0,006) und die mediane Gesamtüberlebenszeit (> 60 Monate gegenüber 32,7 Monaten, p 0,002) waren bei den Respondern deutlich höher. Über eine retrospektive Analyse der Induktionschemotherapie für Tumoren mit einer Größe von mehr als 10 cm wurde vom MSKCC (Memorial Sloan-Kettering Cancer Center) und Dana Farber Cancer Institute berichtet. Die dreijährige krankheitsfreie Überlebensrate wurde signifikant von 62% bei alleiniger chirurgischer Behandlung auf 83% bei Anwendung einer Chemotherapie mit Doxorubicin und Ifosfamid erhöht [51]. Auf der anderen Seite, wie bereits zuvor erwähnt, zeigte die randomisierte EORTC-Studie für High-risk-Weichteilsarkome der Extremitäten eine ähnliche krankheitsfreie 5-Jahres-Überlebensrate und Gesamtüberlebensrate im Vergleich zwischen Induktionstherapie und alleiniger Operation [33].

Abschließend lässt sich sagen, dass die Rolle der Chemotherapie bei WTS an den Extremitäten ungeachtet randomisierter kontrollierter Studien, zusammengefasster Analysen und Meta-Analysen weiterhin kontrovers ist. Die Induktionstherapie sollte für große (> 10 cm) High-risk-Tumoren und Grenzfall-Kandidaten für eine extremitätenerhaltende Operation in Betracht gezogen werden.

27.2.2 Isolierte Extremitätenperfusion (ILP)

50–60% der Weichteilsarkome sind im Bereich der Extremitäten lokalisiert [52, 53]. Die Behandlungsmodalitäten umfassen Chemotherapie, Strahlentherapie (einschließlich Brachytherapie und intraoperativer Strahlentherapie), ILP und Amputation, abhängig von der Größe, Lokalisation und Tumorgrad. Die Chirurgie bleibt weiterhin die Hauptsäule

der Behandlung – in Kombination oder ohne Kombination mit den vorher genannten Modalitäten. Das oberste Ziel ist der Extremitätenerhalt. Weichteilsarkome der Extremitäten können vorliegen als direkt resektable Tumoren gemäß Kompartmentresektion, als Tumoren, deren Grenzen sich durch eine Induktionstherapie vergrößern könnten, als nicht resektable Tumoren, bei denen eine multimodale Therapie zur Erhaltung der Extremität beitragen kann, und letztlich als lebensbedrohliche Tumorerkrankung (Nekrose, Infektionen) oder die Lebensqualität beeinträchtigende (Schmerzen, Impotenz), direkt zu einer Amputation führenden Tumorerkrankung [54]. Die Festlegung auf ein nicht resezierbares Weichteilsarkom ist subjektiv, was wiederum die Bedeutung und Notwendigkeit eines interdisziplinären Sarkomboards verstärkt. Einige Kriterien für die Inoperabilität primärer oder rezidivierender WTS sind die Tumorlast (Größe und Anzahl der Läsionen) und die Nähe zu lebensnotwendigen Strukturen wie motorische Nerven, Hauptblutgefäße und Knochen. Davon hängt es hauptsächlich ab, einen idealen Sicherheitsabstand von 1–3 cm erzielen oder nicht erzielen zu können.

Die ILP wurde erstmals 1957 von Creech, Ryan und Krementz angewandt [55]. Die potentielle Anwendung dieses Verfahrens als Induktionstherapie wurde bald anerkannt [56], nachdem ein Tumoransprechen bei 83% der Patienten nach alleiniger Melphalanzufuhr beobachtet worden war. Das Konzept bestand darin, eine Chemotherapie nur in einer Extremität unter Kontrolle eines Tourniquets zu ermöglichen. Viele Untersuchungen und Studien haben sich mit den Indikationen für Melanome und Weichteilsarkome befasst [57]. Die wichtigsten Vorteile sind: Möglichkeit einer Hochdosis-Chemotherapie nur in der Extremität (bis zu 10-fach höher als die maximal verträgliche systemische Dosis) sowie eine schonende systemische Toxizität, sofern eine sichere Isolierung und eine systemische Kontrolle während des Verfahrens gewährleistet sind [58]. Diese letztgenannte Bedingung erklärt, neben anderen, warum die ILP auf nur rund 50 zertifizierte Zentren in Europa beschränkt ist. Die ILP bei Patienten mit Melanomen und WTS mit Carboplatin [59], Doxorubicin [60, 61], Cisplatin [62] oder anderen Zytostatika wies eine vergleichbare Wirksamkeit, jedoch eine höhere lokale oder allgemeine

Toxizität im Vergleich zu Melphalan auf, einem alkylierenden Wirkstoff, welcher das zytostatische Medikament der Wahl bleibt [59, 63] und als Chemotherapie am häufigsten perfundiert wird.

Die Kombination mit Interferon Gamma und TNFα steigert die Wirksamkeit von Melphalan drastisch [64]. Der rekombinante Tumornekrosefaktor (TNFα-1a, Tasonermin, Beromun®, Boehringer Ingelheim GmbH, Deutschland) ist ein auf angiogene Tumorendothelzellen proapoptotisch wirkendes Molekül [65]. TNF induziert eine Vasoplegie, eine erhöhte Medikamentenaufnahme und die Zerstörung des Tumorgefäßsystems [66] und weist mit Interferon Gamma (IFNχ) einen synergistischen Effekt auf. Somit kann durch ihre Kombination eine Komplettremissionsrate (CR) von bis zu 80–90% bei Patienten mit Melanomen und eine Komplettremissionsrate von 20–40% bei Patienten mit WTS der Extremitäten erreicht werden [57, 67]. Die Wirkung von Melphalan wird durch eine milde Hyperthermie potenziert (38–41,5°C) [68]. Wegen seiner höheren Toxizität ohne tatsächlich wesentlich zur Wirksamkeit in der Kombination von TNF mit Melphalan beizutragen, wurde die Verwendung von INF aus vielen Studienprotokollen für Weichteilsarkome gestrichen. Trotz vieler Studien ist TNF in den USA aufgrund von Problemen der Pharmaunternehmen nicht anerkannt und zugelassen [63].

Da die extremitätenerhaltende Operation das Hauptziel darstellt, auch falls keine Resektion stattfindet (ILP als ausschließliche Therapie [69]), kann die Lebensqualität besser sein als im Vergleich zu einer Amputation [70]. Es ist zwar allgemein anerkannt, dass durch eine Amputation eine lokale Kontrolle erreicht werden kann, aber dadurch das Überleben weder bei der Primärtherapie [71, 72] noch bei der Therapie rezidivierter WTS verbessert wird [73]. Das Überleben hängt von der Tumorgröße, dem Malignitätsgrad und von Fernmetastasen ab. Eine begrenzt fernmetastasierte Erkrankung stellt keine absolute Kontraindikation für die ILP dar, und eine Ansprechrate von 84% mit einem Extremitätenerhalt von 97% wurde von Grünhagen et al. bei 37 Stadium-IV-Patienten (18 Primärsarkome und 19 rezidivierte WTS) verzeichnet [74]. Unter diesen Umständen wäre daher eine randomisierte Studie zum Vergleich der ILP und der Amputation mit dem Überleben als Endpunkt ethisch problematisch und für Patienten nicht akzeptabel.

Indikationen für die ILP

Die Morbidität nach Bestrahlung und Chemotherapie ist höher als nach einer ILP, welche zu den besten Ergebnissen bei der Behandlung nicht resektabler Weichteilsarkome der Extremitäten führt [57]. Die Indikationen für eine ILP können nach vier Patientengruppen zusammengefasst werden:

a. Gruppe 1: Extremitätenerhalt bei Primärsarkom, zu erwartende enge Resektionsränder (Fallbericht ◘ Abb. 27.1) oder Lokalrezidive, um eine verstümmelnde chirurgische Resektion mit Funktionsverlust zu vermeiden.

b. Gruppe 2: Lokalrezidive in einer zuvor bestrahlten Extremität. Die ILP kann auch bei rezidivierten WTS in zuvor bestrahlten Extremitäten noch durchgeführt werden: Lans et al. untersuchten 26 Patienten (30 ILP) mit einer Gesamtansprechrate von 70% (20% komplett und 50% partiell) und einem Extremitätenerhalt von 65% [75].

c. Gruppe 3: Multizentrisches Extremitätensarkom [76]. 64 ILP bei 53 Patienten mit multifokalen Primärsarkomen (28 Patienten) oder multiplen Sarkomrezidiven (36 Patienten) wurden von Grünhagen nachuntersucht, welche ein Gesamtansprechen von 88% (42% komplette und 45% partielle Remission) mit einer 5-Jahres-Überlebensrate von 39% aufwiesen [77].

d. Gruppe 4: Patienten mit Fernmetastasen und lokalem, die Extremität gefährdendem Tumor [74]. Da eine Amputation das Überleben nicht verlängert, dient die ILP als extremitätenerhaltendes Verfahren zur Verbesserung der Lebensqualität.

Die letztgenannten drei Indikationen stellen eindeutig palliative Optionen dar, die auf einen Extremitätenerhalt ausgerichtet sind, während die erste Patientengruppe die Hauptindikation für die Induktionstherapie repräsentiert. Selbst wenn die ILP dazu beitragen kann, tumorfreie Randsäume während einer Nachresektion zu erreichen, müssen die klinische und radiologische Remission nach der ILP von dem interdisziplinären WTS-Board evaluiert

27

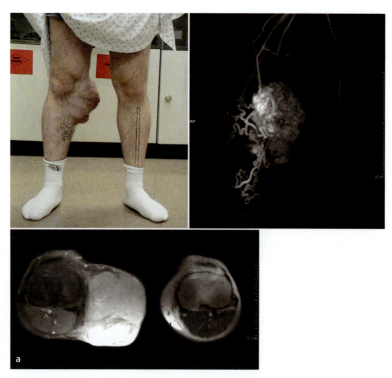

⬛ Abb. 27.1 (a) Ein 25-jähriger Mann ohne besondere medizinische Vorgeschichte stellte sich mit einem schmerzlosen 17 × 10 × 10 cm großen Tumor am rechten Knie vor (i). Mithilfe der Core-Biopsie konnte ein undifferenziertes spindelzelliges und pleomorphes Sarkom Grad II laut FNCLCC ohne Fernmetastasierung auf der thorakoabdominalen CT-Aufnahme diagnostiziert werden. Die präoperative MRT (ii) vor der ILP zeigte ein heterogenes WTS mit nekrotischen und hypervaskularisierten Regionen (iii). Im Fall einer Primärresektion bestünde die Gefahr enger Randsäume bezüglich des Kniegelenks und der angrenzenden Muskelfaszie. Die ILP wurde als Induktionstherapie geplant.

werden: Die ILP kann aufgrund von Krankheitsprogression, Irresektabilität in jedem Fall oder aufgrund der Verschlechterung des Zustands des Patienten (Fallbericht ⬛ Abb. 27.2) zur ausschließlichen Modalität werden. In diesem Fall ist eine Bewertung der Effizienz der ILP als Induktionstherapie schwierig, und die Extremitätenerhaltungsrate [78] ist oftmals ein besserer Surrogatmarker. Darüber hinaus sind bislang in keiner randomisierten Studie die Induktionschemotherapie, die Strahlentherapie und die Induktions-ILP verglichen worden.

Chirurgisches Verfahren für die ILP

Die Patienten werden im Rahmen von interdisziplinären Sarkom-Tumorboards ausgewählt. Das komplette chirurgische Verfahren wird an anderer Stelle in der bislang umfangreichsten Untersuchung aller veröffentlichten Daten zur ILP bei WTS von Hoeks-

tra beschrieben [67]. Grundsätzlich erfolgt ein Gefäßzugang zur Einführung venöser und arterieller Kanülen durch Präparation der A. subclavia, axillaris oder brachialis für die obere Extremität und für die untere Extremität durch Präparation der iliakalen Gefäße, der Femoralgefäße oder der poplitealen Gefäße. Gleichzeitig wird eine radikale Lymphknotendissektion entsprechend dem Gefäßzugang durchgeführt.

Dieser Punkt wurde im Hinblick auf die Wirksamkeit der Induktions-ILP nie analysiert. Bei Sarkomen treten Lymphknotenmetastasen in insgesamt weniger als 5% der Fälle auf [79, 80].

Diese Inzidenz variiert entsprechend dem histologischen Typ: 0,6% bei undifferenzierten Sarkomen und 10–20% bei Epitheloidsarkomen, Rhabdomyosarkomen, Angiosarkomen und Klarzellsarkomen [79–81]. Gleichzeitige Lymphknotenmetasta-

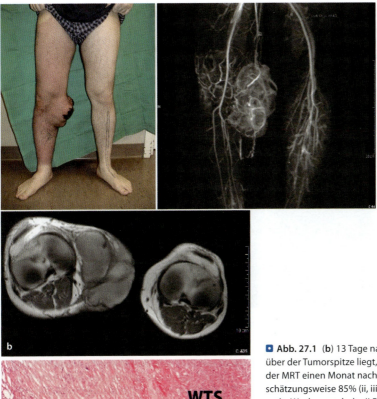

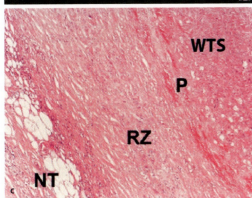

■ **Abb. 27.1** (**b**) 13 Tage nach der ILP: die dünne Haut, die über der Tumorspitze liegt, begann abzusterben (i). Anhand der MRT einen Monat nach der ILP betrug die Nekrose schätzungsweise 85% (ii, iii). Eine radikale Resektion wurde sechs Wochen nach der ILP durchgeführt. Der anatomopathologische Befund ergab eine vollständige Nekrose. Neun Tage später erfolgte die Rekonstruktion des 12 × 12 cm großen Defekts durch Ablösen eines internen Gastrocnemiusmuskellappens mit proximalen Gefäßstiel und Deckung durch ein Spalthauttransplantat. Vier adjuvante Chemotherapiezyklen waren vorgesehen (IFOS-Adriamycin). Die MRT nach vier Jahren ergab keinen Hinweis auf einen lokalen Tumor oder Fernmetastasen. (**c**) Histopathologisch weite Resektionsränder. WTS = Tumor, P = Pseudokapsel (fibröses Gewebe), RZ = reaktive Zone (Hämorrhagie, Entzündung, Nekrose, Regression), NT = normale Gewebe

sen in Verbindung mit Fernmetastasierung weisen eine schlechte Prognose auf [82]. Bei der Erwägung anderer Vorgehensweisen als der ILP kann die radikale Lymphknotendissektion das Überleben verbessern und muss bei Patienten mit Rhabdomyosarkom, Epitheloidsarkom, Klarzellsarkom, Angiosarkom Grad III und Synovialsarkom erörtert werden [81, 83]. Hierbei muss betont werden, dass in der neuen AJCC-TNM-Klassifikation von 2010, N1-Tumoren nun neu als Stadium III statt Stadium IV eingestuft sind [3].

Im Anschluss an die gesicherte Kanülierung wird ein Tourniquet körpernah an der Extremität angelegt und durch Einsetzen eines Steinmann-Stifts im Beckenkamm sicher befestigt. Eine Herz-Lungen-Maschine sorgt für den Blutkreislauf, die Oxygenierung und die Zytostatikazufuhr. Die systemische Leckrate wird mittels Injektion von Technetium-99-m-markiertem Albumin in den extrakorporalen Kreislauf (ECC) unter systemischer Überwachung durch eine präkordial platzierte Gammasonde überprüft. Nicht beteiligte Hände oder Füße

27

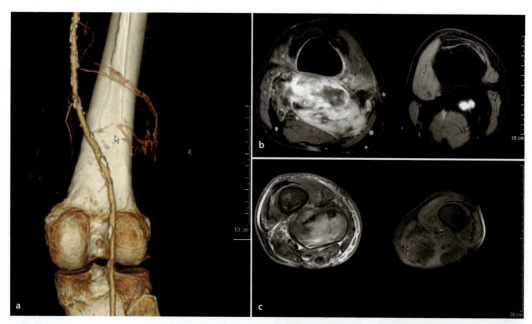

Abb. 27.2 (**a**) Ein 74-jähriger Mann wurde zur Behandlung eines Grad-II-Liposarkoms am rechten Oberschenkel überwiesen, das tief gegen das femorale neurovaskuläre Bündel lokalisiert war (**a, b**). Er war ein starker Raucher mit symptomatischer Arteriopathie (Klaudikation aber keine kritische Ischämie) der kontralateralen Extremität und Ateminsuffienz. Die Sarkomkonferenz beschloss eine Induktions-ILP, die ohne spezifische Morbidität durchgeführt wurde. Die MRT (**c**) nach drei Monaten zeigte eine radiologische Remission von mehr als 80%. Da sich der Allgemeinzustand des Patienten verschlechterte, überdachte das interdisziplinäre Team die Behandlung des Patienten und traf letztlich die Entscheidung, einer ILP als ausschließlich extremitätenerhaltende Therapie zuzustimmen

werden eingewickelt, um die Toxizität zu senken. Sobald das Fließgleichgewicht und die Hyperthermie (> 38,0°C) erreicht sind, werden daraufhin die Medikamente injiziert. TNF (die Dosierung wird nachstehend erörtert) und INF (abhängig von den Zentren) werden über eine Dauer von 30 Minuten verabreicht. Melphalan wird (entsprechend dem Volumen der Extremität: 10 mg/l für ein Bein oder 13 mg/l für einen Arm) über eine Dauer von 60 Minuten perfundiert. Diese ursprünglichen Zeiteinteilungen sind inzwischen in einigen Zentren reduziert worden. Nach der Perfusion wird die Extremität mit physiologischen Lösungen ausgewaschen, die Gefäße werden genäht, und der Kreislauf wird wiederhergestellt. Die regionale Überwachung während der ILP umfasst die Gewebetemperatur (Nadelsonden) und in manchen Zentren die Kompartmentdruckmessung des Gewebes [84], um ein Kompartmentsyndrom feststellen zu können. In der Regel wird für den Genesungsprozess eine 24-Stunden-Überwachung auf der Intensivstation bevor-

zugt, dies ist jedoch nicht in allen Teams obligatorisch. Die postoperative Überwachung der Extremität ist unerlässlich, um Kompartmentsyndrome oder gefäßbedingte Probleme festzustellen. Der Patient beginnt mit der Rehabilitation nach einem durchschnittlichen Krankenhausaufenthalt von 7–10 Tagen. Die vollständige Genesung kann Unterstützung und Physiotherapie bis zu drei Monaten erfordern. Anhand der Neubewertung des Tumorstatus durch lokale Untersuchung, MRT oder PET-CT wird entschieden, ob eine extremitätenerhaltende Operation durchgeführt werden kann oder ob das Weichteilsarkom weiterhin nicht resektabel ist.

Toxizität

Schwere systemische Toxizität kann Vasoplegie und Schock, Myelotoxizität, Herz-, Leber-, Nieren- und Lungenversagen einschließen. Die lokale Toxizität reicht von Hautverätzungen, Rhabdomyolyse, Neurotoxizität und in seltenen Fällen bis zur septischen Nekrose, die zu einer Amputation führt (weniger als

3% nach der ILP), aufgrund eines Tourniquet-Lecks während der ILP. Durch die ILP induzierte schwere lokale und systemische Morbidität kann durch die folgenden Ergänzungen zum ursprünglichen Vorgehen verringert werden:

1. Vermeidung einer Hyperthermie über 40°C
2. Reduzierung der TNF-Dosierung (1–2 mg für die obere/untere Extremität statt 3–4 mg) [85], was nicht zu einer Veränderung der Tumorremission oder des Gesamtüberlebens führen dürfte [86, 87], wie in einer multizentrischen randomisierten Studie nachgewiesen wurde [88], vor der jedoch eine aktuelle retrospektive Studie warnt [89]
3. Prophylaktische Fasziotomie, wie von Hoven-Gondrie et al. befürwortet [90], Kontrolle des Kreatinin-Kinase-Wertes [91] oder zumindest intra- and postoperative Überwachung des Kompartmentdrucks, wie von Hohenberger vorgeschlagen, der eine Fasziotomie vermied [84]
4. Ein spezifisches Rehabilitationsprogramm
5. Wir empfehlen eine präoperative sonographische Darstellung der femoralen Bifurkation (variable Anatomie), um die direkte Platzierung der Kanülenspitze in der Arteria femoralis profunda zu vermeiden. Derzeit wenden wir eine frühzeitige Fluorescein-Injektion in den extrakorporalen Kreislauf und Wood-Licht an, um die Hautregion und die dazugehörige Muskelgruppe darzustellen und zu bestätigen, dass diese tatsächlich perfundiert werden.

Ergebnisse

Noorda et al. überprüften evidenzbasierte Fakten, welche die Anwendung der ILP bei WTS (und bei Melanomen) unterstützen [92]. Aufgrund verschiedener Schemata der Kombinationstherapien (TNFα-Dosis ± Interferon, Melphalan oder andere Chemotherapeutika), der unterschiedlichen Art der Feststellung der Remission (klinisch/radiologisch/pathologisch) und der Art der Patientenstudie (retrospektive Kohorte, prospektive Beobachtungsstudien, selten randomisierte Studien) gestaltet sich ein direkter Vergleich aller Studien schwierig [61, 69, 85, 87, 88, 93–103]. Global führte die Kombination von Melphalan und TNF zu 8–80% partiellen und 8–56% kompletten pathologischen Remissionsra-

ten. Ein Extremitätenerhalt konnte bei 57–100% der Patienten beobachtet werden [57, 67, 104]. Dies ist besonders bemerkenswert, wohlwissend, dass frühere, aus der Ära vor der TNF stammende Studien nur Komplettremessionsraten von 0–7% aufwiesen [67]. Da die ILP eine regionale Therapie ist, wird die Gesamtüberlebenszeit nicht verlängert [57]. Die in Lausanne durchgeführten isolierten Extremitätenperfusionen für WTS-Patienten wurden kürzlich überprüft [93], dabei wurde eine Komplettremissionsrate von 25% festgestellt. Eine Resektion von Tumorresten erfolgte bei 65% der Patienten, und die finale Amputationsrate betrug 24% bei einer medianen Nachbeobachtungszeit von 38,9 Monaten (4–159). Regelmäßige Untersuchungen der ILP bei WTS bestätigen die Wirksamkeit und Sicherheit im Lauf der Jahre [63, 92], obschon keine randomisierte Studie vorliegt, in der die ILP mit oder ohne kombinierte Strahlentherapie oder Chemotherapie (als Induktions- oder adjuvante Therapie) verglichen oder assoziiert wird. Eine direkte Relation zwischen Tumorgrad und Therapieansprechen wurde beobachtet: Hochmaligne WTS zeigten ein besseres Ansprechen auf die ILP [21, 78]. Prognosefaktoren für Lokalrezidive nach der ILP sind laut Rossi der Malignitätsgrad und R1-positive Ränder [105]. Die meisten WTS sind hypervaskularisierte Tumoren. TNF zerstört selektiv das Mikrogefäßsystem des Tumors, wobei normale Gewebe verschont werden, und wirkt in Verbindung mit der Chemotherapie synergistisch [65]. Olieman et al. verglichen die Angiographien von 25 Patienten vor und nach der ILP: Die Normalisierung der Angiographie bei 18 Patienten wurde mit der kompletten anatomopathologischen Remission in Verbindung gebracht [106] (was bei dem in Abb. 27.1 gezeigten Patienten trotz vollständiger pathologischer Remission nicht der Fall war).

ILP als Induktionstherapie

Bei Patienten mit WTS kann eine extremitätenerhaltende Operation in Kombination mit oder ohne externe Strahlentherapie (ERBT) bei bis zu 90% der Patienten realisiert werden [107]. Seit dem Beginn der ILP mit TNF-Melphalan wird eine vollständige Regression bei einer Gesamtansprechrate von 63–100% häufiger festgestellt [67], sodass primär nicht resektable WTS im Anschluss für eine Resektion in

Frage kommen können. Low-grade, kleine, klar begrenzte Kompartment-WTS können direkt ohne Induktionstherapie reseziert werden. Gemäß Ennekings Erkenntnis der Bedeutung von Kompartmenten in den Extremitäten [108] ist eine Resektabilität zu erwarten, wenn das WTS beispielsweise die Faszie respektiert und nicht infiltriert. Extrakompartmental lokalisierte WTS können dort entstehen, wo Grenzen weniger gut definiert sind, zum Beispiel in der Axillaregion, subkutan in der Extremität oder der Kniekehle. Turcotte et al. berichteten über 18 Patienten mit WTS in der Kniekehle (2–21 cm). Eine Induktionschemotherapie wurde in zwei Fällen mit nicht resektablen Tumoren (einer davon erhielt eine postoperative Chemotherapie), eine Induktionsstrahlentherapie bei acht Patienten mit hochmalignen WTS (50 Gy, sechs mit postoperativem Boost von 13 Gy) angewendet, und sechs Patienten wurden mit postoperativer Strahlentherapie (63 Gy) behandelt. Dies führte bei 15 Patienten zu einem Extremitätenerhalt ohne sekundäre Amputation in dieser Gruppe [109].

Histologisch betrachtet sind Weichteilsarkome von einer Pseudokapsel und einer sogenannten reaktiven Zone umgeben. Diese können isolierte Zellen oder Tumorzellnester enthalten, die bei hochmalignen WTS sogar angrenzende normale Gewebe infiltrieren können. Basierend auf seinen anatomopathologischen Beobachtungen, definierte Enneking vier Typen chirurgischer Randsäume: intraläsional, marginal, weit und radikal [108, 110]. Die ILP als Induktionstherapie kann als Mittel betrachtet werden, diese Randzone zwischen Tumor und normalem Gewebe zu zerstören. Grabellus et al. haben die Resektionsränder von 47 Patienten mit WTS (44 Grad II oder III) nach einer ILP mit TNF-Melphalan systematisch histopathologisch analysiert [111]. Eine komplette Resektion (weit oder radikal) nach der Enneking-Klassifikation wurde nur bei 23,4% der Tumoren erreicht. Marginale Ränder wurden bei 42,6%, intraläsionale Ränder bei 27,7% und nicht klassifizierbare Ränder aufgrund ausgedehnter Fibrose bei 6,4% der Patienten festgestellt. Die Tumorregression wurde als Prozentsatz % lebensfähiger Zellen innerhalb der Randzonen eingestuft: 7 Patienten wiesen eine vollständige Regression und 18 weniger als 10% lebensfähige Zellen auf. Histologisch nekrotische oder regrediente nicht lebensfähige Tumorzellen an den Rändern verbesserten den Abstand im Durchschnitt um 0,57 mm bei drei Patienten (im Gegensatz zu intraläsionalen Rändern). Schlechte Ränder (einschließlich Patienten mit lebensfähigen Tumorzellen nur an den Resektionsrändern) waren mit Lokalrezidiven und Fernrezidiven verbunden und begrenzten das krankheitsspezifische Überleben. Da keiner der 12 Patienten mit »verbesserten Rändern« anschließend Lokalrezidive entwickelte, schlossen die Autoren, dass die ILP die Ränder verbessern kann und dementsprechend ein besseres Ergebnis erzielt wird [111]. Dadurch werden frühere Veröffentlichungen über die Qualität der Resektionsränder bestätigt [23, 26]. Nach der ILP werden interessanterweise keine wesentlichen definitiven histologischen Veränderungen in den angrenzenden normalen Geweben beobachtet [112].

Der Extremitätenerhalt ist der hauptsächliche Surrogatmarker der ILP. ◘ Tab. 27.1 stellt die Ergebnisse der Induktionswirkung der ILP heraus. Bei einer Komplettremissionsrate (CR) von 8–55% erfolgte ein chirurgischer Eingriff bei 26–97% vorher irresektabler Weichteilsarkome der Extremitäten mit einer durchschnittlichen Verzögerung von sechs Wochen. Infiltrierte Ränder traten bei 30–70% der Patienten auf. Dies ist ein höherer Anteil, als nach einer primären Resektion bei WTS der Extremitäten mit bis zu 26% positiven Rändern allgemein beobachtet wird [22–24, 26]. Die Mehrheit der Zentren wird in diesem Fall eine adjuvante Strahlentherapie [22, 23, 25] sowie eine adjuvante Chemotherapie vorschlagen. Das könnte zu einer sinkenden Lokalrezidivrate führen. Thijssens et al. stellten jedoch fest, dass Patienten mit tumorfreien Rändern nach einer ILP ebenfalls maßgeblich den gleichen Vorteil aufweisen können [113].

Amputation

Obgleich viele Behandlungsphasen und multiple Modalitäten zur Verfügung stehen, ist die Amputation immer noch eine Wahl oder eine zwingende Option [103, 114]. Heutzutage können schätzungsweise 70% der Patienten mit Osteosarkomen oder Weichteilsarkomen durch eine extremitätenerhaltende Operation mit einem angemessenen onkologischen Resultat behandelt werden. Eine Amputation kann aufgrund schwerer Toxizität als Folge der

◻ Tab. 27.1 ILP als Induktionstherapie

Autor	J	N Patienten	Medikamente[a]	Gesamt-CR (%)	N (%) Patienten mit Resektion	Verzögerung ILP-Resektion (Wochen) (mittel/median)	Tumorinfiltrierte Ränder	Extremitätenerhalt[b]
Eggermont et al. [78]	1996	186	TM ± I	29	126/186 (68%)	4–24 (Mittel: 10)	NA	152/186 (82%)
Gutman et al. [96]	1997	35	TIM	37	9/35 (26%)[c]	6–8	NA	29/34 (85%)
Olieman et al. [61]	1998	9	TM	44,4	6/9 (67%)	NA	58%	8/9 (89%)
Rossi et al. [101]	1999	67	TD	27,7	65/67 (97%)	4–6	NA	60/67 (92,3%)
Lejeune et al. [69]	2000	22	TIM	18	17/22 (77%)	6–31 (mittel 17)	NA	19/22 (86%)
Noorda et al. [99]	2003	49	TM ± I	8	31/49 (63%)	1,5–35 (mittel 17)	48%	36/49 (73%)
Bonvalot et al. [88]	2005	36	TM	36	71/100 (71%)	NA	51% R0: 35, R1: 32, R2: 4	87/100 (87%)
Rossi et al. [87]	2005	21	TD	55	17/20 (85%)	6–8	NA	15/21 (71%)
Grünhagen et al. [95]	2006	197	TM ± I	26	130/197 (66%)	NA	NA	171/197 (87%)
Pennacchioli et al. [100]	2007	51	TD/M	41	NA[d]	NA	NA	42/51 (82%)
Van Ginkel et al. [103]	2007	73	TM ± I	26	68/73 (93%)	2–15 (mittel 8)	NA (CR: 17/68)	59/73 (81%)
Hayes et al. [97]	2007	16	TM	20	NA	NA	NA	15/16 (94%)
Cherix et al. [93]	2008	51	TM ± I	25	33/51 (65%)	NA	70% R0: 10, R1: 20, R2: 3	44/51 (86%)
Grabellus et al. [111]	2009	65	TM	54[e]	47/65 (72%)	6	30%[e] R0: 33, R1: 10, R2: 4	40/47 (85%)

T = TNF; I = Interferon; M = Melphalan; D = Doxorubicin; NA = nicht bewertet; CR = Komplettremission: klinisch/radiologisch, anhand Biopsie oder Resektion
a Variable TNF-Dosierungen: 0,5–4 mg entsprechend Extremität, Team oder Studie
b Primäramputationsrate
c Resektion nur bei 9/13 Patienten mit CR
d Studie umfasste ILP ohne TNF mit insgesamt 61/88 (69%) extremitätenerhaltenden Resektionen
e 25 Patienten galten mit <10% lebensfähige Zellen als CR

ILP (bei ungefähr 3% der Patienten) nach einem Rezidiv oder einer anderen behandlungsinduzierten Toxizität erforderlich sein [115].

Kapma et al. analysierten 451 Patienten, die 505 Extremitätenperfusionen für Melanom-Patienten in zwei Zentren unterzogen wurden, und berichteten über elf Amputationen wegen Krankheitsprogression, Funktionsverlust, Infektion oder therapieresistenten Schmerzen [116]; die Zahl für WTS könnte ähnlich sein. Die posttherapeutische und langfristige Morbidität der Extremitätengefäße nach der ILP und der adjuvanten Strahlentherapie wurden von Hoven-Gondrie und van Ginkel aus demselben Team bewertet. Das Amputationsrisiko wurde in drei Zeiträumen an einer Gruppe von 73 Patienten nach der ILP beobachtet: das postoperative Risiko (Toxizität) bei einer einjährigen Extremitätenerhaltungsrate von 80,1%, eine zweite Zeitspanne mit späten Lokalrezidiven (5-Jahres-Extremitätenerhaltungsrate von 68,2%) und ein dritter Zeitabschnitt für kritische Ischämie [103]. Bei keinem Patient war eine Gefäßerkrankung vor der ILP und Strahlentherapie bekannt. Klinikärzte und Patienten sollten über dieses erhöhte Spätrisiko einer peripheren (arteriellen und venösen) Gefäßerkrankung informiert und davon überzeugt werden, bekannte vaskuläre Risikofaktoren zu vermeiden [117].

ILP und Alter: Kinder und ältere Personen

12- bis 18-jährige Patienten werden in Publikationen zur ILP für Weichteilsarkome zwar behandelt, aber nicht immer im Detail beschrieben [94–96, 99, 118]. Hohenberger berichtete ausführlich über zwei Patienten mit Synovialsarkomen. Erstens über einen 8-jährigen Jungen mit einer kompletten klinischen Remission (laut MRT) und einer partiellen Remission nach Resektion laut pathologischem Befund (> 90%), der sechs Jahre mit Lungenmetastasen, aber ohne Lokalrezidive überlebte. Zweitens über ein 14-jähriges Mädchen mit rezidivierendem Synovialsarkom und einer zuvor angewandten adjuvanten Radiochemotherapie. Sie wies nach einem Jahr Nachbeobachtung keine Rezidive auf. Beide Kinder erhielten TNFα in einer Dosierung von 2 mg [118]. Ohne Frage gehört die ILP wie bei Erwachsenen zum Therapiespektrum, mit dem Ziel der Extremitätenerhalt mit geringerer Morbidität als

bei der Strahlentherapie (Wundheilungsstörungen, Frakturen, Beeinträchtigung der Gelenke und Risiko von sekundär induzierten Tumoren).

Ein fortgeschrittenes Alter (> 75) stellt keine Kontraindikation dar: Die Ergebnisse sind im Vergleich mit jüngeren Patienten ähnlich [119].

Isolierte Extremitäteninfusion (ILI)

Eine weitere, von Thompson geförderte Methode ist die isolierte Extremitäteninfusion (ILI), bei der die Kanülierung durch einen direkten oder kontralateralen intravaskulären Zugang erfolgt [120]. Zumindest werden bei Melanom-Patienten ähnliche (insgesamt jedoch ein wenig niedrigere) Ergebnisse als bei der ILP erzielt [121]. Bei der ILP ermöglicht die Platzierung eines umsponnenen Esmarch-Tourniquets körpernah an der Extremität – anstelle eines pneumatischen Tourniquets um den Oberschenkel – die Behandlung weitaus proximal lokalisierter WTS als mit der ILI. Da die ILP ein offener chirurgischer Eingriff ist, werden die Kollateralen abgebunden, wodurch eine bessere Leckkontrolle gewährleistet wird, und es wird zusätzlich eine regionale Lymphadenektomie durchgeführt [122]. Eine Bewertung der pharmakokinetischen Resistenz und der Zytostatikaresistenz, bei der die ILP und die ILI miteinander verglichen wurden, ergab, dass es bislang keinen eindeutigen Hinweis darauf gibt, dass ein Verfahren dem anderen überlegen ist. Die ILP kann in gewissem Maße effektiver als die ILI sein, weist jedoch eine höhere Toxizität auf [122].

Abschließend lässt sich feststellen, dass die ILP eine technisch anspruchsvolle Therapie für spezialisierte Zentren und interdisziplinäre Teams darstellt. Als regionale Therapiemöglichkeit hat die ILP ihren Platz in der extremitätenerhaltenden Chirurgie für WTS-Patienten gefunden. Die TNFα-Dosisreduzierung führte zu einer Verringerung der postoperativen Toxizität und Morbidität, dennoch werden Fragen im Hinblick auf die bestwirksamen (auf WTS ausgerichteten) Chemotherapeutika und die optimale Kombination mit einer systemischen Induktionschemotherapie weiterhin untersucht.

27.3 Osteosarkome

Das Osteosarkom ist der häufigste primäre maligne Knochentumor. Die Prognose für Patienten mit Osteosarkomen hat sich im Lauf der letzten 30 Jahre grundlegend verbessert, was zu einer Heilungsrate von bis zu 70% bei lokalisierten hochmalignen Tumoren führte. Dieser Tumor galt als unheilbar mit tödlichen Ausgang, wenn er nur durch einen reinen chirurgischen Eingriff behandelt wurde. Die adjuvante Chemotherapie ist inzwischen zu einem Therapiestandard mit Verbesserung des Überlebens geworden, was in den 1980er Jahren anhand von zwei randomisierten Studien belegt werden konnte [123, 124]. Die Entwicklung einer effektiven Chemotherapie veränderte die Zeitvorgabe für die chirurgische Resektion. Obwohl kein spezifischer Überlebensvorteil einer induktiven Chemotherapie im Vergleich zur postoperativen Chemotherapie besteht [125], wird die Induktionstherapie häufig zur Beseitigung von Mikrometastasen und zur Vorbereitung auf eine extremitätenerhaltende Operation angewandt, welche heute einen Therapiestandard darstellt. Vier wirksame Medikamente stehen zur Verfügung: hochdosiertes Methotrexat, Doxorubicin, Cisplatin und Ifosfamid. Die Kombination der Medikamente bleibt jedoch empirisch und kontrovers. Das histologische Ansprechen auf die Chemotherapie zählt zu den wichtigsten Prognosefaktoren [126, 127]. Die 5-Jahres-Überlebensraten für Patienten mit einem histologischen Ansprechen auf die Chemotherapie von 90% sind höher als die Raten für Patienten mit einem geringeren Ansprechen (jeweils 71–80% gegenüber 45–60%) [127, 128]. Unklar bleibt, ob die Ergebnisse durch eine Änderung des postoperativen Chemotherapie-Schemas verbessert werden können. Daher empfehlen wir die Teilnahme an internationalen Studien. Eine lebenslange Nachbeobachtungszeit ist aus Gründen der behandlungsinduzierten Toxizität (Sekundärtumoren) und des Auftretens von Spätrezidiven zwingend erforderlich.

27.4 Induktionstherapie bei WTS

27.4.1 Induktionschemotherapie bei WTS (mit Ausnahme der Extremitäten)

Die Rolle der Induktionschemotherapie wurde aktiv im Rahmen klinischer Forschung und Studien untersucht. Für verschiedene Krebserkrankungen wie Blasenkarzinome, Osteosarkome, Kopf- und Halstumoren und entzündliche Mammakarzinome gilt die Induktionstherapie als Behandlungsstandard. Mehrere Applikationsformen sind verfügbar und umfassen die intraarterielle Zufuhr, die isolierte Extremitätenperfusion, die systemische Chemotherapie – mit oder ohne begleitende Strahlentherapie oder in Verbindung mit einer loko-regionalen Hyperthermie. Trotz der Belege, dass die Induktionschemotherapie keinen negativen Einfluss auf die perioperative Behandlung haben und sich nicht nachteilig auf die Patienten auswirken kann, liegen keine ausreichenden Belege vor, welche die Anwendung der Induktionschemotherapie bei WTS untermauern [33, 36]. Die gängigsten Chemotherapie-Protokolle enthalten Doxorubicin (Adriamycin) + Ifosfamid oder Doxorubicin + Ifosfamid + Dacarbazin (DTIC), nur Doxorubicin, Doxorubicin + Cisplatin + Ifosfamid oder Doxorubicin + Cisplatin. Ob die Polychemotherapie als Kombination aus verschiedenen Chemotherapeutika für eine bessere antitumorale Wirksamkeit als die alleinige Chemotherapie mit Doxorubicin sorgt, ist noch nicht geklärt. Gegenwärtig liegt noch keine prospektive randomisierte Studie vor, bei der zwei unterschiedliche Chemotherapie-Pläne im Rahmen einer Induktionstherapie miteinander verglichen werden.

Intraarterielle Chemotherapie

Diese Applikationsmethode basiert auf der Hypothese, dass ein Medikament unmittelbar an der Tumorlokalisation verabreicht werden kann. Diese Therapie wurde unter Verwendung von Doxorubicin und nahezu immer bei Extremitätensarkomen durchgeführt. Eilber et al. wiesen nach, dass beim Vergleich der intravenösen Gabe von Doxorubicin mit der intraarteriellen Verabreichung von Doxorubicin bei gleichzeitiger Bestrahlung mit einer erhöhten Dosis von 28 Gy im Vergleich zu den vorherigen Studien mit 17,5 Gy kein Unterschied zwischen der Rate des lokalen Therapieversagens und im Hinblick auf das Gesamtüberleben bestand. Die erhöhte Strahlendosis ermöglichte eine Reduzierung der Rate des lokalen Therapieversagens um 14%. Die intraarterielle Verabreichung weist eine wesentliche lokale Toxizität auf [48, 129].

Systemische Chemotherapie

Unter der Zielsetzung, ein Downstaging nicht resektabler WTS zu erreichen, stellten Rouesse et al. und Maree et al. während ihrer Beobachtungen objektive Ansprechraten von 25–40% und eine 2-Jahres-Gesamtüberlebensrate von 65% fest. Alle Patienten, bei denen keine Komplettremission erzielt werden konnte, starben an dem Sarkom [20]. Im Rahmen anderer nicht randomisierter Phase-II-Studien wurden toxischere Chemotherapien angewandt [203]. Ähnlich wie bei zwei aktuellen Studien über Patienten mit metastatischer Erkrankung [131, 132] lassen die Ergebnisse erkennen, dass eine Dosissteigerung (und die nachfolgende Toxizität) das Ergebnis nicht verbesserten.

In einer randomisierten, kontrollierten EORTC-Studie zum Vergleich von alleiniger Chirurgie gegenüber drei Zyklen Induktionschemotherapie mit Doxorubicin/Ifosfamid bei High-risk-Weichteilsarkomen bei Erwachsenen, Histiozytomen, Synovialsarkomen, Liposarkomen und Leiomyosarkomen, lokalisiert in den Extremitäten, im Kopf- und Halsbereich, im Körperstamm oder Becken, konnte eine Verbesserung der krankheitsfreien Überlebenszeit (DFS) (52% versus 56%, p = 0,35) und des Gesamtüberlebens (64% versus 65%, p = 0,22) nicht nachgewiesen werden. Die Studie wurde frühzeitig nach Vollendung der Phase II aufgrund des zu geringen Zugangs abgebrochen [33]. Wichtig ist an dieser Stelle anzumerken, dass die Induktionschemotherapie den chirurgischen Eingriff nie beeinträchtigte. Trotz der Erkenntnis, dass randomisierte, kontrollierte Studien sowie auf Einzeldaten basierende Meta-Analysen belegten, dass weder die Induktionschemotherapie noch die adjuvante Chemotherapie das Überleben der WTS-Patienten verbesserten, verabreichten Italiano et al. 237 Patienten mit Synovialsarkomen eine Induktionschemotherapie und/oder eine adjuvante Chemotherapie, und es war ihnen nicht möglich, das therapeutische Ergebnis zu ändern [133].

Kombinierte Chemotherapie und Strahlentherapie

Das Interesse an einer Kombination von Induktionschemotherapie mit gleichzeitiger Strahlentherapie als mögliche Behandlungsmodalität insbesondere für Weichteilsarkome der Extremitäten und des Retroperitonealraums steigt. Im Rahmen von Studien wurde die optimale Methode zur Verabreichung von Chemotherapien untersucht: intravenös (iv) gegenüber intraarteriell (ia), der Vorteil einer Dauerinfusion gegenüber einer kurzzeitigen Verabreichung, Effizienz, Durchführbarkeit und Toxizität gleichzeitiger oder aufeinanderfolgender Therapien. Die WTS der Extremitäten und des Retroperitoneums wurden separat analysiert, da sich die Toxizität und die Therapie erheblich voneinander unterscheiden. Retroperitoneale Sarkome weisen schlechte Ergebnisse und Prognosen auf, da sie zum Zeitpunkt der Vorstellung ein größeres Volumen haben. Selbst bei einer kompletten Resektion ist das Resultat unabhängig von Größe, Tumorgrad oder Resektionsrändern schlechter. Darüber hinaus verfügen die umgebenden Gewebe (d.h. Darm, Nieren) über eine niedrigere Strahlentoleranz. Die Ergebnisse von Eilber et al., die bereits im ▶ Absch. 27.3.1 vorgestellt wurden, bestätigten die Resultate von Goodnight et al. [134], die eine intraarterielle Chemotherapie mit Doxorubicin und eine Strahlentherapie mit 30 Gy bei Extremitätensarkomen anwandten. Auf der Grundlage des Studienprotokolls von Eilber et al. wechselten die meisten Gruppen während der gleichzeitigen Radiochemotherapie zur intravenösen Verabreichung der Chemotherapie. Im Rahmen publizierter Studien wurde am häufigsten eine kurze Verabreichungsdauer (3 Tage) in Kombination mit einer hyperfraktionierten Bestrahlung verwendet. Toma et al. wendeten in einer Phase-II-Studie eine Dauerinfusion über 5 Tage an, die alle 2–3 Wochen wiederholt wurde, um die Strahlensensibilisierung zu maximieren. Die Toxizität war akzeptabel, und die Gesamtansprechrate betrug 67% (Toma 2003 [205]).

Eine RTOG-Studie [50] gab den Anstoß zu einer Phase-II-Studie zur Bewertung der Wirksamkeit und Toxizität einer modifizierten MAID-Kombination (Mesna, Doxorubicin, Ifosfamid und Dacarbazin) bei Patienten mit WTS an den Extremitäten und am Körperstamm. Drei Chemotherapie-Zyklen wurden mit alternierender Strahlentherapie in Split-course-Technik von 22 Gy in elf täglichen Fraktionen von 2 Gy zwischen dem ersten und dem zweiten sowie dem zweiten und dem dritten Zyklus, dem ein chirurgischer Eingriff folgte, durchgeführt. Eine erhebliche Toxizität wurde beobachtet. Die krankheitsfreie Überlebensrate (DFS) und die Gesamtüberlebensrate (OS) betrugen jeweils 56,6% und 75,1%, welche mit anderen Berichten konform gehen.

Chemotherapie in Kombination mit regionaler Hyperthermie

Da retroperitoneale/viszerale Sarkome eine ungünstige Prognose aufweisen, wurden Strategien untersucht, um die lokale Tumorkontrolle zu verbessern. Die Wärmeexposition steigert die Apoptose der Tumorzellen und die Sensibilisierung des Tumors für die Chemotherapie [135]. Die Hyperthermie führt jedoch nicht zu einer distanten Kontrolle oder einem Überlebensvorteil. Issels et al. führten eine erste Phase-I/II-Studie durch, in deren Rahmen sie eine Second-line-Chemotherapie mit Ifosfamid und Etoposid mit einer Hyperthermie an Tag 1 und 5 eines jeden Zyklus, alle 4 Wochen, bei Patienten mit lokal fortgeschrittenen chemoresistenten Sarkomen kombinierten. Die radiologische und/oder die pathologische Remission lag in einem Bereich von 30–35%. Anhand der Temperaturdarstellung konnte eine hohe intratumorale Temperatur festgestellt werden. Die Toxizität hielt sich in moderaten Grenzen [136]. In einer zweiten Phase-II-Studie analysierten Issels et al. an 59 Patienten mit primären fortgeschrittenen oder rezidivierten High-risk-Weichteilsarkomen die Effizienz und Sicherheit von kombinierter regionaler Hyperthermie und Chemotherapie mit Etoposid, Ifosfamid und Doxorubicin (EIA) und einem anschließenden chirurgischen Eingriff bei resektablen Tumoren. Patienten mit Anzeichen einer Remission schlossen die Behandlung – bestehend aus vier Zyklen Ifosfamid + Etoposid mit Hyperthermie – ab. Patienten mit positiven Rändern wurden einer externen Strahlentherapie unterzogen. 61% der Patienten erwiesen sich als tumorfrei (radiologische und/oder pathologische Tumorremission). Die Toxizität war zumutbar. Das Gesamtüberleben (OS) unterschied sich bei Patienten mit Extremitätensarkomen gegenüber Patienten mit anderen Sarkomen nicht –

bei den Patienten, die auf die Induktionstherapie ansprachen, war es jedoch besser [137]. Dies wurde in einem anderen Bericht derselben Forscher über eine Patientengruppe bestätigt, die einer regionalen Hyperthermie und anschließendem chirurgischen Eingriff sowie adjuvanter Chemotherapie und Bestrahlung unterzogen wurden. Die objektive Ansprechrate betrug 13%, und die radiographische Remission und die histologische Remission betrugen jeweils 33% und 42,5%. Patienten, die auf die Induktions-Thermochemotherapie ansprachen, wiesen eine höhere 5-Jahres-Wahrscheinlichkeit für ein Überleben ohne lokales Therapieversagen (LFFS, local failure-free survival) auf als Non-Responder-Patienten (LFFS 59% gegenüber 0%; $p < 0,001$). Das Gleiche galt für das Gesamtüberleben (60% gegenüber 10%; $p < 0,001$). Die Qualität der Erwärmung wurde mit dem Ansprechen auf die Chemotherapie assoziiert. Da die Studie keinen Kontrollarm einschloss, war kein Nachweis darüber möglich, welchen zusätzlichen Nutzen die Hyperthermie im Vergleich zur alleinigen Induktionschemotherapie erbrachte [138]. Angesichts dieser Ergebnisse wurde eine randomisierte multizentrische Studie angestoßen, die 341 Patienten mit High-risk Weichteilsarkomen einschloss. Die Patienten erhielten randomisiert entweder eine alleinige EIA-Induktionschemotherapie oder eine EIA-Chemotherapie in Kombination mit regionaler Hyperthermie. Das zweijährige Überleben ohne lokales Therapieversagen (LFFS) wurde deutlich verbessert: jeweils 61% und 76%, (p=0,003) [139].

Insgesamt betonen all diese Ansätze die Notwendigkeit weiterer randomisierter Phase-III-Studien. Die signifikante Wirksamkeit der kombinierten Induktions-Radiochemotherapie für resektable WTS wurde bis heute noch nicht im Rahmen einer randomisierten Studie nachgewiesen, und für irresektable Tumoren existiert keine randomisierte Studie, die eine Evaluierung der präoperativen Radiochemotherapie und der alleinigen Induktionschemotherapie liefert. Im Rahmen der randomisierten Studie von Issels zeigte die Kombination von Chemotherapie und Hyperthermie nur bei 79% der Patienten, die in beiden Studienarmen die Therapien vollständig abschlossen, ein besseres X-Jahres-Gesamtüberleben [139]. Diese Tatsache unterstreicht deutlich, dass bei einer seltenen Erkrankung wie Weichteilsarkomen die Behandlung in großen Referenzzentren mit ausreichender Erfahrung in diesem Bereich erfolgen muss, und bekräftigt, dass weitere multizentrische Studien erforderlich sind [35]. Jansen-Landheer et al. haben nachgewiesen, dass nationale Leitlinien und die Zentralisierung von Behandlungen auf Expertenteams in den Niederlanden die Diagnose und die Behandlung von Sarkom-Patienten im Laufe der Zeit verbessert haben [140].

27.4.2 Induktionsstrahlentherapie (RT) bei WTS

Strahlen- und Chemotherapie werden häufig miteinander kombiniert, ihre spezifischen Probleme bedürfen jedoch einer besonderen Diskussion. Eine weite Resektion, gefolgt von einer postoperativen Strahlentherapie (RT), gilt als Standardoption bei lokalisierten WTS der Extremitäten. Die adjuvante Strahlentherapie verbessert nachweislich die lokale Tumorkontrolle, hat aber keinen Einfluss auf das Gesamtüberleben [141]. Extremitätenerhalt und ein gutes funktionales Ergebnis werden jedoch beobachtet. Unlängst zeigte eine bedeutende Phase-III-Studie, die vom Princess Margaret Hospital (PMH) in Kanada durchgeführt wurde, dass die präoperative Strahlentherapie vermehrt zu akuten Wundheilungsstörungen führte, die lokale Kontrolle und das Überleben jedoch im Vergleich zur adjuvanten Strahlentherapie bei WTS identisch waren [142].

Therapieoptionen

Angesichts der Tatsache, dass WTS selten auftreten, haben sich die Therapien im Lauf der Jahre weiterentwickelt. Bislang sind nur wenige prospektive Studien veröffentlicht worden. Es liegen Daten von einigen Institutionen und/oder von internationalen Arbeitsgruppen vor, die sich aktiv mit seltenen Erkrankungen befassen [24, 202]. Das Ziel der Kombination aus chirurgischem Eingriff und Strahlentherapie besteht darin, eine Heilung zu erlangen und die Funktion zu erhalten. Selbst nach einer weiten Resektion lag das Risiko für Lokalrezidive zwischen 30% und bis zu mehr als 50% und hängt von verschiedenen Faktoren wie Tumorlokalisation, Größe, Differenzierungsgrad und Resektionsrändern ab [143]. Die externe Strahlentherapie, die intraoperative Strahlentherapie oder die Brachythera-

pie werden unter Berücksichtigung der vielen verschiedenen Faktoren häufig angewendet [144]. Nach der Veröffentlichung einer kanadischen Studie scheint die präoperative Strahlentherapie neuerdings noch attraktiver zu sein.

Postoperative Strahlentherapie

Die allseits anerkannte Behandlungsmodalität für lokalisierte WTS ist die Resektion weit im Gesunden mit anschließender adjuvanter Strahlentherapie [141]. Viele randomisierte Studien wurden durchgeführt, um den konservativen Ansatz aus kombinierter Chirurgie und Strahlentherapie mit dem alleinigen chirurgischen Eingriff zu vergleichen [71, 145, 146]. Die erste prospektive randomisierte Studie, von der Rosenberg et al. an einer Reihe von 43 Patienten berichteten, verglich die weite Resektion und die Strahlentherapie (extremitätenerhaltende Operation) mit der Amputation. Bei den Patienten, die einer extremitätenerhaltenden Operation unterzogen wurden, traten vier Lokalrezidive und im Studienarm der Amputationen keins auf. Die lokale Tumorkontrolle erwies sich für die Patienten mit positiven Rändern als besser, allerdings konnte kein Unterschied im Hinblick auf das krankheitsfreie Überleben oder das Gesamtüberleben festgestellt werden [71]. Pisters et al. vom MSKKC stellten an einer Reihe von 164 Patienten, die einer weiten Exzision unterzogen worden waren, einen Vergleich zu einer Operation mit oder ohne adjuvante Brachytherapie an [145]. Es wurden große Unterschiede hinsichtlich der lokalen Kontrolle bei den High-grade-Tumoren beobachtet (89% gegenüber 66%, $p = 0,0025$), aber keine Unterschiede bei den Low-grade-WTS festgestellt ($p = 0,49$). Yang et al. bewerteten im Rahmen einer Studienreihe von 91 Patienten mit hochmalignen WTS und 50 Patienten mit niedrigmalignen WTS prospektiv, ob die Strahlentherapie nach einer weiten Resektion entfallen könnte [146]. Das lokalrezidivfreie Überleben war in der Strahlentherapie-Gruppe wesentlich höher sowohl für die High-grade- ($p = 0,0028$) als auch für die Low-grade-WTS-Patienten ($p = 0,016$), ein Einfluss auf das Gesamtüberleben bestand jedoch nicht. In vielen veröffentlichten retrospektiven Studien wird über die Prognosefaktoren für Lokalrezidive (Status der Resektionsränder, Tumorgrad, unmittelbare Ausdehnung, Alter bei Diagnosestellung, zentrale Lokalisierung, verzögerte Strahlentherapie und das Fehlen von spezialisierten Sarkomzentren) berichtet [143, 147, 148]. Delaney et al. bewerteten die Wirksamkeit der adjuvanten Strahlentherapie nach einer weiten Exzision an einer Studienreihe von 154 Patienten. Die lokale 5-Jahres-Tumorkontrollrate betrug 76%. Eine höhere lokale Tumorkontrolle wurde bei Tumoren der Extremitäten festgestellt, welche die folgenden Charakteristika aufwiesen: Behandlung mit einer Strahlendosis von mehr als 64 Gy, positive Resektionsränder R1 und oberflächliche Läsionen [149]. Alektiar et al. zeigten, dass WTS der oberen Extremitäten mit einer größeren Rate an lokalem Therapieversagen im Vergleich zu WTS der unteren Extremitäten assoziiert sind [150]. Dies lässt sich dadurch erklären, dass bei den oberen Extremitäten chirurgischen Eingriffen engere Grenzen gesetzt sind und die Anwendung vollständiger Gesamtstrahlendosen auf diese Extremitäten mit Schwierigkeiten verbunden ist.

Die Morbidität der adjuvanten Strahlentherapie nach einer Operation ist in der Fachliteratur wohl bekannt und kann zu erheblichen Funktionsbeeinträchtigungen und einer verminderten Lebensqualität für die Patienten führen [151, 152]. Keus et al. aus Amsterdam untersuchten eine Reihe von 143 Patienten, die mit einem chirurgischen Eingriff und adjuvanter Strahlentherapie behandelt worden waren [153]. Ein Extremitätenerhalt konnte bei 90% der Patienten erreicht werden. Eine Amputation erfolgte bei 8 Patienten mit Lokalrezidiven und bei 8 Patienten aufgrund von Komplikationen. Fibrose, Lymphödeme, Gefäßschädigungen, Knochenfrakturen, Ulzeration und Bewegungseinschränkungen können möglicherweise als Spätmorbidität in Folge eines chirurgischen Eingriffs und einer adjuvanten Strahlentherapie beobachtet werden. Trotz des Komplikationsrisikos nach einer Kombination aus Chirurgie und adjuvanter Strahlentherapie wählen Sarkom-Chirurgen diese Option, weil sie mit weniger frühzeitigen postoperativen Wundheilungsstörungen verbunden ist. Die Radioonkologen verwenden in diesem Fall ein großes Strahlenfeld, um alle infiltrierten Bereiche zu erfassen. Dabei sollte eine Gesamtstrahlendosis von 64 Gy ausreichen, um die mikroskopischen Tumorreste gänzlich zu beseitigen. Die funktionellen Langzeitergebnisse könnten selbstverständlich weniger zufriedenstellend sein.

Gegenwärtig werden dank konservativer Chirurgie (weite Resektion) und adjuvanter Strahlentherapie gute lokale Remissionen (80–90%) mit einem moderaten Risiko einer Funktionseinschränkung (5–15%) bei Patienten mit WTS erzielt.

Äußerst präzise tumorkonforme Verfahren (3-D-konforme Bestrahlung, intensitätsmodulierte Strahlentherapie (IMRT), Tomotherapie) können eine sichere Verabreichung höherer Strahlendosen ermöglichen, während das normale Gewebe so weit wie möglich geschont wird [154, 155].

Präoperative Strahlentherapie

Angesichts der retrospektiven Daten wurde die präoperative Strahlentherapie bei WTS mit dem Ziel angestoßen, die Morbidität zu reduzieren [144]. Zu den Vorteilen der präoperativen Strahlentherapie gehören ein kleineres Volumen, niedrigere Dosen, unmittelbare Strahlentherapie nach der Biopsie, keine Tumoraussaat durch eine Resektion und mehr oxygeniertes Gewebe. Weniger Fibrose und Gewebeschädigungen können erwartet werden [152]. Die Nachteile dieses Ansatzes bestehen vornehmlich in einer verzögerten Wundheilung und kleineren Biopsieproben für die Diagnose [156]. Nur eine prospektive randomisierte Studie wurde bis heute veröffentlicht, welche die Festlegung des optimalen Zeitpunkts für die Strahlentherapie bei WTS der Extremitäten vergleicht. Diese Studie schloss 190 Patienten ein, die randomisiert entweder einer präoperativen Strahlentherapie (94 Patienten erhielten 50 Gy in 25 Fraktionen) oder einer postoperativen Strahlentherapie (96 Patienten erhielten 66 Gy in 33 Fraktionen) unterzogen wurden. Der primäre Endpunkt stellte die Wundkomplikationsrate innerhalb von vier Monaten nach dem chirurgischen Eingriff dar. Wundkomplikationen wurden bei 35% der Patienten im präoperativen Studienarm und bei 17% im postoperativen Arm (p = 0,01) verzeichnet. Ein Unterschied der Lokalrezidivrate wurde nicht festgestellt (p = 0,7119). Das Gesamtüberleben war im präoperativen Arm geringfügig besser (p = 0,0481) [142, 156]. Über die Spätmorbidität der Bestrahlung in dieser Studie berichteten Davis et al. Zwei Jahre nach der Behandlung umfassten die Morbiditäten Fibrose, Gelenkversteifung und Ödeme. Der Fibroseanteil (Grad 2 oder höher) war im postoperativen Studienarm deutlich höher (48,2% gegenüber 31,5%, $p = 0,07$). Ödeme und Gelenksteife wurden im postoperativen Arm häufiger verzeichnet, waren jedoch statistisch nicht signifikant: jeweils 23,2% gegenüber 15,5% und 23,2% gegenüber 17,8% ($p = NS$) [157]. Patienten, die mit einer postoperativen Strahlentherapie behandelt wurden, neigten aufgrund des größeren Strahlenfelds zu größeren Fibrosen. Die präoperative Strahlentherapie kann ein sinnvoller Ansatz zur Verringerung der Langzeitmorbidität sein, wenn neue Technologien wie tumorkonforme Strahlentherapie und/oder die IMRT ebenfalls in die Behandlung integriert werden.

27.5 Sarkome anderer Lokalisationen

27.5.1 Weichteilsarkome im Bereich des Thorax, Körperstammes und Retroperitoneums

Retroperitoneale Sarkome (RPWTS) machen 10% der WTS aus. Die chirurgische Resektion bleibt mit einer kompletten Resektionsrate von rund 63%, Lokalrezidivraten von 44% und 5-Jahres-Überlebensraten von 35–63% nach dem chirurgischen Eingriff weiterhin der Eckpfeiler in der Therapie [158]. Wegen ihrer Lokalisation werden sie meist falsch diagnostiziert und inadäquat behandelt: In der retrospektiven Studie von van Dalen lieferte die präoperative WTS-Diagnose eine bessere Radikalresektionsrate im Vergleich zu der Patientengruppe mit nicht diagnostizierten Tumoren von kleinerer Größe [159]. Häufig vorgefundene positive Ränder sind von äußerster Bedeutung: Rezidive sind dem Risiko einer Entdifferenzierung [160] in der rezidivierten Tumorlast mit dem Folgerisiko einer Fernmetastasierung ausgesetzt [158, 161].

Da Lokalrezidive die Hauptform eines Rezidivs in Verbindung mit dem Tumorgrading bilden, könnte die Induktionstherapie bei ausgewählten WTS-Patienten eingesetzt werden. Die Induktionsstrahlentherapie verbesserte innerhalb einer Phase-I-Studie [162] die R0/R1-Resektionsrate intermediär maligner oder hochmaligner retroperitonealer WTS (95% gegenüber 65–95% im Rahmen anderer Studien), die 5-Jahres-rezidivfreie Überlebensrate (60% gegenüber 53–58%) und die 5-Jah-res-Gesamtüberlebensrate (61% gegenüber 24–48%). Die geplante Gesamtdosis von 50,4 Gy konnte bei 89% der Patienten (11% erhielten eine niedrigere Dosis aufgrund einer raschen Krankheitsprogression, Nähe zur Leber, Anorexie Grad 3 oder Ablehnung des Patienten) erreicht werden. Danach wurde eine Phase-III-Studie (ACOSOG Z9031) angeregt, mit dem Ziel, 370 Patienten einzuschließen, die zufallsbasiert entweder einem alleinigen chirurgischen Eingriff oder einer präoperativen Bestrahlung plus Resektion unterzogen werden sollten [162]. Die Studie musste frühzeitig aufgrund des mangelnden Zugangs abgebrochen werden [163].

Das MD Anderson Cancer Center untersuchte die präoperative Radiochemotherapie bei lokalisierten retroperitonealen Sarkomen mit Doxorubicin-Dauerinfusion (Bolus 4 mg/m², gefolgt von 4 mg/m² als Dauerinfusion über 4 Tage) und Strahlentherapie mit Dosiseskalation von 18, 30,6, 36, 41,4, 46,8 oder 50,4 Gy (zu 1,8 Gy/Fraktion) sowie einer intraoperativen Strahlentherapie mit Elektronen (IOERT) des resezierten Tumorbetts. Diese Behandlung schien bei einer akzeptablen Toxizität durchführbar, und die vorgesehene Behandlung konnte bei 80% der Patienten abgeschlossen werden [164]. Eine RTOG-Phase-II-Studie von Pisters et al. folgte und untersuchte die präoperative Kombinationstherapie aus präoperativer Gabe von Doxorubicin und Ifosfamid und anschließender präoperativer Strahlentherapie und chirurgischem Eingriff sowie die intraoperative Strahlentherapie für Patienten mit hochmalignen oder intermediär malignen retroperitonealen Sarkomen. Die Studie musste leider 2003 aufgrund geringen Zugangs abgebrochen werden, was erneut die Schwierigkeiten eines Einschlusses von Patienten in solchen Studien widerspiegelt.

Eine prospektive Beobachtungsstudie von Pierie et al. zeigte, dass der Einsatz von intraoperativer Elektronenbestrahlung mit oder ohne externe Induktions-/adjuvanter Strahlentherapie bei High-risk-RPWTS einen Vorteil im Hinblick auf das rezidivfreie Überleben und das Gesamtüberleben erzielte, aber nur wenn beide Bestrahlungsmodalitäten kumuliert angewandt wurden [165]. In Ermangelung einer randomisierten Studie, welche den Nutzen der adjuvanten oder Induktions-Radiochemotherapie definitiv nachweist, berichteten Bonvalot et al. in einer retrospektiven Studie an

382 RPWTS über den Vorteil einer »Kompartmentresektion« (Resektion mit weiten Rändern en bloc mit den angrenzenden Organen), die eine 3-Jahres-Rezidivrate von nur 10% im Gegensatz zu einer Rate von 47% bei einer einfachen kompletten Resektion ergab [166]. Gronchi et al. beschrieben das gleiche Konzept bei 288 RPWTS und gelangten zur gleichen Schlussfolgerung [167].

WTS der Abdominalwand (AWWTS) und der Brustwand (BWWTS)

Salas analysierte 343 WTS der Rumpfwand und stellte fest, dass die krankheitsfreien 5- und 10-Jahres-Überlebensraten (lokal und distant) jeweils 58,4% und 55,5% betrugen und viel geringer waren als bei den WTS der Extremitäten – trotz Induktionsstrahlentherapie, was auf Schwierigkeiten bei der Erlangung einer R0-Resektion hindeutete [168]. Darüber hinaus erschwerte eine vorausgegangene Strahlentherapie in der Krankengeschichte (PHR) (nicht nur strahlungsinduzierte WTS) die Behandlungsplanung und war ein ungünstiger Prognosefaktor für Lokal- und Fernrezidive (Risikoquote [Hazard Ratio] HR jeweils 4,2 und 2,2), gefolgt von der Tumorgröße (> 10 cm) und der FNCLCC-Einstufung als High-grade-Tumor [168]. Eine etwaige Induktionstherapie im Fall von Patienten mit früheren Bestrahlungen (PHR) und großen Tumoren wurde von den Autoren lediglich vorgeschlagen. WTS der Brustwand (BWWTS) werden oftmals mit retroperitonealen WTS (RPWTS) analysiert. Da die BWWTS jedoch oberflächlicher sind als die letztgenannten, ist die Diagnosestellung einfacher und ermöglicht eine bessere lokale Tumorkontrolle und eine günstigere Prognose mit einer 5-Jahres-Überlebensrate von nahezu 90% [169]. Eine Induktionstherapie wird kaum erörtert.

Sarkome im Beckenbereich

Pelvine Weichteilsarkome sind selten. Lewis berichtete über 18 konsekutive Patienten über einen Zeitraum von acht Jahren, 15 von ihnen erhielten eine Induktionsstrahlentherapie und/oder eine Chemotherapie. Die Komplikationsrate war hoch, und die Behandlung wurde durch die Anatomie des Beckens mit strahlungsempfindlichen Organen beeinträchtigt. Häufig werden große und hochmaligne Tumoren festgestellt, und trotz Induktions-

therapie und mutilierender Tumorchirurgie erweisen sich die Resektionsränder häufig als positiv mit einem insgesamt schlechten Überleben [170].

27.5.2 Sarkome in der Kopf-Hals-Region

Etwa 6% der WTS bei Erwachsenen treten in der Kopf- und Halsregion auf [53, 171], wobei rund die Hälfte der Patienten fünf Jahre überleben. Zwei wesentliche Prognosefaktoren für das Gesamtüberleben sind der Malignitätsgrad und der chirurgische Eingriff (Anzahl der Eingriffe für eine Heilung und deutliche Ränder). Eine Induktionstherapie ist laut interdisziplinärem Tumorboard »möglich«, es existieren jedoch weder spezielle Empfehlungen noch randomisierte Studien bezüglich der Gegenüberstellung von Induktionstherapie und adjuvanter Therapie.

Es ist ein wachsendes Interesse an einer kombinierten Therapiemodalität für kutane Angiosarkome des Gesichts zu verzeichnen. Demartelare et al. berichteten über eine Kohorte von 21 Patienten, von denen 6 Patienten einem chirurgischen Eingriff, dem Strahlentherapie und/oder Chemotherapie folgte, unterzogen wurden. 15 wurden mit initialer Chemotherapie mit unterschiedlichen Schemata behandelt, gefolgt von Strahlentherapie bei 9 und verzögerter Resektion mit postoperativer Strahlentherapie bei 6 Patienten behandelt. Die 5-Jahres-Raten für das tumorspezifische Überleben und das rezidivfreie Überleben in der gesamten Kohorte betrugen jeweils 60% und 32% [172]. Paclitaxel stand anscheinend mit einem besseren tumorspezifischen Überleben im Zusammenhang. Koontz et al. berichteten über zwei Patienten mit Angiosarkomen im Kopf- und Halsbereich, die mit einer kombinierten Induktionsstrahlentherapie von 50 Gy und drei Dosen Bevacizumab (Verabreichung jede zweite Woche während der Strahlentherapie) behandelt wurden. Nach dem chirurgischen Eingriff wurde eine pathologische Komplettremission festgestellt [173]. Diese ausgezeichneten Ergebnisse konnten durch den vaskulären Ursprung des Angiosarkoms erklärt werden. Aktuellen Studien zufolge ist die Hauptsäule der Behandlung üblicherweise der chirurgische Eingriff mit anschließender adjuvanter Strahlentherapie [174, 175].

27.5.3 Andere spezifische WTS-Lokalisationen: Leber, Brust

Primäre Lebersarkome sind selten und umfassen weniger als 1% aller maligner Tumorerkrankungen der Leber, und ihre Diagnose stellt die erste Herausforderung in der Behandlung dar [176]. Auch ihre Behandlung erweist sich als problematisch, wie von Weitz in einer Analyse von 30 Patienten mit WTS der Leber gezeigt wurde: 16 Patienten wurden einer Laparotomie unterzogen, der bei 5 Patienten R1/R2-Resektionen und bei 11 Patienten eine R0-Resektion erfolgte. Bislang gibt es keine Diskussion über eine Induktionschemotherapie [177]. Für Patientinnen mit uterinen WTS wird lediglich eine Strahlentherapie als adjuvante Therapie empfohlen [178].

Das primäre WTS der Brust ist ein seltenes aggressives Sarkom, welches kürzlich untersucht wurde. Insgesamt sprechen 50% der Patienten auf eine Chemotherapie an, weisen aber keinen signifikanten Überlebensvorteil auf. Nur die adjuvante Strahlentherapie mit einer höheren Ansprechrate und einem Überlebensvorteil wird befürwortet. Die künftige Priorität wird mehr auf eine genauere präoperative Diagnosestellung als auf die Diskussion über eine Induktionstherapie gerichtet sein [179]. Im Hinblick auf sekundäre WTS der Brust werden zunehmend Bedenken hinsichtlich vaskulärer Proliferationen der Haut nach der Strahlentherapie (hauptsächlich bei Brustkrebs) von benignen Läsionen [180] hin zu Angiosarkomen geäußert. Im Jahr 2006 überprüften Catena et al. 145 publizierte Fälle und kamen zu dem Schluss, dass strahlungsinduzierte Angiosarkome einen sehr aggressiven Verlauf mit einer Lokalrezidivrate von 60% während des ersten Jahres der Nachbeobachtung und einer Überlebensrate von 45% nach einer medianen Nachbeobachtungszeit von 26,5 Monaten aufweisen [181]. Neuhaus et al. untersuchten 67 Patienten mit strahlungsinduzierten WTS, darunter waren 34 Fälle nach Brustkrebs. Insgesamt 7 Patienten erhielten eine Chemotherapie entweder als Induktionstherapie oder als adjuvante Therapie [182]. Das aggressive Verhalten der Sarkome resultierte in einer Lokalrezidivrate von 65% und einer 5-Jahres-Gesamtüberlebensrate von 45%. Ebenso wie beim primären Sarkom der Brust ist die radikale Tumor-chirurgie mit einer R0-Resektion der ausschlaggebende Überlebensfaktor.

27.5.4 Kinder

Während die WTS nur 1% aller malignen Tumoren bei Erwachsenen repräsentieren, stellen sie etwa 15% aller Krebserkrankungen im Kindes- und Jugendalter dar. In absteigender Reihenfolge tritt das Rhabdomyosarkom am häufigsten auf, gefolgt von nicht rhabdomyosarkomartigen WTS (NRWTS), dann Osteosarkomen und Ewing-Sarkomen [53]. Eine Induktionsstrahlentherapie in Verbindung mit oder ohne Chemotherapie könnte erörtert werden [183]. Eine vollständige Analyse des Sarkoms im Kindesalter würde den Rahmen dieses Beitrages sprengen. In der Untersuchung von Herzog aus dem Jahr 2003 wurde die Induktionstherapie vornehmlich für NRWTS diskutiert, bei denen eine primäre radikale Resektion nicht durchführbar war [184]. Eine aktuelle Studie ergab, dass die (postoperative) Bestrahlung und Chemotherapie entsprechend histologischer Untergruppen, Alter, Tumorlokalisation und TN-Stadium angewandt werden können, um bei Patienten mit besseren Prognosen die Toxizität durch Dosisreduzierung zu vermindern, unter gleichzeitiger Beibehaltung hoher Heilungsraten (Dantonello 2009 [201]). Die ILP kann bei ausgewählten Patienten empfohlen werden (▶ Abschn. 27.3.2).

27.5.5 Interdisziplinäres Behandlungsmanagement von Patienten mit metastasierten WTS

Lungenmetastasen

Der Großteil der Sarkome der Extremitäten, der Brustwand und der Kopf- und Halsregion metastasiert zuerst in die Lunge (diese ist bei 20–38% der WTS-Patienten infiltriert), wobei die pulmonale Metastasenchirurgie eine 5-Jahres-Überlebensrate von 21–51% bietet [185]. Tatsächlich sind Sarkome nach den kolorektalen Karzinomen die zweithäufigsten Primärtumoren, die Lungenmetastasen bilden [186]. Wenige Ausnahmen zeigen sich bei den myxoiden/rundzelligen Liposarkomen, die Metastasen in der Wirbelsäule, im Retroperitoneum oder im Weichgewebe aufweisen. Abdominale WTS und WTS im Beckenbereich metastasieren vorwiegend in die Leber. Wie bereits zuvor im ▶ Abschn. 27.3.2 erörtert, finden sich Lymphknotenmetastasen bei Angiosarkomen, Rhabdomyosarkomen und Epitheloidsarkomen. Die Rolle der perioperativen Chemotherapie bei synchronen oder metachronen Sarkommetastasen ist nicht klar definiert. Daten liegen nur in begrenztem Umfang darüber vor, wie die Metastasektomie und die Chemotherapie in die Behandlung integriert werden können [187]. Vor der Ifosfamid-Ära stellten Lanza et al. keinen Überlebensvorteil bei 26 Patienten mit metastasierten WTS fest, die mit Doxorubicin als Induktionstherapie behandelt worden waren [188].

Prospektive randomisierte Studien zur perioperativen Chemotherapie bei metastasierten WTS fehlen. Die EORTC unternahm unlängst den Versuch, eine randomisierte Phase-III-Studie (EORTC 62933) an Patienten mit Lungenmetastasen durchzuführen, in deren Rahmen die alleinige Metastasektomie mit der Induktionschemotherapie, der eine Metastasektomie folgte, verglichen werden sollte. Die Studie erfolgte im Zeitraum von 1996 bis 2000 und musste leider aufgrund des zu geringen Zugangs abgebrochen werden (unveröffentlichte Daten). Die berichteten Ergebnisse von Patienten mit synchroner Metastasierung können nicht getrennt von den Ergebnissen der Patienten analysiert werden, die metachrone Metastasen entwickeln [189]. Die mediane Überlebenszeit für Patienten mit metastasierten WTS erstreckt sich über einen Zeitraum von 8–15 Monaten. Verschiedene Faktoren werden mit dem Überleben dieser Patienten in Verbindung gebracht: Alter, Metastasenchirurgie, Lokalrezidive und Größe des Primärtumors. Nach der Analyse multipler Prognosefaktoren wiesen Kane et al. nach, dass das Überleben von Patienten mit WTS und synchronen Metastasen vergleichbar war mit dem jener Patienten mit metachronen Metastasen [190]. Billingsey et al. fanden ein verbessertes Überleben bei Patienten mit chirurgisch resezierten metachronen Lungenmetastasen [191]. Aus diesem Grund stellt die Behandlung von Patienten mit pulmonalen (metachronen oder synchronen) Metastasen weiterhin eine Herausforderung dar. Canter et al. analysierten innerhalb einer retrospektiven Studie den Einfluss der perioperativen Chemotherapie auf Patienten mit metastatischen WTS. Das mediane tumorspezifische Überleben nach der Metastasektomie unterschied sich statistisch nicht wesentlich: 24 Monate bei mit Chemotherapie und chirurgischem Eingriff behandelten Patienten gegenüber 33 Monaten bei Patienten, die einem alleinigen chirurgischen Eingriff unterzogen wurden ($p = 0{,}19$). Bei 38 mit Induktionschemotherapie behandelten Patienten bestand kein Zusammenhang zwischen der radiologischen Remission und dem Überleben nach der Metastasektomie. Die Anzahl der Studienteilnehmer war jedoch zu gering, um einen möglichen Unterschied erkennen zu können [206].

Liegt eine metastatische Erkrankung vor, kann ein chirurgischer Eingriff mit kurativer Intention bei ausgewählten Patienten in Kombination mit oder ohne Chemotherapie und Strahlentherapie [186, 191– 193] vorgenommen werden. Burt et al. empfahlen im Rahmen einer Phase-I-Studie eine isolierte Lungenperfusion (ILuP) für Patienten mit nicht resektablen Sarkommetastasen, die von den Patienten gut vertragen wurde und auf effektive Weise hochdosiertes Doxorubicin in die Lunge und das Tumorgewebe unter Minimierung der systemischen Toxizitäten applizierte. Die mediane Nachuntersuchungszeit betrug 11 Monate und der längste Nachbeobachtungszeitraum 31 Monate. Partielle oder komplette Remissionen konnten bei den mit Doxorubicin in der maximal tolerierten Dosis von 40 mg/m2 perfundierten Patienten nicht festgestellt werden. Ein Patient wies eine Stabilisierung der Erkrankung in der perfundierten Lunge auf [194]. Van Schil et al. veröffentlichten vor kurzem eine Untersuchung vieler Phase-I-Studien mit ILuP bei Patienten mit Karzinomen und Sarkomen mit Lungenmetastasen. Die ILuP scheint realisierbar, es bedarf jedoch weiterer Studien, um die Auswirkungen auf Lokalrezidive, das Überleben und die Lungenfunktion sowie ihre Rolle in der Induktionstherapie oder adjuvanten Therapie zu bestimmen [195].

In Ermangelung eindeutiger Studien, welche als Stütze und Anleitung für die Behandlung metastatischer WTS dienen könnten, bewerteten Porter et al. die Kosteneffizienz der Resektion und der systemischen Chemotherapie. Sie stellten fest, dass die alleinige systemische Chemotherapie im Vergleich zu einer Nichtbehandlung nicht kosteneffizient war. Die alleinige pulmonale Resektion erwies sich als kosteneffektivste Behandlungsmodalität [185]. Die

Radiofrequenzablation (RFA) der Lunge bei pulmonalen Sarkommetastasen kann ebenso eine sichere und nützliche Therapieoption sein [196]. Die 3-Jahres-Überlebensrate betrug 59,2% (95% CI; 10,2–100%) [197].

Sonstige Metastasen

Die optimale Behandlungsstrategie von Patienten mit metastasierten Osteosarkomen wurde bisher ebenfalls nicht im Rahmen randomisierter Studien festgelegt. Langfristiges Überleben kann bei nahezu 30% der Patienten mit isolierten Lungenmetastasen ermöglicht werden, die mit Chemotherapie und einem chirurgischen Eingriff behandelt werden; Patienten mit Knochenmetastasen weisen anscheinend eine schlechtere Prognose auf. Die POG (Paediatric Oncology Group/pädiatrische Onkologiegruppe) schlug die Kombination aus Ifosfamid + Etoposid als Induktionschemotherapie vor, der eine postoperative Therapie folgte, bestehend aus einer Kombination hochdosiertem Methotrexat alternierend mit Doxorubicin + Cisplatin und Ifosfamid + Etoposid. Die zweijährigen progressionsfreien Überlebensraten (PFS) betrugen jeweils 39% und 58% für Patienten mit lediglich Lungen- und Knochenmetastasen [198].

Die systemische Chemotherapie bei Patienten mit Lebermetastasen ist nicht effektiv, außer bei GIST (gastrointestinalen Stromatumoren). Daher sollte nach Möglichkeit immer ein Versuch unternommen werden, Lebermetastasen zu resezieren, da sich hierdurch die Möglichkeit eines langfristigen Überlebens eröffnet [199]. Die Untersuchung von Adam et al. zeigte, dass durch einen chirurgischen Eingriff eine 5-Jahres-Überlebensrate von 31% bei einem medianen Überleben von 32 Monaten in einer Gruppe von 125 Sarkom-Patienten erzielt werden konnte [200].

All diese Ansätze heben erneut die Notwendigkeit weiterer Studien hervor. Deshalb sollte die Behandlung aufgrund der Komplexität der Therapien bei Patienten mit metastasierten WTS in großen Krebszentren mit ausreichender Erfahrung auf dem Gebiet der Behandlung von Sarkomen erfolgen.[1]

---

1 Wir danken Dr. Essia Saiji für die anatomopathologischen Aufnahmen, Dr. Stéphane Cherix für die Patientenfotos und Dr. Shshila Bhagwati für die Durchsicht und Überprüfung dieses Manuskripts.

Literatur

1. Jamal A, Siegel R, Ward E, et al. Cancer statistics, 2009. CA Cancer J Clin. 2009;59: 225–49.
2. Iwasaki H, Nabeshima K, Nishio J, et al. Pathology of soft-tissue tumors: daily diagnosis, molecular cytogenetics and experimental approach. Pathol Int. 2009;59:501–21.
3. AJCC. Soft tissue sarcoma. In: Edge SB, Byrd DR, Compton C, Fritz AG, Greene FL, Trotti 3rd A, editors. Cancer staging manual. 7th ed. New York/Dordrecht/Heidelberg/London: Springer; 2010.
4. Fletcher CDM. The evolving classification of soft tissue tumours: an update based on the new WHO classification. Histopathology. 2006;48:3–12.
5. Kotilingam D, Chelouche Lev D, Lazar AJF, Pollock RE. Staging soft tissue sarcoma: evolution and change. CA Cancer J Clin. 2006;56:282–91.
6. Randall RL, Lessnick SL, Johnson B, Joyner DE. Molecular biology of sarcomas: update-the cell cycle paradigm. Curr Opin Orthop. 2004;15:456–67.
7. Ravi V, Wong MKK. Strategies and methodologies for identifying molecular targets in sarcomas and other tumors. Curr Treat Options Oncol. 2005;6:487–97.
8. Dei Tos AP. Classification of pleomorphic sarcomas: where are we now? Histopathology. 2006;48:51–62.
9. Davincioni E, Anderson MJ, Finckenstein FG, et al. Molecular classification of rhabdomyosarcoma – genotypic and phenotypic determinants of diagnosis. A report from the Children's Oncology Group. Am J Pathol. 2009;74:550–64.
10. Mertens F, Strömberg U, Rydholm A, et al. Prognostic significance of chromosome aberrations in high-grade soft tissue sarcomas. J Clin Oncol. 2006;24:315–20.
11. Park MS, Araujo DM. New insights into the hemangiopericytoma/solitary fibrous tumor spectrum of tumors. Curr Opin Oncol. 2009;21:327–31.
12. Milano A, Apice GG, Ferrari E, et al. New emerging drugs in soft tissue sarcoma. Crit Rev Oncol Hematol. 2006;59:74–84.
13. Hoeber I, Spillane AJ, Fisher C, et al. Accuracy of biopsy techniques for limb and limb girdle soft tissue tumors. Ann Surg Oncol. 2001;8:80–7.
14. Bastiaannet E, Groen H, Jager PL, et al. The value of FDG-PET in the detection, grading and response to therapy of soft tissue and bone sarcomas; a systematic review and meta-analysis. Cancer Treat Rev. 2004;30:83–101.
15. Benz MR, Tchekmedyian N, Eilber FC, et al. Utilization of positron emission tomography in the management of patients with sarcoma. Curr Opin Oncol. 2009;21:345–51.
16. Coindre JM, Terrier P, Guillou L, et al. Predictive value of grade for metastasis development in the main histologic types of adult soft tissue sarcomas. A study of 1240 patients from the French Federation of Cancer Centers Sarcoma Group. Cancer. 2001;91:1914–26.
17. Guillou L, Coindre JM, Bonichon F, et al. Comparative study of the National Cancer Institute and French federation of Cancer Centers Sarcoma Group grading systems in a

population of 410 adult patients with soft tissue sarcoma. J Clin Oncol. 1997;15:350–62.

18. Ham SJ, van der Graaf WTA, Pras E, et al. Soft tissue sarcoma of the extremities. A multimodality diagnostic and therapeutic approach. Cancer Treat Rev. 1998;24: 373–91.

19. Pisters PW, Ballo MT, Patel SR. Preoperative chemoradiation treatment strategies for localized sarcoma. Ann Surg Oncol. 2002;9:535–42.

20. Rouesse JG, Friedman S, Sevin DM, et al. Preoperative induction chemotherapy in the treatment of locally advanced soft tissue sarcomas. Cancer. 1987;60: 296–300.

21. Plaat BEC, Molenaar WM, Mastik MF, et al. Hyperthermic isolated limb perfusion with tumor necrosis factor-α and melphalan in patients with locally advanced soft tissue sarcomas: treatment response and clinical outcome related to changes in proliferation and apoptosis. Clin Cancer Res. 1999;5:1650–7.

22. Gerrand CH, Wunder JS, Kandel RA, et al. Classification of positive margins after resection of soft-tissue sarcoma of the limb predicts the risk of local recurrence. J Bone Joint Surg Br. 2001;83-B:1149–55.

23. Gronchi A, Casali PG, Mariani L, et al. Status of surgical margins and prognosis in adult soft tissue sarcomas of the extremities: a series of patients treated at a single institution. J Clin Oncol. 2005;23:96–104.

24. Pisters PWT, Leung DHY, Woodruff J, et al. Analysis of prognostic factors in 1,041 patients with localized soft tissue sarcomas of the extremities. J Clin Oncol. 1996;14:1679–89.

25. Sampo M, Tarkkanen M, Huuhtanen R, et al. Impact of the smallest surgical margin on local control in soft tissue sarcoma. Br J Surg. 2008;95:237–43.

26. Stojadinovic A, Leung DHY, Hoos A, et al. Analysis of the prognostic significance of microscopic margins in 2,084 localized primary adult soft tissue sarcomas. Ann Surg. 2002;235:424–34.

27. Demetri GD, Pollock R, Baker L, et al. NCCN sarcoma practice guidelines. National Comprehensive Cancer Network. Oncology (Williston Park). 1998;12:183–218.

28. Pezzi CM, Pollock RE, Evans HL, et al. Preoperative chemotherapy for soft-tissue sarcomas of the extremities. Ann Surg. 1990;211:476–81.

29. Eilber FC, Rosen G, Eckardt J, et al. Treatment-induced pathologic necrosis: a predictor of local recurrence and survival in patients receiving neoadjuvant therapy for high-grade extremity soft tissue sarcomas. J Clin Oncol. 2001;19:3203–9.

30. MacDermed DM, Miller LL, Peabody TD, et al. Primary tumor necrosis predicts distant control in locally advanced soft-tissue sarcomas after preoperative concurrent chemoradiotherapy. Int J Radiat Oncol Biol Phys. 2010;76(4):1147–53. doi:10.1016/j.ijrobp. 2009.03.015.

31. Lucas DR, Kshirsagar MP, Biermann JS, et al. Histologic alterations from neoadjuvant chemotherapy in high-grade extremity soft tissue sarcoma: clinicopathological correlation. Oncologist. 2008;13:451–8.

32. Van Glabbeke M, van Oosterom AT, Oosterhuis JW, et al. Prognostic factors for the outcome of chemotherapy in advanced soft tissue sarcoma: an analysis of 2,185 patients treated with anthracycline-containing first-line regimens – a European Organization for Research and Treatment of Cancer Soft Tissue and Bone Sarcoma Group Study. J Clin Oncol. 1999;17: 150–7.

33. Gortzak E, Azzarelli A, Buesa J, et al. A randomised phase II study on neo-adjuvant chemotherapy for »high-risk« adult soft-tissue sarcoma. Eur J Cancer. 2001;37: 1096–103.

34. Badellino F, Toma S. Treatment of soft tissue sarcoma: a European approach. Surg Oncol Clin N Am. 2008;17: 649–72.

35. Blay JY, Bonvalot S, Fayette J, et al. Neoadjuvant chemotherapy in sarcoma. Bull Cancer. 2006;93:1093–8.

36. Thornton K. Chemotherapeutic management of soft tissue sarcoma. Surg Clin North Am. 2008;88:647–60.

37. Meric F, Milas M, Hunt KK, et al. Impact of neoadjuvant chemotherapy on postoperative morbidity in soft tissue sarcomas. J Clin Oncol. 2000;18:3378–83.

38. Maree D, Hocke C, Bui NB, et al. Conservative loco-regional treatment of soft tissue sarcoma in adults after induction chemotherapy. Presse Méd. 1985;14:1069–72.

39. Simon MA, Nachman J. The clinical utility of preoperative therapy for sarcomas. J Bone Joint Surg Am. 1986;68: 1458–63.

40. Eilber FC, Tap WD, Nelson SD, et al. Advances in chemotherapy for patients with extremity soft tissue sarcoma. Orthop Clin North Am. 2006;37:15–22.

41. Antman KH. Adjuvant therapy of sarcomas of soft tissue. Semin Oncol. 1997;24:556–60.

42. Sarcoma Meta-analysis Collaboration. Adjuvant chemotherapy for localised resectable soft-tissue sarcoma of adults: meta-analysis of individual data. Lancet. 1997; 350:1647–54.

43. Pervaiz N, Colterjohn N, Farrokhyar F, et al. A systematic meta-analysis of randomized controlled trials of adjuvant chemotherapy for localized resectable soft-tissue sarcoma. Cancer. 2008;113:573–81.

44. Eilber FR, Morton DL, Eckardt J, et al. Limb salvage for skeletal and soft tissue sarcomas. Multidisciplinary preoperative therapy. Cancer. 1984;53:2579–84.

45. Levine EA, Trippon M, Das Gupta TK. Preoperative multimodality treatment for soft tissue sarcomas. Cancer. 1993;71:3685–9.

46. Soulen MC, Weissmann JR, Sullivan KL, et al. Intraarterial chemotherapy with limb-sparing resection of large soft-tissue sarcomas of the extremities. J Vasc Interv Radiol. 1992; 3:659–63.

47. Wanebo HJ, Temple WJ, Popp MB, et al. Preoperative regional therapy for extremity sarcoma. A tricenter update. Cancer. 1995;75:2299–306.

48. Eilber FR, Giulano AE, Huth JF, et al. Intravenous (IV) vs. intraarterial (IA) adriamycin, 2800r radiation and surgical resection for extremity soft-tissue sarcomas: a randomized prospective trial. Proc Am Soc Clin Oncol. 1990;9: 309. Abstract 1194.

49. DeLaney TF, Spiro IJ, Suit HD, et al. Neoadjuvant chemo-therapy and radiotherapy for large extremity soft-tissue sarcomas. Int J Radiat Oncol Biol Phys. 2003;56:1117–27.

50. Kraybill WG, Harris J, Spiro IJ, et al. Phase II study of neoadjuvant chemotherapy and radiation therapy in the management of high-risk, high-grade, soft tissue sarcomas of the extremities and body wall: Radiation Therapy Oncology Group Trial 9514. J Clin Oncol. 2006;24:619–25.

51. Grobmyer SR, Maki RG, Demetri GD, et al. Neo-adjuvant chemotherapy for primary high-grade extremity soft tissue sarcoma. Ann Oncol. 2004;15:1667–72.

52. Kattan MW, Leung DH, Brennan MF. Postoperative nomo-gram for 12-year sarcoma-specific death. J Clin Oncol. 2002;20:791–6.

53. Lahat G, Lazar A, Lev D. Sarcoma epidemiology and etio-logy: potential environmental and genetic factors. Surg Oncol Clin N Am. 2008;88:451–81.

54. Clark MA, Thomas JM. Amputation for soft-tissue sarco-ma. Lancet Oncol. 2003;4:335–42.

55. Creech Jr O, Krementz ET, Ryan RF, Winblad JN. Chemo-therapy of cancer: regional perfusion utilizing an extra-corporeal circuit. Ann Surg. 1958;148:616–32.

56. Krementz ET, Carter RD, Sutherland CM, Hutton I. Chemo-therapy of sarcomas of the limbs by regional perfusion. Ann Surg. 1977;185:556–63.

57. Lejeune FJ, Kroon BBR, Di Filippo F, et al. Isolated limb perfusion. The European experience. Surg Oncol Clin N Am. 2001;10:821–32.

58. Klaase JM, Kroon BBR, van Geel AN, et al. Systemic leaka-ge during isolated limb perfusion for melanoma. Br J Surg. 1993;80:1124–6.

59. Daryanani D, de Vries EGE, Guchelaar HJ, et al. Hyperther-mic isolated regional of the limb with carboplatin. Eur J Surg Oncol. 2000;26:792–7.

60. Klaase JM, Kroon BBR, Benckhuijsen C, et al. Results of regional isolation perfusion with cytostatics in patients with soft tissue tumors of the extremities. Cancer. 1989;64:616–21.

61. Olieman AFT, van Ginkel RJ, Molenaar WM, et al. Hyper-thermic isolated limb perfusion with tumour necrosis factor α and melphalan as palliative limb-saving treat-ment in patients with locally advanced soft-tissue sarco-mas of the extremities with regional or distant metasta-ses. Is it worthwhile? Arch Orthop Trauma Surg. 1998; 118:70–4.

62. Hoekstra HJ, Schraffordt Koops H, de Vries LGE, et al. Toxicity of hyperthermic isolated limb perfusion with ci-splatin for recurrent melanoma of the lower extremity after previous perfusion treatment. Cancer. 1993; 72: 1224–9.

63. Verhoef C, de Wilt JHW, Grünhagen DJ, et al. Isolated limb perfusion with melphalan and TNF-α in the treatment of extremity sarcoma. Curr Treat Options Oncol. 2007;8: 417–27.

64. Lienard D, Ewalenko P, Delmotte JJ, et al. High-dose re-combinant tumor necrosis factor alpha in combination with interferon gamma and melphalan in isolation perfu-sion of the limbs for melanoma and sarcoma. J Clin Oncol. 1992;10:52–60.

65. Lejeune FJ, Lienard D, Matter M, Rüegg C. Efficiency of recombinant human TNF in human cancer therapy. Can-cer Immun. 2006;6:1–17.

66. Hoving S, Seynhaeve ALB, van Tiel ST, et al. Early destruc-tion of tumor vasculature in tumor necrosis factor-α-based isolated limb perfusion is responsible for tumor response. Anticancer Drugs. 2006;17:949–59.

67. Hoekstra HJ. Extremity perfusion for sarcoma. Surg Oncol Clin N Am. 2008;17:805–24.

68. Moyer HR, Delman KA. The role of hyperthermia in opti-mizing tumor response to regional therapy. Int J Hyper-thermia. 2008;24:251–61.

69. Lejeune FJ, Pujol N, Liénard D, et al. Limb salvage by neo-adjuvant isolated perfusion with TNFα and melphalan for non-resectable soft tissue sarcoma of the extremities. Eur J Surg Oncol. 2000;26:669–78.

70. Noorda EM, van Kreij RHJ, Vrouenraets BC, et al. The health-related quality of life of longterm survivors of me-lanoma treated with isolated limb perfusion. Eur J Surg Oncol. 2007;33: 776–82.

71. Rosenberg SA, Tepper J, Glatstein E, et al. The treatment of soft-tissue sarcomas of the extremities. Prospective ran-domized evaluations of (1) limb-sparing surgery plus radi-ation therapy compared with amputation and (2) the role of adjuvant chemotherapy. Ann Surg. 1982;196:305–14.

72. Williard WC, Hajdu SI, Casper ES, Brennan MF. Comparison of amputation with limb-sparing operations for adult soft tis-sue sarcoma of the extremity. Ann Surg. 1992;215:269–75.

73. Stojadinovic A, Jaques DP, Leung DHY, et al. Amputation for recurrent soft tissue sarcoma of the extremity: indica-tions and outcome. Ann Surg Oncol. 2001;8:509–18.

74. Grünhagen DJ, de Wilt JHW, Graveland WJ, et al. The pal-liative value of tumor necrosis factor α-based isolated limb perfusion in patients with metastatic sarcoma and melanoma. Cancer. 2006;106:156–62.

75. Lans TE, Grünhagen DJ, de Wilt JHW, et al. Isolated limb perfusion with tumor necrosis factor and melphalan for locally recurrent soft tissue sarcoma in previously irradia-ted limbs. Ann Surg Oncol. 2005;12:1–6.

76. Lans TE, de Wilt JHW, van Geel AN, Eggermont AMM. Iso-lated limb perfusion with tumor necrosis factor and mel-phalan for nonresectable Stewart-Treves lymphangiosar-coma. Ann Surg Oncol. 2002;9:1004–9.

77. Grünhagen DJ, Brunstein F, Graveland WJ, et al. Isolated limb perfusion with tumor necrosis factor and melphalan prevents amputation in patients with multiple sarcomas in arm or leg. Ann Surg Oncol. 2005;12:1–7.

78. Eggermont AM, Shraffordt Koops H, Klausner JM, et al. Isolated limb perfusion with tumor necrosis factor and melphalan for limb salvage in 186 patients with locally advanced soft tissue extremity sarcomas. The cumulative multicenter European experience. Ann Surg. 1996; 224: 756–65.

79. Fong Y, Coit DG, Woodruff JM, Brennan MF. Lymph node metastasis from soft tissue sarcoma in adults. Analysis of

data from a prospective database of 1772 sarcoma patients. Ann Surg. 1993;217:72–7.

80. Riad S, Griffin AM, Libermann B, et al. Lymph node metastasis in soft tissue sarcoma in an extremity. Clin Orthop. 2004;426:129–34.

81. Daigeler A, Kuhnen C, Moritz R, et al. Lymph node metastases in soft tissue sarcomas - a single center analysis of 1597 patients. Langenbecks Arch Surg. 2009;394:321–9.

82. Behranwala KA, A'Hern R, Omar AM, Thomas JM. Prognosis of lymph node metastasis in soft tissue sarcoma. Ann Surg Oncol. 2004;11:714–9.

83. Mazeron JJ, Suit HD. Lymph nodes as sites of metastases from sarcomas of soft tissue. Cancer. 1987;60:1800–8.

84. Hohenberger P, Finke LH, Schlag PM. Intracompartmental pressure during hyperthermic isolated limb perfusion for melanoma and sarcoma. Eur J Surg Oncol. 1996;22: 147–51.

85. Hill S, Fawcett WJ, Sheldon J, et al. Low-dose tumour necrosis factor α and melphalan in hyperthermic isolated limb perfusion. Br J Surg. 1993;80:995–7.

86. Grünhagen DJ, de Wilt JHW, van Geel AN, et al. TNF dose reduction in isolated limb perfusion. Eur J Surg Oncol. 2005;31:1011–9.

87. Rossi CR, Mocellin S, Pilati P, et al. Hyperthermic isolated perfusion with low-dose tumor necrosis factor α and doxorubicin for the treatment of limb-threatening soft tissue sarcomas. Ann Surg Oncol. 2005;12:398–405.

88. Bonvalot S, Laplanche A, Lejeune F, et al. Limb salvage with isolated perfusion for soft tissue sarcoma: could less TNF-α be better? Ann Oncol. 2005;16:1061–8.

89. Nachmany I, Subhi A, Meller I, et al. Efficacy of high vs low dose TNF-isolated limb perfusion for locally advanced soft tissue sarcoma. Eur J Surg Oncol. 2009;35:209–14.

90. Hoven-Gondrie ML, Thijssens KMJ, Geertzen JHB, et al. Isolated limb perfusion and external beam radiotherapy for soft tissue sarcomas of the extremity: long-term effects on normal tissue according to the LENT-SOMA scoring system. Ann Surg Oncol. 2008;15: 1502–10.

91. Vrouenraets BC, Kroon BBR, Klaase JM, et al. Value of laboratory tests in monitoring acute regional toxicity after isolated limb perfusion. Ann Surg Oncol. 1997;4:88–94.

92. Noorda EM, Vrouenraets BC, Nieweg O, et al. Isolated limb perfusion: what is the evidence for its use? Ann Surg Oncol. 2004;12:837–45.

93. Cherix S, Speiser M, Matter M, et al. Isolated limb perfusion with tumor necrosis factor and melphalan for non-resectable soft tissue sarcomas: long-term results on efficacy and limb salvage in a selected group of patients. J Surg Oncol. 2008;98:148–55.

94. Eggermont AMM, Schraffordt Koops H, Liénard D, et al. Isolated limb perfusion with high-dose tumor necrosis factor-α in combination with interferon-γ and melphalan for nonresectable extremity soft tissue sarcomas: a multicenter trial. J Clin Oncol. 1996;14: 2653–65.

95. Grünhagen DJ, de Wilt JH, Graveland WJ, et al. Outcome and prognostic factor analysis of 217 consecutive isola-

ted limb perfusion with tumor necrosis factor-alpha and melphalan for limb-threatening soft tissue sarcoma. Cancer. 2006;106:1776–84.

96. Gutman M, Inbar M, Lev-Shlush D, et al. High dose tumor necrosis factor-α and melphalan administered via isolated limb perfusion for advanced limb soft tissue sarcoma results in a >90% response rate and limb preservation. Cancer. 1997;79:1129–37.

97. Hayes AJ, Neuhaus SJ, Clark MA, Thomas JM. Isolated limb perfusion with melphalan and tumor necrosis factor α for advanced melanoma and soft-tissue sarcoma. Ann Surg Oncol. 2007;14:230–8.

98. Lev-Chelouche D, Abu-Abeid S, Kollander Y, et al. Multifocal soft tissue sarcoma: limb salvage following hyperthermic isolated limb perfusion with high-dose tumor necrosis factor and melphalan. J Surg Oncol. 1999;70: 185–9.

99. Noorda EM, Vrouenraets BC, Nieweg OE, et al. Isolated limb perfusion with tumor necrosis factor-α and melphalan for patients with unresectable soft tissue sarcoma of the extremities. Cancer. 2003;98:1483–90.

100. Pennacchioli E, Deraco M, Mariani L, et al. Advanced extremity soft tissue sarcoma: prognostic effect of isolated limb perfusion in a series of 88 patients treated at a single institution. Ann Surg Oncol. 2007;14:553–9.

101. Rossi CR, Foletto M, Di Filippo F, et al. Soft tissue limb sarcomas. Italian clinical trials with hyperthermic antiblastic perfusion. Cancer. 1999;86:1742–9.

102. Santinami M, Deraco M, Azzarelli A, et al. Treatment of recurrent sarcoma of the extremities by isolated limb perfusion using tumor necrosis factor alpha and melphalan. Tumori. 1996;82:579–84.

103. Van Ginkel RJ, Thijssens KMJ, Pras E, et al. Isolated limb perfusion with tumor necrosis factor alpha and melphalan for locally advanced soft tissue sarcoma: three time periods at risk for amputation. Ann Surg Oncol. 2007; 14:1499–506.

104. Hohenberger P, Wysocki WM. Neoadjuvant treatment of locally advanced soft tissue sarcoma of the limbs: which treatment to choose? Oncologist. 2008;13:175–86.

105. Rossi CR, Foletto M, Alessio S, et al. Limb-sparing treatment for soft tissue sarcomas: influence of prognostic factors. J Surg Oncol. 1996;63:3–8.

106. Olieman AFT, van Ginkel RJ, Hoekstra HJ, et al. Angiographic response of locally advanced soft-tissue sarcoma following hyperthermic isolated limb perfusion with tumor necrosis factor. Ann Surg Oncol. 1997;4:64–9.

107. Clark MA, Fisher C, Judson I, Thomas JM. Soft tissue sarcomas in adults. N Engl J Med. 2005;353:701–11.

108. Enneking WF, Spanier SS, Malawer MM. The effect of the anatomic setting on the results of surgical procedures for soft parts sarcoma of the thigh. Cancer. 1981;47:1005–22.

109. Turcotte RE, Ferrone M, Isler MH, Wong C. Outcomes in patients with popliteal sarcomas. Can J Surg. 2009; 52:51–5.

110. Enneking WF, Spanier SS, Goodman MA. A system for the surgical staging of musculoskeletal sarcoma. Clin Orthop Relat Res. 1980;153:106–20.

111. Grabellus F, Kraft C, Sheu SY, et al. Evaluation of 47 soft tissue sarcoma resection specimens after isolated limb perfusion with TNF-α and melphalan: histologically characterized improved margins correlate with absence of recurrences. Ann Surg Oncol. 2009;16: 676–86.

112. Issakov J, Merimsky O, Gutman M, et al. Hyperthermic isolated limb perfusion with tumor necrosis factor-α and melphalan in advanced soft-tissue sarcomas: histopathological considerations. Ann Surg Oncol. 2000;7:155–9.

113. Thijssens KMJ, van Ginkel RJ, Pras E, et al. Isolated limb perfusion with tumor necrosis factor α and melphalan for locally advanced soft tissue sarcoma: the value of adjuvant radiotherapy. Ann Surg Oncol. 2006;13:518–24.

114. Veth R, van Hoesel R, Pruszczynski M, et al. Limb salvage in musculoskeletal oncology. Lancet Oncol. 2003;4: 343–50.

115. Möller MG, Lewis JM, Dessureault S, Zager JS. Toxicities associated with hyperthermic isolated limb perfusion and isolated limb infusion in the treatment of melanoma and sarcoma. Int J Hyperthermia. 2008;24:275–89.

116. Kapma MR, Vrouenraets BC, Nieweg OE, et al. Major amputation for intractable extremity melanoma after failure of isolated limb perfusion. Eur J Surg Oncol. 2005;31:95–9.

117. Hoven-Gondrie ML, Thijssens KM, Van den Dungen JJ, et al. Long-term locoregional vascular morbidity after isolated limb perfusion and external-beam radiotherapy for soft tissue sarcoma of the extremity. Ann Surg Oncol. 2007;14:2105–12.

118. Hohenberger P, Tunn PU. Isolated limb perfusion with rhTNF-α and melphalan for locally recurrent childhood synovial sarcoma of the limb. J Pediatr Hematol Oncol. 2003;25: 905–9.

119. Noorda EM, Vrouenraets BC, Nieweg OE, et al. Safety and efficacy of isolated limb perfusion in elderly melanoma patients. Ann Surg Oncol. 2002;9:968–74.

120. Thompson JF, Kam PCA, Waugh RC, Harman CR. Isolated limb infusion with cytotoxic agents: a simple alternative to isolated limb perfusion. Semin Surg Oncol. 1998;14:238–47.

121. Kam PCA, Thompson JF. Pharmacokinetics of regional therapy: isolated limb infusion and other low flow techniques for extremity melanoma. Surg Oncol Clin N Am. 2008;17:795–804.

122. Padussis JC, Steerman SN, Tyler DS, Mosca PJ. Pharmacokinetics & drug resistance of melphalan in regional chemotherapy: ILP versus ILI. Int J Hyperthermia. 2008; 24: 239–49.

123. Eilber F, Giuliano A, Eckardt J, et al. Adjuvant chemotherapy for osteosarcomas: a randomised prospective trial. J Clin Oncol. 1987;5:21–6.

124. Link MP, Goorin AM, Miser AW. The effect of adjuvant chemotherapy on relapse-free survival in patients with osteosarcoma of the extremity. N Engl J Med. 1986;314: 1600–6.

125. Goorin AM, Schwartzentruber DJ, Devidas M, et al. Presurgical chemotherapy compared with immediate surgery and adjuvant chemotherapy for nonmetastatic osteosarcoma: Pediatric Oncology Group Study POG-8651. J Clin Oncol. 2003;21:1574–80.

126. Bielack SS, Kempf-Bielack B, Winkler K, et al. Osteosarcoma: relationship of response to preoperative chemotherapy and type of surgery to local recurrence. J Clin Oncol. 1996;14:683–4.

127. Bielack SS, Kempf-Bielack B, Delling G, et al. Prognostic factors in high-grade osteosarcoma of the extremities or trunk: an analysis of 1702 patients treated on Neoadjuvant Cooperative Osteosarcoma Study Group protocols. J Clin Oncol. 2002;38:776–90.

128. Bacci G, Longhi A, Versari M. Prognostic factors for osteosarcoma of the extremity treated with neoadjuvant chemotherapy: 15-year experience in 789 patients treated at a single institution. Cancer. 2006;106:1154–61.

129. Eilber FR, Eckardt J, Rosen G, et al. Preoperative therapy for soft tissue sarcoma. Hematol Oncol Clin North Am. 1995;9:817–23.

130. Spiro IJ, Suit H, Gebhardt M, et al. Neoadjuvant chemotherapy and radiotherapy for large soft tissue sarcomas. Proc Am Soc Clin Oncol. 1996;15:5243.

131. Le Cesne A, Judson I, Crowther D, et al. Randomized phase III study comparing conventional dose doxorubicin plus ifosfamide versus high dose doxorubicin plus ifosfamide plus rhGMCSF in advanced soft tissue sarcomas: an EORTC Soft Tissue and Bone Sarcoma Group trial. J Clin Oncol. 2001;18:2676–84.

132. Nielsen OS, Judson I, van Hoesel Q, et al. Effect of high-dose ifosfamide in advanced soft tissue sarcomas. A multicentre phase II study of the EORTC Soft Tissue and Bone Sarcoma Group. Eur J Cancer. 2000;36:61–7.

133. Italiano A, Penel N, Robin YM, et al. Neo/adjuvant chemotherapy does not improve outcome in resected primary synovial sarcoma: a study of the French Sarcoma Group. Ann Oncol. 2009;20:425–30.

134. Goodnight JE, Bargar W, Voegeli T, Blaisdell FW. Limb-sparing surgery for extremity sarcomas after preoperative intraarterial doxorubicin and radiation therapy. Am J Surg. 1985;150: 109–13.

135. Dewey WC. Interaction of heat with radiation and chemotherapy. Cancer Res. 1984;44: 4714–20.

136. Issels RD, Prenninger SW, Nagele A, et al. Ifosfamide plus etoposide combined with regional hyperthermia in patients with locally advanced sarcomas: a phase II study. J Clin Oncol. 1990;8:1818–29.

137. Issels RD, Abdel-Rahman S, Wendtner C. Neoadjuvant chemotherapy combined with regional hyperthermia (RHT) for locally advanced primary or recurrent high-risk adult softtissue sarcomas (STS) of adults: long-term results of a phase II study. Eur J Cancer. 2001;37: 1599–608.

138. Wendtner CM, Abdel-Rahman S, Krych M, et al. Response to neoadjuvant chemotherapy combined with regional hyperthermia predicts long-term survival for adult pati-

ents with retroperitoneal and visceral high-risk soft tissue sarcomas. J Clin Oncol. 2002;20:3156–64.

139. Issels RD, Lindner LH, Verweij J, et al. Neo-adjuvant chemotherapy alone or with regional hyperthermia for localised high-risk soft-tissue sarcoma: a randomised phase 3 multicentre study. Lancet Oncol. 2010;11: 561–70.

140. Jansen-Landheer MLEA, Krijnen P, Oostindiër MJ, et al. Improved diagnosis and treatment of soft tissue sarcoma patients after implementation of national guidelines: a populationbased study. Eur J Surg Oncol. 2009;35: 1326–32.

141. Pisters PWT, O'Sullivan B, Maki RG. Evidence-based recommendations for local therapy for soft tissue sarcomas. J Clin Oncol. 2007;25:1003–8.

142. O'Sullivan B, Davis AM, Turcotte R, et al. Preoperative versus postoperative radiotherapy in soft tissue sarcoma of the limbs: a randomized trial. Lancet. 2002;359:2235–41.

143. Pollack A, Zagars GK, Goswitz MS, et al. Preoperative vs. postoperative radiotherapy in the treatment of soft tissue sarcomas: a matter of presentation. Int J Radiat Oncol Biol Phys. 1998;42:563–72.

144. Zagars GK, Ballo MT, Pisters PW, et al. Preoperative vs. postoperative radiation therapy for soft tissue sarcoma: a retrospective comparative evaluation of disease outcome. Int J Radiat Oncol Biol Phys. 2003;56:482–8.

145. Pisters PWT, Harrison LB, Leung DH, et al. Long-term results of a prospective randomized trial of adjuvant brachytherapy in soft-tissue sarcoma. J Clin Oncol. 1996; 14: 859–68.

146. Yang JC, Chang AE, Baker AR, et al. A randomized prospective study of the benefit of adjuvant radiation therapy in the treatment of soft tissue sarcomas of the extremity. J Clin Oncol. 1998;16:197–203.

147. Eilber FC, Brennan MF, Riedel E, et al. Prognostic factors for survival in patients with locally recurrent extremity soft tissue sarcomas. Ann Surg Oncol. 2005;12:228–36.

148. Gerrand CH, Bell RS, Wunder JS, et al. The influence of anatomic location on outcome in patients with soft tissue sarcoma of the extremity. Cancer. 2003;97:485–92.

149. Delaney TF, Kepka L, Goldberg SI, et al. Radiation therapy for control of soft-tissue sarcoma resected with positive margins. Int J Radiat Oncol Biol Phys. 2007;67:1460–9.

150. Alektiar KM, Brennan MF, Singer S. Influence of site on the therapeutic ratio of adjuvant radiotherapy in soft tissue sarcoma of the extremity. Int J Radiat Oncol Biol Phys. 2005;63:202–8.

151. Davis AM, Sennik S, Griffin AM, et al. Predictors of functional outcomes following limb salvage surgery for lower-extremity soft tissue sarcoma. J Surg Oncol. 2000;73: 206–11.

152. Davis AM, O'Sullivan B, Bell RS, et al. Function and health status outcomes in a randomized trial comparing preoperative and postoperative radiotherapy in extremity soft tissue sarcoma. J Clin Oncol. 2002;20:4472–7.

153. Keus RB, Rutgers EJ, Ho GH, et al. Limb-sparing therapy of extremity soft tissue sarcomas: treatment outcome and long-term functional results. Eur J Cancer. 1994;30A: 1459–63.

154. Kantor G, Mahé MA, Giraud P, et al. French national evaluation of helicoidal tomotherapy: description of indications, dose constraints and set-up margins. Cancer Radiothér. 2007;11: 331–7.

155. Kim BK, Chen YLE, Kirsch DG, et al. An effective preoperative three-dimensional radiotherapy target volume for extremity soft tissue sarcoma and the effect of margin width on local control. Int J Radiat Oncol Biol Phys. 2009;77(3):843–50. doi:10.1016/j.ijrobp. 2009.06.086.

156. O'Sullivan B, Wylie J, Catton C, et al. The local management of soft tissue sarcoma. Semin Radiat Oncol. 1999; 9:328–48.

157. Davis AM, O'Sullivan B, Turcotte R, et al. Late radiation morbidity following randomization to preoperative versus postoperative radiotherapy in extremity soft tissue sarcoma. Radiother Oncol. 2005;75:48–53.

158. Stoeckle E, Coindre JM, Bonvalot S, et al. Prognostic factors in retroperitoneal sarcoma. A multivariate analysis of a series of 165 patients of the French Cancer Center Federation Sarcoma Group. Cancer. 2001;92:359–68.

159. Van Dalen T, va Geel AN, van Coevorden F, et al. Soft tissue sarcoma in the retroperitoneum: an often neglected diagnosis. Eur J Surg Oncol. 2001;27:74–9.

160. Ferguson PC, Deshmukh N, Abudu A, et al. Change in histological grade in locally recurrent soft tissue sarcomas. Eur J Surg Oncol. 2004;40:2237–42.

161. Singer S, Antonescu CR, Riedel E, Brennan MF. Histologic subtype and margin of resection predict pattern of recurrence and survival for retroperitoneal liposarcoma. Ann Surg. 2003;238:358–71.

162. Pawlik TM, Pisters PWT, Mikula L, et al. Long-term results of two prospective trials of preoperative external beam radiotherapy for localized intermediate- or high-grade retroperitoneal soft tissue sarcoma. Ann Surg Oncol. 2006;13:508–17.

163. Hueman MT, Herman JM, Ahuja N. Management of retroperitoneal sarcomas. Surg Clin North Am. 2008;88: 583–97.

164. Pisters PW, Ballo MT, Fenstermacher MJ, et al. Phase I trial of preoperative concurrent doxorubicin and radiation therapy, surgical resection, and intraoperative electron-beam radiation therapy for patients with localized retroperitoneal sarcoma. J Clin Oncol. 2003;21:3092–7.

165. Pierie JPEN, Betensky RA, Choudry U, et al. Outcomes in a series of 103 retroperitoneal sarcomas. Eur J Surg Oncol. 2006;32:1235–41.

166. Bonvalot S, Rivoire M, Castaing M, et al. Primary retroperitoneal sarcomas: a multivariate analysis of surgical factors associated with local control. J Clin Oncol. 2009; 27:31–8.

167. Gronchi A, La Vulla S, Fiore M, et al. Aggressive surgical policies in a retrospectively reviewed single-institution case series of retroperitoneal soft tissue sarcoma patients. J Clin Oncol. 2009;27:24–40.

168. Salas S, Bui B, Stoeckle E, et al. Soft tissue sarcomas of the trunk wall (STS-TW): a study of 343 patients from the French Sarcoma Group (FSG) database. Ann Oncol. 2009; 20:1127–35.

169. Tsukushi S, Nishida Y, Sugiura H, et al. Soft tissue sarcomas of the chest wall. J Thorac Oncol. 2009;4:834–7.

170. Lewis SJ, Wunder JS, Couture J, et al. Soft tissue sarcomas involving the pelvis. J Surg Oncol. 2001;77:8–14.

171. Penel N, Mallet Y, Robin YM, et al. Prognostic factors for adult sarcomas of head and neck. Int J Oral Maxillofac Surg. 2008;37:428–32.

172. DeMartelaere SL, Roberts D, Burgess MA, et al. Neoadjuvant chemotherapy-specific and overall treatment outcomes in patients with cutaneous angiosarcomas of the face with periorbital involvement. Head Neck. 2008; 30:639–46.

173. Koontz BF, Miles EF, Rubio MA, et al. Preoperative radiotherapy and bevacizumab for angiosarcoma of the head and neck: two case studies. Head Neck. 2008;30:262–6.

174. Fayda M, Aksu G, Yaman Agaoglu F, et al. The role of surgery and radiotherapy in treatment of soft tissue sarcomas of the head and neck region: review of 30 cases. J Craniomaxillofac Surg. 2009;37:42–8.

175. Mendenhall WM, Mendenhall CM, Werning JW, et al. Adult head and neck soft tissue sarcomas. Head Neck. 2005;27:916–22.

176. Yu RS, Chen Y, Jiang B, et al. Primary hepatic sarcomas: CT findings. Eur J Radiol. 2008;18:2196–205.

177. Weitz J, Klimstra DS, Cymes K, et al. Management of primary liver sarcomas. Cancer. 2007;109:1391–6.

178. Le Péchoux C, Pautier P, Delannes M, et al. Clinical practice guideline: 2006 update of recommendations for the radiotherapeutic management of patients with soft tissue sarcoma (sarcoma of the extremity, uterine sarcoma and retroperitoneal sarcoma). Cancer Radiothér. 2006; 10:185–207.

179. Pencavel TD, Hayes A. Breast sarcoma – a review of diagnosis and management. Int J Surg. 2009;7:20–3.

180. Gengler C, Coindre JM, Leroux A, et al. Vascular proliferations of the skin after radiation therapy for breast cancer: clinicopathologic analysis of a series in favour of a benign process. A study from the French Sarcoma Group. Cancer. 2007;109:1584–98.

181. Catena F, Santini D, Di Saverio S, et al. Skin angiosarcoma arising in an irradiated breast: case-report and literature review. Dermatol Surg. 2006;32:447–55.

182. Neuhaus SJ, Pinnock N, Giblin V, et al. Treatment and outcome of radiation-induced softtissue sarcomas at a specialist institution. Eur J Surg Oncol. 2009;35:654–9.

183. Spunt SL, Skapek SX, Coffin CM. Pediatric nonrhabdomyosarcoma soft tissue sarcomas. Oncologist. 2008; 13: 668–78.

184. Herzog CE, Stewart JMM, Blakely ML. Pediatric soft tissue sarcomas. Surg Oncol Clin N Am. 2003;12:419–47.

185. Porter GA, Cantor SB, Walsh GL, et al. Cost-effectiveness of pulmonary resection and systemic chemotherapy in the management of metastatic soft tissue sarcoma: a combined analysis from the University of Texas M.D. Anderson and Memorial Sloan-Kettering Cancer Centers. J Thorac Cardiovasc Surg. 2004;127:1366–72.

186. Ehrhunmwunsee L, D'Amico TA. Surgical management of pulmonary metastases. Ann Thorac Surg. 2009;88:2052–60.

187. Pfannschmidt J, Hoffmann H, Schneider T, et al. Pulmonary metastasectomy for soft tissue sarcomas: is it justified? Recent Results Cancer Res. 2009;179:321–36.

188. Lanza LA, Putnam JB, Benjamin RS, Roth JA. Response to chemotherapy does not predict survival after resection of sarcomatous pulmonary metastases. Ann Thorac Surg. 1991;51:219–24.

189. King JJ, Fayssoux RS, Lackman RD, Ogilvie CM. Early outcomes of soft tissue sarcomas presenting with metastases and treated with chemotherapy. Am J Clin Oncol. 2009;32: 308–13.

190. Kane 3rd JM, Finley JW, Driscoll D, et al. The treatment and outcome of patients with soft tissue sarcomas and synchronous metastases. Sarcoma. 2002. doi: 10.1080/13577140210000 22168.

191. Billingsley KG, Burt ME, Jara E, et al. Pulmonary metastases from soft tissue sarcoma: analysis of patterns of diseases and postmetastasis survival. Ann Surg. 1999;229: 602–10.

192. Komdeur R, Hoekstra HJ, van den Berg E, et al. Metastasis in soft tissue sarcomas: prognostic criteria and treatment perspectives. Cancer Metastasis Rev. 2002;21:167–83.

193. Thornton K, Pesce CE, Choti MA. Multidisciplinary management of metastatic sarcoma. Surg Clin North Am. 2008; 88:661–72.

194. Burt ME, Liu D, Abolhoda A, et al. Isolated lung perfusion for patients with unresectable metastases from sarcoma: a phase I trial. Ann Thorac Surg. 2000;69:1542–9.

195. Van Schil PE, Hendriks JM, van Putte BP, et al. Isolated lung perfusion and related techniques for the treatment of pulmonary metastases. Eur J Cardiothorac Surg. 2008;33:486–95.

196. Ding JH, Chua TC, Glenn D, Morris DL. Feasibility of ablation as an alternative to surgical metastasectomy in patients with unresectable sarcoma pulmonary metastases. Interact Cardiovasc Thorac Surg. 2009;9:1051–3.

197. Nakamura T, Matsumine A, Yamakado K, et al. Lung radiofrequency ablation in patients with pulmonary metastases from musculoskeletal sarcomas. Cancer. 2009;115: 3774–81.

198. Goorin AM, Harris MB, Bernstein M, et al. Phase II/III trial of etoposide and high-dose ifosfamide in newly diagnosed metastatic osteosarcoma: a Pediatric Oncology Group trial. J Clin Oncol. 2002;20:426–33.

199. Rehders A, Peiper M, Stoecklein NH, et al. Hepatic metastasectomy for soft-tissue sarcomas: is it justified? World J Surg. 2009;33:111–7.

200. Adam R, Chiche L, Aloia T, et al. Hepatic resection for noncolorectal nonendocrine liver metastases. Analysis of 1452 patients and development of a prognostic model. Ann Surg. 2006;244:524–35.

201. Dantonello TM, Int-Veen C, Harms D, et al. Cooperative trial CWS-91 for localized soft tissue sarcoma in children, adolescents and young adults. J Clin Oncol. 2000;27: 1446–55.

202. Frustaci S, Gherlinzoni F, De Paoli A, et al. Adjuvant chemotherapy for adult soft tissue sarcomas of the extremities and girdles: results of the Italian randomized cooperative trial. J Clin Oncol. 2001;19:1238–47.

203. Patel SR, Vadhan-Raj S, Burgess MA, et al. Preoperative chemotherapy with dose-intensive adriamycin and ifosfamide for high risk primary soft-tissue sarcomas of extremity origin. Proc Conn Tissue Oncol Soc. 1995;5:16.

204. Spiro IJ, Gebahardt MC, Jennings LC, et al. Prognostic factors for local control of sarcomas of the soft tissues managed by radiation and surgery. Semin Oncol. 1997;24:540–6.

205. Toma S, Canavese G, Grimaldi A, et al. Concomitant chemo-radiotherapy in the treatment of locally advanced and/or metastatic soft tissue sarcomas: experience of the national cancer Institute of Genoa. Oncol Rep. 2003; 10:641–7.

206. Canter RJ, Qin L-X, Downey RJ, Brennan MF, Singer S, Maki RG. Perioperative chemotherapy in patients undergoing pulmonary resection for metastatic soft-tissue sarcoma of the extremity. A retrospective analysis. Cancer. 2007; 110:2050–60.

Isolierte Extremitäten-perfusion bei lokal fortgeschrittenen Weichteilsarkomen

Harald J. Hoekstra und Jojanneke M. Seinen

28.1   Einleitung

Weichteilsarkome (WTS) (Soft Tissue Sarcomas, STS) repräsentieren eine heterogene Gruppe verschiedener Tumorentitäten mesenchymalen Ursprungs und machen etwa 1% aller malignen Tumoren aus. Ungefähr 40% der Patienten sterben schließlich aufgrund ihrer Krebserkrankung [1, 2]. Die Hälfte der Patienten ist zum Zeitpunkt der Diagnose älter als 65 Jahre, das mittlere Alter variiert jedoch stark nach histologischem Typ und Subtyp des Tumors [3]. WTS werden gemäß der WHO-Klassifizierung in 9 Typen eingeteilt, wobei mehr als 50 Subtypen unterschieden werden [4]. Die Weichteilsarkome werden entsprechend dem System der FNCLCC (Fédération Française des Centres de Lutte Contre le Cancer) eingestuft. Dieses sogenannte französische System zur Klassifikation des Tumorgrades basiert auf der Tumordifferenzierung, der Mitoserate und der Nekrose [5]. Die Hälfte der WTS ist im Bereich der Extremitäten lokalisiert, und etwa 10% der WTS Grad III sind zum Zeitpunkt der Erstdiagnose bereits metastasiert [3].

Das allgemein aggressive onkologische Verhalten von WTS, die geringe Inzidenz, die Heterogenität der (Sub-)Typen und die Änderungen in der Klassifikation, den Differenzierungsgraden (Grading) und der Stadieneinteilung in Verbindung mit fehlenden groß angelegten, randomisierten klinischen Studien haben einen wirklichen Einblick in die Fortschritte erschwert, die im Bereich der Behandlung dieser Art von Tumoren im Laufe der letzten beiden Jahrzehnte erzielt wurden.

Mithilfe der Mehrschicht-Computertomographie (CT) kann eine Metastasierung ausgeschlossen werden, während die Magnet-Resonanz-Tomographie (MRT) hervorragende Einblicke in die lokalen Wachstumsmuster dieser Tumoren liefert [6]. Die Fluordeoxyglukose-Positronenemissions-Tomographie (FDG-PET) spielt bei der Standarddiagnostik und/oder -behandlung von WTS keine Rolle [7]. Daher ist bei einem Großteil der WTS heute eine hinreichende präoperative Stadieneinteilung möglich, sowohl lokal als auch regional und in Bezug auf Fernmetastasen.

Die wirksamste Methode zur Behandlung von WTS wird interdisziplinär entwickelt, unter Einbeziehung der klinischen und pathologischen Charakteristika der einzelnen Patienten. Ein chirurgischer Eingriff bleibt die erstrangige therapeutische Modalität bei WTS. Das Ausmaß des notwendigen chirurgischen Eingriffs, insbesondere das für den histologischen Subtyp des Patienten zu erwartende Muster der Metastasierung, kann mittels MRT bestimmt werden, wodurch der Anteil an R0-Resektionen erhöht wird.

Die Indikation einer adjuvanten Strahlentherapie hängt vom Tumorgrad, den Resektionsrändern und der Möglichkeit eines zweiten chirurgischen Eingriffs im Fall eines Lokalrezidivs ab. Die lokale Tumorkontrolle konnte insgesamt durch die verstärkte Anwendung einer kombinierten Therapie aus chirurgischem Eingriff und Bestrahlung verbessert werden, insbesondere nach R1-Resektionen mit dem Ziel der Minimierung von Lokalrezidiven, der Maximierung der Funktion sowie der Verbesserung des Gesamtüberlebens [8]. Da sich die adjuvante Strahlentherapie zur goldenen Standardtherapie bei WTS bei Vorliegen marginaler Resektionsränder entwickelt hat, sind die lokalen Tumorkontrollraten auf bis zu 80–95% gestiegen, bei einer 5-Jahres-Überlebensrate von bis zu 60–70% [9, 10]. Auch wenn Ende der 1980er sowie Anfang der 1990er Jahre die Brachytherapie (BRT) befürwortet wurde, findet diese heute bei der Behandlung von WTS nur noch selten Anwendung, da mithilfe der intensitätsmodulierten Strahlentherapie (IMRT) eine deutlich bessere lokale Tumorkontrolle als im Rahmen der BRT erreicht werden konnte. Trotz einer erhöhten Inzidenz von Nebenwirkungen in Verbindung mit der IMRT sollte diese als Therapie der Wahl bei primären High-grade-Sarkomen der Extremitäten weiter untersucht werden [11]. Im Bereich der Strahlentherapie ist ein Trend zur präoperativen Strahlentherapie zu erkennen, obwohl randomisierte Studien keinen echten Vorteil in Bezug auf die lokale Tumorkontrolle oder das Überleben belegen, sondern stattdessen auf eine erhöhte behandlungsinduzierte Morbidität schließen lassen [12]. Der Grundgedanke der präoperativen Strahlentherapie mithilfe der IMRT ist ein geringeres Strahlenvolumen in Verbindung mit einem präziseren Strahlenfeld, eine niedrigere Gesamtstrahlendosis sowie kein Tumor-Boost, wodurch eine wirksamere Strahlentherapie mit einer verringerten behandlungsinduzierten Morbidität und einem verbesserten funktionellen Ergebnis möglich werden sollte [13].

Die adjuvante systemische Chemotherapie spielt bei der Behandlung von WTS keine Rolle. Die adjuvante systemische Therapie lässt lediglich einen geringen Vorteil im Hinblick auf eine Senkung des Risikos von lokalem Therapieversagen erkennen, ohne das Gesamtüberleben zu verbessern, außer im Fall von Rhabdomyosarkomen und Ewing-Sarkomen in Weichgeweben [14]. Gastrointestinale Stromatumoren (GIST) stellen die häufigsten Sarkome des Intestinaltraktes dar. Imatinib ist ein wirksames Medikament zur zielgerichteten Erstlinientherapie metastatischer gastrointestinaler Stromatumoren. Die adjuvante Therapie mit Imatinib ist sicher und konnte das rezidivfreie Überleben nach erfolgter Resektion primärer gastrointestinaler Stromatumoren verbessern [15]. Da gezielte Therapien mit der Entwicklung von Resistenzen verbunden sein können, wird bei Respondern, wenn möglich, ein adjuvanter chirurgischer Eingriff zur Verbesserung des Gesamtüberlebens durchgeführt. Im Laufe der letzten Jahre wurden dank eines besseren Verständnisses der molekularen Grundlagen von Krebserkrankungen zahlreiche innovative Wirkstoffe entwickelt. Gezielte Krebstherapien besitzen eine selektivere Wirkung gegen Krebszellen und weniger gegen gesunde Zellen, wodurch eine Reduzierung der Nebenwirkungen und eine Verbesserung der Lebensqualität möglich werden. Heute sind bereits mehr als 35 Therapien zur zielgerichteten Wirkstoffapplikation (Drug Targeting) zugelassen, und mehr als 39 Substanzen befinden sich in der Untersuchungsphase [16]. Im Bereich der systemischen oder gezielten Wirkstoffapplikation zur Behandlung von WTS ist immer noch kein Durchbruch zu verzeichnen, obwohl derzeit neue vielversprechende Medikamente geprüft werden [17].

Das Gesamtüberleben bei WTS-Patienten könnte durch eine Verbesserung der lokalen Tumorkontrollrate, durch einen chirurgischen Eingriff im Fall eines lokalen, regionalen oder distalen Rezidivs sowie bei einer metastatischen Erkrankung durch eine optimierte Palliativpflege verbessert werden. Im Mittelpunkt der Forschung steht derzeit die Identifikation neuer Signalwege sowie der entsprechenden Inhibitoren zur Verbesserung des Therapieergebnisses von WTS-Patienten.

Eine der größten therapeutischen Herausforderungen für den chirurgischen Onkologen stellen weiterhin primär nicht resektable, lokal fortgeschrittene WTS der Extremitäten dar, wie zum Beispiel die Möglichkeit des Extremitätenerhalts mittels regionaler Chemotherapie.

28.2 Entwicklung der regionalen Chemotherapie bei Sarkomen der Extremitäten

Klopp beschrieb 1950 die Wirksamkeit der intraarteriellen Zufuhr von Stickstoff-Lost zur Behandlung verschiedener Krebserkrankungen [18]. Versuche zur Reduzierung der systemischen Toxizität in Verbindung mit der intraarteriellen Chemotherapie führten zur Entwicklung des Verfahrens der isolierten Extremitätenperfusion (ILP) durch Creech, Ryan und Krementz unter Verwendung eines mit Sauerstoff angereicherten extrakorporalen Kreislaufs zur Behandlung von Melanomen und Sarkomen der Extremitäten [19]. Die ILP mit Melphalan ± Actinomycin D wurde erfolgreich zur therapeutischen oder adjuvanten Behandlung von Melanomen der Extremitäten eingesetzt [20]. Nach diesen Berichten führte Lebrun 1960 in Belgien die erste Perfusion in Europa durch [21]. Oldhoff initiierte 1964 gemeinsam mit Schraffordt Koops am University Medical Center Groningen (UMCG) in den Niederlanden ein ILP-Programm. Wenig später wurde die ILP-Therapie mit unterschiedlichem Erfolg in anderen Krebszentren, in erster Linie in Europa, eingeführt.

Zunächst wurden die Perfusionen unter Normothermie (37–38°C) durchgeführt. Cavaliere zeigte, dass im Rahmen einer ILP mit milder Hyperthermie (39–40°C) mehr Tumorzellen bei einer geringeren lokalen Toxizität abgetötet werden könnten [22]. Es wurde das Verfahren der druckgesteuerten Perfusion eingeführt, die Überwachung der Leckrate wurde verbessert, und die Dosisberechnung des Zytostatikums erfolgte zur Reduzierung der regionalen Toxizität nicht mehr anhand des Körpergewichts, sondern auf Basis des Volumens der perfundierten Extremität [23–26].

Die ILP mit Melphalan wurde wirksam zur Therapie lokal fortgeschrittener Melanome an den

Extremitäten eingesetzt, erwies sich jedoch im Rahmen der adjuvanten Therapie nicht als wirksam [27]. Bei der Behandlung von Sarkomen hat die ILP ebenso wenig Wirksamkeit gezeigt [28]. Daher untersuchte man andere Chemotherapeutika wie Dacarbazin (DTIC), Actinomycin D, Thiotepa, Mitomycin C, Doxorubicin, Cisplatin und Carboplatin in Verbindung mit der ILP. Diese Medikamente erwiesen sich nicht als wirksam, die Ansprechdauer stellte sich als zu kurz oder die lokale Toxizität als zu hoch heraus, weshalb man auf ihren Einsatz im Rahmen der Perfusionstherapie verzichtete [29–32].

Eilber von der University of California in Los Angeles (UCLA) untersuchte in den 1980er Jahren einen weiteren Ansatz: die intraarterielle Chemotherapie mit Adriamycin als Induktionstherapie in Kombination mit einer präoperativen Bestrahlung [33]. Obwohl sich die Behandlung mit einer niedrigen Lokalrezidivrate und einem hohen Extremitätenerhalt als wirksam erwies, war die kurz- und langfristige induzierte Morbidität zu hoch, auch nachdem das Studienprotokoll in Bezug auf die applizierte Strahlendosis mehrfach geändert wurde [33, 34]. Heute findet diese Therapiemethode kaum noch Anwendung.

Anfang der 1990er Jahre sorgte die Kombination von Tumornekrosefaktor Alpha (TNFa)a mit Melphalan (TM-ILP) zur Behandlung lokal fortgeschrittener WTS der Extremitäten durch Lejeune und Lienard für ein wiederaufkeimendes Interesse an der ILP. Dieser Therapieansatz war mit einer außergewöhnlich hohen Tumoransprechrate und einer sehr hohen Extremitätenerhaltungsrate bei einer zumutbaren lokalen und systemischen Toxizität verbunden [35]. Die TM-ILP zur extremitätenerhaltenden Behandlung lokal fortgeschrittener WTS der Extremitäten wies vier wesentliche Vorteile auf: 1) eine Erhöhung der Durchblutung durch die Hyperthermie, 2) eine Zerstörung des Tumorgefäßsystems durch die »First-pass«-Wirkung von TNFa, 3) eine lokal hohe Dosis der Zytostatika ohne systemische Toxizität und 4) eine hämorrhagische Nekrose aufgrund einer stärkeren Durchlässigkeit der Zellmembran in Verbindung mit einer erhöhten Medikamentenaufnahme [36]. Dieser Therapieansatz wurde in verschiedenen europäischen Krebszentren unter der Leitung der beiden federführen-

den Forscher Lejeune und Eggermont in puncto Wirksamkeit und Effizienz untersucht [37–40]. Der Tumornekrosefaktor Alpha (TNFα, Beromun®, Boehringer Ingelheim International GmbH, Ingelheim am Rhein, Deutschland) wurde 1999 von der Europäischen Arzneimittelagentur (EMA) zur therapeutischen Extremitätenperfusion lokal fortgeschrittener Weichteilsarkome und Melanome zugelassen. Anders als in Europa wurde Beromun® von der FDA nicht zugelassen [41]. Heute führen weltweit 36 Zentren die ILP mit Beromun® durch.

Dieses Kapitel beschreibt das Verfahren der isolierten Extremitätenperfusion mit TNFa und Melphalan (TM-ILP), die Ergebnisse, die derzeit im Rahmen der Behandlung primär nicht resektabler, lokal fortgeschrittener WTS der Extremitäten erzielt werden, die aktuellen Entwicklungen im Bereich neuer Einsatzmöglichkeiten dieser Behandlungsmodalität sowie deren Perspektiven.

28.3   Perfusionstechnik

Die ILP ist mit einem invasiven, größeren chirurgischen Eingriff unter Vollnarkose verbunden. Die Perfusion kann bei den unteren Extremitäten mithilfe von drei verschiedenen Zugängen – über die iliakalen Gefäße, die inguinalen Gefäße oder die poplitealen Gefäße – und bei den oberen Extremitäten mithilfe von zwei Zugängen – über die Arteria axillaris oder die Arteria brachialis – durchgeführt werden (◘ Abb. 28.1).

Die Isolierung der Extremität erfolgt durch Abbinden der Kollateralen und Abklemmen sowie Kanülieren der Hauptarterie und der Vene nach systemischer Gabe von Heparin in einer Dosierung von 3,3 mg/kg Körpergewicht. Die 14–16 F-Katheter werden an den mit Sauerstoff angereicherten extrakorporalen Kreislauf angeschlossen. Um die Extremitätenwurzel wird eine Esmarch-Binde (Tourniquet) angebracht, die mithilfe eines im Humeruskopf (Perfusion über die Arteria axillaris) oder im Beckenkamm (Perfusion über die iliakalen Gefäße) platzierten Stifts fixiert wird; im Fall einer Perfusion über die Arteria brachialis oder die poplitealen Gefäße wird ein pneumatisches Tourniquet (300–400 mm Hg) angelegt. Um die Extremität wird eine Wärmematte gelegt, um eine optimale Tempe-

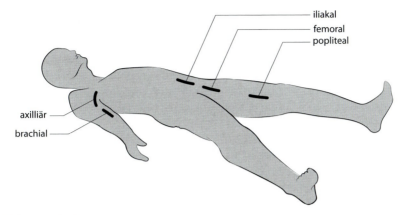

□ Abb. 28.1 Perfusionszugänge

ratur aufrechtzuerhalten, die über Thermistorsonden im subkutanen Gewebe und Muskelgewebe kontinuierlich überwacht wird. Das Leck der Extremität in den systemischen Kreislauf wird mithilfe von radioaktiv markiertem 131I-Human-Serum-Albumin über eine präkordial platzierte Szintillationssonde überwacht [24]. Am Tag vor dem chirurgischen Eingriff wird die Schilddrüse mit oral verabreichtem Jod angereichert.

Die druckgesteuerte Perfusion wird mit milder Hyperthermie (38–40°C) unter Verwendung eines extrakorporalen Kreislaufs mit einem Membranoxygenator, einem Gas-Luft-Sauerstoff-Gemisch und einem Wärmeaustauscher bei einer Flussrate von etwa 35–40 ml/l Volumen der Extremität/min durchgeführt. Das Perfusat setzt sich aus 250 ml Isodex in 0,9%iger Kochsalzlösung, 250 ml leukozytenreduziertem (gefiltertem) Erythrozytenkonzentrat, 30 ml 8,4%igem NaHCO$_3$ sowie 0,5 ml Heparin 5000 I.E./ml zusammen. Wenn die Temperatur im subkutanen Gewebe der Extremität 38°C beträgt und der pH-Wert des Perfusats zwischen 7,2 und 7,35 liegt, wird das Zytostatikum bzw. werden die Zytostatika in den Perfusionskreislauf oder (langsam) in den arteriellen Schlauch injiziert. Die Perfusionsdauer beträgt 60–90 Minuten. Wenn die Leckrate des Perfusionskreislaufs in den systemischen Kreislauf 10% übersteigt, sind möglicherweise eine Anpassung der Flussrate sowie eine Korrektur des Tourniquets notwendig. Nach der Perfusion wird die Extremität mit Kochsalzlösung (3–6 l) ausgewaschen und – falls indiziert – mit einer Einheit Erythrozytenkonzentrat gefüllt. Anschließend wer-

den die Katheter entfernt und die Gefäße verschlossen. Im Allgemeinen ist eine Neutralisierung des Heparins durch Protaminsulfat nicht erforderlich. Um ein Kompartmentsyndrom zu verhindern, wird eine geschlossene Fasziotomie durchgeführt [42]. Die systemische Toxizität hängt von der Leckrate ab und kann durch intravenöse Flüssigkeitszufuhr und die angemessene Gabe von Vasopressoren und/oder Antiphlogistika mit oder ohne kurzen Aufenthalt auf der Intensivstation behandelt werden. Die lokale Toxizität wird nach Wieberdink (□ Tab. 28.1) klassifiziert und ist im Allgemeinen gering sowie größtenteils durch eine zu hohe lokale Temperatur der perfundierten Extremität statt durch die zugeführten Zytostatika induziert [26]. Weitere techni-

□ Tab. 28.1 Klassifikationssystem der akuten regionalen Toxizität nach Wieberdink et al. [26]

Grad I	Keine Reaktion
Grad II	Leichtes Erythem und/oder Ödem
Grad III	Deutliches Erythem und/oder Ödem mit leichter Blasenbildung, geringe Beeinträchtigung der Motilität zulässig
Grad IV	Ausgedehnte Epidermolyse und/oder sichtbare Schädigung tiefer Gewebe und daraus resultierende bleibende Funktionsstörungen; drohendes oder manifestes Kompartmentsyndrom
Grad V	Schädigung, die eine Amputation erfordern könnte

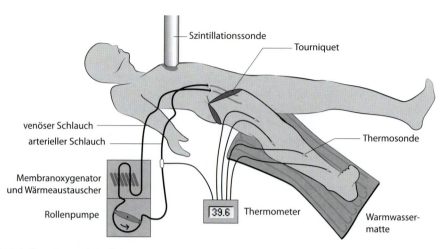

□ Abb. 28.2 Isolierte regionale Perfusion

sche Informationen in Bezug auf das Perfusionsverfahren finden sich in den Handbüchern der Chirurgie und ausführlichen technischen Publikationen (□ Abb. 28.2) [23–26, 42, 43].

In der nahen Zukunft könnten kleinere Perfusionsausrüstungen eine nicht invasive ILP mittels minimalinvasiver interventioneller Radiologie ermöglichen, insbesondere bei distalen Sarkomen der Extremitäten, bei denen ein pneumatisches Tourniquet zum Verschluss der Gefäße verwendet werden kann.

28.4   Perfusionswirkstoffe TNFα und Melphalan

Die regionalen Konzentrationen von Chemotherapeutika bei einer ILP übersteigen die im Rahmen der systemischen Zufuhr erreichten Konzentrationen um das 15- bis 25-Fache [44]. In Bezug auf TNFα kann während der ILP eine um das 10-50-fach höhere Dosis als die maximale intravenöse Dosis zugeführt werden [45].

TNFα hat eine »selektiv destruktive Wirkung auf die Tumorblutgefäße« und führt aufgrund der Durchlässigkeit intratumoraler Gefäße zu einer erhöhten Zytostatikapenetration im Tumor [37]. Durch die Kombination des Perfusats mit TNFα konnte die Aufnahme von Melphalan im Tumor um das 4- bis 5-Fache gesteigert werden [46]. Eine klinische TNFα-Dosisfindungsstudie wurde niemals

durchgeführt, obwohl Fraker im Rahmen einer Dosiseskalationsstudie nachweisen konnte, dass eine Steigerung der TNFα-Dosis auf bis zu 6 mg TNF nicht mit höheren Ansprechraten verbunden ist [47]. Einige Studien lieferten hervorragende Ergebnisse mit niedrigeren TNFα-Dosen, selbst bei einer TNFα-Dosis von nur 125 µg [48, 49].

Laut EMA wird die TM-ILP nur in spezialisierten Krebszentren durchgeführt, die über Erfahrungen im Bereich der Behandlung von WTS sowie der ILP verfügen, da die TM-ILP mit einer schweren systemischen Toxizität verbunden sein kann, wie zum Beispiel ein »systemisches inflammatorisches Response-Syndrom (SIRS)«. TNFα (Beromun®) ist in einer Gesamtdosis von 3 mg für die ILP der oberen Extremitäten und 4 mg für die ILP der unteren Extremitäten zugelassen [41].

Nach der Zulassung von Beromun® initiierten Bonvalot und Lejeune eine Phase-II-Studie zur Dosisreduzierung mit 0,5–4 mg TNFα und Melphalan bei Weichteilsarkomen. Innerhalb des untersuchten TNFα-Dosisbereichs konnte keine Dosiswirkung in Bezug auf das objektive Tumoransprechen nachgewiesen werden. Die systemische Toxizität korrelierte merklich mit einer höheren TNFα-Dosis [50]. Die ILP mit TNFα in einer niedrigen Dosis und Doxorubicin war mit einer ähnlichen Tumoransprechrate und ähnlich hohen Extremitätenerhaltungsraten verbunden, ließ jedoch keinen wesentlichen Vorteil gegenüber der Kombination aus TNFα und Melphalan erkennen [51].

In den letzten Jahren wurden einige Änderungen des klinischen TM-ILP-Programms am UMCG vorgenommen, um die kardiovaskuläre »Instabilität« zu reduzieren und die Ergebnisse der zuvor genannten Studien mit niedrigeren TNFα-Dosen zu berücksichtigen [49, 50]. Die erste Änderung erfolgte im Jahr 2001 in Form einer Verkürzung der Gesamtperfusionsdauer von 90 auf 60 Minuten, um das »Gesamtleck« in den systemischen Kreislauf zu verringern. Im Jahr 2003 wurde die TNFα-Dosis gesenkt. Seit 2003 wird die TM-ILP am UMCG bei einer Temperatur von 39–40°C mit einer reduzierten TNFα-Dosis und einer kürzeren Gesamtperfusionsdauer durchgeführt. Die derzeit applizierte Melphalan-Dosis (Alkeran®, GlaxoSmithKline Pharmaceuticals, Research Triangle Park, NC) hängt vom Volumen der Extremität ab – 10 mg/l Volumen der unteren Extremität und 13 mg/l Volumen der oberen Extremität –, wobei die TNFα-Dosis (Beromun®, Boehringer Ingelheim International GmbH, Ingelheim am Rhein, Deutschland) mit dem Perfusionszugang in Zusammenhang steht – 1 mg TNFα im Fall der oberen Extremitäten und 1–2 mg TNFα im Fall der unteren Extremitäten. TNFα wird direkt in den arteriellen Perfusionsschlauch injiziert. Die TNFα-Konzentration bleibt während der Perfusion stabil, wobei anscheinend eine Perfusionsdauer von 15 Minuten angemessen ist. Nach 15 Minuten wird Melphalan langsam in den arteriellen Schlauch injiziert und zirkuliert für eine Dauer von 45 Minuten innerhalb des Kreislaufs. Melphalan wird rasch aufgenommen, wobei die Aufnahme fast vollständig innerhalb der ersten 30 Minuten erfolgt [52]. Aus diesem Grund ist eine Reduzierung der Gesamtperfusionsdauer von 90 auf 60 Minuten möglich [53]. Eine niedrigere TNFα-Dosis ist im Hinblick auf die Gefahr eines Wirkungsverlustes nicht zu empfehlen [49, 50, 53]. Die TM-ILP sollte nicht mit echter Hyperthermie (> 40°C) durchgeführt werden, da diese mit einer regional toxischen Wirkung in Bezug auf normales Gewebe verbunden ist. Durch die verkürzte Gesamtperfusionsdauer und ein gründliches »Auswaschen« konnte die kardiovaskuläre »Instabilität« der anästhesierten Patienten ohne Einschränkung der therapeutischen Wirkung reduziert werden [53]. Heute bleiben die TM-ILP-Patienten, bei denen eine Perfusion über die iliakalen Gefäße durchge-

führt wurde, für eine Dauer von 24 Stunden auf der Intensivstation, während die übrigen TM-ILP-Patienten 24 Stunden im Aufwachraum verweilen, da durch die reduzierte Gesamtperfusionsdauer und das gründliche Auswaschen nach einer TM-ILP nur noch in sehr seltenen Fällen eine SIRS zu beobachten ist [53, 54].

28.5 Nicht invasive Bestimmung des Tumoransprechens

In der Anfangszeit der ILP wurden (6 Wochen) vor und nach der Perfusion Angiographien zur Beurteilung der Therapieantwort durchgeführt. Als angiographisches Ansprechen wurde ein komplettes Verschwinden der Tumorvaskularisation und der Tumorfärbung (normale Angiographie) definiert, während ein Fortbestehen des Tumorgefäßsystems und der Tumorfärbung (abnorme Angiographie) als fehlendes Ansprechen definiert wurde. Der histologische Score des Tumoransprechens auf die TM-ILP wurde wie folgt festgelegt: Komplettremission (I), Teilremission (Nekrose von 90%) (II), Teilremission (Nekrose von 50%) (III) und keine Veränderung (IV). Die Scores I und II wurden als Responder und die Scores III und IV als Non-Responder eingestuft. Zwischen der Angiographie und der pathologischen Klassifikation (P < 0,001) der perfundierten Sarkome war in der Tat eine signifikante Korrelation zu beobachten [55]. Angiogenetische Gefäße werden »zerstört«, während die ruhenden Gefäße intakt bleiben. Dies erfolgt durch die spezifische Hemmung eines Integrins, das nur in angiogenetischen Gefäßen innerhalb von Tumoren exprimiert wird [56]. Eine Beurteilung des Tumoransprechens mittels Angiographie oder MR-Angiographie wird heute nur bei Non-Respondern durchgeführt, die von einer zweiten TM-ILP profitieren könnten.

Der Literatur zufolge, die sich mit der Rolle der PET bei der Behandlung und therapeutischen Beurteilung von WTS befasst, sind weder die FDG-PET noch die Tyrosin-PET oder die FLT-PET zur diagnostischen Beurteilung und Bewertung der Standardbehandlung (Perfusion) von Sarkomen indiziert [7, 57–59]. Die IMRT bei WTS könnte mit einer Reduzierung der Wirksamkeit der Strahlentherapie sowie ihrer Toxizität in Bezug auf normales Gewebe verbunden sein [60]. Eine neue Einsatzmöglichkeit der FDG-PET ist möglicherweise die PET-CT-kontrollierte IMRT von Patienten mit WTS.

28.6   Ergebnisse der TM-ILP

28.6.1 Gesamtergebnisse

Weltweit verfügen nur 36 Krebszentren über Erfahrungen auf dem Gebiet der TNF-basierten Perfusion, wovon lediglich 10 Zentren mehr als 20 Jahre Erfahrung im Bereich der TM-ILP besitzen. Die veröffentlichten Ergebnisse beschränken sich auf wenige europäische Krebszentren in den Niederlanden, Deutschland, Frankreich, Italien, Belgien, der Schweiz und Israel. Bei einem Großteil der Publikationen zum Thema TM-ILP handelt es sich um »Wiederholungen« früherer Publikationen, die sich auf eine größere Anzahl an TM-ILP-Patienten mit den insgesamt gleichen Schlussfolgerungen beziehen: Die TM-ILP stellt eine sichere, extremitätenerhaltende Therapiemodalität dar [53, 54].

Anfänglich konzentrierten sich die Publikationen auf den Grad der behandlungsinduzierten Nekrose, die als Komplettremission (CR), partielle Remission (PR) oder keine Veränderung bzw. Krankheitsprogression (NC/PD) beschrieben wurde. Von größerer Bedeutung sind jedoch die realisierten kurz- und langfristigen Extremitätenerhaltungsraten, die kurz- und langfristige behandlungsinduzierte Morbidität sowie das krankheitsspezifische Überleben. ◻ Tab. 28.2 enthält eine Zusammenfassung der Ergebnisse der Extremitätenperfusion bei WTS, die im Rahmen multi- und monozentrischer Studien mit verschiedenen Zytostatika erzielt wurden, ebenso wie Ansprechraten, Extremitätenerhaltungsraten, Lokalrezidivraten, 5-Jahres-Überlebensraten und spezifische Studienanmerkungen. Im Rahmen von nicht auf TNFα basierenden Perfusionen wurden niedrige klinische Ansprechraten verzeichnet. Nähere Informationen finden sich in den Originalbeiträgen, Literaturhinweise sind in der Tabelle enthalten.

Die lokale Resektion wird 6–12 Wochen nach der TM-ILP durchgeführt. Der Resektionsrand wird als R0-Resektion (mikroskopisch negativ), R1-Resektion (mikroskopisch positiv) oder R2-Resektion (makroskopisch positiv) definiert. Auf Basis des Resektionsrandes werden die Patienten einer adjuvanten Strahlentherapie unterzogen. Die Bestrahlung war bei primär nicht resektablen Sarkomen der Extremitäten, die einer TM-ILP unterzogen wurden, mit einer signifikanten Steigerung der lokalen Tumorkontrolle (P < 0,05) ohne Erhöhung der lokalen behandlungsinduzierten Morbidität verbunden [97]. Die TM-ILP ist bei Patienten mit rezidivierenden Sarkomen durchführbar, die zuvor einer Strahlentherapie unterzogen wurden [90, 111].

Am UMCG konnten im Rahmen der TM-ILP insgesamt 89% der Extremitäten erhalten werden, wobei die Zahlen in der Literatur von 64 bis 100% variieren; außerdem wurde eine Lokalrezidivrate von 11% verzeichnet, die der Literatur zufolge zwischen 11% und 42% liegt (vgl. Tab. 28.2). Das Risiko eines distalen Therapieversagens bei Patienten, die einer TM-ILP unterzogen wurden, variiert in der Literatur insgesamt von 25 bis 44% [38, 54, 103].

In der Literatur wurden wenige Studien mit TNF in einer niedrigen Dosis veröffentlicht, die in ◻ Tab. 28.3 zusammengefasst werden. Eine Dosisreduzierung könnte zu geringeren pathologischen Remissionen (CR/PR) führen, ohne die Lokalrezidivrate und das krankheitsspezifische Überleben sowie das Gesamtüberleben zu erhöhen [53]. Der Grad der Isolierung stellt einen Prognosefaktor für die Leckrate dar. Eine vollständige Isolierung gestaltet sich bei einer Perfusion über die iliakalen Gefäße und die Femoralgefäße im Gegensatz zur Perfusion über die poplitealen Gefäße oder die Arteria axillaris schwieriger [24, 25]. Da Perfusionen über einen iliakalen/femoralen Zugang stets mit einer gewissen Leckrate verbunden sind, konnte das Risiko einer SIRS durch eine Dosisreduzierung in Verbindung mit einem gründlicheren Auswaschen verringert werden. Änderungen der TM-ILP, wie zum Beispiel eine Reduzierung der TNFα-Dosis und der Gesamtperfusionsdauer, wirkten sich nicht nachteilig auf das Ergebnis, den Extremitätenerhalt oder die Lokalrezidivraten aus [53]. Die TM-ILP kann ebenso bei multifokalen primären Sarkomen angewendet werden (Stewart-Treves-Syndrom, Kaposi-Sarkome, Epitheloidsarkome) [91].

◘ Tab. 28.2 Zusammenfassung der Ergebnisse der Extremitätenperfusion bei Sarkomen

Autor	Jahr	Studie	Zytostatika	N	CR %	PR %	NC %	LS %	LR %	5-Jahres-Über-lebensrate %	Anmerkungen
Krementz et al. [61]	1977	Mono	M/Act-D/HN2	17	0	35	65	NS	NS	NS	Historisch
Muchmore et al. [62]	1985	Mono	M/Act-D/NH2/diverse	51	6	12	82	NS	NS	NS	Historisch
Stehlin et al. [63]	1984	Mono	M/Act-D	65	NS	NS	NS	94	NS	73	Historisch
Lehti et al. [64]	1986	Mono	M/Act-D	64	NS	NS	NS	100	11	67	Durchführbarkeit EBRT
Krementz [65]	1986	Mono	M/Act-D	56	NS	NS	NS	100	21	65	Historisch
Hoekstra et al. [28]	1987	Mono	M	14	NS	NS	NS	100	7	69	Historisch
Pommier et al. [30]	1988	Mono	Cisplatin	17	0	18	82	NS	NS	NS	Cisplatin
Di Filippo et al. [66]	1988	Mono	M/Act-D	55	NS	NS	NS	78	24	48	Historisch
Klaase et al. [29]	1989	Mono	Dox/M	13	7	0	93	61	0–24	44–77	Doxorubicin
Kettelhack et al. [67]	1991	Mono	M/Act-D	9	NS	NS	NS	78	33	66	Historisch
Eggermont [68]	1993	Mono	TNF/M_IFN	20	55	40	5	90	NS	NS	TNFα
Hill et al. [48]	1993	Mono	TNF/M	8	100	0	0	64	NS	NS	Niedrige TNFα-Dosis
Fletcher et al. [69]	1994	Mono	Cisplatin	75	NS	NS	NS	NS	7	100-48	Größte Cisplatin-Studie
Rossi et al. [70]	1994	Mono	Dox	23	NS	74	26	91	27	48	Doxorubicin
van Ginkel et al. [32]	1996	Mono	Cisplatin	4	NS	NS	NS	NS	NS	NS	Cisplatin
Eggermont et al. [38]	1996	Multi	TNF/M_IFN	55	18	64	18	84	13	NS	Erste multizentrische Studie
Eggermont et al. [39]	1996	Multi	TNF/M_IFN	186	18	57	25	82	11	NS	Beromun-Zulassung
Santinami et al. [71]	1996	Mono	TNF/M	10	70	20	10	89	NS	NS	Keine
Rossi et al. [72]	1996	Mono	TNF p Dox	18	NS	NS	NS	81	10	NS	Keine
Gutman et al. [73]	1997	Mono	TNF/M_IFN	35	37	54	9	85	0/31	NS	Keine
Olieman et al. [55]	1997	Mono	TNF/M	25	40	52	8	NS	NS	NS	Angiographisches Ansprechen

▶

◻ Tab. 28.2 (Fortsetzung)

Autor	Jahr	Studie	Zytostatika	N	CR %	PR %	NC %	LS %	LR %	5-Jahres-Über-lebensrate %	Anmerkungen
Olieman et al. [74]	1998	Mono	TNF/M_IFN	34	35	59	6	85	14	60	Durchführbarkeit EBRT
Olieman et al. [75]	1998	Mono	TNF/M_IFN	9	44	33	23	89	22	0	Palliative Behandlung
Lev-Chelouche et al. [76]	1999	Mono	TNF/M_IFN	5	20	80	0	80	NS	NS	Kaposi-Sarkom
Lev-Chelouche et al. [77]	1999	Mono	TNF/M_IFN	6	33	50	17	100	33	NS	Desmoid
Lev-Chelouche et al. [78]	1999	Mono	TNF/M_IFN	13	38	54	8	85	38	NS	Multifokal
Eggermont et al. [79]	1999	Multi	TNF/M_IFN	246	28	47	25	76	NS	NS	Definition der Irresektabilität
Rossi et al. [80]	1999	Mono	TNF þ Dox	20	26	64	10	84	10	64	Keine
Lejeune et al. [81]	2000	Mono	TNF/M_IFN	22	18	64	18	77	14	86	Keine
Daryanani et al. [31]	2000	Mono	Carboplatin	4	NS	NS	NS	100	NS	NS	Carboplatin
Hohenberger et al. [82]	2001	Mono	TNF/M_IFN	55	NS	NS	NS	84	NS	NS	Keine
Lans et al. [83]	2002	Mono	TNF/M_IFN	16	56	31	13	80	NS	NS	Lymphangiosarkom
Noorda et al. [84]	2003	Mono	TNF/M_IFN	49	8	55	37	57	13	48	Keine
van Etten et al. [85]	2003	Mono	TNF/M_IFN	29	38	38	24	76	NS	NS	Ältere Patienten >75 Jahre
Di Filippo et al. [86]	2003	Mono	Dox_TNF	NS	22	55	23	77	7	69	Phase-I- und –II-Studie Dox und Dox þ TNF
Feig et al. [87]	2004	Mono	Dox	14	0	0	100	25	NS	NS	Doxorubicin
Rossi et al. [51]	2005	Mono	TNF/Dox	21	5	57	38	71	19	57	TNFa þ Doxorubicin
Grunhagen et al. [49]	2005	Mono	TNF/M_IFN	240	24	50	26	82	NS	±45	Größte monozentrische Studie
Grunhagen et al. [49]	2005	Mono	TNF/M_IFN	48	38	31	29	85	NS	36	Dosisreduzierung
Bonvalot et al. [88]	2005	Mono	TNF/M	100	36	29	35	77	24	NS	Dosisreduzierung
Grunhagen et al. [89]	2005	Mono	TNF/M_IFN	12	17	58	25	100	17	NS	Desmoid
Lans et al. [90]	2005	Mono	TNF/M_IFN	26	20	50	30	65	27/45	40	Zuvor bestrahlte Rezidive
Grunhagen et al. [91]	2005	Mono	TNF/M_IFN	64	42	45	13	82	45	39	Multifokal/rezidiviertes Sarkom
Grunhagen et al. [92]	2006	Mono	TNF/M_IFN	217	18	51	31	75	26	49	Prognosefaktor
Grunhagen et al. [93]	2006	Mono	TNF/M_IFN	37	16	68	16	92	NS	NS	Palliative Behandlung
Schlag und Tunn [94]	2006	Mono	TNF/M_IFN	125	19	53	28	81	18	NS	Keine

▶

▪ **Tab. 28.2** (Fortsetzung)

Autor	Jahr	Studie	Zytostatika	N	CR %	PR %	NC %	LS %	LR %	5-Jahres-Überlebensrate %	Anmerkungen
Hayes et al. [95]	2006	Mono	TNF/M	18	NS	NS	NS	NS	NS	NS	Keine
Thijssens et al. [96]	2006	Mono	TNF/M	39	NS	NS	NS	NS	NS	NS	Lebensqualität
Thijssens et al. [97]	2006	Mono	TNF/M	64	NS	NS	NS	89	NS	61	Wert der adjuvanten Strahlentherapie
van Ginkel et al. [98]	2007	Mono	TNF/M _ IFN	73	25	69	6	60	NS	70%	70% LS-Langzeitergebnis
Hoven-Gondrie et al. [99]	2007	Mono	TNF/M _ IFN	32	NS	NS	NS	NS	NS	NS	Vaskuläre Morbidität
Pennacchioli et al. [100]	2007	Mono	M oder Doxo mit oder ohne TNFa	88	32	59	8	83	27	NS	Melphalan oder Doxo mit oder ohne TNFa
Cherix et al. [101]	2008	Mono	TNF/M	51	25	41	28	76	35	44	Langzeitergebnisse
Hoven-Gondrie et al. [102]	2008	Mono	TNF/M	73	NS	NS	NS	NS	NS	NS	Langzeiteffekte laut LENT-SOMA
Bonvalot et al. [103]	2009	Mono	TNF/M	100	19	39	42	87	14	NS	Keine
Di Fillippo et al. [104]	2009	Mono	TNF_Doxo	75	34	48	18	85	21	62	TNF und Doxo
Nachmany et al. [105]	2009	Mono	TNF/M	42	17	36	47	???	42	NS	Hochdosis vs. niedrige TNFa-Dosis
Lasithiotakis et al. [106]	2010	Multi	TNF/M	6	17	50	33	100	NS	NS	Keine
Wray et al. [107]	2011	Multi	TNF/M Doxo	17	6	64	30	41	NS	NS	Phase-II-Studie: Vergleich zweier Therapieschemata
				10	0	0	100	20	NS	NS	
Grabellus et al. [108]	2011	Mono	TNF/M	53	NS	NS	NS	NS	11	NS	Histologische Remission
Deroose et al. [54]	2011	Mono	TNF/M	208	18	53	29	81	30	42	Langzeitergebnisse der größten monozentrischen Studie
Hoven-Gondrie [53]	2011	Mono	TNF/M	102	22	55	23	77	15	NS	TNF-Dosisreduzierung
Deroose et al. [109]	2011	Mono	TNF/M	122	4	66	29	89	21	NS	Rolle der adjuvanten Strahlentherapie
Deroose et al. [110]	2012	Mono	TNF/M	29	33	38	29	NS	32	52	ILP für distalen Teil der Extremität
Seinen et al. [122]	2012	Mono	TNF/M	72	NS	NS	NS	NS	NS	NS	Therapieinduzierte Frakturen
Seinen et al. [123]	2012	Mono	TNF/M	88	17	55	28	NS	11	NS	Lokalrezidive nach ILP

Abkürzungen: Act-D = Dactinomycin-D; DOX = Doxorubicin; EBRT = externe Strahlentherapie; IFN = Interferon-g; LR = Lokalrezidiv; LS = Extremitätenerhalt; M = Melphalan; Multi = multizentrisch; NC = keine Veränderung; HN2 = Mechlorethamin (Stickstoff-Lost); NS = nicht angegeben; Ref = Literaturverzeichnis; Mono = monozentrisch

28

Tab. 28.3 Übersicht der veröffentlichten klinischen Studien zur Dosisreduzierung

Literaturverzeichnis	N	TNF-Dosis (mg)	Medianes FU (Monate)	Klin. Rem. (%)	Path. Rem. (CR/PR) (%)	LS (%)	LR (%)	OS (%)	DFS (%)	LRFS (%)	DMFS (%)
Bonvalot et al. [88]	100		24				27[a]	82[a]	49[a]	NA	NA
	25	0,5		68	43	88					
	25	1		56	62	80					
	25	2		72	67	88					
	25	3–4		64	64	92					
Grunhagen et al. [49]	240		NA								
	192	3–4		74	NA	NA	NA	47[b]	NA	59[b]	50[b]
	48	< 3–4		69	NA	85	NA	36[b]	NA	44[b]	45[b]
Bonvalot et al. [103]	100	1	27	79	58	87	18[c]	89[c]	NA	NA	67[c]
Nachmany et al. [105]	43			NA				NA	NA	NA	NA
	26	3–4	58[d]		65	76	38				
	17	1	30[d]		31	53	46				
Hoven-Gondrie [53]	102		76[e]	NA	76[f]	77	15	56[g]	NA	85[b]	52[b]

TNF = Tumornekrosefaktor Alpha; FU = Follow-up; klin. Rem. = klinische Remission; path. Rem. = pathologische Remission; CR/PR = Komplettremission/partielle Remission; LS = Extremitätenerhalt; LR = Lokalrezidiv; OS = Gesamtüberleben; DFS = krankheitsfreies Überleben; LRFS = lokalrezidivfreies Überleben; DMFS = fernmetastasenfreies Überleben; NA = nicht verfügbar

a 2-Jahres-Raten
b 5-Jahres-Raten
c 3-Jahres-Raten
d Medianes FU
e Nur für nach dem FU noch lebende Patienten
f Falls keine Resektion erfolgte, wurde die klinische Remission verwendet
g 5-Jahres-krankheitsspezifisches Überleben (DSS) wurde angewandt

Die Behandlung lokal fortgeschrittener Weichteilsarkome der Extremitäten bei Patienten, die zum Zeitpunkt der Diagnose regionale Metastasen und/oder Fernmetastasen erkennen lassen, bleibt ein ungelöstes Problem, weil es immer noch keine wirksame systemische Therapie gibt [14]. Die palliative Perfusion metastatischer Sarkome der Extremitäten stellt ein hervorragendes Verfahren zur lokalen Tumorkontrolle sowie zum Extremitätenerhalt dar, wie zum Beispiel zur Linderung von Schmerzen und zur Vermeidung der Amputationschirurgie im Hinblick auf die kurze Überlebenszeit dieser WTS-Patienten. Auf der Grundlage der Lebenserwartung und des Performance-Indexes des einzelnen Patienten wird mit diesem, den Angehörigen und den Pflegekräften eine palliative TM-ILP erörtert. Wenn die Durchführung einer palliativen Perfusion beschlossen wird, sind eine verzögerte Resektion des Tumors und sogar eine adjuvante Strahlentherapie indiziert, um eine adäquate lokale Tumorkontrolle sicherzustellen, auch bei Patienten mit einer Komplettremission [93, 113]. Da das Gesamtüberleben begrenzt ist, wird WTS-Patienten mit einer gleichzeitigen Metastasierung immer häufiger eine Behandlung angeboten, die individuell auf sie zugeschnitten ist. Die Strahlentherapie ± systemische Therapie im Rahmen oder außerhalb einer klinischen Studie stellt eine gute Alternative zur invasiven und intensiven TM-ILP dar.

Vor dem Hintergrund der im Rahmen der TM-ILP erzielten Ergebnisse wird die nicht auf TNFα basierende Perfusion zur extremitätenerhaltenden Behandlung lokal fortgeschrittener Weichteilsarkome der Extremitäten in Europa nicht mehr durchgeführt. Das Gesamtüberleben nach einer TM-ILP stimmt mit dem überein, das nach einer Amputation erreicht wird [114]. Im Rahmen der Perfusion mit TNFα und Melphalan (TM-ILP) wird ein kurzfristige Extremitätenerhaltungsrate von 80–90% erreicht, wobei über einen Zeitraum von zehn Jahren 60% der Extremitäten erhalten werden können, bei einer zumutbaren lokalen und zu vernachlässigenden systemischen Toxizität [53, 54]. Andererseits ist die Behandlung intensiv. 20% der überlebenden Krebs-Patienten, die einer TM-ILP unterzogen worden waren, entwickelten ein posttraumatisches Stresssyndrom (PTBS) [96].

28.6.2 Komplikationen

Die Komorbidität, lokale Erkrankungen sowie die bisherige Behandlung des Patienten sind wichtige Risikofaktoren für Komplikationen, die durch eine TM-ILP induziert werden. Die möglichen Komplikationen in Verbindung mit einer TM-ILP können durch den chirurgischen Eingriff und/oder das Perfusionsverfahren ausgelöst werden: 1) akute toxische Reaktionen der perfundierten Gewebe (Muskeln, Nerven, Gefäße, Haut), 2) eine systemische Toxizität aufgrund eines Lecks, 3) eine langfristige perfusions- und behandlungsinduzierte Morbidität.

Ein Leck in den systemischen Kreislauf während einer TNF-Perfusion kann zu einer charakteristischen SIRS, niedrigem Blutdruck und Ateminsuffizienz führen. Bei etwa 90% der Patienten, die einer TM-ILP unterzogen werden, ist nur eine geringe Leckrate (< 10%) zu beobachten, und eine SIRS tritt nur in sehr seltenen Fällen auf [53, 54, 115, 116].

Die regionale Toxizität wird nach Wieberdink (◘ Tab. 28.1) klassifiziert; in den ersten 48 Stunden ist ein leichtes Ödem zu beobachten, die Extremität ist warm und schmerzt; das Ödem klingt innerhalb von 1–2 Wochen ab. In den darauffolgenden Wochen wird die Rötung dunkler, und es ist eine leichte Blasenbildung der Haut an den Handinnenflächen oder der Fußsohle, eine Hemmung des Haarwuchses, eine Neuralgie sowie ein vorübergehender Verlust der Nägel zu beobachten; die Extremität »erholt sich« im Laufe einiger Wochen. Die regionale Toxizität ist moderater Natur und unterscheidet sich nicht von der, die bei einer ILP mit alleiniger Gabe von Melphalan beobachtet wird [117].

Eine wirksame Perfusion kann einerseits ein vollständiges Verschwinden des Tumors bewirken, jedoch andererseits mit einer Erhöhung der Tumormasse durch eine Tumornekrose mit Verflüssigung verbunden sein und sogar zu einer Hautnekrose mit Tumorperforation führen, die schließlich eine Amputation notwendig macht, da eine Resektion und Rekonstruktion mittels plastischer Chirurgie nicht mehr als Therapieoption in Frage kommen. Lokalrezidive, Funktionseinschränkungen durch Fibrose, pathologische Frakturen sowie eine kritische Ischämie des Beins können zu einer Spätmorbidität führen. In Bezug auf den zuletzt genannten Faktor lassen objektive Messungen einen zeitbezogenen Rückgang des Knöchel-Arm-Indexes (ABI) sowie des femoralen Pulsatilitätsindexes (PI) in der perfundierten Extremität erkennen [99].

Da die Hälfte der Krebs-Patienten, die mit einer TM-ILP behandelt wurden, überlebt, gewinnen behandlungsinduzierte Komplikationen zunehmend an Bedeutung. TNFα und Melphalan sind weder mit kurzfristigen noch mit langfristigen Komplikationen verbunden. Der bei weitem größte Teil an Komplikationen – Wundheilungsstörungen, Fibrose, Ödeme, Bewegungseinschränkung – ist auf die umfangreichen chirurgischen Resektionen und die Strahlentherapie zurückzuführen [12, 119–120]. Bei zwei Drittel der TM-ILP-Patienten war eine ernsthafte späte toxische Wirkung in Form von Ödemen, einer Fibrose, Funktionseinschränkungen, einer verschlechterten Wundheilung sowie – weniger häufig – vaskulärer Störungen, Schmerzen, von Knochenbrüchen und Sekundärtumoren zu beobachten [53, 98, 102, 121, 122]. Im Rahmen einer kürzlich am UMCG durchgeführten Studie wurde ein Gesamtrisiko einer behandlungsinduzierten Fraktur (TAF) nach zehn Jahren in Höhe von 17% nachgewiesen, und selbst jeder vierte Patient mit einem Oberschenkelsarkom entwickelte nach einer TM-ILP eine TAF. Patienten im höheren Alter (> 65 Jahre) sowie Patienten nach periostealem Stripping ließen ein höheres Risiko einer TAF erkennen. Lediglich bei 11% der Patienten mit einer TAF konnte ein Zusammenwachsen der Fraktur erreicht werden. Eine TAF wird mittels Marknagelfixation oder mithilfe einer Endoprothese behandelt [122]. Durch die neue Bestrahlungsmethode der IMRT kann möglicherweise eine Reduzierung der Inzidenz dieser Spätkomplikationen erreicht werden.

Im Rahmen der ersten Studien mit 78 Patienten, die am UMCG einer TM-ILP unterzogen wurden, wurde bei 17 Patienten (23%) ein weiterer Primärtumor (OPN) beobachtet: bei 8 von ihnen vor der WTS-Diagnose (47%), bei einem gleichzeitig, bei einem weiteren zwischen zwei anderen weiteren Primärtumoren und bei 7 Patienten nach der TM-ILP (41%) [121].

28.6.3 Funktion der Extremitäten

Der Anteil des Extremitätenerhalts variiert insgesamt zwischen 20 und 100% (Tab. 28.2). Die vier Hauptgründe für eine Amputation nach einer TM-ILP sind: 1) ein unzureichendes Tumoransprechen auf die TM-ILP, 2) eine Behinderung der lokalen Resektion durch eine umfangreiche behandlungsinduzierte Tumornekrose, 3) Wundheilungsstörungen und/oder 4) Tumorrezidive.

Das Risiko eines Kompartmentsyndroms in Verbindung mit einer Neurapraxie des Peroneusnervs kann durch eine anterolaterale Fasziotomie vermieden werden [41]. Lymphödeme und Schmerzen können sich ebenfalls als äußerst belastend erweisen. Bei 25–40% der Melanom-Patienten wurde früher nach der ILP eine eingeschränkte Beweglichkeit des Sprunggelenks beobachtet [124, 125]. Diese Bewegungseinschränkungen werden bei Sarkom-Patienten deutlich seltener verzeichnet [102]. Dennoch wurde im Rahmen der größten TM-ILP-Studie in Rotterdam eine allgemeine Funktionseinschränkung von 17% nachgewiesen [54]. Mithilfe des LENT-SOMA-Systems erfolgt eine einheitliche Klassifikation aller langfristigen lokalen Toxizitäten, die erkennen lässt, dass zwei Drittel der Patienten nach einer TM-ILP schwere Spättoxizitäten erfuhren [102].

28.6.4 Lokalrezidive

Die Inzidenz von Lokalrezidiven nach einer ILP bei lokal fortgeschrittenen Sarkomen variiert in der Literatur, wie in Tab. 28.3 dargestellt, von 11 bis 45% und hängt von fünf Faktoren ab: 1) Tumorgröße und -differenzierung sowie anatomische Lokalisation, 2) unifokale vs. multifokale Erkrankung, 3) primäre vs. rezidivierende Erkrankung, 4) Durchführung einer adjuvanten Strahlentherapie und schließlich 5) die Erfahrung des ILP-WTS-Teams. Die während einer der größten monozentrischen Studien in Groningen verzeichnete Rezidivrate nach einer TM-ILP (11%) entspricht nahezu den aktuell veröffentlichten Rezidivraten nach der Behandlung von WTS mittels prä- oder postoperativer Strahlentherapie von 7–8% [12]. Das Risiko eines Lokalrezidivs bei Patienten, die mit einer TM-ILP behandelt werden, könnte durch eine adjuvante Strahlentherapie gesenkt werden [97, 109]. Eine Korrelation wie zum Beispiel ein erhöhtes Risiko einer systemischen Erkrankung nach einem Lokalrezidiv war bei den TM-ILP-Patienten nicht zu beobachten [54].

28.6.5 Systemische Progression

Diese Patienten sind dem Risiko der Entwicklung einer systemischen Erkrankung ausgesetzt, die bei 40–50% der Patienten zu beobachten ist, bei denen eine TM-ILP durchgeführt wurde, und sich nicht von der konventionellen Therapie bei WTS unterscheidet. Nach dem Auftreten einer systemischen Erkrankung ist die mediane Überlebensdauer im Allgemeinen kurz, doch allen Patienten sollte nach einer interdisziplinären Beratung eine Behandlung angeboten werden, die individuell auf sie zugeschnitten ist, wie zum Beispiel ein chirurgischer Eingriff, eine Strahlentherapie und/oder eine systemische Therapie zur Verlängerung des Gesamtüberlebens und zur Verbesserung der Lebensqualität.

28.7   Perspektiven

Seit mehr als 50 Jahren wird das Verfahren der Extremitätenperfusion im Rahmen der extremitätenerhaltenden Behandlung lokal fortgeschrittener, rezidivierender und multifokaler Sarkome untersucht. Die »Entdeckung« von TNFα in Kombination mit Melphalan markierte einen echten Durchbruch in der Behandlung primär nicht resektabler WTS der Extremitäten außerhalb der USA, da TNFα (Beromun®) dort nicht zugelassen ist.

Die TM-ILP ist derzeit die optimale extremitätenerhaltende Behandlung für diese Tumoren, mit TNFa und Melphalan in einer niedrigen Dosis, gefolgt von einer chirurgischen Resektion sechs Wochen später sowie – falls indiziert – einer adjuvanten Strahlentherapie mit 50–70 Gy 4–6 Wochen später. Die TM-ILP stellt eine intensive Behandlung dar, bei der über einen Zeitraum von zehn Jahren 60% der Extremitäten erhalten werden können. Diese Behandlung ist jedoch auch mit Nachteilen

verbunden: 1) ein potentielles Nachwachsen der ursprünglich »abgetöteten Tumorzellen« nach der TM-ILP vor Durchführung der chirurgischen Resektion, 2) die hochdosierte postoperative Bestrahlung eines großen Operationsfeldes, 3) eine hohe kurz- und langfristige behandlungsinduzierte Morbidität durch eine umfangreiche chirurgische Resektion sowie ein großes Strahlenfeld und 4) die Gesamtbehandlungsdauer von ± 21 Wochen. Daher ist eine Reduzierung der behandlungsinduzierten Morbidität sowie der Gesamtbehandlungsdauer von größter Bedeutung.

Die Entwicklung neuer Behandlungsstrategien im Bereich der Extremitätenperfusion sowie einer besseren Perfusions- oder Infusionsausrüstung könnte das Ergebnis der ILP weiter verbessern. Die TM-ILP sollte mit einer präziseren präoperativen Strahlentherapie mit unmittelbar anschließender chirurgischer Resektion kombiniert werden, um die Wirksamkeit der Behandlung zu steigern und die Gesamtbehandlungsdauer zu verkürzen. Im Bereich der Diagnostik von WTS stehen neue Bildgebungsverfahren – PET-CT oder PET-MRT – zur Verfügung und ermöglichen eine präzisere präoperative Planung der IMRT, mit kleineren Strahlenfeldern und einer geringeren Strahlendosis zur Verringerung der behandlungsinduzierten Morbidität.

Die ILP ist ein invasives, technisch anspruchsvolles und zeitaufwändiges Verfahren, weshalb John Thompson das Verfahren der isolierten Extremiteninfusion (ILI) entwickelte [126]. Man hat einige Erfahrungen mit dem nicht invasiven Verfahren der ILI zur Behandlung lokal fortgeschrittener Sarkome der Extremitäten gesammelt, da im Rahmen dieser Methode auch wiederholte Infusionen möglich sind. Die mittlere Dosierung von Melphalan bei der isolierten Extremitätenperfusion beträgt 7,5 mg/l Volumen der unteren Extremität sowie 10 mg/l Volumen der oberen Extremität in einer maximalen Gesamtdosis von 100 mg für die oberen Extremitäten und 50 mg für die unteren Extremitäten. Actinomycin D in einer Dosierung von 100 µg/l Volumen der Extremität stellt eine attraktive Behandlungsalternative zur regionalen Tumorkontrolle und zum Extremitätenerhalt bei Patienten mit extremitätengefährdenden malignen Weichteiltumoren dar. Die kurzfristigen Ansprechraten sehen vielversprechend aus, auch wenn noch keine Informationen über die Ansprechdauer vorliegen [127].

Solange es keine spezifische Therapie zur gezielten Wirkstoffanreicherung für die verschiedenen Sarkome gibt, müssen wir in Europa auf die TM-ILP zur extremitätenerhaltenden Behandlung lokal fortgeschrittener WTS zurückgreifen, mit deren Hilfe 90% der durch WTS »indizierten Amputationen« vermieden werden können. Für Krebszentren in den USA könnte die ILI eine gute Alternative darstellen, sobald mehr langfristige Daten vorliegen.

Der Einsatz molekularer Bildgebungsverfahren könnte auf nicht invasive Weise Informationen über das Tumoransprechen liefern und findet bereits in Verbindung mit der ILP Anwendung [7, 57–59]. Bei der chirurgischen Entfernung von Sarkomen werden die Resektionsränder intraoperativ durch den Pathologen zum Zeitpunkt der Resektion mittels Schnellschnittuntersuchung definiert, was mit zahlreichen Fehlern bei der Probennahme verbunden ist. Nah-Infrarot-Kontrastmittel (NIR-Kontrastmittel) könnten einen detaillierteren Einblick in die Resektionsränder von Tumorgewebe liefern und wurden in Kliniken kürzlich erfolgreich bei der Behandlung von Ovarialkarzinomen eingesetzt [128]. Mithilfe dieses Verfahrens konnte außerdem Resttumorgewebe nach intraoperativer Feststellung und Entfernung mikroskopischer Sarkomreste im Maus-Modell nachgewiesen werden [129]. Dieses neue molekulare Bildgebungsverfahren sowie die Entwicklung von Handheld-Geräten zur intraoperativen molekularen Bildgebung ermöglichen eine weitere Verbesserung des Ergebnisses der chirurgischen Resektion lokal fortgeschrittener Sarkome, die einer ILP als Induktionstherapie sowie einer präoperativen Bestrahlung unterzogen werden.

Literatur

1. http://www.iknl.nl
2. American Cancer Society: Cancer Facts and Figures 2012. http://www.cancer.org/Research/CancerFactsFigures/index
3. Nijhuis PH, Schaapveld M, Otter R, Molenaar WM, van der Graaf WT, Hoekstra HJ. Epidemiological aspects of soft tissue sarcomas (STS)--consequences for the design of clinical STS trials. Eur J Cancer. 1999; 35:1705–10.
4. Fletcher CDM, Unni K, Mertens F, editors. World Health Organization Classification of tumours. Pathology and genetics. Tumours of soft tissue and bone. Lyon: IARC Press; 2002.
5. Trojani, M, Contesso G, Coindre JM, et al. Soft tissue sarcomas of adults: study of pathological prognostic variables and definition of histopathological grading system. Int J Cancer 1984; 33:37–42.
6. Panicek DM, Gatsonis C, Rosenthal DI, Seeger LL, Huvos AG, Moore SG, Caudry DJ, Palmer WE, McNeil BJ. CT and MR imaging in the local staging of primary malignant musculoskeletal neoplasms: Report of the Radiology Diagnostic Oncology Group. Radiology. 1997; 202:237–46.
7. Bastiaannet E, Groen H, Jager PL, Cobben DC, van der Graaf WT, Vaalburg W, Hoekstra HJ. The value of FDG-PET in the detection, grading and response totherapy of soft tissue and bone sarcomas; a systematic review and meta-analysis. Cancer Treat Rev. 2004; 30:83–101.
8. Yang JC, Chang AE, Baker AR, et al. Randomized prospective study of the benefit of adjuvant radiation therapy in the treatment of soft tissue sarcomas of the extremity. J Clin Oncol. 1998; 16:197–203.
9. Ham SJ, van der Graaf WT, Pras E, Molenaar WM, van den Berg E, Hoekstra HJ. Soft tissue sarcoma of the extremities. A multimodality diagnostic andtherapeutic approach. Cancer Treat Rev. 1998; 24:373–91.
10. Singer S, Demetri GD, Baldini EH, Fletcher CD. Management of soft-tissue sarcomas: an overview and update. Lancet Oncol. 2000;1:75–85.
11. Alektiar KM, Brennan MF, Singer S. Local control comparison of adjuvant brachytherapy to intensity-modulated radiotherapy in primary high-grade sarcoma of the extremity. Cancer. 2011; 117:3229–34.
12. O'Sullivan B, Davis AM, Turcotte R, et al. Preoperative versus postoperative radiotherapy in soft-tissue sarcoma of the limbs: a randomised trial. Lancet. 2002; 359:2235–41.
13. Davis AM, O'Sullivan B, Turcotte R, et al. Late radiation morbidity following randomization to preoperative versus postoperative radiotherapy in extremity soft tissue sarcoma. Radiother Oncol. 2005; 75:48–53.
14. Adjuvant chemotherapy for localised resectable soft-tissue sarcoma of adults: meta-analysis of individual data. Sarcoma Meta-analysis Collaboration. Lancet 1997;350:1647–54.
15. Dematteo RP, Ballman KV, Antonescu CR, et al. Adjuvant imatinib mesylate after resection of localised, primary gastrointestinal stromal tumour: a randomised, doubleblind, placebo-controlled trial. Lancet. 2009;373:1097–104.
16. http://www.cancer.gov/cancertopics/factsheet/Therapy/targeted
17. Schöffski P, Ray-Coquard IL, Cioffi A, et al. Activity of eribulin mesylate in patients with soft-tissue sarcoma: a phase 2 study in four independent histological subtypes. Lancet Oncol. 2011; 12:1045–52.
18. Klopp C, Alford TC, Bateman J, Berry GN, Winship T. Fractionated intra-arterial cancer chemotherapy with

methyl bis-amine hydrochloride; a preliminary reoprt. Ann Surg 1950; 132:811–32.

19. Creech OJ, Krementz ET, Ryan RF, Winblad JN. Chemotherapy of cancer. Regional perfusion utilizing an extracorporeal circuit. Ann Surg 1958; 148:616–632.

20. Krementz ET, Carter RD, Sutherland CM, Muchmore JH, Ryan RF, Creech O Jr. Regional chemotherapy for melanoma: a 35 year experience. Ann Surg 1994; 220:520–535.

21. Lebrun J, Smets W. Regional perfusion by extracorporeal circulation. Surgical technic permitting the administration of anti-cancer chemotherapeutic agents in massive doses. Acta Chir Belg. 1961;60:368–405.

22. Cavaliere R, Ciocatto EC, Giovanella BC, Heidelberger C, Johnson RO, Margottini M, et al. Selective heat sensitivity of cancer cells. Biochemical and clinical studies. Cancer. 1967; 20:1351–81.

23. Fontijne WP, Mook PH, Schraffordt Koops H, Oldhoff J, Wildevuur CR. Improved tissue perfusion during pressure regulated hyperthermic regional isolated perfusion. A clinical study. Cancer. 1985; 55:1455–61.

24. Daryanani D, Komdeur R, Ter Veen J, Nijhuis PH, Piers DA, Hoekstra HJ. Continuous leakage measurement during hyperthermic isolated limb perfusion. Ann Surg Oncol. 2001; 8:566–72.

25. van Ginkel RJ, Limburg PC, Piers DA, Koops HS, Hoekstra HJ. Value of continuous leakage monitoring with radioactive iodine-131-labeled human serum albumin during hyperthermic isolated limb perfusion with tumor necrosisfactor-alpha and melphalan. Ann Surg Oncol. 2002; 9:355–63.

26. Wieberdink J, Benckhuysen C, Braat RP, et al: Dosimetry in isoltade perfsuion of the limbs by assessment of perfused tissue volume and grading of toxic tissue reactions. European Journal of Cancer and Clinical Oncology 1992; 18:905–10.

27. Schraffordt Koops H, Vaglini M, Suciu S, et al. Prophylactic isolated limb perfusion for localized, high-risk limb melanoma: results of a multicenter randomized phase III trial. J Clin Oncol. 1998; 16:2906–12.

28. Hoekstra HJ, Schraffordt Koops H, Molenaar WM, Oldhoff J. Results of isolated regional perfusion in the treatment of malignant soft tissue tumours of the extremities. Cancer 1987; 60:1703–1707.

29. Klaase JM, Kroon BBR, Benckhuijsen C, van Geel AN, Albus-Lutter ChE, Wieberdink J. Results of regional isolation perfusion with cytostatics in patients with soft tissue tumours of the extremities. Cancer 1989; 64:616–621.

30. Pommier RF, Moseley HS, Cohen J, Huang CS, Townsend R, Fletcher WS Pharmacokinetics, toxicity, and short-term results of cisplatin hyperthermic isolated limb perfusion for soft-tissue sarcoma and melanoma of the extremities. Am J Surg. 1988; 155:667–71.

31. Daryanani D, de Vries EG, Guchelaar HJ, van Weerden TW, Hoekstra HJ. Hyperthermic isolated regional perfusion of the limb with carboplatin. Eur J Surg Oncol. 2000; 26:792–7.

32. van Ginkel RJ, Schraffordt Koops H, de Vries EG, Molenaar WM, Uges DR, Hoekstra HJ. Hyperthermic isolated limb

perfusion with cisplatin in four patients with sarcomas of soft tissue and bone. Eur J Surg Oncol. 1996; 22:528–31.

33. Eilber FC, Rosen G, Eckardt J, Forscher C, Nelson SD, Selch M, Dorey F, Eilber FR. Treatment-induced pathologic necrosis: a predictor of local recurrence and survival in patients receiving neoadjuvant therapy for high-grade extremity soft tissue sarcomas. J Clin Oncol. 2001; 19:3203–9.

34. Nijhuis PH, Pras E, Sleijfer DT, Molenaar WM, Shraffordt Koops H, Hoekstra HJ. Long-term results of preoperative intra-arterial doxorubicin combined with neoadjuvant radiotherapy, followed by extensive surgical resection for locallyadvanced soft tissue sarcomas of the extremities. Radiother Oncol. 1999; 51:15–9.

35. Lienard D, Ewalenko P, Delmotte JJ, Renard N, Lejeune FJ. High-dose recombinant tumor necrosis factor alpha in combination with interferon gamma and melphalan in isolation perfusion of the limbs for melanoma and sarcoma. J Clin Oncol. 1992; 10:52–60.

36. Eggermont AM, de Wilt JH, ten Hagen TL. Current uses of isolated limb perfusion in the clinic and a model system for new strategies. Lancet Oncol. 2003; 4:429–37.

37. van Horssen R, Ten Hagen TL, Eggermont AM. TNF-alpha in cancer treatment: molecular insights, antitumor effects, and clinical utility. Oncologist. 2006; 11:397–408.

38. Eggermont AM, Schraffordt Koops H, Lienard D, Kroon BB, van Geel AN, Hoekstra HJ, Lejeune FJ. Isolated limb perfusion with high-dose tumor necrosis factor-alpha in combination with interferon-gamma and melphalan for nonresectable extremity soft tissue sarcomas: a multicenter trial. J Clin Oncol. 1996; 14:2653–65.

39. Eggermont AM, Schraffordt Koops H, Klausner JM, et al. Isolated limb perfusion with tumor necrosis factor and melphalan for limb salvage in 186 patients with locally advanced soft tissue extremity sarcomas. The cumulative multicenter European experience. Ann Surg. 1996; 224: 756–64.

40. Eggermont AM, Schraffordt Koops H, Klausner JM, et al. Limb salvage by isolated perfusion with tumor necrosis factor slphs and melphalan for locally advanced extremity soft tissue sarcomas: result of 270 perfusions in 247 patients. Proceedings ASCO 1999; 11:497.

41. http://www.ema.europa.eu

42. Schraffordt Koops H. Prevention of neural and muscular lesions during hyperthermic regional perfusion. Surg Gynecol Obstet. 1972; 135:401–3.

43. Hoekstra HJ. Isolated limb perfusion. In: Atlas of Surgical Procedures in Surgical Oncology with Critical, Evidence-Based Commentary Notes. Ed R.A. Audisio. World Scientific Publishing, Singapore 2010; 259–65.

44. Guchelaar HJ, Hoekstra HJ, de Vries EG, Uges DR, Oosterhuis JW, Schraffordt Koops H. Cisplatin and platinum pharmacokinetics during hyperthermic isolated limb perfusion for human tumours of the extremities. Br J Cancer. 1992; 65:898–902.

45. Asher A, Mulé JJ, Reichert CM, Shiloni E, Rosenberg SA. Studies on the anti-tumor efficacy of systemically admi-

nistered recombinant tumor necrosis factor against seve-ral murine tumors in vivo. J Immunol. 1987; 138:963–74.

46. De Wilt JH, Manusama ER, van Tiel ST, van IJken MG, ten Hagen TL, Eggermont AM. Prerequisites for effective iso-lated limb perfusion using tumour necrosis factor alpha and melphalan in rats. Br J Cancer. 1999; 80:161–6.

47. Fraker DL, Alexander HR, Andrich M, Rosenberg SA. Treat-ment of patients with melanoma of the extremity using hyperthermic isolated limb perfusion with melphalan, tumor necrosis factor, and interferon gamma: results of a tumor necrosis factor dose-escalation study. J Clin Oncol. 1996; 14:479–89.

48. Hill S, Fawcett WJ, Sheldon J, Soni N, Williams T, Thomas JM. Low-dose tumour necrosis factor alpha and melpha-lan in hyperthermic isolated limb perfusion. Br J Surg. 1993; 80:995–7.

49. Grunhagen DJ, de Wilt JH, van Geel AN, Graveland WJ, Verhoef C, Eggermont AM. TNF dose reduction in isolated limb perfusion. Eur J Surg Oncol. 2005; 31:1011–9.

50. Bonvalot S, Laplanche A, Lejeune F, Stoeckle E, Le Péchoux C, Vanel D, Terrier P, Lumbroso J, Ricard M, Antoni G, Cavalcanti A, Robert C, Lassau N, Blay JY, Le Cesne A. Limb salvage with isolated perfusion for soft tissue sarcoma: could less TNF-alpha be better? Ann Oncol. 2005; 16:1061–8.

51. Rossi CR, Mocellin S, Pilati P, Foletto M, Campana L, Quintieri L, De Salvo GL, Lise M. Hyperthermic isolated perfusion with low-dose tumor necrosis factor alpha and doxorubicin for the treatment of limb-threatening soft tissue sarcomas. Ann Surg Oncol. 2005; 12:398–405.

52. Scott RN, Kerr DJ, Blackie R, Hughes J, Burnside G, MacKie RM, Byrne DS, McKay AJ. The pharmacokinetic advanta-ges of isolated limb perfusion with melphalan for malig-nant melanoma. Br J Cancer. 1992;66:159–66.

53. Hoven-Gondrie ML, Bastiaannet E, van Ginkel RJ, Suurmeijer AJ, Hoekstra HJ. TNF dose reduction and shor-tening of duration of isolated limb perfusion for locally advanced soft tissue sarcoma of the extremities is safe and effective in terms of long-term patient outcome. J Surg Oncol. 2011; 103:648–55.

54. Deroose JP, Eggermont AM, van Geel AN, et al. Long-term results of tumor necrosis factor alpha- and melphalan-based isolated limb perfusion in locally advanced extre-mity soft tissue sarcomas. J Clin Oncol. 2011;29:4036–44.

55. Olieman AF, van Ginkel RJ, Hoekstra HJ, Mooyaart EL, Molenaar WM, Schraffordt Koops H. Angiographic res-ponse of locally advanced soft-tissue sarcoma following hyperthermic isolated limb perfusion with tumor necro-sis factor. Ann Surg Oncol. 1997; 4:64–9.

56. Rüegg C, Yilmaz A, Bieler G, Bamat J, Chaubert P, Lejeune FJ. Evidence for the involvement of endothelial cell inte-grin alphaVbeta3 in the disruption of the tumor vascula-ture induced by TNF and IFN-gamma. Nat Med. 1998; 4:408–14.

57. van Ginkel RJ, Hoekstra HJ, Pruim J, Nieweg OE, Molenaar WM, Paans AM, Willemsen AT, Vaalburg W, Koops HS. FDG-PET to evaluate response to hyperthermic isolated limb perfusion for locally advanced soft-tissue sarcoma. J Nucl Med.1996; 37:984–90.

58. van Ginkel RJ, Kole AC, Nieweg OE, Molenaar WM, Pruim J, Koops HS, Vaalburg W, Hoekstra HJ. L-[1-11C]-tyrosine PET to evaluate response to hyperthermic isolated limb perfusion for locally advanced soft-tissue sarcoma and skin cancer. J Nucl Med. 1999; 40:262–7.

59. Been LB, Suurmeijer AJ, Elsinga PH, Jager PL, van Ginkel RJ, Hoekstra HJ.18F-fluorodeoxythymidine PET for evalu-ating the response to hyperthermic isolated limb perfu-sion for locally advanced soft-tissue sarcomas. J Nucl Med. 2007; 48:367–72.

60. Alektiar KM, Hong L, Brennan MF, Della-Biancia C, Singer S. Intensity modulated radiation therapy for primary soft tissue sarcoma of the extremity:preliminary results. Int J Radiat Oncol Biol Phys. 2007; 68:458–64.

61. Krementz ET, Carter RD, Sutherland CM, et al. Chemo-therapy of sarcomas of the limb by regional perfusion. Ann Surg 1977;185:555–64.

62. Muchmore JH, Carter RD, Krementz ET. Regional perfusi-on for malignant melanoma and soft tissue sarcoma: a review. Cancer Invest 1985;3:129–43.

63. Stehlin JS jr, Giovanella BC, Gutierrez AE, et al. 15 years' experience with hyperthermic perfusion for treatment of soft tissue sarcoma and malignant melanoma of the ext-remities. Front Radiat Ther Oncol 1984;18:1977–82.

64. Lehti PM, Moseley HS, Janoff K, et al. Improved survival for soft tissue sarcoma of the extremities by regional hyper-thermic perfusion, local excision and radiation therapy. *Surg Gynecol Obstet.* 1986;162:149–152.

65. Krementz ET. Lucy Wortham James lecture. Regional per-fusion. Current sophistication, what next?. *Cancer.* 1986;57:416–432.

66. Di Filippo F, Calabrò AM, Cavallari A, et al. The role of hy-perthermic perfusion as a first step in the treatment of soft tissue sarcoma of the extremities. *World J Surg.* 1988; 12:332–339.

67. Kettelhack C, Kraus T, Hupp T, et al. Hyperthermic limb perfusion for malignant melanoma and soft tissue sarco-ma. *Eur J Surg Oncol.* 1990;16:370–375.

68. Eggermont AM. Treatment of irresectable soft tissue sarcomas of the limbs by isolation perfusion with high dose TNF-α in combination with γ-interferon and mel-phalan. In: Fiers W, Buurman WA editor. Tumor necrosis factor: molecular and cellular biology and clinical rele-vance. Basel (Switzerland): Karger Publishers; 1993; p. 239–243.

69. Fletcher WS, Pommier RF, Woltering EA, et al. Pharmaco-kinetics and results of dose escalation in cisplatin hyper-thermic isolation limb perfusion. *Ann Surg Oncol.* 1994;1:236–243.

70. Rossi CR, Vecchiato A, Foletto M, et al. Phase II study on neoadjuvant hyperthermic-antiblastic perfusion with doxorubicin in patients with intermediate or high grade limb sarcomas. *Cancer.* 1994;73:2140–2146.

71. Santinami M, Deraco M, Azzarelli A, et al. Treatment of recurrent sarcoma of the extremities by isolated limb per-

fusion using tumor necrosis factor alpha and melphalan. *Tumori*. 1996;82:579–584.

72. Rossi CR, Foletto M, Alessio S, et al. Limb-sparing treatment for soft tissue sarcomas: influence of prognostic factors. *J Surg Oncol*. 1996;63:3–8.

73. Gutman M, Inbar M, Lev-Shlush D, et al. High dose tumor necrosis factor-alpha and melphalan administered via isolated limb perfusion for advanced limb soft tissue sarcoma results in a >90% response rate and limb preservation. *Cancer*. 1997;79:1129–1137.

74. Olieman AF, Pras E, van Ginkel RJ, et al. Feasibility and efficacy of external beam radiotherapy after hyperthermic isolated limb perfusion with TNF-alpha and melphalan for limb-saving treatment in locally advanced extremity soft-tissue sarcoma. *Int J Radiat Oncol Biol Phys*. 1998;40:807–814.

75. Olieman AF, van Ginkel RJ, Molenaar WM, et al. Hyperthermic isolated limb perfusion with tumour necrosis factor-alpha and melphalan as palliative limb-saving treatment in patients with locally advanced soft-tissue sarcomas of the extremities with regional or distant metastases. Is it worthwhile?. *Arch Orthop Trauma Surg*. 1998;118:70–74.

76. Lev-Chelouche D, Abu-Abeid S, Merimsky O, et al. Isolated limb perfusion with high-dose tumor necrosis factor alpha and melphalan for Kaposi sarcoma. *Arch Surg*. 1999;134:177–180.

77. Lev-Chelouche D, Abu-Abeid S, Nakache R, et al. Limb desmoid tumors: a possible role for isolated limb perfusion with tumor necrosis factor-alpha and melphalan. *Surgery*. 1999;126:963–967.

78. Lev-Chelouche D, Abu-Abeid S, Kollander Y, Meller I, Isakov J, Merimsky O, Klausner JM, Gutman M. Multifocal soft tissue sarcoma: limb salvage following hyperthermic isolated limb perfusion with high-dose tumor necrosis factor and melphalan. J Surg Oncol. 1999; 70:185–9.

79. Eggermont AM, Schraffordt Koops H, Klausner JM, et al. Limb salvage by isolated perfusion with tumor necrosis factor alpha and melphalan for locally advanced extremity soft tissue sarcomas: result of 270 perfusions in 247 patients. *Journal of Clinical Oncology; Proceedings of the American Society of Clinical Oncology*. 1999;11:497.

80. Rossi CR, Foletto M, Di Filippo F, et al. Soft tissue limb sarcomas: Italian clinical trials with hyperthermic antiblastic perfusion. *Cancer*. 1999;86:1742–1749.

81. Lejeune FJ, Pujol N, Liénard D, et al. Limb salvage by neoadjuvant isolated perfusion with TNFalpha and melphalan for non-resectable soft tissue sarcoma of the extremities. *Eur J Surg Oncol*. 2000;26:669–678.

82. Hohenberger P, Kettelhack C, Hermann A, et al. Functional outcome after preoperative isolated limb perfusion with rhTNFalpha/melphalan for high grade extremity sarcoma. *Eur J Cancer*. 2001;37:S34–S35.

83. Lans TE, de Wilt JH, van Geel AN, et al. Isolated limb perfusion with tumor necrosis factor and melphalan for non-resectable Stewart-Treves lymphangiosarcoma. *Ann Surg Oncol*. 2002;9:1004–1009.

84. Noorda EM, Vrouenraets BC, Nieweg OE, et al. Isolated limb perfusion with tumor necrosis factor-alpha and melphalan for patients with unresectable soft tissue sarcoma of the extremities. *Cancer*. 2003;98:1483–1490.

85. van Etten B, van Geel AN, de Wilt JH, et al. Fifty tumor necrosis factor-based isolated limb perfusions for limb salvage in patients older than 75 years with limb-threatening soft tissue sarcomas and other extremity tumors. *Ann Surg Oncol*. 2003;10:32–37.

86. Di Filippo F, Garinei R, Anzà M, et al. Doxorubicin in isolation limb perfusion in the treatment of advanced limb soft tissue sarcoma. *J Exp Clin Cancer Res*. 2003;22(Suppl 4):81–87.

87. Feig BW, Ross MI, Hunt KK. A prospective evaluation of isolated limb perfusion with doxorubicin in patients with unresectable extremity sarcomas. [abstract 98] *Ann Surg Oncol*. 2004;11(Suppl):S80.

88. Bonvalot S, Laplanche A, Lejeune F, et al. Limb salvage with isolated perfusion for soft tissue sarcoma: could less TNF-alpha be better? *Ann Oncol*. 2005;16:1061–1068.

89. Grunhagen DJ, de Wilt JH, Verhoef C, et al. TNF-based isolated limb perfusion in unresectable extremity desmoid tumours. *Eur J Surg Oncol*. 2005;31:912–916.

90. Lans TE, Grünhagen DJ, de Wilt JH, van Geel AN, Eggermont AM. Isolated limb perfusions with tumor necrosis factor and melphalan for locally recurrent soft tissue sarcoma in previously irradiated limbs. Ann Surg Oncol. 2005; 12:406–11.

91. Grunhagen DJ, Brunstein F, Graveland WJ, et al. Isolated limb perfusion with tumor necrosis factor and melphalan prevents amputation in patients with multiple sarcomas in arm or leg. *Ann Surg Oncol*. 2005;12:473–479.

92. Grunhagen DJ, de Wilt JH, Graveland WJ, et al. Outcome and prognostic factor analysis of 217 consecutive isolated limb perfusions with tumor necrosis factor-alpha and melphalan for limb threatening soft tissue sarcoma. *Cancer*. 2006;106:1776–1784.

93. Grunhagen DJ, de Wilt JH, Graveland WJ et al.: The palliative value of tumor necrosis factor alpha-based isolated limb perfusion in patients with metastatic sarcoma and melanoma. Cancer. 2006;106:156–62.

94. Schlag PM, Tunn PU. Isolated limb perfusion with tumor necrosis factor-alpha and melphalan. *Dtsch Arztebl*. 2007;104:2268–2273.

95. Hayes AJ, Neuhaus SJ, Clark MA, Thomas JM. Isolated limb perfusion with melphalan and tumor necrosis factor alpha for advanced melanoma and soft-tissue sarcoma. Ann Surg Oncol. 2007;14:230–8.

96. Thijssens KM, Hoekstra-Weebers JE, van Ginkel RJ, Hoekstra HJ. Quality of life after hyperthermic isolated limb perfusion for locally advanced extremity soft tissue sarcoma. Ann Surg Oncol. 2006; 13:864–71.

97. Thijssens KM, van Ginkel RJ, Pras E, Suurmeijer AJ, Hoekstra HJ. Isolated limb perfusion with tumor necrosis factor alpha and melphalan for locally advanced soft tissue sarcoma: the value of adjuvant radiotherapy. Ann Surg Oncol. 2006;13:518–24.

98. van Ginkel RJ, Thijssens KM, Pras E, van der Graaf WT, Suurmeijer AJ, Hoekstra HJ. Isolated limb perfusion with tumor necrosis factor alpha and melphalan for locally advanced soft tissue sarcoma: three time periods at risk for amputation. Ann Surg Oncol. 2007; 14:1499–506.

99. Hoven-Gondrie ML, Thijssens KM, Van den Dungen JJ, Loonstra J, van Ginkel RJ, Hoekstra HJ. Long-term locoregional vascular morbidity after isolated limb perfusion and external-beam radiotherapy for soft tissue sarcoma of the extremity. Ann Surg Oncol. 2007; 14:2105–12.

100. Pennacchioli E, Deraco M, Mariani L, et al.: Advanced extremity soft tissue sarcoma: prognostic effect of isolated limb perfusion in a series of 88 patients treated at a single institution. Ann Surg Oncol 2007;14:553–559.

101. Cherix S, Speiser M, Matter M, et al. Isolated limb perfusion with tumor necrosis factor and melphalan for non-resectable soft tissue sarcomas:long-term results on efficacy and limb salvage in a selected group of patients. J Surg Oncol. 2008; 98:148–55.

102. Hoven-Gondrie ML, Thijssens KM, Geertzen JH, Pras E, van Ginkel RJ, Hoekstra HJ. Isolated limb perfusion and external beam radiotherapy for soft tissue sarcomas of the extremity: long-term effects on normal tissue according to the LENT-SOMA scoring system. Ann Surg Oncol. 2008; 15:1502–10.

103. Bonvalot S, Rimareix F, Causeret S, Le Péchoux C, Boulet B, Terrier P, Le Cesne A, Muret J. Hyperthermic isolated limb perfusion in locally advanced soft tissue sarcoma and progressive desmoid-type fibromatosis with TNF 1 mg and melphalan (T1-M HILP) is safe and efficient. Ann Surg Oncol. 2009 ;16:3350–7.

104. Di Filippo F, Giacomini P, Rossi CR, Santinami M, Garinei R, Anzà M. Hyperthermic isolated perfusion with tumor necrosis factor-alpha and doxorubicin for the treatment of limb-threatening soft tissue sarcoma: the experience of the Italian Society of Integrated Locoregional Treatment in Oncology (SITILO). In Vivo. 2009 ;23:363–7.

105. Nachmany I, Subhi A, Meller I, Gutman M, Lahat G, Merimsky O, Klausner JM. Efficacy of high vs low dose TNF-isolated limb perfusion for locally advanced soft tissue sarcoma. Eur J Surg Oncol. 2009 ;35:209–14.

106. Lasithiotakis K, Economou G, Gogas H, Ioannou C, Perisynakis K, Filis D, Kastana O, Bafaloukos D, Decatris M, Catodritis N, Frangia K, Papadakis G, Magarakis M, Tsoutsos D, Chrysos E, Chalkiadakis G, Zoras O. Hyperthermic isolated limb perfusion for recurrent melanomas and soft tissue sarcomas: feasibility and reproducibility in a multi-institutional Hellenic collaborative study. Oncol Rep. 2010;23:1077–83.

107. Wray CJ, Benjamin RS, Hunt KK, Cormier JN, Ross MI, Feig BW. Isolated limb perfusion for unresectable extremity sarcoma: results of 2 single-institution phase 2 trials. Cancer. 2011 ;117:3235–41.

108. Grabellus F, Kraft C, Sheu-Grabellus SY, Bauer S, Podleska LE, Lauenstein TC, Pöttgen C, Konik MJ, Schmid KW, Taeger G.Tumor vascularization and histopathologic regression of soft tissue sarcomas treated with isolated limb perfusion with TNF-α and melphalan. J Surg Oncol. 2011; 103:371–9.

109. Deroose JP, Burger JW, van Geel AN, den Bakker MA, de Jong JS, Eggermont AM, Verhoef C. Radiotherapy for soft tissue sarcomas after isolated limb perfusion and surgical resection: essential for local control in all patients? Ann Surg Oncol. 2011; 18:321–7.

110. Deroose JP, van Geel AN, Burger JW, Eggermont AM, Verhoef C. Isolated limb perfusion with TNF-alpha and melphalan for distal parts of the limb in soft tissue sarcoma patients. J Surg Oncol. 2012 ;105:563–9.

111. van Ginkel RJ, Hoekstra HJ, Eggermont AM, Pras E, Schraffordt Koops H. Isolated limb perfusion of an irradiated foot with tumor necrosis factor, interferon, and melphalan. Arch Surg. 1996; 131:672–4.

113. Olieman AF, van Ginkel RJ, Molenaar WM et al.: Hyperthermic isolated limb perfusion with tumour necrosis factor-alpha and melphalan as palliative limb-saving treatment in patients with locally advanced soft-tissue sarcomas of the extremities with regional or distant metastases. Is it worthwhile? Arch Orthop Trauma Surg. 1998;118:70–4.

114. Eggermont AM, Schraffordt Koops H, Klausner JM, Schlag PM, Kroon BB Gustafson P. Limb salvage by isolated perfusion with tumor necrosis factor slphs and melphalan for locally advanced extremity soft tissue sarcomas: result of 270 perfusions in 247 patients. Proceed ASCO 1999; 11:497.

115. Zwaveling JH, Maring JK, Clarke FL, van Ginkel RJ, Limburg PC, Hoekstra HJ, Schraffordt Koops H, Girbes AR. High plasma tumor necrosis factor (TNF)-alpha concentrations and a sepsis-like syndrome in patients undergoing hyperthermic isolated limb perfusion with recombinant TNF-alpha, interferon-gamma, and melphalan. Crit Care Med. 1996; 24:765–70.

116. Vrouenraets BC, Kroon BB, Ogilvie AC, van Geel AN, Nieweg OE, Swaak AJ, Eggermont AM. Absence of severe systemic toxicity after leakage-controlled isolated limb perfusion with tumor necrosis factor-alpha and melphalan. Ann Surg Oncol. 1999; 6:405–12.

117. Vrouenraets BC, Eggermont AM, Hart AA, Klaase JM, van Geel AN, Nieweg OE, Kroon BB. Regional toxicity after isolated limb perfusion with melphalan and tumour necrosis factor- alpha versus toxicity after melphalan alone. Eur J Surg Oncol. 2001; 27:390–5.

119. Cannon CP, Ballo MT, Zagars GK, et al. Complications of combined modality treatment of primary lower extremity soft-tissue sarcomas. Cancer. 2006; 107:2455–61.

120. Friedmann D, Wunder JS, Ferguson P, et al. Incidence and Severity of Lymphoedema following Limb Salvage of Extremity Soft Tissue Sarcoma. Sarcoma. 2011; 2011:289673. Epub 2011.

121. http://dissertations.ub.rug.nl/FILES/faculties/medicine/2006/k.m.j.thijssens/19423_Thijssens.pdf

122. Seinen JM, Jutte PC, van Ginkel RJ, Pras E, Hoekstra HJ. Treatment associated fractures after multimodality

treatment with isolated limb perfusion of soft tissue sarcomas; what to do? 2012; submitted.

123. Seinen JM, van Ginkel RJ, Hoekstra HJ. How to deal with local limb failure after limb sparing treatment with isolated perfusion with TNFα and Melphalan and delayed surgery for soft tissue sarcoma patients? 2012; submitted.

124. Vrouenraets BC, in't Veld GJ, Nieweg OE, van Slooten GW, van Dongen JA, Kroon BB. Long-term functional morbidity after mild hyperthermic isolated limb perfusion with melphalan. Eur J Surg Oncol. 1999 ;25:503–8.

125. Van Geel AN, van Wijk J, Wieberdink J. Functional morbidity after regional isolated perfusion of the limb for melanoma.Cancer. 1989 15;63:1092–6.

126. Thompson JF, Kam PC. Isolated limb infusion for melanoma: a simple but effective alternative to isolated limb perfusion. Surg Oncol. 2004; 88:1–3.

127. Turaga KK, Beasley GM, Kane JM 3rd, et al. Limb preservation with isolated limb infusion for locally advanced nonmelanoma cutaneous and soft-tissue malignant neoplasms. Arch Surg. 2011; 146:870–5.

128. Van Dam GM, ThemelisG, Crane LM, et al. Intraoperative tumor-specific imaging in ovarian cancer by folate receptor-a targeting: first in-human results. Nat Med 2011; 17: 1315–19.

129. Mito JK, Ferrer JM, Brigman BE, et al.Intraoperative detection and removal of microscopic residual sarcoma using wide-field imaging. Cancer. 2012 Mar 2.

Induktionschemotherapie bei der Behandlung von Sarkomen

Frederick O. Stephens

Der adäquate Stellenwert der Induktionschemotherapie in der Behandlung großer und aggressiver Sarkome bleibt umstritten [1–3]. Frühe Studien, bei denen intraarterielle Infusionschemotherapien als Induktionsbehandlung dauerhaft für bis zu 5 oder 6 Wochen verabreicht wurden, zeigten sehr vielversprechende Ergebnisse. Die Resultate waren sowohl für Weichteilsarkome als auch Osteosarkome ermutigend [4–21].

Um einen Vorteil durch die intraarterielle Zufuhr zu erzielen, muss das Sarkom vollständig von Gewebe umgeben sein, das durch zwei oder mehrere Arterien versorgt wird, die effektiv kanüliert und infundiert werden können. Es traten jedoch zwei bedeutende

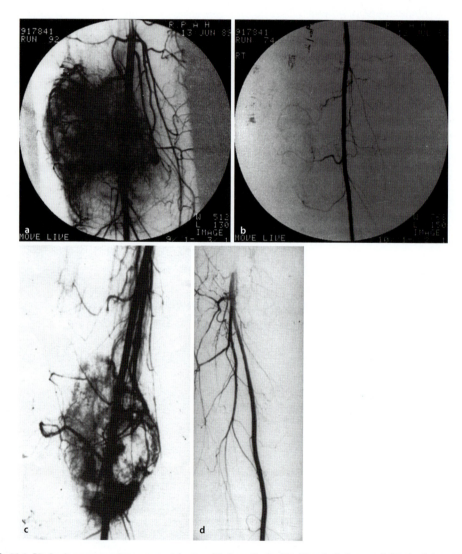

■ **Abb. 29.1** Die Angiogramme zeigen nur zwei der verschiedenen in der Abteilung in Sydney zunächst durch intraarterielle Induktionschemotherapie behandelten Sarkome an Gliedmaßen. Die Abbildungen (**a**) und (**b**) zeigen die Vaskularität eines großen Synovialsarkoms der Kniekehle vor und nach vier Wochen Infusionschemotherapie in die Oberschenkelarterie. Die Bilder (**c**) und (**d**) zeigen eine ähnliche Tumorvaskularität als Blush vor und nach drei Wochen intraarterieller Infusionschemotherapie als Induktionsbehandlung dieses malignen fibrösen Histiozytoms. Die reduzierten Tumore wurden anschließend mühelos ohne die ursprünglich empfohlene Amputation reseziert. Beide Patienten blieben auch in den zehn Jahren der Nachsorge gesund und krebsfrei

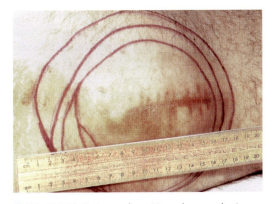

Abb. 29.2 Die Kreise um dieses Liposarkom wurden in wöchentlichen Intervallen nach dem Beginn der intraarteriellen Chemotherapie gezogen. Drei Wochen nach Abschluss der Chemotherapie wurde die kleine nekrotische Restmasse entfernt. Der Patient wurde über einen Zeitraum von zehn Jahren nachuntersucht, ohne dass Anzeichen eines Resttumors festgestellt wurden. Die folgenden Wirkstoffe wurden verabreicht: Adriamycin 20 mg, Actinomycin D 0,5 mg und Vincristin 0,5 mg an aufeinanderfolgenden Tagen mit oralem Hydroxyharnstoff 1 g und Cyclophosphamid 50 mg am 4. Tag. Postoperativ wurde eine systemische adjuvante Chemotherapie über einen Zeitraum von sechs Monaten angewendet

Probleme in der frühen Phase der Studie bei der Anwendung der regionalen Chemotherapie auf. Erstens reichte die Anzahl der behandelten Patienten nicht für randomisierte Studien aus. Zweitens erforderte

diese Behandlung die Leistungen gut ausgebildeter und erfahrener Ärzte und Pflegekräfte, die permanent Tag und Nacht für bis zu sechs Wochen verfügbar sind für den Fall, dass es einer nachträglichen Anpassung der Katheterplatzierung oder der verabreichten Zytostatikadosen bedurfte, um Fehler zu vermeiden [22–25].

Nachdem intraarterielle Katheter einige Jahre lang chirurgisch eingeführt worden waren, wurde eine radiologische Methode der Kathetereinführung entwickelt [9, 11]. Trotz ihrer Effizienz war diese Behandlungsart teuer im Sinne der »stationären« Krankenhauskosten [25] (Abb. 29.1).

In einigen Fällen lässt sich ein anderes Anzeichen für ein Tumoransprechen auf die regionale Chemotherapie erkennen, indem man in wöchentlichen Abständen Linien um die palpable Tumorperipherie zieht, wie in Abb. 29.2 zu sehen.

Computertomographien bieten ebenfalls einen guten Überblick über die Tumorreaktion auf die Chemotherapie bei einigen Patienten. Die Computertomographien in Abb. 29.3 zeigen ein malignes fibröses Histiozytom des Weichteilgewebes (Sarkom) in einem Oberschenkel vor Beginn der intraarteriellen Chemotherapie (Abb. 29.3a); und drei Wochen nach der kontinuierlichen Chemotherapie mit einer deutlichen Massereduzierung (Abb. 29.3b).

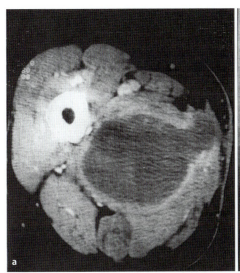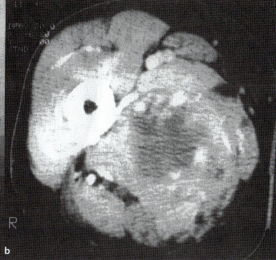

Abb. 29.3 CTs (CT-Scans) (**a**) vor und (**b**) drei Wochen nach der kontinuierlichen intraarteriellen Infusionschemotherapie eines großen Weichteilsarkoms in der Mitte des Oberschenkels

Eine wirksame regionale Zufuhr kann nur von erfahrenen Klinikärzten mit entsprechender geeigneter Ausstattung sicher kontrolliert werden. Hierdurch wird das mit diesen präziseren Methoden der Zufuhr verbundene Fehlerrisiko verringert [25]. Vergleichbare Ergebnisse können auch mit einer systemischen Chemotherapie erzielt werden, die hierfür erforderlichen Dosen würden aber unweigerlich eine erheblich höhere systemische Toxizität verursachen.

29.1   Strahlentherapie

Strahlentherapie allein ist nicht so wirksam bei der Behandlung von Sarkomen wie die Kombination aus Strahlen- und Chemotherapie [3].

29.2   Closed-Circuit-Verfahren

Einige Sarkome sprechen nur wenig auf die sicheren Standardkonzentrationen der Chemotherapie durch die übliche systemische oder intraarterielle Zufuhr an, können aber durch komplexere Zufuhrmethoden, durch welche die Zytostatika den Tumor kurzzeitig in höheren Konzentrationen und Dosierung erreichen, dazu gebracht werden, stärker auf die Behandlung anzusprechen [26].

Daher wurden kurzfristige Closed-Circuit-Perfusions-Programme eingeführt. Außerdem werden durch Closed-Circuit-Methoden die Notwendigkeit und Kosten einer engmaschigen permanenten stationären Patientenüberwachung und Pflege für einige Wochen vermieden [27–31].

Die Ergebnisse waren ermutigend, jedoch erfordern solche hochspezialisierten Verfahren hochqualifiziertes und erfahrenes OP-Personal und entsprechende technische Einrichtungen. Wiederum sind die Kosten für eine solche Ausstattung zur Behandlung einer großen Anzahl von Patienten beträchtlich.

29.3   Systemische Chemotherapie

Die Induktionschemotherapie durch systemische Zufuhr ist besonders geeignet für die Behandlung von Sarkomen ohne eine einzelne Versorgungsarterie oder mit begrenzten Versorgungsarterien. Sie ist auch empfehlenswert, wenn die Tumore nicht auf eine einzelne Körperhöhle begrenzt sind. Die systemische Zufuhr eignet sich zudem besser, wenn die technischen Fähigkeiten und Geräte für eine regionale Zufuhr nicht zur Verfügung stehen oder wenn der allgemeine Gesundheitszustand des Patienten, eine schlechte Zusammenarbeit oder langfristige Prognosen die zusätzliche Komplexität der regionalen Zufuhr ausschließen.

Diese dritte und universell weitaus verfügbarere Methode besteht in der Zufuhr der am besten geeigneten Zytostatika durch systemische Infusion vor einer Strahlentherapie und/oder chirurgischen Resektion des verkleinerten Tumors. Solche Behandlungsschemata sind besonders für Sarkome geeignet, die nicht auf eine Extremität begrenzt sind oder sich an Stellen mit multipler arterieller Versorgung befinden, die nicht so leicht kanüliert werden können wie zum Beispiel das Retroperitoneum.

Weltweit werden viele randomisierte Studien durchgeführt, um die wirksamsten Therapieschemata zur Behandlung unterschiedlicher histologischer Sarkomarten und besonders Sarkome, deren Blutversorgung nicht isoliert oder kanüliert werden kann, herauszufinden. Das Hauptproblem bei der systemischen Chemotherapie liegt darin, die effektivste Wirkstoffkombination ohne inakzeptable systemische Toxizität zu bestimmen [3, 32–35].

29.4   Grundsätze und Anwendung der Induktionschemotherapie

Zusammenfassend kann festgestellt werden, dass die Chemotherapie allein höchstwahrscheinlich nicht in der Lage ist, maligne Zellen in großen oder aggressiven Sarkomen vollständig auszumerzen. In den meisten Fällen löst eine initiale Induktionschemotherapie jedoch Änderungen der Tumorgröße und der aggressiven Eigenschaften vor einer anschließenden Behandlung aus. Der restliche teilweise oder vollständig beschädigte oder nekrotische Primärtumor kann dann oftmals durch einen chirurgischen Eingriff oder Strahlentherapie oder eine Kombination aus Strahlentherapie und chirurgischem Eingriff entfernt werden.

Dies liegt daran, dass der Tumor bei der Vorstellung des Patienten über eine nicht durch eine vorherige Strahlentherapie oder Operation beeinträchtigte gute Blutversorgung verfügt, sodass die dem Tumor über die Blutbahn zugeführte Chemotherapie ein höheres therapeutisches Potential für die anfängliche Behandlung solcher lokal fortgeschrittenen Tumore bietet. Die Erfolgsaussichten einer Chemotherapie sind bei einem Tumor mit durch eine vorherige Operation oder strahlungsinduzierte Schäden der Blutgefäße beeinträchtigter Blutversorgung deutlich geringer [23]. Die wirksamsten Kombinationen und Schemata systemischer Induktionschemotherapie werden derzeit im Rahmen mehrerer Studien untersucht.

29.5   Andere Möglichkeiten

Die komplexeren Verfahren der Hyperthermie mit isolierter Perfusion, Stop-Flow-Infusion, Closed-Circuit-Perfusion, Chemofiltrations-Infusion und Closed-Circuit-Infusion dienen dazu, die lokalisierten Anfangsgewebekonzentrationen der Chemotherapie im Vergleich zur einfachen intraarteriellen Infusion noch weiter zu erhöhen. Diese komplexeren Methoden werden in diesem Buch an anderer Stelle beschrieben, sollten aber weiterhin Gegenstand laufender Studien in hochspezialisierten Einheiten bleiben.

Die Begrenzung der Dosis und Konzentration einer sicheren Chemotherapie bei systemischer Anwendung besteht in dem Risiko systemischer Nebenwirkungen und insbesondere der Knochenmarksdepression.

29.6   Wahl der Behandlungsmethoden

Um eine intraarterielle Chemotherapie zu rechtfertigen, müssen bestimmte Bedingungen erfüllt werden. Diese umfassen:

a. Der Primärtumor muss von Blutgefäßen versorgt werden (üblicherweise ein oder zwei), die sicher kanüliert werden können, um die größtmögliche Dosis- und Konzentrationswirkung der Chemotherapie durch direkte Infusion in die Arterie oder Versorgungsarterien zu ge-

währleisten. Nur wenn die gesamte Tumorperipherie effektiv infundiert wird, kann die gewünschte Wirkung auf die komplette Tumormasse erzielt werden.

b. Eine wirksame und ausreichende lokale und systemische tumorvernichtende Dosis kann bei einigen Zytostatika (zum Beispiel Methotrexat zur Behandlung einiger Osteosarkome bei Kindern und Jugendlichen) auch sicher und auf einfachere Weise intravenös appliziert werden. Es gäbe in diesem Fall keinen Grund, eine solche Dosierung über das komplexere intraarterielle Zufuhrsystem zu verabreichen [36].

c. Die Verabreichung einer regionalen Chemotherapie erfordert Zeit, Aufwand, Kosten, spezielle Ausrüstung und erfahrene Mitarbeiter.

29.7   Vorsichtsmaßnahmen bei der Anwendung der regionalen Chemotherapie

Einige Mediziner haben die intraarterielle Chemotherapie angewendet, ohne zu wissen, wie wichtig es ist, sie sorgfältig zu überwachen, um sicherzustellen, dass die Kanüle in der korrekten Position bleibt und nicht in eine andere Arterie strömt oder rutscht, die anderes Gewebe, das keinen Tumor enthält, mit Blut versorgt.

Wie wichtig es ist, die Therapie genau und sorgfältig zu überwachen, um Fehler zu vermeiden, zeigt sich in Abb. 1.16 (▶ Kap. 1). Der dem normalen Gewebe am Oberschenkel des Patienten zugefügte Schaden entstand, weil nicht bemerkt wurde, dass die Chemotherapie in eine Abzweigung der Arterie floss, in der die Kanüle zuvor platziert worden war. Die Bedeutung der Hautrötung am Oberschenkel des Patienten wurde nicht erkannt. Die Farbstoffe Disulfinblau oder Patentblau hätten bei einer frühzeitigen Injektion in die Infusionskanüle erkennen lassen, dass die Kanülenposition korrigiert werden muss, um ernsthaften Gewebeschaden zu vermeiden.

Ohne die Unterstützung gut ausgebildeter und erfahrener Krankenschwestern, die permanent auf solche Fehler achten, kann die intraarterielle Infusion im Rahmen einer Chemotherapie zu solchen Problemen führen. Dies ist ein Beispiel dafür, warum die intraarterielle Chemotherapie in einigen Krebskliniken ohne diese Leistungen und Einrichtungen nicht praktiziert wird [22–25].

Literatur

1. Benjamen RS, Chawla SP, Carrasco CH, et al. Preoperative chemotherapy for osteosarcoma with intravenous adriamycin and intra-arterial cisplatinum. Annals of Oncology. 1992;3, Supplement 2:53–56.
2. Eilber FR, Giulano AE, Huth JF, et al. Intravenous (IV) vs. intraarterial (IA) adriamycin, 2800r radiation and surgical resection for extremity soft-tissue sarcomas: a randomized prospective trial. Proc Am Soc Clin Oncol. 1990; 9:309.
3. Pisters PWT, O'Sullivan B, Maki RG. Evidence-based recommendations for local therapy for soft tissue sarcomas. J Clin Oncol. 2007;25:1003–8.
4. Stephens FO. CRAB chemotherapy. Med J Aust. 1976; 2:41–6.
5. Stephens FO, Crea P, Harker GJS, Lonergan DM. Intra-arterial infusion chemotherapy in salvage of limbs involved with advanced neoplasms. ANZ J Surg. 1980;50: 387–92.
6. Stephens FO, Harker GJS, Crea P. The intra-arterial infusion of chemotherapeutic agents as »basal« treatment of cancer: evidence of increased drug activity in regionally infused tissues. ANZ J Surg. 1980;50:597–602.
7. Stephens FO, Stevens MM, McCarthy SW, Johnson N, Packham NA, Richie JD. Treatment of advanced and inaccessible sarcomas with continuous intra-arterial chemotherapy prior to definitive surgery or radiotherapy – a possible alternative to amputation or disabling radical surgery. ANZ J Surg. 1987;57:435–40.
8. Stephens FO, Marsden W, Tattersall MHN. Experience in avoiding amputation or mutilating surgery by the management of large and aggressive sarcomas with intra-arterial chemotherapy followed by radiotherapy and/or surgery. Proceedings of the 3rd international conference on advances in regional cancer therapy, University of Ulm, Ulm; September 1987.
9. Stephens FO, Tattersall MNH, Marsden W, Waugh RC, Green D, McCarthy SW. Regional chemotherapy with the use of cisplatin and doxorubicin as primary treatment for advanced sarcomas in shoulder, pelvis and thigh. Cancer. 1987;60:724–35.
10. Stephens FO. The influence of intra-arterial chemotherapy on local control of bone sarcoma. In: Yamamuro T, editor. New developments for limb salvage in musculo-skeletal tumours. Tokyo: Springer; 1989. p. 193–8.
11. Marsden FW, Stephens FO, Tattersall MHN, McCarthy SW, Waugh R. The influence of intraarterial chemotherapy on local control of bone sarcoma. In: Yamamoto T, editor. New developments for limb salvage in musculo-skeletal tumours. Tokyo: Springer; 1989. p. 193–8.
12. Marsden FW, Stephens FO, McCarthy SW, Ferrari SM. IIB osteosarcoma: current management, local control and survival statistics – experience in Australia. Clin Orthop Relat Res. 1991;Sep(270):113–19.
13. Stephens FO. Developments in surgical oncology: induction (neo-adjuvant) chemotherapy – the state of the art. Clin Oncol. 1990;2:168–72.
14. Stephens FO, Marsden W, Tattersall MHN. Regional induction chemotherapy followed by radiotherapy and/or surgery in management of large and aggressive sarcomas in shoulder, pelvis and limbs. In: Jakesz R, Rainer H, editors. Progress in regional cancer therapy. Berlin: Springer; 1990. p. 160–7.
15. Stephens FO, Marsden FW, Storey DW, Thompson JF, McCarthy WH, Renwick SB, et al. Developments in surgical oncology – past, present and future trends. Med J Aust. 1991;155:803–7.
16. Stephens FO, Marsden W. Intra-arterial induction (neo-adjuvant) chemotherapy with limb salvage surgery in management of patients with locally advanced sarcomas in pelvis, buttocks, shoulders and limbs. Proceedings of the 3rd international congress on neo-adjuvant chemotherapy, Paris; 1991.
17. Soulen MC, Weissmann JR, Sullivan KL, et al. Intraarterial chemotherapy with limb-sparing resection of large soft-tissue sarcomas of the extremities. J Vasc Interv Radiol. 1992;3:659–63.
18. Pennington DG, Marsden FW, Stephens FO. Fibrosarcoma of metacarpal treated by combined therapy and immediate reconstruction with vascularised bone graft. J Hand Surg Am. 1991;16(5):877–81.
19. Mccarthy SW, Marsden FW, Stephens FO. Intra-arterial induction chemotherapy as initial management of patients with large and aggressive sarcomas. Reg Cancer Treat. 1993;6:155–6.
20. Stephens FO. Induction [neo-adjuvant] chemotherapy systemic and arterial delivery techniques and their clinical applications. ANZ J Surg. 1995;65:699–707.
21. Stephens FO. Induction [neo-adjuvant] chemotherapy: the place and techniques of using chemotherapy to downgrade aggressive or advanced localised cancers to make them potentially more curable by surgery and/or radiotherapy. Eur J Surg Oncol. 2001;27(7):627–88.
22. Bezwade HP, Granick MS, Long CD, et al. Soft-tissue complications of intra-arterial chemotherapy for extremity sarcomas. Ann Plast Surg. 1998;40:382–7.
23. Stephens FO. Intra-arterial perfusion of the chemotherapeutic agents methotrexate and «Epodyl"in patients with advanced localised carcinomata recurrent after radiotherapy. ANZ J Surg. 1970;39:371–9.
24. Stephens FO, Aigner KR. Basics of oncology. Dordrecht: Springer; 2009.
25. Davis AM, O'Sullivan B, Bell RS, et al. Function and health status outcomes in a randomised trial comparing preoperative and postoperative radiotherapy in extremity soft tissue sarcoma. J Clin Oncol. 2002; 20(22): 4472–7.

29

26. Eggermont AM, Schraffordt Koops H, Klausner JM, et al. Isolated limb perfusion with tumor necrosis factor and melphalan for limb salvage in 186 patients with locally advanced soft tissue extremity sarcomas. The cumulative multicenter European experience. Ann Surg. 1996; 224: 756–65.

27. Eggermont AMM, Schraffordt Koops H, Liénard D, et al. Isolated limb perfusion with high-dose tumor necrosis factor-α in combination with interferon-χ and melphalan for nonresectable extremity soft tissue sarcomas: a multicenter trial. J Clin Oncol. 1996;14:2653–65.

28. Bonvalot S, Laplanche A, Lejeune F, et al. Limb salvage with isolated perfusion for soft tissue sarcoma: could less TNF-α be better? Ann Oncol. 2005;16:1061–8.

29. Cherix S, Speiser M, Matter M, et al. Isolated limb perfusion with tumor necrosis factor and melphalan for non-resectable soft tissue sarcomas: long-term results on efficacy and limb salvage in a selected group of patients. J Surg Oncol. 2008;98:148–55.

30. Grünhagen DJ, de Wilt JHW, van Geel AN, et al. TNF dose reduction in isolated limb perfusion. Eur J Surg Oncol. 2005;31:1011–9.

31. Hohenberger P, Wysocki WM. Neoadjuvant treatment of locally advanced soft tissue sarcoma of the limbs: which treatment to choose? Oncologist. 2008;13:175–86.

32. Le Cesne A, Judson I, Crowther D, et al. Randomized phase III study comparing conventional dose doxorubicin plus ifosfamide versus high dose doxorubicin plus ifosfamide plus rhGMCSF in advanced soft tissue sarcomas: 2000. J Clin Oncol. 2000;18(14):2676–84.

33. Milano A, Apice GG, Ferrari E, et al. New emerging drugs in soft tissue sarcoma. Crit Rev Oncol Hematol. 2006; 59:74–84.

34. Eilber FC, Tap WD, Nelson SD, et al. Advances in chemotherapy for patients with extremity soft tissue sarcoma. Orthop Clin North Am. 2006;37:15–22.

35. Lewis SJ, Wunder JS, Couture J, et al. Soft tissue sarcomas involving the pelvis. J Surg Oncol. 2001;77:8–14.

36. Jaffe N. Osteosarcoma: review of the past, impact on the future. The American experience. Cancer Treat Res. 2009; 152:239–262.

Isolations-Perfusionssysteme: Lungen

Jeroen M. Hendriks, Willem den Hengst und Paul Emile Van Schil

Seit 1958 wurden verschiedene Methoden der isolierten Lungenperfusion beschrieben [1]: die Einzellungenperfusion [2–9] und die komplette Lungenperfusion mit extrakorporalem Kreislauf [10]. Auch hyperthermische Bedingungen bis zu einer Temperatur von 44,4°C für zwei Stunden wurden untersucht [11, 12]. Heute ist eine Einzellungenperfusion die häufigste verwendete Methode, und die Unterschiede zwischen den beschriebenen Verfahren beziehen sich auf den Perfusionskreislauf (mit oder ohne Oxygenator), die Patientenpopulation (operabel im Vergleich zu inoperabel), die innerhalb des Kreislaufs verwendeten Wirkstoffe und ob die verwendeten Methoden mit einer chirurgischen Resektion kombiniert werden oder nicht.

Die an der Universitätsklinik Antwerpen verwendete isolierte Lungenperfusion wird in unserem Bericht zu der Phase-I-Dosiseskalationsstudie beschrieben [3] und mit einer kompletten Metastasektomie kombiniert. Schröder et al. zeigten, dass eine vollständige Metastasektomie mit anschließender isolierter Lungenperfusion durchführbar sowie technisch sicher ist, wobei die Mortalität oder Morbidität nicht erhöht ist [8]. Aus diesem Grund haben wir diesen Ansatz bevorzugt. Die Anwendung erfolgt durch eine muskelschonende Thorakotomie, sofern aus anatomischen Gründen keine posterolaterale Thorakotomie erforderlich ist. Im Fall einer beidseitigen Erkrankung werden stufenweise Thorakotomien mit einem Intervall von 4–8 Wochen geplant. Dieses Intervall ermöglicht eine angemessene Überwachung (sub-)akuter Toxizität und gibt dem Patienten Zeit, sich zu erholen. Nach der Eröffnung des Brustkorbs werden alle Knoten palpiert, und ihre jeweilige anatomische Position wird vor dem Beginn der isolierten Lungenperfusion dokumentiert. Sofern keine präoperative histologische Diagnose vorliegt, erfolgt ein Gefrierschnitt eines der Tumorknoten, um eine pathologische Bestätigung der metastatischen Erkrankung zu erhalten. Wenn aufgrund des Gefrierschnitts keine Lungenmetastasen festgestellt werden, erfolgt eine weitere Analyse anderer Knoten, bis eine metastatische Erkrankung bestätigt wird. Im nächsten Schritt werden die Hauptpulmonalarterie und die beiden Pulmonalvenen isoliert. Das Perikard wird eröffnet, um die Pulmonalarterie und die -venen zentral abzuklemmen. Der Patient wird systemisch mit intra-

venösem Heparin bis zu einer aktivierten Gerinnungszeit (ACT) von mehr als 200 Sekunden antikoaguliert. Die Pulmonalarterie und die -venen werden entsprechend den Standardverfahrensweisen kanüliert (◘ Abb. 30.1, ◘ Abb. 30.2 und ◘ Abb. 30.3) und der Stammbronchus abgeschnürt, um den Blutfluss der Bronchialarterie zu blockieren.

Die Kanülen werden mit einem Perfusionskreislauf mit einem geringen Füllvolumen (ca. 1 l) verbunden. Der Kreislauf besteht nur aus einer Zentrifugalpumpe, einem Wärmetauscher und speziellen extrakorporalen Kreislaufschläuchen. Ein Filter wird nicht verwendet. Auf diese Weise versuchen wir eine Ausspülung des Zytostatikums zu verhindern. Die Perfusion wird im Fall einer isolierten Lungenperfusion mit Melphalan für 30 Minuten durchgeführt. Die Flussrate wird präoperativ ermittelt (basierend auf dem Gewicht und der Größe des Patienten), jedoch auf einen mittleren Pulmonalarteriendruck unter 30 mm Quecksilbersäule angepasst, um Lungenödeme zu vermeiden. Nach der Stabilisierung der Temperatur und des Blutflusses, und sofern keine Anzeichen für ein Leck bestehen (Verlust des Primingvolumens aus dem Kreislauf), wird Melphalan als Bolus durch die Pulmonalarterienleitung in den Kreislauf injiziert. Eine Prüfung auf Lecks durch radioaktive Tracer wurde in unserem Institut während der isolierten Lungenperfusion bisher nicht durchgeführt, wird aber bei aggressiveren Wirkstoffen empfohlen, etwa bei einem Tumornekrosefaktor, der selbst bei minimalen Leckagen lebensbedrohlich sein kann [6]. Während der Perfusion werden die Lungen ventiliert, um eine homogene Verteilung des Zytostatikums in den Lungen zu gewährleisten. Nach 30 Minuten Perfusion wird das Melphalan mit dem dreifachen Füllvolumen aus der Lunge gespült. Am Ende der Spülphase werden die Kanülen entfernt, die Arteriotomie und die Venotomien verschlossen und die Klemmen nach der Entlüftung wieder entfernt, um die Blutzufuhr zur Lunge wiederherzustellen. Nach der Korrektur der ACT wird eine vollständige Metastasektomie vorgenommen. Schröder et al. empfahlen auf der Grundlage ihrer Erfahrungen mit vier Patienten, die Operation vor der isolierten Lungenperfusion durchzuführen. Sie hatten Schwierigkeiten, die metastatischen Knoten auf-

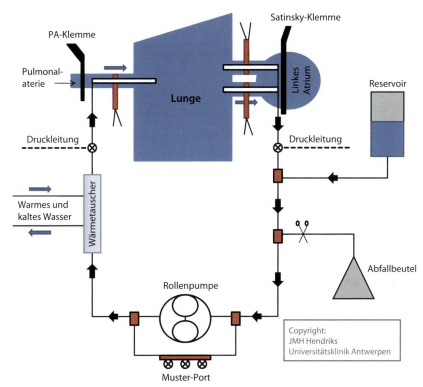

PA-Klemme

Satinsky-Klemme

Pulmonal-
aterie

Lunge

Linkes
Atrium

Reservoir

Druckleitung

Druckleitung

Wärmetauscher

Warmes und
kaltes Wasser

Abfallbeutel

Rollenpumpe

Copyright:
JMH Hendriks
Universitätsklinik Antwerpen

Muster-Port

◘ **Abb. 30.1** Kreislauf der isolierten Lungenperfusion (Wichtig: In diesen Kreislauf ist kein Oxygenator eingebunden). (Mit freundl. Genehmigung von Jeroen M. Hendriks, Antwerp University Hospital)

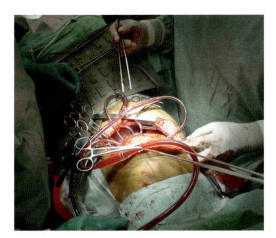

◘ **Abb. 30.2** Ansicht des Operationsfeldes (linke muskel-schonende Thoraktomie)

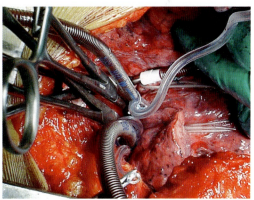

◘ **Abb. 30.3** Kanülen werden in der Pulmonalarterie und in beiden Pulmonalvenen platziert

grund des ödematösen Lungengewebes nach der isolierten Lungenperfusion zu identifizieren [8]. Bei unserer Studie haben wir uns entschieden, alle Metastasen vor der Kanülierung der Pulmonalarterie und -venen zu identifizieren und protokollieren. Im nächsten Schritt wird die isolierte Lungenperfusion vor der Metastasektomie durchgeführt, um eine homogene Perfusion des Medikaments in der gesamten Lunge zu erzielen, da die Resektion der Knoten und die Klammernähte diese beeinträchtigen können. Darüber hinaus werden hierdurch Blutungen am Resektionsort reduziert, da das Heparin vor der Durchführung einer Resektion mit Protamin antagonisiert wird.

Literatur

1. Creech O, Krementz ET, Ryan RF, Winblad JN. Chemotherapy of cancer: regional perfusion utilizing an extracorporeal circuit. Ann Surg. 1958;148:616–32.
2. Burt ME, Liu D, Abolhoda A, et al. Isolated lung perfusion for patients with unresectable metastases from sarcoma: a phase I trial. Ann Thorac Surg. 2000;69:1542–9.
3. Hendriks JM, Grootenboers MJ, Schramel FM, et al. Isolated lung perfusion with melphalan for resectable lung metastases: a phase I clinical trial. Ann Thorac Surg. 2004;78:1919–27.
4. Johnston MR, Minchin R, Shull JH, et al. Isolated lung perfusion with adriamycin. A preclinical study. Cancer. 1983;53:404–9.
5. Johnston MR, Christensen CW, Minchin RF, et al. Isolated total lung perfusion as a means to deliver organ-specific chemotherapy: long-term studies in animals. Surgery. 1985; 98:35–44.
6. Pass HI, Mew DJ, Kranda KC, Temeck BK, Donington JS, Rosenberg SA. Isolated lung perfusion with tumor necrosis factor for pulmonary metastases. Ann Thorac Surg. 1996;61: 1609–17.
7. Ratto GB, Toma S, Civalleri D, et al. Isolated lung perfusion with platinum in the treatment of pulmonary metastases from soft tissue sarcomas. J Thorac Cardiovasc Surg. 1996;112: 614–22.
8. Schröder C, Fisher S, Pieck AC, et al. Technique and results of hyperthermic isolated lung perfusion with high-doses of cisplatin for the treatment of surgically relapsing or unresectable lung sarcoma metastasis. Eur J Cardiothorac Surg. 2002;22:41–6.
9. Schrump DS, Zhai S, Nguyen DM, et al. Pharmacokinetics of paclitaxel administered by hyperthermic retrograde isolated lung perfusion techniques. J Thorac Cardiovasc Surg. 2002;123:686–94.
10. Johnston MR, Minchin RF, Dawson CA. Lung perfusion with chemotherapy in patients with unresectable metastatic sarcoma to the lung or diffuse bronchioloalveolar carcinoma. J Thorac Cardiovasc Surg. 1995;110:368–73.
11. Cowen M, Mulvin D, Howard R, et al. Lung tolerance to hyperthermia by in vivo perfusion. Eur J Cardiothorac Surg. 1992;6:167–73.
12. Rickaby D, Fehring J, Johnston M, et al. Tolerance of the isolated perfused lung to hyperthermia. J Thorac Cardiovasc Surg. 1991;101:732–9.

Lungenmetastasen: Isolierte Lungenperfusion – Klinische Studien

Paul Emile Van Schil, Willem den Hengst und Jeroen M. Hendriks

31.1   Einleitung

In bestimmten Fällen ist die chirurgische Resektion von Lungenmetastasen ein weithin anerkanntes Verfahren, aber aufgrund von Lokalrezidiven und Fernmetastasen beträgt die überlieferte 5-Jahres-Überlebensrate jedoch nur 30–40%. Der histologische Typus und die vollständige Resektion sind die wesentlichen Prognosefaktoren. Eine bessere Überlebensrate wird bei Patienten mit einer einzelnen Metastase und einem krankheitsfreien Intervall von mehr als 3 Jahren berichtet [1]. Auch wenn erneute Operationen durchführbar sind, werden die Patienten oftmals durch unzureichende Lungenreserven inoperabel, sodass hier nach neuen Behandlungsmethoden geforscht wird [2]. Die maximale Dosis der intravenösen Chemotherapie ist aufgrund der – im Wesentlichen hämatologischen – systemischen Nebenwirkungen begrenzt. Eine isolierte Perfusion der Extremitäten und der Leber sowie die isolierte Lungenperfusion (ILuP) bieten den Vorteil der selektiven Verabreichung eines Wirkstoffs in die Lunge bei gleichzeitiger Umleitung des venösen Abflusses. Andere Methoden zur Zufuhr einer hochdosierten loko-regionalen Chemotherapie in die Lunge werden ebenfalls untersucht. Hierzu zählen die Chemoembolisation, die embolische Einschließung geladener Partikel im Lungenkreislauf und die Pulmonalarterien-Infusion, bei der ein zytostatischer Wirkstoff ohne Kontrolle des venösen Abflusses in die Pulmonalarterie injiziert wird. Dies erfolgt in den meisten Fällen durch einen Ballonkatheter, der in der Pulmonalarterie aufgeblasen wird – die sogenannte Ballonokklusion des Blutflusses (BFO). Auf diese Weise wird der Blutkreislauf in der Lunge vorübergehend blockiert, um eine bessere Aufnahme des injizierten Medikaments im Lungenparenchym zu ermöglichen.

Diese Übersicht behandelt die chirurgische Resektion von Lungenmetastasen und enthält eine Zusammenfassung der bis heute durchgeführten klinischen Studien mit dem Zweck der Zufuhr einer hochdosierten Chemotherapie zum Lungenparenchym.

31.2   Chirurgie bei Lungenmetastasen

Lunge und Leber sind aufgrund ihrer Filterkapazität für den gesamten Kreislauf die häufigsten Lokalisationen für eine Metastasierung. Hierbei sind zwei unterschiedliche Muster hämatogener Metastasen zu beobachten: Pfortader- und Cava-Typ. Der Pfortader-Typ metastasiert hauptsächlich in die Leber und der Cava-Typ in die Lungen. 20–30% der Patienten mit metastatischem Krebs leiden gemäß den Obduktionsreihen unter Metastasen in der Lunge.

John Hunter meldete 1786 den ersten Fall in der Geschichte pulmonaler Metastasen. Der Primärtumor war ein maligner Tumor am Oberschenkel, und der Patient verstarb nur sieben Wochen nach der Amputation des Beins an weit verbreiteten Lungenmetastasen. Es dauerte etwa 141 Jahre, bis die erste erfolgreiche Resektion echter pulmonaler Metastasen 1927 von Divis durchgeführt wurde [3]. Ein berühmter Fall wurde 1939 von Barney und Churchill berichtet, die einen vermeintlich primären Lungentumor durch Lobektomie entfernt hatten, der sich nachher als Solitärmetastase eines Nierenzellkarzinoms erwies [4]. Bei dem Patienten wurde anschließend eine Nephrektomie des Primärtumors durchgeführt, und er lebte hiernach über 20 Jahre ohne Nachweis von Rezidiven.

Auch wenn keine randomisierten Prospektivstudien, die einen Überlebensvorteil nachweisen, verfügbar sind, gilt die chirurgische Resektion als weithin anerkannte Therapie für bestimmte Lungenmetastasen. Retrospektive Studien sprechen für den Vorteil der chirurgischen Resektion einiger Lungenmetastasen. Ein aggressiver Ansatz ist bei bestimmten Patienten nach sorgfältiger Prüfung durch ein interdisziplinäres onkologisches Team aus Onkologen, Thoraxchirurgen und Strahlentherapeuten angezeigt.

Die vor nahezu 40 Jahren von Ehrenhaft et al. beschriebenen spezifischen Kriterien für die pulmonale Metastasektomie haben sich trotz der Verfügbarkeit der Chemo- und Strahlentherapie als alternative therapeutische Optionen wenig geändert [5]. Diese Kriterien umfassen die radikale Behandlung des Primärtumors, das Fehlen von Metastasen außerhalb des Thorax, ein geringes Operationsrisiko, die Möglichkeit der vollständigen Resektion und keine verfügbaren alternativen Behandlungsoptionen. Laufende Diskussionen im Hinblick auf die chirurgische Behandlung pulmonaler Metastasen konzentrieren sich auf die präoperative Bildgebung der Lungenmetastasen, den optimalen chirurgischen Zugang einschließlich video-assistierter Thoraxchirurgie (VATS), die Rolle der adjuvanten Therapie, die maximale Anzahl resezierbarer Läsionen und erneute Operationen bei Rezidiven.

Die VATS ist vor allem für die Diagnostik indiziert, kann aber auch für die eigentliche Therapie eingesetzt werden, wenn nur eine kleine periphere Läsion auf dem Thorax-CT zu erkennen ist [6, 7]. Im Fall einer chirurgischen Resektion empfiehlt sich für den primären Lungentumor eine systematische Lymphadenektomie [8]. Etwa 20% der Patienten weisen auch einen Lymphknotenbefall auf, der im Allgemeinen mit einer schlechten Prognose verbunden ist [9].

Neben der Chemotherapie bei Lungenmetastasen von Hodenkrebs, Brustkrebs und Keimzelltumoren ist die chirurgische Resektion weiterhin die bevorzugte Primärtherapie bei metastatischen Erkrankungen, wenn eine vollständige Resektion möglich ist [10]. Die Resektion von Lungenmetastasen und Lymphknoten bei Keimzelltumoren dient als adjuvante Methode nach der Chemotherapie, um die komplette pathologische Remission zu bestätigen und reife Teratome, die zu obstruktiven Symptomen führen können, zu entfernen [11]. Bei Patienten mit einem zuvor aufgetretenen Brustkrebs ist die Resektion metastatischer Erkrankungen eine anwendbare therapeutische Option und bietet eine echte Heilungschance im Fall eines neuen primären Lungentumors [12, 13]. Insbesondere Patienten mit verschiedenen Kopf- und Halstumoren, Tumoren endokriner Herkunft und Kolorektalkrebs, Nierenzellkrebs und Sarkomen können von der pulmonalen Metastasektomie profitieren [14–18]. Ein weiteres Problem bei diesen Chemotherapie-resistenten Tumoren besteht in der häufigen Bildung von Rezidivmetastasen in der Lunge – möglicherweise aufgrund von zum Zeitpunkt der Resektion in der Lunge vorhandenen Mikrometastasen. Dies führt zu einer hohen Rezidivrate und einer geringen langfristigen Überlebensrate [1, 19].

U. Pastorino berichtete 1997 über die Ergebnisse des International Registry of Lung Metastases mit 5.206 Fällen von zwischen 1991 und 1995 durchgeführten Lungen-Metastasektomien [1]. Dies ist die größte bisher veröffentlichte Reihe chirurgischer Resektionen pulmonaler Metastasen. In 88% der Fälle war eine vollständige Resektion möglich. Die Gesamtmortalitätsrate lag bei 1%. Die durchschnittliche Nachsorgezeit betrug 46 Monate. Im Fall einer kompletten Resektion betrug die mediane Überlebenszeit 35 Monate, bei unvollständigen Resektionen hingegen nur 15 Monate. In 5% der Fälle wurden Metastasen der Hilus- oder Mediastinallymphknoten festgestellt – was im Allgemeinen mit einer schlechten Prognose verbunden ist. Nach einer zweiten Metastasektomie wurde eine 10-Jahres-Überlebensrate von 29% erzielt.

Eine multivariate Analyse wurde bei Patienten durchgeführt, die einer vollständigen Resektion unterzogen worden waren. Die wesentlichen Prognosefaktoren umfassten die Art des Primärtumors, das krankheitsfreie Intervall und die Anzahl der Metastasen [1].

Wo liegen die technischen Grenzen der Thoraxchirurgie? Resektionen pulmonaler Metastasen durch Pneumonektomie oder darüber hinaus sind Ausnahmen. Bei sorgfältig ausgewählten Patienten kann eine umfassende Resektion jedoch erfolgreich mit einer operativen Mortalitätsrate von weniger als 5% und einer 5-Jahres-Überlebensrate von 20% nach einer vollständigen Resektion durchgeführt werden [20]. In unserer eigenen 2001 veröffentlichten Reihe wurden acht Patienten einer primären oder abschließenden Pneumonektomie unterzogen und zeigten die Grenzen unserer chirurgischen Möglichkeiten auf [19]. Diese umfangreichen Operationen können ausgewählten Patienten mit isolierten primären oder rezidivierenden Lungenmetastasen, ausreichender Lungenreserve und prognostisch günstigen Primärtumoren wie etwa Darm- oder Nierenzellkarzinomen angeboten werden.

Das International Registry und auch unsere eigene Reihe haben gezeigt, dass die meisten Patienten, die sich einer Resektion der Lungenmetastasen primärer Karzinome oder Sarkome unterzogen haben, Rezidive im Brustkorb erleiden [1, 19]. Aus diesem Grund werden derzeit kombinierte Therapien einschließlich Chirurgie und Chemotherapie analysiert, um die lokale Eindämmung und die Gesamtüberlebensrate zu verbessern. Die Methoden zur Verabreichung einer loko-regionalen Hochdosis-Chemotherapie werden in dieser Übersicht im Detail behandelt.

31.3 Loko-regionale Hochdosis-Chemotherapie: Beweggründe und historische Übersicht

Die schlechten Ergebnisse der chirurgischen Resektion von Lungenmetastasen einiger Tumore in Kombination mit intravenöser Chemotherapie beruhen wahrscheinlich auf einer genetisch bedingten Chemoresistenz und der Unfähigkeit, wirksame Zytostatikakonzentrationen innerhalb der Tumormasse zu erreichen – dem sogenannten First Order Targeting (FOT) [21, 22]. Dies impliziert, dass bessere chemotherapeutische Wirkstoffe und eine effizientere Zytostatikazufuhr als adjuvante Therapie zu einem chirurgischen Eingriff benötigt werden. Spezielle biophysikalische Methoden zur Verbesserung der zielgerichteten Wirkstoffapplikation im Lungenparenchym umfassen den embolischen Einschluss (Chemoembolisation), die regionale Infusion in die Pulmonalarterie ohne Kontrolle des venösen Abflusses und die ILuP, wobei die Lunge vollständig vom systemischen Blutkreislauf getrennt wird [22].

Hierbei handelt es sich durchweg um vielversprechende Methoden zur Behandlung von Tumormetastasen in der Lunge, die nicht auf eine herkömmliche systemische Chemotherapie ansprechen [21].

Der Vorteil der ILuP besteht in der selektiven Zufuhr eines Chemotherapeutikums bei gleichzeitiger Umleitung des venösen Abflusses. Auf diese Weise kann ein Medikament hochdosiert appliziert werden, während die Medikamentenkonzentration in anderen kritischen Organen, die relativ empfindlich auf das Medikament reagieren, gering genug gehalten wird, um ernste Komplikationen zu vermeiden. Ein weiterer Vorteil besteht in der Vermeidung oder Verzögerung des Wirkstoffverlusts durch den Stoffwechsel.

Creech berichtete 1959 erstmals über eine Methode pulmonaler Perfusion [23]. Er perfundierte beide Lungen gleichzeitig mit getrennten Kreisläufen (systemischer und pulmonaler Kreislauf).

Krementz, Co-Autor der Publikation von 1959, merkte 1986 an, dass vier Patienten einer Lungenperfusion unterzogen worden waren und einer dieser Patienten auf beeindruckende Weise auf die Therapie ansprach, während zwei andere Patienten postoperativ verstarben. Es war der erste klinische Bericht einer Lungenperfusion im Rahmen einer Krebstherapie [24]. Johnston bereitete 1983 die Grundlage für weitere klinische und experimentelle Studien, indem er demonstrierte, dass die ILuP eine reproduzierbare und sichere Methode ist [25, 26]. Er bestimmte die Dosierung von Adriamycin (Doxorubicin) ohne feststellbare systemische Toxizität an einem Hundemodell ohne Kontrolle des Bronchialarterienkreislaufs. Dies lässt sich anhand von experimentellen, Autopsie- und klinischen Studien erklären, die zeigen, dass ein wesentlicher Teil der Lungen- und metastatischen Tumorblutgefäße durch den Lungenkreislauf versorgt wird. Andererseits ist die Bronchialarterieninfusion die gewünschte Route bei primären bronchogenen Karzinomen. Milne demonstrierte überdies, dass primäre Lungentumore hauptsächlich durch die Bronchialarterien mit Blut versorgt werden, während bei Lungenmetastasen die Pulmonalarterie der Hauptweg ist: 48% aller Lungenmetastasen werden allein durch die Pulmonalarterie, 16% nur durch die Bronchialarterien und 36% durch beide Arterien versorgt [27]. Mochizuki et al. evaluierten das vaskuläre Versorgungsmuster anhand First-pass-Analyse mit dynamischem CT durch Differenzierung solitärer Lungenrundherde [28]. Auf der Basis der abschließenden Diagnose schlussfolgerten sie, dass ein Pulmonalarterienmuster ein guter Indikator für metastatische Lungentumore oder entzündliche Rundherde im Gegensatz zu dem aortalen Versorgungsmuster ist, das sich als besserer Indikator für primäre bronchogene Karzinome erweist.

Gemäß der Dokumentation von Johnston ist die Toxizität nach einer ILuP eng mit der Absorption des Wirkstoffs in den Lungen und der Konzentration des Wirkstoffs in dem Perfusat verbunden [25]. Der Lactatdehydrogenase-Spiegel im Perfusat- oder Postperfusat-Serum, der auf Zellnekrose hindeutet, erhöhte sich proportional zur Dosis. Diese dosisabhängigen Zusammenhänge wurden auch von Baciewicz bei einer geringeren Dosis festgestellt [29]. Dies könnte durch die Anwendung einer milden

Hyperthermie (39°C) erklärt werden, welche die Doxorubicin-Absorption in dem perfundierten Lungengewebe erhöhen kann.

Ein zweiter wesentlicher Fortschritt bestand in der Entwicklung eines chirurgischen Verfahrens durch Johnston, das es ermöglichte, beide Lungen gleichzeitig zu perfundieren. Da Lungenmetastasen beidseitig auftreten können, ist der Vorteil der vollständigen Lungenperfusion offensichtlich [30].

Diese ersten Berichte regten weitere experimentelle und klinische Forschungen zur ILuP und damit verbundenen Methoden der Zufuhr hochdosierter Chemotherapien an das Lungenparenchym an. Unsere aktuelle klinische ILuP-Methode wird in ▶ Kap. 30 beschrieben.

31.4 Jüngste klinische Studien der loko-regionalen Hochdosis-Chemotherapie

Im klinischen Bereich wurden bislang nur Phase-I-Studien durchgeführt [31–43]. Klinische Studien der Pulmonalarterieninfusion mit Okklusion des Blutflusses stehen noch nicht zur Verfügung. Chemoembolisation und ILuP werden separat behandelt.

31.4.1 Chemoembolisation (Embolischer Einschluss)

Das Verfahren der transpulmonalen Chemoembolisation wurde kürzlich von Vogl et al. bei 52 Patienten mit 106 nicht resezierbaren Lungenmetastasen angewendet [43]. Mit Mitomycin C kombinierte Mikrosphären wurden über einen Pulmonalarterienkatheter mit Ballonschutz injiziert. Es wurden keine Komplikationen festgestellt. Bei 16 Patienten konnte eine Rückbildung der Erkrankung, bei 11 eine Stabilisierung und bei 25 ein weiteres Fortschreiten beobachtet werden. Um die maximale verträgliche Dosis (MTD) und die genaue Toxizität dieses Verfahrens zu ermitteln, sind weitere Phase-I-Studien erforderlich.

31.4.2 Isolierte Lungenperfusion (ILuP)

Die Johnston-Gruppe führte eine klinische Pilotstudie zur ILuP durch, die auf den in vorherigen experimentellen Studien der Gruppe gewonnenen Erkenntnisse basierte. Die Studienpopulation bestand aus vier Patienten mit nicht resezierbaren Lungenmetastasen von Sarkomen sowie vier Patienten mit diffusen bronchioalveolären Karzinomen [36]. Es traten keine intraoperativen Komplikationen auf. Bei keinem der Patienten wurde ein objektives klinisches Therapieansprechen beobachtet, und alle Patienten starben an der fortschreitenden Erkrankung 23–151 Tage nach der Perfusion. Dennoch zeigte diese Studie, dass das komplexe Verfahren der ILuP reproduzierbar und gut verträglich ist [36].

Die meisten unter Laborbedingungen getesteten Chemotherapeutika wurden anschließend in Phase-I-Humanstudien untersucht. Da es schwierig ist, Ergebnisse aus Tierversuchen zu extrapolieren und auf klinische Bedingungen zu übertragen, untersuchen die meisten Patientenstudien die Anwendbarkeit der ILuP bei resektablen oder nicht resektablen Lungenmetastasen und ermitteln die dosisbeschränkende Toxizität (DLT) sowie die MTD des für die ILuP verwendeten Zytostatikums. Hierbei werden schrittweise erhöhte Dosen angewendet, und die MTD wird als eine Dosierungsstufe unterhalb der DLT definiert. Die entsprechenden klinischen Studien seit 1995 sind in ◻ Tab. 31.1 zusammengefasst [31, 33, 35–40].

Doxorubicin

In der Pilotstudie von Johnston et al. wurden vier Patienten mit pulmonalen Sarkommetastasen und vier Patienten mit diffusen bronchioalveolären Karzinomen per ILuP mit Doxorubicin und Cisplatin behandelt [36]. Sechs Patienten wurden mit Doxorubicin und zwei mit Cisplatin perfundiert. Die letzteren Patienten werden im ▶ Abschn. »Cisplatin« behandelt.

Bei drei Patienten wurde eine linke Lungenperfusion und bei fünf eine gesamte Lungenperfusion durchgeführt. Die Perfusionszeit betrug 45–60 Minuten bei Umgebungs- oder normothermen Temperaturen. Lediglich ein Patient wurde einer Perfusion mit moderater Hyperthermie bei 40°C unterzogen.

◻ Tab. 31.1 Humanstudien zur isolierten Lungenperfusion seit 1995

Jahr	Autoren	Ref.	Wirkstoff	n	Lungen-temperatur (°C)	Perfusions-zeit (min)	Resektable Metastasen	MTD
1995	Johnston et al.	[36]	Doxorubicin/ Cisplatin	8	NA	45–60	Nein	NA
1996	Pass et al.	[37]	TNFα + γ-interferon	15	38–39,5	90	Nein	6 mg
1996	Ratto et al.	[39]	Cisplatin	6	37	60	Ja	200 mg/m^{2a}
2000	Burt et al.	[31]	Doxorubicin	8	37	20	Nein	40 mg/m^2
2002	Putnam	[38]	Doxorubicin	16	37	NA	Nein	60 mg/m^2
2002	Schröder et al.	[40]	Cisplatin	4	41	21–40	Beide	70 mg/m^{2a}
2004	Hendriks et al.	[35]	Melphalan	16[b]	37,42	30	Ja	45 mg – 42°C [c]

Die Zytostatikakonzentrationen im pulmonalen Perfusat erhöhten sich proportional zur Doxorubicin-Dosierung. Auch die Zytostatikakonzentrationen im Gewebe erhöhten sich tendenziell mit zunehmender Dosis mit nur geringen systemischen Verlusten.

Während der Operation traten keine Komplikationen auf. Es wurde jedoch eine postoperative Komplikation verzeichnet. Dieser Patient entwickelte eine Lungenentzündung mit anschließender Sternumdehiszenz. Die Lungenentzündung sprach auf Antibiotika an, und das Auseinanderklaffen des Sternums wurde konservativ behandelt, da es asymptomatisch war [36]. Keiner der acht Patienten sprach teilweise oder vollständig auf die regionale Chemotherapie an, und alle verstarben nach der Lungenperfusion an der fortschreitenden Erkrankung.

Burt et al. beschrieben ihre Ergebnisse der ILuP mit Doxorubicin nach umfassenden Laborforschungen [31]. Acht Patienten mit inoperablen Lungenmetastasen aus Sarkomen wurden einer Einzellungenperfusion im Rahmen eines Phase-I-Studienprotokolls unterzogen. Die intrapulmonale Doxorubicin-Konzentration korrelierte mit der verabreichten Dosis, während die systemischen Konzentrationen minimal oder nicht feststellbar waren. Die Konzentration in den Tumoren war jedoch ge-

ringer als die Konzentration innerhalb der gesamten Lunge. Die MTD für diese Studie wurde als 40 mg/m^2 Doxorubicin definiert, da ein Patient bei einer Dosis von 80 mg/m^2 eine ernste chemische Pneumonitis entwickelte. Bei einem postoperativen Lungen-Scan wurde in der perfundierten Lunge dieses Patienten keine Ventilation oder Perfusion festgestellt. Perioperative Todesfälle traten nicht auf. Es wurden keine partiellen oder kompletten Remissionen beobachtet. Bei einem Patienten stabilisierte sich die Krankheit in der perfundierten Lunge, während die Läsionen in der unbehandelten Lunge merklich fortschritten. Bei den sieben mit 40 mg/m^2 oder weniger Doxorubicin perfundierten Patienten wurden ein erheblicher Rückgang der Einsekundenausatemkapazität (FEV1-Wert) und eine Tendenz zu einem signifikanten Rückgang der Diffusionskapazität beobachtet [31].

Putnam et al. präsentierten ihre Phase-I-Studie zur isolierten Einzellungenperfusion mit Doxorubicin an 16 Patienten mit nicht resezierbaren pulmonalen metastatischen Erkrankungen sowie an Sarkom-Patienten [38]. Die systemische Konzentration war minimal oder nicht messbar. Zwei Patienten entwickelten eine pulmonale Toxizität 4. Grades bei einer Dosis von 75 mg/m^2, sodass 60 mg/m^2 Doxorubicin als MTD für diese Studie festgelegt wurden. Die gesamte operative Mortalitätsrate betrug 18,8%. Ein Patient starb an einem paradoxen Tumorembolus, ein Patient an einer medikamenteninduzierten Lungenschädigung und ein weiterer Patient an Lungenentzündung postoperativ nach drei Wochen. Eine frühzeitige Morbidität wurde bei drei Patienten festgestellt; diese bestand aus Thoraxdrainage für mehr als sieben Tage, einer persistierenden Luftfistel für mehr als sieben Tage und einer Lungenverletzung 4. Grades. Die verzögerte Toxizität umfasste einen Rückgang der Einsekundenausatemkapazität, der forcierten Vitalkapazität (FVC) und der Ventilation und Perfusion der behandelten Lunge. Nur ein Patient sprach merklich auf die Therapie an. Die mediane Überlebenszeit betrug in dieser Studie 19,1 Monate [38].

Tumornekrosefaktor Alpha (TNFα) und γ-Interferon

Pass et al. veröffentlichten 1996 die Ergebnisse einer ILuP mit TNFα – der einzigen klinischen TNF-α-Studie [37]. 20 Patienten wurden in diese Phase-I-Studie aufgenommen. 5 Patienten wurden jedoch keiner Lungenperfusion unterzogen: Bei drei dieser Patienten wurden Metastasen reseziert. Eine Resektion wurde aus mechanischen Gründen und eine aufgrund eines Pleurabefalls außerhalb des Parenchyms abgebrochen. Bei den übrigen 15 Patienten wurden 16 Lungenperfusionen durchgeführt – 6 auf der linken und 10 auf der rechten Seite. Bei einem Patient wurde eine stufenweise beidseitige Perfusion durchgeführt. Die Lungenmetastasen stammten von Weichteilsarkomen, Melanomen, Ewing-Sarkomen, adenoid-zystischen Karzinomen (ACC), Nierenzellkarzinomen und Darm-Adenokarzinomen. Die Lungenperfusion wurde über 90 Minuten mit steigenden TNF-α- und γ-Interferon-Dosen bei moderater Hyperthermie durchgeführt. Hierbei traten keine Todesfälle auf, und es wurden keine wesentlichen systemischen Veränderungen des systemischen Blutdrucks oder der Herzleistung festgestellt. Bei 10 Patienten konnte eine vollständige Isolierung der Lunge ohne Lecks erreicht werden. Es wurden keine operativen Todesfälle verzeichnet. Die durchschnittliche Hospitalisierungsdauer betrug 9 Tage. Drei Patienten sprachen kurzfristig teilweise auf die Therapie an und verzeichneten ein Fortschreiten der Krankheit nach 6–9 Monaten [37].

Cisplatin

In der Studie von Johnston et al. wurden zwei Patienten mit Cisplatin behandelt [36]. Ein Patient mit diffusem bronchioalveolären Karzinom wurde mit einer Dosis von 14 µg/ml unter normothermen Bedingungen behandelt, und der andere Patient mit metastatischem Chondrosarkom erhielt 20 µg/ml bei moderater Hyperthermie. Bei beiden Patienten erfolgte eine komplette Lungenperfusion, während sie an einen kardiopulmonalen Bypass angeschlossen waren. Die Perfusionszeiten betrugen 50 bzw. 60 Minuten. Es wurde keine Metastasektomie vorgenommen. Ein Patient erlitt eine Lungenentzündung und 4 Tage später ein Empyem. Er musste intubiert werden und verstarb 81 Tage später [36].

Ratto et al. verwendeten einen bimodalen Behandlungsansatz aus ILuP und Resektion bei sechs Patienten mit Lungenmetastasen von Weichteilsarkomen [39]. Die Hauptendpunkte der Studie umfassten die Anwendbarkeit, die Toxizität und die Verteilung von Cisplatin im normalen und neoplastischen Gewebe. Cisplatin wurde mit einer festen hohen Dosis von 200 mg/m^2 über 60 Minuten perfundiert, sodass die DLT in dieser Studie nicht ermittelt werden konnte. Die Lungenperfusionstemperatur lag zwischen 37°C und 37,5°C. Der durchschnittliche Pulmonalarteriendruck wurde unter 35 mmHg gehalten. Kein Patient starb während des Verfahrens oder nach diesem. Zwei Patienten entwickelten nach 48 Stunden ein interstitielles und alveoläres Lungenödem, aufgrund dessen ein Patient über längere Zeit künstlich beatmet werden musste. Bei keinem Patienten wurde eine systemische Toxizität festgestellt. Die Cisplatin-Konzentration in den Lungen überstieg die systemische Plasmakonzentration um das 40-Fache. Es wurde kein Unterschied zwischen der Cisplatin-Konzentration in den Lungen und dem Tumor festgestellt. Histologisch wurde auch keine Schädigung von Lungenparenchym beobachtet. Der Rückgang der Ventilationsfunktion nach 10 oder 30 Tagen nach dem Perfusionsverfahren betraf vor allem die forcierte Vitalkapazität und die Einsekundenausatemkapazität sowie die Kohlenmonoxiddiffusionsfähigkeit. Nachuntersuchungen nach zwölf Monaten zeigten jedoch bei zwei Patienten eine weitere Verbesserung [39]. Nach einer medianen Nachbeobachtungszeit von 13 Monaten lebten vier Patienten ohne Tumorhinweis. Ein Patient verstarb an Metastasen außerhalb der Lunge elf Monate nach der Operation, und bei dem sechsten Patienten traten neun Monate nach der Perfusion Lokal- und Fernrezidive auf.

Schröder et al. führten eine Pilotstudie an vier Patienten mit einseitigen ($n = 2$) und beidseitigen ($n = 2$) Sarkommetastasen – beschränkt auf einen Lungenlappen oder in der gesamten Lunge – durch [40]. Die Patienten wurden einer Metastasektomie unterzogen, der eine ILuP mit Cisplatin bei einer Einflusstemperatur von 41°C folgte. Die Einschlusskriterien umfassten mindestens vier vorherige Metastasektomien, einen kontrollierten Haupttumorherd und keine anderen Behandlungsoptionen – im Gegensatz zu der Studie von Ratto [39]. Cisplatin wurde in einer festen Dosierung von nur 70 mg/m^2 für ca. 30 Minuten bei 41°C verabreicht. Die systemische Cisplatin-Plasmakonzentration war gering. Während der gesamten Perfusion wurden keine Anzeichen einer medikamenteninduzierten systemischen Toxizität festgestellt. Alle Patienten entwickelten postoperativ eine vorübergehende pulmonale Toxizität in Form eines nicht kardiogenen Lungenödems. Nach einer durchschnittlichen Nachsorgezeit von zwölf Monaten lebten drei Patienten krankheitsfrei, und ein Patient verstarb nach 13 Monaten an Hirnmetastasen, ohne dass bei der Obduktion neue Metastasen in der Lunge festgestellt wurden.

Es ist schwierig, allgemeine Anmerkungen aufgrund so weniger Studien mit einer kleinen Gruppe mit Cisplatin behandelter heterogener Patienten zu machen. Darüber hinaus unterschieden sich die vorgenannten Studien in einigen Aspekten erheblich. So wurden beispielsweise die Patienten der Johnston-Studie keiner Metastasektomie unterzogen, und Schröder und Ratto untersuchten zwei unterschiedliche Patientengruppen: Patienten mit resektablen Lungenmetastasen und Patienten ohne andere Behandlungsoptionen, was die Zuverlässigkeit der Schlussfolgerungen insbesondere im Hinblick auf die Überlebensdaten beeinträchtigt [36, 39, 40].

Melphalan

Für Melphalan wurde nur eine Phase-I-Studie durchgeführt, um die MTD bei klinischer ILuP zu ermitteln [35]. In einer ersten Studie wurden 21 Verfahren an 16 Patienten mit resezierbaren Lungenmetastasen durchgeführt. Die Primärtumore waren bei 7 Patienten im Darm und bei 5 Patienten in der Niere angesiedelt, bei 3 Patienten handelte es sich um Sarkome, und bei einem Patient befand sich der Haupttumor in der Speicheldrüse. Die ILuP wurde einseitig bei 11 Patienten und phasenweise beidseitig bei 5 Patienten durchgeführt. Alle Verfahren wurden ohne technische Probleme durchgeführt. Die operative Mortalitätsrate betrug 0%, und es wurde keine systemische Toxizität festgestellt. Als MTD wurde eine Dosierung von 45 mg bei 42°C ermittelt. In einer Erweiterung dieser Studie wurde jedoch eine höhere Toxizität bei einer Perfusionstemperatur von 42°C beobachtet. [33]. Eine sichere MTD sollte daher bei 45 mg Melphalan und 37°C festgelegt werden. Pharmakokinetische Untersuchungen im Rahmen dieser Studie ergaben eine wesentliche Korrelation zwischen der perfundierten Melphalan-Dosis, dem Perfusatbereich unter der Konzentrations-Zeit-Kurve (AUC) und der Melphalan-Konzentration im Lungengewebe [34, 41]. Es wurde jedoch keine Korrelation zwischen der Melphalan-Dosis und den Konzentrationen im Tumorgewebe festgestellt. Die Spitzenkonzentration und der Bereich unter der Melphalan-Kurve waren 250- bzw. 10-mal höher als im systemischen Kreislauf [34]. Die langfristige fünfjährige Gesamtüberlebensrate betrug 54,8 ± 10,6% und die mediane krankheitsfreie Überlebenszeit 19 Monate (95% Konfidenzintervall 4,4–33,6) [32].

31.5   Loko-regionale Hochdosis-Chemotherapie: Schlussfolgerungen

Nach umfangreichen experimentellen Forschungen in zahlreichen Laboratorien auf der ganzen Welt hat sich die ILuP zu einer ausgereiften medizinischen Methode entwickelt. Auf der Grundlage der klinischen Studien lässt sich zusammenfassend feststellen, dass die ILuP-Verfahren allgemein gut vertragen werden, reproduzierbar sind und erhebliche Wirkstoffkonzentrationen in den pulmonalen Metastasen und Lymphknoten ohne systemische Toxizität erzielt werden können. Hierdurch bietet sich ein anwendbares klinisches Modell für weitere Untersuchungen der kombinierten Chemotherapie und Chirurgie bei Patienten mit Lungenmetastasen [41]. Bisher wurden nur Phase-I-Studien an heterogenen Patientengruppen durchgeführt, in deren Rahmen die MTD des jeweiligen Medikaments ermittelt wurde. Wir haben kürzlich eine Phase-II-Studie in Zusammenarbeit mit drei Therapiezentren in den Niederlanden an Patienten mit resektablen Lungenmetastasen aus kolorektalen Adenokarzinomen, Weichteil- und Osteosarkomen begonnen. Die ILuP wird mit 45 mg Melphalan bei 37°C durchgeführt. Hierbei werden die progressionsfreie Zeit und das Gesamtüberleben sowie die pharmakokinetischen Daten und Lungenfunktionsdaten untersucht.

Um eine bessere internationale Zusammenarbeit und einen besseren Austausch experimenteller und klinischer Daten zu erzielen, wurde eine ILuP-Forschungsgruppe innerhalb der European Association for Cardiothoracic Surgery (EACTS) gebildet, die während des jährlichen Kongresses zusammentritt.

Darüber hinaus werden alternative ILuP-Strategien entwickelt. Experimentelle Daten zu weniger invasiven Verfahren wie Pulmonalarterieninfusion und Chemoembolisation stehen in zunehmendem Maße zur Verfügung. Diese Methoden können über einen perkutan eingeführten Pulmonalarterienkatheter angewendet werden, der eine wiederholte Anwendung ermöglicht. Auf diese Weise können die vielversprechenden Verfahren als Induktions- oder adjuvante Therapie nicht nur bei Lungenmetastasen, sondern auch bei primären bronchogenen Karzinomen angewendet werden.

Es steht zu hoffen, dass diese neuen Entwicklungen in der loko-regionalen Hochdosis-Chemotherapie in absehbarer Zukunft in Kombination mit der chirurgischen Resektion bessere Ergebnisse bei unseren Patienten mit Lungenmetastasen erzielen werden.

Literatur

1. Pastorino U, Buyse M, Friedel G. The International Registry of Lung Metastases. Long-term results of lung metastasectomy: prognostic analyses based on 5206 cases. J Thorac Cardiovasc Surg. 1997;113:37–49.
2. Van Schil P. Surgical treatment for pulmonary metastases. Acta Clin Belg. 2002;57:333–9.
3. Divis G. Ein Beitrag zur operativen Behandlung der Lungengeschwülste. Acta Chir Scand. 1927;62:329–41.
4. Barney JD, Churchill ET. Adenocarcinoma of the kidney with metastasis to the lung cured by nephrectomy and lobectomy. J Urol. 1939;42:269–76.
5. Ehrenhaft J, Lawrence MS, Sensening DM. Pulmonary resections for metastatic lesions. Arch Surg. 1958;77: 606–12.
6. Mutsaerts EL, Zoetmulder FA, Meijer S, Baas P, Hart AA, Rutgers EJ. Outcome of thoracoscopic pulmonary metastasectomy evaluated by confirmatory thoracotomy. Ann Thorac Surg. 2001;72:230–3.
7. Van Schil P, Van Meerbeeck J, Vanmaele R, Eyskens E. Role of thoracoscopy (VATS) in pleural and pulmonary pathology. Acta Chir Belg. 1996;96:23–7.
8. Pfannschmidt J, Klode J, Muley T, Dienemann H, Hoffmann H. Nodal involvement at the time of pulmonary metastasectomy: experiences in 245 patients. Ann Thorac Surg. 2006; 81:448–54.
9. Veronesi G, Petrella F, Leo F, Solli P, Maisonneuve P, Galetta D, et al. Prognostic role of lymph node involvement in lung metastasectomy. J Thorac Cardiovasc Surg. 2007; 133:967–72.
10. Sternberg D, Sonett J. Surgical therapy of lung metastases. Semin Oncol. 2007;34:186–96.
11. Liu D, Abolhoda A, Burt ME, Martini M, Bains MS, Downey RJ, et al. Pulmonary metastasectomy for testicular germ cell tumors: a 28-year experience. Ann Thorac Surg. 1998; 66:1709–14.
12. Friedel G, Pastorino U, Ginsberg RJ, Goldstraw P, Johnston M, Pass H, et al. Results of lung metastasectomy from breast cancer: prognostic criteria on the basis of 467 cases of the International Registry of Lung Metastases. Eur J Cardiothorac Surg. 2002;22:335–44.
13. Lanzo LA, Natarajan G, Roth JA, Putnam JB. Long-term survival after resection of pulmonary metastases from carcinoma of the breast. Ann Thorac Surg. 1982;54:244–7.
14. Beattie EJ, Harvey JC, Marcove R, Martini N. Results of multiple pulmonary resections for metastatic osteogenic sarcoma after two decades. J Surg Oncol. 1991;46:154–5.
15. Putnam JB. Secondary tumors of the lung. In: Shields TW, LoCicero III J, Penn RB, editors. General Thoracic Surgery. Philadelphia: Lippincott, Williams & Wilkins; 2000. p. 1555–91.
16. Regnard JF, Grunenwald D, Spaggiari L, Girard P, Elias D, Ducreux M, et al. Surgical treatment of hepatic and pulmonary metastases from colorectal cancers. Ann Thorac Surg. 1998;66:214–9.
17. Robinson BJ, Rice TW, Strong SA, Rybicki LA, Blackstone EH. Is resection of pulmonary and hepatic metastases warranted in colorectal cancer patients? J Thorac Cardiovasc Surg. 1999;117:66–75.
18. van Geel AN, Pastorino U, Jauch KW, Judson IR, Van Coevorden F, Buesa JM, et al. Surgical treatment of lung metastases. The European organization for research and treatment of cancer – soft tissue and bone sarcoma group study of 255 patients. Cancer. 1996;77:675–82.

19. Hendriks J, Romijn S, Van Putte B, Eyskens E, Vermorken JB, Van Marck E, et al. Long-term results of surgical resection of lung metastases. Acta Chir Belg. 2001;101:267–72.

20. Koong HN, Pastorino U, Ginsberg RJ. Is there a role for pneumonectomy in pulmonary metastases? Ann Thorac Surg. 1999;68:2039–43.

21. Hendriks JM, Van Putte BP, Grootenboers M, Van Boven WJ, Schramel F, Van Schil PE. Isolated lung perfusion for pulmonary metastases. Thorac Surg Clin. 2006;16: 185–98.

22. Ranney DF. Drug targeting to the lungs. Biochem Pharmacol. 1986;35:1063–9.

23. Creech Jr O, Krementz E, Ryan R, Reemtsma K, Winblad JN. Experiences with isolationperfusion techniques in the treatment of cancer. Ann Surg. 1959;149:627–40.

24. Krementz E. Regional perfusion: current sophistication, what next? Cancer. 1986; 57:416–32.

25. Johnston MR, Minchin R, Shull JH, Thenot JP, McManus BM, Terrill R, et al. Isolated lung perfusion with adriamycin: a preclinical study. Cancer. 1983;52:404–9.

26. Johnston MR. The origin and history of isolated lung perfusion. In: Van Schil P, editor. Lung metastases and isolated lung perfusion. New York: Nova; 2007. p. 95–114.

27. Milne E. Pulmonary metastases: vascular supply and diagnosis. Int J Radiat Oncol Biol Phys. 1976;1:739–42.

28. Mochizuki A, Kurihara Y, Yokote K, Nakajima Y, Osada H. Discrimination of solitary pulmonary nodules based on vascular supply patterns with first-pass dynamic CT. Lung Cancer. 2000;29 Suppl 1:242 (abstract 824).

29. Baciewicz FA, Arredondo M, Chaudhuri B, Crist KA, Basilius D, Bandyopadhyah S, et al. Pharmacokinetics and toxicity of isolated perfusion of lung with doxorubicin. J Surg Res. 1991;50:124–8.

30. Johnston MR, Christensen CW, Minchin RF, Rickaby DA, Linehan JH, Schuller HM, et al. Isolated total lung perfusion as a means to deliver organ-specific chemotherapy: long-term studies in animals. Surgery. 1985;98:35–44.

31. Burt ME, Liu D, Abolhoda A, Ross HM, Kaneda Y, Jara E, et al. Isolated lung perfusion for patients with unresectable metastases from sarcoma: a phase I trial. Ann Thorac Surg. 2000; 69:1542–9.

32. den Hengst W, van Putte B, Hendriks J, et al. Long-term survival in a phase I clinical trial of isolated lung perfusion with melphalan for resectable lung metastases. Eur J Cardiothorac Surg 2010; 38:621–7.

33. Grootenboers M, Schramel F, van Boven WJ, Van Putte BP, Hendriks J, Van Schil P. Re-evaluation of toxicity and long-term follow-up of isolated lung perfusion with melphalan in patients with resectable pulmonary metastases, a phase I and extension trial. Ann Thorac Surg. 2007;83:1235–6.

34. Grootenboers MJ, Hendriks JM, van Boven WJ, Knibbe CA, van Putte B, Stockman B, et al. Pharmacokinetics of isolated lung perfusion with melphalan for resectable pulmonary metastases, a phase I and extension trial. J Surg Oncol. 2007;96:583–9.

35. Hendriks J, Grootenboers M, Schramel F, Schramel F, Schramel F, van Boven WJ, et al. Isolated lung perfusion with melphalan for resectable lung metastases: a phase I clinical trial. Ann Thorac Surg. 2004;78:1919–27.

36. Johnston MR, Minchen RF, Dawson CA. Lung perfusion with chemotherapy in patients with unresectable metastatic sarcoma to the lung or diffuse bronchioloalveolar carcinoma. J Thorac Cardiovasc Surg. 1995;110:368–73.

37. Pass HI, Mew DJ, Kranda KC, Temeck BK, Donington JS, Rosenberg SA. Isolated lung perfusion with tumor necrosis factor for pulmonary metastases. Ann Thorac Surg. 1996;61: 1609–17.

38. Putnam Jr JB. New and evolving treatment methods for pulmonary metastases. Semin Thorac Cardiovasc Surg. 2002;14:49–56.

39. Ratto GB, Toma S, Civalleri D, Passerone GC, Esposito M, Zaccheo D, et al. Isolated lung perfusion with platinum in the treatment of pulmonary metastases from soft tissue sarcomas. J Thorac Cardiovasc Surg. 1996;112:614–22.

40. Schröder C, Fisher S, Pieck AC, Muller A, Jaehde U, Kirchner H, et al. Technique and results of hyperthermic (41°C) isolated lung perfusion with high-doses of cisplatin for the treatment of surgically relapsing or unresectable lung sarcoma metastasis. Eur J Cardiothorac Surg. 2002;22:41–6.

41. Van Schil P, Grootenboers M. Clinical studies. In: Van Schil P, editor. Lung metastases and isolated lung perfusion. New York: Nova; 2007. p. 213–8.

42. Van Schil P, Hendriks J, van Putte B, et al. Isolated lung perfusion and related techniques for the treatment of pulmonary metastases. Eur J Cardiothorac Surg. 2008;33:486–95.

43. Vogl TJ, Lehnert T, Zangos S, Eichler K, Hammerstingl R, Korkusuz H, Lindemayr S. Transpulmonary chemoembolization (TCPE) as a treatment for unresectable lung metastases. Eur Radiol 2008; 18:2449–55.

31

Isolierte Thoraxperfusion mit Chemofiltration (ITP-F) beim fortgeschrittenen und vorbehandelten nicht kleinzelligen Bronchialkarzinom

Karl R. Aigner und Emir Selak

32.1 Einleitung

Das Bronchialkarzinom ist die häufigste Krebstodesursache beim Mann. Jährlich sterben etwa 500.000 Patienten in der nördlichen Hemisphäre an Lungenkrebs, weltweit sind es über eine Million. Der Anteil des nicht kleinzelligen Karzinoms (NS-CLC) liegt bei 80% aller Patienten mit Bronchialkarzinom. Zum Zeitpunkt der ersten Symptome und der Diagnose ist die Erkrankung schon meist weit fortgeschritten, und nur etwa 30% der Patienten sind noch operabel. Bei diesen liegt die Lebenserwartung bei etwa 43%. Die überwiegende Zahl der Patienten ist einer radikalen Operation oder Strahlentherapie nicht mehr zugänglich. Die Lebenserwartung hat sich im Laufe der Jahre kaum geändert. Sie liegt nach wie vor bei etwa 8–10 Monaten, gleich welche systemischen Chemotherapien eingesetzt wurden: platinbasierte Therapien mit oder ohne zusätzliche Zytostatikakombinationen oder zielgerichtete Substanzen. Außer einiger kleiner Veränderungen bezüglich der Verlängerung des progressionsfreien Überlebens (PFS) von einigen wenigen Monaten wurde ein eindrucksvoller Fortschritt in der Gesamtüberlebenszeit nicht erzielt.

Eine Lebensverlängerung von wenigen Monaten wurde mit dosisintensivierter oder Langzeitchemotherapie zwar erreicht, ging jedoch mit nicht akzeptabler Toxizität einher und bewirkte eine erhebliche Verschlechterung der Lebensqualität [1–4].

Um mit einer weniger kostenintensiven Therapie als der derzeit verfügbaren das Leben zu verlängern und die Lebensqualität zu verbessern, setzen wir eine Technik ein, welche durch segmentale vaskuläre Isolation des Brustkorbs eine sehr hohe lokale Zytostatikaexposition erreicht und gleichzeitig toxische Nebenwirkungen mit extrakorporaler Zytostatikafiltration reduziert oder verhindert.

32.2 Technik der isolierten Thoraxperfusion mit Chemofiltration

Zur isolierten Thoraxperfusion mit Chemofiltration (ITP-F) wird in Allgemeinnarkose ein arterieller und ein venöser dreilumiger Stop-Flow-Ballonkatheter über die A. und V. femoralis in der Leiste eingeführt und damit die Aorta und Vena cava direkt unter dem Zwerchfell geblockt (Abb. 32.1). Zur Isolierung des Kopf-Hals-Thorax-Bereiches werden

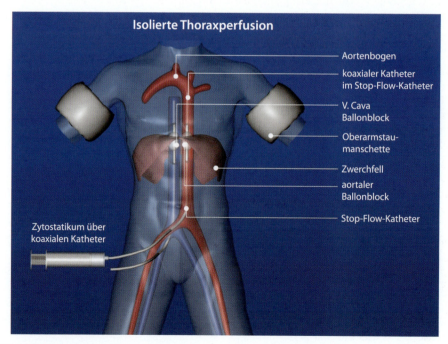

Isolierte Thoraxperfusion

Aortenbogen

koaxialer Katheter im Stop-Flow-Katheter

V. Cava Ballonblock

Oberarmstaumanschette

Zwerchfell

aortaler Ballonblock

Stop-Flow-Katheter

Zytostatikum über koaxialen Katheter

 Abb. 32.1 Schema der isolierten Thoraxperfusion. (Aus [21]; mit freundl. Genehmigung)

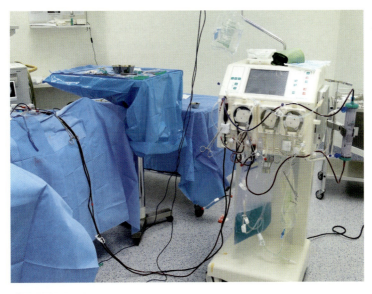

◘ **Abb. 32.2** Chemofiltration

zusätzlich zwei Blutdruckmanschetten an den Oberarmen angelegt. Die Chemotherapeutika werden durch den koaxialen Katheterkanal, der in die Spitze des Aortenkatheters mündet, mit hohem Druck gegen den aortalen Blutstrom pulsatil injiziert. Das Chemotherapeutikum kann alternativ indikationsabhängig auch durch den koaxialen Kanal des V.-cava-Ballonkatheters injiziert werden. Dabei werden jedoch die durch Bronchial- oder Intercostalarterien versorgten Areale, wie zentral sitzende Karzinome oder Pleuramesotheliome und -metastasen, nicht in derselben hohen Konzentration initial durchflutet. Nach 15-minütiger Isolationszeit werden alle Blockaden, Ballonkatheter und Blutdruckmanschetten entblockt und die arteriovenöse Chemofiltration durch die beiden größerlumigen Kanäle der Stop-Flow-Katheter über mediane 40 Minuten bei einer maximalen Flussrate von 500 ml pro Minute weitergeführt. Auf diese Weise werden die systemische Zytostatikaexposition und damit auch die systemische Toxizität wesentlich reduziert. Es vermindert auch klinisch relevante Toxizität, welche durch eventuelle vaskuläre Lecks in den systemischen Kreislauf während der 15-minütigen Isolationsphase entstanden sein könnten (◘ Abb. 32.2). Am Ende der Chemofiltration werden die beiden Katheter entfernt und die A. und V. femoralis fortlaufend genäht.

32.3 Pharmakokinetik und Pharmakodynamik

Bei der regionalen Chemotherapie generell und somit auch bei der Anwendung zur Behandlung des Bronchialkarzinoms gibt es zwei wesentliche Grundsätze zur Erzielung einer höheren Zytostatikaexposition, verglichen mit systemischer Chemotherapie. Das erste Prinzip ist die Anwendung eines isolierten Perfusionskreislaufs, um eine maximale Zytostatikakonzentration im Zielgebiet zu erreichen. Dabei hat der sogenannte »first pass uptake«, die initiale Passage des Chemotherapeutikums durch das Tumorbett und seine Umgebung, die ganz entscheidende Bedeutung. Das zweite Prinzip ist die Manipulation der arteriellen Blutflussrate und der Infusionszeit.

Bei der isolierten Perfusion im geschlossenen System entsteht durch die Reduktion des zirkulierenden Blutvolumens eine Erhöhung der Zytostatikaspiegel und damit der Zytostatikakonzentration. Bei der isolierten Chemotherapie des Thorax – als theoretisches Modell – bewirkt eine Reduzierung des Perfusionsblutvolumens auf ein Drittel bis ein Viertel des Körperblutvolumens einen Anstieg der Zytostatikakonzentration um den Faktor 3 oder 4 im perfundierten Gebiet. ◘ Abb. 32.3 zeigt die unterschiedlichen Mitomycin-Plasmaspiegel, wenn die gleiche Dosis von 20 mg als intravenöser syste-

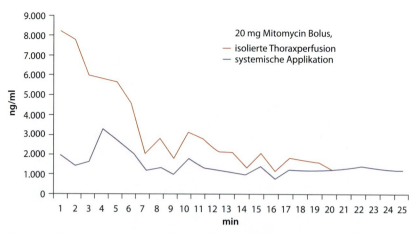

◘ Abb. 32.3 Mytomicin-Plasmaspiegel bei isolierter Thoraxperfusion mit Chemofiltration und nach intravenöser, systemischer Applikation

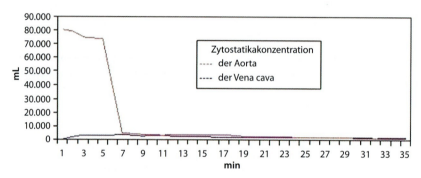

◘ Abb. 32.4 Intraaortale pulsatile Infusion von 80 mg Cisplatin über fünf Minuten

mischer Bolus oder intraaortale Bolusinfusion verabreicht wird. Diese Therapie wurde demselben Patienten erst intravenös als systemische Chemotherapie, beim zweiten Zyklus aortal bei der isolierten Thoraxperfusion verabreicht. Die Zytostatikaspiegel sind im isolierten Kreislauf analog der reduzierten Blutvolumina, 3- bis 4-mal höher als im gesamten systemischen Kreislauf. Etwa 6 Minuten nach der Injektion ist der arteriovenöse Konzentrationsvorteil bereits auf nur noch die doppelte Konzentration reduziert, wohl bedingt durch die höhere Aufnahme im Gewebe aufgrund der hohen arteriellen Konzentration bei der ersten Passage durch Tumor- und umgebendes Gewebe. Nach 20 Minuten haben sich beide Spiegel einander angeglichen. Dabei ist zu bemerken, dass die Chemofiltration 15 Minuten nach der Injektion gestartet wurde,

nachdem sämtliche Blockaden entblockt und die Isolation aufgehoben war.

Eine manuelle pulsatile Injektion durch den koaxialen Kanal des Stop-Flow-Katheters erzeugt Spitzenkonzentrationen von Cisplatin von 75.000–80.000 ng/ml in der Aorta. Die simultan in der V. cava gemessenen Konzentrationen liegen zwischen nur 1.000 und 3.000 ng/ml maximal. Dies bedeutet bezüglich des »first pass effects« (◘ Abb. 32.4) eine 20- bis max. 80-fache Exposition in dieser Phase. Eine 5- bis 7-minütige Anflussphase bei höchster Konzentration ist ausreichend für ein gutes Tumoransprechen.

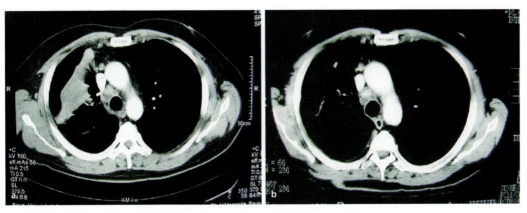

Abb. 32.5 (a) CT vor isolierter Thoraxperfusion mit Chemofiltration; (b) CT vier Wochen nach isolierter Thoraxperfusion mit Chemofiltration

32.4 Patienten und Methoden

64 Patienten mit nicht kleinzelligem Bronchialkarzinom, darunter 84% in Progression nach systemischer platinbasierter Chemotherapie oder Radiochemotherapie, erhielten eine isolierte thorakale Perfusion mit Chemofiltration [5]. 19 Patienten waren im UICC-Stadium III und 45 Patienten im UICC-Stadium IV.

Die Behandlung bestand aus vier Zyklen isolierter Thoraxperfusion in jeweils vierwöchigen Abständen. Eine Dreierkombination aus Cisplatin, Adriamycin und Mitomycin wurde als pulsatile Bolusinjektion durch den Zentralkanal des arteriellen Ballonkatheters gegen den aortalen Blutstrom appliziert. Die Infusionszeit betrug 3–5 Minuten. Die Standarddosis bei einem 70 kg schweren Patienten waren 100 mg Cisplatin, 50 mg Adriamycin und 20–30 mg Mitomycin. Die Chemotherapeutika wurden in die verminderten Blutvolumina der Thoraxregion appliziert, welche etwa ein Drittel bis ein Viertel des Gesamtkörperblutvolumens betrugen. Insofern sind die erzielten Zytostatikakonzentrationen durch die erniedrigten Blutvolumina entsprechend erhöht. Die Gesamtexpositionszeit, wie auch die völlige Isolation des hypoxischen unteren Körperteils, betrug 15 Minuten. Die mittlere Chemofiltrationszeit umfasste 40 Minuten. Zur Verlaufskontrolle wurde nach dem ersten, dritten und letzten Therapiezyklus ein CT angefertigt. Patienten, welche innerhalb von vier Wochen nach der ersten Behandlung kein deutliches Tumoransprechen auf die The-

rapie gezeigt hatten, erhielten im zweiten Zyklus ein geändertes Therapieschema, meist nach den Ergebnissen einer Chemosensitivitätstestung. Zeigte sich auch nach zwei Therapien trotz Anwendung einer geänderten Zytostatikakombination keine nennenswerte klinische Response, so wurde die Behandlung eingestellt. Wurde jedoch nach jeder Therapie ein zunehmendes Schrumpfen des Primärtumors oder der Metastasen und eine Verbesserung der respiratorischen Parameter verzeichnet, so wurde die Therapie mit insgesamt vier Zyklen durchgeführt, in Ausnahmefällen auch bis zu sechs Zyklen.

32.5 Ergebnisse

Die Qualität des Ansprechens war überwiegend, bei 56% der Patienten, als partielle Remission dokumentiert. Wohl aufgrund der fortgeschrittenen Fälle im klinischen Stadium 4 mit meist sehr ausgedehnter Tumorinvasion lag die Rate der Komplettremissionen bei 8% (Tab. 32.1). Die Gesamtansprechrate (CR und PR) lag bei 64% mit 28% unveränderter Befunde (stable disease) und 8% progredienter Tumoren auch nach regionalen Therapien. 5 Patienten hatten eine Komplettremission (8%). Diese wurde bereits nach der ersten oder zweiten isolierten Thoraxperfusion diagnostiziert (Abb. 32.5). Die Gesamtüberlebensrate war einer der Endpunkte der Studie. Bei den 45 Patienten im Stadium 4 lag die 1-Jahres-Überlebensrate bei 48,9%, 2 Jahre 22,2% und 3 Jahre 11,1% (Abb.

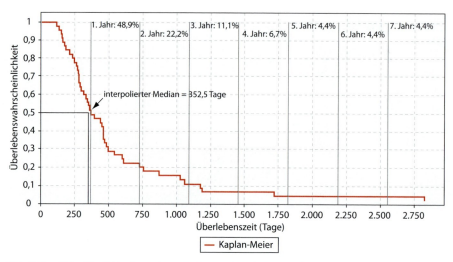

Abb. 32.6 Kaplan-Meier-Überlebenskurve (n = 45 Patienten; NSCLC-Stadium IV)

32.6). Ein im Vergleich mit den Überlebensdaten des American Joint Committee on Cancer (AJCC) [7] ist in ◻ Tab. 32.2 dargestellt.

32.6 Toxizität und Nebenwirkungen

Die hämatologische Toxizität war mit WHO-Grad 1 oder 2 gering ausgeprägt. Übelkeit und Erbrechen traten selten auf, nur einige wenige Patienten berichteten über leichte Übelkeit. Hier bestand eine eindeutige Korrelation zur Intensität und dem Verlauf der posttherapeutischen Chemofiltration. In einer früheren Studie war beobachtet worden, dass Patienten, die ohne Chemofiltration therapiert worden waren, auch ähnliche Nebenwirkungen wie nach einer systemischen Chemotherapie hatten. Der Krankenhausaufenthalt lag postoperativ bei 10–12 Tagen, wohingegen Patienten nach Chemofiltration über keine relevanten Nebenwirkungen berichteten und nicht länger als 3–5 postoperative Tage stationär behandelt wurden.

Da bei der isolierten Thoraxperfusion auch die Kopf-Hals-Region in das Therapieareal eingeschlossen ist, tritt durch die Therapie bei mehr als 95% der Patienten eine Alopezie trotz Kühlung des behaarten Kopfes mit einer Kühlkappe auf. Das Auftreten von chemotherapiebedingten Schleimhautirritationen wird durch das Einbringen einer Eisblase in die Mundhöhle während der Perfusionsdauer verhindert. Ein regelmäßig auftretendes Gesichtsödem (◻ Abb. 32.7) aufgrund der lokal hohen arteriellen Zytostatikakonzentration und -expositi-

Tab. 32.1 Ansprechraten nach vier Zyklen isolierter Thoraxperfusion

CR (Komplettremission)	8%	Gesamt: 64%
PR (partielle Remission)	56%	
SD (stable disease)	28%	
PD (Progression)	8%	

Tab. 32.2 Überlebenszeiten ITP-F, verglichen mit Cancer Data Base (AJCC 2002) NSCLC-Stadium IV

Überlebenszeit	1 Jahr	2 Jahre	3 Jahre	4 Jahre	5 Jahre
ITP-F	48,9%	22,2%	11,1%	6,7%	4,4%
AJCC	16,9%	5,8%	3,1%	2,1%	1,6%

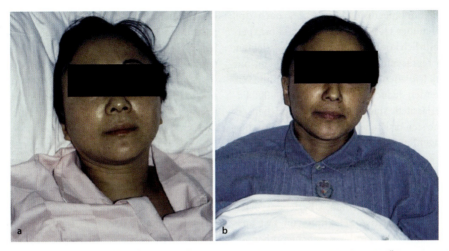

◻ Abb. 32.7 (a) Gesichtsödem direkt nach isolierter Thoraxperfusion; (b) Komplette Rückbildung des Ödems zwei Tage nach isolierter Thoraxperfusion

on während der arteriellen Infusionsdauer hat keinerlei Auswirkungen auf die Lebensqualität und ist nach 2–3 Tagen wieder völlig abgeklungen. Patienten mit präoperativ grenzwertig kompensierten respiratorischen Parametern bedürfen während der ersten 2–3 postoperativen Tage aufgrund eines leichten interstitiellen Ödems einer geringen Sauerstoffsubstitution von 2–3 Litern pro Minute. Nach 2–3 Tagen ist diese Symptomatik völlig abgeklungen, die Atemfunktion meist gegenüber der präoperativen Situation verbessert.

Müdigkeit und Abgeschlagenheit – Fatigue – wurden nicht beobachtet, außer in Fällen, in denen die isolierte Thoraxperfusion zu einer raschen Tumornekrose innerhalb weniger Tage geführt hatte. Grad-4-Toxizität oder febrile Neutropenie trat niemals auf. Leichte Erhöhungen der Leberenzyme und des Serumkreatinins resultieren von der 15-minütigen Hypoxie der Abdominalorgane während der Ballonblockade von Aorta und Vena cava und sind in der Regel innerhalb von acht Tagen wieder abgeklungen. Anhaltender Nieren- oder Leberschaden wurde nicht beobachtet.

32.7 Diskussion

In der vorliegenden Studie zeigte sich, dass eine substantielle Erhöhung der lokalen Zytostatikaexposition die Ansprechraten und auch die Überlebenszeit

verlängern kann. Die Lebensqualität als zweiter wichtiger Endpunkt der Studie wurde durch die Chemofiltration mit Reduktion der residualen Zytostatikabelastung im systemischen Kreislauf eindrucksvoll verbessert. Es gab keine unerwünschten behandlungsbedingten Nebenwirkungen, wie sie normalerweise nach dosisintensivierter Chemotherapie beobachtet werden. Die Überlebenszeit selbst wurde bislang mit systemischen Therapien nicht wesentlich beeinflusst, allenfalls wird meist als Surrogatparameter die progressionsfreie Überlebenszeit (PFS) um einige wenige Monate (etwa 1–2) verlängert, was klinisch unbedeutend ist. Verbesserungen der Überlebenszeit wurden vorwiegend bei lokal begrenzten Tumoren erzielt, und diese Zugewinne an Überlebenszeit sind mehr oder weniger das Ergebnis besserer chirurgischer Techniken im Allgemeinen und der besser planbaren Chirurgie von Lungentumoren aufgrund ständig weiterentwickelter Techniken und Möglichkeiten der präoperativen Bildgebung [6].

Die Ergebnisse der vorliegenden Studie wurden mit den relativen Überlebensraten von Patienten mit nicht kleinzelligem Bronchialkarzinom, welche in den USA von 1992 bis 1993 diagnostiziert worden waren, verglichen [7]. Die 1-Jahres-Überlebensraten von 44.410 Patienten mit NSCLC im Stadium IV lagen bei 16,9%, nach isolierter Thoraxperfusion bei 48,9%. Die 2-Jahres-Überlebensrate betrug nur noch 5,8%, verglichen mit 22,2% nach isolierter Thoraxperfusion, und 3,1% nach drei Jahren gegenüber 11,1% nach isolierter Thoraxperfusion. Natürlich können mehr als 44.000 Patienten, die einen repräsentativen Querschnitt bilden, nur schwer mit 64 Patienten in einer kleinen Studie verglichen werden. Jedoch vermitteln diese 44.000 Patienten verlässliche stadienbezogene Überlebensraten, welche sich bislang, trotz aller therapeutischen Bemühungen, nicht wesentlich geändert haben [3, 4, 8–16].

Eine nicht randomisierte Studie, wie die vorliegende, kann per se keine Überlebensvorteile beweisen. Was trotzdem für einen Überlebensvorteil spricht, ist die negative Selektion von fast ausschließlich mit Chemo- oder Radiochemotherapie vorbehandelten Patienten in weit fortgeschrittener Progression mit großer Tumorlast und unbehandelt ganz kurzer Lebenserwartung von wenigen Wochen bis Monaten. Solche Patienten in eine randomisierte Studie systemische versus regionale Chemotherapie einzubringen ist kaum bis gar nicht möglich, da sie eine weitere systemische Therapie nicht mehr tolerieren oder auch dazu gar nicht einwilligen. Insofern dient der individuelle Patient mit therapieresistentem Tumor, in dieser Konstellation, wenn er sich einer isolierten Perfusionstechnik mit Chemofiltration unterzieht, als seine eigene Kontrolle.

32.8   Zusammenfassung

Die regionale Chemotherapie in Form der isolierten Thoraxperfusion mit Chemofiltration bietet den Vorteil, dass eine hohe Zytostatikaexposition auf das Zielgebiet des Primärtumors und seiner Lymphabflussgebiete angewandt werden kann, ohne eine kollaterale Toxizität am gesamten Organismus zu verursachen. Die Chemofiltration ist ein wesentlicher Bestandteil dieses Konzeptes [17–20]. Durch diese Kombination der isolierten Perfusion mit Reduzierung der systemischen Zytostatikabelastung können Tumore effektiv behandelt werden, ohne die Lebensqualität des Patienten zu beeinträchtigen.

Ein weiterer wichtiger Gesichtspunkt ist die Zytostatikaexposition. »Regionale Chemotherapie« ist nicht gleich regionale Chemotherapie und kann in verschiedenen mehr oder weniger wirksamen Mo-

difikationen angewandt werden. Es hat sich gezeigt, dass die Kurzzeit-Bolusinfusion über 5–7 Minuten bei 15-minütiger isolierte Perfusion eine hohe Aufnahme in Tumorgeweben bewirkt, was in der Konsequenz den tumortoxischen Effekt erhöht. Die restliche Zytostatikabelastung im systemischen Kreislauf wird durch die nachfolgende Chemofiltration wirksam reduziert.

Was trotz fehlender randomisierter Phase-III-Studie für die regionale Chemotherapie spricht, ist, dass ein hoher Prozentsatz der Patienten mit einer geringen Lebenserwartung und in Tumorprogression nach Radiochemotherapie oder Chemotherapie ganz eindeutig von der isolierten Thoraxperfusion profitiert. Zieht man in Betracht, dass ein Patient mit nicht kleinzelligem Bronchialkarzinom zur Zeit der Diagnose eine 1-Jahres-Lebenserwartung von +/−43% hat und, nachdem er nach intensiver Vorbehandlung mit Operation, Chemo- und Radiotherapie wieder in Tumorprogression mit einer stark reduzierten Leistungsfähigkeit und minimaler Lebenserwartung von einigen wenigen Wochen ist, nach isolierter Thoraxperfusion wieder eine 46%ige Chance hat, ein Jahr zu überleben, kann daraus geschlossen werden, dass die isolierte Thoraxperfusion tatsächlich effektiv ist. Trotzdem sollten diese Daten in einer kontrollierten Phase-III-Studie eruiert werden, wobei Patienten im UICC-Stadium IV oder IIIb ohne Vorbehandlung systemisch versus regional eingebracht werden, mit den ganz wesentlichen Studienendpunkten des Gesamtüberlebens und der Lebensqualität.

Literatur

1. Ando Masahiko, Okamoto Isamu, Yamamoto Nobuyuki, Takeda Koji, Tamura Kenji, Seto Takashi, Ariyoshi Yutaka, and Fukuoka Masahiro: Predictive Factors for Interstitial Lung Disease, Antitumor Response, and Survival in Non-Small-Cell Lung Cancer Patients Treated With Gefinitib. J Clin Oncol 24:2549–2556, 2006.
2. Hapani Sanjaykumar, Chu David, Wu Shenhong: Risk of gastrointestinal perforation in patients with cancer treated with Bevacizumab: a meta-analysis. Lancet Oncol 2009;10:559–568.
3. Non-small Cell Lung Cancer Collaborative Group: Chemotherapy in non-small cell lung cancer: A meta-analysis using updated data on individual patients from 52 randomized clinical trials. BMJ 311:899–909, 1995.

4. Soon Yu Yang, Stockler Martin R., Askie Lisa M., and Boyer Michael J.: Duration of Chemotherapy for Advanced Non-Small-Cell Lung Cancer: A Systematic Review and Meta-Analysis of Randomized Trials. J Clin Oncol 27:3277–3283, 2009 by American Society of Clinical Oncology.

5. Aigner KR, Selak E: Isolated Thoracic Perfusion as Induction Chemotherapy for Non-Small-Cell Lung Cancer. Submitted for publication.

6. Woodward Rebecca M., Brown Martin L., Stewart Susan T., Cronin Kathleen A., Cutler David M.: The Value of Medical Interventions for Lung Cancer in the Elderly. Results from SEER-CMHSF. DOI 10.1002/cncr.23058. Published online 22 October 2007 in Wiley InterScience (www.interscience.wiley.com).

7. American Joint Committee on Cancer (AJCC) Cancer Staging Handbook Sixth Edition, Eds.: Frederick L. Greene, David L. Page, Irvin D. Flaming, April G. Fritz, Charles M. Balch, Daniel G. Haller, Monica Morrow. 2002 Springer New York Berlin Heidelberg pp 191–202.

8. Fidias PM, Dakhil SR, Lyss AP, et al: Phase III study of immediate compared with delayed docetaxel after frontline therapy with gemcitabine plus carboplatin in advanced non-small-cell lung cancer. J Clin Oncol 27:591–598, 2009.

9. Johnson David H., Fehrenbacher Louis, Novotny William F., Herbst Roy S., Nemunaitis John J., Jablons David M., Langer J. Corey, DeVore III Russell F., Gaudreault Jacques, Damico Lisa A., Holmgren Eric, and Kabbinavar Fairooz. RandomizedPhase II Trial Comparing Bevacizumab Plus Carboplatin and Paclitaxel With Carboplatin and Paclitaxel Alone in Previously Untreated Locally Advanced or Metastatic Non-Small-Cell Lung Cancer. J Clin Oncol 22:2184–2191, 2004 by American Society of Clinical Oncology.

10. Mok Tony S.K., Wu Yi-Long, Yu Chong-Jen, Thou Caicun, Chen Yuh-Min, Zhang Li, Ignacio Jorge, Liao Meilin, Sri-muninnimit Vichien, Boyer Michael J., Chua-Tan Marina, Sriuranpong Virote, Sudoyo Aru W., Jin Kate, Johnston Michael, Chui Winsome, and Lee Jin-Soo.: Randomized, Placebo-Controlled, Phase II Study of Sequential Erlotinib and Chemotherapy As First-Line Treatment for Advanced Non-Small-Cell Lung Cancer. J Clin Oncol 27:5080–5087, 2009 by American Society of Clinical Oncology.

11. Nasser Hanna, Paul A. Bunn Jr, Corey Langer, et al: Randomized Phase III Trial Comparing Irinotecan/Cisplatin With Etoposide/Cisplatin in Patients With Previously Untreated Extensive-Stage Disease Small-Cell-Lung Cancer. J Clin Oncol 24:2038–2043, 2006.

12. Niho Seiji, Kubota Kaoru, Goto Koichi, Yoh Kiyotaka, Oh-matsu Hironobu, Kakinuma Ryutaro, Saijo Nagahiro, and Nishiwaki Yutaka: First-Line Single Agent Treatment With Gefitinib in Patients With Advanced Non-Small-Cell Lung Cancer: A Phase II Study. J Clin Oncol 24:64–69, 2006 by American Society of Clinical Oncology.

13. Riely Gregory J., Rizvi Naiyer A., Kris Mark G., Milton Daniel T., Solit David B., Rosen Neal, Sentruk Emir, Azzoli Christopher G., Brahmer Julie R., Sirotnak Francis M., Seshan Venkatraman E., Fogle Margaret, Ginsberg Michelle, Miller Vincent A., and Rudin Charles M.: Randomized Phase II Study of Pulse Erlotinib Before or After Carboplatin and Paclitaxel in Current or Former Smokers With Advanced Non-Small-Cell Lung Cancer. J Clin Oncol 27:264–270, 2009 by American Society of Clinical Oncology.

14. Scagliotti GV, Parikh P, von Pawel J, et al: Phase III study comparing cisplatin plus gemcitabine with cisplatin plus pemetrexed in chemotherapy-naive patients with advanced-stage non-small-cell lung cancer. J Clin Oncol 26: 3543–3551, 2008.

15. Socinski MA, Stinchcombe TE: Duration of first line chemotherapy in advanced non-small cell lung cancer: Less is more in the era of effective subsequent therapies. J Clin Oncol 25:5155–5157, 2007.

16. Stinchcombe TE, Socinski MA: Treatment paradigms for advanced stage non-small cell lung cancer in the era of multiple lines of therapy. J Thorac Oncol 4:243–250, 2009.

17. Aigner KR, Müller H, Walter H et al. Drug filtration in high-dose regional chemotherapy. Eds: Aigner KR et al. Contrib Oncol 1988; 29: 261–280.

18. Aigner KR, Tonn JC, Hechtel R, Seuffer R. Die intraarterielle Zytostatikatherapie mit venöser Filtration im halboffenen System. Onkologie 1983; 6 (2): 2–4.

19. Muchmore JH, Aigner KR, Beg MH. Regional Chemotherapy for Advanced Intraabdominal and Pelvic Cancer in: Cancer of the Colon, Rectum and Anus. Eds: Cohen AM, Winawer SJ, Friedman MA, Günderson LL. 1995; 881–889.

20. Tonn JC. Die portocavale Hämofiltration bei der isolierten Perfusion der Leber. In: Hrg. Aigner KR, Beitr. Onkol. 1985; 21: 108–116.

Toxizitätsprofile bei systemischer versus regionaler Chemotherapie

Karl R. Aigner und Nina Knapp

33.1   Einleitung

Bei der Chemotherapie maligner Tumoren gilt in den meisten klinischen Ansätzen das Dosis-Wirkung-Prinzip. Dosisintensivierte Therapie führt meist zu höheren Ansprechraten und einer Verlängerung des progressionsfreien Intervalls, in einigen Fällen zu einer Verlängerung der Gesamtüberlebenszeit – aber auch zu stärkeren Nebenwirkungen. Ähnliches gilt sowohl für die Fortführung der adjuvanten Chemotherapie nach Remission oder »stable disease« als auch für neue Kombinationstherapien [1] mit neuen Substanzen. Das Bemühen, progressionsfreie Intervalle und Überlebenszeiten mit intensivierten Therapieansätzen oder neuen Substanzen zu verbessern, scheitert oft an zunehmender, nicht mehr tolerabler Toxizität.

Die Toxizität stellt den limitierenden Faktor dar, zwingt häufig zu dosisreduzierter Therapie oder auch zu Therapieabbrüchen seitens der Patienten. Dies wiederum führt zu einer Verkürzung des erwarteten progressionsfreien Überlebens und auch des Gesamtüberlebens, womit sich der potentielle Vorteil einer neuen Therapie relativiert [2]. Somit wird der mögliche Gewinn an Überlebenszeit durch gesteigerte Toxizität oder toxizitätsbedingte Therapieabbrüche aufgehoben.

Der Stellenwert der Lebensqualität bei der Tumorbehandlung nahm in den letzten 20 Jahren kontinuierlich zu. Richtlinien zur Messung der Lebensqualität (Quality of Life Scales, QOLS) wurden erstmals in den 1970er und 1980er Jahren von dem amerikanischen Psychologen John Flanagan erstellt [3, 4]. 1993 wurde das »Quality of Life Department (QLD)« im EORTC Daten Center ins Leben gerufen und gewann sehr rasch an Bedeutung und internationaler Anerkennung [5]. Für jede Tumorart existiert ein adäquat zugeschnittener Fragebogen, in dem die möglichen tumortypischen und auch behandlungstypischen Probleme und Komplikationen hinterfragt werden. Im Ergebnis finden sich tumorbezogen hinsichtlich der zu erwartenden Therapieergebnisse als auch der Nebenwirkungen prospektive Aussagen. Eine Meta-Analyse von EORTC-Studien bezüglich der Lebensqualität unter und nach der Therapie verschiedener Tumorentitäten zeigte, dass die Lebensqualität unter Therapie einen prognostischen Faktor darstellt. Bei der Prognosebeurteilung sollte sogar die prospektive Überlebenseinschätzung in Bezug auf Tumorlokalisation, auf bestehende Fernmetastasierung und in Bezug auf beabsichtigte Therapieverfahren einbezogen werden, um sich ein verlässlicheres Bild der zu erwartenden Prognose zu verschaffen; denn Patienten mit besserer Lebensqualität während der Therapie leben länger [6]. Insofern rücken »zu erwartende« oder »zu vermeidende« Nebenwirkungen in ein anderes Licht. Gelingt es, eine Tumorreduktion oder Metastasenreduktion mit möglichst wenig Nebenwirkungen zu erreichen, so müsste in zweierlei Hinsicht eine Lebensverlängerung zu erzielen sein – infolge der Tumorreduktion und infolge der verbesserten Lebensqualität.

33.2   Regionale Chemotherapie

Die regionale Chemotherapie verfolgt den Zweck der lokal-segmentär wirkungsvollen Therapie unter Reduzierung oder völliger Verhinderung systemischer Nebenwirkungen. Dabei kommen zwei grundsätzliche Techniken zum Einsatz:
1. Die arterielle Infusion oder Chemoembolisation über in Seldinger-Technik platzierte Angiokatheter oder implantierte arterielle Portkatheter. Beide Zugangswege können angewandt werden zur arteriellen Infusion der Carotiden, der A. subclavia, A. mammaria, A. hepatica, dem Truncus coeliacus, der A. femoralis, A. iliaca und der abdominellen Aorta.
2. Die isolierte Perfusion im geschlossenen Kreislauf mit Herz-Lungen-Maschine oder in Form der hypoxischen Kurzzeitinfusion über 15 Minuten. Neben der klassischen Extremitätenperfusion bei Melanomen und Sarkomen kommen noch die isolierte Beckenperfusion bei Tumoren oder Metastasen im kleinen Becken, die isolierte abdominelle Perfusion bei ausgedehnter Peritonealkarzinose und die isolierte Thoraxperfusion bei Tumoren der Lunge, der Pleura, des Mediastinums und der Thoraxwand zum Einsatz [7, 8, 9, 10].

33.3 Chemofiltration

Unmittelbar posttherapeutisch vorhandene hohe systemische Zytostatikaspiegel werden über die zur isolierten Perfusion eingesetzten arteriellen und venösen Katheter über Kapillarfilter mit hoher Durchflussrate reduziert [9], wobei subjektive Nebenwirkungen in den allermeisten Fällen sehr stark minimiert, in Einzelfällen völlig verhindert werden können. Objektive Nebenwirkungen in Form der Knochenmarksdepression treten in abgeschwächter Form auf, sodass unter normalen Bedingungen Substitution von Blutbestandteilen oder Infektionsprophylaxe wegen Knochenmarkssuppression nicht erforderlich werden.

33.4 Material und Methodik

Patienten in Tumorprogression oder mit regionaler Metastasierung nach systemischer Chemotherapie wurden loko-regional chemotherapiert. Nebenwirkungsparameter, über welche Patienten vorrangig berichten und welche die Lebensqualität wesentlich beeinträchtigen, wurden mit Fragebogen »nach systemischer« und »nach regionaler« Chemotherapie hinterfragt.

In die Studie wurden 100 Patienten in Folge aufgenommen, deren Tumoren oder Metastasen nach systemischen Chemotherapien in Progression waren oder primär nicht angesprochen hatten. Es handelte sich hierbei vorwiegend um Malignome im Kopf-/Halsbereich, nicht kleinzellige Bronchialkarzinome, Lungenmetastasen verschiedener Primärtumore, Thoraxwandrezidive des Mammakarzinoms, Lebermetastasen verschiedener Primärtumore, das platinrefraktäre, fortgeschrittene Ovarialkarzinom und Tumore im Beckenbereich, wie Weichteilsarkome, fortgeschrittenes Zervixkarzinom und Analkarzinom.

33.5 Regionale Therapieverfahren

Bei Tumoren im Kopf-/Halsbereich wurde über angiographisch platzierte A.-carotis-Katheter oder implantierte A.-carotis-Jet-Port-Allround-Katheter therapiert. Diese Therapien bestanden entweder in arteriellen Kurzzeitinfusionen an vier Tagen oder arterieller Infusion unter isolierten Thoraxperfusionsbedingungen [7]. Bronchialkarzinome oder Thoraxwandrezidive wurden mit isolierter Thoraxperfusion und aortaler Kurzzeitinfusion behandelt. Lebermetastasen wurden an vier aufeinanderfolgenden Tagen fraktioniert chemoembolisiert. Bestanden Metastasen am Leberhilus oder diffuse peritoneale Metastasierung, so erfolgte die Therapie als isolierte abdominelle Perfusion entsprechend der Perfusionstechnik beim platinrefraktären Ovarialkarzinom [9]. Bei auf das Becken beschränkten Malignomen wurde das Becken isoliert perfundiert. Alle Perfusionsverfahren waren mit konsekutiver Chemofiltration zur Reduzierung der imminenten, aber auch der kumulativen Toxizität kombiniert.

33.6 Fragebögen zur Lebensqualität (QoL)

Die Fragen an die Patienten bezogen sich auf die vordergründigsten Symptome, über die ein Patient nach Chemotherapie klagt. Diese sind
- Übelkeit und Erbrechen,
- Haarausfall,
- Durchfall,
- Schleimhautveränderungen,
- Müdigkeit,
- Abgeschlagenheit,
- Gewichtsverlust,
- Appetitlosigkeit.

Zu jeder der aufgeführten Nebenwirkungen kreuzte der Patient die von ihm empfundene Intensität der Nebenwirkung in den Steigerungsgraden 1 (»sehr mild«) bis 6 (»sehr stark«) an. In den folgenden Graphiken sind die Nebenwirkungsgrade nach regionaler Chemotherapie jeweils in blauen Säulen, die der systemischen Chemotherapie in roten Säulen wiedergegeben.

33.7 Ergebnisse

Übelkeit und Erbrechen trat nach regionaler Chemotherapie vorwiegend in sehr milder Form auf, wohingegen nach systemischer Chemotherapie

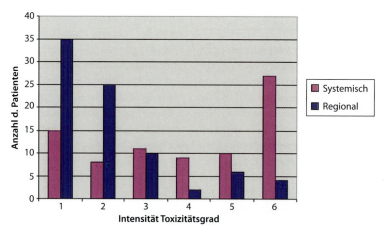

□ Abb. 33.1 Übelkeit/Erbrechen

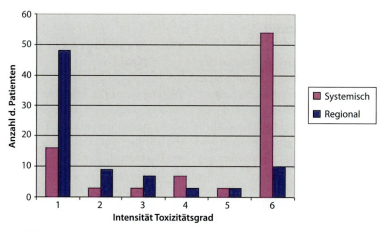

□ Abb. 33.2 Haarausfall

die größte Häufigkeit im größten Schweregrad 6 befundet wurde (□ Abb. 33.1).

Haarausfall kam unter regionaler Chemotherapie sehr selten vor, und wenn, dann nur nach isolierter Thoraxperfusion, wenn trotz Kühlkappe der Haarausfall nicht verhindert werden konnte. Der Schwerpunkt nach systemischer Chemotherapie liegt eindeutig beim höchsten Schweregrad 6 (□ Abb. 33.2).

Durchfall trat nach beiden Therapieverfahren auf. Die Unterschiede sind nicht sehr eklatant, obwohl doch nach systemischer Chemotherapie im Vergleich zu regionaler Chemotherapie ein leichter Anstieg bei den höheren Schweregraden zu verzeichnen ist (□ Abb. 33.3).

Schleimhautveränderungen traten nach regionaler Chemotherapie hauptsächlich im leichten Stadium 1 auf, wobei der Trend unter systemischer Chemotherapie zu den höheren Schweregraden hin zunimmt (□ Abb. 33.4).

Müdigkeit und gesteigertes Schlafbedürfnis ist im Kontext mit Abgeschlagenheit eines der ganz vordergründigen Symptome therapiebedingter Toxizität. Auch nach regionaler Chemotherapie – gerade nach isolierten Perfusionsverfahren – wird über nicht unwesentliche Müdigkeit des Schweregrades 2 und 3 berichtet. Systemische Chemotherapie rangiert hier jedoch eindeutig mit Maximum auf den Schweregraden 5 und 6 (□ Abb. 33.5).

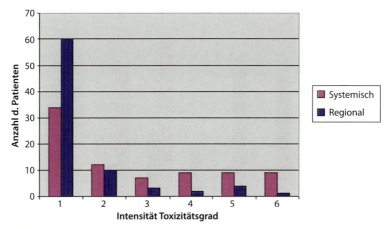

◘ **Abb. 33.3** Durchfall

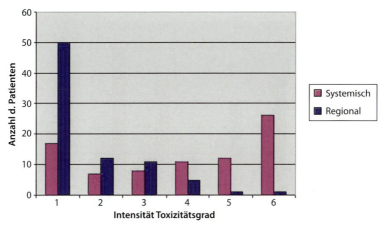

◘ **Abb. 33.4** Schleimhautveränderungen

Abgeschlagenheit verläuft parallel zur Müdigkeit mit Punctum maximum nach regionaler Chemotherapie bei den leichteren Stadien der Nebenwirkungen und nach systemischer Chemotherapie mit eindeutigem Maximum im hohen Nebenwirkungsbereich (◘ Abb. 33.6).

Gewichtsverlust wird sowohl nach regionaler als auch nach systemischer Chemotherapie beobachtet, fällt jedoch auch hier zugunsten der regionalen Chemotherapie aus (◘ Abb. 33.7).

Appetitlosigkeit wird nach regionaler Chemotherapie vor allem im Bereich der Schweregrade 1 und 2 berichtet, wobei auch die Grade 3 und 4 noch beachtenswert sind. Unter systemischer Chemotherapie liegt das Punctum maximum wiederum bei den Schweregraden 5 und 6 (◘ Abb. 33.8).

Eine Summation der Toxizitätsprofile nach systemischer Chemotherapie, im Vergleich zur regionalen, ist in ◘ Abb. 33.9 veranschaulicht. Nach Summation sämtlicher Symptome (I–VIII) ergibt sich ein sehr klares Bild der Nebenwirkungen beider Therapieverfahren. Die Nebenwirkungen unter und nach regionaler Chemotherapie haben ihr Maximum bei leichtem Schweregrad 1 mit konsekutiv abfallender Tendenz bis Schweregrad 6, wohingegen während und nach systemischer Chemotherapie (pinke Säulen) von den gleichen Patienten über eine steigende Tendenz der Nebenwirkungen vom niedrigen Schweregrad 2 zum anteilmäßig häufigsten Schweregrad 6 berichtet wird.

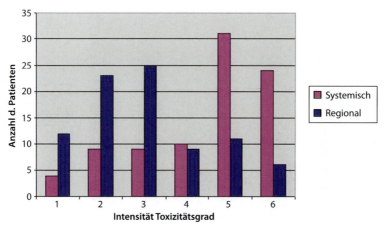

◘ **Abb. 33.5** Müdigkeit

33

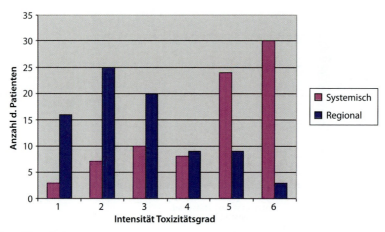

◘ **Abb. 33.6** Abgeschlagenheit

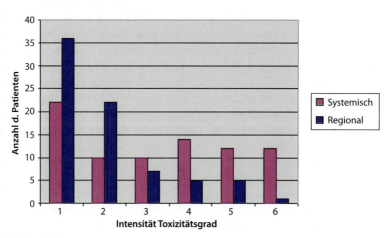

◘ **Abb. 33.7** Gewichtsverlust

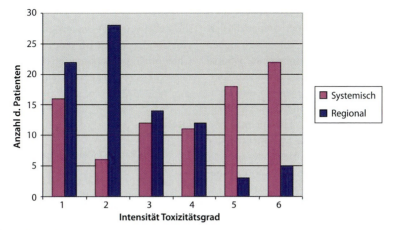

□ Abb. 33.8 Appetitlosigkeit

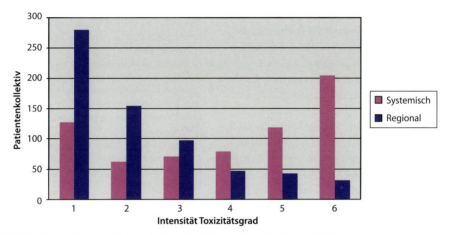

□ Abb. 33.9 Toxizitätsprofile insgesamt nach systemischer versus regionaler Chemotherapie

33.8 Diskussion

Therapien von malignen Erkrankungen können sehr belastend sein. Dies betrifft verstümmelnde Eingriffe nach ausgedehnten Tumorresektionen, vor allem im Kopf-Hals-Bereich, aber auch an Extremitäten und in der Mammachirurgie. Es betrifft die sehr belastende Toxizität nach hochdosierten systemischen Chemotherapien ebenso wie permanente, die Lebensqualität stark beeinträchtigende Spätschäden nach Strahlentherapie. Die Verhältnismäßigkeit zwischen zumutbarer Toxizität und erzielbarem klinischen Ergebnis sollte stets gewahrt sein. Nimmt die Toxizität um den Preis einer klinisch irrelevanten Verbesserung des Therapieergebnisses zu, so ist diese Verhält-

nismäßigkeit nicht mehr gewahrt. Werden anstelle eindrucksvoller Tumorremissionen, Beseitigung von Tumorschmerzen oder signifikanter Lebensverlängerungen klinisch »evidenzbasierte« Ersatzparameter zur Rechtfertigung belastender Therapien gewählt, so ist diese Verhältnismäßigkeit und klinische Relevanz nicht mehr gewährleistet [11], und die Frage nach kritischer Evaluierung der Lebensqualität wird laut. Dies geschah bereits Mitte der 1970er Jahre, als der amerikanische Psychologe John Flanagan begann, messbare Parameter zur Bestimmung der Lebensqualität zu erstellen [3, 4]. Die EORTC hat mit der Gründung des Quality of Life Departments 1993 eine sich enorm entwickelnde Bewegung ausgelöst und detaillierte Fragebögen für alle Tumorarten und ihre spezifischen Behandlungen ausgearbeitet, auch wenn diese sehr belastend, aber evidenzbasiert waren. Diese Fragenkataloge auf einem sehr hohen wissenschaftlichen Standard gewannen international rasch an Bedeutung, wurden auch in andere Sprachen übersetzt und in anderen Ländern übernommen. Dies ist zweifellos ein großer Fortschritt zur Kontrolle ausufernder toxischer Therapiemaßnahmen. Sofern eine Therapie aber als Leitlinientherapie anerkannt ist, wird die Toxizität mehr oder weniger als unabdingbare Therapiefolge zur Kenntnis genommen.

Entscheidend wichtig bei der Beurteilung von Nebenwirkungen ist die Frage, wer darüber berichtet. Die Bemerkung »Die Therapie wurde sehr gut vertragen« ist sehr geläufig und wird leicht ausgesprochen. Es wird dabei aber eine Frage laut: Sagt dies der Patient oder sein Therapeut? In einer Studie von Petersen [12] zur Lebensqualität in der Palliativbehandlung wurden den Patienten und den Ärzten jeweils dieselben Fragen (EORTC QLQ – C30) zur Ermittlung der Lebensqualität gestellt. Die Ergebnisse fielen völlig unterschiedlich aus und waren keineswegs vergleichbar. Der Patient beurteilte seine Lebensqualität schlechter, als sie sein Arzt beurteilte. Es wurde daraus gefolgert, dass von ärztlicher Seite eine voreingenommene Beurteilung bestehen kann und aus diesem Grund die Befragung des Patienten notwendig sei. Wird die Eigenbeurteilung der Situation nicht vom Patienten selbst, sondern nur anhand klinischer Befunde eingeholt, so besteht die Gefahr, eine vom Patienten als subjektiv unzumutbar empfundene Toxizität zu bagatellisieren und als vertretbar anzusehen.

In der vorliegenden Studie wurden Patienten, welche beides – die systemische Chemotherapie und die regionale Chemotherapie – erhalten hatten, objektiv nach ihrem Befinden gefragt. Die Fragen waren in sechs Schweregrade grob eingeteilt. Es wurden nicht viele Symptome, sondern nur die gängigsten gefragt, wobei als die wichtigsten jene angesehen wurden, über welche sich die Patienten im Gespräch am meisten beklagen. Die sind vor allem Müdigkeit, Abgeschlagenheit, Übelkeit und Haarausfall. Das Hand-Fuß-Syndrom, welches als sehr belastend empfunden wird, wurde nicht hinterfragt, da es bei regionaler Chemotherapie nie auftritt. Trifft es zu, wie aus dem Quality of Life Department

der EORTC in Lancet Oncology publiziert [6], dass die Lebensqualität ein prognostischer Parameter zur Überlebenszeit ist, dann müsste die regionale Chemotherapie schon aufgrund der Lebensqualitätsverbesserung lebensverlängernd wirken.

Literatur

1. Rugo HS, Barry WT, Moreno-Aspitia A, et al. CALGB 40502/NCCTG N063H: Randomized phase III trial of weekly paclitaxel (P) compared to weekly nanoparticle albumin bound nab-paclitaxel (NP) or ixabepilone (Ix) with or without bevacizumab (B) as first-line therapy for locally recurrent or metastatic breast cancer (MBC). Program and abstracts of the American Society of Clinical Oncology Annual Meeting and Exposition; June 1-5, 2012; Chicago, Illinois. Abstract CRA1002.
2. Miller KD. Can Efficacy Be Derailed by Toxicity? Posted online 07/02/2012, www.medscape.com/viewarticle/766488_print
3. Flanagan JC. A research approach to improving our quality of life. Am Psychologist 1978, 33:138–147.
4. Flanagan JC. Measurement of the quality of life: Current state of the art. Arch Phys Med Rehabil 1982, 63:56–59.
5. EORTC Quality of Life. Glossary. http://groups.eortc.be/qol/glossary
6. Quinten C, Coens C, Mauer M, et al. Baseline quality of life as a prognostic indicator of survival: a meta-analysis of individual patient data from EORTC clinical trials. Lancet Oncol 2009;10:865–71.
7. Aigner KR, Selak E. Isolated Thoracic Perfusion with Carotid Artery Infusion for Advanced and Chemoresistant Tumors of the Parotid Gland. In: Induction Chemotherapy, KR Aigner and FO Stephens (eds), 119–125, Springer Press, 2011.
8. Aigner KR, Jansa J. Induction Chemotherapy for Cervical Cancer. In: Induction Chemotherapy, KR Aigner and FO Stephens (eds), 261–265, Springer Press, 2011.
9. Aigner KR, Gailhofer S. Regional Chemotherapy for Recurrent Platin Refractory Ovarian Cancer. In: Induction Chemotherapy, KR Aigner and FO Stephens (eds), 183–193, Springer Press, 2011.
10. Aigner KR, Selak E. Isolated Thoracic Perfusion with Chemofiltration (ITP-F) for Advanced and Pre-Treated Non-Small-Cell Lung Cancer. In: Induction Chemotherapy, KR Aigner and FO Stephens (eds), 321–329, Springer Press, 2011.
11. Aigner KR, Stephens FO. Guidelines and Evidence-Based Medicine – Evidence of What? EJCMO 2012. Published online. http://www.slm-oncology.com/Guidelines_and_Evidence_Based_Medicine_Evidence_of_What_,1,272.html
12. Petersen MAa, Larsen H, Pedersen L, et al. Assessing health-related quality of life in palliative care: Comparing patient and physician assessments. European Journal of Cancer 42 (2006) 1159–1166.

Stichwortverzeichnis

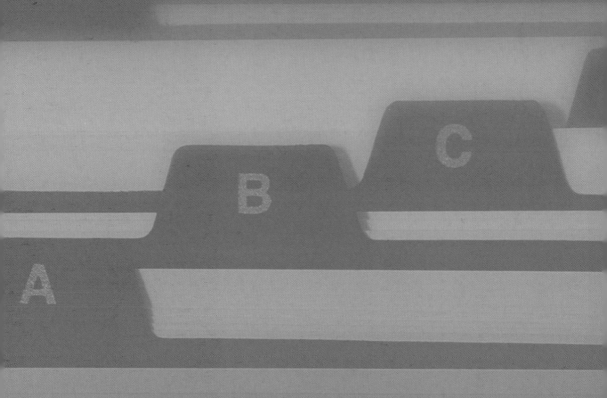

Printing: Ten Brink, Meppel, The Netherlands
Binding: Stürtz, Würzburg, Germany